# Mensch Körper pocket

W0181233

**Autor**
Heilpraktiker Christopher Thiele
mit eigener Heilpraktiker-Schule im Prana-Zentrum; Kirchplatz 2, 78089 Unterkirnach
E-Mail: ch.thiele@prana-zentrum.de

**Redaktion:** Dr. D. Lorenz-Struve
**Herstellung:** Natascha Choffat
**Grafiken:** Ilka Barthauer, Dr. D. Lorenz-Struve, Jitka Klein
**Umschlagfoto:** Lucie Mikyna

**Wichtiger Hinweis**
Der Stand der medizinischen Wissenschaft ist durch Forschung und klinische Erfahrung
ständig im Wandel. Autor und Verlag haben größte Mühe darauf verwandt, dass die
Angaben in diesem Werk korrekt sind und dem derzeitigen Wissensstand entsprechen.
Für die Angaben kann von Autor und Verlag jedoch keine Gewähr übernommen werden.
Jeder Benutzer ist dazu aufgefordert, Angaben dieses Werks gegebenenfalls zu überprüfen
und in eigener Verantwortung am Patienten zu handeln. Geschützte Warennamen
(Warenzeichen) werden nicht besonders kenntlich gemacht. Aus dem Fehlen eines solchen
Hinweises kann also nicht geschlossen werden, dass es sich um einen freien Handelsnamen
handelt.

Die Deutsche Bibliothek verzeichnet diese Publikation in der Deutschen Nationalbiblio-
grafie; detaillierte bibliografische Daten sind im Internet über <http://dnb.ddb.de> abrufbar.

© **2007 Börm Bruckmeier Verlag GmbH**
**Nördliche Münchner Str. 28, 82031 Grünwald, www.media4u.com**

1. Auflage August 2007
Printed in China by Colorcraft Ltd.
ISBN 978-3-89862-278-3

## Vorwort zur ersten Auflage

Schon während meiner Ausbildung zum Heilpraktiker war mir ein Vokabelheft sehr hilfreich, in das ich alles schrieb, was ich mir nicht gleich merken konnte (und das war viel, also musste ich klein schreiben). Dieses Vokabelheft wurde zu meinem ständigen Begleiter und war auch der Vorläufer zu dem Büchlein „Heilpraktiker Kompaktwissen pocket", das inzwischen in der 4. Auflage verkauft wird und erfreulich gute Resonanz findet.

Mit dem Börm Bruckmeier Verlag bin ich an Profis geraten, deren Markenzeichen unter anderem genial kleine Büchlein sind, die die Bezeichnung Taschenbuch wirklich verdient haben. Man kann sie überall dabei haben. So sind weder Wartezimmeraufenthalte noch Busfahrten „verlorene Lernzeit". Auch in Schwimmbad oder Urlaub lassen sich diese Büchlein gut mitnehmen (und wenn auch nur als Alibi).

Während sich das Heilpraktiker Kompaktwissen pocket eher an Heilpraktiker-Anwärter kurz vor der Prüfung richtet, ist dieses Werk für alle Anfänger und Fortgeschrittene der Medizin geeignet. Der menschliche Körper wird in seiner Anatomie, Physiologie und Pathophysiologie gut verständlich dargestellt. Sowohl die wichtigsten Erkrankungen als auch schulmedizinische und naturheilkundliche Therapieansätze werden klar und übersichtlich geschildert. Mensch Körper pocket führt so den medizinisch Interessierten durch alle Facetten des menschlichen Organismus.

### Danksagung

Zu allererst danke ich meiner Gefährtin Christine Winker (Intensiv- und Anästhesieschwester und auch Heilpraktikerin) dafür, dass es sie gibt und dass sie mir mit Rat und Tat zur Seite steht.

Das Feedback, die Bedürfnisse und Ergänzungen meiner Schüler bereichern dieses Werk. Auch ihnen gilt mein besonderer Dank.

Ich danke außerdem dem Börm Bruckmeier Verlag und insbesondere meiner Lektorin Frau Dr. Deborah Lorenz-Struve; und wir sollten nie vergessen, Dank „nach oben" zu schicken dafür, dass wir so wunderbare Wesen sind und unser eigenes Wachstum und das unserer Mitmenschen miterleben und bereichern können.

Wir freuen uns über Ihre Anregungen und Ergänzungen: ch.thiele@prana-zentrum.de

Vielleicht möchten Sie auch unseren Unterricht besuchen.

Im Prana-Zentrum Unterkirnach (Schwarzwald) gibt es neben der Heilpraktikerschule Christopher Thiele auch unterschiedlichste Fortbildungen über Angewandte Kinesiologie, Traditionelle Chinesische Medizin, Ohrakupunktur, Homöopathie, Schüssler-Salze, Traditionelle Thai-Massage u.v.m. Besuchen Sie unsere Homepage: www.prana-zentrum.de

Viel Spaß beim Lernen wünscht

Christopher Thiele                                                  im Mai 2007

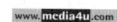

**Weitere Titel dieser Reihe:**

**Börm Bruckmeier Verlag im Internet:**
www.media4u.com

**8**

# Inhalt 9

# 6 Kreislauf 175

## 7 Atmungssystem 207

# 12

**16**

## 11 Leber, Galle, Pankreas 361

## 12 Harnapparat 393

## 15 Fortpflanzung 495

## 16 Nervensystem 531

# 17    Auge, Ohr                                                579

**28**

# 1 Gesundheit, Krankheit

Krankheit ist eine Störung der Gesundheit. Das ist eine klare Definition, aber keine gute – sie setzt nämlich die Definition von Gesundheit voraus. Die Weltgesundheitsorganisation (WHO) definiert Gesundheit als Zustand völligen körperlichen, seelischen und sozialen Wohlbefindens. Verschiedene Gründe lassen diese Definition als Utopie erscheinen: Fast jeder Mensch hat Gründe, sich in irgendeiner Hinsicht nicht wohlzufühlen.

- Ob und wann wir eine bestimmte Variation wahrnehmen, z.B. eine Hör- oder Sehminderung, und ob und ab wann wir dies als krank bezeichnen, ist individuell verschieden.
- Wer Symptome hat, ist noch lange nicht krank und umgekehrt, z.B. hat ein Tumorkranker im Frühstadium keine Symptome, ist aber nicht gesund.

Das Modell vom **Gleichgewicht** (Homöostase) kommt der Sache schon näher: Nach Ferdinand Hoff ist Gesundheit das harmonische Gleichgewicht zwischen Bau und Funktionen des Organismus einerseits und dem seelischen Erleben andererseits. Dies sei die Voraussetzung zur vollen Leistungsfähigkeit und damit auch zum uneingeschränkten Lebensgenuss.

**Oder wie wäre es so?:**
Krankheit ist die Folge einer für den Organismus ungünstigen Änderung der biologischen Funktionsabläufe. Diese Funktionsänderung ist nicht die Krankheit selbst – sie kann krank machen und zwar dann, wenn das Ergebnis für den Organismus ungünstig ist. Sie sehen, es ist nicht so einfach, Gesundheit und Krankheit eindeutig zu trennen. Vielleicht sind sie auch keine eindeutigen Gegensätze? Vielleicht können wir auch nicht alles registrieren, definieren, kategorisieren, katalogisieren?

## 1.1 Grundbegriffe der Krankheitslehre

**Infektion**
Übertragung, Haftenbleiben und Eindringen von Mikroorganismen (Viren, Bakterien, Pilze, Protozoen u.a.) in einen Makroorganismus (Pflanze, Tier, Mensch) und Vermehrung in ihm. Dadurch kann es zum Ausbruch einer Infektionskrankheit kommen, die eine Schädigung des Körpers und eine Abwehrreaktion nach sich zieht. Eine Infektion kann auch symptomlos verlaufen (inapparenter Verlauf).

**Eigenschaften von Mikroorganismen**, die dabei eine Rolle spielen:
**Pathogenität:** Fähigkeit, krankhafte Zustände auszulösen. Der Typhuserreger ist z.B. für Menschen pathogen, für Rinder hingegen nicht.
**Kontagiosität:** Ansteckungsfähigkeit. Die Ansteckungskraft eines Erregers, Windpocken haben z.B. eine hohe Kontagiosität ("Es genügt der Wind").

**Virulenz:** Grad der Aggressivität eines Erregers (Ausprägungsgrad der Pathogenität) mit unterschiedlicher **Toxizität** (Giftigkeit) und Invasionskraft.

**Eigenschaften des Menschen** in Bezug auf Mikroorganismen:

**Resistenz:** Widerstandsfähigkeit, das ist der angeborener Schutz gegenüber Erregern durch unspezifische Abwehrreaktionen (der Mensch ist resistent gegen das Hundestaupe-Virus).

**Empfänglichkeit:** Sie bestimmt, ob der Erreger überhaupt aufgenommen werden kann, sagt aber nichts darüber aus, ob es auch zu einer Infektionskrankheit kommt.
Ist man nicht resistent gegen einen Erreger, ist man wahrscheinlich empfänglich für ihn.

**Anfälligkeit:** Das Verhältnis eines bestimmten Menschen gegenüber einem bestimmten Krankheitserreger; z.B. sind alle Menschen empfänglich für Schnupfenviren, manche sind aber besonders anfällig und erkranken häufiger daran.

**Immunität:** Geschütztsein gegen einen bestimmten pathogenen Erreger.

- **Unspezifisch:** angeborenermaßen, z.B. durch Säureschutzmantel der Haut, Fresszellen
- **Spezifisch:** erworben durch körpereigene Abwehrmechanismen gegen bestimmte Erreger (aktiv erworben)
- **Leihimmunität:** passiv erworben, z.B. durch Übertragung von spezifischen Antikörpern der Mutter über die Plazenta auf das ungeborene Kind (v.a. IgG-Antikörper) oder über Muttermilch auf den Säugling (v.a. sekretorisches IgA)
- **Angeborene Immunität:** schon bei Geburt vorhandene Schutzmechanismen, v.a. unspezifische (s.o.) und diaplazentar übertragene mütterliche Antikörper
- **Natürliche Immunität:** natürlicher Antikörper (z.B. gegen fremde Blutgruppenantigene) ohne früheren Kontakt mit dem entsprechenden Antigen
- **Künstliche Immunität:** aufgrund einer Impfung

## 1.2    Ansteckungsquellen/-wege von Infektionskrankheiten

Krankheitserreger können über verschiedene Wege in den Organismus gelangen, z.B. durch Einatmen, durch Verzehr, durch den Urogenitaltrakt, durch (evtl. verletzte) Haut oder Schleimhäute oder sogar über die Bindehaut des Auges. Manche Erkrankungen werden von Mensch zu Mensch übertragen, z.B. mittels Tröpfcheninfektion wie der Schnupfen. Andere sind nicht von Mensch zu Mensch übertragbar, z.B. die Malaria. Sie wird von einer Mücke weitergegeben, ist also nicht ansteckend.

### 1.2.1    Eine der wichtigsten Ansteckungsquellen: der Mensch

**Keimträger:** Sie scheiden Erreger aus ohne vorausgegangene Erkrankung oder vor Auftreten von Symptomen (z.B. in der Inkubationszeit oder bei inapparentem Verlauf), v.a. bei Infektionskrankheiten mit niedrigem Kontagionsindex, z.B. bei Typhus, Paratyphus, Enteritis, Diphtherie, Poliomyelitis und Scharlach. Auch gesunde Menschen sind oftmals

Träger verbreiteter Infektionserreger wie Staphylokokken, Streptokokken, Haemophilus influenzae, Adenoviridae und ECHO-Viren.

**Ausscheider** scheiden zeitweilig oder dauernd Erreger aus (z.B. über Stuhl, Urin, Speichel), ohne selbst krank oder krankheitsverdächtig zu sein. Ausscheider von Choleravibrionen, Salmonellen und Shigellen sind meldepflichtig. **Dauerausscheider** scheiden länger als 10 Wochen nach überstandener Infektion (auch nach inapparentem Verlauf) noch Erreger aus.

## 1.2.2 Ansteckungswege

**Tröpfcheninfektion:** Ansteckung durch kleinste keimhaltige Tröpfchen beim Sprechen, Husten oder Niesen. Häufiger Infektionsweg z.B. bei Erkältung, Angina, Grippe, Masern, Keuchhusten u.v.a.

**Kontaktinfektion:**
- **Direkte Kontaktinfektion:** Ansteckung von Mensch zu Mensch oder von Tier zu Mensch durch Berührung, v.a. mit den Händen
- **Indirekte Kontaktinfektion:** Ansteckung durch Berührung eines verseuchten Gegenstands. (Dazu zählt im weiteren Sinn auch die Schmierinfektion.)

**Schmierinfektion:** fäkal-orale Infektion mittels Erreger, die mit Stuhl, Urin, Eiter oder Blut ausgeschieden werden. Sie werden verschmiert und dann von einer anderen Person oral aufgenommen. Begünstigt v.a. durch unhygienische Lebensweise, mangelnde Körperpflege, unsaubere Wohnverhältnisse, ungeeignete Toilettenanlagen u.Ä.

**Austausch von Körpersäften:** Erreger, die außerhalb der Körpersäfte nicht lebensfähig sind, können nur bei Austausch von Körpersäften übertragen werden, z.B. durch Samenflüssigkeit oder Blut. Dabei müssen die Erreger über Haut- und Schleimhautdefekte bei direktem Körperkontakt in den Körper einer weiteren Person gelangen (AIDS, Virushepatitis B).

**Vektorielle Übertragung:** durch aktiven Krankheitsüberträger, z.B. Stechmücken (Malaria, Gelbfieber, Filariose u.a.), Zecken (FSME, Borreliose u.a.), Läuse (Fleckfieber, Rückfallfieber u.a.), Flöhe (Pest u.a.).

**Orale Infektion:** v.a. durch infizierte Speisen oder Getränke, z.B. durch Fehler bei der Haltbarmachung oder Aufbewahrung von Lebensmitteln (z.B. bei Botulismus, Salmonellenerkrankungen), Reinigung von Lebensmitteln mit kontaminiertem Wasser oder dem Verzehr von Eiswürfeln daraus (z.B. bei Cholera, Typhus abdominalis).

**Inhalation:** Einatmen erregerhaltigen Staubs (z.B. bei Ornithose, Lungenpest, Lungenmilzbrand), **aerogene Ansteckung.**

**Fokalinfektion:** Herdinfektion. Durch Bakterien, v.a. Streptokokken und deren Toxine verursachte sekundäre Erkrankung, die nach einer lokalen Infektion (oft im HNO-Bereich und im Bereich der Zähne) auftritt. Die Erreger und Toxine gelangen durch (schubweise) Ausschüttung aus dem Ausgangsherd (**Fokus**, „Streuherd") über den Blutkreislauf zu entfernten Organen und verursachen dort entzündliche bzw. allergische Krankheitsprozesse (z.B. Glomerulopathie).

**Parenterale Infektion:** parenteral = unter Umgehung des Verdauungstrakts, also direkt in die Körperflüssigkeiten; wie bei Infektion über unsterile Kanülen, Akupunkturnadeln, Baunscheidtiergeräte u.a.

## 1.2.3 Ansteckung von Fetus bis Säugling

**Diaplazentare Übertragung:** auf den Embryo oder Fetus im Mutterleib über die Plazenta (z.B. bei Röteln, Syphilis, Zytomegalie, Toxoplasmose u.a.).

**Pränatale Ansteckung:** pränatal = vor der Geburt, also als intrauterine (in der Gebärmutter) Infektion, z.B. aszendierend (aufsteigend, meist nach Blasensprung), hämatogen (Blutweg, über die Plazenta) oder deszendierend (absteigend aus den Eileitern). Die Manifestation der Erkrankung kann sofort oder erst in der Kindheit erfolgen.

**Perinatale Ansteckung:** um die Zeit der Geburt herum, also in der 28. Schwangerschaftswoche bis 1 Woche nach der Geburt mit Keimen aus dem Genitalbereich der Mutter. Diese können z.B. aufsteigen und bei vorzeitigem Blasensprung zur Ansteckung des Kindes führen. Im weiteren Sinn sind auch andere lokale Infektionen, z.B. der Nabelwunde oder der Augen möglich.

**Postnatale Ansteckung:** Ansteckung des Neugeborenen nach der Geburt, z.B. durch Muttermilch oder anderen engen Kontakt mit der Mutter.

## 1.2.4 Ansteckung im Bezug auf den Ansteckungsort

**Iatrogen:** durch den Arzt verursacht (z.B. durch seine Therapie oder Diagnostik).
**Nosokomialinfektionen:** Im Krankenhaus erworbene Infektionen, deren Übertragung gleichzeitig mit Behandlung oder Pflege erfolgt. Hauptursache: Vernachlässigung der klassischen Hygienevorschriften, mangelnde Qualifikation des Personals, unkritische Anwendung von Antibiotika, Platzmangel im Krankenhaus u.a.

## 1.2.5 Ort der Infektion

|  | Lokale Infektionskrankheit | Systemische (auch zyklische, generalisierte oder allgemeine) Infektionskrankheit |
|---|---|---|
| **Erreger** | Meist Bakterien | Viren, Bakterien, Protozoen |
| **Ausbruch hängt v.a. ab von** | Menge und Virulenz der Erreger | Abwehrlage |
| **Ausbreitung der Erreger** | Lokal (Fernwirkung der Toxine auf andere Organe möglich) | Über Blut und Lymphe, Vermehrung meist im Monozyten-Makrophagen-System (RHS/RES) |

| Krankheits- erscheinungen an der Eintrittspforte | Ja (Haut oder Schleimhaut) | Nein |
|---|---|---|
| **Inkubationszeit** | Oft kurz (Tage) | Meist länger (Wochen) |
| **Diagnose- stellung** | Leichter, da gleich Organstadium mit Symptomen des betroffenen Organs (z.B. Halsschmerzen bei Tonsillitis, Durchfall bei Enteritis) | Schwieriger, da vor Organstadium mit typischen Symptomen erst Generalisationsstadium ohne typische Symptome (s.u.) |
| **Blutbild** | Meist Leukozytose (Anstieg der weißen Blutkörperchen) | Meist Leukopenie (Abfall der weißen Blutkörperchen) |
| **Weitere Symptome** | | Relative Bradykardie, Milzschwellung |
| **Immunität** | Keine gegen den Erreger, evtl. gegen die Toxine (Giftstoffe) des Erregers | Meist lang andauernd |
| **Beispiele** | Gonorrhö, Cholera, Diphterie | Syphilis, Typhus abdominalis, Mononukleose |

## 1.3    Verlauf einer Infektion

### 1.3.1    Die drei Phasen der systemischen (zyklischen) Infektions- krankheit

**Inkubationszeit:** Zeit zwischen Ansteckung (Eindringen des Krankheitserregers in den Körper) und dem Auftreten der ersten Symptome. Hierbei gelangen die Erreger über Blut- und Lymphwege in das Monozyten-Makrophagen-System und vermehren sich dort, noch ohne Symptome hervorzurufen.

**Generalisationsstadium:** Die Erreger gelangen erneut ins Blut (Bakteriämie, Virämie) und lösen dabei meist unspezifische, grippeähnliche Allgemeinsymptome aus: Fieber, Abgeschlagenheit, Krankheitsgefühl, Kopf- und Gliederschmerzen. Oft werden diese Symptome von einer Leukopenie, einer relativen Bradykardie (Puls ist zwar schneller, aber nicht so schnell, wie er nach der Fieberhöhe sein müsste) und einer Milzschwellung begleitet.

**Organstadium:** Die Erreger befallen die für die Krankheit typischen Organe und bringen nun die typischen Krankheitserscheinungen mit sich, wie z.B. Bronchitis bei Influenza oder Ikterus bei Virushepatitis. Dabei steigt das Fieber erneut an: zweigipfeliger Fieberverlauf, „Dromedarkurve"

### 1.3.2 Verläufe von Infektionen

**Zeitlich (auch bei nichtinfektiösen Erkrankungen):**

- **Foudroyanter Verlauf** (franz. la foudre, dt. der Blitz): äußerst plötzlicher Krankheitsbeginn mit schnellem, sehr schwerem Verlauf, oft mit tödlichem Ausgang.
- **Fulminanter Verlauf** (lat. fulminare, dt. blitzen): ungefähr gleiche Bedeutung wie foudroyanter Verlauf.
- **Akuter Verlauf:** plötzlich auftretend, schnell, heftig verlaufend (Gegensatz: chronisch).
- **Subakuter Verlauf:** nicht ganz akut, also Beginn nicht ganz so plötzlich, Verlauf nicht ganz so heftig wie bei akutem Verlauf (Lage zwischen akut und chronisch).
- **Chronischer Verlauf:** entwickelt sich langsam, verläuft über Wochen, Monate, sogar Jahre. Allerdings kann eine akute Erkrankung in einen chronischen Verlauf übergehen.
- **Progredienter Verlauf:** fortschreitend, progressiv.
- **Rezidivierender Verlauf:** Es kommt wiederholt zu Krankheitsschüben, oft mit Fieberanfällen.
- Verlauf mit **Latenzphasen:** Zwischen den einzelnen Krankheitsphasen können beschwerdefreie Intervalle von Monaten bis Jahren liegen.

**Nach Schwere:**

- **Stumme Infektion:** Es treten überhaupt keine Symptome auf, sondern es kommt zur „stillen Feiung".
- **Abortive Infektion:** abgekürzter, leichter Verlauf, bei dem sich das Krankheitsbild nicht voll entwickelt.
- **Manifeste Infektion:** mit deutlichen Krankheitserscheinungen.

### 1.3.3 Weitere Begriffe zum Thema Infektion

**Reinfektion:** Nach Ausheilung einer Erkrankung kommt es zu einer erneuten Ansteckung mit dem gleichen Erreger.

**Sekundärinfektion:** Zu einer bestehenden Infektion kommt ein zweiter Erreger hinzu, wobei diesem der Weg und die Ansiedlungsmöglichkeit meist durch den ersten vorbereitet wurde.

**Superinfektion:** Während schon eine Infektion mit einem bestimmten Erreger vorliegt, kommt es zur erneuten Infektion mit dem gleichen Erreger.

## 1.4   Körpertemperatur und Fieber

Im Gegensatz zur Kerntemperatur im Inneren des Rumpfs und Kopfs von etwa 37 °C, von der meist gesprochen wird, gibt es auch die Schalentemperatur der Haut und Extremitäten, die durchschnittlich bei 28 °C liegt. Dieser Wert unterliegt erheblichen Schwankungen, je nach Außentemperatur und Konstitution.

Die Kerntemperatur wird durch das Wärmeregulationszentrum im Hypothalamus (im Zwischenhirn) konstant gehalten. Verschiedene Mechanismen stehen dem Körper dafür zur Verfügung:

- **Änderung der Hautdurchblutung:** Bei Kälte wird sie eingeschränkt, um den Wärmeverlust über das Blut geringzuhalten (⇒ Hautblässe); bei Wärme dagegen werden die Hautgefäße erweitert, damit die Wärme über das Blut abgegeben werden kann (⇒ Hautrötung).
- **Muskelkontraktionen** erzeugen Wärme. Daher zittern wir bei Kälte und wird ein Fieberanstieg von Schüttelfrost begleitet.
- **Schweißproduktion** hilft bei der Abkühlung.

**Hyperthermie** ist eine Erhöhung der Körpertemperatur ohne Sollwertverstellung im hypothalamischen Wärmeregulationszentrum. Sie geschieht über Wärmezufuhr von außen, z.B. durch Sonnenstrahlen oder mangelnde Abgabe bei Wärmestau.

**Steigt die Temperatur über 42,6 °C gerinnt das Eiweiß im Körper, was zum Tod führt.**

| | |
|---|---|
| Über 41 °C | → hyperpyretisches Fieber  (tritt nur selten auf) |
| Über 39 °C | → hohes Fieber (rektal gemessen) |
| Bis 38,5 °C | → mäßiges Fieber (rektal gemessen) |
| Bis 38 °C | → subfebrile Temperatur (rektal gemessen) |
| Bis 37 °C | → normale Körpertemperatur<br>Sublingual (unter Zunge) bis 37 °C<br>Rektal (im Mastdarm) 37,4 °C<br>Axillar (in Achselhöhle) bis 36,8 °C |
| Unter 36,2 °C | → Untertemperatur |
| Unter 29 °C | → kritischer Bereich |
| 25 °C | → unterste Grenze ⇒ Tod |

**Fieber** dagegen ist eine Erhöhung der Körpertemperatur als Folge einer Sollwertverstellung im hypothalamischen Wärmeregulationszentrum. Fieber kann Abwehrvorgänge des Körpers unterstützen, z.B. indem es biochemische Reaktionen beschleunigt. Es stimuliert die Leukozyten zu erhöhter Tätigkeit und setzt die Ausschüttung von Interferon herauf. Den positiven Effekten von mäßigem Fieber stehen die subjektiven Beschwerden (Krankheitsgefühl, Inappetenz, Kopfschmerz) und die objektiven Nachteile (Katabolismus, Proteolyse von Muskeleiweiß) gegenüber. Fieber ist eine Belastung für Herz und Kreislauf. Die Heraufsetzung des Sollwerts im Wärmeregulationszentrum geschieht meist durch Pyrogene, von denen geringste Mengen genügen.

**Man unterscheidet:**

- **Exogene Pyrogene:** Toxine von Bakterien (v.a. von gramnegativen) oder Viren
- **Endogene Pyrogene:** z.B. Interleukin-1 aus aktivierten Phagozyten (v.a. Makrophagen), Prostaglandine u.a.

So kann es bei Resorption von nekrotischem Gewebe, von Ergüssen und Blutungen durch pyrogene Eiweißzerfallsprodukte zum **Resorptionsfieber** bis zu 38,5 °C kommen, das etwa 2–5 Tage anhält.
**Fieber kann aber auch durch folgende Faktoren entstehen:**

- Anspannung („Lampenfieber")
- körperliche Arbeit
- pathologische Prozesse im Gehirn (Hirndrucksteigerung → 570)
- Injektion von körperfremdem oder körperverfremdetem Eiweiß (z.B. bei Eigenbluttherapie)

## 1.4.1 Fieberanstieg

Säuglinge und Kleinkinder können bei Fieberanstieg **(Stadium incrementi)** mit Fieberkrämpfen (zerebralen Krampfanfällen) reagieren; bei älteren Kindern ist der Fieberanstieg begleitet von Frösteln, kühlen Gliedern und Kreislaufzentralisation, bei Erwachsenen von Schüttelfrost. Nach Erreichen der sog. Fieberhöhe **(Fastigium)** kommt es gelegentlich zu Bewusstseins- und Sinnestrübung **(Fieberdelir)**.

## 1.4.2 Fieberabfall (Stadium decrementi)

- **Lytisch:** langsame, allmähliche Entfieberung im Verlauf von Tagen
- **Kritisch:** schneller Abfall innerhalb von Stunden mit der Gefahr eines Herz-Kreislauf-Versagens

## 1.4.3    Fiebertypen

1. **Kontinuafieber:** meist über 39 °C und nicht um mehr als 1 °C schwankend; während Tagen; z.B. bei Typhus abdominalis, Fleckfieber, Brucellose, infektiöser Endokarditis, Virusinfektionen

2. **Remittierendes Fieber:** unterliegt stärkeren Schwankungen im Verlauf eines Tages, bleibt aber stets über Normaltemperatur; meist abends höher als morgens. Hinweis auf Lokal- oder Hohlrauminfektionen, z.B. bei Sinusitis, Harnweginfektion, Segmentpneumonie

3. **Intermittierendes Fieber:** Im Tagesverlauf wechseln Fieberspitzen mit Fieberfreiheit oder gar Untertemperatur; (Schwankung = 1,5 °C); Hinweis auf pyogene Infektionen, evtl. schubweise Toxin- oder Erregereinschwemmung ins Blut (septisches Fieber, Abszessfieber)

4. **Rekurrierendes Fieber:** kurze Fieberperioden, unterbrochen von einem bis mehreren fieberfreien Tagen, z.B. bei Malaria und Rückfallfieber

5. **Undulierendes Fieber:** wellenförmiger Verlauf der Fieberkurve über längeren Zeitraum. Langsamer Anstieg, hohes Fieber für einige Tage, Fieberabfall, fieberfreies Intervall über mehrere Tage, dann Wiederholung; Vorkommen bei Brucellose, Tularämie, M. Hodgkin (Pel-Ebstein-Fieber), Tumoren

6. **Biphasisches Fieber, „Dromedarkurve":** Temperaturerhöhung in zwei Phasen, bei vielen Viruserkrankungen, aber auch bei Meningokokkensepsis, Leptospirose u.a.

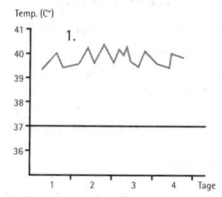

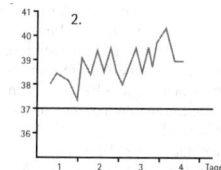

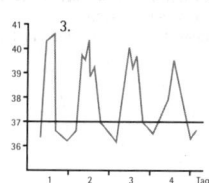

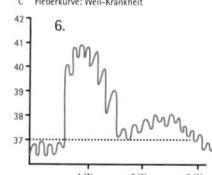

Fieberkurve: Weil-Krankheit

## 1.4.4 Fiebersenkung

Es stehen verschiedene einfache Möglichkeiten zur Fiebersenkung zur Verfügung. Zu bedenken ist dabei Folgendes:

- Fieber kann für den Körper durchaus sinnvoll sein. Daher sollte nur hohes Fieber gesenkt werden.
- Wenn Sie kein Arzt, sondern vielleicht Heilpraktiker sind, müssen Sie abklären, ob eine Erkrankung mit **Behandlungsverbot laut Infektiosschutzgesetz (IfSG)** vorliegt.

### Maßnahmen

- Viel trinken lassen, da Fieber mit hohem Flüssigkeitsverlust einhergeht (Gemüse- oder Fleischbrühe, Quell- oder Mineralwasser, Tee), dabei auch Elektrolyte (Na, K, Mg, Ca, u.a.) berücksichtigen. Eventuell zusätzlich schweißtreibende und damit fiebersenkende Tees (z.B. Lindenblüten) verabreichen.
- Leicht verdauliche Kost (fettarm, kohlehydrat- und eiweißreich); eventuell Wunschkost in kleinen, aber häufigen Mahlzeiten.
- Leichte Decke und Bekleidung, um die Wärmeabstrahlung nicht zu behindern (Hitzestau!).
- Kühle Raumtemperatur (17-19 °C).
- Kühle Getränke (aber nicht eiskalt).
- Kühle Abwaschungen.
- Wadenwickel, bis das Fieber um 0,5–1,5 °C gesunken ist.

# 2    Leben, Zelle

## 2.1    Kennzeichen des Lebendigen

Lebewesen haben gemeinsame Merkmale, egal ob sie aus
- einer einzigen Zelle bestehen wie Pantoffeltierchen oder Bakterien,
- vielen Zellen wie Pflanzen oder aus
- ganz vielen Zellen wie Tiere oder der Mensch mit ca. 10.000 Milliarden Zellen.

Der **Selbsterhaltung** des Individuums dienen
- der **Stoffwechsel (Metabolismus):** Stoffe werden aus der Umgebung aufgenommen, und wenn nötig vom Organismus in einfachere Bausteine zerlegt (**Katabolismus**), um dann zu Strukturen aufgebaut zu werden (**Anabolismus**), die dem Körper dienen.
- das **Wachstum:** aus den so gewonnenen Baustoffen können Zellen wachsen, die Zahl der Zellen kann sich erhöhen, nichtzelluläre Strukturen des Organismus (z.B. Mineral-substanz der Knochen) können an Substanz zunehmen.

Der **Kommunikation** mit der Umwelt dienen
- die **Erregbarkeit (Reizbarkeit),** d.h. die Fähigkeit, Veränderungen der Umwelt wahrzunehmen (z.B. Wärme/Kälte, Helligkeit/Dunkelheit) und darauf zu reagieren.
- die **Leitfähigkeit:** Nicht nur am Ort des Reizes erfolgt die Reaktion, sondern das Lebewesen reagiert als sinnvolles Ganzes. Dazu dienen z.B. Botenstoffe (wie Hormone) oder Nerven, die Impulse elektrisch und chemisch weiterleiten.

> **Kennzeichen des Lebens**
> Stoffwechsel, Wachstum, Erregbarkeit, Leitfähigkeit, Beweglichkeit, Anpassungsfähigkeit, Reproduktion; bei höheren Organismen auch die Differenzierung

Der **Reaktionsfähigkeit** dienen
- die **Beweglichkeit;** natürlich auch die Fließbewegungen innerhalb des Zellplasmas, aber vor allem die äußere Beweglichkeit; Mensch und Tier machen sich z.B. die Kontraktilität ihrer Muskeln zunutze, um einer Gefahr zu entfliehen, d.h. der Organismus bewegt sich als Ganzes.
- die **Anpassungsfähigkeit** an bestimmte Grenzen der Umwelt; z.B. können sich Bakterien bei ungünstigen Lebensbedingungen einkapseln, um „im Winterschlaf besserer Zeiten zu harren".

Der **Erhaltung der Art** dient
- die **Reproduktion** (Neubildung und Fortpflanzung): Auf Zellebene ist das die Zellteilung (→ 47) bei der zwei gleichwertige Tochterzellen entstehen. Bei höheren Lebewesen läuft dieser Vorgang etwas komplizierter ab (wir denken da an die Geschichte mit der Biene und den Blüten ...) (→ 495).

## Differenzierung

Auch „höhere Lebewesen" entstehen aus einer einzigen Zelle, die sich durch vielfache Teilungen vermehrt, wobei sich die neuen Zellen spezialisieren, um bestimmte Teilfunktionen in diesem „Vielzeller" zu übernehmen. Dieser Differenzierung verdanken wir die vielfältigen verschiedenen Leistungen des Körpers wie die Reizleitung der Nervenzellen, die Reinigungsfunktion der Leberzelle oder die Kontraktilität der Muskelzelle.

## 2.2    Zelle

Natürlich sehen nicht alle Zellen im Körper gleich aus, im Gegenteil. Wir nehmen uns hier eine Beispielzelle vor, die die häufigsten Strukturen enthält (s. Abb).

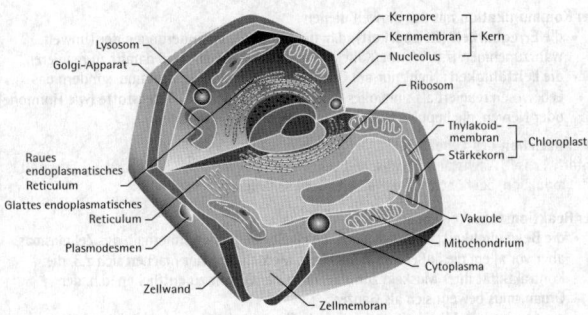

Die einzelne Zelle enthält verschiedene Organellen, vergleichbar mit den Organen im menschlichen Körper.

## 2.2.1    Bestandteile der Zelle

### Zellmembran, Plasmalemma

Die selektiv permeable Membran schützt das Zellinnere und grenzt es nach außen ab. Außerdem reguliert sie, welche Stoffe ein- oder austreten können.

Das Gerüst bildet eine Doppellipidschicht: Diese Phospholipide haben ein wasseranziehendes Kopfteil, die äußere Begrenzung der Membran, und zwei wasserabweisende Schwänzchen, die die Mittelschicht der Membran bilden.

Der Membran aufgelagert sind z.B. Zuckerstrukturen als Rezeptoren, in die Membran eingelagert sind z.B. Eiweiße als „Pförtner", das sind „Tunnelproteine", die Stoffe durchschleusen können.

> **Hydrophob innen – wasserabweisende „Schwänzchen"**
> **Hydrophil außen – wasserliebende „Köpfchen"**
> Der wasserabweisende Teil muss innen liegen, sonst würde die Membran voll Wasser laufen.

### Zellleib (Zytoplasma)

Arbeits- und Speichergebiet

### Zellskelett

- **Mikrotubuli**: röhrenförmige Gebilde, die wesentlich für die Form der Zelle verantwortlich sind. Einige Mikrotubuli sind Bestandteile von Zellorganellen, v.a. der Zentriolen und Zilien, andere werden nur während der Zellteilung aufgebaut und bilden den Spindelapparat.
- **Mikrofilamente**: fadenförmige Gebilde aus den Proteinen Aktin und Myosin, die sich meist in Bündeln zusammenlagern und so Fibrillen bilden. Die Myofibrillen der Muskelzellen befähigen diese zur Kontraktion. Einigen weißen Blutkörperchen dienen Fibrillen zur Fortbewegung.

### Zentriolen

Zentralkörperchen bestehen aus neun parallel angeordneten Mikrotubuli und liegen meist als Zentriolenpaar in der Nähe des Zellkerns. Sie bilden bei der Zellteilung den Spindelapparat aus.

### Mitochondrien

Die „Akkus" oder „Kraftwerke der Zelle" dienen der Energiegewinnung. In einer Kette von Reaktionen verbrennen sie v.a. Glukose und Ketonkörper und bauen so Adenosintriphosphat (ATP) auf. Bei Bedarf wird dieses wieder zu Adenosindiphosphat (ADP) gespalten, wobei Energie frei wird.

ATP $\Rightarrow$ ADP + Phosphat + Energie (Wärme, Bewegung, Arbeit)

Die Anzahl der Mitochondrien spiegelt den Energieverbrauch der Zelle wider, so besitzen (Herz)Muskelzellen viele, Knorpelzellen dagegen wenige Mitochondrien.

## Ribosomen

„-somen" hört sich nach Samen an – richtig, es handelt sich nämlich um kleinste Körnchen. Sie liegen verstärkt außen auf der Kernmembran oder auf dem endoplasmatischen Retikulum (ER) und geben ihm ein „pickeliges" Aussehen: raues ER. Ribosomen erfüllen eine der wichtigsten Funktionen der Zellen, die Protein(bio-)synthese.
Proteine (Eiweiße) sind ein wesentliches Strukturelement der Zelle bzw. des Körpers. Die meisten wichtigen Stoffe im Körper (z.B. Blutgerinnungsfaktoren, Antikörper, Hormone u.v.m) bestehen aus Proteinen.

## Endoplasmatisches Retikulum (ER)

Das „Straßennetz" oder Kanalsystem der Zelle lenkt den Stofftransport innerhalb der Zelle. Es gibt glattes ER (seltener, z.B. in quergestreifter Muskulatur) und raues ER (häufiger, mit Ribosomen besetzt).

## Golgi-Apparat

Der Golgi-Apparat verpackt und verschickt manche Stoffe wie z.B. Hormone, Enzyme u.a. Proteine; aber auch aggressive Stoffwechselabbauprodukte sollen nicht in der Zelle wirken, sondern werden in Golgi-Vesikeln („Gefrierbeutel") „verpackt" und entweder innerhalb der Zelle gespeichert, bis sie benötigt werden, oder zur Abgabe an die Zellmembran transportiert.

## Lysosomen, die „Auflöser-Körnchen"

Diese winzigen Bläschen, die auch vom Golgi-Apparat gebildet werden, enthalten Enzyme, die z.B. Viren, Bakterien oder Teile entarteter Zellen verdauen können. Teilweise stellen sie die zerlegten Bausteine dem Zytoplasma zur Verfügung, betreiben also „intrazelluläres Recycling".

## Zellkern (Nukleus)

Diese größte Struktur der Zelle ist das „Chefbüro". Der Zellkern enthält die ganze Zellinformation und ist das Steuerungszentrum des Zellstoffwechsels.
Die meisten Zellen besitzen einen Zellkern. Muskelzellen haben hingegen mehrere Kerne, während rote Blutkörperchen ihren Kern im Lauf ihrer Reifung verlieren.

Im Inneren der Kernhülle befinden sich:

- **Kernsaft (Karyolymphe):** eiweißhaltige Flüssigkeit
- **Kernkörperchen (Nukleolus):** Bildungs- und Sammelort der RNS (können einzeln oder mehrfach im Zellkern vorkommen)
- **DNA: Chromosomen**, Träger der Erbanlage, sehen unter dem Mikroskop (kurz vor der Teilung) aus wie ein X, d.h., zwei Schenkel werden über eine Einschnürung (Zentromer) miteinander verbunden. Vergrößert man noch weiter, sieht man, dass diese Schenkel aus lauter aufgewundenen „Schnüren" bestehen, auf denen die **Gene** (s.u.) aneinandergereiht sind.
- In der menschlichen Zelle befinden sich **23 Chromosomenpaare** (diploider Chromosomensatz), das sind 46 einzelne Chromosomen. Davon sind 22 Paare Autosomen (identisches Paar) und ein Paar Heterosomen (nichtidentische Geschlechtschromosomen). Während die Zelle ihrer „normalen Arbeit" nachgeht, also gerade keine Zellteilung durchläuft, liegen die Chromosomen ausgebreitet als **Chromatin** vor.

> **Also nicht verwechseln!**
> *Die Erbinformation liegt ausgebreitet als Chromatin im Zellkern, nicht im Kernkörperchen. Das Kernkörperchen befindet sich zwar auch im Zellkern, enthält aber vor allem Ribonukleinsäure (RNS) (quasi die Chefsekretärin mit ihrem Durchschlagpapier).*

## 2.2.2 DNA und Gen

Die DNA kann in ihrem Aufbau mit einer Strickleiter verglichen werden (s. Abb.), die spiralig aufgewunden ist. Die beiden Stränge auf den Seiten bestehen abwechselnd aus Zucker und Phosphatgruppen, die „Sprossen" der Leiter aus Basenkombinationen:

- **Thymin – Adenin**
- **Zytosin – Guanin**

Beide Paare passen nur in dieser Kombination zusammen. Unsere DNA-„Strickleiter" besitzt viele Millionen solcher „Sprossen". Ein DNA-Abschnitt von ca. 1.000 Sprossen bildet eine Erbeinheit, das **Gen** (der Mensch besitzt ca. 50.000 davon).

## RNA (RNS)

Die RNA ist quasi die Chefsekretärin der DNA. Während die DNA ihr Chefbüro, den Zellkern, nicht verlässt, macht die RNA Kopien der DNA und trägt sie aus dem Zellkern in den Zellleib zu den Ribosomen, damit diesen ein „Bauplan" für die Proteinbiosynthese vorliegt.

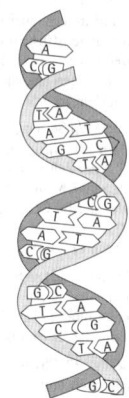

Adenin (=A)
Cytosin (=C)
Guanin (=G)
Tymin (=T)

Die RNA unterscheidet sich in ihrem Aufbau zur DNA nur darin, dass statt des Thymins die Base **Uracil** und statt des Zuckermoleküls Desoxyribose **Ribose** eingesetzt wird.

- **mRNS, messenger-RNS** ist der Teil, der die Kopie im Zellkern anfertigt und zu den Ribosomen bringt.
- **tRNS, transfer-RNS**, sind relativ kleine Transportvehikel, die Aminosäuren zu den Ribosomen bringen.
- **rRNS, ribosomale RNS**, ist Bestandteil der Ribosomen.

> **Was ist der Unterschied zwischen RNA und RNS bzw. DNA und DNS?**
> Es gibt keinen: Säure heißt auf englisch Acid.

### Verdoppelung der DNA (s. Abb.)

Wenn gerade keine Zellteilung ansteht, ist die DNA im Zellkern nicht zu erkennen, weil unsere Doppelhelix (Strickleiter) ausgebreitet vorliegt (als Chromatin). So können zum einen die Informationen abgelesen werden und über **mRNA** in den Zellleib zu den Ribosomen wandern, die dann entsprechend dem Bauplan (einer Kopie) Eiweiße herstellen.

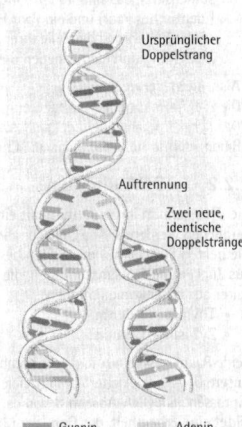

Ursprünglicher Doppelstrang

Auftrennung

Zwei neue, identische Doppelstränge

Zum anderen spaltet sich die Doppelhelix wie ein Reißverschluss auf und es lagern sich die entsprechenden Gegenstücke an die offene Seite und komplettieren das Ganze wieder zu einem Reißverschluss. Es liegen also danach zwei identische „Strickleitern" vor.

Wie auf den nächsten Seiten (Zellteilung) noch genauer zu sehen sein wird, spiralisieren sich diese DNA-Stränge bei der Zellteilung und die einzelnen Schenkel werden als **Chromatiden** sichtbar. Es liegen aber zwei gleiche Chromatiden vor: Damit es nicht zum Durcheinander kommt, werden sie durch das **Zentromer** zusammengehalten.

■ Guanin     ▨ Adenin
■ Cytosin     ▨ Thymin

Das Chromatin spiralisiert sich vor der Zellteilung zu Chromatiden.

Das Zentromer verbindet die beiden Chromatiden (den rechten und linken Schenkel) und diese bilden dann das **Chromosom**.

Der Mensch besitzt **23 Chromosomenpaare** (= 46 Chromosomen), davon 22 **Autosomenpaare** (= gleichbedeutende Chromosomen von Vater und Mutter) und ein **Heterosomenpaar**, das Geschlechtschromosom.

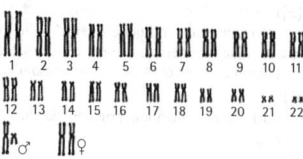

**23 Chromosomenpaare des Menschen**

## 2.2.3 Zellteilung

Neue Körperzellen entstehen ausschließlich durch Teilung bereits vorhandener Zellen. Es müssen laufend neue Zellen für Wachstum und als Ersatz gebildet werden, da ständig und überall im Organismus Zellen zugrunde gehen.

Die häufigste Form der Zellteilung ist die **Mitose**, wobei das Kernmaterial von der Mutterzelle erbgleich an zwei bei der Mitose entstehende Tochterzellen weitergegeben wird. Dazu muss die Erbinformation, also die in den Chromosomen enthaltene DNA, verdoppelt werden **(Replikation)**.

Damit sich bei der Vereinigung von Eizelle und Spermium das Erbgut nicht verdoppelt, ist eine besondere Form der Zellteilung erforderlich, die sog. **Meiose** oder **Reduktionsteilung** (→ 48). Der normale diploide Chromosomensatz (2 x 23) wird dabei auf einen haploiden Chromosomensatz (1 x 23) reduziert.

### Mitose (s. Abb. unten)

- **Interphase (Zwischenphase)**
  Die Zelle geht ihrer speziellen Aufgabe innerhalb des Zellverbands nach, z.B. der Herstellung von Hormonen. Die Chromosomen liegen in ihrer Funktionsform als Chromatin vor, d.h., sie sind nicht sichtbar, weil sie ausgebreitet sind, damit „der Bauplan abgelesen" werden kann.

- **Prophase (Vorphase [1])**
  Die Chromosomen spiralisieren sich, wobei sie kürzer und dicker werden. Dadurch werden sie als feine Fäden sichtbar. Das Zentriol verdoppelt sich und beginnt den Spindelapparat auszubilden. Die Kernmembran löst sich auf, wobei die zusammenhängenden Chromatiden ins Zytoplasma freigesetzt werden.

- **Metaphase (Mittelphase [2])**
  Die Ausbildung des Spindelapparats wird abgeschlossen. Die Chromosomen heften sich mit ihrem Zentromer an der Äquatorialebene des Spindelapparats an.

- **Anaphase (Nachphase [3])**
  Die mit ihrem Zentromer an den Spindelapparat gehefteten Chromosomen spalten sich. Je eine Spalthälfte (Chromatide) wandert zu den entgegengesetzten Spindelpolen. Jede Chromatide wird nun das neue vollständige Chromosom einer Tochterzelle.

- **Telophase (Endphase [4])**
  Der Spindelapparat löst sich auf. Die Kernmembran erneuert sich aus Teilen des endoplasmatischen Retikulums.

Mitose

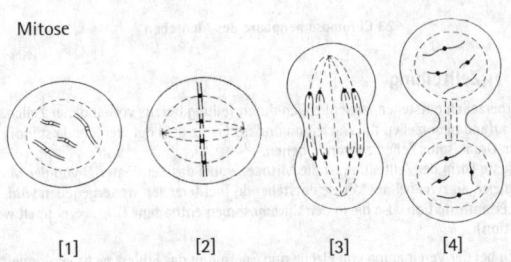

   [1]          [2]          [3]          [4]

## Meiose (Reduktionsteilung, Reifeteilung, s. Abb. unten)

Damit bei der Vereinigung von Ei- und Samenzelle der Chromosomensatz nicht verdoppelt wird (2 x 46), teilen sich diese Keimzellen in einer anderen Form, der sog. Reduktionsteilung. Hier wird der **diploide Chromosomensatz (2 x 23) auf einen haploiden Satz (1 x 23) reduziert**.
Dieser Vorgang wird in zwei Stufen eingeteilt: in die 1. und die 2. Reifeteilung.

### 2.2.3.1    1. Reifeteilung

**Prophase**
Im Eierstock bzw. Hodenkanälchen lagern sich die homologen (sich entsprechenden) Chromosomen von Vater und Mutter parallel aneinander, wobei die sich entsprechenden Genabschnitte genau nebeneinander liegen. Nun tauschen die Chromosomen einzelne Stücke miteinander aus, „sie paaren sich". Dieser Vorgang heißt **Crossing-over**. Es kommt zu einer Neuverknüpfung der Gene innerhalb der Chromosomen.
Es liegen sich also jetzt immer noch zwei gleichbedeutende Chromosomen (bestehend aus je zwei Chromatiden) gegenüber, allerdings bunt gemischt.

**Weitere Phase**

Hier werden die zwei gleichbedeutenden Chromosomen (bunt gemischt) auf zwei Tochterzellen aufgeteilt.

Meiose

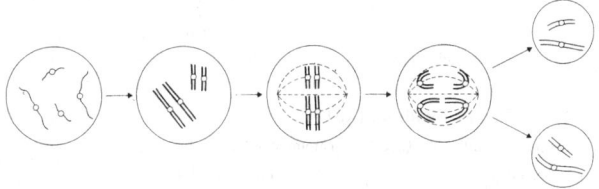

### 2.2.3.2   2. Reifeteilung

Sie entspricht der mitotischen Teilung, d.h., die Chromatiden werden jetzt auf zwei Tochterzellen verteilt

## 2.3   Chromosomenaberrationen

### 2.3.1   Trisomie 21 (Down-Syndrom)

(Früher Mongoloismus)

Chromosomenaberration, bei der das **Chromosom 21** dreimal statt zweimal vorliegt. Dadurch Fehlentwicklung fast aller Organe und Gewebe, die langsamer wachsen, unreif bleiben, Fehlbildungen aufweisen und schneller altern. Die Häufigkeit steigt mit zunehmendem Alter der Mutter: Mutter bis 20 Jahre → 1 auf 2.000; Mutter über 40 Jahre → 1 auf 40

---

**Trisomie 21**

- Geistige Entwicklung behindert
- "Sonniges Gemüt"
- Kopf klein, Hinterkopf abgeflacht
- Typische schräge Augenstellung
- Augenabstand vergrößert
- Lidfalte
- Nasenrücken verbreitert, Nasenwurzel eingesunken
- Ohren tief am Kopf und wenig plastisch ausgebildet

- Zunge vergrößert → Mund offen
- Vermehrter Speichelfluss
- Finger kurz, fünfter Finger hat evtl. nur zwei Glieder
- "Affenfurche"
- "Sandalenfurche" (Plantarfurche)
- Erhöhte Infektanfälligkeit
- 40-60 % haben Herzfehler
- Erhöhte Leukämiegefahr
- ⇒ Geringere Lebenserwartung

### 2.3.2 Klinefelter-Syndrom (XXY)

Ein oder mehr überzählige X-Chromosomen; Chromosomenaberration des Geschlechts-chromosoms bei Männern. Häufigkeit ca. 1: 590 lebendgeborene Knaben.

| Klinefelter-Syndrom | |
|---|---|
| - Geistig unterentwickelt | - Häufig weibliche Brustentwicklung |
| - Abnorm kleine Geschlechtsorgane | - Hochwuchs durch verzögerten Verschluss |
| - Meist unfruchtbar | der Epiphysenfuge |
| - Körperbehaarung spärlich oder ganz | - Als Spätzeichen häufig Osteoporose |
| fehlend | - Passives, ängstliches Verhalten |

### 2.3.3 Turner-Syndrom (X0)

Chromosomenaberration des Geschlechtschromosoms bei Frauen.

| Turner-Syndrom | |
|---|---|
| - Minderwuchs | ⇒ Unfruchtbarkeit |
| - Sexueller Infantilismus | - Häufig weitere Fehlbildungen, z.B. |
| - Fehlende Menstruation, Eierstöcke oft nur | Herzfehler |
| bindegewebige Stränge | |

Es existiert eine Vielzahl weiterer Abweichungen der Geschlechtschromosomen, z.B:

**Y0-Individuen:** sie sind nicht lebensfähig, da das X-Chromosom fehlt.

**XXX-Frauen:** unterscheiden sich nicht von XX-Trägerinnen.

**XYY-Individuen:** sollen aggressiver sein bei verringerten geistigen Fähigkeiten.

# 3 Histologie – Lehre von den Geweben

**Gewebe** ist ein Verband gleichartiger, differenzierter Zellen.
Man unterscheidet **vier Gewebearten:** Epithelgewebe, Binde- und Stützgewebe, Muskelgewebe, Nervengewebe

| Gewebearten |
|---|
| Epithelgewebe, Binde- und Stützgewebe, Muskelgewebe, Nervengewebe. |

## Organ

Verschiedene Gewebearten, die im Körper eine Einheit darstellen - sowohl in Anordnung als auch in Funktion - bilden ein Organ. An einem Organ unterscheidet man:

- **Parenchym** (Funktionsgewebe): diejenigen Zellen, die für die eigentliche Funktion des Organs zuständig sind, z.B. die Nierenkörperchen.
- **Stroma** (Bindegewebe): Es gibt dem Organ als Gerüst seine Form, Festigkeit und Halt. Außerdem verlaufen hier Nerven und Blutgefäße, die auch das Parenchym mit Sauerstoff und Nährstoffen versorgen.
- **Interzellularsubstanz (Zwischenzellsubstanz):** Sie ist von Bedeutung für den Stoffaustausch zwischen Blut und Zellen. Sie ist auch Reservoir für extrazelluläre Flüssigkeiten (Wasserhaushalt, Blutkonzentration). In Stützgeweben erfüllt sie zudem eine mechanische Funktion.

## Organsysteme

Sie setzen sich aus eng miteinander in Beziehung stehenden Organen zusammen, die eine gemeinsame Aufgabe haben.

| Organsystem | Zusammengesetzt aus folgenden Organbestandteilen |
|---|---|
| Haut | Haut und Hautanhangsgebilde wie Haare, Nägel, Schweißdrüsen |
| Bewegungs- und Stützapparat | Skelett, Muskeln, Sehnen, Bänder |
| Nervensystem | ZNS, Nerven, Sinnesorgane |
| Hormonsystem | Verschiedene Drüsen und Gewebe |
| Immunsystem | Vor allem Lymphsystem und Leukozyten |
| Atmungssystem | Atemwege und Lunge |
| Herz-Kreislauf-System | Blut, Herz, Blutgefäße |
| Verdauungssystem | Speiseröhre, Magen, Dünn- und Dickdarm, Rektum, Leber, Pankreas |

| Organsystem | Zusammengesetzt aus folgenden Organbestandteilen |
|---|---|
| Harntrakt | Nieren, Harnleiter, Harnblase, Harnröhre |
| Fortpflanzungssystem | Hoden, Nebenhoden, Prostata, Samenbläschen und Penis; Eierstock, Eileiter, Gebärmutter und Scheide, weibliche Brust |

## 3.1  Epithelgewebe

**Flächenhafte Zellverbände**, die innere und äußere Körperoberflächen bedecken („Deckgewebe"). Sie **sitzen einer „Basalmembran" auf** und sind **gefäßfrei**, da sie vom darunterliegenden Bindegewebe durch Diffusion ernährt werden.

Man unterscheidet Epithelgewebe (siehe Tab. → 53) anhand folgender Merkmale:

- **Nach der Zellform**
  - Plattes Epithel
  - Kubisches (isoprismatisches) Epithel
  - Zylindrisches (hochprismatisches) Epithel
- **Nach Anzahl der Schichten**
  - Einschichtiges Epithel
  - Mehrschichtiges Epithel
  - Mehrreihiges Epithel
- **Mit oder ohne Flimmerhärchen (Kinozilien)**
- **Verhorntes oder unverhorntes**
- **Drüsenepithel**

### 3.1.1  Drüsen (Glandulae)

Sie können aus einer Zelle bestehen, z.B. schleimproduzierende Becherzellen im Dünndarm und in den Luftwegen, setzen sich aber meist aus mehreren Zellen zusammen und sind häufig in das darunterliegende Gewebe ausgestülpt. Es gibt:

- Tubulöse (schlauchförmige) Drüsen
- Azinöse (beerenförmige) Drüsen
- Alveoläre (bläschenförmige) Drüsen

**Seröse Drüsen** bilden ein dünnflüssiges Sekret und haben eine enge Lichtung.
**Muköse Drüsen** bilden dickflüssiges Sekret und haben eine weite Lichtung.

| Exokrine Drüsen | Endokrine Drüsen |
|---|---|
| → Haben einen Ausführungsgang. | → Geben ihre Erzeugnisse direkt ins Blut ab. |

**Übersicht über die verschiendenen Epithelien**

| Name | Beispiel | Funktion |
|------|----------|----------|
| Einschichtiges Plattenepithel | Lungenbläschen, Brust-, Bauchfell, Endothel | „Oberflächenbeschichtung", Abgrenzung/Glätten |
| Einschichtiges isoprismatisches Epithel | Drüsenausführungsgänge | Abgrenzung |
| Einschichtiges hochprismatisches Epithel | Gallenblase, Darmkanal, Resorptionsepithel | Drüsenzellen: Sekretbildung, Resorption (Aufnahme) |
| Einschichtiges hochprismatisches Epithel mit Kinozilien | Kleine Bronchien | Sekretion, Resorption |
| Mehrreihiges hochprismatisches Epithel mit Kinozilien | Nasenschleimhaut, Kehlkopf, Luftröhre, große Bronchien | Sekretion, Resorption |
| Mehrschichtiges Übergangsepithel | Nierenbecken, Harnleiter, -blase | Schutz gegen Harn |
| Mehrschichtiges hochprismatisches Epithel | Zum Beispiel in der Hornhaut des Auges und im distalen Teil der Harnröhre | Schutzepithel |
| Mehrschichtiges unverhorntes Plattenepithel | Schleimhäute: Mund, Speiseröhre | Schutz, innere Abdeckung |
| Mehrschichtiges verhorntes Plattenepithel | Äußere Haut, Schutzepithel | Schutz, äußere Abdeckung |

Je nach Aufgabe besitzen die Epithelzellen eine unterschiedliche Form:
Plattenepithel → abgeplattete Zellen (erleichterte Diffusion)
Isoprismatische Zellen → Zellbreite = Zellhöhe (Funktion s.o.)
Hochprismatische Zellen → Zellhöhe > Zellbreite (Funktion s.o.)
Kinozilien → Flimmerhärchen (Transport von Flüssigkeits- und Schleimfilmen)

Auch die Stäbchen und Zapfen auf der Netzhaut im Auge sind Epithel, genauer **Sinnesepithel**.

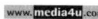

## 3.2 Binde- und Stützgewebe

**Formen des Bindegewebes**
Blut, Fettgewebe, lockeres Bindegewebe, straffes Bindegewebe, retikuläres Bindegewebe, Knorpel, Knochen

Binde- und Stützgewebe besteht aus:

**Zellen**
- Freie Zellen, z.B. Blutzellen
- Fixe Zellen
  - Fibrozyten des Bindegewebes
  - Chondrozyten des Knorpelgewebes
  - Osteozyten des Knochengewebes

**Fasern**
- Retikulinfasern (biegungselastisch, rete = Netz)
  - In lymphatischen Organen, rotem Knochenmark
  - Umspinnen Muskelfasern und periphere Nervenfasern
- Kollagenfasern (zugfest, aber nicht dehnbar)
  - Vor allem in Faserknorpeln: Menisken, Zwischenwirbelscheiben und Knochen
- Elastische Fasern (zugfest und dehnbar)
  - In Knorpeln (Ohr, Nase)

**Grundsubstanz**
Diese wird von den Bindegewebszellen gebildet und besteht aus Wasser, Eiweiß, Kohlenhydraten und Salzen. Über sie erfolgt der Stoffaustausch zwischen Blutgefäßen und Bindegewebszellen.

Grundsubstanz kann **flüssig, gelartig** oder auch **fest** sein.

### 3.2.1 Formen des Bindegewebes

**Blut**

Flüssige Grundsubstanz, Fasern als Fibrinogen gelöst (erst bei Blutgerinnung sichtbar), Zellen (Leukozyten, Erythrozyten, Thrombozyten)

**Fettgewebe**

- **Baufett** mit kollagenen Fasern
  - Als Polster: Gesäß, Fußsohlen, Handteller
  - Zum Befestigen von Organen, z.B. Niere, Augapfel

- **Speicherfett**
  - „Fettdepots", z.B. an Bauch und Hüfte

## Lockeres Bindegewebe

Vor allem als Stroma bzw. Mesenchym in und zwischen den Organen. „Verschiebeschicht" zwischen Organen, z.B. unter die Haut. Es ist reich an Abwehrzellen, hat also auch wichtige Aufgaben bei der Abwehr und außerdem bei der Wiederherstellung.

> **Stroma/Mesenchym und Parenchym**
> An einem Organ unterscheidet man **Parenchym**, das Funktionsgewebe (z.B. das Nephron der Niere), und **Mesenchym oder Stroma**, das Stützgewebe, das das Funktionsgewebe in der richtigen Lage hält und für Ernährung und Abwehr sorgt. (Das Mesenchym wäre beim Fotokoffer die Schaumstoffeinlage, das Parenchym der Fotoapparat.)

## Straffes Bindegewebe

Viele Kollagenfasern, wenig Grundsubstanz
- Geflechtartig (filzig): Organkapseln, Lederhaut (Auge), Hirnhaut
- Parallelfaserig, v.a. in Sehnen und Bändern

## Retikuläres Bindegewebe

Rete (Netz) in Lymphknoten, Milz, Tonsillen und rotem Knochenmark

## Knorpel (s. Abb. rechts)

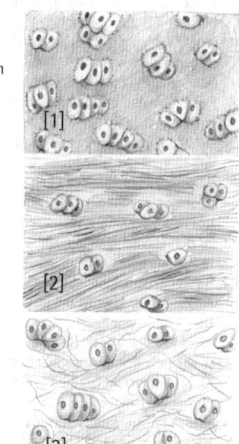

Gefäßfrei, Ernährung über Diffusion, langsamer Stoffwechsel
- **Hyaliner Knorpel [1]** (hyalos = Glas): milchig-glasiges Aussehen; druckfest, zum Teil elastisch, z.B. bei Gelenkflächen der Knochen, Rippenknorpeln, Nase, Kehlkopf, Luftröhre
- **Faserknorpel [2]:** festes Aussehen, sehr robust durch viele Kollagenfasern, z.B. in Bandscheiben, Menisken, Symphyse
- **Elastischer Knorpel [3]:** gelbliches Aussehen, biegsam, viele elastische Fasern, weniger Kollagen, z.B. in Kehldeckel und Ohrmuschel

## Knochen

- Passiver Bewegungsapparat
- Muss stützen, aber Druck, Verbiegen und Verdrehen aushalten
- Blutbildung (im roten Knochenmark)
- Mineralspeicher

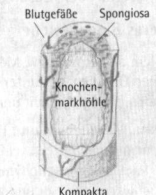

### Aufbau eines Röhrenknochens (s. Abb. rechts)

- **Epiphysen:** Gelenkenden
- **Diaphyse:** Knochenschaft
  dazwischen:
- **Epiphysenfugen:** Zonen für Längenwachstum
- **Knochenhaut (Periost):** mit Blutgefäßen und Nerven. Man unterscheidet knochenbildende Schicht und Faserschicht. Die knochenbildende Schicht liegt der Kompakta auf und hat bei Kindern viele, bei Erwachsenen weniger Osteoblasten. Sie sind für das Dickenwachstum zuständig. Die äußere Faserschicht besteht aus zugelastischen Fasern. Die Knochenhaut ist mittels zugfester Fasern mit der äußeren Knochenschicht verankert (Sharpey-Fasern). Die Sehnen befestigen sich mithilfe von aufgefächerten Faserzügen an der Faserschicht, in die sie einwachsen.

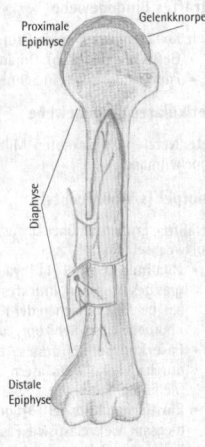

- **Dichte Rindenschicht (Kompakta):** Dies ist eine lamellenartige Anordnung um die **Havers-Kanäle** (längs). In den Lamellen liegen die Osteozyten, die über Zellfortsätze miteinander verbunden sind. Die **Volkmann-Kanäle** verlaufen vom Periost aus quer zu den Havers-Kanälen und regen die Blutversorgung an.
- **Bälkchensubstanz (Spongiosa):** Sie hilft, Gewicht einzusparen. Anordnung nach Belastung entlang der Druck- und Zuglinien. Zwischen den Bälkchen liegt rotes Knochenmark. Bis zur Pubertät sind auch die Diaphysen mit blutproduzierendem roten Knochenmark gefüllt, das später verfettet und zu gelbem Fettmark wird.
- **Knocheninnenhaut (Endost):** Sie ist eine faserige Haut, die die Markhöhle des Knochens auskleidet. Hier sitzen viele Osteoklasten.

### 3.2.2    Bildung von Knochengewebe (Ossifikation)

- **Desmale Ossifikation** (bindegewebige Verknöcherung): Schon beim Fetus wird Bindegewebe in Knochen umgewandelt. So werden einige Schädelknochen, die meisten Gesichtsknochen und das Schlüsselbein gebildet.
- **Chondrale Ossifikation** (knorpelige Verknöcherung): Die langen Röhrenknochen werden erst knorpelig vorgeformt und später durch Knochengewebe ersetzt.

Der Knochen ist ein Organ, das aus mehreren Gewebearten besteht: aus Knochengewebe, dem Knorpel, der die Gelenkenden überzieht und beim Jugendlichen die Wachstumszonen bildet, und aus festem und straffem Bindegewebe der Knochenhaut, das Nerven und Blutgefäße führt.

Das Knochengewebe ist also nur ein Teil des Knochens, bestehend aus Knochenzellen und fester Zwischenzellsubstanz, in die Salze eingelagert sind.

## 3.3    Muskelgewebe

Die einzelne Muskelzelle ist eine Faser. In ihr kommen Aktin- und Myosinfilamente vor, die sich zur Verkürzung des Muskels ineinanderziehen. Viele Muskelzellen werden von Gitterfasern zu einem Gewebe verbunden. Männer haben mit ca. 30 kg deutlich mehr Skelettmuskeln als Frauen mit etwa 24 kg (Testosteron wirkt anabol). Noch stärker weicht die Kraftentwicklung ab. Durchschnittlich können Frauen nur 65 % der Kraft des „Durchschnittmanns" entwickeln.

Eigenschaften
Erregbar (Reizfähigkeit, Leitfähigkeit), kontraktil, dehnbar, elastisch

### Aufgaben
- **Aktive Bewegung des Körpers**
- **Aufrechte Körperhaltung**
- **Wärmeproduktion:** nur 45 % der Energie für Kontraktion, Rest für Körperwärme (Bei Schüttelfrost wird 85 % der Körperwärme durch die Muskeln produziert.)

### Erregung
Vor allem Nervenimpulse erregen den Muskel. Die Nervenzellen, die dafür zuständig sind, heißen Motoneurone. Ebenso können mechanische, chemische und thermische Reize Nervenimpulse auslösen.

### Chemische Vorgänge
Normalerweise: ATP $\Rightarrow$ ADP + Phosphat + Energie

ATP kann kurzfristig durch das im Muskel gespeicherte Kreatinphosphat „aufgeladen" werden.

Kreatinphosphat + ADP ⇒ Kreatin + ATP

Langfristig wird der ATP-Vorrat durch Abbau von Glykogen zu Glukose aufgefüllt.
Es werden drei Arten von Muskulatur unterschieden:
- Glatte Muskulatur
- Quergestreifte Muskulatur
- Herzmuskulatur

### 3.3.1 Glatte Muskulatur

**Unwillkürliche Muskulatur:** Sie hängt somit von der Steuerung des autonomen Nervensystems oder des intramuralen Systems (eigengesetzliche Nervenknoten im betreffenden Organ) ab.
Die glatte Muskulatur besteht aus spindelförmigen Zellen von etwa 1 mm Länge, deren länglicher Kern in der Mitte liegt. Die Aktin- und Myosinfilamente sind hier nicht regelmäßig angeordnet, weshalb keine Querstreifung erkennbar ist.

Glatte Muskulatur
Arbeitet langsam, rhythmisch, unwillkürlich, autonom (eigengesetzlich).

### 3.3.2 Quergestreifte Muskulatur, Skelettmuskulatur

**Willkürliche Muskulatur:** Sie macht etwa 40 % des Körpergewebes aus.
Die Muskeln verlaufen von Knochen zu Knochen und bewegen unsere Gelenke. Ihre Steuerung geht von zerebrospinalen (Hirn und Rückenmark betreffenden) Nerven aus.
Die Muskelzellen sind Fasern von bis zu 15 cm Länge und 0,1 mm Dicke. Sie enthalten zahlreiche am Rand gelegene Kerne.
Ihre Aktin- und Myosinfilamente sind in regelmäßigen hellen und dunklen Abschnitten angeordnet, weshalb mit dem Mikroskop eine Querstreifung erkennbar ist.

Skelettmuskulatur
Arbeitet rasch, willkürlich und ist keinem Rhythmus unterworfen.

### 3.3.3 Herzmuskulatur

Zwischenstellung zwischen glatter und quergestreifter Muskulatur. Ihre Autonomie ist durch das vegetative Nervensystem beeinflussbar. Sie ist zwar quergestreift, die Zellen sind jedoch kleiner als die quergestreifte Muskulatur und haben nur einen Zellkern, der in der Zellmitte liegt. Um die gleichzeitige Kontraktion zu gewährleisten, sind die Herzmuskelzellen eng miteinander verwoben. An den Zellgrenzen sorgen sog. Glanzstreifen für noch besseren Zellkontakt.

**Herzmuskulatur**
Arbeitet unwillkürlich, autonom (eigengesetzlich), rhythmisch, schnell.

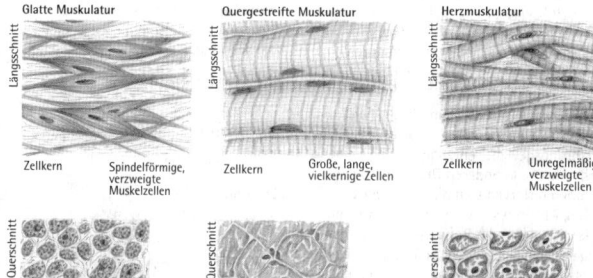

| Glatte Muskulatur | Quergestreifte Muskulatur | Herzmuskulatur |
|---|---|---|
| Längsschnitt | Längsschnitt | Längsschnitt |
| Zellkern — Spindelförmige, verzweigte Muskelzellen | Zellkern — Große, lange, vielkernige Zellen | Zellkern — Unregelmäßig, verzweigte Muskelzellen |

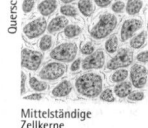
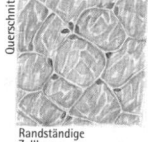
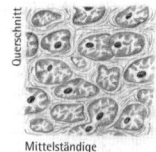

| Querschnitt | Querschnitt | Querschnitt |
|---|---|---|
| Mittelständige Zellkerne | Randständige Zellkerne | Mittelständige Zellkerne |

## 3.4     Nervengewebe

- Nervenzellen (10 % des Nervengewebes = ca. 100 Milliarden) sind grau.
- Gliazellen (Schutz-, Stütz- und Ernährungsfunktion) sind weiß.

### 3.4.1     Nervenzelle (Neuron)

Sie enthält Nissl-Schollen, das sind grob- bis feinschollige Bestandteile, die im wesentlichen aus RNS bestehen (häufchenweise endoplasmatisches Retikulum).

**Aufbau einer Nervenzelle (s. Abb. nächste Seite)**
- **Zellkörper (Soma)** mit Zellkern, Zytoplasma, Organellen.
- **Dendriten:** kurze, baumartig verzweigte Fortsätze, die die ankommende Erregungen aufnehmen und zum Körper der Nervenzelle leiten.

- **Axon, Neurit, Achsenzylinder**: besonders langer Fortsatz (bis 1 m), verzweigt sich am Ende baumartig. In ihm wird die Erregung elektrisch vom Zellkörper zu anderen Zellen weitergeleitet.
- **Synapsen** heißen die Verbindungsstücke (bis zu 10.000) am Ende des Axons. Sie sind die Umschaltstellen für die Erregungsübertragung auf weitere Nervenzellen bzw. das Erfolgsorgan. Dazu schütten sie chemische Wirkstoffe, **Neurotransmitter** wie **Acetylcholin oder Noradrenalin,** aus. Diese werden in den Nervenzellen hergestellt, in Bläschen gespeichert und durch ein eintreffendes Aktionspotenzial freigesetzt.

## 3.4.2 Stütz- und Ernährungsgewebe (Neuroglia)

Im Zentralen Nervensystem (ZNS) sind dies die **Gliazellen** (Phagozytose, Stütz- und Ernährungsgewebe, entspricht dem Bindegewebe in anderen Organen). In den peripheren Nerven sind dies die **Schwann-Zellen**. Als Grenze zwischen zwei Schwann-Zellen fungieren die **Ranvier-Schnürringe.** Wegen der „isolierenden" Schwann-Zellen muss die elektrische Entladung nur von einem Ranvier-Schnürring zum nächsten hüpfen und ist somit bedeutend schneller **(saltatorische Reizweiterleitung)**. Bei der Hälfte der Axone enthalten die Schwann-Zellen eine **Myelinschicht**, eine Fett-Eiweiß-Hülle. Solche isolierten Nervenfasern heißen auch **markhaltige** oder **myelinisierte** Axone. Sie haben eine weit höhere Leitungs-geschwindigkeit. Die anderen werden als **marklose** oder **unmyelinisierte** Nervenfasern bezeichnet.
Die Verbindung einer Nervenzelle zu einem Muskel nennt man „**motorische Endplatte**".

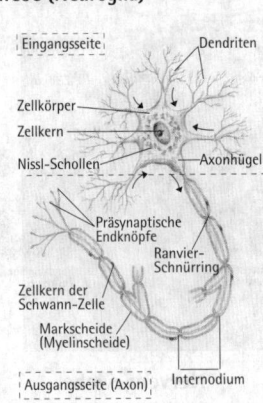

Neuron und Neuroglia

## 3.4.3 Aktions- oder Membranpotenzial

Zwischen Zellinnerem und –äußerem besteht ein Konzentrationsgefälle an Elektrolyten, wodurch ein Spannungsunterschied entsteht, das sog. **Membranpotenzial**.
Bei Reizung wird die Zellmembran durchlässiger für Natrium- und Kaliumionen. Es strömt Natrium in die Zelle hinein und Kalium herausströmt. Dadurch wird die Zellmembran depolarisiert, d.h. negativ aufgeladen. Dieser Reiz löst nun entlang des Nerven weitere Depolarisationen aus. Somit läuft ein elektrischer Impuls die Nervenfaser entlang.

Kurz danach kommt es zur **Repolarisation**, d.h., die „**Natrium–Kalium–Pumpe**" pumpt unter Energieverbrauch das Natrium wieder aus der Zelle heraus und das Kalium wieder hinein.

## Leitungsrichtungen

- **Afferente Nervenfasern** leiten den Impuls von der Peripherie zum ZNS.
- **Efferente Nervenfasern** leiten den Reiz vom ZNS in die Peripherie. Der Zellkörper der zum Skelettmuskel laufenden Nervenfaser sitzt im Vorderhorn des Rückenmarks, deswegen heißt er auch **motorische Vorderhornzelle.**

Schaltneurone innerhalb des Rückenmarks können direkt von Afferenz zu Efferenz umschalten, meistens senden sie jedoch erst den Impuls zum ZNS.

## Reflexbogen

- Rezeptor: z.B. Schmerzrezeptor im Finger.
- Afferente Nervenbahn: leitet den Reiz zum ZNS.
- Schaltzelle: sitzt im ZNS und schaltet direkt auf Efferenz um.
- Efferente Nervenbahn: leitet Signale vom ZNS zu den Muskeln.
- Effektor: die Muskeln bringen den Finger aus der Gefahrenzone.

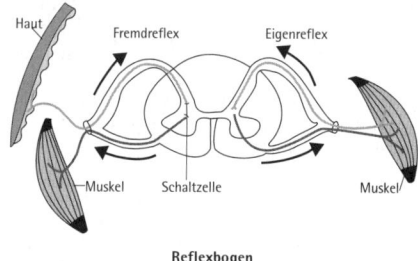

**Reflexbogen**

## Alles oder nichts

Als Antwort auf einen Reiz kommt es bei einer Nerven- oder Muskelzelle entweder zu einer vollständigen oder zu gar keiner Erregung. Erreicht der Reiz nicht den Schwellenwert, wird nichts geschehen, übersteigt er den Schwellenwert, wird diese Zelle voll reagieren. Ist der Reiz größer, wird diese Zelle nicht noch mehr erregt, sondern es werden weitere Zellen gereizt, die sich dann anschließen.

# 4 Bewegungsapparat

Er besteht aus Knochen, Gelenken, Muskeln und Hilfsvorrichtungen wie Sehnen, Bändern, Schleimbeuteln u.a.

**Aktiver Teil:** Muskulatur nebst Hilfsvorrichtungen sorgen für Bewegung und Haltung.
**Passiver Teil:** Skelett (Knochen)
- gibt Halt und Stabilität,
- ist Ansatzpunkt für die Muskeln, also Voraussetzung für Bewegung,
- schützt lebenswichtige Organe (Gehirn, Rückenmark, Herz, Lunge u.a.),
- ist für die Blutbildung (im Knochenmark) verantwortlich,
- dient als Mineralspeicher.

## 4.1 Skelett

**Gerippe, Knochengerüst**
212 Knochen beim Erwachsenen mit einem
Gesamtgewicht von ca. 10 kg.
**Achsenskelett**
**Kopf, Hals und Stamm**
- Schädel
- Zungenbein
- Wirbelsäule
- Brustbein
- Rippen

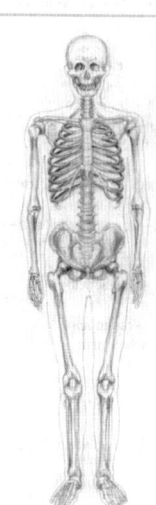

**Anhangskelett (Extremitätenskelett)**
- Arme mit Schultergürtel
- Beine mit Beckengürtel

**Einteilung nach Form und Aufgabe**
- Röhrenknochen: röhrenförmiger Schaft **(Diaphyse)** und meist zwei verdickte Enden **(Epiphysen)**. Der größte ist der Oberschenkelknochen.
- Platte Knochen: Hirnschädel, Brustbein, Schulterblätter, Darmbeinschaufeln, Rippen.
- Unregelmäßige Knochen, z.B. Wirbel und einige Schädelknochen.
- Kurze Knochen haben oft Würfelform, z.B. Handwurzelknochen.
- Sesambeine meist kleine, rundliche Knöchelchen in Gelenknähe wie die Kniescheibe (Patella) oder das Erbsenbein (ein Handwurzelknochen).

## Übersicht: Skelett vorne

Cranium – Schädel

Clavicula – Schlüsselbein

Sternum – Brustbein
Columna vertebrae – Wirbelsäule
(Vertebra – Wirbel)
Costa – Rippe (Costae – Rippen)

Humerus - Oberarmknochen

Ulna – Elle
Radius – Speiche

Os ilium – Darmbein
Os ischii – Sitzbein
Os pubis – Schambein

Ossa carpi – Handwurzelknochen

Femur – Oberschenkelknochen

Patella – Kniescheibe

Fibula – Wadenbein
Tibia – Schienbein

Ossa tarsi – Fußwurzelknochen

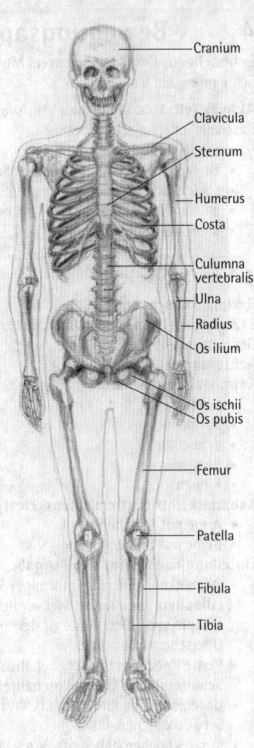

Cranium

Clavicula

Sternum

Humerus

Costa

Culumna
vertebralis

Ulna

Radius

Os ilium

Os ischii
Os pubis

Femur

Patella

Fibula

Tibia

## Übersicht: Skelett hinten

Cranium – Schädel

Vertebra cervicalis – Halswirbelsäule

Scapula – Schulterblatt

Humerus - Oberarmknochen

Thorax – Brustkorb

Ulna – Elle
Radius – Speiche

Os sacrum - Kreuzbein

Femur – Oberschenkelknochen

Fibula – Wadenbein

Tibia – Schienbein

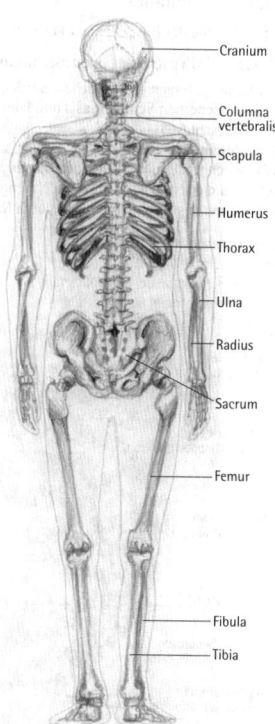

Cranium

Columna
vertebralis

Scapula

Humerus

Thorax

Ulna

Radius

Sacrum

Femur

Fibula

Tibia

### 4.1.1 Schädel

Man unterscheidet Hirnschädel und Gesichtsschädel.

#### 4.1.1.1 Hirnschädel (Neurocranium)

Acht Knochen bilden die längsovale Schädelhöhle, die das Gehirn enthält. Das Gehirn ruht auf der knöchernen **Schädelbasis** und wird von der **Schädelkalotte (Schädeldach)** kapselartig eingeschlossen (s. Abb.).

Das **Siebbein** (von außen nur ein wenig durch die Augenhöhle zu sehen) wird zur Schädelbasis gerechnet. Es bildet auch den oberen Teil der Nasenscheidewand, einen Teil des Nasendachs und die seitlichen Wände der Nasengänge.

Die Knochen des Hirnschädels sind durch **Nähte (Suturen)** verbunden.

---

**Der Hirnschädel**
- Stirnbein, Os frontale
- Zwei Scheitelbeine, Ossa parietalia
- Hinterhauptbein, Os occipitale

- Zwei Schläfenbeine, Ossa temporalia
- Keilbein, Os sphenoidale
- Siebbein, Os ethmoidale
**Verbunden durch Nähte (Suturen), die sich im fünften Lebensmonat schließen**

---

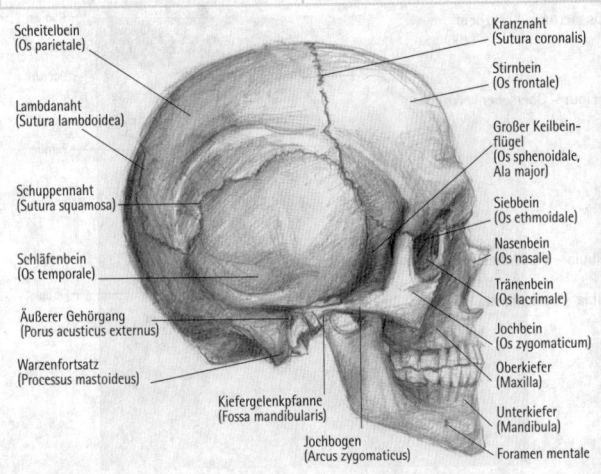

Scheitelbein (Os parietale)

Lambdanaht (Sutura lambdoidea)

Schuppennaht (Sutura squamosa)

Schläfenbein (Os temporale)

Äußerer Gehörgang (Porus acusticus externus)

Warzenfortsatz (Processus mastoideus)

Kiefergelenkpfanne (Fossa mandibularis)

Jochbogen (Arcus zygomaticus)

Kranznaht (Sutura coronalis)

Stirnbein (Os frontale)

Großer Keilbeinflügel (Os sphenoidale, Ala major)

Siebbein (Os ethmoidale)

Nasenbein (Os nasale)

Tränenbein (Os lacrimale)

Jochbein (Os zygomaticum)

Oberkiefer (Maxilla)

Unterkiefer (Mandibula)

Foramen mentale

## 4.1.1.2 Gesichtsschädel (Viscerocranium, Splanchnocranium)

Teilweise sind auch Knochen des Hirnschädels an der Bildung des Gesichtsschädels (s. Abb.) beteiligt. Die drei Gehörknöchelchen des Mittelohrs **(Hammer, Amboss** und **Steigbügel)** und das **Zungenbein** zählen auch zum Gesichtsschädel.

| Der Gesichtsschädel | |
|---|---|
| • Stirnbein, Os frontale | • untere Nasenmuschel, Concha nasalis inferior |
| • teilweise Schläfenbein, Os temporale | • Pflugscharbein, Vomer |
| • Keilbein, Os sphenoidale | • Jochbein, Os zygomaticum |
| • Siebbein, Os ethmoidale | • Gaumenbein, Os palatinum |
| • Nasenbein, Os nasale | • Oberkiefer, Maxilla |
| • Tränenbein, Os lacrimale | • Unterkiefer, Mandibula |
| | • Zungenbein, Os hyoideum |

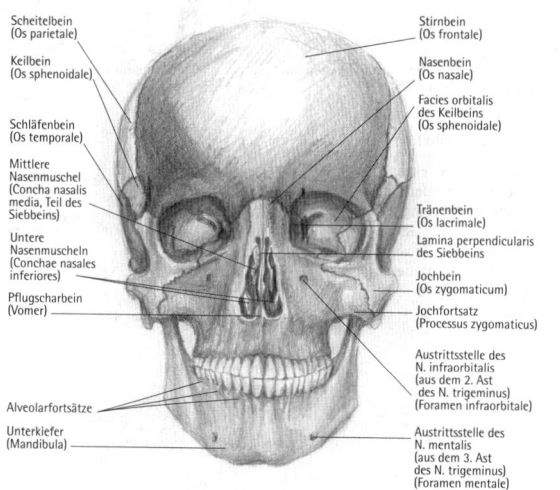

Scheitelbein (Os parietale)
Keilbein (Os sphenoidale)
Schläfenbein (Os temporale)
Mittlere Nasenmuschel (Concha nasalis media, Teil des Siebbeins)
Untere Nasenmuscheln (Conchae nasales inferiores)
Pflugscharbein (Vomer)
Alveolarfortsätze
Unterkiefer (Mandibula)

Stirnbein (Os frontale)
Nasenbein (Os nasale)
Facies orbitalis des Keilbeins (Os sphenoidale)
Tränenbein (Os lacrimale)
Lamina perpendicularis des Siebbeins
Jochbein (Os zygomaticum)
Jochfortsatz (Processus zygomaticus)
Austrittsstelle des N. infraorbitalis (aus dem 2. Ast des N. trigeminus) (Foramen infraorbitale)
Austrittsstelle des N. mentalis (aus dem 3. Ast des N. trigeminus) (Foramen mentale)

### Fontanellen

Beim Neugeborenen werden die Knochenlücken zwischen Stirn- und Scheitelbeinen durch Bindegewebe überbrückt. Diese **große Fontanelle** schließt sich meist mit dem zweiten Lebensjahr. Dagegen verknöchert die **kleine Fontanelle** zwischen Scheitelbeinen und Hinterhauptbein während der ersten drei Lebensmonate.

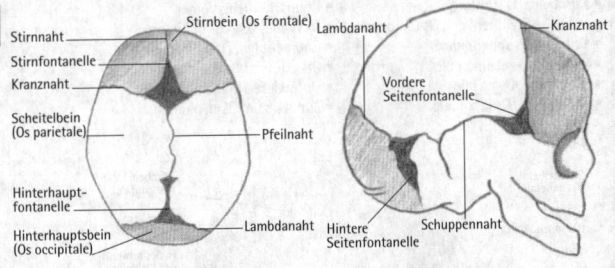

### Zungenbein

Das Zungenbein ist der einzige Knochen des Achsenskeletts, der **keine direkte Verbindung** zu anderen Knochen hat. Er ist lediglich Ansatzpunkt für viele Muskeln. Er hat eine Hufeisenform und liegt zwischen Unterkiefer und Kehlkopf.

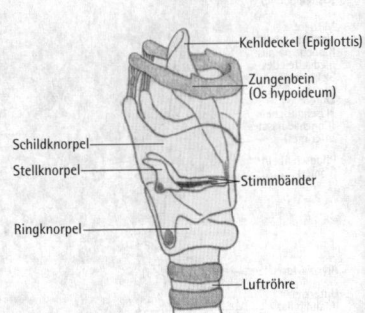

## 4.1.2 Wirbelsäule (Columna vertebrae)

Sie muss dem Körper den notwendigen Halt geben, damit er sich aufrichten kann, aber gleichzeitig biegsam sein, um eine gewisse Beweglichkeit zu gewährleisten. Außerdem schützt sie das Rückenmark im Wirbelkanal (Canalis vertebralis).
Die Wirbelsäule besteht aus 24 einzelnen Wirbeln, die durch faserknorpelige Zwischenwirbelscheiben (Bandscheiben) miteinander verbunden sind, sowie dem Kreuzbein und dem Steißbein.

**Abschnitte der Wirbelsäule**

- Halswirbelsäule (HWS) mit 7 Halswirbeln (C1–C7, lat. cervix = Hals)
- Brustwirbelsäule (BWS) mit 12 Brustwirbeln (Th1–Th12, lat. thorax = Brustkorb)
- Lendenwirbelsäule (LWS) mit 5 Lendenwirbeln (L1–L5, lat. Lumbus = Lende)
- Kreuzbein (Os sacrum), zu dem 5 Sakralwirbel verschmolzen sind
- Steißbein (Os coccigis), aus 3–5 verkümmerten Steiß-„Wirbeln"

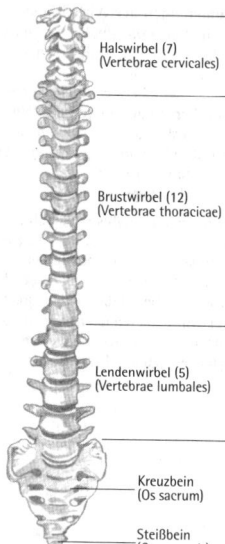

Halswirbel (7)
(Vertebrae cervicales)

Brustwirbel (12)
(Vertebrae thoracicae)

Lendenwirbel (5)
(Vertebrae lumbales)

Kreuzbein
(Os sacrum)

Steißbein
(Os coccigis)

> **Merkhilfe**
> **7** Uhr Frühstück **(HWS)**
> **12** Uhr Mittagessen **(BWS)**
> **5** Uhr Abendessen **(LWS)**

> **Tastuntersuchung der Wirbelsäule**
> Obwohl die Dornfortsätze der Wirbel (s.u.) die Haut vorwölben, ist ihr Auffinden nicht ganz leicht und erfordert Übung.
> **C7, Prominens, 7. Halswirbel:** Beugt man den Kopf nach vorne, tritt der Prominens meist sicht- und tastbar hervor.
> **Th3, 3. Brustwirbel:** Bei locker hängenden Armen auf der Verbindungslinie der beiden Schulterblattgräten.
> **Th7, 7. Bustwirbel:** Verbindungslinie der unteren Schulterblattwinkel.
> **Th12, 12. Brustwirbel:** Auf Höhe des Ansatzes der letzten Rippe.
> **L4, 4. Lendenwirbel:** Verbindungslinie der höchsten Punkte der Darmbeinkämme.
> Leider passen diese Orientierungshilfen nicht immer, da es individuelle Unterschiede gibt, z.B. ragt bei manchen Menschen C6 oder Th1 weiter vor als der Prominens.

**Krümmungen der Wirbelsäule**

Von hinten betrachtet verläuft die gesunde Wirbelsäule ziemlich gerade (Biegungen zur Seite nennt man Skoliosen, → 104).

Von der Seite betrachtet erkennt man die **physiologischen Krümmungen der Wirbelsäule**:

- **Halslordose** (Krümmung nach vorne)
- **Brustkyphose** (Krümmung nach hinten)
- **Lendenlordose**
- **Sakralkyphose**

**Wirbel = Spondylus = Vertebra**

Sie haben vom 3. Halswirbel bis zum 5. Lendenwirbel einen ähnlichen Aufbau, unterscheiden sich jedoch nach funktionellen Erfordernissen in Größe und Form. So sind die Halswirbel zierlich und hochbeweglich, die Brustwirbel bieten über breite Rippenfortsätze den Rippen ihren Ansatz und die Lendenwirbel sind am stabilsten gebaut, da sie die größte Last tragen.

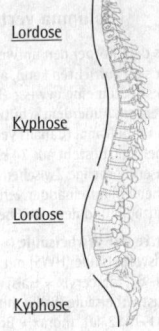

Lordose

Kyphose

Lordose

Kyphose

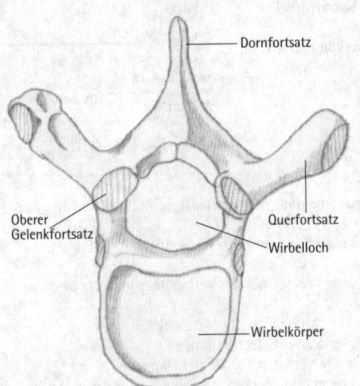

Dornfortsatz

Oberer Gelenkfortsatz

Querfortsatz

Wirbelloch

Wirbelkörper

Der **Wirbelkörper**, eine dicke, rundliche Knochenscheibe, bildet den gewichtstragenden Teil der Wirbelsäule. Seine Rindenschicht (Substantia corticalis) bildet oben die Deck- und unten die Grundplatte. Darin eingeschlossen liegt ein Spongiosablock (der fleißig bei der Blutbildung hilft).

Zusammen mit dem **Wirbelbogen** (Arcus vertebrae) umgrenzt der Körper das **Wirbelloch** (Foramen vertebrale).

Die Gesamtheit der Wirbellöcher bildet den **Wirbelkanal** (Canalis vertebralis), in dem das **Rückenmark** verläuft.

Vom Wirbelbogen gehen drei Knochenfortsätze aus, seitlich jeweils ein **Querfortsatz** (Proc. transversus) und nach hinten der **Dornfortsatz** (Proc. spinosus), an denen Muskeln ansetzen bzw. entspringen. Je zwei Gelenkfortsätze entspringen etwa auf Höhe der Querfortsätze und verbinden die einzelnen Wirbel untereinander nach oben und unten.

In der Seitenansicht erkennt man, dass der Wirbel am Übergang zu seinen Fortsätzen den Rückenmarkkanal nicht auf ganzer Höhe bedeckt. Er hat jeweils oben und unten einen Einschnitt. Zwei Wirbel übereinander bilden so das Zwischenwirbelloch, durch das die Nervenbahnen (**Spinalnerven**) aus dem Rückenmarkkanal austreten.

Oberer Einschnitt am Wirbelbogen für das Zwischenwirbelloch (Incisura vertebralis superior)

Oberer Gelenkfortsatz (Processus articularis superior)

Gelenkflächen für die 6. Rippe

Processus transversus

Randleiste

Corpus vertebrae

Unterer Einschnitt am Wirbelbogen für das Zwischenwirbelloch (Incisura vertebralis inferior)

Processus spinosus

Unterer Gelenkfortsatz (Processus articularis inferior)

## Bandscheiben (Disci intervertebrales)

Sie liegen zwischen den Wirbelkörpern bis **L5 und Kreuzbein**.

Sie sorgen für Bewegungsfreiheit und dienen als elastische Puffer.

Außen umgibt sie ein Ring aus **Faserknorpel und kollagenen Fasern (Anulus fibrosus)**, der fließend übergeht in den inneren **Gallertkern (Nucleus pulposus)**. Dieser gleicht wie ein Wasserkissen die Druckunterschiede zwischen den Wirbeln aus, wenn diese sich gegeneinander bewegen und dient als Stoßdämpfer bei Stauchung der Wirbelsäule. Die etwa 5 mm dicken Bandscheiben gehen in 1 mm dicke Schichten hyalinen Knorpels über, der die Endflächen der Wirbelkörper überzieht.

Daneben sorgen **Bänder** und **Muskulatur** für Halt und Beweglichkeit der Wirbelsäule.

Außerdem hat der Bandapparat die Aufgabe, den Wirbelkanal vollständig zu verschließen, um so das Rückenmark zu schützen.

Die ersten beiden **Halswirbel** weisen eine besondere Form auf.

Der 1. Halswirbel **(Atlas)** ist wie ein Ring aufgebaut. Oben hat er zwei Gelenkflächen für das Hinterhauptbein. In den vorderen Teil des (Atlas-)Rings ragt der Zahn **(Dens)** des 2. Halswirbels **(Axis)** hinein, der von einem Querband in Position gehalten wird. Das Atlanto-Axial-Gelenk erlaubt durch die Drehung des Atlas um den Zahn des Axis eine Rotation bis zu 30°.

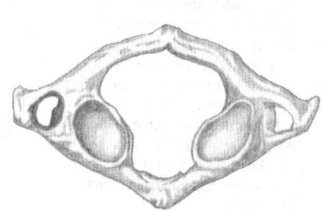

**Atlas**

Im Gegensatz zur restlichen Wirbelsäule haben die Querfortsätze der Wirbel **C3–C7** (beidseitig) ein Loch (Foramen transversarium), durch das hirn- und rückenmarkversorgende Gefäße verlaufen. Die Wirbelkörper der HWS sind im Verhältnis zum Rückenmarchloch klein, nehmen nach unten hin jedoch an Volumen zu.

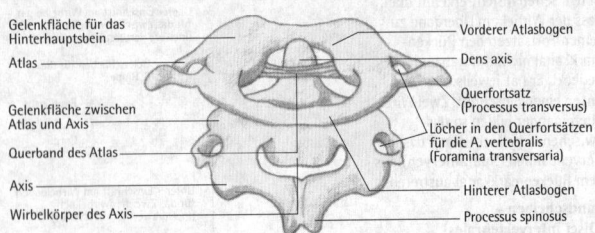

Gelenkfläche für das Hinterhauptbein

Atlas

Gelenkfläche zwischen Atlas und Axis

Querband des Atlas

Axis

Wirbelkörper des Axis

Vorderer Atlasbogen

Dens axis

Querfortsatz (Processus transversus)

Löcher in den Querfortsätzen für die A. vertebralis (Foramina transversaria)

Hinterer Atlasbogen

Processus spinosus

Während das Gelenk zwischen Atlas und Hinterhauptbein vor allem an der Nickbewegung beteiligt ist („Ja"), erlaubt die Verbindung zwischen Atlas und Axis vor allem das Kopfschütteln („Nein").

Die **Dornfortsätze der Brustwirbelsäule** (s. Abb.) weisen steil nach unten und liegen dachziegelartig übereinander. So endet der Dornfortsatz des oberen Wirbels jeweils in Höhe der Querfortsätze des darunter liegenden Wirbels.

**Th11 und Th12** weisen nur am Wirbelkörper Gelenkflächen für die Rippen auf, alle anderen Brustwirbel haben außerdem an den Querfortsätzen Gelenkflächen für die Rippen. Durch den anhängenden Brustkorb ist die BWS nicht so beweglich wie HWS und LWS.

Die **Lendenwirbel** stellen mit ihrem massigen Körper die größten Wirbel des Menschen dar. Ihre Querfortsätze verlaufen relativ gerade nach hinten. Der 5. LW ist keilförmig wie auch der 1. Kreuzbeinwirbel. Zusammen bilden sie das Promontorium, den markanten Übergang von Lendenlordose zu Sakralkyphose. An diesem „Knick" kommt es bevorzugt zu Abnutzungserscheinungen.

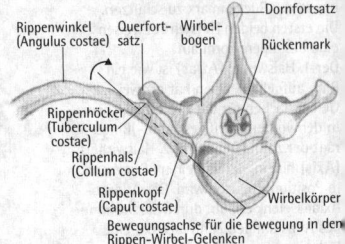

Rippenwinkel (Angulus costae)

Querfortsatz

Wirbelbogen

Dornfortsatz

Rückenmark

Rippenhöcker (Tuberculum costae)

Rippenhals (Collum costae)

Rippenkopf (Caput costae)

Wirbelkörper

Bewegungsachse für die Bewegung in den Rippen-Wirbel-Gelenken

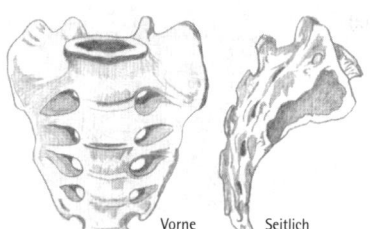

Vorne     Seitlich

Das **Kreuzbein** ist eine Verschmelzung aus fünf Sakralwirbeln. Bei der Fusion der Wirbel (zwischen dem 16. und 25. Lj.) verknöchern die zuvor knorpeligen Verbindungen. Wo sonst die Bandscheiben sitzen, sind hier Verschmelzungslinien zu erkennen. Von oben sieht man den Kreuzbeinkanal, die Fortsetzung des Wirbelkanals. Vier seitliche Löcher je Seite entsprechen den Zwischenwirbellöchern und sind

Austrittsstellen für Rückenmarksnerven. Allerdings entspringen diese Nerven weiter oben, auf Kreuzbeinhöhe ist kein Rückenmark mehr zu finden, es endet auf Höhe von L1/L2. Die Nerven ziehen wie ein Pferdeschweif (Cauda equina) im Wirbelkanal weiter nach unten (→ 538).

Im Gegensatz zu dem großen Zwischenwirbelgelenk oben, dem **Lumbosakralgelenk**, ist das Kreuzbein nach unten über ein starres Gelenk mit dem Steißbein verbunden, dem stark verkümmerten Rest des Schwanzskeletts der Säuger. Es besteht meist aus 4 (3–6) Wirbelrudimenten, die knorpelig oder knöchern miteinander verbunden sind.

Das Kreuzbein bildet den hinteren Mittelteil des Beckens und ist mit den Hüftknochen über das nahezu unbewegliche **Iliosakralgelenk** (oder Sakroiliakalgelenk) verbunden.

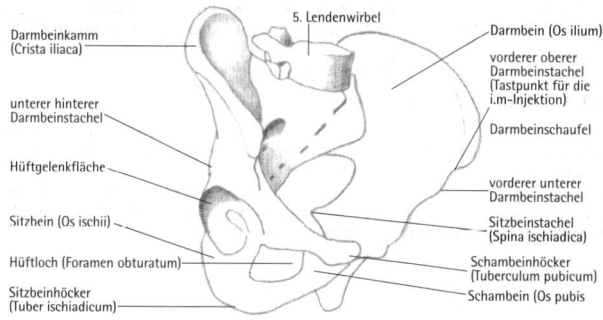

5. Lendenwirbel

Darmbeinkamm (Crista iliaca)

unterer hinterer Darmbeinstachel

Hüftgelenkfläche

Sitzbein (Os ischii)

Hüftloch (Foramen obturatum)

Sitzbeinhöcker (Tuber ischiadicum)

Darmbein (Os ilium)

vorderer oberer Darmbeinstachel (Tastpunkt für die i.m-Injektion)

Darmbeinschaufel

vorderer unterer Darmbeinstachel

Sitzbeinstachel (Spina ischiadica)

Schambeinhöcker (Tuberculum pubicum)

Schambein (Os pubis)

### 4.1.3    Brustkorb (Thorax)

Der knöcherne Thorax wird vom **Brustbein** (Sternum) und den **Rippen** (Costae) gebildet.

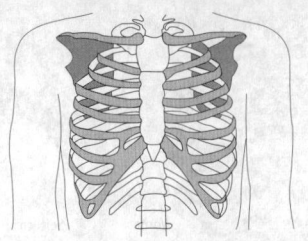

### 4.1.4    Brustbein (Sternum)

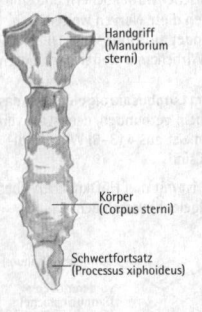

Handgriff (Manubrium sterni)

Körper (Corpus sterni)

Schwertfortsatz (Processus xiphoideus)

Dieser flache Knochen ist das vordere Mittelstück des Brustkorbs. Er ist gelenkig mit den Rippen verbunden und gestattet so der Brustwand die Atembewegung. Das Sternum besteht aus drei Teilen (von oben nach unten).

- **Handgriff** (Manubrium sterni), mit dem die Schlüsselbeine und das erste Rippenpaar gelenkig verbunden sind. An ihm entspringen viele der vorderen Hals- und Zungenbeinmuskeln.
- **Körper** (Corpus sterni), eine schmale Knochenplatte mit den Gelenkflächen für die 3.–7. Rippe; die 2. Rippe setzt direkt am Übergang zwischen Manubrium und Corpus an.
- **Schwertfortsatz** (Proc. xiphoideus), der frei nach unten ragt und als Ansatz für die Brustmuskeln dient.

Da das Brustbein direkt unter der Haut liegt, eignet es sich gut zur Punktion, bei der rotes Knochenmark zur Untersuchung entnommen wird.

### 4.1.5    Rippen (Costae)

Zwölf Rippenpaare beteiligen sich am Aufbau des Brustkorbs. Jede Rippe hat einen hinteren knöchernen und einen vorderen knorpeligen Anteil, der allerdings schon früh durch Kalkeinlagerungen in seiner Elastizität eingeschränkt wird.

Die Länge nimmt bis zur 7. Rippe zu, danach wieder ab. Die ersten zehn Rippen sind hinten über zwei Gelenke mit der Wirbelsäule verbunden (am Wirbelkörper und am Querfortsatz), 11. und 12. Rippe nur mit den entsprechenden Wirbelkörpern.

- **Sieben echte Rippen**, nämlich die 1.–7. sind beidseitig direkt mit dem Sternum gelenkig verbunden
- **Fünf falsche Rippen** haben
  - nur indirekt Verbindung mit dem Sternum: die 8.–10. Rippe sind mit Knorpelstegen verbunden und bilden so den Rippenbogen. Ein Steg führt auch zur 7. Rippe und stellt so die Verbindung zum Brustbein her.
  - keinen Kontakt zum Sternum: die 11. und 12. Rippe enden als **freie Rippen.**

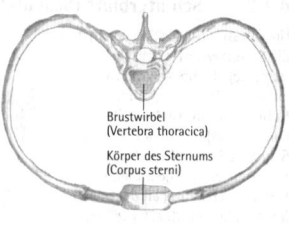

Brustwirbel (Vertebra thoracica)

Körper des Sternums (Corpus sterni)

Der Raum zwischen den Rippen heißt **Interkostalraum**, kurz ICR. Da die erste Rippe weitestgehend vom **Schlüsselbein (Clavicula, s.u.)** überlagert ist, tastet man gleich den 1. ICR und darunter die 2. Rippe. Der ICR wird von Interkostalmuskeln überspannt, hier verlaufen am Unterrand jeder Rippe eine Arterie, eine Vene und ein Nerv.

## 4.1.6    Schultergürtel

Er verbindet die Arme mit dem Körperstamm und besteht aus jweils zwei Knochen, dem Schlüsselbein und dem Schulterblatt (s. Abb. rechts).

## 4.1.7    Schlüsselbein (Clavicula)

Es handelt sich um einen s-förmigen Knochen, der Gelenkenden an beiden Seiten besitzt. Er ist **medial** mit dem Brustbein (Sternum) über das **Sternoclaviculargelenk** verbunden, dem einzigen Gelenk, das den Arm direkt mit dem Rumpf verbindet.
**Lateral** bildet es ein Gelenk mit dem Acromion des Schulterblatts, das **Acromioclaviculargelenk**.

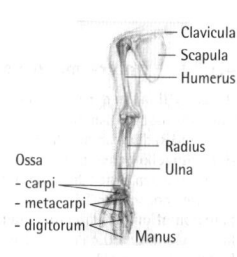

Clavicula
Scapula
Humerus

Radius
Ulna

Ossa
- carpi
- metacarpi
- digitorum

Manus

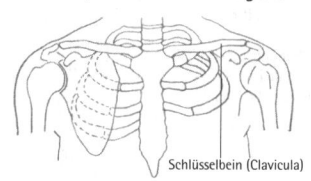

Schlüsselbein (Clavicula)

### 4.1.8 Schulterblatt (Scapula)

Über dessen Hinterseite verläuft die **Schulterblattgräte** (Spina scapulae), die im **Acromion** ausläuft. Medial sticht der **Rabenschnabelfortsatz** (Proc. coracoideus) hervor, an dem die Sehnen z.B. des M. pectoralis minor ansetzen. Die muldenförmige Vertiefung an der oberen äußeren Schulterblattecke bildet die **Schultergelenkpfanne**, die mit dem Kopf des Oberarmknochens ein Kugelgelenk bildet.

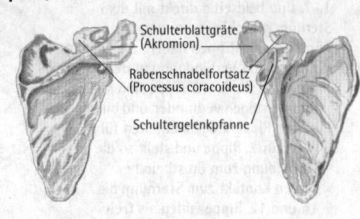

Schulterblattgräte (Spina scapulae)
Acromion
Rabenschnabelfortsatz (Processus coracoideus)
Schultergelenkpfanne

### 4.1.9 Oberarmknochen (Humerus)

Er ist ein Röhrenknochen. An seinem oberen Teil ist der Kopf (Caput humeri) mit dem großen und dem kleinen Höcker. Am unteren Ende sitzen das Köpfchen (Capitulum humeri), die Rolle (Trochlea humeri) und der innere und äußere Gelenkknorren (Epicondylus humeri medialis et lateralis).

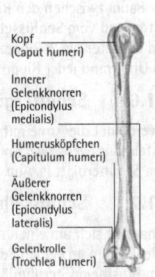

Kopf (Caput humeri)
Innerer Gelenkknorren (Epicondylus medialis)
Humerusköpfchen (Capitulum humeri)
Äußerer Gelenkknorren (Epicondylus lateralis)
Gelenkrolle (Trochlea humeri)

### 4.1.10 Unterarmknochen (Radius, Ulna)

Die **Elle (Ulna)** an der Kleinfingerseite ist der längere Unterarmknochen. An ihrem distalen Ende steht sie mit der **Speiche (Radius)** an der Daumenseite und den **Handwurzelknochen** (s.u.) in gelenkiger Verbindung. Am proximalen Ende bilden die Unterarmknochen mit dem Oberarmknochen das Ellenbogengelenk.
Bei **Supination** der Hand (so halten wir den Suppenteller) liegen Radius und Ulna nebeneinander. Bei **Pronation** (so halten wir das Brot) bewegt sich die Speiche über die Elle.

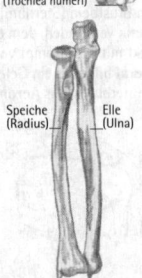

Speiche (Radius)
Elle (Ulna)

### 4.1.11 Handwurzelknochen (Ossa carpi)

| | |
|---|---|
| Kahnbein | Os scaphoideum |
| Mondbein | Os lunatum |
| Dreieckbein | Os triquetrum |
| Erbsenbein | Os pisiforme |
| Großes Vieleckbein | Os trapezium |
| Kleines Vieleckbein | Os trapezoideum |
| Kopfbein | Os capitatum |
| Hakenbein | Os hamatum |
| Das Kahnbein fährt im Mondenschein im Dreieck um das Erbsenbein, Vieleck groß und Vieleck klein, der Kopf, der muss am Haken sein. | Some ladies tickle penises, trying to catch husbands. |

Auf die **Handwurzelknochen** folgen die fünf **Mittelhandknochen**, die bis auf den Daumen unbeweglich mit der Handwurzel über straffe Bänder fixiert sind. Der Daumen ist über ein Sattelgelenk mit der Gelenkfläche des großen **Vieleckbeins** der Handwurzel verbunden (→ 81). Auf die Mittelhandknochen folgen beim 1. Finger (Daumen) zwei, sonst jeweils drei **Fingerknochen (Phalangen)** (Welche Handbewegung wird ausgeführt, wenn man etwas bekommen möchte?)

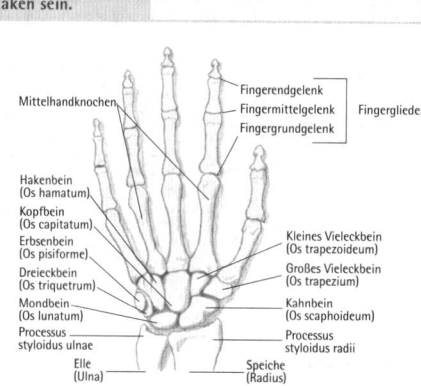

Mittelhandknochen
Fingerendgelenk
Fingermittelgelenk — Fingerglieder
Fingergrundgelenk
Hakenbein (Os hamatum)
Kopfbein (Os capitatum)
Erbsenbein (Os pisiforme)
Dreieckbein (Os triquetrum)
Mondbein (Os lunatum)
Processus styloidus ulnae
Kleines Vieleckbein (Os trapezoideum)
Großes Vieleckbein (Os trapezium)
Kahnbein (Os scaphoideum)
Processus styloidus radii
Elle (Ulna)
Speiche (Radius)

## 4.1.12    Beckengürtel und Becken (Pelvis)

Der Beckengürtel wird vom **Kreuzbein** und den beiden **Hüftbeinen** gebildet.
Jedes Hüftbein besteht aus drei Knochen, die beim jungen Menschen noch über Knorpelfugen verbunden, beim Erwachsenen aber fest verknöchert sind, so dass keine Begrenzungslinien mehr erkennbar sind.

- **Darmbein (Os ilium):** Die Darmbeine bilden die Beckenschaufeln. Ihr oberer Rand, der Darmbeinkamm (Crista iliaca), ist im Lendenbereich meist gut zu tasten. Er endet vorne im vorderen oberen Darmbeinstachel (Spina iliaca anterior inferior). Die anderen Vorsprünge (vorne unten, hinten oben und unten) lassen sich kaum tasten. Die beiden inneren Darmbeingruben bilden das große Becken, darunter folgt das kleine Becken.
- **Sitzbein (Os ischii)** schließt sich dem Darmbein nach unten an. Es bildet hinten den Hüftbeinstachel (Spina ischiadica) und unten den Sitzbeinhöcker (Tuber ischiadicum) auf dem wir sitzen.
- **Schambein (Os pubis):** Die Schambeine treffen vorne an der Schambeinfuge aufeinander (Symphyse), wo sie durch Faserknorpel miteinander verbunden sind.

Gemeinsam bilden sie die **Gelenkpfanne (Acetabulum)** des **Oberschenkelknochens (Femur)** und das **Hüftloch (Foramen obturatum, verstopftes Loch)**, das Gefäßen und Nerven eine Durchtrittsmöglichkeit bietet.

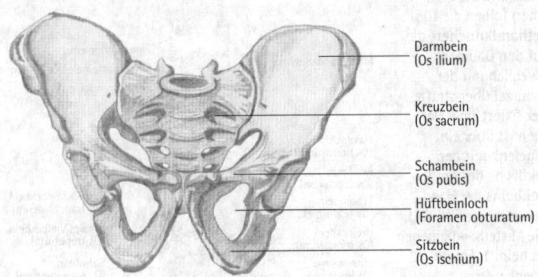

Darmbein
(Os ilium)

Kreuzbein
(Os sacrum)

Schambein
(Os pubis)

Hüftbeinloch
(Foramen obturatum)

Sitzbein
(Os ischium)

### Der kleine Unterschied

Der Durchgang vom großen in das kleine Becken ist bei der Frau größer, da das Kind bei der Geburt hindurch muss. Das kleine Becken ist bei der Frau tiefer und breiter als beim Mann, außerdem hat die Frau ausladendere Darmbeinschaufeln. Die einfachste Unterscheidung bietet jedoch der Schambeinwinkel, der beim Mann spitz, bei der Frau stumpf verläuft.

### 4.1.13    Oberschenkelknochen (Femur)

Er ist der längste Knochen des Körpers. Sein Kopf (Caput femoris) bildet mit dem Acetabulum das Hüftgelenk. Seine Verbindung mit dem Knochenschaft (Corpus femoris) ist der schräg verlaufende Schenkelhals (Collum femoris). Am Übergang von Schenkelhals und Schaft sind zwei Knochenvorwölbungen, hinten der kleine und vorne der große Rollhügel (Trochanter minor und major), an denen Hüftmuskeln ansetzen.
Der Trochanter major ist gut durch die Haut tastbar.
Am Oberschenkelschaft setzen weitere Hüftmuskeln an Rauigkeiten und Knochenleisten an.
Am distalen Ende verbreitert sich der Knochen und bildet lateral und medial jeweils einen Gelenkknorren (Epicondylus lateralis et medialis).
**Das Femur (nicht der Femur!)** bildet mit Kniescheibe und Schienbein das Kniegelenk (s. Abb. rechts oben).

### 4.1.14    Unterschenkelknochen (Tibia, Fibula)

Im Gegensatz zum **Schienbein (Tibia)** ist das **Wadenbein (Fibula)** nicht am Kniegelenk beteiligt, sondern mit dem Schienbein gelenkig verbunden.
Am unteren Ende bildet das Wadenbein den gut zu tastenden Außenknöchel (Malleolus lateralis), während der Innenknöchel (Malleolus medialis) ein Knochenzapfen des Schienbeins ist (s. Abb. rechts unten).
Das Schienbein ist an seinem distalen Ende sowohl mit dem Wadenbein als auch mit dem Sprungbein, einem der Fußwurzelknochen, gelenkig verbunden (Tibiotalargelenk).

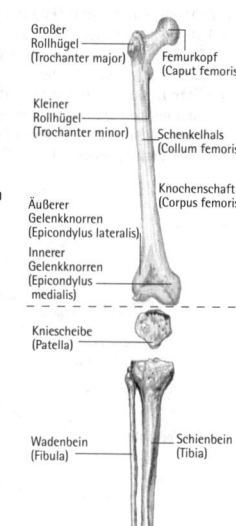

Großer Rollhügel (Trochanter major)
Femurkopf (Caput femoris)
Kleiner Rollhügel (Trochanter minor)
Schenkelhals (Collum femoris)
Knochenschaft (Corpus femoris)
Äußerer Gelenkknorren (Epicondylus lateralis)
Innerer Gelenkknorren (Epicondylus medialis)
Kniescheibe (Patella)
Wadenbein (Fibula)
Schienbein (Tibia)

## 4.1.15 Fußskelett

Wie die Hand, wird auch der Fuß in drei Abschnitte unterteilt.

- **Fußwurzelknochen** (Ossa tarsi): Fersenbein (Calcaneus), Sprungbein (Talus), Kahnbein (Os naviculare), Würfelbein (Os cuboideum), inneres und äußeres Keilbein (Os cuneiforme mediale et laterale)
- **Mittelfußknochen** (Ossa metatarsalia): sind proximal mit den Fußwurzelknochen, distal mit den Zehen gelenkig verbunden
- **Zehen** (Ossa digitorum, Phalanges): Großzehe (Hallux) zwei, die restlichen Zehen (Digiti pedis) jeweils mit drei Gliedern

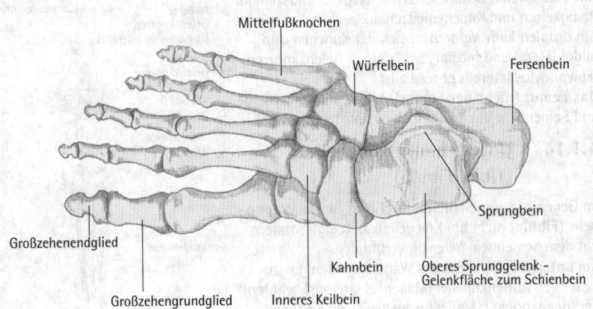

Mittelfußknochen

Würfelbein

Fersenbein

Sprungbein

Großzehenendglied

Kahnbein

Oberes Sprunggelenk -
Gelenkfläche zum Schienbein

Großzehengrundglied

Inneres Keilbein

### Die Fußgewölbe

Der gesunde Fuß hat innen ein Längsgewölbe (Absinken = Plattfuß) und im Bereich der Mittelfußknochen ein Quergewölbe (Absinken = Spreizfuß, → 645). Diese werden durch die Knochenform und durch die straffe Verspannung mit Bändern, Sehnen und Muskeln gebildet.

## 4.2   Knochenverbindungen (Junkturen)

Zweierlei Arten von Knochenverbindungen werden unterschieden: **Haften und Gelenke**.

### 4.2.1   Haften (Synarthrosen)

Das sind unbewegliche, kontinuierliche Knochenverbindungen, bei denen Knochen durch Gewebe fest miteinander verbunden sind.

- **Bandhaft, Syndesmose**
  Verbindung durch kollagenes oder elastisches Bindegewebe, z.B. **Fontanellen** (verknöchern später, s.u.) oder **Syndesmosis tibiofibularis** (zwischen den distalen Enden von Tibia und Fibula)
- **Knorpelhaft, Synchondrose**
  Bandscheiben an Wirbelkörpern; **Epiphysenfugen**, **Schambeinfuge** (Symphyse), 1., manchmal auch 6. oder 7. **Rippe mit Brustbein**
- **Knochenhaft, Synostose**
  Knöcherne Verwachsung benachbarter Knochen, z.B. Verbindungsstellen **Diaphyse-Epiphyse** beim Erwachsenen; **Hüfte** aus Darm-, Sitz- und Schambein; **Kreuzbein** aus fünf Einzelwirbeln; aber auch pathologisch, z.B. nach Traumata, Operationen, Infektionen, v.a. an Hand- und Fußwurzel

### 4.2.2   Gelenke (Diarthrosen)

Das sind bewegliche, diskontinuierliche Knochenverbindungen. Zwischen den beiden Knochen liegt der **Gelenkspalt**, die Knochen werden durch die Gelenkkapsel verbunden. Die **Gelenkkapsel** hat eine äußere Faserschicht und die innere **Synovialhaut**, die **Synovia** (Gelenkschmiere) absondert, um die Gelenkflächen gleitfähig zu halten. Der Kapsel sind Bänder aufgelagert, um bestimmte Bewegungen und eine Überstreckung des Gelenks zu verhindern.

Ein gewölbtes Gelenkende nennt man **Kopf**, das ausgehöhlte Gegenstück die **Pfanne**. Die Gelenkflächen der Knochen sind mit hyalinem Knorpel überzogen. Manche Gelenke enthalten zusätzliche Zwischenscheiben, die **Menisken** oder **Disci**. Das sind verschiebbare Puffer, die als Puffer wirken und Unebenheiten ausgleichen.

### 4.2.3   Gelenkarten

**Nach Anzahl beteiligter Knochen**

- **Einfache Gelenke** verbinden zwei Knochen, z.B. Fingergelenke, Schultergelenk, Hüftgelenk.
- **Zusammengesetzte Gelenke** bestehen aus mehreren Knochen, z.B. Knie oder Ellenbogen.

**Nach Bewegungsrichtung**

- **Einachsige Gelenke** ermöglichen nur eine Bewegungsrichtung, z.B. Fingergelenke, Ellen-Speichen-Gelenk.
- **Zweiachsige Gelenke** erlauben Bewegungen in zwei Richtungen, z.B. Ei- und Sattelgelenk (s.u.).
- **Dreiachsige Gelenke** können Bewegungen in drei Richtungen ausführen, z.B. die Kugelgelenke (s.u.).

**Nach Form**

- **Scharniergelenk:** wie bei der Tür, mit nur einer Achse, z.B. Oberarm-Ellen-, Knie- und Sprunggelenke.
- **Kugelgelenk [1]:** erlaubt die größtmögliche Beweglichkeit.

  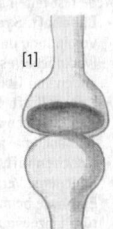

  - **Schultergelenk:** Hier wird das Caput humeri nicht vollständig von der Gelenkpfanne umschlossen, weshalb es leichter zu Luxationen kommt.
  - **Hüftgelenk:** Es wird auch als **Nussgelenk** bezeichnet, da das Caput femoris zu mehr als die Hälfte vom Acetabulum umschlossen wird, weshalb Luxationen hier viel seltener sind.
- **Eigelenk, Ellipsoidgelenk:** Ein eiförmiger Gelenkkopf liegt in der entsprechenden Pfanne, z.B. am proximalen Handgelenk und zwischen Atlas und Hinterhauptbein. **Sattelgelenk:** nur an den Daumenwurzelgelenken, erlauben, dass der Daumen den übrigen Fingern gegenübergestellt werden kann.
- **Radgelenk [2]** und **Zapfengelenk:** eine konvexe, zylindrische Gelenkfläche steht einer konkaven gegenüber.

  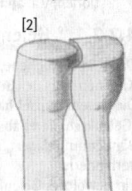

  - **Radgelenk:** Die konkave Fläche bewegt sich um die konvexe, z.B. distales Radioulnargelenk, unteres Sprunggelenk.
  - **Zapfengelenk:** Die konvexe Fläche bewegt sich innerhalb eines Bands, das die konkave Gelenkfläche zu einem Ring ergänzt, z.B. proximales Radioulnargelenk.

Der Begriff **Walzengelenk** wird selten gebraucht und bezeichnet Gelenke mit einer Bewegungsrichtung wie das Scharnier- und das Radgelenk.

## 4.2.4 Hilfsvorrichtungen

- **Schleimbeutel (Bursa):** kleine geschlossene Säckchen, gefüllt mit Synovialflüssigkeit, erleichtern das Gleiten von Sehnen oder Muskeln über Knochen und Bänder.
- **Sehne (Tendo):** Endstück, also Ursprung und Ansatz des Muskels aus unelastischem kollagenen Bindegewebe, das am Knochen ansetzt.
- **Sehnenscheide (Vagina tendinis):** Führungskanal; äußere Schicht aus derbem Bindegewebe, innere Schicht aus Synovialhaut, die auch die Sehne überzieht.
- **Aponeurose:** flächenhafte Sehne, z.B. Hohlhandsehne (Aponeurosis palmaris).

**Band (Ligamentum):** aus kollagenem Bindegewebe, dient der Verbindung und Befestigung von gegeneinander verschieblichen Knochen. Verstärkungsbänder sichern die Gelenkkapseln, Führungsbänder sorgen dafür, dass das Gelenk seine Bewegung ausführen kann. Hemmbänder verhindern eine Überstreckung des Gelenks.

## 4.2.5 Einige wichtige Gelenke

### 4.2.5.1 Schultergelenk (Articulatio humeri)

Der Kopf des Oberarmknochens (Caput humeri) bewegt sich in der Pfanne des Schulterblatts. Dieses Gelenk zeichnet sich zwar durch große Beweglichkeit aus, ist jedoch wenig stabil, d.h., es kommt leicht zum „Auskugeln".

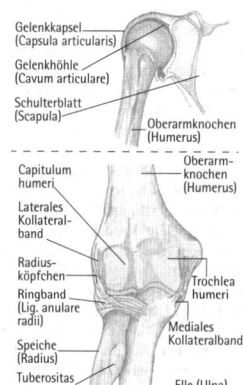

Gelenkkapsel (Capsula articularis)
Gelenkhöhle (Cavum articulare)
Schulterblatt (Scapula)
Oberarmknochen (Humerus)

Oberarmknochen (Humerus)
Capitulum humeri
Laterales Kollateralband
Radiusköpfchen
Ringband (Lig. anulare radii)
Speiche (Radius)
Tuberositas radii
Trochlea humeri
Mediales Kollateralband
Elle (Ulna)

### 4.2.5.2 Ellenbogengelenk (Articulatio cubiti)

An diesem aus drei Knochen bestehenden Gelenk lassen sich drei Teilgelenke unterscheiden:
- Articulatio
  - humeroulnaris (Oberarm-Elle),
  - humeroradialis (Oberarm-Speiche),
  - radioulnaris proximalis (Elle-Speiche).

### 4.2.5.3 Hüftgelenk (Articulatio coxae)

Der Kopf des Femurs (Caput femoris) wird vom Acetabulum des Hüftbeins fest umschlossen, weswegen es nur schwer ausgerenkt werden kann.

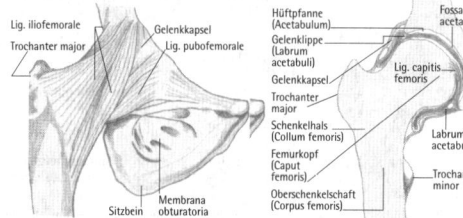

Lig. iliofemorale
Trochanter major
Gelenkkapsel
Lig. pubofemorale
Membrana obturatoria
Sitzbein

Hüftpfanne (Acetabulum)
Gelenklippe (Labrum acetabuli)
Gelenkkapsel
Trochanter major
Schenkelhals (Collum femoris)
Femurkopf (Caput femoris)
Oberschenkelschaft (Corpus femoris)
Fossa acetabuli
Lig. capitis femoris
Labrum acetabuli
Trochanter minor

Zur Prüfung des Ausmaßes der Rotationsbewegung im Hüftgelenk wird in Rückenlage das rechtwinklig im Hüft- und Kniegelenk gebeugte Bein rotiert.

### 4.2.5.4    Kniegelenk (Articulatio genus)

Das größte Gelenk des Körpers wird v.a. aus Femur, Tibia, Patella und den **Menisken** gebildet. Femur und Tibia haben keinen direkten Kontakt miteinander, da zwei Menisken (Innen- und Außenmeniskus) dazwischenliegen. Sie sind mit den Außenbändern verwachsen, aber trotzdem so beweglich, dass sie für den Oberschenkelknochen eine Pfanne bilden, die der jeweiligen Gelenkstellung angepasst ist. Außerdem können sie durch ihre

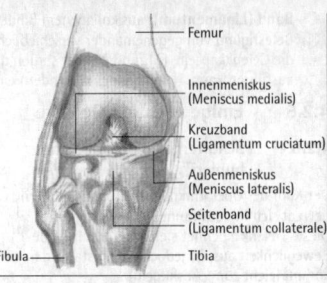

Elastizität Belastungen ausgleichen (Meniskusriss, → 86).
Auch die beiden **Kreuzbänder** fixieren die Menisken innerhalb des Gelenks, v.a. aber verhindern vorderes und hinteres Kreuzband eine Verschiebung nach vorne oder hinten (Schubladenphänomen, → 85). Die Seitenbänder sind bei gestrecktem Knie gespannt und verhindern so eine Drehbewegung.
Die **Patella (Kniescheibe)**, das größte Sesambein des Körpers, ist an der Knievorderseite in die Sehne des M. quatriceps femoris eingebettet und führt diese, um seitliches Abrutschen zu verhindern. Auf der Rückseite ist die Patella mit hyalinem Knorpel überzogen, um Reibung zu vermindern. Bei gebeugtem Knie sinkt sie in die Gelenkhöhle und ist nur schwer erkennbar, bei gestrecktem Knie hingegen tritt sie nach vorne und wird gut sichtbar und leicht beweglich.

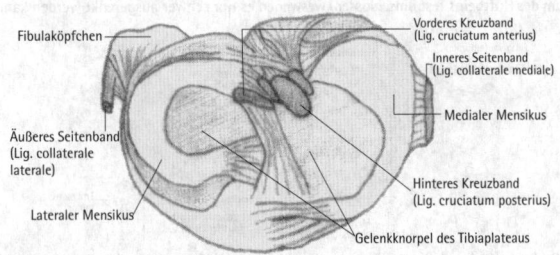

## 4.2.6 Untersuchung/spezielle Pathologie des Knies

### Inspektion

Fehlstellung: O-Bein (Genu varum); X-Bein (Genu valgum); Schwellung; Muskelatrophie.

### Prüfung der Gelenkfunktion (Neutral-Null-Methode, → 86)

- Aktive Streckung beträgt ca. 5°
- Aktive Beugung beträgt ca. 150°

### Palpation

Bei Erguss in die Gelenkkapsel stellt man eine „tanzende Patella" fest: Bei gestrecktem Bein hält man die Quadricepssehne oberhalb der Patella fest und schiebt sie leicht nach unten. Mit der anderen Hand drückt man leicht auf die Patella und stellt ein Nachfedern fest.

### Prüfung des Bandapparats

**Seitenbänder:** Mittels Adduktions- und Abduktionsbewegungen bei fast gestrecktem Knie (ca. 5°-Beugung) testet man die Stabilität der Seitenbänder. Sind sie verletzt, kommt es zur Aufklappbarkeit des Gelenks, zur Erweiterung des Gelenksspalts und zu Schmerzen entlang des geschädigten Bands.

Bei 5°-Beugung ist die Gelenkkapsel straff und ein instabiles Seitenband könnte unbemerkt bleiben. Der gleiche Test sollte auch in 10°- bis 20°-Beugung erfolgen.

**Kreuzbänder:** Prüfung des Schubladenphänomens [1] → abnorm weite Verschieblichkeit des Unterschenkels gegen den Oberschenkel bei **Kreuzbandriss**. Durch die Ruptur der Ligg. cruciata, die der vorderen und hinteren Stabilisierung des Kniegelenks dienen, kann sich die Tibia auf dem Femur nach vorne bzw. hinten verschieben (s. Abb).

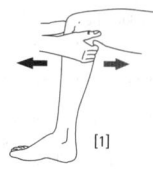

[1]

### Prüfung der Menisci (nach Steinmann)

- **Innenmeniskus:** Schädigung verursacht Schmerzen bei Außenrotation und Adduktion.
- **Außenmeniskus:** Schädigung verursacht Schmerzen bei Innenrotation bei leicht gebeugtem Unterschenkel und Abduktion.

Fallen Tests positiv aus, Weiterleitung zum Röntgen!

### 4.2.6.1 Meniskusriss

Einriss des Meniskus (innen häufiger als außen) meist durch Trauma (Torsionstrauma), seltener degenerativ bedingt.

**Symptome:** Schmerzen, Erguss (→ „tanzende Patella"), Streckhemmung bei Einklemmung.

**Therapie:** beispielsweise Meniskusteilresektion oder Naht mithilfe des Arthroskops.

(Zum Thema Sprunggelenk, → 663)

### Neutral-Null-Methode

Bei dieser Messmethode werden alle Gelenkbewegungen von einer einheitlich definierten Null-Stellung aus gemessen. Diese Neutral-Null-Stellung entspricht der Gelenkstellung, die ein gesunder Mensch im aufrechten Stand mit hängenden Armen und nach vorne gehaltenen Daumen und parallelen Füßen einnehmen kann. Bei der Messung von dieser Null-Stellung aus wird der bei der Bewegung durchlaufene Winkel abgelesen und unter Aufrundung auf die nächste Fünfer-Stelle notiert. Es wird grundsätzlich der Bewegungsumfang gemessen, wie er durch eigentätige, vom Untersucher geführte Bewegungen möglich ist.

Bei der Protokollierung werden immer drei Zahlen eingetragen. Im Normalfall wird die Null zwischen die beiden Ziffern für die Anfangs- und Endstellung gesetzt, da üblicherweise die Gelenke über die Null-Stellung hinaus in zwei Richtungen zu bewegen sind. Kann ein Gelenk jedoch nur in eine Richtung bewegt werden, z.B. bei Kontrakturen, so steht die Null am Anfang oder am Ende, um anzuzeigen, dass die Null-Stellung nicht erreicht werden kann.

**1. Zahl:** Vom Körper wegführende Bewegung (Extension, Abduktion, Außenrotation, Retroversion).

**2. Zahl:** Null-Stellung (falls nicht erreicht, 1. bzw. 3. Zahl).

**3. Zahl:** zum Körper hinführende Bewegung; z.B. beim Ellenbogengelenk heißt 0°/10°/130°, dass es sich nicht völlig strecken lässt und eine Beugung nur bis 130° möglich ist.

Normalwerte Schultergelenk

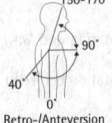
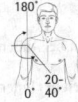

Retro-/Anteversion
40°/0°/150-170°

Ab-/Adduktion
180°/0°/20-40°

Außenrotation/Innenrotation
Bei anliegendem Oberarm
40-60°/0°/95°

Bei um 90° seitwärts
gehobenem Oberarm
70°/0°/70°

Normalwerte Ellenbogengelenk

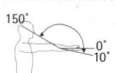

Extension/Flexion
10°/0°/150°

Unterarmdrehung
auswärts/einwärts
80-90°/0°/80-90°

Normalwerte Handgelenk

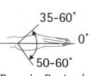

Dorsalreflexion/
Palmareflexion
35-60°/0°/50-60°

Extension/Flexion
15°/0°/130-140°

Normalwerte Hüftgelenk

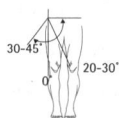

Abduktion/Adduktion
30-45°/0°/20-30°

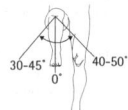

Außenrotation/Innenrotation
Bei um 90° gebeugtem Hüftgelenk
30-40°/0°/40-50°

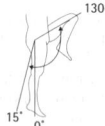

Extension/Flexion
15°/0°/130-140°

Normalwerte Kniegelenk

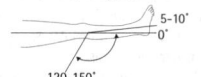

120-150°

Normalwerte Sprunggelenk

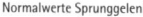
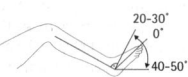

40-50°

## 4.3 Skelettmuskulatur

Die quergestreifte Muskulatur macht ca. 45% der Körpermasse aus. Wie bereits beim Thema Gewebe erläutert, sind Muskelzellen erregbar, kontraktil, dehnbar und elastisch.

**Hauptaufgaben**
• Aktive Bewegung des Körpers • Aufrechte Körperhaltung • Wärmeproduktion

Der durch die Muskelkontraktion entstehende Zug wird über die Sehnen auf die Knochen übertragen. Der **Ursprung** des Muskels ist die Befestigung, die der Körpermitte bzw. dem Kopf am nächsten ist, also bei Muskeln der Extremitäten das proximale Ende, bei Rückenmuskeln das kraniale Ende.
Der **Ansatz** dagegen ist die kaudal bzw. distal gelegene Befestigung.

| Ursprung | Ansatz |
|---|---|
| Kranial/proximal | Kaudal/distal |

Zwischen den Sehnen von Ansatz und Ursprung liegt der fleischige Anteil des Muskels, der **Muskelbauch** oder Muskelkopf. Ein Muskel kann mehrere Köpfe besitzen (dementsprechend auch mehrere Sehnen). Zwei Köpfe besitzt z.B. der **Bizeps** (M. biceps brachii), sein Gegenspieler, der **Trizeps** (M. triceps brachii), weist drei und der M. quadriceps femoris des Oberschenkels vier Köpfe auf.

Neben der Zahl der Ursprünge spielen weitere Eigenschaften der Muskeln eine Rolle bei deren Namensgebung:

- **Form** (M. deltoideus – dreieckig; M. trapecius – trapezförmig)
- **Lage** (M. temporalis liegt vor dem Schläfenbein, Os temporale)
- **Faserverlauf** (M. obliquus externus abdominis – schräg verlaufend; M. transversus abdominis – quer verlaufend)
- **Größe** (z.B. M. pectoralis major und minor, M. gluteus maximus und minimus, M. peroneus longus und brevis)
- **Lokalisation** des Ursprungs (M. obturatorius externus entspringt an der Membrana obturatoria.)

## 4.3.1 Agonist, Antagonist und andere Spieler

Für die meisten flüssigen Bewegungen ist das Zusammenspiel verschiedener Muskeln erforderlich. Je nach Bewegungsrichtung übernehmen sie dabei bestimmte Rollen. Der **Agonist** ist der Spieler: Bei der Beugung des Arms ist es der Bizeps, der sich zusammenziehen muss. Der **Antagonist** ist der Gegenspieler, in diesem Fall der Trizeps, der bei Beugung des Arms entspannen muss. Geht es hingegen um die Streckung des Arms, tauschen die beiden ihre Rollen: Trizeps wird Agonist, Bizeps der Antagonist. **Synergisten** sind Mitspieler. Sie unterstützen Agonisten oder Antagonisten bei ihrer Arbeit. Bei Beugung des Arms wirkt der M. brachialis als Synergist des M. biceps brachii. Neutralisierende Muskeln wirken unerwünschten Nebenwirkungen des Agonisten entgegen.

## 4.3.2 Aufbau von Muskeln

Die einzelne Muskelzelle ist eine riesige, vielkernige Zelle, die bis zu 15 cm lang und 0,1 mm dick ist und auch Muskelfaser genannt wird. Jede Muskelfaser besitzt eine Bindegewebshülle **(Endomysium)**. Mehrere Muskelfasern werden durch stärkere Bindegewebssepten **(Perimysium)** zu Muskelfaserbündeln zusammengefasst. Viele Muskelfaserbündel zusammen ergeben dann endlich den Muskel mit seiner äußeren Bindegewebshülle **(Epimysium)**. Der Muskel als Ganzes steckt in einer derben Bindegewebshülle aus straffem kollagenen Bindegewebe, der Muskelfaszie, die den Muskel in seiner Form hält und an dessen Ende zusammen mit Epi- und Perimysium als Sehne ausläuft, die i.d.R. an einem Knochen ansetzt.

| | |
|---|---|
| Muskelzelle (Muskelfaser) | Viele Bündel (Muskeln) |
| Viele Fasern (Bündel) | Hüllstrukturen laufen als Sehnen aus. |

In jedem Muskel liegen zwischen 40 und 500 Muskelspindeln. Dabei handelt es sich ebenfalls um Muskelfasern, die aber deutlich dünner und kürzer (3 mm) sind. Im Zentrum dieser Fasern enden sensible Nerven, die den Dehnungszustand des Muskels an das Gehirn (v.a. Kleinhirn) melden. An deren Enden liegen motorische Nervenfasern an, die die Spannung der Muskelspindeln regulieren. An diesen Muskelspindeln orientieren sich die übrigen Muskelfasern. So dienen die Spindeln nicht nur als Rezeptoren, sondern stellen auch den Muskeltonus (Muskelspannung) ein.

Muskelspindeln gibt es nur in der Skelettmuskulatur, besonders zahlreich in Muskeln, die feine Bewegungen ausführen können, z.B. in den Fingern.

## 4.3.3 Kontraktion

Die Nervenzelle, die dem Muskel den Reiz zur Kontraktion übermittelt, heißt **Motoneuron**. Deren Ausläufer (Axon) verläuft vom Rückenmark zum Muskel und überträgt die Erregung über eine spezielle Synapse. Diese Synapsen an Muskeln sind die **„motorischen Endplatten"**.

## 4.3.4 Muskeln des Kopfs

### 4.3.4.1 Kaumuskulatur

Sie bewegt den Unterkiefer, ermöglicht das Beißen und Kauen und beteiligt sich an der Lautbildung beim Sprechen.

- **M. masseter**, der eigentliche Kaumuskel, zieht vom Unterkiefer zum Jochbein.
- **M. temporalis** (Schläfenmuskel), er hat seinen Ursprung am Unterkiefer und setzt an der Schläfengrube an.
- **Mm. pterygoideus medialis et lateralis** (Flügelmuskeln), sie liegen hinter und unterhalb des Jochbeins. Der äußere ermöglicht die Mahlbewegung, der innere den Kaudruck.

Außerdem beteiligen sich am Kauvorgang (als akzessorische Muskeln) Wangen-, Mundboden-, Lippen-, Zungenbein- und Zungenmuskeln.

> Kaumuskulatur bewegt Knochen (Gelenke).   Mimische Muskulatur bewegt Gesichtshaut.

### 4.3.4.2 Mimische Muskulatur

Die mimische Muskulatur des Kopfs hat die Besonderheit, dass sie nicht über Sehnen an Knochen ansetzt, sondern direkt an der Gesichtshaut. Diese Muskeln bewegen Gesichtshaut-partien, um unseren Stimmungen Ausdruck zu verleihen (s. Abb. nächste Seite).

Dazu zählt die Ringmuskulatur, die zirkulär um Augen (M. orbicularis oculi), Nase und Mund liegt, aber auch andere Muskeln wie der Wangenmuskel (M. buccinator), der Augenbrauenrunzler und -herabzieher, der Mundwinkelheber, Lach- und Kinnmuskel u.a.

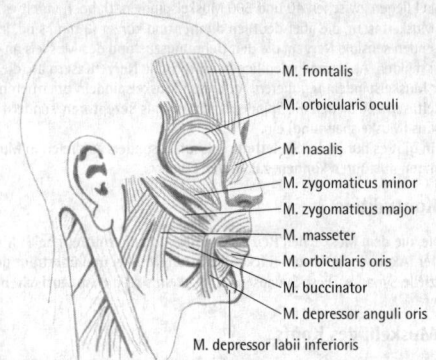

- M. frontalis
- M. orbicularis oculi
- M. nasalis
- M. zygomaticus minor
- M. zygomaticus major
- M. masseter
- M. orbicularis oris
- M. buccinator
- M. depressor anguli oris
- M. depressor labii inferioris

### 4.3.5 Muskeln des Halses

Einen großen Anteil des Halses bilden Muskeln. Die vorderen Halsmuskeln stehen fast alle mit dem Zungenbein in Verbindung. Ein Teil der Nackenmuskulatur zählt zur autochtonen Rückenmuskulatur (wirkt sowohl bei Kopfhaltung als auch bei Kopfbewegungen mit, → 646). Schnitt durch den Hals. Der große

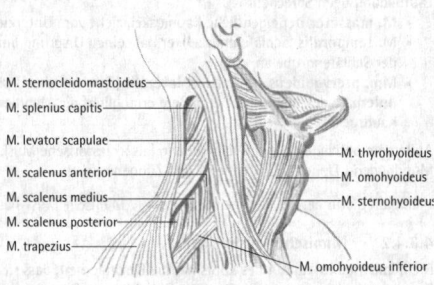

- M. sternocleidomastoideus
- M. splenius capitis
- M. levator scapulae
- M. scalenus anterior
- M. scalenus medius
- M. scalenus posterior
- M. trapezius
- M. thyrohyoideus
- M. omohyoideus
- M. sternohyoideus
- M. omohyoideus inferior

weiße Fleck in der vorderen Hälfte ist ein Halswirbel-körper, der etwas kleinere, etwas dunklere Fleck dahinter das Rückenmark. Der Halbkreis vorne ist Teil des Kehlkopfs. Fast alles andere ist Muskulatur. Es wird hier nicht jeder einzelne Halsmuskel aufgezählt, sondern auf die Abbildung auf der nächsten Seite verwiesen. Besonders wichtig sind die folgenden.

**M. sternocleidomastoideus (Kopfwender)**

Er hat einen faszinierend langen Namen, der viel über seine Lokalisation verrät. Er enthält ein wenig Sternum (Brustbein) und Clavicula (Schlüsselbein) und den Proc. mastoideus (Warzenfortsatz) des Schädels hinter dem Ohrläppchen. Bei Kontraktion sorgt er für die Drehung des Kopfs zur gegenüberliegenden (kontralateralen) Seite oder für die Neigung des Kopfs zur gleichen (ipsilateralen) Seite.

**M. trapezius**

Dieser große trapezförmige Muskel wird auch Kapuzenmuskel genannt, da er wie eine herabhängende Kapuze einen Großteil des oberen Rückens bedeckt. Er entspringt am Hinterhauptbein und an den Dornfortsätzen der Hals- und Brustwirbel und deckt somit auch den Nacken ab. Er setzt an Schlüsselbein, Schulterhöhe und Schulterblattgräte an und beteiligt sich an deren Bewegung.

**Platysma**

Dieser große, platte Hautmuskel des Halses wird noch der mimischen Muskulatur zugerechnet, da er die Haut spannt. Er verbindet die Haut des Gesichts vom Bereich des Kinns bis zum Mundwinkel mit der oberen Brusthaut und der Region des Schlüsselbeins.

## 4.3.6 Muskeln des Rumpfs vorne

**Im Brustbereich (s. Abb. nächste Seite)**

- **M. pectoralis major** (großer Brustmuskel): Er bedeckt den größten Teil des vorderen Brustkorbs, entspringt an Brustbein, Schlüsselbein und Rippen, ist für das Anziehen und Einwärtsrollen des Arms zuständig und zählt zur Atemhilfsmuskulatur.
- **M. pectoralis minor** (kleiner Brustmuskel): Er ist unter dem großen Brustmuskel versteckt. Er entspringt an der 3.–5. Rippe und setzt am Rabenschnabelfortsatz des Schulterblatts an, das er nach unten bewegt.
- **Mm. intercostales externi und interni** (Zwischenrippenmuskeln): Sie dienen der Atembewegung und der Abdichtung des Brustkorbs.
- **M. serratus anterior** (vorderer Sägemuskel): Er entspringt an den oberen neun Wirbeln und setzt an der medialen Seite des Schulterblatts an, das er nach vorne und nach oben ziehen kann. Er zählt auch zur Atemhilfsmuskulatur.

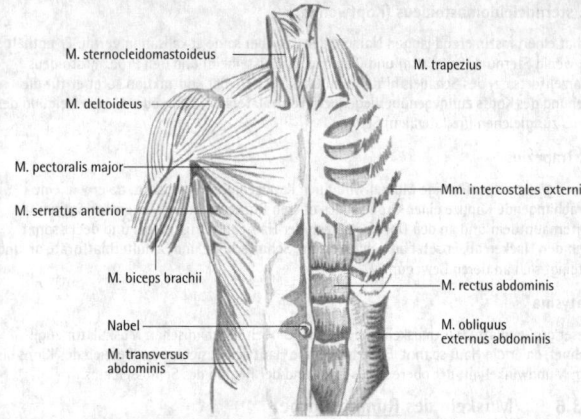

M. sternocleidomastoideus

M. trapezius

M. deltoideus

M. pectoralis major

M. serratus anterior

Mm. intercostales externi

M. biceps brachii

M. rectus abdominis

Nabel

M. obliquus externus abdominis

M. transversus abdominis

## Im Bauchbereich (s. Abb. nächste Seite)

- **M. rectus abdominis** (gerader Bauchmuskel): Der oberflächlichste Bauchmuskel zieht vom Fortsatz des Brustbeins und den Knorpeln der 5.–7. Rippen bis hinunter zum Schambein. Er ist durch zwei Zwischensehnen gegliedert, paarig (1 x je Seite) angelegt und verläuft in einem bindegewebigen Köcher, der Rektusscheide, die von den Sehnenplatten (Aponeurosen) der folgenden Bauchmuskeln (mit-)gebildet wird.
- **M. obliquus externus abdominis** (schräger äußerer Bauchmuskel): Er entspringt an der Außenfläche der 5.–12. Rippe. Seine Sehnenplatte geht in die Rektusscheide über, wie auch die des folgenden Muskels.
- **M. obliquus internus abdominis** (schräger innerer Bauchmuskel): Er entspringt fächerförmig an Darmbeinkamm und -stachel.
- **M. transversus abdominis** (querer Bauchmuskel): Er entspringt an der Innenseite der 7.–11. Rippe und am Darmbeinkamm. Er verläuft gürtelförmig und strahlt in die Rektusscheide ein.

An der Mittellinie der Bauchwand vereinigen sich die drei Aponeurosen und bilden die **Linea alba (weiße Linie)**, die oft auf der Hautoberfläche als Rinne zu sehen ist. Sie verläuft vom Schwertfortsatz des Brustbeins bis zur Symphyse.

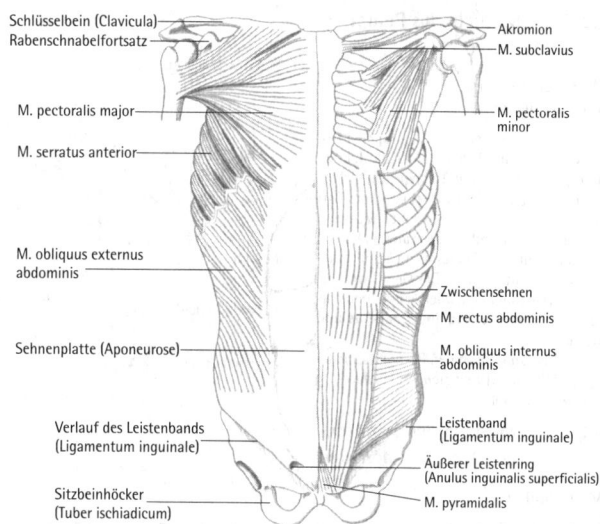

Schlüsselbein (Clavicula)
Rabenschnabelfortsatz

Akromion
M. subclavius

M. pectoralis major

M. pectoralis minor

M. serratus anterior

M. obliquus externus abdominis

Zwischensehnen

M. rectus abdominis

Sehnenplatte (Aponeurose)

M. obliquus internus abdominis

Verlauf des Leistenbands (Ligamentum inguinale)

Leistenband (Ligamentum inguinale)

Äußerer Leistenring (Anulus inguinalis superficialis)

Sitzbeinhöcker (Tuber ischiadicum)

M. pyramidalis

**Leistenkanal** (Canalis inguinalis): 4-5 cm langer Kanal, der die Bauchwand der Leistengegend von der Bauchhöhle zur Schamgegend von lateral oben innen nach medial von außen durchsetzt; enthält beim Mann den Samenstrang (→ 496), bei der Frau u.a. das runde Mutterband.

### 4.3.7 Muskeln des Rumpfs hinten

**M. latissimus dorsi
(breiter Rückenmuskel)**

Er bedeckt den unteren Rücken (und ist bei Bodybuildern für die V-Form wichtig). Er entspringt an den unteren Brustwirbeln, den Lenden- und Kreuzbeinwirbeln und am Darmbeinkamm, setzt an einem kleinen Muskelhöcker des Oberarmknochens an und spielt bei der Bewegung des Oberarms im Schultergelenk eine wichtige Rolle. Das Gesäß wird aus drei übereinander liegenden Muskeln gebildet, dem **Mm. glutaeus maximus, medius und minimus**.
Diese Muskeln richten den Rumpf aus der Beugestellung auf und ziehen den Oberschenkel nach hinten.

### 4.3.8 Muskeln der Schulter, des Arms und der Hand

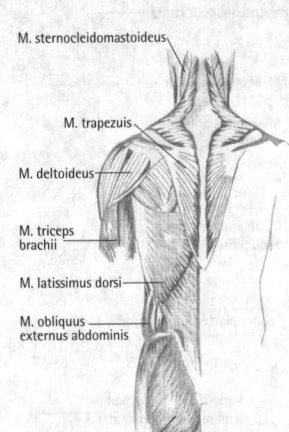

M. sternocleidomastoideus

M. trapezuis

M. deltoideus

M. triceps brachii

M. latissimus dorsi

M. obliquus externus abdominis

M. glutaeus maximus

**M. deltoideus**

Der dreieckige Schultermuskel entspringt am Schlüsselbein, der Schulterhöhe und der Schulterblattgräte und setzt am Oberarmknochen an. Er verläuft also in drei Richtungen. Seine wichtigste Funktion ist wohl das Heben des Oberarms, er ist jedoch an allen Bewegungen des Schultergelenks beteiligt.

**M. biceps brachii**

Der zweiköpfige Oberarmmuskel sorgt für die Beugung des Arms im Ellenbogengelenk. Seine zwei Köpfe entspringen zwar getrennt oberhalb des Schultergelenks, setzen aber über eine gemeinsame Sehne am Speichenkopf an.

**M. triceps brachii**

Der dreiköpfige Oberarmmuskel streckt den Arm im Ellenbogengelenk, ist also der Antagonist des Bizeps. Er verläuft an der Hinterseite des Oberarms und setzt an der Ellenhinterseite an.

### Die Unterarmmuskeln

Sie können je nach Funktion in vier Gruppen eingeteilt werden.

- **Pronatoren:** für die Einwärtsdrehung der Hand (um ein Brot zu greifen), z.B. M. pronator teres (runder) und M. pronator quadratus (viereckiger Einwärtsdreher).
- **Supinatoren:** für die Auswärtsdrehung. Neben dem M. supinator dreht auch der M. biceps brachii den Unterarm nach außen.
- **Hand- und Fingerbeuger** (Flexoren).
- **Hand- und Fingerstrecker** (Extensoren).

Die **Handmuskeln** unterteilen sich in Muskeln der Hohlhand, des Daumenballens und des Kleinfingerballens. Sie sind eine Fortsetzung der Beugergruppe des Unterarms.

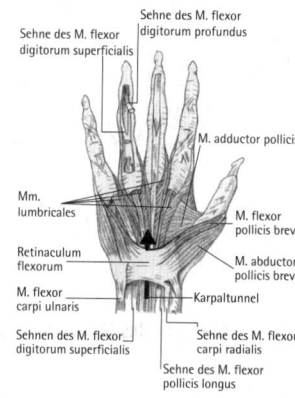

Sehne des M. flexor digitorum superficialis
Sehne des M. flexor digitorum profundus
M. adductor pollicis
Mm. lumbricales
M. flexor pollicis brevis
Retinaculum flexorum
M. abductor pollicis brevis
M. flexor carpi ulnaris
Karpaltunnel
Sehnen des M. flexor digitorum superficialis
Sehne des M. flexor carpi radialis
Sehne des M. flexor pollicis longus

## 4.3.9 Muskeln des Oberschenkels

### M. iliopsoas

Er ist der wichtigste Beuger im Hüftgelenk und besitzt zwei Anteile, den **M. iliacus** (Darmbeinmuskel) und den **M. psoas major** (großer Lendenmuskel), die eine funktionelle Einheit bilden.

Wichtige Strecker im Hüftgelenk sind neben dem **M. gluteus** auch der **M. biceps femoris**, der **M. semitendinosus** (Halbsehnenmuskel) und der **M. semimembranosus** (halbmembranöser Muskel).

### M. quadriceps femoris

Der große vierköpfige Oberschenkelmuskel sorgt für Streckung im Kniegelenk und beteiligt sich an der Beugung im Hüftgelenk. Er setzt sich aus vier Anteilen zusammen, den **M. rectus femoris und den Mm. vastus medialis, lateralis und intermedialis**, die alle an einer gemeinsamen Sehne an der Vorderseite des Schienbeins ansetzen, die über dem Kniegelenk ein Sesambein, die **Kniescheibe (Patella)** enthält.

Von vorne                Von hinten

- M. iliopsoas
- M. pectineus
- M. adductor longus
- M. tensor fasciae latae
- M. adductor magnus
- M. semitendinosus
- M. gracilis
- M. rectus femoris
- M. semimembranosus
- M. vastus lateralis
- M. sartorius
- M. vastus medialis
- M. glutaeus maximus
- M. biceps femoris
- M. Tractus iliotibialis
- M. plantaris
- M. gastrocnemius

## 4.3.10   Muskeln des Unterschenkels

### M. triceps surae

Der dreiköpfige Wadenmuskel setzt sich zusammen aus dem **M. gastrocnemius** (Zwillings-wadenmuskel) und dem **M. soleus** (Schollenmuskel). Der M. gastrocnemius hat seinen Ursprung am Oberschenkelknochen. Seine Köpfe vereinigen sich in der Mitte des Unter-schenkels mit dem M. soleus und gehen in die Achillessehne über, die am Fersenbein ansetzt.

Von vorne                Von hinten

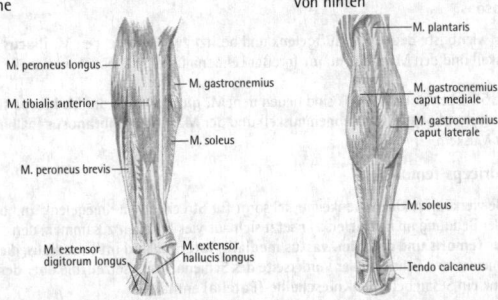

- M. peroneus longus
- M. tibialis anterior
- M. peroneus brevis
- M. gastrocnemius
- M. soleus
- M. extensor digitorum longus
- M. extensor hallucis longus
- M. plantaris
- M. gastrocnemius caput mediale
- M. gastrocnemius caput laterale
- M. soleus
- Tendo calcaneus

## 4.4 Erkrankungen des Bewegungsapparats

### 4.4.1 Schäden und Erkrankungen der Knochen

#### 4.4.1.1 Brüche (Frakturen)

„Kontinuitätsunterbrechung" des Knochens unter Bildung von mindestens zwei Bruchstücken, die durch einen Bruchspalt getrennt sind (im Gegensatz zur Fissur, bei der nur ein Spalt im Knochen, ohne vollständige Unterbrechung entsteht).

| Bruch | Fragmente |
|---|---|
| Einfach | 2 |
| Mehrfach | 3-6 |
| Trümmerfraktur | > 6 |

- **Traumatische Fraktur** durch Gewalteinwirkung von außen.
- **Spontanfraktur** ohne adäquates Trauma, z.B. bei der Ermüdungsfraktur durch unphysiologische Dauerbelastung („Marschfraktur" des 2. und 3. Mittelfußknochens) oder als Folge abnormer Knochenstruktur (z.B. bei Osteoporose oder Knochenmetastasen).
- **Grünholzfraktur:** Bei Kindern ist die Knochenhaut (Periost) noch sehr kräftig und elastisch. Bei einer Grünholzfraktur ist sie so weit erhalten, dass sie den Bruch „schient".
- **Geschlossene Brüche** sind nicht immer leicht zu erkennen, da die Symptome Schmerz und Druckempfindlichkeit sowie eingeschränkte bzw. fehlende Funktionstüchtigkeit auch andere Ursachen haben können. Eventuell fühlt der Patient ein „Knacken". Im Zweifelsfall: zum Transport schienen und abklären lassen (Schienen auch, damit ein geschlossener Bruch nicht in einen offenen übergeht).
- **Offene Brüche** heilen schwerer ab als geschlossene. Sie können sich infizieren, da es zu einer Hautwunde gekommen ist, sei es durch spitze Knochenteile, die von innen durch die Haut stoßen, oder durch einen Gegenstand von außen, der zum Bruch geführt hat. Wenn sich infektiöse Keime im Knocheninneren ansiedeln, kann evtl. eine chronische Osteomyelitis daraus resultieren.

| Sichere Frakturzeichen | Unsichere Frakturzeichen |
|---|---|
| • Sichtbare Knochenteile | • Schmerzen |
| • Fehlstellung | • Schwellung |
| • Abnorme Beweglichkeit | • Hämatom |
| • Crepitatio (Knirschen) | • Beeinträchtigte Funktion |

**Achtung:** Durch die Fraktur können auch Nerven (Sensibilität und Motorik) oder Blutgefäße betroffen sein. Der Blutverlust (auch ins Körperinnere) kann zum hypovolämischen

Schock führen. Ferner können Fetttröpfchen in die Blutbahn gelangen und eine Fettembolie auslösen (massive Fettembolie nach ca. 5 Stunden, geringere nach 1-2 Tagen nach Trauma), die zu einer Ateminsuffizienz (evtl. mit Hämoptoe, Dyspnoe, Zyanose), zerebralen Symptomen (gestörte Hirnfunktionen, z.B. als organisches Psychosyndrom mit Delir, Herdsymptomen, pathologischen Reflexen) oder Verbrauchskoagulopathie führen kann. Um Gefäß- und Nervenverletzungen nicht zu übersehen, ist es immer notwendig, bei Verdacht auf Knochenbruch oder Luxationen die Durchblutung (Temperatur des Gewebes, Puls) sowie die nervale Versorgung (Motorik, Sensibilität) distal der Verletzungsstelle zu prüfen. Weichteilverletzungen und ihre Folgen sind oft schwerwiegender als der Knochenbruch selbst, dann spricht man von einem „komplizierten" Bruch. Hierbei können auch Körperhöhlen eröffnet worden sein. So können bei Rippenbrüchen die Pleura, Lunge, Milz oder Leber aufgespießt werden. Bei Beckenbrüchen können Harnblase, Darm oder Harnröhre verletzt werden. Schädelfrakturen können das ZNS beeinträchtigen.

## Die Bruchheilung

Sie geht von drei Geweben aus: **Endost, Periost und Havers-System.**

- **Primäre Bruchheilung** (Kontaktheilung): Idealfall; der Bruchspalt wird von Osteonen durchzogen, kleinste Spalten werden vom Endost und Periost mit Geflechtknochen aufgefüllt und dieser wird dann unter Belastung rasch in Havers-Systeme umgebaut. Voraussetzung: sehr enger Kontakt der Bruchfragmente, ununterbrochene Ruhigstellung, ausreichende Durchblutung der Bruchstücke (nur durch operative Maßnahmen), sofort belastungsstabil.
- **Sekundäre Bruchheilung über Kallusbildung**: wenn die Bruchenden nicht ideal ruhiggestellt werden können und wackeln. Dies ist der Fall bei der Gipsbehandlung (konservative Behandlung). Es bildet sich ein Reizkallus aus relativ unstrukturiertem Geflechtknochen, das die Bruchenden zunehmend fixiert (Fixationskallus); wenn der Kallus stabil geworden ist, wird er unter Belastung in Havers-Systeme umgebaut. Bei dieser Form mögliche Komplikationen: Beinvenenthrombosen, Muskelatrophien, Gelenkversteifung.

### 4.4.1.2 Knochentumoren

Primäre Knochentumoren sind selten. Sie können gut- oder bösartig sein. Knochenmetastasen treten weitaus häufiger auf. Betroffen ist in erster Linie die Wirbelsäule. Grundsätzlich kann jeder bösartige Tumor in das Skelett metastasieren, besonders häufig kommt dies bei Mamma-, Prostata-, Bronchial-, Nieren- und Schiddrüsenkrebs vor.
**Symptome**

- **Schmerzen:** ziehende Schmerzen im betroffenen Knochen (oft als „Rheuma" fehlgedeutet).
- **Eventuell Frakturen und Spontanfrakturen:** Im Wirbelsäulenbereich kann dadurch das Rückenmark komprimiert werden, was zu neurologischen Ausfällen bis hin zur

Querschnittslähmung führen kann.
- **Neurologische Ausfälle** durch direkten Druck des Tumors auf austretende Nerven.

### Diagnosesicherung
Über Röntgen, evtl. Skelettszintigraphie, Biopsie.

### Ausgewählte bösartige primäre Knochentumoren
- **Osteosarkom:** häufig im Bereich des Knies oder proximalen Oberarmknochens; Altersgipfel um die Pubertät, frühe Metastasierung in die Lunge.
- **Ewing-Sarkom** (hochmaligne): meist in unteren Extremitäten, Becken und Oberarm. Altersgipfel 10.-15. Lj.; frühe Metastasierung v.a. in die Lunge. Da hierbei neben Schmerz, Schwellung, Rötung und Überwärmung auch eine Verschlechterung des Allgemeinbefindens und Fieber möglich sind oft Verwechslung mit Osteomyelitis (s.u.).

Tumoren der Knochen nennt man z.B. Osteom oder Osteosarkom, die des Knorpels z.B. Chondrom oder Chondrosarkom und Tumoren des Knochenmarks werden z.B. Plasmozytom genannt.

### 4.4.1.3   Knochenentzündungen

#### Knochenmarkentzündung (Osteomyelitis)

Sie greift meist auf die umgebenden Knochenstrukturen über.

### Ursachen
Haupterreger sind Staphylo- und Streptokokken. Verbreitungsweg:
- **Endogen:** durch hämatogene Aussaat (auf dem Blutweg) von Erregern im Zuge einer Allgemeininfektion oder von einem Streuherd aus (Hauptentstehungsweg bei Kindern).
- **Exogen:** Erreger werden von außen eingebracht, z.B. bei einer Verletzung oder Operation (Hauptentstehungsweg bei Erwachsenen).

### Symptome
- Fieber (nicht obligat)
- Schmerzen der betroffenen Extremität, besonders bei Gelenkbeteiligung
- Schonhaltung

### Komplikationen
- Absterben eines Knochenstücks, das dann vom lebendigen Knochengewebe abgetrennt (demarkiert) ist (= Sequester)
- Abszess- und Fistelbildung (Kurzschlussverbindung), z.B. durch die Haut nach außen
- Gelenkempyem (Eiteransammlung) und Sepsis („Blutvergiftung") durch hämatogene Aussaat der Erreger
- Übergang in chronische oder rezidivierende Osteomyelitis
- Bei Kindern Wachstumsstörungen

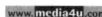

**Labor:** Blutkörperchensenkungsgeschwindigkeit (BSG) ↑, Leukozytenzahl ↑

**Therapie:** frühzeitige Antibiotikagabe, Ruhigstellung, evtl. Operation

**Sonderform:** „spezifische Osteomyelitis" v.a. durch Tuberkelbakterien. Bei uns selten (meist sind Immigranten aus der Dritten Welt betroffen). Eher schleichender Krankheitsbeginn, meist Befall der Wirbelkörper.

## Knochenhautentzündung (Periostitis)

### Ursachen
- Hämatogene Erregerstreuung
- Fortgeleitete Osteomyelitis (s.o.)
- Äußere Einwirkung (sportliche Überlastung), häufig an der medialen Schienbeinkante

### Symptome
- Schmerzen: Druck-/Belastungsschmerz
- Schwellung

### 4.4.1.4 Störungen des Knochenstoffwechsels

Neben ihrer Stütz- und Schutzfunktion dienen die Knochen auch der Regulation des Mineralhaushalts, indem sie **Kalzium**, **Phosphor**, **Magnesium** und **Natrium** speichern und bei Bedarf an den Organismus abgeben. Die Steuerung des Knochenstoffwechsels regeln v.a. die Hormone **Parathormon** und **Calcitonin** sowie das **Vitamin D** (→ 441, → 472).

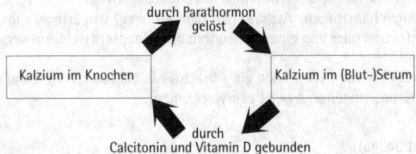

**Kalziumstoffwechsel:** Der Referenzbereich liegt bei 2,25–2,6 mmol/l, dieser wird durch folgende Hormone konstant gehalten.
- **Parathormon:** Es stammt aus der Nebenschilddrüse und steigert die Kalziumresorption im Darm, die Rückresorption in den Nieren und die Freisetzung aus den Knochen (Grobeinstellung).
- **Calcitonin:** Es stammt aus der Schilddrüse und senkt den Blutkalziumspiegel, indem es die Einlagerung von Kalzium in die Knochen bewirkt (Feineinstellung).
- **Vitamin D:** Es sorgt für eine gesteigerte Kalziumresorption im Darm und Rückresorption in der Niere sowie für den Einbau von Kalzium, Phosphor u.a. Mineralien in die Knochen (→ 472)

**Bei Kalziummangel:** Tetanie
**Bei Kalziumüberschuss:** „Stein-, Bein-, und Magenpein" (→ 486)

Auch nach Beendigung des Längenwachstums findet ein reger Knochenstoffwechsel statt (Umbaustoffwechsel). Spezielle Bindegewebszellen, die Osteo**b**lasten **b**auen Knochengewebe auf, für den Abbau sind vielkernige Riesenzellen verantwortlich: Osteo**k**lasten **k**lauen.

Ein übermäßiger Abbau von Knochengewebe heißt **Osteoporose**. Ist in erster Linie die Mineralisation gestört, spricht man von **Osteomalazie**; bei ungeordnetem Knochenwachstum, der **Osteodystrophie**, wachsen Zellen und Bindegewebe vom Markraum in die Spongiosabälkchen ein.

## Osteoporose

Mengenmäßige Verminderung des Knochengewebes bei erhaltener Knochenstruktur durch verringerten Knochenaufbau und/oder verstärkten Knochenabbau. Häufigste generalisierte Knochenerkrankung mit ca. 5 Mio. Patienten in Deutschland.

### Ursachen
Osteoporose ist keine eigenständige Erkrankung, sondern ein Symptom, das bei verschiedenen Grundkrankheiten auftreten kann.

### Primäre Osteoporose (v.a. bei Frauen nach den Wechseljahren)

- **Östrogenmangel:** besonders durch Rückgang der Östrogenproduktion mit einsetzendem Klimakterium; 25% aller Frauen über 60 haben Osteoporose, Östrogen hemmt die Osteoklastentätigkeit.
- **Altersosteoporose:** Bei niedrigem Knochenumsatz haben ca. 50% aller über 70-Jährigen Osteoporose.

### Sekundäre Osteoporose

- **Inaktivitätsosteoporose** bei Bewegungsarmut, z.B. nach Bettlägerigkeit, durch Lähmungen (z.B. Poliomyelitis).
- **Mangelernährung**: Malabsorption, Alkoholismus.
- **Hyperparathyreoidismus:** Überfunktion der Nebenschilddrüse; Parathormon macht Kalzium parat, löst es also aus dem Knochen ins Blut.
- **Cushing-Syndrom:** zu viel Kortison, meist durch Medikamente, seltener körpereigene Überproduktion (→ 456).
- **Diabetes mellitus:** Die Folgerung, dass überwiegend adipöse Menschen betroffen seien, ist falsch; eher trifft es schlanke Menschen.
- **Hypogonadismus** (Hormonproduktion der Hoden bzw. Eierstöcke ↓↓); Langzeit-Heparin-Behandlung, Nierenerkrankungen, Knochentumoren.

Oft treten Mischformen auf.

**Verschlimmernd:** (andere) **Medikamente.** Neben Kortison sorgt auch das Stresshormon Adrenalin dafür, dass aus den meisten Körperzellen Nähr- und Inhaltsstoffe ins Blut freigesetzt werden (z.B. Kalzium, Blutzucker, Cholesterin); Diuretika und Abführmittel haben meist auch die Wirkung, dass Salze (so auch Kalzium) ausgeschieden werden. Durch Medikamente, die Durchfälle zur Folge haben (z.B. Schilddrüsenmedikamente, die den Stoffwechsel anregen), geht ebenfalls Kalzium verloren.

**Diagnose:** Oft erst nach Fraktur, sonst mittels radiologischer Knochendichtemessung. Meist keine nennenswerten Änderungen der Blutwerte, etwa die für Kalzium, Phosphat, alkalische Phosphatase u.a.

**Symptome**
- Oft Beschwerdefreiheit.
- Ziehende Schmerzen in Wirbelsäule und Extremitätenknochen (nicht mit Rheumatismus verwechseln), anfangs nur bei Belastung, später als Dauerschmerz.
- Durch die Verminderung der Knochensubstanz kommt es leicht zu Knochenbrüchen. Bei schweren Erkrankungen treten häufig Spontanfrakturen bzw. Spontanverformungen der Wirbelsäule auf.
- **Häufig Schenkelhalsbruch** des Oberschenkelknochens (65.000 Brüche pro Jahr) und Wirbel(-teil)einbrüche (Keil-, Flach- und Fischwirbel).
- „Witwenbuckel": Brustkyphose durch Keilwirbelbildung der BWS (durch Zug des Thorax).
- „Tannenbaumeffekt": durch Schrumpfen der Wirbelsäule wirft sich das Gewebe in Falten (wie die Äste des Tannenbaums).
- Scheinbar zu lange Arme (durch Rumpfverkürzung).

**Therapie**
Wichtig ist eine ausreichende Kalzium- und Vitamin-D-Zufuhr.
Bei erhöhter Beanspruchung kann sich Knochensubstanz wieder aufbauen, es ist also vorsichtiges Bewegungstraining anzuraten, evtl. ergänzt durch Hydrotherapie und Massage.
**SM:** Die Schulmedizin therapiert mit Hormonen (v.a. Östrogen und Calcitonin), Flouriden und Kalzium und rät zu verstärktem Verzehr von Milch/-produkten.
**NHK:** Manche Naturheilkundler bezweifeln, dass Milch/-produkte förderlich sind. Kalzium aus (pasteurisierter, homogenisierter) Milch und deren Produkte ist, ihrer Meinung nach, nicht „bioverfügbar" und sorgt u.a. für eine Übersäuerung des Körpers (Osteoporose u.v.a. begünstigend). Seien Sie bitte kritisch und testen Sie möglichst die Verträglichkeit (mit Ihren Möglichkeiten, sei es über Kinesiologie, Bioresonanz, Reflex auriculocardiace [RAC] u.v.m.).

**Ernährung**

**Günstig:** kalziumreiche Vollwertkost (z.B. Grüngemüse, Sprossen, Getreide), Obst (Bananen, Johannisbeeren).

**Ungünstig:** phosphatreiche Lebensmittel (z.B. Fertiggerichte, Wurst, Cola), da Phosphate die Kalziumresorption im Darm sowie die Knochenmineralisation hemmen. Kaffee ist ein „Kalziumräuber". Auch Alkohol und Nikotin erhöhen das Osteoporoserisiko um ein Vielfaches.

**Biochemie nach Schüssler:** z.B. Calcium fluoratum und Calcium phosphoricum (siehe Fachliteratur „Osteoporose-Schema").

**Homöopathie:** gemäß Repertorisation, z.B. Calcium carbonicum, Silicea, Phosphorus, Mercurius solubilis. Bei klimakterischer Osteoporose hat sich die Homöopathie mit Aristolochia clematitis D12 bewährt. Eventuell Komplexmittel, z.B. Steirocall N®.

## Osteomalazie

Störung in der Mineralisierung des Knochengewebes, es sind zu wenig Kalzium und Phosphor in die Knochensubstanz eingebaut. Dadurch kommt es leicht zu Verbiegungen der Knochen (im Gegensatz zur Osteoporose, bei der auch die Osteozyten fehlen und eher Brüchen auftreten). Häufig kommen Osteoporose und Osteomalazie jedoch zusammen vor.

**Ursachen**

- Vitamin-D-Mangel bzw. Vitamin-D-Stoffwechselstörung
- Hyperparathyreoidismus

**Symptome**

- Erst Empfindlichkeit des Brustkorbs bei Husten, Niesen und leichter Kompression
- Dann starke Knochenschmerzen v.a. im Bereich des Beckengürtels

**Bei fortschreitender Erkrankung**

- Größenverlust
- Gehstörung („Watschelgang"), durch Schmerzen bedingt
- Deformierungen von Brustkorb und Becken
- Muskelschwäche

**Therapie**

Hohe Gaben von Vitamin D (Achtung: Überdosierungserscheinungen).

## Rachitis bei Kindern

Es kommt zu einer gestörten Kalkeinlagerung durch Vitamin-D-Mangel. Diese Erkrankung hat traurige Berühmtheit durch Rachitis bei Bergarbeiterkindern erlangt (fehlendes Sonnenlicht, → 473).

**Symptome:**
- Kopfschweiß, Unruhe, Schreckhaftigkeit, Verstopfung
- „Rachitischer Rosenkranz" (Auftreibungen der Knochen-Knorpel-Grenzen der Rippen)
- Quadratschädel
- Krumme Beine: O-Beine (Genu varum), X-Beine (Genu valgum)
- „Froschbauch" (schlaffe Bauchdecke), Muskelhypotonie

## 4.4.2 Schäden und Erkrankungen der Wirbelsäule

### 4.4.2.1 Skoliose

Seitliche Verbiegung der Wirbelsäule verbunden mit einer Drehung der einzelnen Wirbelkörper (Torsion). Vor allem als **C-förmige** (totale) Skoliose mit Krümmung nach einer Seite ohne Gegenkrümmung oder **S-förmige** (zusammengesetzte) Skoliose mit Gegenkrümmung.

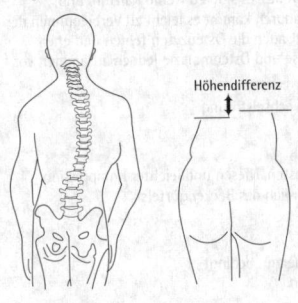

Höhendifferenz

**Ursachen**
90% idiopathisch (ohne erkennbare Ursache), m : w = 3 : 1; 10% z.B. statisch, bedingt durch Veränderungen im Bereich des Beckens (Hüftluxation u.a.), Längendifferenz der unteren Extremitäten; angeborene Fehlbildung; Wirbeldeformierungen (Trauma, Metastase, Entzündung, Rachitis); bei Lähmungen, Muskel- und Bindegewebserkrankungen

**Diagnose**
Inspektion, besonders beim Bücken erkennbarer Rippenbuckel bzw. Lendenwulst; Röntgen (Achsenabweichung, Rotationsgrad, Rigidität, Skelettreife), bei schweren Formen Lungenfunktionsprüfung. Bei Beinlängendifferenz kann es zu einer Spitzfußhaltung am kürzeren Bein kommen.

**Therapie**
Je nach Ursache: Wirbelsäulentherapie nach Dorn, Krankengymnastik, Chiropraktik, ggf. Korsett, ggf. Operation (Erfolgsquote 50–60%).

**Prognose**
Ungünstiger bei (Klein-)Kindern (wegen des nichtabgeschlossenen Wachstums), hochgelegener Krümmung und starker Achsenkrümmung; die Säuglingsskoliose im 1. Lj. hat eine gute Rückbildungstendenz.

### 4.4.2.2 Wirbelgleiten (Spondylolisthesis)

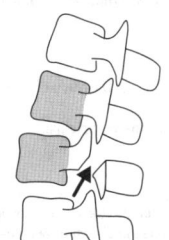

Voraus geht meist ein degenerativer oder entzündlicher Prozess. Bewegungsunabhängige fixierte Verschiebung eines Wirbelkörpers (meist LW) gegenüber seinem Nachbarn. Eventuell Verengung des Wirbelkanals mit Kompressionserscheinungen, meist jedoch keine Beschwerden. Patient soll nicht schwer heben, ungeschickte Bewegungen vermeiden, Rückenmuskulatur durch Bewegungstherapie stärken.

*Weitere Erkrankungen der Wirbelsäule: Spondylitis, Spondylose, Spondylarthrose, Spondylosdiscitis, Spondylomalazie (→ 663).*

### 4.4.2.3 M. Scheuermann

**Adoleszentenkyphose (Osteochondrosis deformans juvenilis)**
- Häufigste Schädigung der jugendlichen WS (auch später möglich).
- Nachweis über Röntgenbild: mehrere Wirbelkörper in typischer Keilform, Wirbeldeckplatten können verformt sein.
- Anfangs nur flacher, keinesfalls entstellender Rundrücken.
- Rückenschmerzen können fehlen, aber Rücken und Wirbelsäule ermüden rasch.
- Stillstand oft mit dem 18. Lj.

Die eingetretenen Verformungen der WS bestehen jedoch weiter, ebenso die degenerativen Veränderungen der Zwischenwirbelscheiben. Betroffene
- neigen zu Bandscheibenvorfällen,
- leiden oft an Rückenschmerzen,
- können nur leichtere körperliche Arbeiten verrichten.

Bei später aufgenommenen Röntgenbildern entdeckt man die „Schmorl-Knorpelknötchen", wo sich eingebrochener Knorpel verknöchert hat.

### 4.4.2.4 LWS-/BWS-/HWS-Syndrom

Das sind jeweils allgemeine Bezeichnungen für Schmerzen und sonstige Beschwerden in dem jeweiligen Bereich. Über die Ursache sagen diese Bezeichnungen nichts Genaues aus. Es kann sich um funktionelle Störungen (Fehlhaltung oder –belastung) oder auch um direkte Erkrankungen des jeweiligen Wirbelsäulenabschnitts (Degeneration, Bandscheibenvorfall, Tumor) handeln.

Werden dabei Nervenwurzeln gereizt (Wurzel = lat. radix: **radikuläres WS-Syndrom**), kann es zu Schmerzen, Parästhesien oder Sensibilitätsstörungen in einem oder mehreren Dermatomen kommen; außerdem treten eine Minderung der Muskeleigenreflexe und motorische Ausfälle im Versorgungsgebiet der betroffenen Nerven auf.

**Pseudoradikuläre** WS-Syndrome strahlen schmerzhaft aus, evtl. sind Parästhesien möglich, aber ohne segmentale Zuordnung zu einer Nervenwurzel. **Lokale WS-Syndrome** strahlen nicht aus.

## Therapie

Vorsicht bei manipulativen Eingriffen; Abklärung durch Facharzt.

**SM:** Arzt gibt im akuten Fall: nichtsteroidale Antirheumatica (NSAR, z.B. Diclofenac) oder Lokalanästhetika (z.B. Procain).

**NHK:** Akupunktur, lokale Wärmeanwendung, Krankengymnastik, Dorn-Therapie u.a.; bei LWS-Syndrom auch Stufenbettlagerung (→ 664) hilfreich.

## HWS-Syndrom

Da in enger Nachbarschaft wichtige Nerven, darunter solche des Vegetativums liegen sowie die Arteria vertebralis, die u.a. das Gehirn versorgt, kann es zu unterschiedlichsten Begleitsymptomen (z.B. Schwindel, Tinnitus, Hör-, Seh- und Schluckstörungen) kommen. Liegt die Ursache in der unteren HWS, sind Schmerzen und neurologische Ausfälle in Schulter, Arm und Hand möglich.

### Ursachen

- Funktionelle Störungen (am häufigsten)
- Degenerative Prozesse
- Schleudertrauma (v.a. nach Aufprallunfall)
- Selten Bandscheibenvorfall (< 2%), dann meist im Bereich C6-C7

## BWS-Syndrom

Es tritt meistens lokal begrenzt auf, häufig durch chronische Fehlhaltung, evtl. mit Atemeinschränkung. Möglicherweise liegt Hauptschmerzpunkt fern der BWS, z.B. im Bereich des Rippenknorpels.

## LWS-Syndrom

- Lokal: Lumbago (s.u.)
- Pseudoradikulär und radikulär v.a. durch Bandscheibenvorwölbung (Diskusprotusio) oder Bandscheibenvorfall (Diskusprolaps, s.u.)

### 4.4.2.5 Hexenschuss (Lumbago)

#### Ursachen

- Meist durch schweres Heben oder Drehung des Rumpfs (Verhebetrauma) mit Massenverschiebung der Bandscheibe
- Degenerativer Bandscheibenschaden
- WS-Erkrankung, Rückenmarktumor u.a.

**Symptome**

- Plötzlich auftretender, heftiger Schmerz
- Schmerzbedingte Bewegungseinschränkung
- Einnahme einer Schonhaltung
- Muskulärer Hartspann der Rückenmuskulatur
- Druckschmerzhaftigkeit der Dornfortsätze
- Sensibilitätsstörungen, Parästhesien
- Keine Schmerzausstrahlung in das Bein (evtl. thorakale Ausstrahlung)

**Diagnose:** Anamnese und Klinik meist ausreichend, Minor-Zeichen (→ 657), Röntgen bei höherem Lebensalter und Trauma in der Anamnese, CT nur bei Verdacht auf Bandscheibenvorfall.

**Therapie:** Wärmeanwendung jeder Art; entlastende Lagerung (zuhause durchführbar); manuelle Therapie, Akupunktur, Homöopathie (z.B. Komplexmittel Diluplex®), lokale Injektionsbehandlung u.a.

### 4.4.2.6 Ischiassyndrom

Reizung bzw. Kompression des N. ischiadicus oder seiner Wurzeln durch (→ 559)

- Kompression im Bereich L4/L5/S1 durch Bandscheibenvorfall (s.u.), Rückenmarktumoren, Tumoren im kleinen Becken
- Wirbelsäulenerkrankungen (Spondylose, Spondylolisthesis)
- Neuritis bei Infektionskrankheiten (z.B. Lepra, Zoster)
- Traumata, Frakturen, Hüftgelenkluxation
- Unsachgemäße intramuskuläre Injektion
- Polyneuropathie (z.B. bei Diabetes mellitus)

**Symptome**

- Schmerzen in der Lendengegend, die bis zum Fußaußenrand in das betroffene Bein ausstrahlen; evtl. mit Verstärkung beim Niesen, Husten oder Pressen; Schmerzen bei Dorsalflexion des Fußes, Beugung und Dorsalflexion der gestreckten Großzehe und Adduktion des Beines
- Typische Schonhaltung des Patienten mit leicht angewinkeltem und außenrotiertem Bein
- Lokale Druck- und Klopfempfindlichkeit der Wirbelsäule mit Verspannung der paravertebralen Muskulatur
- Sensibilitätsstörungen, evtl. Lähmung der Zehenmuskulatur; Abschwächung des Achillessehnenreflexes

**Diagnosehilfen:** Lasègue-Zeichen (→ 655), Valleix-Druckpunkte u.a.

**Therapie:** nach Ursache, bei Bandscheibenvorfall (s.u.).

### 4.4.2.7    Bandscheibenvorfall (Diskusprolaps)

Heraustreten des Gallertkerns durch den beschädigten, degenerierten Faserknorpelring.

### 4.4.2.8    Diskusprotusio

Dabei tritt der Gallertkern nicht aus, sondern wölbt sich nach außen und drückt dabei auf die Nerven; er kann jedoch wieder zurückrutschen; bevorzugt im Bereich L4/L5, L5/S1, was zu einer Komprimierung der Nervenwurzel führen kann.

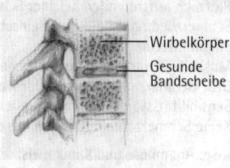

Wirbelkörper

Gesunde Bandscheibe

- Meist heftigste Schmerzen, oft verstärkt bei Husten, Pressen oder Niesen
- Sensible und motorische Ausfallerscheinungen

Ist L5 betroffen, treten Schmerzen an der Außenseite des Beins („Generalsstreifen") auf.

Schädigungen der Nerven, die im Bereich S3 bis S5 austreten, können eine Blasenlähmung zur Folge haben, „Reithosenanästhesie" (nicht vergessen, dass auch die HWS betroffen sein könnte, mit Symptomen in Schultern und Armen).

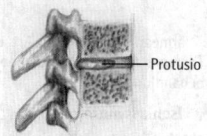

Protusio

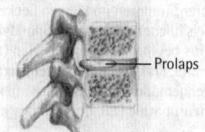

Prolaps

#### Therapie

- In der Akutphase: Ruhigstellung, entlastende Lagerung, Wärme, Akupunktur
- **SM:** NSAR (z.B. Diclofenac in Voltaren®), Muskelrelaxation (z.B. durch Tetrazepam in Musaril®)
- Danach: Massage, Elektrotherapie, Traktion am Schlingentisch, Bewegungstherapie (ohne Drehbewegung) u.a.

Bei anhaltender Symptomatik oder Blasen- oder Mastdarmlähmung Dekompression durch Entfernung des Gallertkerns, wenn möglich durch Chemonukleolyse (Auflösung der Gallertmasse durch Chymopapain), Absaugung (evtl. nach Koagulation mit Laser) oder Operation.

## 4.4.3 Schäden an Muskeln und Sehnen

### 4.4.3.1 Muskelzerrung

Überdehnung des Muskels, bei der meist auch einige Fasern reißen (bei Muskelfaserriss gelegentlich sichtbares Hämatom); prädisponierend sind Muskelverhärtungen/-verkürzungen, kalte Umgebung, unzureichendes Aufwärmen. Symptomatisch zeigt sich ein plötzlich einsetzender, starker Schmerz mit Einschränkung der Funktionsfähigkeit und evtl. krampfartigem Charakter, der zum Abbruch der Bewegung zwingt.

**Sofortmaßnahme:** PECH

| PECH | • Pause, Ruhigstellung • Eis im Wasserbeutel |
|------|---------------------------------------------|
|      | • Kompressionsverband • Hochlagerung |

Therapie durch Ruhigstellung, Schonung; Massage und/oder passive Dehnung nicht zu früh, da die Gefahr von Kalkeinlagerung im Muskel (Myositis ossificans) besteht.

### 4.4.3.2 Muskelriss

Ein Muskelriss tritt ein z.B. durch plötzliche extreme Muskelanspannung ⇒ Muskel völlig funktionsuntüchtig ⇒ sehr starke Schmerzen, tastbare Lücke, sichtbares Hämatom. Der betroffene Muskel muss genäht werden und dann in Gips.

### 4.4.3.3 Sehnenverletzung

Sie entsteht durch indirekte Gewalteinwirkung, Überbeanspruchung oder degenerative Veränderungen oder Schnittverletzungen (oft Beugesehnen der Finger), das betroffene Glied kann nicht mehr gebeugt bzw. gestreckt werden. Schmerzen treten auch bei passiver Bewegung auf. Die Behandlung erfolgt chirurgisch durch Sehnennaht oder -transplantation.

### 4.4.3.4 Sehnenscheidenentzündung (Tendovaginitis)

Eine abakterielle Entzündung als Folge von Überanstrengung. Tritt z.B. an Armen auf durch Schreibmaschineschreiben, Klavierspielen und Maurern. Beine können nach großen Märschen betroffen sein, Füße durch Ballett. Heftige Schmerzen und ein „knirschendes" Gefühl bei Bewegung sind die Folge.

**Therapie**

Ruhigstellung, antientzündliche Behandlung, Phytotherapie (z.B. Beinwell).

### 4.4.3.5 Tennisellenbogen (Epicondylitis)

Eine entzündliche oder degenerative Veränderung der Sehnenansätze, meist durch Überbeanspruchung. Mikrotraumen führen zu Einrissen an den Sehnen und Degeneration der Muskelansätze, in der Folge bildet sich degeneratives Granulationsgewebe.

**Symptome:** lokaler Druckschmerz, der bei Muskelanspannung ausstrahlen kann.

**Therapie:** Wärme, Ruhigstellung, Akupunktur, Phytotherapie (z.B. Beinwell).

### 4.4.3.6 Überbein (Ganglion)

- Meist einzelne Geschwülste (Degenerationszysten), die in Form zystischer Ausstülpung von Gelenkinnenhaut oder Sehnen(-scheiden) auftreten
- Erbsen- bis Kartoffelgröße
- Gefüllt mit gallertartiger, gelblicher Flüssigkeit (Synovialflüssigkeit)
- Konsistenz anfangs weich, später hart
- Auftreten bevorzugt an der Streckseite des Handgelenks und am Fußrücken
- Hervortreten bei bestimmten Gelenkstellungen, evtl. mit Schmerzen verbunden
- Behandlung nur bei Beschwerden. 25% Rezidivrate nach operativer Entfernung.

### 4.4.3.7 Dupuytren-Kontraktur

Beugekontraktur der Finger durch Fibromatose der Palmaraponeurose (fächerförmige Sehnenplatte der Handfläche), in ca. drei Viertel der Fälle Beteiligung beider Hände; m : w = 8 : 1; Erkrankungsgipfel > 60. Lj.

**Ursache:** unklar, prädisponierend sind familiäre Vorbelastung, Alkoholismus, Leberschäden, Diabetes mellitus und Epilepsie.

**Verlauf:** Vernarbung der Hohlhandsehne mit Streckdefizit der Finger, meist 4. und 5. Strahl. In fortgeschrittenen Stadien sind Knoten und Stränge deutlich sichtbar, das Fortschreiten ist nicht durch konservative Therapie zu beeinflussen. Nach Operation 50% Rezidivbildung.

### 4.4.3.8 Karpaltunnelsyndrom, Medianuskompressionssyndrom

Quetschung des Mittelarmnervs (N. medianus) oder der Blutgefäße durch Vermehrung des Tunnelinhalts (Karpaltunnel s.u.) z.B. durch Tendovaginitis, Ödeme, Stoffwechselablagerungen

- Bevorzugt bei Frauen zwischen 40. und 50. Lj.
- Auch bei älteren Menschen
- Während der Schwangerschaft (Änderung der Wasserbilanz)
- Nach Speichenbrüchen mit Deformitätsheilung

**Symptome**

- Beginn mit „Einschlafen" der Bereiche, die vom N. medianus versorgt werden; Kribbeln; Kältegefühl; vermehrtes Schwitzen
- Taubheitsgefühl
- Schmerzen (v.a. bei Dorsalflexion)

Beschwerden treten v.a. nachts und gegen morgen auf, wodurch Patienten aufwachen (alte Bezeichnung „parästhetica nocturna"), aber auch beim Halten, z.B. von Büchern oder Zeitungen. Zunächst verschwinden diese Schmerzen, wenn die Hand geschüttelt, bewegt oder unter Wasser gehalten wird. Schmerzen nehmen allmählich zu und können bis in den Ellenbogen und die Schulter ausstrahlen.

**Verlauf**
- Muskelschwund des Daumenballenmuskels
- Empfindungsstörungen und Lähmungen der vom N. medianus versorgten Finger

**Der Karpaltunnel**

Die Handwurzelknochen bilden an der Beugeseite des Handgelenks eine U-förmige Führungsrinne, die von oben mit einem Querband überspannt ist (Lig. carpi transversorum oder auch Retinaculum flexorum). Durch den so gebildeten Führungskanal, den Karpaltunnel (siehe Abb. Handmuskeln, → 95), verlaufen neben den Beugesehnen der Hand auch Blutgefäße und Nerven (u.a. N. medianus, → 547).

## 4.4.3.9   Sudeck-Syndrom, sympathische Reflexdystrophie, Sudeck-Dystrophie

Weichteil- und Knochenveränderungen, v.a. bei Frauen nach Frakturen und Weichteilverletzungen, mehrfacher Reposition, mangelhafter Ruhigstellung, durch neurovegetative Regulationsstörungen, die zu Durchblutungs- und Stoffwechselstörungen führen; oft betroffen sind der kleine Finger, aber auch andere Extremitäten. Der Verlauf wird in drei Stadien eingeteilt:
- **Sudeck I** (Akutphase, 2–8 Wochen nach Trauma): teigige Weichteilschwellung mit örtlicher Temperaturerhöhung; livide, häufig feuchte Haut; starker Dauerschmerz (v.a. nachts und bei passiver Bewegung); noch keine röntgenologischen Veränderungen.
- **Sudeck II** (Stadium der Dystrophie, 1–3 Monate nach Trauma): Schmerzrückgang, aber noch deutlicher Bewegungsschmerz; mangelnde Versorgung von Weichteilen und Knochen mit Muskeldystrophie, Verminderung des subkutanen Fettgewebes; kühle, blass-zyanotische „Glanzhaut", Nagelwachstumsstörungen, Bewegungseinschränkung durch Kapsel- und Bänderschrumpfung; röntgenologisch feinfleckige Entkalkung.
- **Sudeck III** (Stadium der Atrophie, 3–6 Monate nach Trauma): Ödem bildet sich zurück, Haut und Muskeln atrophieren schmerzlos, Gelenk versteift. Haut wird blass, pergamentdünn und kälteempfindlich, Röntgen: gleichmäßige diffuse Entkalkung.

**Therapie:** nichtsteroidale Antiphlogistika (antientzündliche Medikamente)
**Stadium I:** Ruhigstellung
**Stadium II:** KG
**Stadium III:** eventuell Operation

## Weitere Erkrankung von Sehnen und Muskeln

### Fibromyalgie-Syndrom, generalisierte Tendomyopathie

„Weichteilrheumatismus" ungeklärter Genese, w : m = 9 : 1, meist vom 20.–50. Lj. (→ 114).

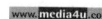

## 4.4.4 Schäden und Erkrankungen der Gelenke und Hilfsvorrichtungen

### 4.4.4.1 Zerrung oder Verstauchung (Distorsion) eines Gelenks

Oft durch plötzliche, indirekte Gewalteinwirkung entstehende Fasereinrisse der Haltebänder des Gelenks. Häufigste Lokalisation: oberes Sprunggelenk durch Umknicken des Fußes. Oder aber nach Verdrehung des Kniegelenks oder Stauchung der Hand.

**Symptome**

- Starke Schmerzen, v.a. bei Belastung, Druck, Bewegung (Bewegungs-/Funktions-einschränkung)
- Schnelle Schwellung und Verfärbung (oft Hämatom) über dem Außenknöchel
- Keine vermehrte Aufklappbarkeit im oberen Sprunggelenk

**Therapie**

Erstversorgung: Ruhigstellung; Hochlagern; Kühlung; lokale, kalte Umschläge; Kompressionsverband. Möglicherweise Gabe von Analgetika (Schmerzlinderung) oder Antiphlogistika (antientzündliche Medikamente). Bei schwerer Zerrung: ärztliche Abklärung, Röntgen des oberen Sprunggelenks in zwei Ebenen, um Fraktur oder Ruptur (s.u.) auszuschließen.

### 4.4.4.2 Bänderriss (Bandruptur)

Komplette oder teilweise Zerreißung einer, häufig jedoch mehrerer Bandstrukturen eines Gelenks (Ursachen, → 97).
Zu den o.g. Symptomen der Distorsion kommt die Gelenkinstabilität hinzu.
Häufige Formen:

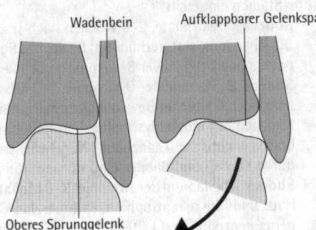

Wadenbein  Aufklappbarer Gelenkspalt

Oberes Sprunggelenk

#### Außenbandruptur

Bänderriss des oberen Sprunggelenks; häufigste Bandverletzung durch
Umknicken mit dem Fuß (Supination). **Diagnose** durch „gehaltene" Röntgenaufnahme mit Aufklappbarkeit des oberen Sprunggelenks.

#### Kniegelenkbandruptur (→ 85)

**Therapie:** zunächst durch Unterschenkelgipsverband, Hochlagerung und Kühlung, dann Gehgips, Tape-Verband, Schiene; bei erheblicher Gelenkinstabilität Operation (Bandnaht oder Bandplastik).

### 4.4.4.3 Gelenkprellung (Kontusion)

Nach Einwirkung stumpfer Gewalt direkt auf das Gelenk zeigen sich Symptome wie Schwellung, Hämatom sowie Druck- und Bewegungsschmerz.

### 4.4.4.4 Verrenkung (Luxation)

Der Knochen springt aus dem Gelenk, wobei die Bänder der Gelenkkapsel meist völlig oder teilweise zerreißen, evtl. werden benachbarte Gefäße, Nerven, Sehnen oder Muskeln beschädigt.

**Häufigste Lokalisation:** Schulterluxation (ca. 50% der Fälle), davon bei > 90% vordere Luxation, d.h., der Gelenkkopf ist nach vorne verlagert.

Im Gegensatz zur häufigeren traumatischen Luxation gibt es auch eine habituelle (gewohnheitsmäßige) Luxation, oft durch angeborene Gelenkfehlanlage oder Lockerung des Kapselbandapparats.

> **Symptome:** • Deformierung • Heftigste Schmerzen • Schwellung

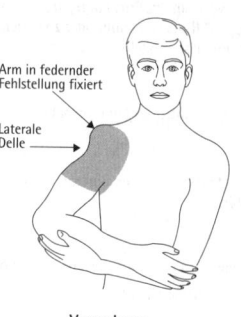

Arm in federnder Fehlstellung fixiert

Laterale Delle

**Verrenkung**

**Symptome**
• Schmerz (bei traumatischer Luxation dramatisch, bei habitueller Luxation eher gering)
• Fehlstellung: Arm in federnder Fehlstellung fixiert
• Laterale Delle über leerer Gelenkpfanne, abnorme Lage des Gelenkkopfs
• Beeinträchtigte Funktion, Schwellung, Hämatom (wie auch der Schmerz unsichere Luxationszeichen)

**Therapie:** schnellstmögliche Reposition zur Verhütung von Gefäß-Nerven-Schäden, (die auch durch unsachgemäße Einrenkungsversuche hervorgerufen werden könnten, daher **Einrenkung nur durch Fachmann!**).

### Verrenkung des Ellenbogens

Besonders beim Kleinkind kommt es leicht zur Verrenkung des Speichenkopfs, wenn das Kind kräftig an der Hand gezogen wird, etwa wenn es zu fallen droht, mitkommen soll oder beim Spiel „Engelchen, Engelchen flieg". Da der Speichenkopf aus Knorpel vorgebildet und damit etwas verformbar ist, kann er aus dem Ringband gleiten, das ihn normalerweise hält. Es werden normalerweise keine umgebenden Strukturen verletzt.

### Angeborene Hüftverrenkung (Hüftluxation)

Bei etwa 0,5% der Neugeborenen ist das Pfannendach ungenügend ausgebildet und der Gelenkkopf gleitet kranial aus der Pfanne. Einseitige Luxation führt zu Beckenschiefstand, Skoliose und Hinken, beidseitige Luxation zu Watschelgang. Beides führt zu frühzeitigen Verschleißerscheinungen, der Coxarthrose (s.u.). Bei frühzeitigem Erkennen lässt sich die Bildung des Pfannendachs durch das Anlegen eines Spreizverbands fördern. Hinweise auf eine angeborene Luxation sind Asymmetrien der Hautfalten am Oberschenkel, Beinlängenunterschiede, Bewegungsarmut, Abspreizhemmung. Weiteren Aufschluss bieten Ultraschall- und Röntgenuntersuchungen.

### Subluxation

Unvollständige Verrenkung, wobei die Gelenkflächen zum Teil in Berührung bleiben.

### 4.4.4.5    Schleimbeutelentzündung (Bursitis)

Entzündliche Erkrankung, die durch Dauerreizung, Überbeanspruchung, seltener durch Trauma oder Infektionskrankheiten (z.B. Tbc), beispielsweise an der Bursa praepatellaris bei Fließenlegern („Pastorenknie"), als „Studentenellenbogen" (Bursa olecrani) oder zwischen Deltamuskel und Schultergelenkkapsel (Bursa subacrominalis) entsteht.

#### Akute Form

**Symptome:** akute (druckschmerzhafte) Schwellung, evtl. Hautrötung und palpable (tastbare) Flüssigkeitsansammlung.

**Therapie:** Ruhigstellung und Antiphlogistikagabe
**NHK:** Akupunktur, Ab- und Ausleitungsverfahren (Cantharidenpflaster, Blutegel u.a.).
**Phytotherapie:** beispielsweise Beinwell (antiödematös).

#### Chronische Form (Hygrom)

**Symptome:** ohne akute Entzündungszeichen, nur Schwellung, ggf. Knistern bei Palpation.

**Therapie:** Punktion eines Hygroms, evtl. Exstirpation des Schleimbeutels.

### 4.4.4.6    Rheuma

Sammelbegriff für Erkrankungen mit **Schmerzen im Bewegungsapparat. Sie betreffen das Bindegewebe**
- **Entzündlicher Rheumatismus** (z.B. rheumatisches Fieber, progrediente chronische Polyarthritis, M. Bechterew, Kollagenosen)
- **Degenerativer Rheumatismus** (z.B. Arthrose s.u.)
- **Weichteilrheumatismus:** meist entzündliche und degenerative Prozesse, z.B. Muskelrheumatismus, aber auch Tennisellenbogen, Bursitis und Fibromyalgie-Syndrom

## Arthrose

**Degenerative Veränderung** (Dünnerwerden bis völliger Abrieb) des Gelenkknorpels durch Alterung und Verschleiß, begünstigt durch schwere Gelenkfehlbelastungen, Verletzungen, Übergewicht, angeborene Fehlbildungen, Stoffwechsel- und Hormonstörungen, Entzündungen (→ 116). Als Symptome treten auf:
- Dünnerwerden der Gelenkknorpel mit Knochenwucherungen an Gelenkrändern (evtl. Knirschen bei Bewegung)
- Durch Fehlbelastung Schäden auch an Sehnen und Bändern
- Schmerz, v.a. **Anlaufschmerz**, verschwindet anfangs → später bei einfachen Bewegungen → Dauerschmerz/reflektorische Muskelverspannungen
- **Bewegungseinschränkung:** anfangs schmerzbedingt, dann durch Umbauvorgänge Verschlimmerung bis hin zur Gelenkversteifung
- Beschwerden verstärken sich bei Kälte, Nässe, Wetterwechsel, Überbeanspruchung

**Therapie:** Bewegen, ohne zu belasten (Krankengymnastik, Massagen, Bewegungsbäder), Schonung und Wärme werden oft als lindernd empfunden. Akupunktur, Homöopathie, Phytotherapie (z.B. Arnica, Heublumen), Elektrotherapie, evtl. Operation.

## Häufige Formen der Arthrose

### Kniearthrose (Gonarthrose)

Häufigste Arthrose; w > m
- Primär (idiopathisch) meist nach dem 50. Lj.
- Sekundär: durch Achsfehlstellung (X-/O-Beine), Überlastung, Verletzungen, Entzündungen (Arthritis), Infektionen (Gonorrhö)

Symptome
- Gelenkschmerzen: schubartig verlaufend, zunächst oft uncharakteristisch (Gangunsicherheit, Wetterfühligkeit), dann Anlauf- und Belastungsschmerz v.a. beim Treppab- oder Bergablaufen, bei Fortschreiten auch Dauer- und Nachtschmerz
- Eventuell Muskelatrophie (v.a. Oberschenkel), evtl. Ergüsse (aktivierte Arthrose), evtl. sekundäre Gelenkfehlstellungen

**Empfehlenswert:** keine Absätze, Schuhwerk, das guten Halt bietet.
**Abzuraten:** bergauf und bergab gehen, Treppensteigen, schwer tragen.

## Hüftarthrose (Koxarthrose)

Degenerative Veränderungen des Hüftgelenks mit schmerzhafter Funktionsminderung, w > m

- Etwa 35% primär bzw. idiopathisch (ohne erkennbare Ursache), tritt meist nach dem 50. Lj. auf.
- Etwa 65% sekundär als Folge von Beschädigungen des Gelenks, angeborener Fehlbildung oder Entwicklungsstörung; tritt meist schon zwischen dem 30.–40. Lj. auf.

20% der Patienten mit Coxarthrose klagen primär über Knieschmerzen!

Verschlimmerung durch Übergewicht, Stoffwechselstörungen, Klimakterium und Durchblutungsstörungen. Schmerz und Steifigkeit entwickeln sich langsam (z.B. Schmerzen beim Treppensteigen, Aussteigen aus dem Auto), evtl. Ausstrahlung in Leiste und/oder Knie. Oft kommt es zur reaktiven Hyperlordose der LWS.
**Therapeutisch** empfehlenswert sind **Radfahren und Schwimmen**.

## Wirbelsäulenarthrose

Tritt v.a. in der LWS auf, weil dort die Belastung am größten ist. Bei älteren Frauen ist auch die HWS betroffen, was sich in dumpfen Schmerzen in Hals und Hinterkopf äußert, die mit reflektorischer Muskelverspannung und evtl. Schmerzausstrahlung in den Arm einhergehen.

## Fingerpolyarthrose

Meist bei Frauen nach dem Klimakterium.

- Meist an den **Fingerendgelenken** (Heberden-Arthrose): mit schubweisem Verlauf, schmerzhafter, knotig plumper Deformierung und Streckdefizit. Durch Knorpel-Knochen-Wucherungen typische **Heberden-Knötchen.**
- Abweichung der Endglieder in Richtung Radius, relativ geringe Gebrauchsbehinderung der Hände.
- Aber auch an **Fingermittelgelenken** (Bouchard-Arthrose) mit **Bouchard-Knoten.**
- Oder am **Daumenwurzel(-sattel-)ge-lenk** (Rhizarthrose) mit frühzeitiger schmerzhafter Funktionseinschränkung, oft im Rahmen einer Polyarthrose.

Es können alle drei Formen gleichzeitig vorkommen.

### Rheumatoide Arthritis, progrediente chronische Polyarthritis (PCP)

- Entzündlicher Gelenkrheumatismus, v.a. an Gelenkinnenhaut (Synovialis), aber auch Beteiligung anderer Bindegewebe (Rheumaknoten) beispielsweise auch an Herz, Lung und Haut möglich sowie mit begleitender **Konjunktivitis** (Augenbindehautentzündung).

- Die Ursache der Autoimmunreaktion ist unbekannt (im Gespräch sind chronische Übersäuerung des Organismus, aber auch Virusinfektion, Kälte, Nässe, hormonelle Einflüsse und erbliche Faktoren).
- **Besonders sind Frauen** betroffen (3–4 : 1), familiäre Häufung, Altersgipfel 40. Lj.

**Pathologie:** abakterielle Synovitis ⇒ Erguss, Fibrineinlagerungen und Zellwucherungen ⇒ wachsendes Granulationsgewebe, das Gelenkknorpel, Sehnen und Bänder des Halteapparats zerstört ⇒ Fehlstellung und Versteifung der Gelenke.

## Symptome

- Schleichender Beginn: Müdigkeit, Abgeschlagenheit, subfebrile Temperatur, vegetative Symptomatik (z.B. Schwitzen, Appetitverlust)
- Typischer Befall: oft zuerst **Fingermittel- und -grundgelenke** und **Handgelenke** (Fingerendgelenke II–V sind nicht betroffen); entsprechende Gelenke der Füße häufig gleichzeitig oder später mitbetroffen, später auch größere Gelenke (z.B. Wirbelsäule)
- Meist **symmetrischer** Befall
- **Schwellungen** der betroffenen Gelenke, weich, druckschmerzhaft
- **Überwärmung** der und **Schmerzen** an den betroffenen Gelenken: Druck- und Flexionsschmerz im Handgelenk, „Begrüßungsschmerz": am schmerzhaftesten ist seitlicher Fingerdruck
- Selten Fieber
- **Morgendliche Steifigkeit,** da sich entzündliches Ödem in Ruhe ausgebreitet hat
- Eventuell Sehnenscheiden und Schleimbeutel mitbetroffen
- Rückbildung der Muskulatur
- Haut über dem Gelenk wird dünn und glatt, oft mit bräunlicher Pigmentierung
- Bei ca. 20% der Patienten **Rheumaknoten**: derb, nicht schmerzhaft, bevorzugt an Fingern, Armen, Ellenbogen, Füßen (außerdem an Sehnenscheiden/Schleimbeuteln)
- Schwanenhals- und Knopflochdeformität

**Andere Verläufe:** PCP kann auch akut oder subakut auftreten, Befall nur weniger größerer Gelenke, evtl. mit Ausbreitung in Schüben.

**Komplikationen**

Manchmal Übergreifen des rheumatisch-entzündlichen Prozesses auf innere Organe (v.a. Herz [→ 165], Lunge [→ 241, → 250], Pleura, Nieren, ZNS, Nerven [→ 556] und Augen [→ 589]) und Blutgefäße; evtl. Ablagerung von pathologischen Eiweißen in den Organen (sekundäre Amyloidose), was zu Magen-Darm-Beschwerden, Herz- und Niereninsuffizienz führen kann.

**Rheumafaktor**

Fehlgeleiteter Antikörper der Klasse IgG (s.u.); wird bei 70-80% der Patienten mit PCP gefunden (seropositive CP), allerdings auch bei Patienten mit chronischen Infektionskrankheiten.

**Kreislauf**

Schädigender Reiz ⇒ Bindegewebsentzündung ⇒ Antikörperbildung (IgG) ⇒ Antikörper-bildung gegen Antikörper (= Rheumafaktor) ⇒ Phagozytose des Immunkomplexes ⇒ Frei-setzung von Verdauungsenzymen aus Phagozyten ⇒ schädigender Reiz usw.

**Prognose**

Meist langsam, aber stetig fortschreitend, oft mit zeitweiligen Stillständen. Nicht direkt lebensbedrohlich, aber durch Sekundärkomplikationen (s.o.) und Medikamentenneben-wirkungen etwas verkürzte Lebenserwartung. In 15% der Fälle Spontanheilung, in 15% der Fälle schwerster Verlauf mit Invalidität.

**Therapie bei PCP**

Im akuten Schub durch den Arzt, der verschreibungspflichtige Medikamente einsetzt (z.B. Antirheumatika wie Antimalariamittel, Sulfasalazin, Goldsalze, Penicillamin, Cortison, Azathioprin, Immunsuppressiva), um (evtl. erheblichen) Gelenkschädigungen vorzubeugen. Außerdem wird evtl. operiert: Entfernen des entzündeten und zerstörend wachsenden Synovia; Befreiung eingeklemmter Sehnen und Nerven; Korrektur von Gelenkfehlstellun-gen; künstliche Gelenke.

**Krankengymnastik** (mit Erlernen von Gelenkschutzmaßnahmen und funktionsgerechter Lagerung), **Massagen, Bäder, Kryotherapie** (Kälte).

**Aktive und passive Bewegungstherapie** als unverzichtbare Säulen.

**NHK**

- **Ernährungsumstellung:** saure Nahrungsmittel reduzieren (Weißbrot, Zucker, tierische Nahrungsmittel, Gekochtes, v.a. Verzicht auf Schwein, Milch und Milchprodukte).
- Eventuell **geopathische Störzonen ausschalten.**
- **Akupunktur** je nach Diagnose, oft Yang ableiten bzw. „herunterziehen"; mit dabei sind wahrscheinlich Di 4 (Ausleitung), Blase 11 (Knochen und Knorpel), Gb 34 (Muskeln und Sehnen), MP 6.
- **Ausleitende Verfahren,** z.B. Baunscheidtieren, Schröpfen

- **Phytotherapie**
  - Teufelskralle wirkt u.a. entzündungshemmend.
  - Weide(nrinde) ist salicinhaltig, damit auch entzündungshemmend (antiphlogistisch) und schmerzstillend (analgetisch).
  - Bittersüß (glukokortikoidartig, also entzündungshemmend) regt auch den Stoffwechsel an.
  - Weihrauch.
- **Homöopathie**
  Gemäß ausführlicher Repertorisation. Es würde den Umfang dieses Buchs sprengen, alle infrage kommenden Mittel aufzuführen. In Komplexpräparaten findet sich z.B. oft
  - Bryonia (bei heißen, geschwollenen, sehr berührungsempfindlichen Gelenken) und
  - Berberis (bei wandernden Schmerzen, zur Ausleitung).
- **Steine:** beispielsweise Kombination Moosachat, Heliotrop und Hämatit.

| | Arthrose | Rheumatoide Arthritis |
|---|---|---|
| Pathophysiologie | Degenerativ z.B. durch Abnutzung, Überbeanspruchung | Entzündlich, unklare Genese: Übersäuerung? Autoimmun? u.a. |
| Vorstadium | Jahre | Wochen bis Monate |
| Verlauf | Langsam fortschreitend | Oft schubweise |
| Lokalisation | Meist große Gelenke wie Knie und Hüfte | Oft kleine Gelenke v.a. der Hände |
| Lokalisation an Fingern | End- und Mittelgelenke | Grund- und Mittelgelenke |
| Gelenkschwellung | Selten (wenn, dann meist nach Belastung) | Fast immer (auch ohne Belastung) |
| Schmerz | Anlauf- und Belastungsschmerz | Nacht- und Ruheschmerz, Morgensteifigkeit (> 30 min) |
| Schmerzdauer | Meist kurz | Anhaltend |
| Überwärmung/ Verfärbung | Selten (nur bei aktivierter Arthrose) | Meistens |
| Manifestationen außerhalb der Gelenke | Nein | Häufiger, z.B. subkutane Granulome (Rheumaknoten) v.a. an Streckseite der Arme; Konjunktivitis, Pleuritis u.a. |

|  | Arthrose | Rheumatoide Arthritis |
|---|---|---|
| Fieber | Nein | Gelegentlich |
| Labor | Normal | BSG↑, Leukozytose, Rheumafaktor oft positiv |

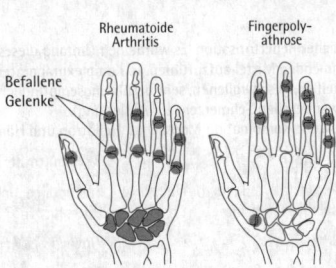

Rheumatoide Arthritis — Fingerpolyathrose

Befallene Gelenke

## Arthritiden anderer Genese

### Rheumatisches Fieber

Es kommt zu **Rheuma** (Gelenkschmerzen) und **Fieber** als Folge bzw. **Zweiterkrankung nach einer Streptokokkeninfektion**.

β-hämolysierende Streptokokken der Gruppe A verursachen meist Infektionen im Kopf- und Halsbereich, z.B. bei Angina, Pharyngitis, Sinusitis, Zahnwurzelvereiterung o.Ä. 10–20 Tage nach Abklingen dieser primären Erkrankung bei 2–3% der Betroffenen rheumatisches Fieber. Erkrankungsgipfel zwischen dem 5.–15. Lj.

**Ursache** sind nicht die Streptokokken selbst. Es handelt sich hierbei (vermutlich) um eine **Autoimmunreaktion** gegen das Streptokokkentoxin (Allergie Typ III, Immunkomplexreaktion). Eine weitere Streptokokkenzweiterkrankung ist die Glomerulonephritis, sie tritt sehr selten gleichzeitig mit rheumatischem Fieber auf.

**Symptome**
- **Allgemeinerscheinungen:** Fieber, Kopfschmerzen, Schwitzen
- **Akute „wandernde" Polyarthritis**, bevorzugt der großen Gelenke. Diese sind **überwärmt, geschwollen und schmerzen stark**.
- **Hauterscheinungen:** Knötchen, Flecken oder Petechien (ca. 40%)

- Chorea minor (kleiner Veitstanz)
- **Herzbeteiligung:** Pankarditis (Peri-, Myo- und **Endokarditis**) und damit Herzklappen-
  beteiligung; rheumatische (warzenförmige, entzündliche) Knötchen. Entzündliche
  Veränderung und narbige Schrumpfungen können an den Herzklappen (meist Mitral-
  klappe) zu Stenosen und/oder Insuffizienzen führen. Hinweise auf Herzbeteiligung
  können sein:
  - Ruhetachykardie
  - Herzrhythmusstörungen, EKG-Veränderungen

Unterschwellige Verlaufsformen häufen sich. Dabei kaum Erscheinungen an den Gelenken,
aber folgenschwere Veränderungen der Herzklappen.

| Hauptkriterien | Nebenkriterien |
|---|---|
| • Karditis | • Fieber |
| • Polyarthritis | • Arthralgie |
| • Chorea minor | • BSG und/oder CRP ↑ |
| • Subkutane Knötchen | • Verlängerte PQ-Zeit |
| • Erythema anulare rheumaticum | • Rheumatisches Fieber in der Anamnese |

Diagnose rheumatisches Fieber wahrscheinlich bei
- vorausgegangenem Streptokokkeninfekt und
- zwei Haupt- oder einer Haupt- und zwei Nebenkriterien.

## Arthritis psoriatica

Mögliche Begleiterscheinung (ca. 5%) bei Psoriasis (Schuppenflechte: silberweiße Schuppen
auf rotem Grund v.a. an Streckseiten, Tüpfel-/Ölflecknägel, → 620), selten Erstmanifestation. Teilweise destruierende seronegative (kein Rheumafaktor im Blut) (Oligo-/Poly-)Ar-
thritis mit typischem Gelenkbefallmuster, wobei v.a. alle kleinen distalen Gelenke (Finger-
oder Zehenendgelenke) befallen sind. Und/oder es kommt zum „Strahlenbefall", d.h., alle
Gelenke entlang eines Fingers sind befallen, evtl. auch große Gelenke, insbesondere das
Kniegelenk. Bei Befall des Großzehengrundgelenks Verwechslung mit Gicht möglich
(→ 483). 23% der Fälle als Spondylitis psoriatica mit Manifestation v.a. am Achsenskelett.

### Diagnose
**Röntgen:** charakteristischer asymmetrischer Knochenabbau und/oder Knochenanbau (ohne
die für die rheumatoide Arthritis typische gelenknahe Entkalkung).

## Monoarthritis gonorrhoica

Reaktive Arthritis (oft Monoarthritis des Kniegelenks) als Komplikation der Gonorrhoe
(Tripper, Geschlechtskrankheit durch Gonokokken mit Brennen beim Wasserlassen, eitrigem
Ausfluss u.a., → 503, → 521).

## Reiter-Arthritis

Entzündliche Gelenkerkrankung als Zweiterkrankung, ca. 2–6 Wochen nach Infektionen des Gastrointestinaltrakts (Yersinien, Salmonellen, Shigellen u.a.) oder des Urogenitaltrakts (Gonokokken, Chlamydia trachomatis u.a.).

**Prädisposition:** in 80% der Fälle Zellantigen HLA-B27 nachweisbar (wie auch bei M. Bechterew, bei Normalbevölkerung: 8%), Vorkommen meist bei Männern.

**Symptome:** anfangs hohes Fieber; Rheumafaktor negativ; führendes Symptom Entzündung der Eichel (Balanitis); außerdem papulopustulöse parakeratotische Exantheme besonders an Fußsohlen und Handinnenflächen (eine zusätzliche Dermatitis macht aus der Reiter-Trias die Reiter-Tetralogie).

> **Reiter-Trias**
> • Arthritis (v.a. Fuß- und Kniegelenke) • Unspezifische Urethritis • Konjunktivitis

**Therapie:** symptomatisch Antiphlogistikagabe, Tetracycline bei Chlamydiennachweis in der Urethra, evtl. Retinoide, Ciclosporin.

## Arthritis auch im Rahmen von Infektionskrankheiten

Dann entsteht sie durch **Bakterien:** Staphylokokkus aureus, Borrelia burgdorferi (M. Lyme). **Viren:** Mumps-, Röteln-, Hepatitisviren; mit entsprechenden Krankheitserscheinungen der Infektion.

## M. Bechterew, Spondylarthritis ankylopoetica (verknöchernde Entzündung der Wirbelgelenke)

Chronisch-entzündliche rheumatische Erkrankung.
Bei ca. 1% der Bevölkerung, m : w = 3 : 1
- Versteifung von Achsenskelett und wirbelsäulennahen Gelenken, meist beginnend mit dem Iliosakralgelenk
- Entzündung der Gelenke, nachfolgend Atrophie der Gelenkknorpel und schließlich knöcherne Durchbauung des gesamten Gelenks und Verkalkung von Bändern und äußeren Bandscheiben (⇒ Versteifung)
- Besonders Männer zwischen dem 20. und 30. Lj. betroffen

**Ursache:** unbekannt, Vererbung, in 90% der Fälle Zellantigen HLA-B27 nachweisbar (bei Normalbevölkerung in 8% der Fälle)

**Frühzeichen**
- **Tiefsitzende nächtliche Rückenschmerzen** oft mit Ausstrahlung in Gesäß, Oberschenkel und Leiste
- **Fersenschmerzen** durch entzündliche Verkalkung der Sehnenansätze

- **Morgensteifigkeit** im Stammskelett, v.a. im Kreuzbeinbereich
- **Häufig Augenentzündungen (Konjunktivitis)**

**Spätzeichen**
- Hyperkyphose der BWS
- Hyperlordose der HWS
- Kopfbewegung eingeschränkt und damit auch stark eingeschränktes Blickfeld

**Endstadium**
- Fast völlige Versteifung von Wirbelsäule und Brustkorb, dadurch
  - Beeinträchtigung von Atmung und Kreislauf
- Hochgradige allgemeine **Muskelatrophie**

### Diagnose
Im Röntgen: **Bambusstabwirbelsäule**
**Test: Schober-Zeichen**, Abstand LWS beim Vorbeugen oder Ott-Zeichen für BWS (→ 658).

### Therapie
Ein Leben lang: tägliches Bewegungstraining, Atemtraining, Muskelentspannung, NSAR; im Endstadium evtl. Operation.

## Fibromyalgie, generalisierte Tendomyopathie

Immer häufiger diagnostiziertes, kontrovers diskutiertes „Weichteilrheuma" unklarer Ätiologie.
- Häufigkeit unter den rheumatischen Erkrankungen 4–20%
- In 80 % der Fälle sind Frauen betroffen, typischerweise zwischen dem 20. und 50. Lj.
- Chronische, generalisierte Schmerzen der Sehnenansätze und Muskeln mit uncharakteristischen, schmerzhaften Druckpunkten („tender points", s. Abb.); Schmerzverstärkung durch Kälte, Stress, körperliche Überlastung und Ruhe, Besserung durch Wärme und mäßige Aktivität.
- Begleitsymptome: Morgensteifigkeit, periphere Parästhesien und Schwellungsgefühl an den Händen ohne objektiven Befund, gute (passive) Beweglichkeit, keine Muskelatrophie, allgemeine Abgeschlagenheit und Müdigkeit, Schlafstörungen, Spannungskopfschmerz, Reizkolon.
- Oft werden psychosomatische Hintergründe mit der Erkrankung in Zusammenhang gebracht (z.B. Auftreten nach Trennung).

**Laborwerte:** normal (BKS, Leukozyten, Rheumafaktor, antinukleäre Antikörper, CPK), keine Röntgenbefunde.

**Diagnose:** Schmerzen in mindestens drei Regionen seit wenigstens drei Monaten; mindestens sieben von 14 typischen Punkten druckschmerzhaft; kein Druckschmerz an bestimmten Kontrollpunkten (z.B. laterales Claviculadrittel, Mitte des dorsalen Unterarms, Daumenballen und –nagel u.a.).

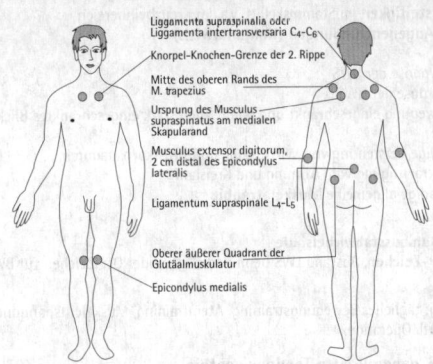

Ligamenta supraspinalia oder
Ligamenta intertransversaria C4-C6

Knorpel-Knochen-Grenze der 2. Rippe

Mitte des oberen Rands des
M. trapezius

Ursprung des Musculus
supraspinatus am medialen
Skapularand

Musculus extensor digitorum,
2 cm distal des Epicondylus
lateralis

Ligamentum supraspinale L4-L5

Oberer äußerer Quadrant der
Glutäalmuskulatur

Epicondylus medialis

**Therapie:** Verhaltensänderung (Entspannung, Schlaf, Bewegung), Haltungsschulung, Muskel- und Kreislauftraining, Wärme- und Elektrotherapie; Antidepressiva (z.B. Amitriptylin, Maprotilin); evtl. Psychotherapie, da viele Betroffene dauerhaft angespannt sind und evtl. Aggressionen verdrängen.

**Prognose:** häufig spontane Besserung im Alter.

## 4.4.5 Kollagenosen

Systemisch-entzündliche Bindegewebskrankheiten. Zu den rheumatischen Erkrankungen zählende systemische Autoimmunkrankheiten (Nachweis verschiedener Autoantikörper), die mit entzündlichen Veränderungen kollagenen Gewebes einhergehen. Frauen sind weitaus häufiger betroffen als Männer.

### 4.4.5.1 Lupus erythematodes (LE)

Seltene Autoimmunerkrankung des Gefäßbindegewebes (Anlagerung von Immunkomplexen mit nachfolgender Entzündung), meistens bei Frauen zwischen dem 20. und 30. Lj.

**Ätiologie:** Vermutlich aufgrund einer genetischen Veranlagung lösen Umweltfaktoren wie UV-Strahlung (Sonnenlicht), Medikamente, Infektionen die Bildung von Autoanti-körpern/ Immunkomplexen aus, die sich in Haut und inneren Organen ablagern und diese schädigen.

**Symptome:** anfangs oft Müdigkeit, später Schwäche oder Fieber.

**Diagnose:** 80% der Betroffenen haben LE-Zellen im Blut.

### Lupus erythematodes diskoides (LED)

- Lichtexponierte **Haut** befallen
- **„Schmetterlings-erythem"** über Nasenrücken und Wangen
- Häufigste und mildeste Verlaufsform
- Entzündliche Hauterscheinungen, scharf begrenzt, vermehrt schuppend, **Hyperästhesie**

### Systemischer Lupus erythematodes (SLE)

Unterschiedlichste Verlaufsformen. Häufige Erscheinungen: Arthritiden (Gelenkbeschwerden in 90% der Fälle, v.a. in Bereich der Knie- und Handgelenke), Hauterscheinungen in 75% der Fälle, ferner Pleuritis, Nephritis, Hypertonie, Peri- und Endokarditis.
**Akutstadium:** oft mit hohem Fieber und schmetterlingsförmigem Hautausschlag über Nase und Wange; kann innerhalb weniger Monate zum Tod führen.

> **Merke:** Bei unklaren Fieberschüben und Gelenkbeschwerden neben z.B. Borreliose auch LE in Betracht ziehen.

#### 4.4.5.2 Darrsucht (Sklerodermie)

**PSS** = progressive systemische Sklerodermie
**Sklerose** = krankhafte Verhärtung eines Organs
**Derma, dermis** = die Haut

Zunächst entzündliche Veränderungen, dann Bindegewebsneubildungen, schließlich degenerative Veränderungen, die in einer systemischen und einer lokalisierten Form auftreten. Meist bei Frauen zwischen dem 40. und 50. Lj. Bleibt die Erkrankung auf die Haut beschränkt (Sclerodermia circumscripta), ist die Prognose gut. Betrifft sie jedoch das ganze Bindegewebe oder auch innere Organe, ist die Prognose schlecht.

#### Symptome

- Beginn mit teigigen Ödemen an den Fingerspitzen und Raynaud-Symptomatik (mangelhafte Durchblutung der Finger, → 190)
- Monate später fleckig-livide Verfärbung bei glänzender, atrophischer, unverschieblicher Haut
- Rattenbissartige Nekrosen, Knochen der Endglieder lösen sich auf; Finger werden in Beugestellung fixiert
- Ausbreitung in Schüben über Hände, Unterarme, Gesicht, Hals und Brust
- Befall des Gesichts führt zu maskenhafter Starre des Gesichtsausdrucks, Verkleinerung der Mundöffnung mit dünnen Lippen und strahlenförmiger Hautfältelung (Tabaksbeutelmund), Verkürzung des Zungenbändchens und Lidschlussproblemen

Nach unterschiedlich langer Zeit werden innere Organe befallen: Speiseröhre (Reflux-ösophagitis), Beweglichkeitsstörung des Magens/Darms mit Durchfall und/oder Obstipation und Malabsorptionssyndrom, Lungenbefall mit Lungenfibrose, Herz- und Niereninsuffizienz.

**Therapie**: Es gibt keine ursächliche Therapie.

Verbesserung bei Hautbefall durch Hautpflege, Verzicht auf Nikotin, Meiden von Kälte und Feuchtigkeit; Krankengymnastik und Massagen beugen Kontrakturen vor.

### 4.4.5.3 Panarteriitis nodosa, Periarteriitis nodosa

Knötchenförmige akute Entzündung der arteriellen Gefäßwand mit Zellinfiltration und Nekrose (→ 199). Selbst im Krankenhaus kann kaum geholfen werden, führt meist nach kurzem Verlauf zum Tod.

**Symptome**

Neben Fieber und Gewichtsverlust treten je nach vorrangig befallenen Gefäßen folgende Symptome auf.

**Koronararterien:** Angina pectoris, Herzinfarkt

**Nierengefäße:** zunächst renale Hypertonie, später Nierenversagen

**Hautgefäße:** lokale Durchblutungsstörungen, später Nekrosen

**Magen-Darm-Gefäße:** Leibschmerzen, Schleimhautulzera bis Ileus

**Labor**: Rheumafaktoren positiv (40%), zirkulierende Immunkomplexe (85%)

# 5 Herz (Cor)

Das Herz ist ein Hohlmuskel, der die Aufgabe hat, das Blut durch das Kreislaufsystem (→ 175) zu pumpen. Die Scheidewand (Septum) trennt die linke Herzhälfte von der rechten und macht es so zu einer „Doppelpumpe". Die Hälften sind nochmals in Vorhof (Atrium) und Kammer (Ventrikel) geteilt. Die Strömungsrichtung wird durch "Ventile", die Herzklappen (→ 128) vorgegeben.

Die linke Herzhälfte pumpt das sauerstoffreiche Blut, das sie von den Lungen bekommt, in den großen Körperkreislauf. Die rechte Herzhälfte pumpt das sauerstoffarme Blut, das aus dem Körperkreislauf zurückkommt, in den kleinen Lungenkreislauf zur Lunge.

Herz und Blutgefäße (umgangssprachlich „Adern") bilden gemeinsam das Herz-Kreislauf-System (kardiovaskuläres System).

## 5.1 Anatomie

### 5.1.1 Form und Lage

Das Herz liegt im Mediastinum zwischen den beiden Lungenflügeln, ist etwa faustgroß und wiegt ca. 350 g. Es hat die Form eines seitlich geneigten Kegels mit der Spitze nach unten links vorne, wo es am Zwerchfell und an der Brustwand anliegt (Herzspitzenstoß im 5. ICR tastbar). Die Herzbasis zeigt nach oben rechts hinten, wo sie der Speiseröhre und der absteigenden Aorta anliegt. Etwa zwei Drittel des Herzens liegen in der linken Brustkorbhälfte, ein Drittel in der rechten.

Wie viele Muskeln passt sich auch das Herz den gegebenen Anforderungen an. Das Herz eines Sportlers ist somit größer und stärker als das eines Nichtsportlers. Aber auch bei Herzinsuffizienz (→ 149) hypertrophiert das Herz, um zu kompensieren. Ab einem kritischen Herzgewicht von 500 g können die Herzkranzgefäße es nicht mehr ausreichend versorgen.

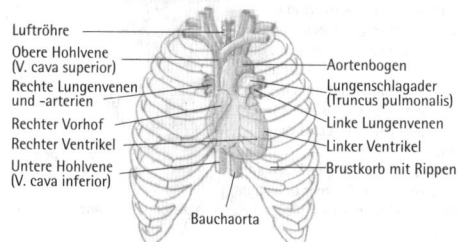

Luftröhre
Obere Hohlvene (V. cava superior)
Rechte Lungenvenen und -arterien
Rechter Vorhof
Rechter Ventrikel
Untere Hohlvene (V. cava inferior)
Aortenbogen
Lungenschlagader (Truncus pulmonalis)
Linke Lungenvenen
Linker Ventrikel
Brustkorb mit Rippen
Bauchaorta

## 5.1.2 Wandaufbau

- **Endokard:** Herzinnenhaut (einschichtiges Endothel), kleidet die ganzen Innenflächen aus und überzieht auch die bindegewebigen Herzklappen.
- **Myokard:** Herzmuskulatur, „die arbeitende Schicht" ist im Bereich der linken Herzhälfte dicker (ca. 8-14 mm), da sie für den großen Körperkreislauf einen Druck von z.B. 140 mmHg aufbauen muss. Die rechte Herzhälfte muss für den Lungenkreislauf nur etwa 25-30 mmHg aufbauen und ist dementsprechend nur knapp 5 mm dick.
- **Perikard:** Herzbeutel (im weiteren Sinn) mit
  - innerem, serösem (viszeralem) Blatt (Epikard), das mit dem Myokard verwachsen ist, und
  - äußerem, fibrösem (parietalem) Blatt, einem derben, reißfesten Bindegewebssack (Perikard im engeren Sinn).

---

**Zur Veranschaulichung**

Wenn Sie Ihre Faust in einen Luftballon drücken, entspricht die Schicht, die direkt Ihrer Faust anliegt, dem Epikard, der luftgefüllte Raum dem Gleitspalt und die äußere Schicht, die keinen direkten Kontakt zur Faust hat, dem parietalen Blatt (Perikard).

---

Der Gleitspalt dazwischen enthält einen Film seröser Flüssigkeit, die vom Epikard gebildet wird und als Gleitfilm die Reibung zwischen den Blättern reduziert. An der Herzbasis, wo auch die Gefäße ein- und austreten, gehen die beiden Blätter ineinander über.

Das Perikard ist nach unten mit dem Zwerchfell und seitlich mit der Pleura (Brustfell) verwachsen, um das Herz im Mediastinum zu fixieren.

## 5.1.3 Herzklappen

Beide Herzkammern haben jeweils einen Eingang, durch den das Blut aus den Vorhöfen einströmt, und einen Ausgang, der das Blut in die großen Schlagadern des Körpers entlässt. An den Eingängen sorgen die Segelklappen (Atrioventrikularklappen) dafür, dass das Blut nicht zurück in die Vorhöfe fließen kann. Nebenstehende Abbildung zeigt links die Mitralklappe (ähnelt in Bezug auf die Form einer Mitra = Bischofsmütze), rechts die Trikuspidalklappe (dreizipfelig).

Geschlossen      Geöffnet

**Segelklappen**

Die Segelklappen sind über Sehnenfäden an den Papillarmuskeln in der Kammer befestigt, damit sie unter dem starken Druck nicht in die Vorhöfe umschschlagen können.

An den Ausgängen verhindern Taschenklappen (Semilunarklappen) ein Zurückfließen des Bluts aus den Gefäßen in die Kammer. Links ist die Aortenklappe, rechts die Pulmonalklappe zu sehen. Diese „Taschen" sind an den Gefäßwänden befestigt, ihre Öffnungen zeigen in Richtung der Gefäße. Wenn das Blut aus der Kammer gepresst wird, werden die Taschen an die Wände gedrückt. Lässt der Druck aus der Kammer

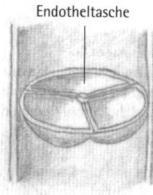
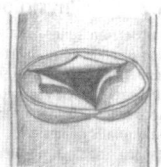

Endotheltasche

Geschlossen        Geöffnet

**Taschenklappen**

nach, würde das Blut zurückfließen. So füllt es aber die Taschen, die sich aufblähen und ihre Öffnungen aneinanderlegen und somit den Rückweg verschließen. Die Klappen sind jeweils an einem Ring aus Bindegewebe aufgehängt. Die Ein- und Ausgänge der Kammern liegen auf einer Ebene, der sog. Klappenebene.

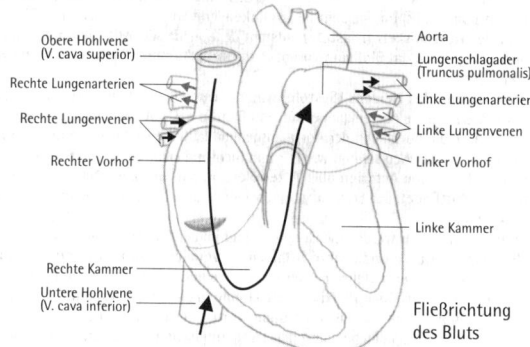

Obere Hohlvene (V. cava superior)
Rechte Lungenarterien
Rechte Lungenvenen
Rechter Vorhof
Rechte Kammer
Untere Hohlvene (V. cava inferior)

Aorta
Lungenschlagader (Truncus pulmonalis)
Linke Lungenarterien
Linke Lungenvenen
Linker Vorhof
Linke Kammer

Fließrichtung des Bluts

**Gefäße, die das Blut vom Herzen wegleiten, sind Arterien,
Gefäße, die das Blut zum Herzen hinleiten, sind Venen.**
Nur im großen Körperkreislauf enthalten die Arterien sauerstoffreiches Blut und die Venen sauerstoffarmes. Im Lungenkreislauf enthalten die Arterien das sauerstoffarme Blut und die Venen das sauerstoffreiche.

## 5.2    Physiologie

Das Herzerregungs- und -leitungssystem (→ 133) gibt dem Herzen elektrische Impulse, woraufhin es kontrahiert (Anspannungsphase **[Systole]**, → 131). Durch die Kontraktion werden die Kammern zusammengepresst und somit Druck aufgebaut. Durch diesen werden die Segelklappen verschlossen und die Taschenklappen aufgedrückt. Das Blut wird aus dem Herzen in die beiden größten Schlagadern des Körpers, die **Aorta** und den **Truncus pulmonalis** gepresst.
Danach erschlafft der Herzmuskel und die Kammern vergrößern sich wieder, wodurch ein Unterdruck, ein Sog entsteht. Das Blut aus den großen Gefäßen kann nicht mehr zurück, da es von den Taschenklappen aufgehalten wird, aber die Segelklappen öffnen sich und das Blut aus den Vorhöfen kann in die Kammern einströmen.

> **Anregung:** Stellen Sie sich vor, Sie seien ein Erythrozyt (rotes Blutkörperchen), der z.B. gerade voller Sauerstoff und Abenteuerlust seine Rundreise durch den Körper von der Lunge aus beginnt.

Das sauerstoffreiche Blut verlässt die Lunge und den Lungenkreislauf über die **Pulmonalvenen** (Venae pulmonalis) und gelangt in den **linken Vorhof** (Atrium sinister). Bei **Erschlaffung des Herzmuskels (Diastole)** entsteht der Sog, der die **Mitralklappe** (linke Segelklappe) öffnet und das Blut vom Vorhof in die **linke Kammer** (Ventriculum sinister) einströmen lässt.
Bei der **Kontraktion des Herzens (Systole)** wird der Eingang durch den Druck zugeschlagen und der Ausgang, die Aortenklappe, aufgestoßen. So gelangt das Blut in den großen Körperkreislauf, in die Aorta. Von der Aorta ausgehend laufen viele Verzweigungen durch den ganzen Körper. Der Weg sei nun wie folgt: in Richtung kleiner Zeh. Die Blutgefäße werden immer feiner, von **Arterien** über **Arteriolen**, bis hin zur **Kapillarebene**, wo der Gasaustausch stattfindet. Der Erythrozyt gibt seinen Sauerstoff ab und nimmt ein neues Kohlendioxid mit.
Über **Venolen** und **Venen** werden die Gefäße wieder immer breiter, bis sie sich zu den **dicken Hohlvenen (obere und untere Hohlvene = Vena cava superior und inferior)**, in unserem Beispiel der unteren Hohlvene, vereinigen, die in den **rechten Vorhof** (Atrium dexter) münden. Von dort über die **Trikuspidalklappe** in die **rechte Kammer** weiter über die **Pulmonalklappe** in den **Truncus pulmonalis** zurück zur Lunge. Dort verästeln sich die Gefäße wieder, um auf Kapillarebene mit den **Lungenbläschen (Alveolen)** erneut Gas zu tauschen, diesmal andersherum.

> **Großer Körperkreislauf:** ab Aorta bis zum rechten Vorhof, Druck etwa 140 mmHg
> **Kleiner Lungenkreislauf:** ab Truncus pulmonalis bis zum linken Vorhof, Druck etwa 25-30 mmHg

### 5.2.1  Herzschlag

Ein sog. Herzzyklus (Herzperiode) setzt sich aus der Anspannung (Systole) und der Erschlaffung (Diastole) zusammen. Diese lassen sich noch feiner aufteilen.

#### Systole

Der erste Teil der Systole ist die **Anspannungszeit**, in der für den Bruchteil einer Sekunde alle Klappen geschlossen sind (0,05-0,1 Sek.). Der Druck innerhalb der Kammern reicht zwar aus, um die Segelklappen zu schließen, übersteigt aber noch nicht den Druck jenseits der Taschenklappen, die ja noch von der letzten ausgetriebenen Blutmenge verschlossen sind. Schnell ist jedoch genug Druck vorhanden und die Taschenklappen werden aufgedrückt - **Austreibungszeit** (0,2-0,3 Sek.). Die Kontraktion des Herzmuskels und das Zudrücken der Segelklappen verursachen den **dumpferen ersten Herzton**.

#### Diastole

**Entspannungszeit:** Die Taschenklappen werden von der Blutdruckwelle, die gerade aus dem Herzen gejagt wurde, zugeschlagen und verursachen den **zweiten, helleren und kürzeren Herzton** („Klappenschlusston").
Da der Druck aus den Vorhöfen den der Kammern nicht sofort übersteigt, sind wieder für einen kurzen Moment alle Klappen geschlossen. Durch die Kontraktion der Vorhöfe übersteigt der Vorhofdruck bald den der Kammern und die Segelklappen werden aufgedrückt. Es folgt die **Füllungszeit**.

| | |
|---|---|
| **Systole** = Anspannungs- und Austreibungszeit<br>**Diastole** = Entspannung- und Füllungszeit | **Zu keiner Zeit der Herzaktion sind alle Klappen geöffnet.** |

Auch die Vorhöfe kontrahieren und erschlaffen. Bei jedem Herzschlag kommt es zuerst zur Systole der Vorhöfe, während sich die Kammern noch in der Diastole befinden. Während der Systole der Kammern kommt es zu einer Diastole der Vorhöfe. Meist wird dies jedoch vernachlässigt und man bezeichnet mit Systole und Diastole die Abläufe in den Kammern.

> **Herzminutenvolumen (HMV)**
> (Pro Schlag etwa 70 ml) x (etwa 70 Schläge pro Minute) = 4.900 ml, **ca. 5 l/Minute**

**Klinische Anmerkung:** Bei einer durch körperliche Anstrengung oder durch Erregung bedingten Steigerung der Herzfrequenz verändert sich das zeitliche Systole-Diastole-Verhältnis von 1 : 2 in Richtung 1 : 1, findet aber seine Begrenzung dort, wo die Diastolenzeit zu kurz ist, um die Ventrikel ausreichend zu füllen. Dies ist bei etwa 180-200 Schlägen pro Minute der Fall.

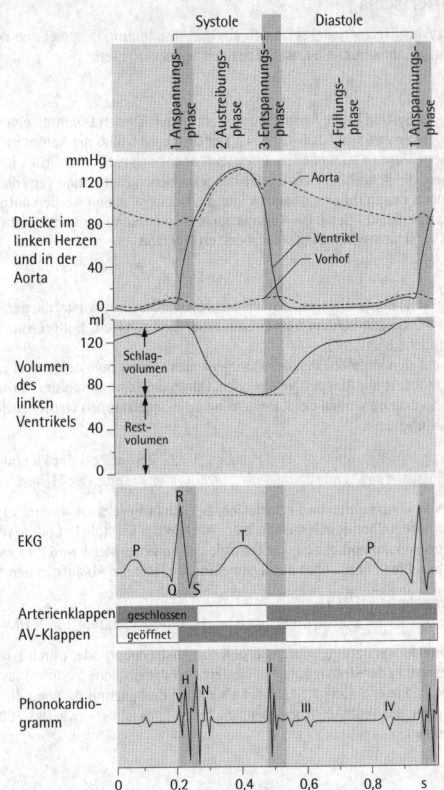

Systole | Diastole

1 Anspannungsphase
2 Austreibungsphase
3 Entspannungsphase
4 Füllungsphase
1 Anspannungsphase

Drücke im
linken Herzen
und in der
Aorta

mmHg
120
80
40
0

Aorta
Ventrikel
Vorhof

Volumen
des
linken
Ventrikels

ml
120
80
40
0

Schlagvolumen

Restvolumen

EKG

P
R
Q  S
T
P

Arterienklappen   geschlossen
AV-Klappen   geöffnet

Phonokardiogramm

V
H  I
N
II
III
IV

0    0,2    0,4    0,6    0,8    s

## 5.2.2 Herzerregung

Grundsätzlich ist die Herzarbeit autonom, d.h., das Herz bildet die notwendigen elektrischen Impulse zur Muskelerregung selbst (ein vom Körper getrenntes Herz in Nährlösung schlägt weiter). Um sich jedoch dem wechselnden Bedarf des Körpers anpassen zu können, wird der Herzschlag durch den **Sympathikusnerv** beschleunigt, durch den **Parasympathikusnerv** verlangsamt.

### Erregungsbildungs- und Erregungsleitungssystem

Die autonome Steuerung geht von einem System spezialisierter Muskelzellen aus, die in der Lage sind, Erregungen zu bilden und schnell weiterzuleiten. Die Leitung von Zelle zu Zelle wäre zu langsam und würde keine gleichzeitige Kontraktion gewährleisten.

Die wichtigste Struktur, der Taktgeber, ist der **Sinusknoten (Keith-Flack-Knoten)**. Er liegt am rechten Vorhof an der Mündung der Vena cava superior und bildet pro Minute ca. 60-80 Impulse. Ihm nachgeordnet ist der **Atrioventrikularknoten (AV-Knoten)**, der sich am Übergang zwischen Vorhöfen und Kammern befindet.

Der AV-Knoten nimmt die Erregung von der Vorhofmuskulatur auf und leitet sie zum **His-Bündel** weiter, das ein kurzes Stück Richtung Kammerscheidewand verläuft, wo es sich in die **Tawara-Schenkel** aufteilt. Diese ziehen an beiden Seiten der Kammer Richtung Herzspitze und laufen dann in die **Purkinje-Fasern** aus. Die wiederum übertragen die Erregungen direkt in die **Kammermuskulatur.**

Sinusknoten → AV-Knoten → His-Bündel → Tawara-Schenkel → Purkinje-Fasern

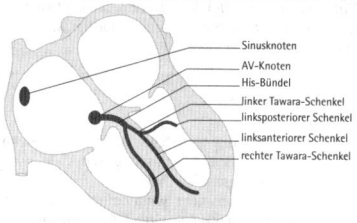

Sinusknoten
AV-Knoten
His-Bündel
linker Tawara-Schenkel
linksposteriorer Schenkel
linksanteriorer Schenkel
rechter Tawara-Schenkel

Erregungsbildungs- und Leitungssystem

Prinzipiell ist jede Herzzelle in der Lage, eine elektrische Ladung zu bilden.
Der Sinusknoten erreicht jedoch die höchste Eigenspannung und dominiert damit alle niedrigeren Spannungen.

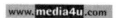

**Sollte aus irgendeinem Grund der Sinusknoten ausfallen, übernimmt der AV-Knoten seine Aufgabe als Taktgeber mit etwa 40-60 Impulsen pro Minute.**

**Alles-oder-nichts-Gesetz**

Es kommt auf einen Reiz hin entweder zu einer vollständigen Herzkontraktion oder es geschieht überhaupt nichts, z.B. weil die Erregung zu schwach war oder zu schnell nach dem vorausgegangenen Reiz kam (also während der sog. **Refraktärzeit** von etwa 0,4 Sek.).

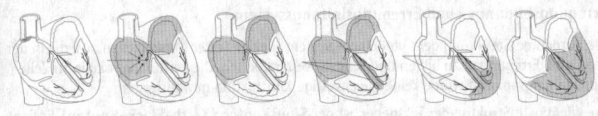

Erregungsleitung

## 5.2.3 Herzkranzgefäße (Koronargefäße)

Die immense Muskelarbeit des Herzens erfordert eine ausreichende Versorgung mit **Sauerstoff und Nährstoffen**. Direkt hinter der Aortenklappe wird 5% des Blutvolumens in die **linke und rechte Koronararterie** abgezweigt.

Die linke Koronararterie teilt sich in zwei starke Äste und versorgt den linken Vorhof, die linke Kammer und einen Großteil der Kammerscheidewand, die rechte Koronararterie, den rechten Vorhof und die rechte Kammer.

Das verbrauchte Blut fließt über die **Herzkranzvenen**, die in etwa parallel zu den Arterien verlaufen. Diese vereinigen sich zum „Sammelbecken der Herzkranzvenen", dem **Sinus coronarius**, der im rechten Vorhof mündet.

## 5.3 Herzuntersuchung

**Dem Lernenden folgender Rat**

Wenn Sie etwas schon beim ersten Lesen verstehen und sich merken können, ist das gut. Falls das nicht der Fall ist, nehmen Sie das nicht so tragisch. Vieles wird erst klar, wenn Sie sich ein wenig mit der Pathologie beschäftigt haben.

Bedenken Sie außerdem immer, dass manche Symptome eines Herzkranken vorübergehend beim Gesunden auftreten können oder bei anderen Erkrankungen.

Es gilt also: Machen Sie nicht die Pferde unnötig scheu, aber vernachlässigen Sie auch keine Symptome. Sammeln Sie Hinweise wie ein guter Detektiv bzw. ein guter Therapeut.

### 5.3.1 Anamnese

Erfragen von Symptomen wie z.B.:
- Atemnot unter Belastung
- Verminderte Leistungsfähigkeit
- Nächtliches Wasserlassen (Nykturie) als mögliches Zeichen der Herzinsuffizienz (HI) (sowohl bei Rechts- als auch bei Links-HI)

Mögliche Zeichen einer (Rechts-)Herzinsuffizienz:
- Beinödeme (beidseitig, besonders abends)
- Gewichtszunahme (durch Wassereinlagerung)

Mögliche Zeichen einer (Links-)Herzinsuffizienz:
- Husten oder Atemnot, besonders nachts (weniger ausgeprägt, je mehr Kissen sich unter dem Oberkörper befinden)

### 5.3.2 Inspektion

- Zyanotische (rötlich-bläuliche) Verfärbung v.a. der Lippen, Zehen und Finger
- Auffallende Blässe oder Rötung der Haut
- Ödeme, Lebervergrößerung
- Gestaute Halsvenen
- Eventuell Trommelschlegelfinger und Uhrglasnägel durch peripheren Sauerstoffmangel (→ 221)

Die Inspektion des Thorax (Brustkorb) ist beim herzkranken Patienten oft unauffällig. Eventuell können Pulsationen sichtbar sein, z.B.:
- Anheben mehrerer Interkostalräume (ICR) links des Sternums bei Rechtsherzhypertrophie
- Pulsationen im 1. oder 2. Interkostalraum bei Aneurysma (→ 195) oder Aortenklappeninsuffizienz (→ 156)
- Pulsationen im Leberbereich bei Rechtsherzhypertrophie durch Trikuspidalinsuffizienz (→ 157)

### 5.3.3 Palpation

Am liegenden Patienten. Auffinden des **Herzspitzenstoßes** im 5. Interkostalraum (ICR), etwas innerhalb der linken **Medioclavicularlinie** durch Auflegen anfangs der flachen Hand links neben dem Sternum auf den unteren Brustkorb. Der Herzspitzenstoß ist in einem Gebiet von etwa 2 cm² tastbar, er kann mit Zeige- und Mittelfinger gezielt palpiert werden. Eine Verlagerung nach links außen deutet auf eine Rechtsherzvergrößerung, die Verlagerung nach links außen und nach unten auf eine Linksherzvergrößerung.
Achten Sie auch auf **„Schwirren"**. Diese Vibrationen können bei Herzfehlern, v.a. der Klappen auftreten, evtl. auch bei einer Herzbeutelentzündung (→ 168).

Während der Schwangerschaft oder bei Zwerchfellhochstand kann der Herzspitzenstoß nach links oben verschoben sein.

### 5.3.4 Perkussion

Durch **„Abklopfen"** des Herzens kann man die ungefähre Herzgröße und -lage ermitteln. Dies ist jedoch relativ ungenau. Übergewicht, chronische Lungenerkrankungen, Schwangerschaft, Aszites u.v.m. verfälschen das Ergebnis.

Über Lungengewebe entsteht sonorer Klopfschall, über dem Herzen eine Dämpfung. Wo das Herz der Brustwand anliegt, entsteht eine absolute Herzdämpfung, wo es vom Lungengewebe überlagert wird, eine relative Dämpfung (hier muss kräftiger perkutiert werden).

### 5.3.5 Auskultation

Die Schwingungen, die die Herzarbeit erzeugt, können mit dem **Stethoskop** am Brustkorb abgehört werden (s. Abb.).

Den besten Gesamteindruck über alle Herztöne erhält man beim Abhören am **Erb-Punkt**. Die Auskultationspunkte zur genauen Erfassung der Herzklappen (s. Kasten) liegen nicht da, wo man sie aufgrund der anatomischen Lage der Klappe vermuten würde, sondern dort, wo der Blutstrom die Klappentöne am deutlichsten zur Oberfläche leitet.

| | | Merksatz |
|---|---|---|
| **Aortenklappe** | 2. ICR parasternal rechts | Anton PULMann TRInkt |
| **Pulmonalklappe** | 2. ICR parasternal links | 3 Liter MIlch um 22.45 Uhr. |
| **Trikuspidalklappe** | 4. ICR parasternal rechts | |
| **Mitralklappe** | 5. ICR links der MCL | |
| **Erb-Punkt** | 3. ICR parasternal links | |

Während des Abhörens sollte der Patient möglichst durch die Nase atmen, um Atmungsgeräusche zu vermindern. Außerdem sollte während des Abhörens der Puls gefühlt werden.

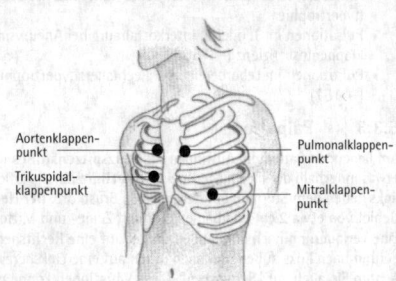

Aortenklappen-punkt

Pulmonalklappen-punkt

Trikuspidal-klappenpunkt

Mitralklappen-punkt

### 5.3.6 Herztöne

Am gesunden Herzen sind normalerweise der **erste und zweite Herzton** zu hören. Gelegentlich kann auch **ein dritter oder gar vierter Herzton** auftreten, der physiologisch, aber auch pathologisch sein kann (s.u.).

| Vergleich | Erster Herzton | Zweiter Herzton |
|---|---|---|
| Verursacht v.a. durch | Anspannung des Myokards ⇒ „Anspannungston" | Zufallen der Taschenklappen ⇒ „Klappenschlusston" |
| Enthält Klappenschlusston von | Segelklappen: Mitral- und Trikuspidalklappe | Taschenklappen: Aorten- und Pulmonalklappe |
| Klangcharakter | Dumpfer | Heller |
| Gut zu hören über | Herzspitze | Herzbasis |

Der **erste Herzton** tritt in etwa zu Beginn des Herzspitzenstoßes auf. Während der Einatmung spaltet sich der **zweite Herzton**, da der venöse Rückfluss zum Herzen gefördert wird, wodurch die Pulmonalklappe (P) kurz nach der Aortenklappe (A) schließt. Dieses Phänomen ist jedoch meist nur am sitzenden Patienten über dem Abhörgebiet der Pulmonalklappe wahrnehmbar.

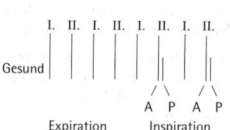

Die Spaltung ist nur über dem Pulmonalisareal zu hören

### 5.3.7 Veränderungen der Herztöne

- **Erster Herzton**
  - **Laut (paukend):** bei **Mitralklappenstenose**; auch bei Fieber und Anstrengung.
  - **Leise:** **Mitralklappeninsuffizienz**; möglich auch bei verringerter Auswurfleistung in Ruhe, bei Herzinsuffizienz oder bei Tachykardie.
- **Zweiter Herzton (erster Anteil)**
  - **Laut:** **Aortenklappeninsuffizienz**, auch bei Hypertonie, Aortenaneurysma, Aortenisthmusstenose, da Aortenklappe durch höheren Druck heftiger zufällt. Im Spätstadium einer Aortenisthmusstenose durch mögliche Herzinsuffizienz ist der zweite Herzton eher leiser.
  - **Leise** (Spaltung des zweiten Herztons in der Einatmung fehlt): **Aortenklappenstenose**; dabei entsteht auch ein raues, systolisches Geräusch, das bis in die **Karotiden** (Halsschlagadern) fortgeleitet wird.
- **Diastolische ventrikuläre Füllungstöne**
  Physiologisch bei Kindern/Jugendlichen und im letzten Schwangerschaftsdrittel (manchmal auch bei Älteren).

- ○ **Dritter Herzton:** (Galopprhythmus) durch frühdiastolischen Bluteinstrom. Tieffrequenter, leiser Ton über der Mitralisregion ca. 0,15 Sek. nach dem zweiten Herzton als Ausdruck eines **„diastolic overloading"** bei Mitralinsuffizienz (Volumenüberlastung der Kammer); am besten über der Herzspitze in Linkslage des Patienten zu hören.
- ○ **Vierter Herzton:** (Vorhofton, Vorhofgalopp; relativ selten) bei erhöhtem Ventrikeldruck während der Vorhofsystole; deutet auf Aortenklappenstenose, Hypertonie, Koronarerkrankungen, Herzmuskelschaden hin.
- **Klappenöffnungstöne** entstehen durch ein plötzliches Stoppen der Öffnungsbewegung bei verklebten Segelklappen; besonders häufig ist hier der **Mitralöffnungston** (MÖT) bei Mitralstenose (0,04-0,12 Sek. nach zweitem Herzton); sehr selten Trikuspidalstenose, Prothesenöffnungston.
- **Dehnungstöne** („ejection clicks") entstehen durch ein plötzliches Stoppen der Öffnungsbewegung bei verklebten Taschenklappen.
- **Systolischer Klick:** beispielsweise bei Mitralklappenprolaps.

**Herzgeräusche** entstehen durch Wirbelbildungen, weisen also auf einen gestörten Blutfluss hin (organische Herzgeräusche). Sie sind nur am kranken Herzen (bzw. an herznahen Gefäßen) zu hören mit Ausnahme der

- **akzidentellen** (ohne organische Veränderungen, durch individuelle Beschaffenheit der Aorta und der Lungenarterie; bei 85% der Vorschulkinder; bei sehr Schlanken) und
- **funktionellen** Herzgeräusche (ohne organische Veränderung, z.B. bei Fieber, Anämie, Hyperthyreose, Schwangerschaft).

| Akzidentelle Geräusche | Organische Geräusche |
|---|---|
| Systolisch und niederfrequent, nicht so laut, nicht holosystolisch | In der Regel diastolisch |
| Punctum maximum über der A. pulmonalis | Pulmonalstenose immer mit Symptomen verbunden |
| Keine dorsale Fortleitung („vergehen, wo sie entstehen") | |

## 5.3.8 Einteilung der Herzgeräusche

- **Lautstärke** (nach Levine)
  - ○ Grad 1: nur mit Mühe auskultierbar (leise bei angehaltenem Atem)
  - ○ Grad 2: leise, aber sofort hörbar (während Atmung)
  - ○ Grad 3: (mittel-)laut, aber ohne Schwirren
  - ○ Grad 4: laut, oft mit Schwirren
  - ○ Grad 5: hörbar, wenn nur Stethoskoprand die Haut berührt, mit Schwirren
  - ○ Grad 6: Distanzgeräusch, hörbar auf Distanz ohne Stethoskop
- **Klangcharakter** (Klangfrequenz): hochfrequent (auch weich); mittel-, niederfrequent (auch rau)

- **Qualität**
  - Anschwellend: Crescendo-Geräusch
  - Abschwellend: Decrescendo-Geräusch
  - Gleichbleibend: bandförmiges Geräusch
  - An- und abschwellend: spindelförmiges Geräusch
  - Ferner blasend, schabend, rau, weich u.a.
- **Zeitlicher Beziehung zur Herzaktion**
  - Kontinuierlich („Maschinengeräusche"): beispielsweise bei Shunt-Verbindungen von Hoch- und Niederdrucksystem wie beim offenen Ductus Botalli, arteriovenösen Fisteln u.a.
  - Systolisch, genauer früh-, mittel- und spätsystolisch, „Systolicum":
    1. Meist bei Mitral-, selten bei Trikuspidalklappeninsuffizienz (decrescendo oder bandförmig, sofort nach erstem Herzton)
    2. Bei Stenosen der Taschenklappen oder der ventrikulären Ausflussbahn
    3. Bei Aortenisthmusstenose
    4. Bei Septumdefekten (spindel- oder bandförmig)
  - Diastolisch (früh-, mittel- und spätdiastolisch), „Diastolicum":
    1. Bei Stenosen der AV-Klappen (fast immer Mitralstenose)
    2. Bei Insuffizienz der Semilunarklappen

## 5.3.9  Blutdruckmessung

Der arterielle Blutdruck wird an einer peripheren Arterie, meist am Arm, gemessen. Die Maßeinheit für Druck ist mmHg (Millimeterskala einer Quecksilbersäule).

Der Blutdruck (RR) hängt von **Herzleistung**, **Gefäßelastizität** und **Gefäßwiderstand** ab.

### Blutdruckmessung nach Riva-Rocci (RR)

Eine Blutdruckmanschette wird oberhalb der Ellenbeuge aufgepumpt, bis der arterielle Puls abgedrückt wird. Mit dem Stethoskop auf der Arterie in der Ellenbeuge wird der Druck langsam abgelassen, bis man die arterielle Pulsation hört. Dieser Punkt an der Skala des Manometers entspricht dem systolischen Blutdruck. Der Druck wird weiterhin abgelassen, bis keine Pulsation mehr zu hören ist. Dieser Punkt entspricht auf der Skala dem diastolischen Blutdruckwert.

Anfang der hörbaren Pulsation: **Systole**      Ende der Pulsation: **Diastole**

| Blutdruck | Systolisch | Diastolisch |
| --- | --- | --- |
| Normbereich | Bis 140 mmHg | Bis 90 mmHg |
| Grenzbereich | 140-160 mmHg | 90-95 mmHg |
| Hochdruck | Über 160 mmHg | Über 95 mmHg |

### Zu beachten/Fehlerquellen

Es sollte keine Blutdruckmessung bei Lymphödem, Shunt-Verbindungen (für Dialyse) oder an einem gelähmten Arm erfolgen.

### Vorgehensweise

- Beengende Kleidung am Arm entfernen (zusätzliche Abschnürung ⇒ zu niedrige Werte).
- Oberarm entspannt, etwa in Herzhöhe platzieren (liegt er zu hoch ⇒ zu niedrige Werte).
- Blutdruckmanschette muss vor dem Anlegen leer sein (Restluft verfälscht Messung).
- Straff anlegen, aber nicht abschnüren:
  - Zu locker angelegte oder zu weite Manschette ⇒ zu hohe Werte.
  - Zu eng (angelegte) Manschette ⇒ zu niedrige Werte.
- Ventil des Blutdruckmessers schließen (sonst wird vergebens gepumpt).
- Stethoskop mit den Oliven locker in die Ohren stecken (wenn es nicht richtig sitzt, hört man nichts).
- Während des Aufpumpens den Radialispuls tasten.
- Aufpumpen, bis kein Puls mehr tastbar ist (ist der Puls bei 230 mmHg immer noch tastbar Messung abbrechen, da eine hypertensive Krise vorliegt).
- Ventil langsam öffnen und den Druck kontinuierlich (ca. 3 mmHg/Sek.) ablassen (zu lange Stauung oder zu langsames Ablassen ⇒ zu hohe Werte/zu schnelles Ablassen der Luft ⇒ zu niedriger systolischer und zu hoher diastolischer Wert).
- Sobald pulssynchrone Strömungsgeräusche (Korotkow-Töne) zu hören sind, den systolischen Blutdruck am Manometer ablesen.
- Druck weiter kontinuierlich ablassen und beim letzten Korotkow-Ton den diastolischen Wert ablesen.
- Bei Erstuntersuchung beide Arme messen, um auch Druckdifferenzen (z.B. durch Arteriosklerose/abdrückendes Aneurysma) zu erfassen.

Eine häufig gestellte HP-Prüfungsfrage lässt sich ganz gut beantworten, wenn man sich den Vorgang bildlich vorstellt.

**Frage:** Werden bei einem Patienten mit dünnen Armen mit der Standardmanschette falsch hohe oder niedrige Werte gemessen?

**Antwort:** Wenn die Manschette erst mal aufgepumpt werden muss, damit sie überhaupt den Arm berührt, ist bereits Druck drauf, bevor die eigentliche Messung beginnt. Die Werte ergeben also beim dünnen Arm einen falsch hohen Wert.

Umgekehrt bei dicken Armen: Wenn die Manschette bereits spannt, bevor mit dem Aufpumpen begonnen wird, schnürt sie zu früh ab. Daher werden die Werte falsch niedrig ab.

**Anmerkung:** Hierbei geht es um die Weite bzw. Enge der Manschette, nicht um die Breite. Eine zu schmale Manschette würde bei dicken Armen eher stauschlauchmäßig abschnüren und zu falsch hohen Werten führen.

## 5.3.10 Pulsmessung

Die Pulswelle, die durch die Herzaktion durch die Arterien läuft, kann an einigen Stellen besonders gut getastet werden und dem Geübten wichtige Informationen geben. Meist wird der Puls an der Arteria radialis proximal des Handgelenks mit mindestens zwei Finger(kuppen) getastet. Folgende Pulsqualitäten werden schulmedizinisch unterschieden:

- **Frequenz**, also Anzahl der Herzschläge pro Minute. Es ist eine Uhr mit Sekundenzeiger notwendig. Meist wird eine halbe Minute gezählt und das Ergebnis dann verdoppelt. Eine Viertelminute zu messen und den Wert zu vervierfachen ist möglich, aber weniger sinnvoll, da in dieser kurzen Zeit Pulsunregelmäßigkeiten übersehen werden können. Die normale Herzfrequenz eines Erwachsenen liegt bei 60-80 Schlägen pro Minute).

| Alter | 2 | 4 | 10 | 14 | Weiblich | Männlich |
|---|---|---|---|---|---|---|
| Pulsfrequenz | 120 | 100 | 90 | 85 | 65 | 75 |

- **Regelmäßigkeit (Rhythmus):** Bis auf geringe Schwankungen bei der Atmung (respiratorische Arrhythmie) schlägt das Herz beim Gesunden regelmäßig. Herzrhythmusstörungen können sich durch unregelmäßige, fehlende oder zusätzliche Herzaktionen äußern.
- **Spannung (Härte, Unterdrückbarkeit):** Sie gibt Auskunft über den systolischen Blutdruckwert. Ein harter Puls **(Pulsus durus)** wird durch einen hohen Druck verursacht, z.B. bei Bluthochdruck (Hypertonie) oder Arteriosklerose. Ein weicher Puls **(Pulsus mollis)** deutet auf niedrigen Druck hin, z.B. bei Hypotonie, Fieber oder Herzinsuffizienz.
- **Größe (Höhe, Pulsamplitude):** Die Größe des Pulses ergibt sich aus der Differenz zwischen systolischem und diastolischem Blutdruckwert.

## 5.3.11 Elektrokardiogramm (EKG)

Der Strom, der durch das Reizbildungs- und -leitungssystem erzeugt wird, und seine Ausbreitung lassen sich durch sehr empfindliche Geräte auch an der Körperoberfläche messen. Dies kann Auskunft über den Herzrhythmus und, was viel wichtiger ist, den Zustand der Arbeitsmuskulatur geben, da z.B. ein durch Herzinfarkt abgestorbener Teil des Herzens den Strom nicht mehr weiterleitet. Das betreffende Gebiet bleibt also elektrisch stumm.
Wie bei einer Funkpeilung ist das Ergebnis umso genauer, je mehr Messpunkte zur Verfügung stehen. Deshalb werden die Elektroden beim EKG nicht nur an der Brustwand, sondern auch an den Hand- und Fußgelenken angebracht. So lassen sich, je nach berücksichtigten Achsen, verschiedene Ableitungen (nach Einthofen) unterscheiden.

Weitere Erläuterung: Die **PQ-Zeit** (ab P-Welle bis QRS-Komplex) beschreibt die atrioventrikuläre Überleitungszeit. Die **Q-Zacke** zeigt die Erregung des Kammerseptums, die **R-Zacke** die Erregung des größten Teils des Myokards und die **S-Zacke** die Erregung der „letzten Ecke" des Myokards.

Die **T-Welle** entspricht der Erregungsrückbildung der Kammer, die des Vorhofs wird nicht sichtbar, da sie vom **QRS-Komplex** überlagert wird. Kurz nach der T-Welle wird eine kleine **U-Welle** sichtbar, deren Bedeutung noch unklar ist. Neben dem häufig eingesetzten **Ruhe-EKG** gibt es das **Belastungs-EKG.** Dabei wird das Herz durch Belastung (Fahrrad-fahren) angeregt, um EKG-Veränderungen zu provo-zieren. Beim **Langzeit-EKG** werden mithilfe eines tragbaren Geräts meistens über 24 Stunden

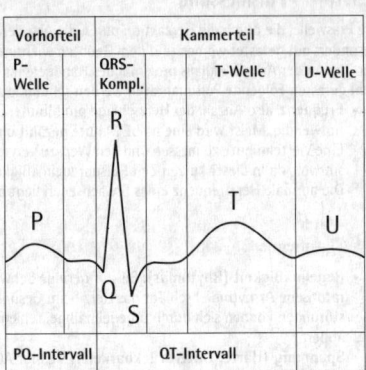

| Vorhofteil | | Kammerteil | | |
|---|---|---|---|---|
| P-Welle | QRS-Kompl. | T-Welle | | U-Welle |
| PQ-Intervall | | QT-Intervall | | |

Aufzeichnungen gemacht, um z.B. Rhythmusstörungen zu erfassen.

## 5.3.12 Röntgen

Röntgenaufnahmen zeigen Größe und Lage des Herzens.

## 5.3.13 Ultraschall (Sonographie)

Mithilfe dieser Untersuchung wird z.B. die Dicke der Herzwände gemessen. Sie kann also z.B. eine Herzhypertrophie aufzeigen oder aber eine Flüssigkeitsansammlung zwischen den Blättern des Herzbeutels (→ 168). Außerdem erlaubt die Sonographie eine Beobachtung der Herzklappentätigkeit.

## 5.3.14 Herzkatheteruntersuchung

Eine Sonde wird durch ein peripheres Gefäß (Vena femoralis für Rechtsherzkatheter, Arteria femoralis für Linksherzkatheter) zum Herzen vorgeschoben.
**Auswertungen**
- Druckmessungen in den Herzhöhlen und Gefäßen

- Angiographische Darstellung der Herzhöhlen, der Koronargefäße und großer thorakaler Gefäße (nach Einbringung eines Kontrastmittels)
- Indikatorverdünnungsmethode zur Bestimmung von Schlagvolumen (und Herzzeitvolumen [HZV])
- Sauerstoffsättigung des Bluts in verschiedenen Abschnitten (z.B. bei Shunt-Diagnostik, Shunt = Kurzschlussverbindung z.B. zwischen Herzkammern oder Arterien und Venen)

### 5.3.15   Koronarangiographie

Darstellung der Herzkranzgefäße durch Röntgen, nachdem Kontrastmittel eingebracht wurde (s.o.).

## 5.4   Erkrankungen des Herzens

### 5.4.1   Koronare Herzkrankheiten (KHK)

Die Erkrankung der Herzkranzgefäße führt zu einer Minderversorgung der Herzmuskelzellen mit sauerstoff- und nährstoffreichem Blut.

**Häufigste Todesursache** in zivilisierten Ländern, so auch in Deutschland.

**Hauptursache:** Arteriosklerose der Herzkranzgefäße.

**Weitere Ursachen:** Koronarspasmus, Koronarthrombose, selten Vaskulitiden (Gefäßentzündungen, meist autoimmun bedingt, → 197).

**Symptome:** erst ab einer Einengung der Gefäße von mindestens 75%, oft ausgelöst durch erhöhten Sauerstoffbedarf (körperliche Anstrengung, Stress usw.).

| Risikofaktoren | Mögliche Erscheinungsbilder |
|---|---|
| • Hypercholesterinämie | • Angina pectoris |
| • Zigarettenrauchen | • Herzinfarkt |
| • Hypertonie | • Stummer Herzinfarkt |
| • Diabetes mellitus | • Plötzlicher Herztod |
| • Gicht (Hyperurikämie) | • Herzrhythmusstörungen |
| • Adipositas, Bewegungsmangel | • Herzinsuffizienz |
| • Stress | |
| • Erbliche Disposition | |
| • Männliches Geschlecht | |
| • Alter | |

**Vorkommen:** bis zu 20% der Männer im mittleren Lebensalter (45.-50. Lj.) Verhältnis m : w = 2-3 : 1. Die Gefährdung der Frauen steigt in der Postmenopause oder durch Rauchen und gleichzeitige Einnahme oraler Kontrazeptiva („Pille").

## 5.4.2   Angina pectoris

**Vorübergehende Unterversorgung des Herzmuskels mit Sauerstoff**, aber noch **kein Absterben von Muskelgewebe!**

Angina pectoris ist evtl. Vorbote eines Herzinfarkts!

**Auslöser:** körperliche Anstrengung, Aufregung, Kälte, überreichliche Mahlzeiten.

**Symptome** (für Sekunden bis Minuten)
**Leicht**
- Enge- oder Druckgefühl im Brustbereich

**Schwer**
- **Schmerz:** nicht scharf lokalisiert, sondern Druckschmerz hinter dem Brustbein, evtl. mit **Ausstrahlung** in die Kleinfingerseite des linken Arms, gelegentlich auch in den Hals, den linken Unterkiefer, den Oberbauch, den Rücken, sogar in die rechte Schulter und gleichzeitig in den rechten und linken Arm
- Je nach Schwere des Anfalls: **Erstickungsanfälle mit Vernichtungsgefühl und Todesangst**

**Einteilung**
- **Stabile Angina pectoris**
  - Regelmäßig durch bestimmte Mechanismen (z.B. Anstrengung) auslösbare Angina-pectoris-Anfälle
  - Meist gleichartiger Schmerzcharakter
  - Spricht gut auf Nitrate an
- **Instabile Angina pectoris** (Präinfarktsyndrom)
  - Jede Erstangina
  - Zunehmende Schwere, Dauer, Häufigkeit der Schmerzanfälle (Crescendo-Angina)
  - Ruhe-Angina
  - Zunehmender Bedarf an antianginösen Medikamenten

**Therapie: (Not-)Arzt**
Die Symptome gleichen denen des Herzinfarkts, eine instabile Angina pectoris kann in einen Infarkt übergehen.
- Im Zweifelsfall sofort den Notarzt verständigen, Empfehlung: bei instabiler Angina pectoris sofort, bei stabiler Angina pectoris spätestens, wenn trotz Sofortmaßnahmen (s.u.) nach 5 Minuten keine Besserung eingetreten ist.
- Patienten möglichst nicht alleine lassen und beruhigen (Aufregung würde Situation verschlimmern).
- Lagerung mit erhöhtem Oberkörper (halb aufrecht: größtmögliche Atemfläche für die Lunge), Beine herabhängen lassen (Blut versackt).

- Beengende Kleidung entfernen.
- Falls der Patient als Bedarfsmedikation ein Nitro-Spray (→ 171) mit sich führt und der systolische Blutdruck > 110 mmHg liegt, 1-2 Hübe verabreichen.

## Klinische Therapie
- Katheterdilatation
- OP: Bypass (Umgehung der Stenosen durch Einsatz von Venen, die meist aus den Beinen entnommen werden)

## Langzeitbehandlung von KHK
- Phytotherapie
  - Bischofskraut bei Angina pectoris
  - Knoblauch gegen Arteriosklerose und Hypertonie
  - Ginkgo biloba zur Blutverdünnung gegen periphere und zentrale Durchblutungsstörungen
  - Melisse oder Baldrian zur Beruhigung
  - Weißdorn (herzkraftsteigernd, → 153)
- Akupunktur (H6), KS6, MP4, KG17
  - Akut: Dü1 bei blassem Gesicht/Dü1 + K9 bei rotem Gesicht, bluten lassen/M9, Nadel bis Abklingen belassen
- Homöopathie
  - Aconitum D3, D4, D6: stechender Schmerz, der in den linken Arm zieht, beschleunigter, harter Puls, plötzlicher Beginn, Unruhe, großer Durst
  - Arnica D3, D4, D6: Herzenge („wie zusammengeschnürt"), Berührungs-empfindlichkeit, große Schwäche
  - Cactus, Aurum, Ammi visnaga
- Weitere Möglichkeiten:
  - Bach-Blüten: Notfalltropfen (Rescue-Remedy)
  - Ernährungsumstellung: basenüberschüssig, cholesterinarm, evtl. Entsäuerung z.B. durch Basensalze (Basica®; Blutsalz Nr. 3, Kattwiga®)
  - Neuraltherapie
  - Günstige Beeinflussung durch Magnesium

## 5.4.2.1  Roemheld-Syndrom

**Synonym**: gastrokardialer Symptomkomplex (Differenzialdiagnose: Angina pectoris)

**Ursache/Pathogenese**: insbesondere bei Männern; geblähter Magen/Darm ⇒ Zwerchfell-hochstand ⇒ Herzverlagerung ⇒ verminderte Koronardurchblutung mit den folgenden funktionellen Herzkreislaufbeschwerden.

## Symptome
- Links Druckgefühl im Brustkorb
- Angina-pectoris-Anfälle

- Eventuell Tachykardie, Extrasystolen, Schweißausbrüche und Blutdruck ↓
- Magenschmerzen, Übelkeit

## 5.4.2.2 Herzinfarkt, Myokardinfarkt

Akut auftretende Komplikation der KHK. Unterversorgung ⇒ **Absterben (Nekrose) des Herzmuskels** (nach 15-30 Minuten ohne Sauerstoff/Nährstoffe beginnen die Herzmuskelzellen abzusterben. Nach 3-6 Stunden hat sich eine irreversible Nekrose ausgebildet).

20% der Myokardinfarkte verlaufen stumm, v.a. bei Diabetikern und älteren Patienten.

In den Morgenstunden (6-12 Uhr) ereignen sich 40% aller Infarkte.

**Ursache:** meist Thrombus bzw. Embolus auf Grundlage einer Arteriosklerose.

**Symptome**
- Lang anhaltender Angina-pectoris-Schmerz, länger als 15-30 Minuten retrosternale Schmerzen mit Ausstrahlung z.B. in den linken Arm, in den rechten Arm, zwischen die Schulterblätter, in das Kinn, in den Oberbauch
- Nitroglyzerin unwirksam (aber entlastet, daher trotzdem nicht verkehrt)
- Schwäche, Todesangst
- Herzrhythmusstörungen (95% der Fälle) ventrikulär (schlimmstenfalls bis Kammerflimmern)
- Oft Blutdruckabfall, aber auch normal bis erhöht möglich
  - Bei Vorderwandinfarkt: Sympathikotonus mit Tachykardie, Hypertonie
  - Bei Hinterwandinfarkt: Vagotonie mit Bradykardie, Hypotonie
- Symptome der Linksherzinsuffizienz (ein Drittel der Fälle): Dyspnoe, feuchte, basale Rasselgeräusche, evtl. Lungenödem
- Vegetative Begleitsymptome
  - Kalter Schweiß, Blässe
  - Übelkeit, Erbrechen

Nach 2 Tagen: „Resorptionsfieber" um 38 °C für 1 Woche.

**Atypische Infarktverläufe ohne Thoraxschmerzen möglich,** z.B. nur linksseitige Schulter-Arm-Schmerzen; nur Oberbauchschmerzen; nur Dyspnoe; nur Blutdruckabfall/Kollaps.

**Komplikationen**
- **Gefährlichster Zeitraum: die ersten 48 Stunden**
- Herzrhythmusstörungen (Brady-/Tachykardie bis Kammerflimmern)
- Kardiogener Schock (wenn > 40% des linken Herzmuskels betroffen sind)
- Herzinsuffizienz durch ausgefallene Muskeln (chronisch oder akut mit Lungenödem ect.) oder Papillarmuskelabriss (selten)
- Kardiogene Embolien

- Besonders bei älteren Patienten: Septum- oder Herzwandruptur; Herzwandaneurysma

> Häufigste Todesursache bei Infarkt ist Kammerflimmern, zweithäufigste Pumpversagen.

## Erste Hilfe (→ 144)

- **Notarzt** schon im Verdachtsfall
- **Venösen Zugang** legen (bei Gefahr des kardiogenen Schocks)
- **Nitro-Spray** sublingual (mindestens 120 mmHg systolisch): wirkt bei Angina pectoris, bei Infarkt kann es entlasten
- **Patienten beruhigen:** Aufregung ⇒ Adrenalin ⇒ Gefäßverengung ⇒ Verschlimmerung
- Bei Kreislauf-/Atemstillstand ⇒ Wiederbelebungsmaßnahmen

**Keine** Medikamente **oral** (Aspirationsgefahr), **subkutan** (wird bei darniederliegendem Kreislauf nicht resorbiert) oder **intramuskulär** verabreichen (macht Lyse unmöglich, verfälscht Enzymdiagnostik); evtl. Schmerzmittel- oder Beruhigungsmittelgabe durch den intervenösen Zugang (sofern Umgang damit beherrscht wird).

## Verlauf

- 35% tödlich (Mehrzahl der Todesfälle innerhalb der ersten 24 Stunden nach Infarkt durch Kammerflimmern, die Defibrillation ist hier lebensrettend).
- 20% sterben im folgenden Jahr.
- 45% verlaufen unkompliziert, d.h., es liegt keine wesentliche Störung im Blutfluss vor.

## Enzymdiagnostik

Sterben Herzmuskelzellen ab, werden bestimmte Enzyme aus dem Zellinneren ins Blut freigesetzt. Ihre Konzentration gibt Hinweise auf den Schweregrad und den zeitlichen Verlauf des Infarkts. Die wichtigsten sind:

|  | Steigt an nach | Maximum | Normalisierung |
|---|---|---|---|
| **CK (Creatinkinase)** | 4-8 Std. | 12-18 Std. | 2-3 Tage |
| **GOT (Glutamat-Oxalacetat-Transaminase)** | 4-8 Std. | 16-48 Std. | 3-6 Tage |
| **α-HBDH (Hydroxybutyrat-dehydrogenase)** | 6-12 Std. | 30-72 Std. | 10-20 Tage |
| **LDH (Laktatdehydrogenase)** | 6-12 Std. | 24-60 Std. | 7-15 Tage |

Da diese Enzyme auch in anderen Organen vorkommen, beweist ihr Vorkommen alleine keinen Herzinfarkt. Herzspezifische Enzyme sind **Troponin I und T** und eine bestimmte Creatinphosphokinase der Isoenzyme **MB**, kurz **CK-MB**.

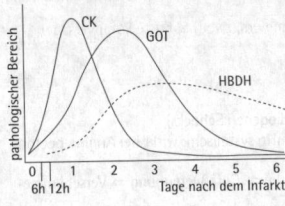

Wegen möglicher Verfälschung ist bei Verdacht auf Herzinfarkt eine **intramuskuläre Injektion kontraindiziert** (denn dabei werden auch Muskelzellen geschädigt, deren Enzyme ins Blut gelangen).
Außerdem könnte das Loch, das durch die Injektion in die Haut des Patienten entsteht, später zum Problem werden, wenn in der Klinik die Lyse erfolgt. Durch die **Gewebenekrose** und den **entzündlichen Wiederherstellungsprozess** kommt es für 3-7 Tage zu einer **Leukozytose mit Linksverschiebung**.

Die **Blutkörperchensenkung (BKS)** steigt langsam an und bleibt für 2-3 Wochen erhöht. 2 Tage nach dem Infarkt kommt es zum „Resorptionsfieber" um 38 °C für 1 Woche.

| Stadium | Alter | EKG-Bild | Merkmal |
|---|---|---|---|
| Früh-stadium | wenige Minuten | | Erstickungs-T |
| Stadium I | bis 6 Std. | | ST-Hebung R noch groß Q noch klein |
| Zwischen-stadium | > 6 Std | | ST-Hebung mit T-Negativierung R-Verlust, Infarkt-Q |
| Stadium II | Folge-stadium | | Infarkt-Q T-Negativierung ST-Normalisierung |
| Stadium III | End-stadium | | persist. Q R-Verlust T-Normalisierung |

## Rehabilitation

Ziel ist die Wiedererlangung einer möglichst hohen Leistungsfähigkeit. Neben der chirurgischen und medikamentösen Therapie ist Bewegungstherapie eine wichtige Säule der Behandlung.

Besonders günstig sind Ausdauersportarten wie **Gehen, Joggen, Wandern, Skilanglauf, Radfahren und Fahrradergometertraining zuhause** (regelmäßig).
Jeder Herzkranke sollte in eine der über 5.000 Herzgruppen eintreten, in denen unter Anleitung eines ausgebildeten Übungsleiters und eines Arztes ein Bewegungsprogramm absolviert wird. Neben Gymnastik und Entspannungsübungen werden Gruppengespräche, Erfahrungsaustausch, Ernährungsberatung, Vorträge u.v.m. angeboten. Die Patienten lernen, ihre Leistungsfähigkeit richtig einzuschätzen und sich sinnvoll zu belasten. Halbjährliche Verlaufsuntersuchungen mit einem Belastungs-EKG gehören dazu. Der Patient sollte extreme Temperaturwechsel meiden (z.B. Sprung ins eiskalte Wasser, womöglich noch nach einem Saunagang), muss aber nicht auf kaltes Wasser verzichten. Kneipp-Anwendungen sind zu empfehlen. Der Patient kann Wassertreten, Wechselfußbäder, kalte, aufstei-gende Unterarmbäder durchführen oder sich von unten nach oben kalt abduschen.

## 5.4.3 Herzinsuffizienz

Unvermögen des Herzens, die benötigte Förderleistung zu erbringen, dadurch:
- Verminderung des Herzzeitvolumens (nicht genug Blut vom Herzen weg) = **Vorwärts-versagen** (low-output-failure)
- Stauung vor dem Herzen, das nicht in der Lage ist, das zurückströmende Blut aufzu-nehmen = **Rückwärtsversagen** (verursacht die hinweisenden Symptome, welche Herzhälfte betroffen ist)

**Akute Herzinsuffizienz** entwickelt sich im Verlauf von Stunden/Tagen, meist durch Herz-infarkt, aber auch durch Myokarditis, akute Klappenzerstörung bei bakterieller Endokarditis, eine hypertone Krise, mechanische Behinderung der Ventrikelfüllung (z.B. durch Perikard-tamponade) u.a.

**Chronische Herzinsuffizienz** entwickelt sich im Verlauf von Monaten/Jahren, z.B. aufgrund von Klappenfehlern. Meist werden diese Fehler lange vom Herzen **kompensiert** (z.B. durch Hypertrophie), treten aber spätestens dann in Erscheinung, wenn das Herz dazu nicht mehr in der Lage ist. Das Herz **dekompensiert**.

---

**Stufeneinteilung nach NYHA (New York Heart Assosiation):**
**NYHA I** = keine Beschwerden. Nur bei außergewöhnlichen körperlichen Anstrengungen kann es zu Beschwerden wie vermehrter Luftnot kommen.
**NYHA II** = keine Beschwerden bei normalen täglichen körperlichen Belastungen.
Bei höheren Belastungen kommt es zu leichten (IIa) bis mittleren (IIb) Beschwerden.
Die Leistungsfähigkeit ist eingeschränkt.
**NYHA III** = schon bei alltäglichen durchschnittlichen Belastungen kommt es zu Beschwerden. Nur in Ruhe keine Beschwerden. Die Leistungsfähigkeit ist deutlich eingeschränkt.
**NYHA IV** = bereits in Ruhe kommt es zu Beschwerden. Diese nehmen bei körperlichen Belastungen deutlich zu. Es besteht eine schwere Einschränkung der Leistungsfähigkeit.

**Ursachen**

**Häufigste Ursache:** Hypertonie (Bluthochdruck, → 184) und KHK (→ 143) mit anfangs linksventrikulärer, später globaler Insuffizienz. Die Ursachen lassen sich nach dem Entstehungsort einteilen:

| Kardiale Ursachen (am Herzen gelegen) | Extrakardiale Ursachen |
|---|---|
| 1. Endokard: Klappenstenose und/oder Insuffizienz | **Hypertonus** |
| 2. Myokard: nichtentzündliche (Kardiomyopathie) und entzündliche Herzmuskelerkrankung (Myokarditis) | Medikamente (z.B. Betablocker) Anämie |
| 3. Perikard (Panzerherz: Pericarditis calcarea) | Pulmonale Hypertonie |
| 4. Rhythmusstörungen: extreme Tachy- oder Bradykardie | Hypoxie ($O_2$-Mangel) |
| 5. Koronare Durchblutungsstörungen/Herzinfarkt | Schilddrüsenüberfunktion |
| 6. Angeborene Herzfehler: offener Ductus Botalli, Klappenfehler, Shunt | Schock |

Die Herzinsuffizienz kommt meist als **Globalinsuffizienz** vor, d.h., sowohl das rechte als auch das linke Herz sind betroffen. Es dauert nicht lange, bis sich eine **Linksherzinsuffizienz (LHI)** durch den Rückstau in den Lungenkreislauf auch auf das rechte Herz auswirkt, das „sein Blut nicht los wird". Es kommt zur „durchgestauten" **Rechtsherzinsuffizienz (RHI)**. Tritt eine RHI aufgrund einer **Lungenerkrankung** auf, spricht man vom **Cor pulmonale**.

Zum besseren Verständnis wird die Links- und die Rechtsherzinsuffizienz nachfolgend isoliert vorgestellt. Es ist wichtig, Anatomie und Physiologie des Herzens zu kennen, denn die hinweisende Symptomatik, welche Herzseite betroffen ist, leitet sich v.a. daraus ab, wohin sich das Blut zurückstaut (Rückwärtsversagen).

### 5.4.3.1 Linksherzinsuffizienz

**Vorwärtsversagen** (größtenteils mit Frühsymptomen verbunden)
Minderversorgung des ganzen Körpers, so auch des Gehirns. Es kommt neben Leistungsabfall und Müdigkeit auch zu Konzentrationsschwäche und Schwindel. Durch Minderperfusion der Niere kommt es zu Oligurie (Urinausscheidung reduziert). Kompensatorisch wird die Herzfrequenz erhöht. Es kommt zu Tachykardie, evtl. zu Herzgefühl/-schmerz.

**Rückwärtsversagen** (hier treten größtenteils bereits Spätsymptome auf)
Durch pulmonale Druckzunahme wird Plasma in das Lungeninterstitium, später in die Alveolen gepresst ⇒ Verminderung der Gasaustauschfläche ⇒ **Atemnot (Dyspnoe)**; erst unter Belastung, später auch in Ruhe.

**Zyanose**
- Durch pulmonale Hypertonie ⇒ verminderte Sauerstoffsättigung des Bluts (zentrale Zyanose)

- Durch verlangsamte Blutzirkulation ⇒ vermehrte Sauerstoffausschöpfung aus Gewebe (periphere Zyanose)

Der Körper versucht, den Sauerstoffmangel über beschleunigte **Atmung (Tachypnoe)** auszugleichen. Es kommt zu Hustenreiz durch **Stauungsbronchitis** mit Rasselgeräuschen über der Lunge (Patient setzt evtl. Atemhilfsmuskulatur ein).
Die Flüssigkeit, die sich im Stehen der Schwerkraft folgend an der Lungenbasis sammelt, breitet sich im Liegen über die ganze Lunge aus ⇒ Atembeschwerden im Liegen **(Orthopnoe)** ⇒ Wie viele Kissen werden benötigt, um schlafen zu können?

## Asthma cardiale – anfallsweise Atemnot

Zu den Ursachen der Orthopnoe kommt die Zunahme der Flüssigkeit durch einen vermehrten venösen Rückstrom und Resorption peripherer Ödeme hinzu. Typische nächtliche Anfälle (evtl. mehrfach) mit Atemnot, Herzklopfen, Husten, starkem Lufthunger sind die Folge. Eine Besserung ist durch Aufstehen und tiefes Durchatmen möglich.

## Lungenödem

**Das akute Endstadium**: Anfüllen der Alveolen durch Ödemflüssigkeit. Schwerste lebensbedrohliche Behinderung des Gasaustauschs. Das Brodeln der Lunge ist auch ohne Stethoskop zu hören. **Distanzrasseln**; kurz vor dem Tod kommt es zur Schnappatmung, einzelne Atemzüge mit längeren Pausen dazwischen.

## 5.4.3.2    Rechtsherzinsuffizienz

Symptome werden v.a. durch **Rückwärtsversagen** verursacht.

### Venöse Stauungszeichen

- Vena cava superior
  Gestaute, erweiterte **Halsvenen**; Unterzungenvenen; Handrückenvenen, die sich beim Heben der Hand nicht entleeren; später evtl. auch Stauungserguss in die Pleura

- Vena cava inferior
  **Leberstauung** ⇒ Lebervergrößerung ⇒ Druck auf Kapsel ⇒ Schmerz im rechten Oberbauch, später gelegentlich **Ikterus**, evtl. bis hin zur **Leberzirrhose**. Bei Stau in der Leber auch Stauung der Pfortader ⇒ **Aszites** (Bauchwassersucht) und Fortsetzung der Stauung in andere Bauchorgane
  - **Gastrointestinale Beschwerden**: Stauungsgastritis[1] mit Appetitlosigkeit und Völlegefühl, evtl. Verstopfung und Blähungen oder Durchfall
  - Stauung in die Milz = **Stauungsmilz** mit (evtl. tastbarer) Milzschwellung
  - **Stauungsnieren** mit Proteinurie und dunklem Urin
  - **Nichtentzündliche Ödeme der Unterhaut (Anasarka):** vor allem an abhängenden Körperteilen, z.B. **abendliche Knöchelödeme**; beim Liegen im Kreuzbeinbereich ⇒ Gewichtszunahme

**Merke:** Gewichtszunahme bei unveränderter (evtl. sogar reduzierter) Ernährung ist oft ein erstes Zeichen für eine Ödembildung infolge eines krankhaften Geschehens.

| Linksherzinsuffizienz | Rechtsherzinsuffizienz |
|---|---|
| **Häufigste Ursachen** | |
| Arterielle Hypertonie, Klappenfehler (links) KHK, Herzinfarkt, Rhythmusstörungen | Linksherzinsuffizienz (= durchgestaute RHI), Klappenfehler (rechts), Lungenerkrankungen (wie Lungenfibrose oder Lungenemphysem = Cor pulmonale) |
| **Pathogenese** | |
| Blutstau vor dem linken Herzen, also in den Lungenkreislauf | Blutstau vor dem rechten Herzen, also in die Venen des Körperkreislaufs |
| **Leitsymptome** | |
| • Atemnot, Dyspnoe<br>• Tachypnoe<br>• Orthopnoe<br>• Stauungsbronchitis<br>• Zyanose<br>• Asthma cardiale<br>• Lungenödem | **Venöse Stauungszeichen**<br>• Gestaute Halsvenen, Unterzunge, Handrücken<br>• **Leberstauung** und Stauung über Pfortader in andere Bauchorgane mit:<br>• **Stauungsgastritis**<br>• Stauungsniere<br>• **Ödeme,** v.a. abendliche Knöchelödeme<br>• **Gewichtszunahme** |

**Gemeinsame Symptome:**
• Eingeschränkte Leistungsfähigkeit
• Tachykardie bei Belastung, Herzrhythmusstörungen
• Nykturie
    **Bei Linksherzinsuffizienz:** tagsüber Minderperfusion der Niere, die dementsprechend Wasser zurückhält; nachts in Ruhe höhere Perfusion der Niere, damit höhere Ausscheidung
    **Bei Rechtsherzinsuffizienz:** durch Mobilisierung der Ödemflüssigkeit aus den Beinen im nächtlichen Liegen
• Herzvergrößerung
• Im Spätstadium niedriger Blutdruck

[1] Stauungsgastritis: Bezeichnung für eine der Gastritis (Magenschleimhautentzündung) ähnliche Symptomatik (Völlegefühl, Appetitlosigkeit, Meteorismus, Brechreiz, Übelkeit) infolge gestauter Magenvenen bei Rechtsherzinsuffizienz.

**Therapie**

Nach Ursache der Erkrankung. Ursachen finden und behandeln (z.B. Hypertonie ⇒ Schilddrüsenproblematik, Anämie etc.).

- Körperliche Ruhe und seelische Entlastung.
- Flüssigkeitshaushalt kontrollieren: Zu viel Flüssigkeit würde dazu führen, dass das Herz noch mehr arbeiten müsste und daher noch weiter in die Insuffizienz getrieben würde.
- Elektrolythaushalt: Jede Störung des Kalium- und Kalziumhaushalts kann Herzrhythmusstörungen verursachen bzw. diese verschlimmern.
- Gewichtsnormalisierung ist unabdingbarer Therapiebestandteil. Günstig ist basenüberschüssige, kochsalzarme, laktovegetabile Vollwerternährung. Regelmäßige Reis- oder Obsttage regen Diurese an und wirken Ödembildung entgegen.
- Stuhlregulierung.
- Thromboseprophylaxe.
- Weglassen herzbelastender Medikamente.

Bei schweren Formen **(NYHA III und IV)** zum Arzt ⇒ verschreibungspflichtige Medikamente, z.B. Digitalis(-glykoside), Diuretika.

Bei leichteren Formen **(NYHA I und II)**

**Phytotherapie:** Digitaloide (dürfen nicht zusätzlich zu Digitalis[-glykosiden] eingesetzt werden), Weißdorn (Crataegus oxycantha und Crataegus monogyna), Meerzwiebel (Scilla maritima), Maiglöckchen (Convallaria majalis), Adonisröschen (Adonis vernalis), Oleander (Nerium oleander)

**Akupunktur:** u.a. B13, B15, KS6, Lu7, Lu9, MP6, KG21

**Homöopathie:** nach ausführlicher Anamnese und Repertorisation
- Carbo vegetabilis D2, D3, D4: Herzklopfen, Kollapsneigung, schwacher Puls, Herzschwäche bei älteren Personen, plötzliche Schwäche, Verlangen nach frischer Luft trotz Frieren
- Apocynum D1, D2, D3 bei kardialen und renalen Ödemen (diuretische Wirkung), weicher Puls, Müdigkeit, Kopfschmerz, Gliederschmerz (Insuffizienz bei Infekten)
- Aurum bei unregelmäßigem Herzschlag, Kurzatmigkeit
- Strophantus bei Angstgefühl mit Druck in der Brust, schwacher Herzaktion
- Crataegus bei Herzklopfen, Herzunruhe, Depressionen usw.
- Weitere: Hydro-, Atem-, Eigenblut- und Reflexzonentherapie

### 5.4.4 Herzklappenfehler (Vitien)

Angeboren oder erworben (rheumatische oder bakterielle Endokarditis).

**Klappeninsuffizienz:** Klappe schließt nicht richtig ⇒ **Pendelblut (z.B. Rückfluss in Vorhof)**

**Klappenstenose:** Klappe öffnet nicht richtig ⇒ **Blutstau**

Häufig sind beide Erkrankungen gemeinsam anzutreffen.

Die meisten erworbenen Vitien werden von einer **rheumatischen Endokarditis** verursacht. **In den meisten Fällen sind die Klappen des linken Herzens betroffen**, bedingt durch die stärkere mechanische Beanspruchung. Häufigster Herzfehler bei Erwachsenen ist die **Aortenklappenstenose** (Wissenschaftler sind sich nicht einig, ob die Mitral- oder die Aortenklappenstenose häufiger vorkommt. Anscheinend war früher öfter die Mitral-, heute ist mehr die Aortenklappe betroffen).

**Angeborene** Klappenfehler betreffen meist die Taschenklappen (Aorten- und Pulmonalklappe).

> **Noch ein wichtiger Hinweis**
> Die Klappenfehler sind eine mögliche, ja sogar häufige Ursache für Herzinsuffizienz. Sie sollten also die folgenden Vitien nicht als komplett eigenständige Erkrankungen lernen: So führen die Mitralklappeninsuffizienz und -stenose wie auch die Aortenklappeninsuffizienz und -stenose zu Zeichen der Linksherzinsuffizienz. Um diese Erkrankungen diagnostizieren zu können, sind die nachfolgenden **Betrachtungen wichtig.**

### 5.4.4.1    Mitralklappenstenose, Mitralklappeninsuffizienz

| Mitralklappenstenose | Mitralklappeninsuffizienz |
|---|---|
| Klappe öffnet nicht richtig; Blutstau vor der Klappe (in den Vorhof) und geringere Füllung des Ventrikels. | Klappe schließt nicht richtig; Pendelblut: während Systole strömt ein Teil des Bluts zurück in den Vorhof. |
| **Pathogenese** | |
| Druckanstieg im linken Vorhof, dieser hypertrophiert (Kompensation) und dilatiert, verbunden mit Wandfibrosierung und Disorganisation der Muskelbündel ⇒ Störung der Erregungsleitung ⇒ evtl. Vorhofflimmern mit absoluter Arrhythmie (Herzleistung: 20% ↓); durch die Strömungsveränderung des Bluts evtl. Thrombenbildung (40% der Fälle), mit Gefahr arterieller Embolien (20% der Fälle). | Hypertrophie und Dilatation des linken Vorhofs und Hypertrophie der linken Kammer, dadurch lange Zeit Kompensation. |
| **Merke**: Jedes hämodynamisch wirksame Mitralvitium geht mit Erweiterung des linken Vorhofs einher | |

## Symptome

| | |
|---|---|
| Ohne Latenzzeit<br>**Zyanose**, v.a. in Gesicht und an den Akren<br>**Mitralgesicht** (Facies mitralis): (schmetterlingsförmige) Rötung der Wangen („Mitralbäckchen", Nasen-Mund-Dreieck, Stirn und vor Ohren frei). | Oft erst nach jahrelanger Latenz [Verläufe von 20 Jahren], Akutsymptomatik nur bei akutem Geschehen, z.B. Papillarmuskelabriss bei Herzinfarkt [→ 146]). |

Blutrückstau in den Lungenkreislauf mit pulmonaler Hypertonie und Zeichen der Linksherzinsuffizienz (→ 150)
- Dyspnoe, Orthopnoe, Tachypnoe, Hustenreiz, Asthma cardiale
- Eventuell Lungenödem (10% der Fälle) mit Hämoptyse, Hämoptoe, Herzfehlerzellen; im weiteren Verlauf durchgestaute Rechtsherzinsuffizienz (→ 151); venöse Stauungszeichen

## Ursachen

| | |
|---|---|
| Fast immer rheumatisches Fieber | • Rheumatisches Fieber<br>• Endokarditis anderer Genese<br>• Ruptur des Klappenapparats z.B. durch Fibrosierung des Papillarmuskels nach Herzinfarkt<br>• Mitralprolaps (s.u.)<br>• Nach Mitralklappensprengung |

## Diagnose

| | |
|---|---|
| • Paukender erster Herzton<br>• Mitralöffnungston (MÖT)<br>• Diastolisches (Decrescendo-)Geräusch<br>• Parasystolisches (Crescendo-)Geräusch | • Auffallend leiser erster Herzton<br>• Herzspitzenstoß nach links unten verlagert (wegen Hypertrophie der linken Kammer) |

### 5.4.4.2   Mitralprolaps

Ballonartige Vorwölbung, Barlow- oder Klick-Syndrom; häufigste Klappenveränderung im Erwachsenenalter, jedoch meist ohne Beschwerden.

**Ursache:** meist unbekannt (familiäre Häufung, Vermutung: autoimmun), Papillarmuskeldysfunktion nach Infarkt, angeborene Bindegewebsstörungen.

**Symptome**

Meist keine (klinisch und hämodynamisch oft unbedeutend), sonst:
- Schmerzen hinter dem Brustbein ähnlich wie bei Angina pectoris, jedoch nicht belastungsabhängig und ohne Reaktion auf Nitroglyzerin
- Unangenehmes Herzklopfen, Arrhythmien
- Schwächegefühl, leichte Ermüdbarkeit, evtl. Synkopen
- Atemnot, Lufthunger

Noch ein kleiner Hinweis, bevor wir von der Mitralklappe zur Aortalklappe wechseln: Bei der Auskultation mit dem Stethoskop werden Mitralfehler in die Achselhöhle (Axilla), Aortenfehler in die Halsschlagadern (Karotiden) fortgeleitet. Dazu noch eine Besonderheit: Tastet man mit dem Finger ins Jugulum ("Drosselgrube", Halsgegend direkt über dem Brustbein), spürt man bei einer Aortenstenose ein Schwirren unter dem Finger.

### 5.4.4.3 Aortenklappenstenose, Aortenklappeninsuffizienz

| Aortenklappenstenose | Aortenklappeninsuffizienz |
|---|---|
| Häufigster Herzfehler bei Erwachsenen, m > w; eine der häufigsten Ursachen für plötzlichen Herztod bei Jugendlichen | |

| Pathogenese | |
|---|---|
| Um die stenosierte Klappe zu überwinden, muss ein größerer Druck aufgebaut werden ⇒ Druckbelastung der linken Kammer ⇒ Hypertrophie, daher lange Zeit Kompensation und Beschwerdefreiheit; Auftreten von Symptomen (Dilatation und LHI) kündigt rasches Fortschreiten an; durch geminderten systolischen Druck ⇒ verminderte Koronarperfusion (da Gefäßabgang hinter der stenosierten Aortenklappe). | Bei jeder Diastole fließt ein Teil des soeben ausgeworfenen Bluts zurück in die Kammer (bis zu 20 l/Min.) ⇒ großes Schlagvolumen (um Pendelblut vermehrt) ⇒ Volumenbelastung der linken Kammer ⇒ Hypertrophie und lange Zeit Kompensation. Warnsymptome der drohenden Dekompensation: Angina pectoris und Zeichen der LHI; durch geminderten diastolischen Druck verminderte Koronarperfusion (da das Blut zurück in die Kammer fließt). |
| Gleichzeitig erhöhter $O_2$-Bedarf durch Hypertrophie und verlängerte $O_2$-Diffusionsstrecke ⇒ Koronarinsuffizienz | |

| Symptome | |
|---|---|
| • Niedriger Blutdruck<br>• **Auffallend kleine Blutdruckamplitude**<br>• Pulsus parvus und tardus (klein, flach)<br>• Blasses Aussehen, rasche Ermüdbarkeit<br>• Schwindel mit Ohnmachtsanfällen (Synkopen)<br>• Atemstörungen, Angina pectoris, Herzrhythmusstörungen (evtl. Kammerflimmern bei Belastung)<br>• Schwirren im Jugulum tastbar | • **Auffallend große Blutdruckamplitude**<br>• Pulsus celer et altus (schneller ansteigender, hoher Puls), "Wasserhammerpuls" (durch großes Schlagvolumen und Windkesseldefekt durch Reflux z.B. 150/50), beim Liegen pulsierendes Klopfen im Kopf, sichtbare Pulsation der Karotiden, Nagelfalzpulsation, pulssynchrones Kopfnicken (Musset-Zeichen); Jahre danach: verstärktes Schwitzen, Zeichen der LHI |

| Diagnose | |
|---|---|
| Leitsymptom: spindelförmiges, raues Systolikum, punctum maximum: 2. ICR, vom ersten Herzton abgesetzt | Diastolisches Decrescendo-Geräusch nach dem zweiten Herzton |
| **Ursachen** | |
| • Erworben: hauptsächlich rheumatisches Fieber<br>• Sekundär verkalkende bikuspidale Aortenklappe, Manifestation meist zwischen 40.-50. Lj.<br>• Angeboren, vermutlich vorgeburtlich durchlaufene Endokarditis | • Meist rheumatisch (65%)<br>• Auch Lues, Aortendilatation, Aneurysma<br>• Sehr selten angeboren (dann mit anderen Vitien kombiniert) |

### 5.4.4.4    Vitien des rechten Herzens

Erworbene organische Klappenfehler des rechten Herzens sind insgesamt relativ **selten** und dann oft Folge einer bakteriellen Endokarditis bei Fixern. In der Mehrzahl treten relative Klappeninsuffizienzen auf, die durch Überdehnung des Klappenansatzrings bedingt sind. **Pulmonal:** durch schwere pulmonale Hypertonie; **trikuspidal:** bei Dilatation der rechten Kammer.

| Trikuspidalklappenstenose | Trikuspidalklappeninsuffizienz |
|---|---|
| **Ursachen** | |
| Meist rheumatisch bedingt | Oft Folge pulmonalen Hochdrucks (Cor pulmonale) |
| **Symptome** | |
| Rechtsherzinsuffizienz, mit venösen Stauungszeichen und abdominellen Beschwerden (→ 151) | |

#### Pulmonalklappenstenose

**Ursache:** meist angeboren, selten erworben.

**Symptome:** RHI, Dyspnoe.

**Auskultation:** Systolikum (raues Herzgeräusch, v.a. 2. und 3. ICR, parasternal links).

## 5.4.5 Angeborene Herzfehler

### Fetaler Kreislauf

Arterielles Blut kommt aus der Plazenta über die Nabelvene, umgeht zum größten Teil die Leber im Ductus venosus Arantii und gelangt über die untere Hohlvene zum rechten Vorhof.

**Umgehung der Lunge**: In der Vorhofscheidewand (-septum) befindet sich ein ovales Loch, das **Foramen ovale**, durch das der größte Teil des (arteriellen) Bluts direkt in das linke Herz und somit in den Körperkreislauf gelangt. Das sauerstoffarme Blut aus der oberen Hohlvene strömt vorwiegend in den **rechten Ventrikel** und von dort in den **Truncus pulmonalis**. Der größte Teil davon umgeht die Lunge, indem es durch eine Kurzschlussverbindung, den **Ductus arteriosus Botalli**, direkt in die Aorta gelangt.

Auf Leistenhöhe existiert noch eine weitere Abzweigung zu den Nabelarterien.

**Angeborene Herzfehler** haben ca. 1% der Neugeborenen. Unbehandelt sterben davon 25% im Säuglingsalter, weitere 55% in den ersten zwei Lebensjahren. Durch Behandlung erreichen von 6.500 kleinen Patienten in Deutschland 5.500 das Erwachsenenalter.

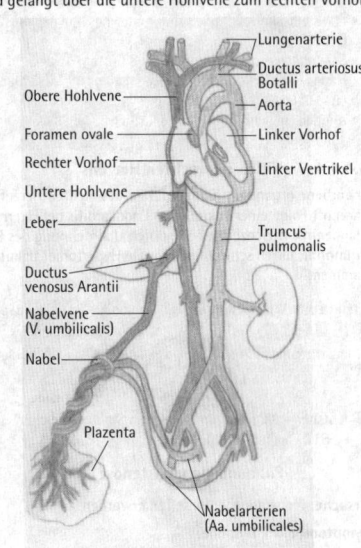

Lungenarterie

Ductus arteriosus Botalli

Obere Hohlvene

Aorta

Foramen ovale

Linker Vorhof

Rechter Vorhof

Linker Ventrikel

Untere Hohlvene

Leber

Truncus pulmonalis

Ductus venosus Arantii

Nabelvene (V. umbilicalis)

Nabel

Plazenta

Nabelarterien (Aa. umbilicales)

Die kritische Zeit der Herzentwicklung liegt zwischen dem 14. und 60. Tag der Schwangerschaft. In dieser Zeit wirkende Einflüsse können zu Herz- oder Gefäßanomalien führen.

Auch bei angeborenen Herzfehlern besteht die Gefahr einer Endokarditis, weshalb schon bei kleinen medizinischen Eingriffen (z.B. einer zahnärztlichen Behandlung) Antibiotika verabreicht werden.

**Ursachen** (oft mulifaktoriell)
- **Exogen**:
  - Alkoholabusus der Mutter
  - Infektion, z.B. Rötelnembryopathie (1% der Fälle)
  - Medikamente: Thalidomid (Contergan), Zytostatika, Immunsupressiva
  - Strahlung
  - Erkrankung der Mutter z.B. an Diabetes mellitus oder Lupus erythematodes
- **Endogen** bei Chromosomenaberrationen
  - Down-Syndrom
  - Turner-Syndrom
  - Einzelgendefekte

| Die acht häufigsten Vitien machen ca. 85% aller angeborenen Herzfehler aus. | | |
|---|---|---|
| **Azyanotische Vitien** | | **Zyanotische Vitien** |
| Obstruktion an Klappen/Gefäßen | Links-Rechts-Shunt | Rechts-Links-Shunt |
| Pulmonalstenose 13% | Vorhofseptumdefekt 10% | Fallot-Tetralogie 14% |
| Aortenstenose 6% | Ventrikelseptumdefekt isoliert 20% | Komplette Transposition 5% |
| Aortenisthmusstenose 7% | Persistierender Ductus arteriosus Botalli 10% | |

## Angeborene Herzfehler mit Links-Rechts-Shunt

### 5.4.5.1 Vorhofseptumdefekt (ASD)

**ASD = Atrium-Septum-Defekt**

Das fetale **Foramen ovale** hat sich nach der Geburt nicht geschlossen.
Da der Blutdruck links höher ist als rechts: Links-Rechts-Shunt ⇒ sauerstoffreiches Blut von der Lunge ⇒ linker Vorhof ⇒ über Shunt-Verbindung in rechten Vorhof ⇒ Trikuspidalklappe, rechte Kammer, Pulmonalklappe ⇒ Lungenkreislauf ⇒ Volumenbelastung im rechten Vorhof und im Lungenkreislauf.

**Symptome**

Betroffene sind meist blass und haben einen grazilen Körperbau sowie einen niedrigen Blutdruck mit kleiner Amplitude; die Symptome sind abhängig von der Größe des Septumdefekts; meist Beschwerdefreiheit, manchmal in Kindheit vermehrt Bronchitiden oder Pneumonien. Oft erst ab dem 40. Lj. evtl. pulmonale Hypertonie mit Leistungseinschränkung, rasche Ermüdbarkeit, Belastungsdyspnoe/Palpitationen (unangenehmes Herzklopfen), evtl. rezidivierende pulmonale Infekte, Brustschmerzen ⇒ RHI.

**Auskultation:** Durch erhöhtes Schlagvolumen der rechten Kammer wird die erste Entleerung verzögert ⇒ **Pulmonalton später** ⇒ atmungsunabhängige Spaltung des zweiten Herztons; Wirbelbildung an der Pulmonalklappe ⇒ **Systolikum** (2.-3. ICR parasternal links); der Septumdefekt selbst verursacht kein Geräusch. Es entsteht dadurch, dass die Pulmonalklappe für die größere Blutmenge zu klein ist.

Mögliche Komplikation: **Eisenmenger-Reaktion**; durch die erhöhte Druckbelastung des Lungenkreislaufs hypertrophiert das rechte Herz und kann nun zusätzlich noch mehr Druck aufbauen, so dass es zu einer **Shunt-Umkehr** kommen kann, also ein Rechts-Links-Shunt daraus resultiert.

**Therapie:** je nach Größe ⇒ Operation: gut operabel, am besten noch im Vorschulalter. Ist es zur Shunt-Umkehr gekommen, keine Operation mehr möglich.

### 5.4.5.2 Kammerseptumdefekt (VSD)

**VSD = Ventrikel-Septum-Defekt, Links-Rechts-Shunt**

#### Symptome

**Kleiner VSD** (häufig): Kinder und Jugendliche oft asymptomatisch.
**Größerer VSD:** Gedeihstörungen (Wachstums-/Entwicklungsstörung), Blässe, Abgeschlagenheit, eingeschränkte Belastbarkeit, Belastungsdyspnoe, Palpitationen, rezidivierende bronchitische Infekte.
In schweren Fällen: pulmonale Hypertonie und Rechtsherzinsuffizienz.
**Eisenmenger-VSD:** Auch beim VSD kann es durch Hypertrophie (der rechten Kammer) zur **Shunt-Umkehr** kommen: Zyanose, Leistungseinschränkung, Belastungs- bis Ruhedyspnoe, Hämoptoe, RHI, Rhythmusstörungen, Synkopen.

#### Auskultation

Lautes, systolisches, spindelförmiges Geräusch, am besten zu hören im 3. ICR parasternal links; bei größerem VSD: zweiter Herzton vom Geräusch überdeckt; typisch ist die Betonung des Pulmonalklappenschlusstons.

**Therapie:** Endokarditisprophylaxe; Operation bei symptomatischen bzw. hämodynamisch relevantem VSD.

### 5.4.5.3 Offener Ductus Botalli

**Synonym:** Ductus arteriosus apertus, persistierender Ductus arteriosus (PDA)

Fetale Verbindung: Pulmonalarterie ⇒ Aorta, hat sich spätestens 3 Monate nach der Geburt nicht geschlossen ⇒ Blut aus Aorta fließt in Pulmonalarterie ⇒ primärer Links-Rechts-Shunt mit Volumenüberlastung des linken Herzens und pulmonaler Hypertonie ⇒ Rechtsherzbelastung (m : w = 3 : 1; besonders häufige Folge einer Rötelnembryopathie).

#### Symptome

**Kleiner PDA:** häufig asymptomatisch.

**Größerer PDA** (häufig erst ab 3. Dekade): Belastungsdyspnoe, Palpitationen, bronchopulmonale Infekte, LHI, verstärkter Hustenreiz, evtl. Bluthusten.

**Inspektion/Palpation:** azyanotischer Patient mit Herzbuckel, große Blutdruckamplitude, Herzspitzenstoß nach unten außen verlagert, hebende Pulsation über der A. pulmonalis.

**Auskultation:** kontinuierliches systolisch-diastolisches „Maschinengeräusch" am 2. ICR parasternal links, wird Richtung Schlüsselbein lauter.

**Therapie:** Operation, da sonst nur 35.-45. Lj. erreicht wird, bei Frühgeborenen helfen evtl. Prostaglandine, den Ductus arteriosus Botalli zu schließen.

### 5.4.5.4 Fallot-Tetralogie

| Fallot-Tetralogie | |
|---|---|
| • Kammerseptumdefekt | • Rechtsherzhypertrophie |
| • Pulmonalklappenstenose | • „Reitende Aorta" über dem Septumdefekt |

Beschwerdebild wird von
Pulmonalstenose bestimmt

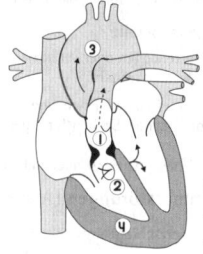

- Atemnot schon im 1. Lj., besonders bei Belastung
- Zyanose durch Sauerstoffminderversorgung und verstärkte Abschöpfung in der Peripherie ⇒ „Blue Babies"
- Polyglobulie, Pseudokonjunktivitis
- Trommelschlegelfinger, Uhrglasnägel
- Durch Minderversorgung des Gehirns: Ohnmachtsanfälle und Krämpfe, Pneumonien und Herzinsuffizienz
- Kinder: charakteristische Hockstellung, dadurch Anstieg des Systemwiderstandes ⇒ Erhöhung der Lungenperfusion und Anstieg der Sauerstoffsättigung

**Fallot-Tetralogie**

1 Pulmonalstenose

2 Ventrikelseptumdefekt

3 Reitende Aorta

4 Rechtsherzhypertrophie

**Komplikationen:** durch Polyglobulie ⇒ Thrombosen und Embolien (v.a. Gehirn)/bakterielle Endokarditis.

**Auskultation:** Pulmonalstenose ⇒ raues systolisches Austreibungsgeräusch im 2. ICR parasternal links.

**Mittlere Lebenserwartung: 12 Jahre.**
Die meisten Patienten sterben vor dem 20. Lj.

### 5.4.5.5 Transposition der großen Gefäße (TGA)

Verlagerung der großen Gefäße: Aorta tritt aus rechter, Lungenarterie aus linker Kammer ⇒ venöses Blut in Körperkreislauf ⇒ Neugeborene: **Zyanose und Atemnot, das Kind ist nicht lebensfähig** (es sei denn, es existieren ausgleichende andere Fehler). Bei rechtzeitiger Operation kann evtl. das Erwachsenenalter erreicht werden.

### 5.4.5.6 Aortenisthmusstenose

(Isthmus = Engpass) Verengung, meist am Übergang Aortenbogen/absteigende Aorta ⇒ Kopf und Arme werden ausreichend versorgt, Bauch, Becken und Beine nicht ⇒ in oberen Extremitäten erhöhter Blutdruck, in unteren erniedrigter; Hände warm, Füße kalt; häufig auch Beschwerdefreiheit.

**Auskultation:** systolisches Geräusch über Ausflussbahn der Aorta, 2. ICR parasternal links und am Rücken neben der Wirbelsäule.

**Komplikationen:** Aneurysmabildung der Aorta/arteriosklerotische Ablagerungen/LHI; Hypertonie mit Gefahr von Hirnblutungen; bakterielle Endokarditis.

### 5.4.5.7 Aortenbogenanomalie

Zum Beispiel: doppelter Aortenbogen oder Verlagerung des Aortenbogens, Arteria lusoria (Abgang der A. subclavia dexter atypisch).

**Symptome:** meist beschwerdefrei, evtl. Einengung der Luft- oder Speiseröhre und damit Husten, Heiserkeit, Stridor, Dyspnoe, Schlingstörungen.

Weitere angeborene Herzfehler (z.B. Herzklappenfehler), → 153

## 5.4.6 Herzrhythmusstörungen (Arrhythmien)

| Krankhaft veränderte Herzschlagfolge | • Bradykardie (< 60/Min.) |
|---|---|
| • Tachykardie (> 100/Min.) | • Extrasystolen |

Durch z.B. Störung der Erregungsbildung/-leitung oder extrakardiale Ursachen (Hyperthyreose).

Arrhythmien gibt es auch bei Herzgesunden. Treten sie vereinzelt auf, sind sie harmlos. Gefährlich werden sie erst dann, wenn der Blutauswurf ernsthaft beeinträchtigt ist: > 160 oder < 40 mmHg. Auf Sauerstoffunterversorgung reagiert zuerst das Gehirn (Schwindel, Leeregefühl im Kopf, Sehstörungen, Absencen, Bewusstseinsstörungen), dann erst der Herzmuskel.

## 5.4.6.1 Extrasystolen

Häufigste Herzrhythmusstörung; spontan auftretende Herzerregungen, eingestreut in den Grundrhythmus.

- **Treten** sie vereinzelt auf, sind sie eher harmlos; gehäuft oder salvenartig auftretend können sie zu Tachykardie (s.u.) oder gar Kammerflimmern (s.u.) führen.
- **Regelmäßigkeit:** als Bigeminie, Trigeminie oder unregelmäßig in langen Intervallen, anfallsartig in unregelmäßigen Abständen oder in Salven.
- **Symptome:** oft unbemerkt, evtl. auch unangenehmes oder beängstigendes „Herzstolpern" oder „Aussetzer".
- **Unterscheidung**
  - Supraventrikuläre Extrasystolen haben ihr Erregungszentrum oberhalb des His-Bündels.
  - Ventrikuläre Extrasystolen können vom His-Bündel oder allen Teilen des Kammermyokards ausgehen.

### Ursachen

- Psychisch über neurovegetatives Nervensystem
- Hyperthyreose (Schilddrüsenüberfunktion)
- Genussmittel: insbesondere Kaffee, aber auch andere koffeinhaltige Getränke, die „Flügel verleihen", Alkoholabusus, Drogen, Nikotin, Toxine
- Kardial: Myokarditis, Perikarditis, Herzinfarkt, Herzinsuffizienz, Koronarinsuffizienz, Cor pulmonale
- Medikamente: beispielsweise Digitalis, Antiarrhythmika, Antidepressiva u.a.
- Stoffwechselstörungen mit Elektrolytstörungen wie Hypo-/Hyperkaliämie
- Roemheld-Syndrom

### Diagnose

- Eventuell vorzeitiger Einfall eines Herzschlags mit nachfolgender kompensatorischer Pause
- Peripheres Pulsdefizit (Differenz zwischen palpabler Pulsfrequenz und über dem Herzen zu hörender Herzfrequenz)

**Therapie** von Extrasystolen: nur bei gehäuftem Auftreten oder Salven, da Vorhofflattern oder -flimmern droht (Medikamente, z.B. Digitalis und/oder Betablocker).

## 5.4.6.2 Tachykardie

Mehr als 100 Schläge pro Minute.

Mit zunehmender Herzfrequenz haben die Kammern immer weniger Zeit zur Füllung, wodurch die Kontraktionen nicht mehr so viel Blut auswerfen oder aber zu schwach und unkoordiniert sind. Beides kann zu lebensbedrohlichen Situationen führen.

**Ursachen**
- Psychisch
- Körperliche Belastung
- Hyperthyreose
- Fieber pro 1 °C und 10 Schläge
- Kreislaufschock und Volumenmangel/Anämie
- Myo-/Perikarditis/Herzinfarkt/Herzinsuffizienz/Koronarinsuffizienz
- Phäochromozytom (hormonaktiver Tumor des Nebennierenmarks, der Stresshormone wie z.B. Adrenalin produziert)

**Oder primär** = ohne Verbindung zu anderer Erkrankung

## Paroxysmale Tachykardie

Anfallsweise auftretende Tachykardie.
Plötzlich treten 130–220 Schläge/Minute auf, was oft mit Schwindel, Angina pectoris, Atemstörungen und leichten Ohnmachtsanfällen einhergeht; **Dauer:** Minuten bis Tage.

**Ursache**
- Vegetative Fehlregulation
- Nikotin-/Kaffeeabusus
- Starke körperliche Belastung
- Fokalinfektion
- Hyperthyreose
- Hypertonie/Herzerkrankung/Digitalisüberdosierung
- Phäochromozytom

### Erste Hilfe

**Reflektorische Vagusreizung:** kaltes Wasser trinken oder über die Extremitäten laufen lassen; falls nicht sofort eine Besserung eintritt, einen Arzt benachrichtigen. Weitere Vagusreizungen (mit Gefahr des Herzstillstands) Bulbusdruckversuch/Karotissinusdruckversuch ⇒ Erregung der Pressorezeptoren ⇒ reflektorische Bradykardie und Hypotonie (Karotis-Sinus-Syndrom, → 654).

> Notfall! Kammerflattern: 220–350 Schläge/Min.
> Kammerflimmern: 300–500 Schläge/Min.

### 5.4.6.3 Bradykardie

Weniger als 60 Schläge pro Minute.

**Ursache**
- **Physiologisch:** bei Sportlern, Schwerarbeitern, Stoffwechselverlangsamung (z.B. Hypothyreose) oder Unterkühlung; auch konstitutionell beim Vagotoniker
- **Medikamente:** Digitalis, Morphium, Betablocker, Kalziumantagonisten

- **Pathologisch:** Steigerung des Hirndrucks (Hirntumor, Hirnblutung), Herzerkrankung (Myo-, Perikarditis, Koronarinsuffizienz), Krankheiten mit Vagotonie (Hepatitis, Ulcus ventriculi), Typhus, Paratyphus

### 5.4.6.4 Reizleitungsstörungen

Die Erregung aus dem Sinusknoten wird nicht auf normalem Weg und in normaler Geschwindigkeit bis zum Myokard weitergeleitet.

- **Sinusatrialer Block (SA-Block):** verzögerte oder unterbrochene Erregungsleitung vom Sinusknoten zur Vorhofmuskulatur, nach einer kurzen Pause (die symptomlos verlaufen, aber auch mit einer Synkope einhergehen kann) übernimmt der AV-Knoten die Erregungsbildung.
  **Ursache:** Sick-Sinus-Syndrom (→ 662), Überdosierung mit Digitalis oder Antiarrhythmika
- **Atrioventrikulärer Block (AV-Block):** verzögerte oder unterbrochene Erregungsleitung von den Vorhöfen zu den Kammern.
  - I. Grades: verzögerte Erregungsleitung, keine Symptome, nur im EKG Verlängerung der PQ-Zeit sichtbar.
  - II. Grades: intermittierende Leitungsunterbrechung; Vorhofaktionen werden zeitweise gar nicht zu den Kammern übergeleitet; meist keine Behandlung erforderlich, gelegentlich Herzschrittmacher.
  - III. Grades: totale Leitungsunterbrechung, Vorhöfe und Kammern schlagen unabhängig voneinander (AV-Dissoziation), Gefahr von Synkopen (Adam-Stokes-Anfall, → 645) und Herzinsuffizienz; bei Herzfrequenz < 40 erst medikamentöse Behandlung, gefolgt von Herzschrittmacher.
- **Schenkelblock:** verzögerte oder unterbrochene Erregungsleitung im linken und/oder rechten Schenkel, meist asymptomatisch, da die leicht verzögerte Kammererregung hämodynamisch unwirksam ist.

## 5.4.7 Herzentzündungen (Carditiden)

Je nach entzündeter Herzschicht handelt es sich um eine Endo-, Myo- oder Perikarditis. Oft kommen Mischformen vor. Sind alle Schichten entzündet, spricht man von einer Pankarditis.

### 5.4.7.1 Endokarditis

Besonders gefürchtet ist der Befall der Klappen, der zu Klappenstenosen und/oder -insuffizienzen führen kann. Eine infektiöse Endokarditis kann ausgelöst werden durch Bakterien, Pilze oder Viren, eine nichtinfektiöse (abakterielle) Endokarditis ist meist rheumatisch bedingt.

### Abakterielle Endokarditis

Rheumatische Endokarditis bei rheumatischem Fieber (→ 120). Das rheumatische Fieber ist nicht direkt infektionsbedingt, sondern Folge einer infektinduzierten Autoimmunreaktion (streptokokkenallergische Zweiterkrankung [Streptokokken, → 663]).

- Insbesondere bei Schulkindern (5.-15. Lj.) 1-3 Wochen nach Infektion mit β-hämolysierenden Streptokokken der Gruppe A, z.B. bei Angina tonsillaris, Scharlach, Zahnwurzeleiterung
- Zweiter (postinfektiöser) Fieberanstieg (Alarmsignal)
- Pankarditis (Symptome können fehlen, evtl. neu aufgetretenes Herzgeräusch)
- „Wandernde" Polyarthritis der großen Gelenke mit starkem Berührungsschmerz, Schwäche und Krankheitsgefühl
- Chorea minor (kleiner Veitstanz) etc.
- Hauterscheinungen (30% der Fälle weisen rheumatische subkutane Knötchen [Osler-Knötchen] auf (→ 200); seltener andere wie Erythema nodosum (→ 649)
- Eventuell Glomerulonephritis mit Proteinurie und Hämaturie
- BSG↑, Leukozytose, C-reaktives Protein↑, Antistreptolysintiter ↑

Keine Erreger an den Klappen, sondern Bildung von Immunkomplexen ⇒ chronisch fibrosierende Entzündung der Klappen ⇒ warzenähnliche Wucherungen (die sich selten ablösen) ⇒ narbige Veränderung: Schrumpfung, Verziehen = Klappeninsuffizienz; Verwachsung = Klappenstenose.

Abakterielle Endokarditis auch bei anderen Autoimmungeschehen möglich: PCP, Morbus Bechterew, Kollagenosen (LE, Sklerodermie, Panarteriitis nodosa).

### Bakterielle (infektiöse) Endokarditis

Besiedelung der meist vorgeschädigten Klappen bei schwerer Abwehrschwäche oder nach Operation an den Herzklappen; Erreger sind zu 60% α-hämolysierende Streptokokken (Streptokokkus viridans), zu 20% Staphylokokken, zu 10% Enterokokken, gramnegative Bakterien und Pilze.

Ein vorbestehender Klappendefekt prädisponiert zu Endokarditis.

#### Akut verlaufende Infektion
Unbehandelt verläuft die Infektion i.d.R. letal. Hohe Virulenz des Mikroorganismus, wenig Resistenz des Makroorganismus.

#### Dramatischer Verlauf
- Hohes Fieber, evtl. Schüttelfrost
- Tachykardie, schwere Herzinsuffizienz
- Erhöhte Emboliegefahr (Hirnschlag u.a.) und Mikroembolien. Bei Befall der rechten Klappen (selten, v.a. bei Fixern) auch Lungenemboliegefahr

- Petechien (30%) oder Purpura v.a. der Mundschleim- und Augenbindehaut; selten Verbrauchskoagulopathie
- Osler-Knötchen (→ 200)
- Nierenbeteiligung mit Hämaturie und Proteinurie
- (Infekt-)Anämie

| Leitsymptome | • Splenomegalie |
|---|---|
| • Bakteriämie | • Embolien |
| • Fieber | • Herzgeräusch |

**Diagnose:** Erregernachweis im Blut, ausgeprägte Leukozytose mit Linksverschiebung, Thrombozytopenie, Anämie

**Therapie** (schon nach rein klinischer Diagnose, bevor das Ergebnis der Blutkultur vorliegt): Antibiotika

### Subakut verlaufende Infektion
Endokarditis lenta (lenta = langsam). Meist durch α-hämolysierende Streptokokken; Endokarditis lenta hält sich zwischen Virulenz des Mikro- und Resistenz des Makroorganismus.

### Weniger dramatischer Verlauf
- Schleichender Krankheitsbeginn
- Unklares mäßiges Fieber um 38 °C
- Herz- und Gelenkbeschwerden
- Appetitmangel, Gewicht ↓
- Petechien an Rumpf, Extremitäten und Augenhintergrund
- Eventuell arterielle Embolien, z.B. mit linsengroßen druckschmerzhaften Knötchen
- Eventuell später zunehmende Zeichen der Herzinsuffizienz

**Diagnose:** BSG ↑, Anämie, geringe Leukozytose, Alpha-2-, später Gamma-Globulin ↑.

**Therapie:** Arzt aufsuchen (Antibiotikagabe), Streuherde entdecken.

## 5.4.7.2 Myokarditis
Sie tritt selten alleine auf, meist sind andere Herzschichten mitbetroffen.
- **Rheumatische Myokarditis** (durch rheumatisches Fieber, auch durch Kollagenosen)
- **Infektiöse Myokarditis**
  ○ Meist durch Viren: Enterovirus (Coxsackie-, Echo-, Polio-), Rhino-, Gelbfieber-, Hepatitis-A und -B, Tollwut-, Influenza-, Parainfluenzaviren
  ○ Bakterien: bei Diphterie, Typhus, Tbc, Brucellose
  ○ Pilze, z.B. Candida
  ○ Protozoen
- **Allergische Myokarditis:** durch Medikamente (Penizillin, Zytostatika, Sulfonamide)

Akute Formen können in chronische übergehen. Die Ausbreitung kann diffus oder umschrieben sein.

**Symptome**
- Oft nur Grippesymptome (Mattigkeit, Schwäche)
- Mitunter **Rhythmusstörungen**, Extrasystolen bis Kammerflimmern
- Herzinsuffizienz
- Je nach Erreger: rezidivierende Schübe hohen Fiebers

**Meisten stehen die Symptome der Grunderkrankung im Vordergrund**, auffällig ist die **relative Tachykardie.**

**Diagnose**
Herztöne auffallend leise, evtl. Galopprhythmus, Herzgeräusche, Perikardreiben.

**Therapie**
- Bei Virusbeteiligung: Bettruhe, körperliche Schonung und Therapie der Rhythmusstörungen und der Herzinsuffizienz
- Bei Bakterienbeteiligung: Antibiotika
- Bei Beteiligung von Pilzen: Antimykotika

### 5.4.7.3 Perikarditis

Meist von einer Myokarditis begleitet. Die Ursachen für eine Perikarditis sind daher die gleichen wie bei einer Myokarditis. Zudem kann sie vorkommen bei Herzinfarkt, Thoraxtraumen und übergreifenden Entzündungen oder Tumoren der Nachbarorgane und bei Urämie. Auch hier kommen die Symptome der Grunderkrankung dazu. In 70% der Fälle bleibt die Ursache jedoch unklar (= idiopathische Perikarditis).

Je nach Verlauf bzw. Stadium unterscheidet man zwei Formen.
- **Pericarditis sicca:** die trockene Perikarditis (oft zu Anfang und/oder Ende einer akuten Perikarditis; am häufigsten bei Urämie).
An entzündeter Stelle fibrinöse Auflagerung (daher auch der Name Pericarditis fibrinosa) ⇒ Reibung der Perikardblätter ⇒ starke Schmerzen ⇒ im Stethoskop **Lederknarren** (Reibegeräusche, auch „Lokomotivgeräusche").
- **Pericarditis exsudativa:** die feuchte Perikarditis (am häufigsten bei Tbc, Virusinfekten, rheumatischem Fieber). Es bildet sich ein entzündlicher Erguss zwischen den Blättern, damit verschwindet das Geräusch und der Schmerz, allerdings nimmt die Flüssigkeit dem Herzen den Raum, um sich in der Diastole zu füllen. Die Herztöne werden leiser (gedämpft durch Ergussflüssigkeit). Es kommt zu Atemnot, Einflussstauungen (Lebervergrößerung, Aszites, Halsvenenstauung, Ödeme, Stauungsniere), Tachykardie, Hypotonie, Zyanose. Bei großen Ergussmengen spricht man von Herzbeuteltamponade, bei der der kardiogene Schock droht.

**Akuter Verlauf**
- Fast immer mit Perikarderguss und Gefahr der Tamponade, evtl. Herzstillstand
- Retrosternale, oft lage- und atemabhängige Schmerzen
- Fieber, beschleunigte Atmung

**Chronischer Verlauf:** weniger heftig, aber länger (> 3 Monate).

**Chronisch-konstriktiv** (zusammenziehend): Es kommt bei der Ausheilung einer chronischen Perikarditis zu narbiger Schrumpfung und zu Verwachsungen zwischen innerem und äußerem Blatt. Wenn sich dort Kalk einlagert, spricht man von **Pericarditis calcarea** (Panzerherz).

**Symptome:** Atemstörung, Herzinsuffizienz mit venösen Einflussstauungen, Tachykardie, Hypotonie mit auffallend kleiner RR-Amplitude durch erniedrigtes Schlagvolumen.

**Diagnose:** neben EKG und Röntgen v.a. Echokardiographie, evtl. Perikardpunktion (Entlastung).

**Therapie:** im Krankenhaus, Bettruhe, Scherzbekämpfung, evtl. Antibiotika- oder Glukokortikoidgabe.

**Prognose:** am besten bei idiopathischer Form, die nach 4-6 Wochen meist folgenlos abheilt, ansonsten abhängig von der Grunderkrankung.

## 5.4.8 Kardiomyopathien

Auch Cardiomyopathie (Abk. CM) oder Myokardiopathie.
Klinische Bezeichnung für alle Herzmuskelerkrankungen mit Verdickung (Hypertrophie) und/oder Erweiterung (Dilatation) der Herzhöhlen, die nicht durch Koronarsklerose, Erkrankungen des Perikards, Hypertonie (Bluthochdruck) oder angeborene bzw. erworbene Herzfehler bedingt sind.

> **Anmerkung:** Folgende Informationen sind eher zum Nachschlagen gedacht.

### 5.4.8.1 Primäre (idiopathische) Kardiomyopathie

Auslöser unbekannt.

### 5.4.8.2 Sekundäre Kardiomyopathie

Meist im Rahmen einer generalisierten Grundkrankheit auftretend, z.B.
- entzündlich (nach Infarkt, bei Kollagenosen u.a.),
- infektiös (z.B. bakteriell oder viral verursachte Myokarditis),
- nutritiv-toxisch (z.B. durch Alkohol, bestimmte Medikamente, Zytostatika),
- metabolisch (sog. Myokardose bei Amyloidose, Hämochromatose, Hyper- oder Hypothyreose u.a.),

- neuro- bzw. myopathisch (z.B. bei Friedreich Ataxie, Dystrophia musculorum progressiva),
- infiltrativ (primäre Herztumoren, Leukämieinfiltrationen, Metastasen, Herzverfettung, Sarkoidose),
- physikalisch (traumatisch oder strahlenbedingt).

Dabei werden drei Formen unterschieden.

- **Dilatative Kardiomyopathie** (DCM, CCM): häufigste Form mit Ventrikelerweiterung ohne Dickenzunahme der Herzmuskulatur, evtl. mangelndem Verschluss der AV-Klappe und eingeschränkter Pumpleistung; tritt v.a. bei Männern auf. **Symptome:** Herzinsuffizienz, Herzrhythmusstörungen, ggf. kardial bedingte arterielle Embolien; **Therapie:** medikamentöse Behandlung der Herzinsuffizienz, Antikoagulanzien; **Prognose:** schlecht bei manifester Kardiomyopathie.
- **Hypertrophe Kardiomyopathie** (HCM): mit (unregelmäßiger) Herzmuskelverdickung ohne Leistungsänderung; fortschreitende Hypertrophie einzelner oder aller Wandschichten insbesondere des linken Ventrikels ⇒ verminderte diastolische Ventrikelfüllung bei (zunächst) normaler systolischer Herzfunktion. **Symptome:** Dyspnoe, Angina pectoris, Palpitationen, Synkopen; **Therapie:** Betarezeptorenblocker, Kalziumantagonisten; **Prognose:** eingeschränkte Lebenserwartung (akute Herzrhythmusstörungen), 50% aller HCM treten familiär gehäuft auf.
- **Restriktive Kardiomyopathie** (RCM) bzw. **obstruktive Kardiomyopathie** (OCM): Sie ist sehr selten; durch starre Ventrikelwände wird die Ventrikelfüllung behindert. Behandlung symptomatisch. Im Endstadium hilft nur noch eine Herztransplantation.

## 5.5 Medikamente

### 5.5.1 Digitalisglykoside

**Herzkraftstärkend**

| Positiv inotrop | Steigerung der Kontraktionskraft |
|---|---|
| Negativ chronotrop | Abnahme der Herzfrequenz |
| Negativ dromotrop | Abnahme der Erregungsleitungsgeschwindigkeit |
| Positiv bathmotrop | Zunahme der Erregbarkeit durch Herabsetzung der Reizschwelle |

**Digitalisüberdosierung**

**Herzsymptomatik:** Herzrhythmusstörungen (Extrasystolen, Bigemini), bei leichter Überdosierung Bradykardie; bei schwerer Überdosierung Tachykardie bis Herzflattern und Herzflimmern, Herzblock

**Magen-Darm-Beschwerden**: Appetitlosigkeit, Übelkeit, Erbrechen, Durchfälle
**Nerven- und Gehirnsymptomatik**: erhöhte Reizbarkeit, Verwirrtheit, Kopfschmerz, Nervenschmerzen und Sehstörungen wie Rot-Gelb-Grün-Sehen, Wolkensehen und Flimmerskotom (visuelle Sensationen mit Flimmern, Funken, Blitzen).

> Kalzium verstärkt die Digitaliswirkung, Kalium vermindert sie.

## 5.5.2 Beta(rezeptoren)blocker

Verhindern erregende Wirkung von Adrenalin und Noradrenalin, indem sie die Betarezeptoren blockieren.

| Herz | • Negativ inotrop • negativ dromotrop • negativ chronotrop • negativ bathmotrop |
|---|---|
| Niere | Herabsetzung der Renin-Freisetzung |
| Bronchien | Bronchienverengung |
| Gefäße | Zusammenziehung der peripheren Gefäße |
| Leber und Skelettmuskulatur | Herabsetzung des Glykogenabbaus |

**Einsatz bei** tachykarden Herzrhythmusstörungen, Angina pectoris, Hypertonie, Herzinfarktprophylaxe, Hyperthyreose, Vorbeugung von Migräne, Glaukom.
**Nebenwirkungen:** Überwiegen des Parasympathikus, Atemnot/Asthmaanfälle, Durchblutungsstörungen, Verschlimmerung der Herzinsuffizienz, Hypoglykämie, Arteriosklerose, Schwindel, Kopfschmerzen, Verwirrtheit, Erbrechen, Durchfälle.
**Kontraindikationen:** Herzinsuffizienz, schwere Ruhebradykardie, Asthma bronchiale, Diabetes mellitus.

> Das plötzliche Absetzen der Betablocker kann lebensbedrohliche tachykarde Arrhythmien, Herzinfarkt, Angina-pectoris-Anfälle und Blutdruckanstieg auslösen.

## 5.5.3 Nitrate

Sie werden v.a. bei KHK eingesetzt, sowohl beim Anfall als auch prophylaktisch. Nitrate lassen glatte (Gefäß-)Muskelfasern erschlaffen ⇒ Gefäßerweiterung.
- Dilatierte Venen können mehr Blut fassen ⇒ verminderter Rückstrom zum Herzen ⇒ Senkung der Vorlast.
- Dilatierte Arterien senken den Blutdruck, somit den Widerstand, gegen den das Herz anpumpen muss ⇒ Senkung der Nachlast.
- Dilatierte Koronargefäße können den Herzmuskel besser versorgen (das Problem entsteht ja durch die Verengung der Koronarien).

## Gängige Medikamente

- Zur Anfallbehandlung: Glycerol(tri-)nitrat (Nitroglyzerin, Sprengöl) als Spray oder Zerbeißkapseln zur sublingualen (unter der Zunge) Anwendung (Blutdruck mindestens 110 mmHg, Messen ist wichtig) wirkt innerhalb 1-2 Minuten für 10-30 Minuten. Die Gabe kann im Abstand von 5-10 Minuten wiederholt werden (Blutdruck messen).
- Zur Prophylaxe: Isosorbidmononitrat oder -dinitrat (kurz ISDN) als Tabletten (Wirkung lässt bei Dauerbehandlung nach, evtl. genügt „nächtliche Nitratpause").

**Einsatz bei:** Angina pectoris, kardialem Lungenödem, Herzinfarkt.

**Wirkung:** bei Angina pectoris sofortige Schmerzbefreiung (keine Schmerzlinderung bei irreversibler Schädigung durch Herzinfarkt).

**Nebenwirkungen:** Kopfschmerzen (deshalb einschleichen), Gesichtsrötung, Blutdruck im Stehen ↓.

**Überdosierung:** Tachykardie, Herzstillstand.

**Kontraindikation:** Niereninsuffizienz, Glaukom, Einnahme von blutdrucksenkenden Medikamenten.

### 5.5.4 Kalziumantagonisten

Kalzium(kanal)blocker. Sie vermindern den Kalziumeinstrom in die Zelle, es kommt somit zur Erschlaffung der Gefäßmuskulatur ⇒ Erweiterung der Gefäße ⇒ RR ↓, Herzkraft ↓ (negativ inotrop) ⇒ Senkung des Sauerstoffbedarfs und Weitstellung der Koronarien.
**Einsatz:** bei hohem Blutdruck, Angina pectoris.
**Nebenwirkungen:** Blutdruckabfall, Beinödeme, Kopfschmerz, Flush, Hautreaktionen, gastrointestinale Störungen, Schwindel, Bradykardie.

### 5.5.5 Diuretika

Sie steigern die Harnausscheidung, schwemmen Ödeme aus, senken durch Volumenminderung den Bluthochdruck.
**Nebenwirkungen:** Kaliummangel, Bluteindickung ⇒ Thromboseneigung, Verschiebungen im Salz-, Elektrolythaushalt (v.a. Mangel an Kalium, Magnesium, Kalzium, Natrium, evtl. aber auch Überschuss), Erhöhung der Blutfette, Beeinträchtigung des Hörvermögens, Impotenz, Libidoverlust, Menstruationsstörungen, Gynäkomastie.

### 5.5.6 Antikoagulanzien

Gerinnungshemmer; sie verbessern die Fließeigenschaften des Bluts.
**Heparine:** in basophilen Granulozyten (Mastzellen) zu finden, auch in Leber, Lunge, Milz und Thymus. Sie **hemmen die Blutgerinnung**, wirken rasch, aber nur für einige Stunden; Aufnahme nicht über Schleimhäute, Gabe intravenös oder subkutan.
**Nebenwirkungen:** Abnahme der Thrombozyten, Haarausfall, Osteoporose.

**Cumarine:** pflanzlich, verdrängen Vitamin K, das von der Leber zur Herstellung von Gerinnungsfaktoren (z.B. Prothrombin) benötigt wird; sie wirken erst nach 24–36 Stunden, aber längeranhaltend.

**Nebenwirkungen:** Magen-Darm-Störungen, Haarausfall, Urtikaria, Hautblutungen, Hautnekrosen, Gefahr verstärkter Blutungsneigung (Quick-Test notwendig).

### 5.5.7   ACE-Hemmer (ACE = Angiotensin converting enzyme)

Sie verhindern die Bereitstellung von Angiotensin, das die Gefäße verengt, und die Freisetzung von Aldosteron, das Wasser im Körper hält ⇒ **blutdrucksenkend** (Genaueres zu Angiotensin und Aldosteron [→ 399]).

**Nebenwirkungen:** Blutdruckabfall, Nierenfunktionseinschränkungen, lebensbedrohlicher Kaliumüberschuss, trockener Reizhusten, Geschmacksstörungen, Hautausschläge, Blutbildungsstörungen.

**Kontraindikationen:** Schwangerschaft, Stillzeit, Nierenarterienstenose, Niereninsuffizienz, gleichzeitige Therapie mit kaliumsparenden Diuretika.

# 6     Kreislauf

> **Arterien** sind Gefäße, die Blut vom Herzen wegtransportieren.
> **Venen** transportieren Blut zum Herzen zurück.

- **Körperkreislauf (großer Kreislauf)**
  Sauerstoffreiches Blut fließt in den Arterien, sauerstoffarmes in den Venen; **Start:** linkes Herz ⇒ Aorta ⇒ Arterien ⇒ Arteriolen ⇒ feinste Haargefäße = Kapillaren (hier findet der Stoffaustausch statt) ⇒ Venolen ⇒ Venen ⇒ obere/untere Hohlvene ⇒ rechtes Herz.
- **Lungenkreislauf (kleiner Kreislauf)**
  Sauerstoffarmes Blut fließt in den Arterien, sauerstoffreiches in den Venen. Start: rechtes Herz ⇒ Lungenschlagader (Truncus pulmonalis) ⇒ Verästelung bis in die Kapillaren, die um die Alveolen liegen (hier findet der Gasaustausch statt) ⇒ Lungenvenolen ⇒ Lungenvenen ⇒ linkes Herz.
- **Pfortaderkreislauf**
  Er ist in den großen Kreislauf eingeschaltet und bringt venöses Blut der **unpaaren Bauchorgane** (Darm, Magen, Milz, Pankreas) voller Nährstoffe zur Leber.

## 6.1     Anatomie der Gefäße

Arterie

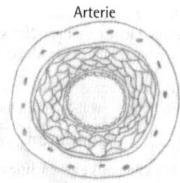

- **Intima:** innere Auskleidung aus einschichtigem Plattenepithel (Gefäßendothel), das auf etwas Bindegewebe aufsitzt. Venen besitzen v.a. in unteren Körperteilen Klappen, die das Zurückströmen des Bluts verhindern.
- **Media:** mittlere Schicht bei kleinen Arterien aus glatter Muskulatur, bei mittelgroßen Arterien v.a. aus ringförmigen Muskelfasern, bei großen Arterien v.a. aus elastischen Fasern. Steuerung der Gefäßweite durch vegetatives Nervensystem. Die Media der Venen ist dünner als die der Arterien, da der Blutdruck dort viel niedriger ist.

Vene

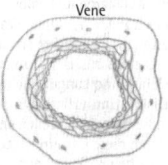

- **Adventitia:** äußere Schicht aus Bindegewebe und elastischen Fasern. Die Wände kleinerer Gefäße werden über Diffusion ernährt, die Wände größerer Gefäße über die Gefäße innerhalb der Adventitia, die Vasa vasorum (Gefäße der Gefäße).

## 6.1.1 Arterien

Sie können in ihrer Media mehr elastische oder muskuläre Fasern enthalten.

### Arterien vom elastischen Typ

Sie finden sich v.a. in Herznähe. Sie dehnen sich durch den ruckartig ausgeworfenen Blutstrom bei der Systole auf und ziehen sich danach wieder zusammen, wobei sie das Blut weiterschieben (das Blut würde sonst nach jeder Herzaktion stillstehen). Diese Funktion nennt sich **Windkesselfunktion** und die daran beteiligten Gefäße heißen **Windkesselgefäße** (in Anlehnung an den Ausgleichbehälter hinter Kolbenpumpen).

### Arterien vom muskulären Typ

Sie sind vor allem in der Peripherie zu finden. Wie auch die Arteriolen (s.u.) können sie durch Kontraktion (**Vasokonstriktion**) und Entspannung (**Vasodilatation**) ihr Lumen verändern, somit den Strömungswiderstand und damit die Durchblutung der versorgten Organe. Sie heißen deshalb auch **Widerstandsgefäße**.

## 6.1.2 Arteriolen

Die Arterien verzweigen und verfeinern sich zu Arteriolen, deren Media v.a. aus glatter Muskulatur besteht (Blutverteilung, s.o.).
Auch über die Arteriolen findet noch kein Stoffaustausch zwischen Blut und Gewebe statt. Dies geschieht erst, nachdem sie sich noch weiter zu Kapillaren (s.u.) verfeinert haben, die nicht einmal mehr eine Muskelschicht besitzen, sondern nur aus Endothel bestehen.

> Stoffaustausch zwischen Blut und Gewebe findet nur auf Kapillarebene statt, nicht im Bereich der mehrschichtigen Gefäße.

## 6.1.3 Kapillaren

Sie bestehen aus einschichtigem Endothel, wodurch der **Stoffaustausch** ermöglicht wird.
- **Endothel mit Fensterung:** insbesondere in Organen mit starkem Stoffaustausch (z.B. Darmzotten, Pankreas, Hormondrüsen, Nierenkanälchen). Die Endothelzellen kleiden die Kapillaren lückenlos aus, die einzelne Zelle enthält jedoch interzelluläre Poren, die nur durch eine dünne Wand („Diaphragma", Scheidewand) verschlossen sind.
- **Endothel ohne Fensterung** (kommt am häufigsten vor): Es kleidet Kapillarwände lückenlos aus. Der Stofftransport erfolgt durch die Zelle (transzellulär) z.B. in Muskeln, Gehirn und Lungen.
- **Diskontinuierliches Endothel:** Zwischen den einzelnen Zellen klaffen Lücken; außerdem fehlt stellenweise die Basalmembran. Die Kapillarflüssigkeit kann direkt durch diese Öffnungen treten (interzellulär) v.a. in Sinusoiden der Leber, Milz, dem Knochenmark und den Glomeruli der Nieren.

**Abbildung wichtiger Arterien**

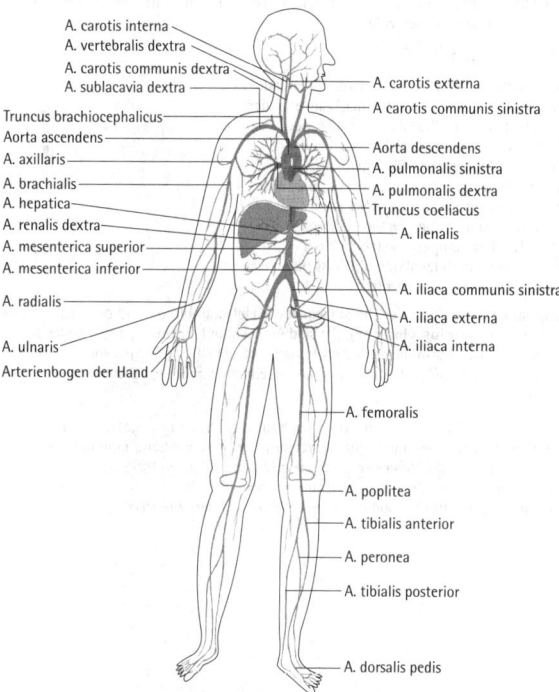

A. carotis interna
A. vertebralis dextra
A. carotis communis dextra
A. sublacavia dextra
Truncus brachiocephalicus
Aorta ascendens
A. axillaris
A. brachialis
A. hepatica
A. renalis dextra
A. mesenterica superior
A. mesenterica inferior
A. radialis
A. ulnaris
Arterienbogen der Hand

A. carotis externa
A carotis communis sinistra
Aorta descendens
A. pulmonalis sinistra
A. pulmonalis dextra
Truncus coeliacus
A. lienalis
A. iliaca communis sinistra
A. iliaca externa
A. iliaca interna
A. femoralis
A. poplitea
A. tibialis anterior
A. peronea
A. tibialis posterior
A. dorsalis pedis

## 6.1.4 Venolen

Die Kapillaren werden zu kleinen Venen, den Venolen, die sich immer weiter vereinigen und das Blut den größeren Venen zuleiten.

## 6.1.5 Venen

Sie sind durch ihr flexibles Fassungsvermögen (durch niedrigen Druck und Dehnbarkeit der Wände) in der Lage, größere Mengen Blut (bis über 60% des Gesamtblutvolumens) zu speichern und werden deshalb auch **Kapazitätsgefäße** genannt.
Da hier der Druck so niedrig ist, wird das Blut auch auf andere Weise bewegt: In den Venen der Extremitäten und der Rumpfwand bildet das Endothel **Taschenklappen**, die (ähnlich der Taschenklappen am Herzen) den Blutfluss nur in eine Richtung erlauben (s. Abb. rechts).

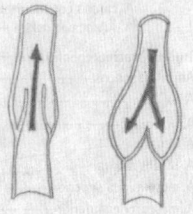

**Venenpumpe:** Kontrahiert sich die umliegende Skelettmuskulatur, wird das Blut in Richtung Herz gepresst **(Muskelpumpe)**. Oft sind Arterien und Venen eng beieinander, so dass zudem die arterielle Pulswelle die Venen zusammendrückt. Beim Beugen von Gelenken wird ebenfalls Druck auf die Venen ausgeübt, die als „Einbahnstraße" das Blut immer Richtung Herz befördern.

> Anmerkung zu den Beinvenen, weil dies häufig in Prüfungen gefragt wird:
> Bitte prägen Sie sich besonders gut die Verläufe der **Vena saphena magna** (magna mit **m** wie **medial**) und der **Vena saphena parva** ein. Es sind die wichtigsten Hautvenen für die Drainage des oberflächlichen Venenbluts, wobei ihre Einzugsgebiete nicht streng voneinander getrennt sind, sondern sich stellenweise überschneiden.

**Abbildung wichtiger Venen**

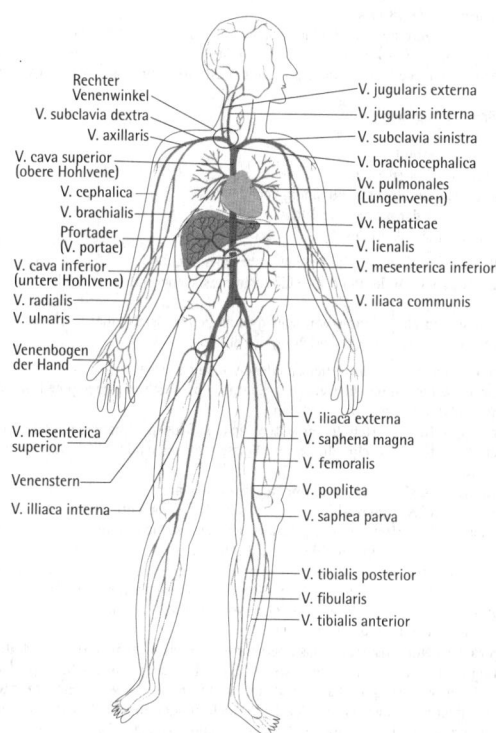

Rechter Venenwinkel
V. subclavia dextra
V. axillaris
V. cava superior (obere Hohlvene)
V. cephalica
V. brachialis
Pfortader (V. portae)
V. cava inferior (untere Hohlvene)
V. radialis
V. ulnaris
Venenbogen der Hand
V. mesenterica superior
Venenstern
V. illiaca interna

V. jugularis externa
V. jugularis interna
V. subclavia sinistra
V. brachiocephalica
Vv. pulmonales (Lungenvenen)
Vv. hepaticae
V. lienalis
V. mesenterica inferior
V. iliaca communis
V. iliaca externa
V. saphena magna
V. femoralis
V. poplitea
V. saphea parva
V. tibialis posterior
V. fibularis
V. tibialis anterior

## 6.2 Physiologie des Kreislaufs

### Die Steuerung des Kreislaufs

Die Blutversorgung wird dem wechselnden Sauerstoff- und Nährstoffbedarf angepasst und auch bei wechselnden Schwerkraftverhältnissen (Liegen, Stehen usw.) aufrechterhalten. Entscheidend für die Fließgeschwindigkeit sind der Blutdruck und der Strömungswiderstand.

- **Blutdruck** ist abhängig von
  - Herzzeitvolumen,
  - Blutvolumen und
  - peripherem Widerstand.
- **Strömungswiderstand** ist abhängig von
  - Durchmesser der Blutgefäße und
  - Viskosität (Zähigkeit) des Bluts.

Diese Größen werden über verschiedene Mechanismen reguliert.

- An den Gefäßen: Änderung des Gefäßdurchmessers (besonders bei Widerstandsgefäßen)
- Am Herzen: durch Änderung von Schlagvolumen und Herzfrequenz
- Vor allem durch die Nieren: Änderung des Blutvolumens

Diese Mechanismen werden durch verschiedene Vorgänge gesteuert.

- **Autoregulation:** durch die Gefäßmuskulatur selbst gesteuert (myogene Durchblutungsregulation) ⇒ v.a. lokal wirksam.
- **Stoffwechselreize:** Arteriolen erweitern sich bei Sauerstoffmangel oder bei Überangebot an Stoffwechselprodukten wie Wasserstoffionen oder Milchsäure (⇒ v.a. lokal wirksam).
- **Hormone** (→ 431) ⇒ lokal und übergeordnet wirksam;
  **Adrenalin** und **Noradrenalin** (→ 455) aus der Nebennierenrinde führen zu einer Kontraktion der Arterien des Bauchs und der Haut, sowie zu einer Dilatation der Arterien des Herzens und der Skelettmuskulatur; außerdem sorgen diese Hormone für einen schnelleren Herzschlag. **Renin** wird bei Minderdurchblutung aus der Niere ausgeschüttet und aktiviert das **Renin-Angiotensin-Aldosteron-System**. **Angiotensin** sorgt u.a. für die Verengung von Hautgefäßen, **Aldosteron** für gesteigerte Retension von Flüssigkeit im Körper.
- **Vegetatives Nervensystem:** Das übergeordnete Kreislaufzentrum in der **Medulla oblongata** (verlängertes Rückenmark, → 537) erhält über Äste des **N. vagus** (10. Hirnnerv, „Hauptwerkzeug des Parasympathikus") Informationen von **Pressorezeptoren** (Druckfühlern), die den Blutdruck z.B. am **Aortenbogen** und am **Karotissinus** messen. Es regelt zusammen mit Anteilen des Hypothalamus (Teil des Zwischenhirns, → 536) die Blutverteilung.

**Exkurs zum Thema „vegetatives Nervensystem":**

Würden alle Arterien gleichzeitig weitstellen, würden wir über 20 l Blut benötigen. Es ist also eine bedarfsgerechte Verteilung der vorhandenen etwa 6 l erforderlich. Neben o.g. Mechanismen spielt dabei das **vegetative Nervensystem** eine wichtige Rolle mit

- **Sympathikusnerv** („Stressnerven: Kämpfe oder renne" - Aktivität nach außen) und
- **Parasympathikusnerv** (Ruhenerven: Verdauung, Aufbau, Ausscheidung - Aktivität nach innen).

Es leuchtet ein, dass es in einer „Kämpfe-oder-renne-Situation" weitaus wichtiger ist, dass die Skelettmuskulatur ausreichend durchblutet wird, während der Verdauungstrakt pausieren muss. So hat unser Sympathikusnerv an unterschiedlichen Körperstellen gegensätzliche Wirkung. Die Gefäße der Skelettmuskulatur werden weit-, die der Eingeweide enggestellt.

**Beispiel Lagewechsel:**

Beim Aufstehen aus dem Liegen versackt das Blut nach dem Gesetz der Schwerkraft v.a. in den Beinen. Sofort erfolgt die Gegenregulation der Medulla oblongata, indem reflektorisch die Gefäße verengt werden und das Herz zu schnellerem Schlagen angeregt wird (Schellong-Test, → 189).

Besonders bei Menschen mit niedrigem Blutdruck (Hypotonie, → 188) kann sich dabei deutlich zeigen, dass das Gehirn besonders empfindlich auf Sauerstoffmangel (durch ungenügenden Blutdruck) reagiert: Es kommt zu Schwindel, evtl. sogar zu Ohnmacht.

# 6.3 Untersuchung des Kreislaufs

## 6.3.1 Anamnese

Frage nach Risikofaktoren für Arteriosklerose (→ 192); Familienanamnese.

- Unspezifische Symptome
  - Körperliche Ermüdbarkeit, geistige Verlangsamung (deuten eher auf Hypotonie, könnten aber auch Folge von Arteriosklerose in Verbindung mit Hypertonie sein, bei der das Gehirn minderversorgt wird)
  - Schwindelgefühl: bei Hypotonie evtl. mit Neigung zu Ohnmacht, v.a. nach längerem Stehen; bei Hypertonie eher unsystematisch
  - Kopfschmerzen (können sowohl bei Hypo- als auch bei Hypertonie auftreten)
  - Ohrensausen (könnte Hinweis auf Hypertonie sein)
  - Schlafstörung
  - Schweißausbrüche
  - Bewegungsdrang
- Schmerzen
  - Plötzlich auftretend: bei akutem Verschluss eines Gefäßes (→ 193)
  - Langsame Zunahme über Monate, z.B. bei Varikose (→ 200)

- Nach Belastung (Gehen): periphere arterielle Verschlusskrankheit (pAVK), weitere Hinweise durch Auftreten der Schmerzen bzw. schmerzfreie Gehstrecke (Ratschow-Test, → 194; Gehtest, → 194)
- Nach längerem Sitzen oder Stehen bei Varikosis (Krampfadern)

## 6.3.2 Inspektion

### Hautfarbe und Temperatur

- Allgemeine Blässe, auch der Nasenspitze und Stirn bei ausreichendem Lippenrot, deutet auf niedrigen Blutdruck hin (sind zudem Lippen, Augenbindehaut, Innenseite Unterlippe, Schleimhaut und Zunge blass, deutet das auf eine Anämie hin (→ 280). Hautblässe kann auch von einer schlechten Hautdurchblutung, z.B. durch Niereninsuffizienz, herrühren, aber ebenso konstitutionell bedingt und ohne Krankheitswert sein.
- Rote Gesichtsfarbe könnte durch Bluthochdruck bedingt sein, tritt aber auch z.B. bei Polyglobulie (→ 286) oder Polyzythämie (→ 286) auf.
- Extremitäten (v.a. Beine)
  - Kalt und blass bei arteriellem Verschluss
  - Sichtbare Krampfadern (→ 200)
  - Überwärmt und livide bei Thrombose
  - Geröteter tastbarer Strang bei Thrombophlebitis (→ 202)
  - Hyperpigmentierung bzw. Flecken durch narbig-weißliche Hautveränderungen aufgrund schlechter Wundheilung; bräunliche Flecken durch Hämosiderinablagerungen (Abbauprodukt des Hämoglobins, → 283)

### Ödeme

Beinumfangdifferenz meist > 2 cm bei Venenthrombose (unsicheres Zeichen), prallelastisches Ödem, tiefliegender Schmerz, der bei Palpation und Belastung zunimmt.

### Schlecht verheilende Wunden, Pilzinfektionen

### Ulzera

- Ulcus cruris venosum bei chronisch venöser Insuffizienz (→ 204) häufigste Ulkusform (80% der Ulzera), meist proximal des medialen Knöchels
- Schmerzhafte Ulzera an Druckstellen (Zehen, Ferse) bei pAVK (periphere arterielle Verschlusskrankheit, → 193)
- Schmerzlose Ulzera, z.B. Plantarulkus im Rahmen von Diabetes mellitus

## 6.3.3 Palpation

- Abtasten von Krampfadern, Suche nach Verhärtungen, Prüfung von Schmerzzeichen bei Verdacht auf tiefe Beinvenenthrombose
- Verbreiterung von tastbaren Pulsflächen, z.B. bei Aneurysma
- **Pulstastung** zur Feststellung von Herzfrequenz, -stärke, Arteriendurchgängigkeit;

Palpationsstellen: **A. radialis** (Speichenschlagader), **A. carotis** (Hals-), **A. femoralis** (Oberschenkel-), **A. dorsalis pedis** (Fußrücken-), **A. tibialis posterior** (hintere Schienbeinschlagader)

**Pulsbesonderheiten**
- **Klopfende Karotiden,** z.B. bei Aortenklappeninsuffizienz, Aortenisthmusstenose, Hyperthyreose.
- **Seitendifferenz der Karotispulse,** Verdacht auf Karotisstenose.
- **Seitendifferenz der Radialispulse,** z.B. bei Aortenaneurysma (durch Druck auf abzweigende Gefäße) oder bei Arteriosklerose.
- **Fehlen des Pulses** bei arteriellem Verschluss der entsprechenden Extremität, Pulslosigkeit aller Extremitäten im Schock, Puls nicht tastbar durch Ödembildung.
- **Schwache Femoralispulse,** z.B. als Zeichen eingeschränkter Herzleistung oder bei Arteriosklerose.
- **(Peripheres) Pulsdefizit:** Nicht alle Herzschläge, die am Herzen auskultiert werden (oder per EKG erfasst werden), kommen als Pulsschlag an der A. radialis an, z.B. infolge unzureichender Ventrikelfüllung oder „frustraner" Herzaktionen bei (frühzeitig einfallenden) Extrasystolen oder Vorhofflimmern (mit absoluter Arrhythmie). Bei kurzer diastolischer Füllungszeit der Kammern erzeugt die nachfolgende Systole infolge des verminderten Auswurfvolumens keine in der Peripherie tastbare Pulswelle.

## 6.3.4 Arterienauskultation

Sie sollte bevorzugt an Karotiden und Femoralarterien stattfinden: Strömungsgeräusche weisen auf Wirbelbildungen hin und sind als Frühsymptom arterieller Gefäßerkrankungen (bei 50-70%iger Stenose gut hörbar, bei 90%iger verschwunden).

## 6.3.5 Blutdruckmessung

(→ 139)

> **Zur Erinnerung:** Der Blutdruck (RR) hängt von **Herzleistung, Gefäßelastizität** und **Gefäßwiderstand** ab.

**Weitere Untersuchungsmethoden bei den entsprechenden Erkrankungen**
- Schellong-Test zur Feststellung hypotoner Kreislaufregulationsstörungen (→ 189).
- Ratschow-Test und Gehtest (→ 194) zur Feststellung arterieller Durchblutungsstörungen der Bein- und Beckenarterien.
- Faustschlussprobe zur Feststellung arterieller Durchblutungsstörungen der Arme (→ 194).
- Trendelenburg-Test zur Prüfung der Vena saphena magna (→ 202).
- Perthes-Test zur Prüfung der Durchgängigkeit der tiefen Beinvenen (→ 201).
- Pratt-Test zur Lokalisierung insuffizienter Vv. perforantes (→ 202).

- Homann-Zeichen: Test auf Phlebothrombose (→ 204).
- Payr-Zeichen: Test auf Phlebothrombose (→ 204).

## 6.3.6 Ultraschall-Doppler-Versuch

Dauerschallverfahren zum Auffinden und Beurteilen arterieller und venöser Gefäßerkrankungen, v.a. der tiefen Venen. Strömungsgeschwindigkeit und -richtung werden nicht-invasiv erfasst und als Kurve oder Ton dargestellt. Einsatz v.a. zum Nachweis tiefer Arm- oder Beinvenenthrombosen, des postthrombotischen Syndroms oder Venenklappeninsuffizienzen sowie zur Einschätzung arterieller Stenosen der Extremitäten oder der großen hirnversorgenden Gefäße.

## 6.3.7 Duplex-Sonographie

Sie kombiniert o.g. Dopplerverfahren mit dem Ultraschallbildverfahren zur Darstellung von Stenosen, Ablagerungen und Aneurysmen.

## 6.3.8 Röntgen

Röntgenaufnahmen weisen Kalkablagerungen nach.

## 6.3.9 Angiographie

Röntgen mit Kontrastmittel, das über einen Katheter eingebracht wird.

## 6.3.10 Oszillographie

Der Oszillograph reagiert schon auf geringe Stenosen.

## 6.4 Kreislauf- und Gefäßerkrankungen

### 6.4.1 Hypertonie

**Bluthochdruck:** Folge eines erhöhten **Herzzeitvolumens** und/oder eines erhöhten peripheren **Gefäßwiderstands.**

Faustregel: Alter des Patienten plus 100 = Systole; Medizinern sollten jedoch die genauen Werte laut Tabelle geläufig sein.

| Blutdruck | Systolisch | Diastolisch |
|-----------|------------|-------------|
| Normbereich | Bis 140 mmHg | Bis 90 mmHg |
| Grenzbereich | 141 - 160 mmHg | 91 - 95 mmHg |
| Hochdruck | Über 160 mmHg | Über 95 mmHg |

- Es sind 20% (eher mehr) der Bevölkerung betroffen.
- 20% der Hypertoniker wissen nichts davon.

- 20% der bekannten Hypertoniker werden nicht behandelt.
- 20% der bekannten Hypertoniker werden unzureichend behandelt.

## Primäre (essenzielle) Hypertonie

- 80-90% der Fälle, die genaue Ursache ist unbekannt.
- In der Regel Manifestation jenseits des 30. Lj.
- Multifaktorell
  - 60% der Fälle haben eine positive Familienanamnese.
  - Konstitution (Pykniker).
  - Ernährung (Salz, Kaffee, Alkohol, Übergewicht, Teil des metabolischen Syndroms - („Wohlstandssyndrom", [Gicht, → 483]).
  - Stress, Rauchen.
  - Die Mehrzahl der Patienten leidet zudem an einer peripheren Insulinresistenz und einer Hyperinsulinämie.

## Sekundäre Hypertonie

- Etwa 10% der Fälle
- **Renale Hypertonie, ca. 8% der Fälle, meist diastolisch auffällig hoch**
  - Renoparenchymatös 5%: Glomerulonephritis, chronische Pyelonephritis
  - Renovaskulär 1%: Nierenarterienstenose
  - Bei Nierentumoren
- **Endokrine Hypertonie:** durch Störungen im Hormonhaushalt, z.B. durch „Pille"; Phäochromozytom (Erkrankungen des Nebennierenmarks, → 458), Cushing-Syndrom (Erkrankungen der Hypophyse, der Nebennierenrinde durch Cortisoneinnahme), Conn-Syndrom (Erkrankungen der Nebennierenrinde, → 458), Akromegalie (Erkrankungen der Hypophyse, → 437), gelegentlich Hyperthyreoidismus (Schilddrüsenüberfunktion)
- **Kardiovaskuläre Form:** beispielsweise durch Arteriosklerose, auch Aortenisthmusstenose, hyperkinetisches Herzsyndrom

Nur systolische Blutdruckerhöhungen (wie bei Aortenklappeninsuffizienz), vorübergehende Blutdrucksteigerungen während Schwangerschaft (EPH-Gestose), durch Intoxikation oder Medikamente ausgelöste Blutdruckanstiege zählen nicht zur arteriellen Hypertonie.

## Symptome

- **Zunächst meist keine**, lange Zeit Beschwerdefreiheit (Hypertoniker fühlen sich oft gesund: sie „stehen unter Druck", „treiben die Welt um").
- Später unspezifische Symptome wie
  - Hitzegefühl, Schweißausbrüche,
  - Wetterfühligkeit, Schlafstörungen, Unruhe, psychische Reizbarkeit,
  - Hautblässe, Kältegefühl an Händen und Füßen,

- ◦ Herzklopfen.
- Zerebrale Symptome bei manifestem Hypertonus
  - ◦ Kopfschmerzen (oft morgendlich, besonders im Hinterkopf)
  - ◦ Klopfen in Kopf und Hals, Ohrensausen, Augenflimmern
  - ◦ Schwindel, Unkonzentriertheit
  - ◦ Roter Kopf, Nasenbluten (durch vermehrten Blutandrang)
- Weitere Symptome bzw. Komplikationen ergeben sich aus den Folgeerkrankungen.
  - ◦ Arteriosklerose in 50-60% der Fälle (→ 192) und koronare Herzkrankheit (→ 143)
  - ◦ Linksherzhypertrophie und -insuffizienz (→ 150): Ruhe-, Belastungsdyspnoe, nächtliche Atemnot
  - ◦ Nierenschädigung (z.B. Schrumpfniere), damit Renalisierung bzw. Fixierung des Hypertonus (→ 185)
  - ◦ Aneurysmenbildung (→ 195); Bauchaortenaneurysma mit Rupturgefahr bei 10% der Hypertoniker > 65 Jahre
  - ◦ Gehirn: Infarkt, hypertone Massenblutung, akute Hochdruckenzephalopathie (durch Versagen der Autoregulation der Hirngefäße erfolgt druckpassive Erweiterung der Hirnarteriolen ⇒ Hirnödem)
  - ◦ Auge: Ablatio retinae (Netzhautablösung)

## Hypertensiver Notfall

Plötzlich auftretende schwere Hypertonie mit Blutdruckwerten über 230/120 mmHg, lebensgefährlich durch:

- Hochdruckenzephalopathie mit der Gefahr eines Schlaganfalls; Durchbrechen der Autoregulation der Hirngefäße ⇒ Hyperperfusion ⇒ Hirn- und Papillenödem ⇒ Kopfschmerzen, Übelkeit, Erbrechen, Sehstörungen, evtl. Verwirrtheit, neurologische Ausfälle und Krämpfe
- Linksherzüberlastung mit Gefahr eines Lungenödems
- Angina-pectoris-Anfall

---

Wenn RR systolisch > 200 und diastolisch > 120 mmHg ⇒ Arzt benachrichtigen. Patienten beruhigen, körperliche Ruhe einhalten lassen, Vitalzeichen engmaschig kontrollieren. Eventuell Verabreichung von Antihypertonika nach ärztlicher Anordnung, sofern vorhanden. **Bei Angina pectoris: Notarzt (→ 144)**.

---

### Einteilung von Hypertonien nach Schweregrad laut WHO

- **Stadium I:** Hypertonie ohne Organschäden
- **Stadium II:** Hypertonie und mindestens eins der folgenden Zeichen:
  - ◦ Linksherzhypertrophie
  - ◦ Augenhintergrundveränderungen
  - ◦ Proteinurie und/oder leichte Erhöhung des Blutkreatininspiegels
  - ◦ Nachweis arteriosklerotischer Plaques in Gefäßen

- **Stadium III:** Hypertonie mit Schäden an mehreren Organen (Herz, Niere, Gehirn, Augenhintergrund, Gefäße)

**Einteilung nach Verlauf**
- **Maligner Verlauf** (ca. 1%): hohe RR-Werte, v.a. diastolisch (120-140 mmHg), **spricht auf Medikamente nicht (kaum) an**. Es folgt eine rasch fortschreitende Niereninsuffizienz
- **Benigner Verlauf** erfolgt langsamer: umschriebene Schwellungen an Gefäßen ⇒ Anlagerung atheromatöser Plaques ⇒ durch Kalkeinlagerung kommt es zur Arteriosklerose, die die Hypertonie verschlimmert. **Spricht auf Medikamente gut an.**

**Diagnosestellung der Hypertonie nur nach wiederholten Messungen**, da der Blutdruck u.a. von Tageszeit sowie psychischen und körperlichen Belastungen abhängt. Normalerweise fällt der Blutdruck nachts um über 10 mmHg. Ist das nicht der Fall, spricht man von „Non-Dippern", bei denen stets sekundäre Hypertonieformen, besonders renovaskuläre ausgeschlossen werden müssen.

**Therapie**
Möglichst Ursache herausfinden und behandeln. Bei stark erhöhten Werten erfolgt eine Verabreichung von Medikamenten durch den Arzt (z.B. ACE-Hemmer, Kalziumantagonisten, kurzfristig Diuretika, → 170)
- **Ersatzmedikation** für blutdrucksteigernde Medikamente, soweit möglich (NSAR, Kortikosteroide, Pille u.a.)
- **Änderung der Lebensweise:** Nikotin und Kaffee vermeiden, Übergewicht abbauen, Salzverbrauch reduzieren, Stress reduzieren
- **Flüssigkeitsaufnahme:** nicht über den physiologischen Tagesbedarf hinaus, da zusätzliches Volumen den Hypertonus verstärkt
- **Phytotherapie:** Mistel (Viscum album), Ölbaum (Olia europaea), Knoblauch (Allium sativum), Weißdorn (Crataegus laevigata), Alpenrose (Rhododendron ferrugineum). Die stärkste blutdrucksenkende Pflanze ist die Rauwolfia, die verschreibungspflichtig ist, daher:
  ○ **Homöopathie:** Rauwolfia ab D4 bzw. das konstitutionelle Mittel, das sich bei ausführlicher Repertorisation herauskristallisiert
- **Akupunktur** (z.B. Di11, Ma36)

**Alte Weisheit:** „Hypotoniker leben lang und schlecht, Hypertoniker kurz und gut"

## 6.4.2 Hypotonie

Chronisch arterielle und orthostatische Hypotonie. Das Blut gelangt nicht rasch genug und in nicht ausreichender Menge dorthin, wo es benötigt wird. Organe und Gehirn erhalten zu wenig Sauerstoff und können deshalb nicht optimal arbeiten.

### 6.4.2.1 Arterielle Hypotonie

Chronisch zu niedriger Blutdruck; beim Mann liegt er < 110/60 mmHg, bei der Frau liegt er < 100/60 mmHg.

- **Primäre (essenzielle) Hypotonie (häufigste Form)**
  - Ursache unbekannt, Auftreten vorwiegend bei jungen, schlanken Frauen. **Meist ohne Krankheitswert**, es sei denn, es treten Symptome der zerebralen Minderdurchblutung auf (s.u.).
- **Sekundär**
  - **Kardial:** Herzinsuffizienz, Aortenstenose, Herzinfarkt, Lungenembolie, Rhythmusstörungen
  - **Hypovolämie:** Flüssigkeits- und Blutverluste
  - **Varikosis** und postthrombotisches Syndrom
  - **Endokrin:** Mangel an Hormonen des Hypophysenvorderlappens (Simmonds-Syndrom), der Nebenniere (M. Addison) oder der Schilddrüse
  - **Immobilisation**
  - **Infektionskrankheiten**
  - **Medikamentös:** Psychopharmaka (Sedativa, Neuroleptika), Antihypertensiva, Antiarrhythmika u.a.

**Symptome**

- Leistungs- und Konzentrationsminderung, rasche Ermüdbarkeit, lange morgendliche Anlaufzeit
- Schwindel, Synkopen (= plötzlicher, vorübergehender Bewusstseins- und Tonusverlust durch zerebrale Minderdurchblutung) „Schwarzwerden vor den Augen"
- Depressive Verstimmung, innere Unruhe, Schlafstörung
- Kalte Hände und Füße (Differenzialdiagnose: Somatisierungsstörung)

### 6.4.2.2 Orthostatische Hypotonie

Zu mindestens 25% bei älteren Menschen > 65 Jahre. Systolischer Abfall nach dem Aufstehen um mindestens 20 mmHg systolisch oder 10 mmHg diastolisch durch Versacken den venösen Bluts, z.B. bei

- **Varikosis und postthrombotischem Syndrom:** Bei intaktem autonomen Nervensystem reaktive Sympathikusaktivierung mit Tachykardie, Blässe, Schweiß, kalten Extremitäten, evtl. Übelkeit oder

- **Störungen des autonomen Nervensystems** (fehlende reaktive Symathikusaktivierung), z.B. bei **Diabetes mellitus** oder **Polyneuropathien** wie M. Parkinson.

**Symptome** wie oben, aber zusätzlich
- Neigung zur Ohnmacht, besonders nach längerem Stehen
- Sehstörungen
- Herzklopfen, Schweißausbrüche

## Diagnose der Hypotonie
Anamnese, Klinik, Schellong-Test (s.u.), Langzeitblutdruckmessung.

**Therapie:** nur bei Beschwerden
- **Langsam aufbauendes körperliches Training**, z.B. Gymnastik, Radfahren, Ballsport, Schwimmen, (Tisch-)Tennis u.a.
- **Physikalische Therapie**: Kneipp-Güsse, Wechselduschen, Bürstenmassagen
- Eventuell **Weglassen von Medikamenten**, die eine Hypotonie oder Orthostasereaktion verursachen (z.B. Diuretika, Psychopharmaka)
- **Überprüfung des Salzhaushalts** (evtl. Salzzufuhr steigern; bei Peter Ferreira wird der Unterschied zwischen Salz [84 Elemente] und "Tafelsalz" oder auch NaCl [2 Elemente] erklärt
- **Phytotherapie**: Rosmarin (Rosmarinus officinalis), Ginseng (Panax Ginseng), Weißdorn (Crataegus laevigata)
- **TCM**: Stärkung von Nieren, Milz und Magen (z.B. mit Moxa)
- **Homöopathie**: Konstitutionsmittel laut Repertorisation/Komplexmittel
- **Stein**: Granat
- **Verschreibungspflichtige Medikamente**
  - Dihydroergotamin: Erhöhung des Venentonus gegen Orthostasereaktion
  - Sympathikomimetika, z.B. Etilefrin (Effortil®)
  - Mineralokortikosteroide: zur Natriumretention mit Vermehrung des zirkulierenden Blutvolumens, z.B. Fludrocortison (Astonin H®)

## Kreislauffunktionsprüfung nach Schellong

Zur Erfassung hypotoner Kreislaufregulationsstörungen.

**Vorbereitung:** Patient legt sich 10 Minuten hin, Messung von Puls und Blutdruck als Ausgangswert.

### Schellong 1: Stehbelastung
Patient bleibt nun 10 Minuten entspannt stehen; mehrfache Messungen (alle 2 Minuten).
- **Physiologisch:** Kaum Änderung des systolischen Blutdrucks (+/- 8mmHg), leichter Anstieg des diastolischen Blutdrucks (5 mmHg), Puls nimmt nur leicht zu (0-22).

- **Pathologisch**
  - Sympathikusbetonte Reaktion (zwei Drittel der Fälle): Abfall des systolischen Werts, wobei Diastole relativ unverändert bleibt oder leicht steigt ⇒ Blutdruckamplitude sinkt. Außerdem übermäßiger Pulsanstieg.
  - Hyposympathikoton: Abfall des systolischen, leichter Anstieg des diastolischen Werts, aber kein oder kaum Pulsanstieg.
  - Vasovagale (oder asympathikotone) Reaktion: Abfall von systolischem und diastolischem Blutdruck und der Pulsfrequenz.
  - Hypertone Reaktion: übermäßiger Anstieg von Blutdruck und Puls.

**Schellong 2: Belastung** (wird kaum durchgeführt)
Beispielsweise Kniebeugen oder Treppensteigen (Patient steigt 25 Stufen zweimal auf und ab).

- **Physiologisch:** sofort systolischer Anstieg um 30-80 mmHg bei relativ konstantem diastolischem Wert; Pulsfrequenz +20-30, aber kaum über 100. Nach ca. 2 Minuten haben sich die Werte normalisiert.
- **Pathologisch:** Pulsfrequenz steigt auf über 100 und/oder die Ausgangswerte sind nach 2 Minuten noch nicht wieder erreicht.

## 6.4.3 Funktionelle Durchblutungsstörungen

Keine organischen Veränderungen nachweisbar; nicht durch Hindernisse, sondern eher durch Gefäßspasmus oder Regulationsstörungen.

### 6.4.3.1 Morbus Raynaud

Unterbrechung des arteriellen Blutstroms durch funktionellen Verschluss der Finger-arterien (Vasokonstriktion, „Gefäß-krämpfe"). 80% der Fälle sind Frauen, gelegentlich sind auch jüngere Männer betroffen. M. Raynaud wird begünstigt durch Vibrationen.

**Auslöser:** beispielsweise Kälte, Aufregung.

**Symptome:** betroffene Finger (meist 2. bis 5. Finger, selten Daumen) werden blass, dann blaurot, schmerzen, kribbeln und schwitzen, evtl. Pulse während Anfall deutlich abgeschwächt (sonst normal); wenn nur an einzelnen Fingern, „Digitus mortuus" („Toter Finger", allerdings nur, weil die Finger so aussehen, es kommt nicht wirklich zum Absterben: keine Nekrose, keine Gangrän, sofern nicht zusätzliche Erkrankungen des Gefäßsystems vorliegen). Nach Beendigung des Anfalls werden die Finger meist erst einmal rot.

> **Merkhilfe:** französische Fahne, Trikolore: **Rot, Weiß, Blau**

**Therapie:** Hydrotherapie, Bürstungen, Trockenabreibungen, Güsse, Bäder, Wechselanwendungen, Badezusatz: Kampfer und Rosmarin.

**Homöopathie:** Secale Cornutum (Mutterkorn) D4.

> **Anmerkung**: Nur das o.g. Krankheitsbild ist der Morbus Raynaud. Wenn die Finger die gleiche Symptomatik aufgrund anderer Ursachen zeigen (z.B. Sklerodermie, Gefäßerkrankungen) spricht man vom **Raynaud-Syndrom**.

### 6.4.3.2 Kälteagglutininkrankheit

Verklumpung der Erythrozyten durch Kälteantikörper (v.a. bei Männern ab dem 40. Lj.).

**Symptome:** Blässe, Zyanose an Körperstellen, die Kälte ausgesetzt sind; verschwinden bei Erwärmung; wenn nicht schnell genug reagiert wird ⇒ Erfrierungen.

**Therapie:** Auslöser (Kälte) vermeiden

### 6.4.3.3 Migräne

Anfallsweise starke Kopfschmerzen, meist einseitig, die Stunden bis Tage dauern können. Die Ursache ist unklar. Erbliche Veranlagung spielt eine Rolle. Verschiedene Auslöser wurden beobachtet: bestimmte Nahrungsmittel, Alkohol, Medikamente, Unterzuckerung, psychische Faktoren, physikalische Einflüsse (Flackerlicht, Lärm), Menstruation. Bezüglich der Durchblutung werden drei Phasen unterschieden.

- **Vorphase:** Ischämie bestimmter Hirnteile, oft ⇒ Sehstörungen, auch Hörstörungen, Schwindel, Erbrechen.
- **Schmerzphase:** Reaktion auf Ischämie, Erweiterung der Arterien ⇒ pulssynchrone Erweiterung löst pochenden Kopfschmerz aus.
- **Ödemphase:** durch erhöhte Kapillardurchlässigkeit Ödem der Arterienwand und des umliegenden Gewebes ⇒ Schmerz wird dumpf, konstant.

**Migräne ohne Aura** (einfache Migräne): vegetative Begleitsymptome wie Übelkeit, Erbrechen sowie Licht- und Geräuschüberempfindlichkeit.

**Migräne mit Aura** (klassische Migräne): Vor dem Kopfschmerz kommt es zu kurzzeitigen neurologischen Funktionsstörungen, z.B. Seh- und Sensibilitätsstörungen.

### 6.4.3.4 Vagovasale Synkope

Vago = von Nervus vagus, vegetatives Nervensystem; vasal = Vas (Gefäß). Vorübergehende oder prolongierte, evtl. auch anfallartig auftretende Funktionsstörung des Herzkreislaufsystems ohne nachweisbare organische Erkrankungen. Bei der vagovasalen Synkope kommt es infolge vegetativ oder reflektorisch ausgelöster peripherer Vasodilatation zu einem plötzlichen **Blutdruck- und Pulsfrequenzabfall mit Bewusstseinsverlust**.

### 6.4.4 Erkrankungen der Arterien

#### 6.4.4.1 Arteriosklerose

Degenerative Arterienveränderungen mit Verdickung, Verhärtung, Elastizitätsverlust und Lumeneinengung.

Bei Verletzungen der Intima des Gefäßes, z.B. durch Bluthochdruck, kommt es an dieser Stelle zu einem Ödem, an dem sich (bei Hyperlipidämie) Lipide anlagern (**Artheromatose**, noch reversibel). In der ödematösen Zone kommt es auf Dauer zum Gewebeumbau, bei dem sich unter Auflösung der elastischen Fasern eine Narbe bildet, also eine unelastische, sklerosierte Gewebeschicht, die zusammen mit der Nekrose (fibröse) Plaque genannt wird. Hier lagern sich bevorzugt Kalksalze an (**Arteriosklerose**). Außerdem: An der (spätestens durch Einrisse der Plaque) rauen Gefäßwand bilden sich oft **Thromben**, die das Gefäß zusätzlich verengen, verlegen oder Ausgangspunkt für **Embolien** sein können.

| Ursachen/Risikofaktoren | |
|---|---|
| • Bluthochdruck | • Diabetes mellitus |
| • Zigarettenrauchen | • Gicht |
| • Bewegungsmangel | • Hyperthyreose |
| • Übergewicht | • Morbus Cushing |
| • Fettstoffwechselstörungen | • Hyperparathyreoidismus |

**Symptome** (lange Zeit keine Beschwerden)
- Schmerzen, Parästhesien, Kältegefühl
- Rasche Ermüdbarkeit der minderdurchbluteten Extremitäten, Blässe
- Schlecht heilende Wunden, Pilzerkrankungen zwischen Fingern und Zehen

**Weitere Folgen/Komplikationen**
- Oft in Kombination
- Koronare Herzkrankheit (→ 143)
- Durchblutungsstörungen des Gehirns bis hin zum Apoplex (Schlaganfall, → 567)
- Periphere arterielle Verschlusskrankheit (→ 193)
- Nekrosen, Gangrän
- Akute arterielle Verschlüsse (z.B. Niereninfarkt, Mesenterialembolie, s.u.)
- Aneurysmen (Aussackungen) mit Gefahr der Ruptur

**Diagnose**
- Verhärteter Radialispuls
- Strömungsgeräusche
- Seitendifferenzen
- Augenhintergrundarterie (mit Augenspiegel erkennbar)

**Therapie:** Beseitigung der Risikofaktoren, Bewegung, Hydrotherapie, Kohlensäuregasbäder.

**Phytotherapie:** Ginkgo biloba, Knoblauch (Allium sativum), Weißdorn (Crataegus oxycantha), Ginseng (Panax Ginseng), Bergwohlverleih (Arnica montana).

## 6.4.4.2 Arterielle Verschlusskrankheiten

Auf der Grundlage einer Arteriosklerose (in > 95 % d.F.) kommt es zur Einengung oder gar Verlegung einer Arterie durch:

- Embolien (70% der Fälle); Quelle des Embolus ist meist das linke Herz, seltener arteriosklerotische Plaques der Aorta oder ihrer Äste
- Thrombosen (fast 30% der Fälle)

Selten kommt es zu arteriellen Verschlüssen durch Gefäßkompression von außen oder Traumata. Dadurch mögliche Folgen (wenn keine Kollateralkreisläufe vorhanden sind):

- Herzinfarkt (→ 146)
- Hirninfarkt (Apoplex, → 567)
- Claudicatio intermittens (Schaufensterkrankheit, s.u.)
- Arterielle Embolie (s.u.)

**Risikofaktoren:** Nikotin, Diabetes mellitus u.a. (→ 192).

90% der chronischen Arterienverschlüsse (cAVK) finden sich in den unteren Gliedmaßen, der Aorta und den Beckengefäßen.

### Claudicatio intermittens

Chronisch arterielle Verschlusskrankheit der Beine. Wird auch als Schaufensterkrankheit bezeichnet. In Ruhe genügt Durchblutung der Muskeln, beim Laufen jedoch Minderversorgung ⇒ heftige Wadenschmerzen zwingen Patienten zum Stehenbleiben (zur „Tarnung" tut er dies vor einem Schaufenster oder um die Aussicht zu genießen). Durch die Pause wird der Muskel entlastet und die Durchblutung ist wieder ausreichend. Der Schmerz verschwindet und der Patient kann die nächste Etappe bis zum nächsten Schaufenster laufen.

**Therapie**
- Risikofaktoren ausschalten: Rauchen, Diabetes mellitus optimal behandeln
- Aktives Gefäßtraining zur Entwicklung von Kollateralkreisläufen
- Arteriosklerose behandeln (→ 192)

| Keine Schüttelmassagen: Emboliegefahr! |
|---|

**Test zur Erfassung arterieller Durchblutungsstörungen**

### Kreislauffunktionsprüfung nach Ratschow (s. Abb. unten)

Zur Erkennung arterieller Durchblutungsstörungen der Bein- und Beckenarterien.

| Durchführung | Gesunder | Durchblutungsstörung |
| --- | --- | --- |
| Patient in Rückenlage, hebt Beine senkrecht an und rollt Füße 2-5 Min. (1 Drehung/Sek.). | Kann dies 10 Min. ohne Beschwerden (evtl. Muskelschwäche). | Abblassen der Hautfarbe und Schmerzen; Zeitpunkt des Einsetzens wird festgestellt. |
| Prüfung der reaktiven Mehrdurchblutung: dann setzt sich Patient mit hängenden Beinen auf. | Zeigt deutliche Rötung der Beine. Nach 5-10 Sek. sind auch die Venen wieder gefüllt. | Rötung verzögert und unsymmetrisch; Venenfüllung erst nach 15 Sek. |

Rötung umso später, je peripherer der Verschluss.

Sektflötenphänomen: Das dünne Ende füllt sich sehr schnell mit einer geringen Menge Flüssigkeit.

- Bei Beckenarterienverschluss innerhalb von 15-20 Sekunden
- Bei Femoralarterienverschluss innerhalb von 20-30 Sekunden
- Bei Unterschenkelarterienverschluss innerhalb von 30-60 Sekunden

Bei dunkelroter Verfärbung haben sich Venen vor der reaktiven Rötung durch die Arterien gefüllt, z.B. bei arteriovenösem Shunt oder venöser Klappeninsuffizienz.

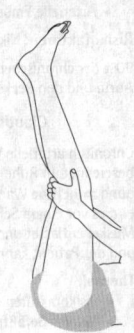

### Gehtest

Zur Feststellung arterieller Durchblutungsstörungen der Beine. Patient soll eine Strecke mit rascher Schrittfolge (2 Schritte/Sek.) gehen, wobei gemessen wird, wie lange er das beschwerdefrei tun kann und ab wann ihn Schmerzen am Weitergehen hindern. Zur Feststellung des Schweregrads von Claudicatio intermittens und Überwachung des weiteren Verlaufs.

### Faustschlussprobe

Zur Feststellung arterieller Durchblutungsstörungen der Arme und Hände. Patient hebt Arme senkrecht über den Kopf und macht in 2 Minuten 60-mal eine Faust. **Pathologisch**: allgemeine oder fleckenförmige Abblassung der Haut in der Handinnenfläche und der Finger. Danach wird am hängenden Arm die Zeit bis Eintritt der reaktiven Rötung und Venenauffüllung ermittelt.

## Arterielle Embolie

Plötzlicher Verschluss einer Arterie.

**Ursache:** ein Embolus (Gefäßfropf), meist ein losgerissener Thrombus, wird im Blutstrom mitgespült, bis er aufgrund seiner Größe in einer Arterie stecken bleibt. **90% stammen aus dem linken Herzen** (Thrombenbildung nach Myokardinfarkt, Mitralfehler, bakterieller Endokarditis).

**Symptome** je nach Lokalisation
- **Hirninfarkt:** Absterben von Hirnzellen ⇒ meist plötzlich einsetzende Halbseitenlähmung; Vorboten: zeitweise neurologische Ausfallerscheinungen
- **Mesenterialembolie:** kolikartige Bauchschmerzen; Darmbluten, evtl. paralytischer Ileus, Peritonitis, Schock
- **Extremitäten:** plötzlicher, peitschenhiebähnlicher Schmerz, gefolgt von bohrendem Schmerz; Extremität wachsbleich, kalt, gefühllos, nicht funktionstüchtig, kein Puls; Nekrosebildung; 45% Femoralisgabelung, 20% Unterschenkel-/Fußarterien, 15% A. poplitea, je 10% Aortenbifurkation, Armarterien

| | |
|---|---|
| • Paleness = Blässe | • Paralysis = Muskellähmung |
| • Pulselessness = kein Puls | • Pain = Schmerz |
| • Paresthesia = Parästhesien | • Prostration = Schock |

**Erstmaßnahmen**
- Notarzt verständigen
- Strengste körperliche Ruhe
- Extremität von beengenden Kleidern befreien, tief lagern und warmhalten (Watteverband: Schutz vor Wärmeverlust und Drucknekrosen)
- Großlumigen intravenösen Zugang legen
- Schmerzmittelgabe; ggf. Therapie des Kreislaufschocks

Patient darf nichts mehr essen und trinken; in der Klinik erfolgt Fibrinolyse oder Embolektomie (operative Entfernung).

### 6.4.4.3 Aortenaneurysma

Umschriebene Aussackung der Aorta. Ein Aortenaneurysma macht sich nur indirekt bemerkbar. Je nach Lokalisation Verdrängungserscheinungen:
- Druck auf Ösophagus ⇒ Schlingstörungen
- Druck auf Abzweigungen der Arterien, v.a. A. subclavia ⇒ seitendifferenter Puls
- Druck auf obere Hohlvene: Stauungszeichen
- Druck auf Bronchialbaum: Dyspnoe

**Ursachen**

- Arteriosklerose
- Arteriitis
- Traumata
- Lues Stadium III
- Kollagenosen
- Rheumatisches Fieber
- Selten angeboren

Ein **Aneurysma spurium** ist durch eine Katheteruntersuchung entstanden.

**Komplikation:** Ruptur (hohe Letalität!).

**Therapie:** klinisch Kompression, sonst Operation.

**Aneurysma:** Umschriebene Ausweitung eines arteriellen Blutgefäßes infolge angeborener oder erworbener Wandveränderungen.

**Formen:** 1. **A. verum** (echtes A.) mit Ausdehnung aller Wandschichten bei erhaltener Gefäßwandkontinuität; 2. **A. spurium** (falsches A.), bei dem ein perivasales, z.T. endothelialisiertes und organisiertes Hämatom mit der Gefäßlichtung in Verbindung steht; 3. **A. dissecans** infolge eines Einrisses der Intima mit Wühlblutung und Kanalisierung innerhalb der Gefäßwand (Media), evtl. distaler Wiedereinmündung in das Gefäßlumen; 4. **A. arteriovenosum** infolge aneurysmatischer Verbindung zwischen einer Arterie und Vene (Sonderform der arteriovenösen Fistel).

**Ätiologie:** angeborene Fehlbildung v.a. im Bereich der Hirnbasisarterien, Arteriosklerose (v.a. Aorta abdominalis und Beckenarterien), Medianekrose, Arteriitiden (z.B. Periarteriitis nodosa), Syphilis (Mesaortitis luica), rheumatisches Fieber, Marfan-Syndrom, infolge von Arrosion von außen (z.B. der Aorta bei perforierendem Ulcus ventriculi), nach gefäßchirurgischen Eingriffen oder idiopathisch.

**Klinik:** häufig asymptomatisch (Zufallsbefund), in Abhängigkeit von der Lokalisation evtl. Pulsationen und Kompressionserscheinungen (bei großem Aneurysma), Schmerzen infolge von Durchblutungsstörungen (zunehmende Thrombosierung, akuter Aortenverschluss, als absteigendes Ischämiesyndrom infolge einer Verlegung von Seitenästen der Aorta bei dissezierendem Aortenaneurysma).

**Diagnose:** Palpation (pulsierender Tumor), Auskultation (Gefäßgeräusch), Ultraschalldiagnostik, Röntgenuntersuchung, Computertomographie.

**Therapie:** eventuell chirurgische Entfernung und Überbrückung des aneurysmatischen Gefäßabschnitts.

**Komplikationen:** periphere arterielle Embolie (→ 195), Ruptur (z.B. Aortenruptur: Notfall! Innere Blutungen führen zu hämorrhagischem Schock).

## 6.4.5    Gefäßentzündungen (Vaskulitiden, Angiitiden)

Systemische Entzündungen, die von der Wand der Blutgefäße ausgehen. Meist liegen Autoimmungeschehen zugrunde oder die genaue Ursache ist unklar.

### 6.4.5.1    Endangiitis obliterans, Winiwarter-Buerger-Krankheit

- Entzündung der Arterien
- Ursache unbekannt, jedoch fast nie bei Nichtrauchern
- Bevorzugt Männer zwischen 30. und 40. Lj. (auch bei Frauen, die die „Pille" nehmen)
- Meist Beine, selten Arme

Wucherung der Intima führt zu Einengung der Gefäße; Rauchen und Kälte verschlechtern den Krankheitsverlauf. Abgrenzung zu Arteriosklerose schwer, v.a. weil sich diese meist auflagert.

**Symptomatik:** wie Arteriosklerose, Kälte- und Schweregefühl, Parästhesien etc.

**Therapie:** Rauchen und Pilleneinnahme einstellen, schlecht versorgte Extremitäten vor Druck, Kälte und Verletzungen schützen.

### 6.4.5.2    Riesenzellarteriitis

Häufigste Vaskulitis: 30/100.000 jährlich; fast nur im Alter > 50 auftretend, meist bei älteren Frauen. Abakterielle, autoimmune Riesenzellarteriitis, meist im Versorgungsbereich der A. carotis, äußert sich als Arteriitis temporalis und/oder Polymyalgia rheumatica. 50% der Fälle mit Arteriitis temporalis leiden auch an Polymyalgia rheumatica.

- **Arteriitis temporalis Horton** (s. Tabelle → 577)
  ○ Leitsymptome: starke, oft anfallsartige Kopfschmerzen im Bereich der druck-schmerzhaften, hart verdickten Schläfenarterie, zunächst ein-, später beidseitig
  ○ Schmerzen beim Kauen, allgemeines Krankheitsgefühl
  ○ Übergreifen auf andere intrakranielle Gefäße (in 50% der unbehandelten Fälle) ist die A. ophthalmica betroffen (führt zu Erblindung)
- **Polymyalgia rheumatica**
  ○ Symmetrische heftige Schmerzen im Schulter- und/oder Beckengürtel, besonders nachts; Druckschmerzhaftigkeit der Oberarme; Morgensteifigkeit
- Bei beiden Formen
  ○ Allgemeinsymptome: Abgeschlagenheit, evtl. Fieber, Schwitzen, Appetit-, Gewichts-verlust und Depressionen
  ○ Hohe BSG (oft über 100 mm in der ersten Stunde)

**Diagnose:** über Biopsie der A. temporalis (und promptes Ansprechen auf Therapie).

**Therapie:** Langzeit-Glukokortikoidtherapie (keine Experimente: Cortison schützt vor beidseitiger Erblindung); Erkrankung heilt nach ca. zweijähriger Kortikoidtherapie in der Regel aus.

### 6.4.5.3 Purpura Schönlein-Henoch, Hypersensitivitätsvaskulitis

Allergische (Typ III, Arthus-Reaktion) Vaskulitis der kleinen Blutgefäße und Kapillaren; ausgelöst durch Infektionen (meist der oberen Atemwege, 50% der Fälle Influenza A) oder Medikamente. Betroffen sind meist Kinder im Vorschulalter.

**Symptome**

- Fieber und schweres Krankheitsgefühl
- Haut (100% der Fälle): Petechien und Exantheme v.a. an Streckseiten der Beine und am Gesäß
- Gelenke (65% der Fälle): schmerzhafte Schwellung der Sprunggelenke u.a. Gelenke
- Gastrointestinaltrakt (50% der Fälle): kolikartige Bauchschmerzen, Erbrechen, Blutstuhl (Melaena)
- Nieren (klinisch 30%, bioptisch 80%): Mikro-/Makrohämaturie
- ZNS: Kopfschmerzen, Verhaltensstörungen, pathologisches EEG

**Diagnose:** Anamnese, Klinik; Purpura (Blutflecken bei normalen Gerinnungsparametern), Immunkomplexe (IgA).

**Therapie:** symptomatisch, evtl. temporär Gabe von Glukokortikosteroiden.

**Prognose:** im Gegensatz zu den anderen Vaskulitiden meist gute Prognose.

### 6.4.5.4 Wegener-Granulomatose (Morbus Wegener)

Grobknotige (granulomatöse) Vaskulitis kleiner bis mittelgroßer Gefäße v.a. in den Atemwegen (Nase mit Nebenhöhlen, Luftröhre, Lunge, Mittelohr) mit Fieber und Gelenkschmerzen, später (Generalisationsstadium) auch Augen- und Nierenbeteiligung (80% der Fälle)

**Ursache:** unbekannt.

**Vorkommen:** insbesondere bei Männern zwischen 30. und 50. Lj.

**Diagnose:** BSG↑, spezielle Autoantikörper (cANCA), Biopsie.

**Therapie:** starke immunsuppressive Medikamte fast immer notwendig.

**Prognose:** ohne Therapie schlecht, mit Therapie beträgt die Überlebensrate bei 85% der Fälle 5 Jahre (Nierenschäden verschlechtern Prognose).

### 6.4.5.5 Takayasu-Arteriitis

Weitere (seltene) Riesenzellarteriitis, die zum Verschluss der vom Aortenbogen ausgehenden großen Arterien führt, am häufigsten ist die A. subclavia betroffen (links > rechts), Durchblutungsstörungen der Arme (Blutdruckdifferenz), Beine (Claudicatio); zerebrale Durchblutungsstörungen bis hin zum Schlaganfall.

**Symptome:** sie passen nicht zum Alter, da die Erkrankung v.a. Frauen unter 40 betrifft. BSG stark erhöht (> 50 mm in 1. Stunde), leichte Anämie, Leukozytose.

**Therapie:** Langzeit-Kortikoidtherapie, Prognose schlecht.

### 6.4.5.6 Panarteriitis nodosa, Periarteriitis nodosa

Seltene generalisierte knötchenförmige Entzündung kleiner und mittlerer Arterien mit Zerstörung der Gefäßwand. Führt zu Gefäßverschlüssen und Aneurysmen. Betrifft v.a. Männer im mittleren Lebensalter.

**Vermutete Ursache:** Einlagerung von Immunkomplexen in die Gefäßwand.

**Symptome:** wie bei Arterienstenose, -verschluss.

**Therapie:** akut; Klinik.

**Prognose:** kann nach kurzem Verlauf zum Tod führen. Unter Glukokortikoidtherapie, NSAR und Immunsuppressiva steigt die 5-Jahres-Überlebensrate auf ca. 50%.

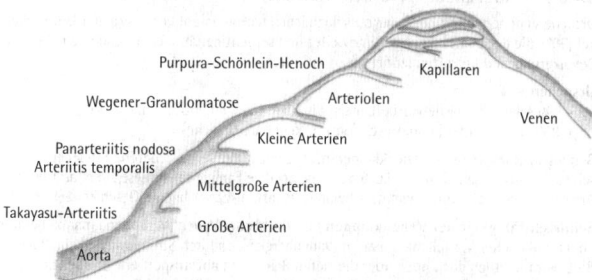

Purpura-Schönlein-Henoch
Kapillaren
Wegener-Granulomatose
Arteriolen
Venen
Panarteriitis nodosa
Kleine Arterien
Arteriitis temporalis
Mittelgroße Arterien
Takayasu-Arteriitis
Große Arterien
Aorta

## 6.4.6 Arteriovenöse Fistel

Kurzschluss zwischen Arterie und Vene ⇒ Minderdurchblutung des ausgesparten Bereichs.

**Ursache:** angeboren oder durch Stich-, Schussverletzungen; Arterien und Venen im fistelnahen Gebiet erweitern und schlängeln sich.

**Therapie:** Operation.

## 6.4.7 Morbus Osler, Osler-Rendu-Weber-Krankheit

Hereditäre (= angeborene) Teleangiektasie (Erweiterung der oberflächlichen Hautgefäße)
- Autosomal dominant
- Häufigkeit 1–2 pro 100.000
- Tritt meist im 3. Dezennium (Lebensjahrzehnt) bei anscheinend guter Gesundheit auf
- Bildung von kleinen, flachen, rotbraunen Knötchen (angiomatöse Tumoren), bevorzugt im Gesicht, an Nasen- und Mundschleimhaut, aber auch inneren Organen, was sich z.B. durch **Nasenbluten (Leitsymptom)** zeigt
- Tendenz zur Verschlimmerung
- Seltener Blutungsperioden mit Bluthusten (Lungenbeteiligung) oder lebensbedrohlichen Blutungen aus einem Gebiet (z.B. Magen-Darm-Kanal)

**Therapie:** symptomatisch (lokale Blutstillung, Eisenzufuhr, evtl. Bluttransfusion).

## 6.4.8 Erkrankungen der Venen

### 6.4.8.1 Krampfadern (Varizen, Varikosis)

Örtliche Venenerweiterungen der oberflächlichen (epifaszialen) Venen, v.a. der Unterschenkel (90% des Bluts der Beine); knotig aufgeweitet und serpentinenähnlich geschlängelt. 33% der Bevölkerung sind betroffen (zunehmend mit Alter), w : m = 3 : 1.

**Ursachen**
- 5% sekundär oder erworben, meist als Folge einer Phlebothrombose (s.u.)
- 95% primär oder idiopathisch (ohne erkennbare Ursache)

Begünstigende Faktoren: Venenklappeninsuffizienz und/oder angeborene Bindegewebsschwäche (genetisch: in bis zu 50% der Fälle positive Familienanamnese), verstärkt durch Arbeiten im Stehen, Übergewicht, Schwangerschaft, Alter, weibliches Geschlecht (Hormone).

**Schlussunfähigkeit der Venenklappen** oberflächlicher Venen (V. saphena magna beginnt am Innenknöchel, V. saphena parva im Wadenbereich), dadurch Strömungsumkehr. 90% des Bluts wird letztlich doch noch über die tiefen Beinvenen abtransportiert, ist aber trotzdem zu lange im betroffenen Gebiet. **Chronische Stauung des Blutrückflusses.**

**Symptome**
- In leichten Fällen ohne Beschwerden
- Müdigkeits-, Schwere- und Spannungsgefühl in den Beinen (Besserung im Liegen und bei Bewegung)
- Neigung zu abendlichen Knöchelödemen (auch nach langem Stehen und bei heißem Wetter
- Eventuell Juckreiz und Druckgefühl über insuffizienten Perforansvenen
- Nächtliche Fuß- und Wadenkrämpfe
- Eventuell Missempfindungen (krampf- und stichartige Schmerzen)

**Stadieneinteilung der Varikosis nach Marshall**
**Stadium I:** Keine Beschwerden, allenfalls kosmetisch störend
**Stadium II:** Stauungsgefühl, nächtliche Krämpfe, Parästhesien
**Stadium III:** Ödem, Hautinduration, Pigmentierung, abgeheiltes Ulcus cruris
**Stadium IV:** Ulcus cruris venosum

**Komplikationen:** schon bei geringen Verletzungen können die Venen platzen. Durch verminderte Hautdurchblutung: ekzematöse Hautveränderungen, Thrombophlebitis, Phlebothrombose (Gefahr der Lungenembolie), chronisch venöse Insuffizienz, Ulcus cruris venosum.

**Therapie:** Verbesserung der venösen Strömungsverhältnisse durch Gehen, Schwimmen, Hochlagern der Beine, Hydrotherapie, das Tragen nichtabschnürender Kleidung und niedriger Absätze; Kompressionsverband oder -strümpfe, Gewichtsreduktion, Nikotinverzicht; Wärme (z.B. Sauna, Sonnenbad) führt zu unerwünschter Venendilatation, Kälte (z.B. Abduschen) führt zu erwünschter Venentonisation.

SSS-LLL = Sitzen und Stehen schlecht, lieber laufen und liegen

**Phytotherapie:** Rosskastanie (Aesculus hippocastanum), auch Ginkgo biloba, Hamamelis virginiana (virginischer Zauberstrauch), Steinklee, Raute.
**Sklerotherapie:** ambulante Entfernung durch Sklerosierung oder Lasertherapie kosmetisch störender Besenreiservarizen, retikulärer Varizen und kleiner Seitenastvarizen.
**Operativ:** Venenstripping mit der Babcock-Sonde; Ligatur (Unterbindung) aller insuffizienten Perforansvenen; **Krossektomie**: Unterbindung aller Venenäste am Venenstern (Krosse) in der Leiste, um Rezidive zu verhindern.

Venenfunktionstests sind durch die hohe diagnostische Aussagekraft der Duplexsonographie verdrängt worden. Folgende einfache Tests zeigen, ob die Vv. perforantes intakt sind.
**Perthes-Test:** Stauschlauch oberhalb von Varizen, Umhergehen: bei intakten Vv. perforantes und durchgängigen tiefen Venen, entleeren sich die vorher prall gefüllten Krampfadern (Muskelpumpe).

**Trendelenburg-Test:** Bein hoch; Blut aus Varizen streichen, Stauschlauch unterhalb der Leistenbeuge, Bein senken: bei langsamer Füllung (nach ca. 30 Sek.) Vv. perforantes okay, bei Füllung in kürzester Zeit: **Klappeninsuffizienz** (Test positiv).

Mit dem **Pratt-Test** lassen sich die Stellen lokalisieren, wo die Vv. perforantes insuffizient sind: mit dem Stauschlauch und zwei elastischen Binden werden jeweils ca. 5 cm breite Venengebiete vom Oberschenkel bis zum Fuß gestaut; bei Füllung der Venen zwischen den Binden sind die entsprechenden Vv. perforantes insuffizient.

## 6.4.8.2 Entzündungen der Venen

**Phlebitis:** Entzündung der Venen, fast immer mit venöser Thrombose.
**Thrombose:** geronnene Blutmasse, die sich an Gefäßen oder Herzwand abgesetzt hat.

**Begünstigend für Thromben: Virchow-Trias**
- Gefäßwandschäden (Atherosklerose, Entzündung, Trauma)
- Veränderung der Blutzusammensetzung (Thrombozytose, Polyglobulie, Polyzythämie, Mangel an Inhibitoren der Blutgerinnung)
- Strömungsverlangsamung

### Thrombophlebitis, Phlebitis varicosa

Entzündung oberflächlicher (epifazialer) Venen mit thrombotischer Verlegung der betroffenen Venen.

**Ursachen**
- Über 90% der Fälle an den Beinen, meist bei vorbestehenden Varizen der V. saphena magna und parva sowie deren Seitenästen, ausgelöst durch (Mikro-)Traumen
- Infizierte Venenkatheter, paravenöse Injektionen, lang andauernde Infusionsbehandlung (hier sind eher die Arme betroffen)
- Selten andere: idiopathisch (M. Mondor); M. Winiwarter-Buerger

**Symptome**
- Örtliche **Entzündungszeichen:** Rötung, Schmerz, Überwärmung
- Thrombotische Vene tastbar
- **Kein Ödem,** da venöser Blutabfluss zu 90% über große tiefliegende Venen erfolgt (im Gegensatz zur tiefen Beinvenenthrombose)
- Bei bakterieller Thrombophlebitis evtl. Allgemeinsymptome wie Fieber und Schüttelfrost

**Therapie**
- Mobilisation: Patienten laufen lassen
- Kompressionsverband
- Beine nachts hochlagern

- Feuchtkühle Umschläge, z.B. mit Kamillen-, Arnika- und Echinacealösung

**Keine** Unterwasserdruckstrahlmassagen, mechanische Vibrationen, manuelle Schüttelung der Beine ⇒ **Emboliegefahr!**

**Komplikationen**: Phlebothrombose (s.u.), selten bakterielle Infizierung bis Sepsis.

## Tiefe Thrombophlebitis, tiefe Venenthrombose (TVT) (Phlebothrombose)

- Meist in tiefen Bein- und Beckenvenen; in 60% der Fälle am linken Bein, in 10% der Fälle an beiden Beinen
- Kann aus oberflächlicher Thrombophlebitis entstehen
- Nach Bettlägerigkeit, v.a. nach schweren Operationen, auch nach Verletzungen, Schwangerschaft (nach Entbindung)
- Tumoren oder Herzinsuffizienz
- Abknicken der Vena poplitea durch langes Sitzen im Flugzeug („Economy-class-syndrome"), Bus, Auto
- **Gefahr der Lungenembolie**
- Meist später **postthrombotisches Syndrom**

## Symptome

- Oft ohne (Diagnosestellung nach Lungenembolie)
- Spannungsgefühl im Bein, anhaltende Wadenkrämpfe
- Schmerzen, meist entlang der Venenverläufe ziehende Schmerzen („Muskelkater"), in Horizontallage abnehmend
- Druckempfindlichkeit im Verlauf der tiefen Venen; Wadenkompressionsschmerz manuell (Meyer-Zeichen) oder mittels Blutdruckmanschette (Lowenberg-May-Zeichen), aber Vorsicht bei Kompression
- **Leitsymptome** (nur in 10% der Fälle): Schwellung, zyanotische Verfärbung, Überwärmung
- Fieber oder subfebrile Temperaturen, Pulsanstieg
- „Pratt-Warnvenen", Kollateralvenen an der Schienbeinkante

## Komplikationen

- Lungenembolie: Etwa 50% der Patienten haben szintigraphisch nachweisbare (meist asymptomatische) Lungenembolien. Höchstes Embolierisiko bei Beckenvenenthrombosen
- Postthrombotisches Syndrom (Symptomatik wie chronisch venöse Insuffizienz, → 204)
- Thromboserezidiv

**Diagnose**

- **Payr–Zeichen:** Fußsohlendruckschmerz bei Druck auf die Innenseite der Fußsohle
- **Homans–Zeichen:** Wadenschmerz bei Dorsalflexion des Fußes; positiver Befund: Hinweis auf Thrombose des Unterschenkels
- **Klinisch:** Sonographie u.a.

**Therapie**

- Durch einen Arzt
- Verhinderung der Lungenembolie: Antikoagulanzientherapie mit Heparin senkt Embolierisiko um 60%; Fibrinolyse
- Kompression: anfangs elastische Binde, später Kompressionsstrumpf
- Mobilisation (nach Farbdopplerabklärung): bei TVT der Unterschenkel keine Bettruhe erforderlich, bei Oberschenkel- oder Beckenvenenthrombosen evtl. bis 1 Woche Bettruhe

> **Achtung!**
> Es handelt sich bei Thrombophlebitis und Phlebothrombose um ziemlich unterschiedliche Erkrankungen, die nur die Thrombenbildung in den Venen gemeinsam haben.

| Thrombophlebitis | Phlebothrombose |
|---|---|
| Oberflächliche Entzündung mit Entzündungszeichen: Rötung, Schwellung, Schmerz | Thrombenbildung an den tiefen Beinvenen, oft symptomlos |
| Von außen gut sichtbares und meist scharf abgegrenztes Entzündungsgebiet | Wenn überhaupt festgestellt, dann über die Ödembildung mit Umfangdifferenz der Beine, evtl. Schmerz ähnlich wie Muskelkater oder -krampf |
| Entstehung meist aufgrund von Varizen evtl. mit Trauma etc. | Entstehung v.a. durch Virchow-Trias, mit Bewegungsmangel (nach Operationen, Bettlägrigkeit, Fernflügen etc.) |
| Therapie: Bewegung | Therapie: Ruhigstellung |
| Komplikationen: kaum | Komplikationen: Lungenembolie |

### Chronisch venöse Insuffizienz (CVI)

Venöse Hypertonie im Stehen mit typischen Venen- und Hautveränderungen.

**Ursachen**

- Postthrombotisches Syndrom
- Primäre und sekundäre Klappeninsuffizienz der tiefen Beinvenen
- Venöse Angiodysplasien (angeborene Defekte/Fehlen der Klappen)
  ⇒ das Blut staut sich ⇒ erhöhter Druck ⇒ Ödeme u.a.

## Symptome

- **Ödeme** im Unterschenkel- und Knöchelbereich, anfangs weich, verschwinden über nacht, später Gewebe- und Hautveränderungen und -verhärtungen (Indurationen)
- Varizen und sekundäre Varizen (Folge der tiefen Klappeninsuffizienz)
- Haut- und Unterhautveränderungen, „Flecken aller Art" z.B.: braune Pigmentation (durch verbliebenes Hämosiderin, ein Abbauprodukt des Häms), mit insuffizienter Durchblutung auch herabgesetzte Abwehr, damit Neigung zu Ekzemen und Entzündungen, z.B. durch Pilzbefall, Bakterien und daraus resultierenden Narben

## Komplikationen

Ulcus cruris: Geschwürbildung am Unterschenkel, bevorzugt an Innenseite, vorwiegend in Knöchelregion; Neigung zu Erysipel

**Therapie:** wie bei Varizen; wenn ein Ulkus entstanden ist, i.d.R. keine Sklerosierung oder Operation mehr möglich. Ulkuspflege, Kompressionsverband

# 7 Atmungssystem

**Äußere Atmung**: Gasaustausch zwischen Luft und Blut in den Alveolen und vom Blut bis zur Zelle.

**Innere Atmung**: „Zellatmung" innerhalb der Zelle: Sauerstoff ($O_2$) zur Verbrennung von Nährstoffen und zum Aufbau von ATP; dabei fällt Kohlendioxid ($CO_2$) an, das den umgekehrten Weg nimmt.

## 7.1 Aufgaben des Atmungssystems

- **Sauerstoffaufnahme** zur Energiegewinnung in den Körperzellen
- **Abgabe** des **Kohlendioxids**, das bei Verbrennungsvorgängen in Körperzellen angefallen ist
- Regulierung des **Säure-Basen-Gleichgewichts** (zusammen mit den Nieren)
- **Erwärmen, Anfeuchten, Reinigung und Geruchskontrolle** der eingeatmeten Luft

Da der Kehlkopf auch zum Respirationstrakt gehört, kann man ebenfalls die Stimmbildung zu den Aufgaben des Atmungssystems zählen.

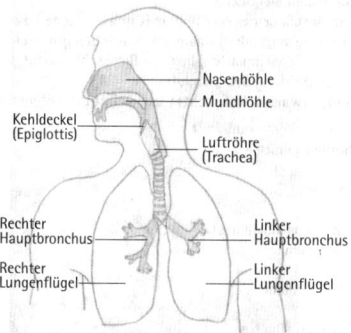

- Oberer Respirationstrakt: Nase, Nasennebenhöhlen, Rachenraum
- Unterer Respirationstrakt: Kehlkopf, Luftröhre, Bronchien und Lunge

## 7.2 Nase

Neben dem äußeren, sichtbaren Teil der Nase mit den Nasenlöchern, der knorpligen Nasenscheidewand und den Nasenflügeln gibt es einen weitaus größeren inneren Anteil, die
**Nasenhöhle**, die als horizontaler Kanal über dem harten Gaumen liegt.

Die teils knöcherne (Pflugscharbein, Siebbein), teils knorpelige **Nasenscheidewand** trennt
die linke und die rechte Nasenhöhle voneinander. Sie ist meist nach einer Seite gekrümmt.
Stärkere Krümmungen (Septumdeviation) können die Nasenatmung behindern und müssen
manchmal operativ korrigiert werden.

Im vorderen Teil der Nasenscheidewand geht die äußere Haut in die Nasenschleimhaut über
(Kiesselbach-Ort). Da an dieser Stelle besonders viele Gefäße liegen, kommt es meist hier
zum Nasenbluten, z.B. durch kleine Verletzungen (Nasenbohren) oder durch Platzen der
Gefäße bei Entzündungen.

Die teilweise vom Oberkieferknochen gebildeten Seitenwände vereinigen sich unter der
Schädelbasis mit der Siebbeinplatte. Die Seitenwände werden durch **Nasenmuscheln
(Conchae nasalis)**, die die Oberfläche vergrößern, in einen unteren, mittleren und oberen
Nasengang unterteilt. Die Concha nasalis inferior (untere Nasenmuschel) ist ein selbstän-
diger Knochen, die Conchae nasales media (mittlere Nasenmuschel) und superior (obere
Nasenmuschel) gehören dem Siebbein an.

Die hinteren, paarigen Ausgänge der Nasenhöhle **(Choanen)** leiten die Luft in den Rachen.
Am vorderen Naseneingang verhindern Haare das Eindringen größerer Fremdkörper.
Im Dach der Nasenhöhle (Siebbeinplatten) liegt die Riechschleimhaut, in der die Riechfäden
des N. olfactorius liegen (Prüfung der Atemluft).

Die **Nasenschleimhaut erwärmt, befeuchtet und reinigt** die Atemluft.

Die Nasenhöhlen stehen in Verbindung mit

- **Nasennebenhöhlen** (Sinus
  paranasales)
  - **Stirn(bein)höhlen** (Sinus
    frontales)
  - **Kieferhöhlen** (Sinus maxillares)
  - **Keilbeinhöhlen** (Sinus
    sphenoidales)
  - **Siebbeinzellen** (Cellulae
    ethmoidales)
- **Tränennasengängen** (Ductus
  nasolacrimalis)
- **Rachen** (Pharynx)
  - **Ohrtrompeten** (Tubae
    auditivae)

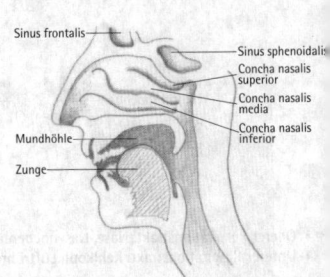

Sinus frontalis — Sinus sphenoidalis
Concha nasalis superior
Concha nasalis media
Concha nasalis inferior
Mundhöhle
Zunge

Die Nasennebenhöhlen sind Erweiterungen der Nasenhöhlen mit gleicher Schleimhaut. Sie dienen außerdem der Gewichtsreduktion des Schädels und als Resonanzraum. Größe und Form der Nasennebenhöhlen sind selten seitengleich und außerdem individuell unterschiedlich. Die Ausführungsgänge der geräumigsten Höhlen, der Kieferhöhlen, liegen nahe ihrem Dach und ziehen zum mittleren Nasengang, was für den Sekretabfluss bei aufrecht gehaltenem Kopf ungünstig ist. Kieferhöhlenentzündungen sind bei Erwachsenen relativ häufig (Sinusitis, → 225). Die Seitenneigung des Kopfs erleichtert den Abfluss.

## 7.3 Rachen (Pharynx)

Nicht verwechseln mit **Larynx = Kehlkopf**.
Er verläuft von der Schädelbasis bis zur Speiseröhre (Höhe Ringknorpel des Kehlkopfs), vor der HWS, hinter Nasen- und Mundhöhle und Kehlkopf.

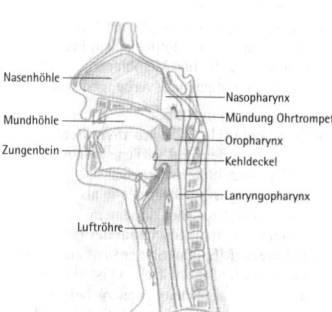

- Der **Nasenrachenraum** (Pars nasalis, Epipharynx) zählt zu den Atemwegen: Hier liegen die Rachenmandel[2] und münden die zwei Choanen und die zwei Ohrtrompeten (Eustachische Röhren), die dem Druckausgleich mit dem Mittelohr dienen.
- Der **Mundrachenraum** (Pars oralis, Mesopharynx) verläuft vom weichen Gaumen bis zum Kehldeckel; Kreuzung von Atem- und Speisewegen, enthält Gaumenmandeln.
- **Kehlkopfrachenraum** (Pars laryngea, Hypopharynx): das kleine Stück hinter dem Kehlkopf bis zur Speiseröhre (ab Höhe des Ringknorpels) ⇒ Speiseweg; die Luft strömt vom Mesopharynx in den Kehlkopf.

[2]Bei Kindern kann die Rachenmandel stark wuchern (adenoide Vegetation, „Polypen") ⇒ Behinderung der Nasenatmung ⇒ chronischer Schnupfen, Pharyngitis, Tracheitis, Bronchitis, Verlegung der Tubenöffnungen mit chronischem Tubenkatarrh; Otitis media ⇒ (Adenotomie-)Operation.

**Aufgaben des Rachens**
- Hilft bei der Vokalbildung durch Formveränderung
- Verschließt den Luftweg beim Schlucken, damit es nicht zum Verschlucken kommt, mithilfe des Gaumensegels und des Kehldeckels.

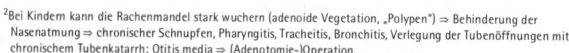

Zur Erinnerung: **Schlucken**

Die Zunge drückt einen schluckfähigen Bissen (Bolus) in den Mundrachenraum. Durch die Berührung der Rachenschleimhaut wird der unwillkürliche Schluckreflex ausgelöst: Der weiche Gaumen mit dem Zäpfchen schließt den Mund- vom Nasenrachenraum ab (Atemstillstand). Der **Kehldeckel (Epiglottis)** verschließt den Kehlkopf und somit den Luftweg, wobei nicht nur der Kehldeckel nach unten wandert, sondern ihm der Kehlkopf entgegenkommt (zu beobachten am Adamsapfel beim Schlucken).

## 7.4 Kehlkopf (Larynx)

* Reicht vom Zungengrund bis zur Luftröhre
* Vor dem Hypopharynx gelegen
* Besteht aus neun Knorpeln, die durch Gelenke, Bänder und Membranen beweglich miteinander verbunden sind

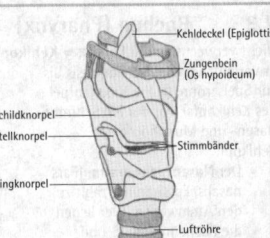

Die wichtigsten Knorpel sind:

* **Schildknorpel (Cartilago thyroidea):** Er bildet vordere und seitliche Wand und ist nach hinten offen. Seine Vorwölbung ist v.a. beim Mann als **Adamsapfel** zu sehen. In seinem Inneren liegen die **Stimmbänder** (s.u.).
* **Kehldeckel (Epiglottis):** Er sieht aus wie ein umgedrehter Schuhlöffel und ist am Schildknorpel wie im Scharniergelenk befestigt. Er legt sich beim Schluckakt über den Kehlkopfeingang.
* **Ringknorpel (Cartilago cricoidea):** Ringform, vorne schmal, hinten breit, Ansatz der:
* **Stellknorpel (Aryknorpel):** Sie sind für Stellung und Spannung der Stimmbänder verantwortlich.

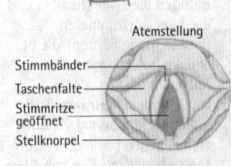

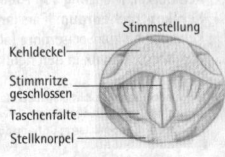

Im Larynx liegen die **Stimmbänder (Ligamenta vocalia)**. Sie sind mit Schleimhaut überzogen und bilden die **Stimmlippen (Plica vocalis)**. Der Spalt dazwischen heißt Stimmritze. Ähnlich wie bei einem Blasinstrument werden die Stimmlippen durch den Luftstrom in Schwingung versetzt und erzeugen Töne, abhängig von Länge und Spannung. Innerviert werden die Stimmbänder vom Kehlkopfnerv, **N. recurrens**, einem Seitenast des 10. Hirnnervs.

Wird dieser verletzt, z.B. durch Operationen an der Schilddrüse, kommt es zur sog. Rekurrensparese mit Heiserkeit, bei beidseitiger Verletzung auch zu inspiratorischem Stridor (Genaueres dazu später) und Atemnot.

## 7.5    Luftröhre (Trachea)

Sie ist ein ca. 11 cm langer muskulöser Schlauch, verstärkt durch 16 bis 20 C-förmige Knorpelspangen, die nach hinten offen sind, so dass die Trachea dort Kontakt zur Speiseröhre hat.
Die Trachea beginnt unterhalb des Ringknorpels und geht etwa in Höhe des 4. Brustwirbels in die Aufzweigung (Bifurcatio tracheae) der beiden Stammbronchien über.
Wie der übrige Atemtrakt ist die Trachea von einer Schleimhaut überzogen. In diese Epithelschicht mit Flimmerhärchen sind viele schleimproduzierende Becherzellen eingelagert. Die Flimmerhärchen befördern kleine Teilchen, z.B. Staub, nach oben in Rachen oder Mundhöhle.
Die Knorpelspangen halten die Luftröhre bei Unterdruck offen (wie dies bei der Einatmung der Fall ist).
Zwischen ihnen liegt elastisches

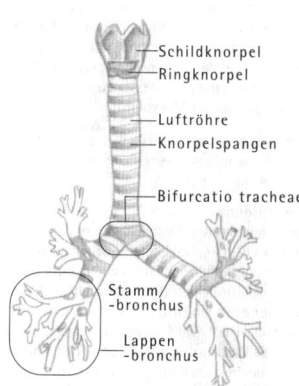

Schildknorpel
Ringknorpel
Luftröhre
Knorpelspangen
Bifurcatio tracheae
Stamm-bronchus
Lappen-bronchus

Bindegewebe, das der Trachea neben ihrer Querelastizität auch eine Längselastizität verleiht, wodurch sie sich beim Schluckakt, bei der der Kehlkopf nach oben wandert, dehnt. Die Querelastizität ist nicht nur bei Drehung des Kopfs wichtig, sondern v.a. beim Hustenstoß. Hier kommt es zu einer starken Längs- und Querverschie-bung, so dass ein Fremdkörper oder Schleimpropf mit dem beschleunigten Luftstoß fortgerissen werden kann.
Ausgelöst wird der **Hustenreflex** z.B. durch einen größeren Fremdkörper im Kehlkopf oder in den tieferen Luftwegen. Dabei legen sich die Stimmbänder sofort fest aneinander, um durch den Hustenstoß, der den Fremdkörper mitreißen soll „aufgesprengt" zu werden.

## 7.6 Bronchien

Die Luftröhre teilt sich auf Höhe des 4. Brustwirbels in den rechten und linken Stammbronchus auf und verästelt sich immer weiter (s. Kasten), entsprechend der Lungenlappenlage. Im Wandaufbau entsprechen sie der Luftröhre. Während die Lappenbronchien große Knorpelspangen besitzen, sind den Segmentbronchien nur noch unregelmäßige Knorpelplättchen aufgelagert. Die Bronchiolen mit einem Durchmesser von etwa 1 mm bestehen aus glatter Muskulatur.

> Fremdkörper gelangen meist in den rechten Stammbronchus, da dieser steiler ist und ein größeres Lumen hat.

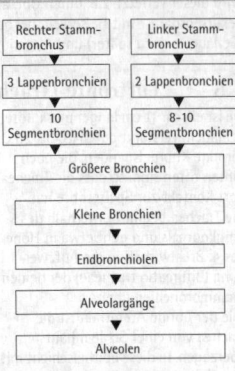

Rechter Stammbronchus → Linker Stammbronchus

3 Lappenbronchien → 2 Lappenbronchien

10 Segmentbronchien → 8–10 Segmentbronchien

↓

Größere Bronchien

↓

Kleine Bronchien

↓

Endbronchiolen

↓

Alveolargänge

↓

Alveolen

### Blutversorgung

Da im Lungenkreislauf vom Herzen nur sauerstoffarmes Blut kommt und der Druck nach der Oxigenierung nicht mehr für die Versorgung der Bronchien ausreicht, entspringen die Arterien der Bronchien **(Rami bronchialis)** aus der Brustaorta. Im Ruhezustand arbeitet zudem nur etwa ein Drittel der Lunge, die ihr Blut dann ausschließlich vom Truncus pulmonalis erhält. Die Äste des Truncus pulmonalis, deren Blut die Lunge „bearbeitet", werden als **Vasa publica** (dem gesamten Körper dienende Gefäße) bezeichnet, während die Gefäße, die die Versorgung des Organs mit Sauerstoff und Nährstoffen sicherstellen **Vasa privata** (dem einzelnen Organ dienende Gefäße) genannt werden.

## 7.7 Lungen (Pulmones)

Sie liegen in der Brusthöhle. Die **Lungenspitzen (Apex pulmonis)** überragen die Schlüsselbeine ein wenig. Nach außen liegen die Lungenflügel den Rippen an. Die Lungenbasis an der Unterseite, wo die Lungenflügel dem Zwerchfell aufliegen, konkav gewölbt. Zwischen den Lungenflügeln im Mediastinum verlaufen die großen Gefäße und liegt das Herz. Durch seine Lage ist der **linke Lungenflügel kleiner als der rechte.**

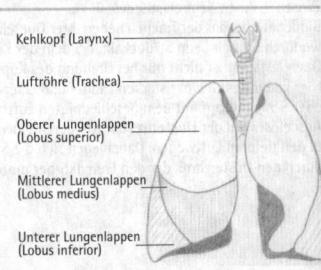

Kehlkopf (Larynx)

Luftröhre (Trachea)

Oberer Lungenlappen (Lobus superior)

Mittlerer Lungenlappen (Lobus medius)

Unterer Lungenlappen (Lobus inferior)

Durch tief einschneidende **Spalten (Fissuren)** wird die **rechte Lunge in drei, die linke Lunge in zwei Lappen unterteilt.**

| Rechts: | Links: |
| --- | --- |
| • Oberlappen mit 3 Segmenten | • Oberlappen mit 4-5 Segmenten |
| • Mittellappen mit 2 Segmenten | • Unterlappen mit 4-5 Segmenten |
| • Unterlappen mit 5 Segmenten | |

**Rechte Lunge:** 3 Lappen mit 10 Segmenten; **linke Lunge:** 2 Lappen mit 8-10 Segmenten.

Am **Lungenhilum** an der medialen Seite des Lungenflügels treten Bronchien, Arterien, Venen, Lymphgefäße und Nerven ein bzw. aus. Die Lungenschlagadern des kleinen Kreislaufs mit sauerstoffarmem Blut teilen sich entsprechend der Bronchien auf, wodurch lauter selbständig arbeitende Einheiten entstehen, die durch Bindegewebe voneinander abgegrenzt sind. So können bei einer Operation einzelne Segmente entfernt werden.

**Lungenläppchen (s. Abb.)**
Die Funktionseinheit der Lunge ist das Lungenläppchen, das aus den Alveolen (→ 215) einer Bronchiole besteht und einen Durchmesser von etwa 1 cm hat.
Blut- und Lymphabfluss erfolgen auf der Außenseite der Läppchen, die durch bindegewebige Septen voneinander getrennt sind.

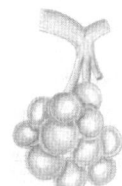

## 7.8   Brustfell (Pleura)

Auch die Lunge wird von einem zweischichtigen „Epithelbeutel" mit Gleitspalt umgeben.
- **Rippenfell, Pleura parietalis:** kleidet die Brusthöhle von innen her aus und ist mit Rippen, Zwerchfell und Mediastinalwand verwachsen. Es wird über sensible, schmerzleitende Nerven versorgt.
- **Lungenfell, Pleura visceralis, Pleura pulmonalis:** Es liegt direkt den Lungen auf und ist mit ihnen verwachsen. Es ist schmerzunempfindlich.

Am Lungenhilum gehen beide Schichten ineinander über und bilden so den geschlossenen, flüssigkeitsgefüllten **Pleuraspalt**, in dem Unterdruck herrscht. Ohne diesen Unterdruck wäre ein Lungenflügel nur etwa faustgroß.

## 7.9 Alveolen

Am Ende des Alveolarbaums münden die Alveolargänge in die Alveolen (Lungenbläschen), dem Ort des Gasaustauschs. Die traubenförmig angeordneten Alveolen bestehen nur aus (Alveolar-)Epithel.

Außen liegen ihnen die Kapillaren des Gefäßsystems an, die aus Endothel bestehen; stellenweise sind beide Schichten sogar miteinander verschmolzen. Die Gase müssen also eine **Luft-Blut-Schranke** von ca. 1/1.000 mm durchtreten.

Die Gesamtoberfläche der Alveolen beträgt beim Erwachsenen ca. 100 m². Die Alveolen sind außerdem von vielen Fasern (retikuläre, elastische und kollagene) umgeben.

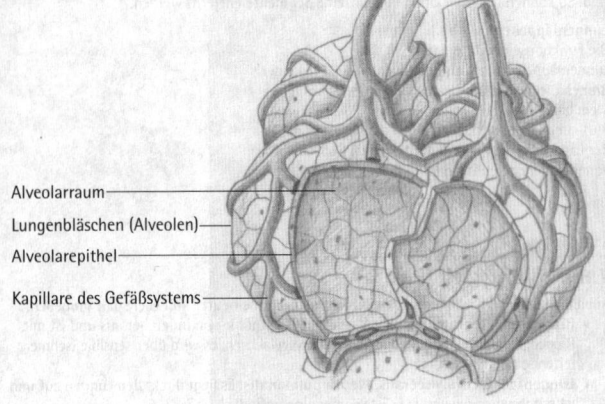

Alveolarraum

Lungenbläschen (Alveolen)

Alveolarepithel

Kapillare des Gefäßsystems

**Alveole**

# 7.10 Physiologie der Atmung

## 7.10.1 Gasaustausch in den Alveolen

Die Atemluft enthält neben (78%) Stickstoff auch Sauerstoff. Dieser gelangt mit der Atemluft bis in die Alveolen und diffundiert durch die Alveolarwand in die Blutkapillaren; dabei muss er durch das Alveolarepithel, die Basalmembran und das Kapillarendothel = **Luft-Blut-Schranke** hindurch. Das abzuatmende $CO_2$ nimmt den umgekehrten Weg. Bei beiden erfolgt der Übertritt passiv aufgrund des (Gas-)Konzentrationsgefälles. Die Ausatemluft hat ca. 5% weniger Sauerstoff und 4% mehr Kohlendioxid als die Einatemluft. Die Gesamtoberfläche aller Lungenbläschen von ca. 100 $m^2$ wird täglich von ca. 7.000 l Blut umspült.

## 7.10.2 Gastransport

- $O_2$ wird in den Lungen zu 98% an das Hämoglobin der Erythrozyten gebunden und mit dem Blut abtransportiert. Die restlichen 2% kommen als $O_2$ im Plasma gelöst vor.
- $CO_2$ wird zu 80% als Hydrogencarbonat (Bicarbonat, $HCO_3$) im Plasma transportiert (wenig $HCO_3$ an Erythrozyten gebunden). Der Rest wird als $CO_2$ an Erythrozyten gebunden oder kommt frei im Plasma vor.

Der **Gasaustausch** erfolgt sowohl in der Lunge als auch im Gewebe passiv **durch Diffusion**, aufgrund des (Gas-)**Konzentrationsgefälles**.

### Surfactant (Antiatelektasefaktor) = oberflächenaktive Substanz

Die Lungenbläschen haben bei der Ausatmung einen Durchmesser von ca. 0,2 mm und dehnen sich bei der Einatmung auf etwa 0,4 mm aus. Da sie nur aus einer dünnen Schicht Plattenepithel bestehen, könnten sie durch die starken Druckschwankungen wie eine Seifenblase zusammenfallen oder platzen. Dies wird durch **Surfactant** verhindert, einer filmartigen Substanz (v.a. aus Phospholipiden) auf der **Alveolaroberfläche** und auf den **Endbronchiolen**.

### Compliance

Neben **Surfactant** ist die Anzahl der elastischen Fasern um die Alveolen herum die wichtigste Größe für die **Lungendehnbarkeit = Compliance**. Sie ist ein wichtiger Faktor bei der Beurteilung der Lungenfunktion. Eine erniedrigte Compliance liegt bei restriktiven Ventilationsstörungen wie Lungenfibrose oder Pleuraschwarte vor, eine erhöhte v.a. beim Lungenemphysem.

### 7.10.3 Atembewegung

- **Einatmung, Inspiration:** Kontraktion der Zwischenrippenmuskulatur, dadurch werden die Rippen angehoben und das Volumen der Brusthöhle vergrößert **(Brustatmung)**. Gleichzeitig kontrahiert sich das Zwerchfell, das sich dadurch nach unten zieht und somit auch das Volumen des Brustkorbs vergrößert **(Bauchatmung)**. Durch die Volumenzunahme der Brusthöhle strömt Luft in die Lunge.
- **Ausatmung, Exspiration:** durch Erschlaffen der o.g. Muskeln, d.h. im Gegensatz zur Einatmung eher passiv.

Ein gesunder Erwachsener atmet pro Minute ca. 12- bis 16-mal.

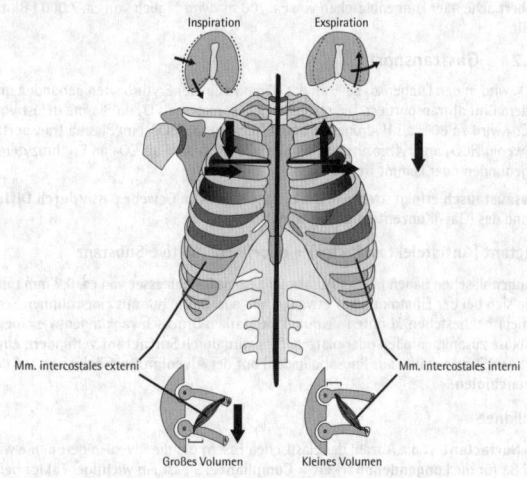

**Mechanik der Ein- und Ausatmung**

## 7.10.4    Atemhilfsmuskulatur

Sie kann bei Atemnot (z.B. bei Asthma bronchiale) eingesetzt werden, indem der Oberkörper etwas nach vorne gebeugt und die Arme aufgestützt werden („Kutschbocksitz").

- **Zur Einatmung**
  - **Mm. pectorales major et minor** (großer und kleiner Brustmuskel) können den Brustkorb (bei aufgestützten Armen, z.B. auf dem Tisch) anheben.
  - **M. sternocleidomastoideus** hebt Brust- und Schlüsselbein in Richtung Kopf.
  - **Mm. scaleni anterior, medius et posterior:** Rippenhebermuskeln.
  - **M. serratus anterior** (superior et inferior) fixiert die unteren 4 Rippen für die Zwerchfellkontraktion.
- **Zur Ausatmung**
  - **Bauchmuskulatur** (M. rectus abdominis, M. transversus abdominis, M. obliquus internus et externus)
  - **M. errector spinae** (Wirbelsäulenaufrichter)
  - **M. serratus posterior inferior**
  - **M. quadratus lumborum**

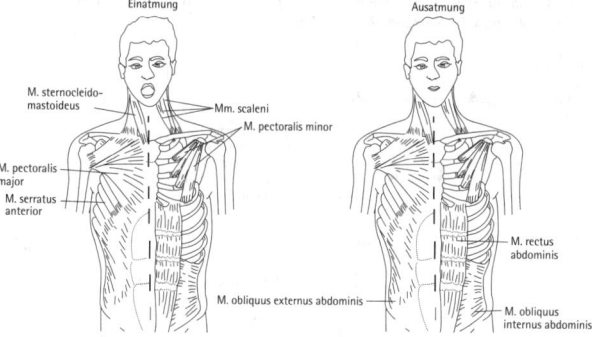

**Atemhilfsmuskulatur**

### 7.10.5 Atemgrößen

Folgende Werte hängen entscheidend von Geschlecht, Alter und Lebensweise ab, sind also beträchtlichen Schwankungen unterworfen:

- **Atemzugvolumen 500 ml beim Erwachsenen.** Die Luftmenge, die pro Atemzug in Ruhe eingeatmet wird (auch Atemvolumen, Respirationsluft). Davon gelangen nur zwei Drittel in die Alveolen und nehmen am Gasaustausch teil, das restliche Drittel verbleibt in den Atemwegen, dem sog. Totraum.
- **Inspiratorisches Reservevolumen 2,5 l.** Die Luftmenge, die man nach einer normalen Einatmung maximal zusätzlich einatmen kann (auch Komplementärluft).
- **Exspiratorisches Reservevolumen 1,5 l.** Die Luftmenge, die man nach einer normalen Ausatmung maximal ausatmen kann (auch Reserveluft).
- **Residualluft 1,2 l.** Auch nach der tiefsten Ausatmung verbleibt noch Luft in der Lunge und den Atemwegen. Sie kann nur indirekt gemessen werden (auch Restluft).
- **Vitalkapazität 4,5 l (2,5 bis 7 l).** Die Luftmenge die nach tiefster Einatmung vollständig ausgeatmet werden kann (besonders hoch bei Sportlern und Sängern, auch maximales Atemzugvolumen).
- **Totalkapazität 6 l** = Vitalkapazität + Residualluft.
- **Atemminutenvolumen:** Volumen eines normalen Atemzugs x Atemzüge/Min. (z.B. 500 ml x 15 Atemzüge/Min. = 7,5 l).

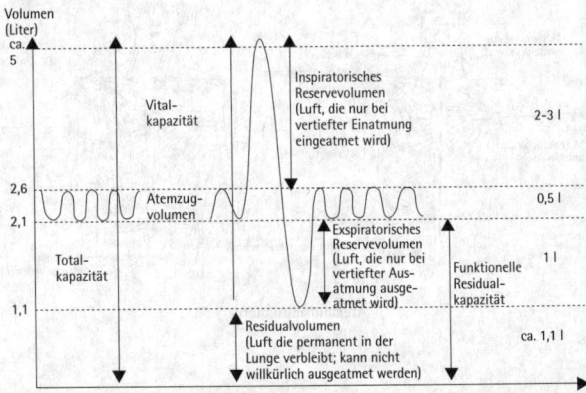

## 7.10.6  Steuerung der Atmung

**Nervale (mechanisch-reflektorische) Steuerung**
- Äste des N. vagus an den Lungenalveolen melden den jeweiligen Dehnungszustand an das Atemzentrum. Die zunehmende Dehnung der Lungen bewirkt eine Hemmung der Einatmung (Hering-Breuer-Reflex).
- Eine Verkleinerung der Lunge führt zu einer reflektorischen Verstärkung der Einatmung.
- Außerdem wirken Dehnungsrezeptoren der Zwischenrippenmuskeln bei der Feineinstellung der Atembewegung mit.

**Chemische Steuerung** über die Blutgase. Durch Sauerstoffverbrauch sinkt der **Sauerstoffpartialdruck** im Blut, gleichzeitig steigt der **$CO_2$-Gehalt**, wodurch auch Bicarbonat ($HCO_3^-$) und die Wasserstoffionenmenge ($H^+$) im Blut erhöhen, was wiederum zu einem Absinken des **pH-Werts** führt (**Azidose**, das Blut wird „saurer"). Zur Messung dieser Werte dienen:
- **Periphere Chemorezeptoren**
  - Am Aortenbogen, von dem aus Depressornerven zum Atemzentrum führen.
  - An der Teilungsstelle der A. carotis, von der Sinusnerven zum Atemzentrum führen.
- **Zentrale Chemorezeptoren:** Sie sitzen im verlängerten Mark, in der Nähe des Atemzentrums und registrieren Veränderungen in der Zusammensetzung des Liquors, wodurch sie reflektorisch die Atmung beeinflussen.

> Drei chemische Mechanismen steigern die Atmungstätigkeit:
> - **Erhöhter $CO_2$-Partialdruck** ($CO_2$-Antwort)
> - Niedriger pH-Wert (pH-Antwort)
> - Niedriger $O_2$-Partialdruck ($O_2$-Antwort)

**Atemantrieb:** Ein gesunder Organismus regelt seine Atemtätigkeit v.a. über den $CO_2$-Anstieg im Blut, d.h., weil man $CO_2$ abatmen will (nicht weil man $O_2$ aufnehmen möchte).

> **Atemstillstand bei $O_2$-Gabe**
> Bei ständig erhöhtem $CO_2$-Gehalt im Blut (z.B. durch chronische Atemwegserkrankungen) gewöhnen sich die Rezeptoren an diesen Zustand und reagieren nicht mehr. Die Steuerung der Atmung wird dann durch das absinkende $O_2$ geregelt. Gibt man einem davon betroffenen Patienten konzentrierten Sauerstoff, fällt sein Atemantrieb aus, es kommt zum Atemstillstand (Asphyxie).

**Hyperventilation**
Eine im Verhältnis zum erforderlichen Gasaustausch des Körpers gesteigerte Atmung ⇒ damit Abatmung von $CO_2$ (**Hypokapnie** = verminderter $CO_2$-Partialdruck) ⇒ damit **Alkalose** (Anstieg des arteriellen pH-Werts über 7,44) bei normalem bis erhöhtem arteriellen Sauerstoffpartialdruck.

**Ursachen**: psychogen; metabolisch, z.B. bei Fieber, Hyperthyreose; bei Erkrankungen des ZNS (Läsion des Atemzentrums, Apoplexie, Meningitis, Enzephalitis, Schädelhirntrauma u.a.); kompensatorisch als Folge einer Hypoxie, bei metabolischer Azidose; hormonell oder medikamentös bedingt, z.B. durch Progesteron, Adrenalin, Salicylsäure.

| Atemmuster | Bezeichnung | Vorkommen |
|---|---|---|
| | Normale Ruheatmung | ...bei Gesunden |
| | Cheyne-Stokes-Atmung | ...bei Enzephalitis, Schlaganfall, gelegentlich im Schlaf |
| | Kussmaul-Atmung | ...bei metabolischer Azidose (z.B. Diabetisches Koma) |
| | Biot-Atmung | ...bei Hirnverletzung, Hirndrucksteigerung |
| | Schnappatmung | ...bei Frühgeborenen, kurz vor Todeseintritt |

## 7.11    Untersuchung

Für noch Unerfahrene ist es empfehlenswert, anfangs die normalen Atembewegungen zu erfassen (Palpation), dann Stimmfremitus, Perkussionsschall und die Auskultationsgeräusche über den Arealen der Lungen und Bronchien.
Viele der Untersuchungsmethoden werden erst verständlich, wenn man sich etwas in die Pathologie eingearbeitet hat.

### 7.11.1    Anamnese

Erfragen von Symptomen wie z.B.:
- Husten (trocken oder freucht)
- Auswurf (Farbe, Konsistenz, Menge, Blutbeimengung)
- Atemnot (belastungsabhängig, plötzlich auftretend)
- Schmerzen (atmungsabhängig, in- oder exspiratorisch)
- Heiserkeit
- Raucher (seit wann, wie viel, **wie viel ehrlich**)
- Berufliche Belastung oder Hobby (Gase, Lacke, Stäube etc.)
- Beginn der Beschwerden, bekannte Auslöser, Häufigkeit

## 7.11.2 Inspektion

- **Allgemein:** Zyanose, Abgeschlagenheit, evtl. sogar Trommelschlegelfinger und Uhr-glasnägel durch peripheren Sauerstoffmangel (→ 135).
- **Thoraxform:** Häufigste Veränderung ist der Fassthorax, der beim Lungenemphysem auftritt. Auch andere Ursachen können zu Verformungen führen:
  - Vergrößerter Pektoralismuskel auf der Seite der Händigkeit.
  - Rippenbrüche.
  - Hühner- oder Trichterbrust sind meist familiär gehäuft, können aber auch rachitisch bedingt (Rosenkranz) sein.
  - Vorwölbung der Thoraxwand über dem Herzen kann bei angeborenen und früh erworbenen Herzfehlern auftreten.
  - BWS-Skoliose und -Kyphose können zu Atembehinderung führen.
- **Beobachtung der Atmung:** Möglichst ohne Wissen des Patienten achtet man auf **Frequenz, Tiefe und Regelmäßigkeit.** Wird eine Thoraxseite bei der Atmung nachge-schleppt (einseitig verzögerte oder verminderte Atembewegung), muss man vor allem an Pneumonie, Pneumothorax, Pleuraerguss, Pleuritis und Pleuraschwarte denken. Bei paradoxer Atmung wird die Thoraxhälfte beim Einatmen kleiner, etwa bei Pneumo-thorax oder Rippenserienbrüchen.

## 7.11.3 Palpation

- Ertasten von Veränderungen der Atembewegung: Untersucher legt Daumen an Unterrand des Rippenbogens, die Finger umgreifen die Rippen von der Seite.
  **Verminderte (< 4 cm) Atembewegung:**
  - Beidseitig z.B. bei Asthma bronchiale oder M. Bechterew
  - Einseitig: bei z.B. Pleuritis (Nachschleppen unter Beobachtung, → 252)
- **Stimmfremitus**: Untersucher legt Hände von vorne so auf den Brustkorb, dass sich die Daumen in der Mitte des Sternums befinden. Patient sagt mit tiefer Stimme „99". Die Schwingungen können, je nach Leitfähigkeit des Lungengewebes, gefühlt werden:
  - Verstärkt, wenn Gewebe zwischen Thoraxwand und Bronchien dichter ist, z.B. bei Lungenentzündung oder Linksherzinsuffizienz.
  - Vermindert oder aufgehoben bei Lungenemphysem, Pneumothorax, Pleuraerguss, Atelektasen.
- Schmerzen beim Auflegen der Hände oder bei Thoraxkompression deuten auf Trau-mata (Rippenprellung, -brüche), evtl. auch auf M. Bechterew hin.

## 7.11.4 Perkussion

Beginn am Rücken über den oberen Lungenanteilen, seitenvergleichend nach unten und seitlich fortfahren. Die Lungengrenzen liegen am Rücken etwa in Höhe des 11. BWK und verschieben sich bei der Atmung normalerweise um 4-6 cm (ca. 3 Querfinger). Eingeschränkt z.B. bei Emphysem oder Erguss.

| Perkussionsschall | Klangqualität | Zu hören |
|---|---|---|
| Sonorer Klopfschall | Laut, anhaltend, tief | Über der gesunden Lunge |
| Hypersonorer Klopfschall | Ungewöhnlich laut, sehr lang anhaltend | Beim Emphysematiker |
| Tympanitischer Klopfschall (selten) | Lauter „Trommelschall" | Über der Magenkuppel, gasgeblähten Darmteilen und Lungenkavernen |
| Schenkelschall | Leise, hoch | Über luftleerem Gewebe (Pneumonie, Pleuraschwarte) |

Die Perkussion reicht nur wenige Zentimeter tief, eine hilusnahe Schädigung, z.B. durch Pneumonie, wird nicht erkannt. Bei sehr adipösen Patienten ist die Perkussion nicht aussagekräftig.

## 7.11.5 Auskultation

Patient sollte vom Behandler wegatmen (Ansteckungsgefahr) und vor der Auskultation ggf. erst abhusten. Mit dem Stethoskop wird seitenvergleichend die Vorder- und Rückseite des Brustkorbs von oben nach unten auskultiert, während der Patient tief atmet (nicht mehr als 8- bis 10-mal hintereinander).

**Normale Atemgeräusche**

- **Bläschenatmen (Vesikuläratmen):** leises, tiefes, hauchartiges Geräusch, **das während der gesamten Einatmung, aber nur im ersten Abschnitt der Ausatmungsphase** zu hören ist. Früher wurde es mit dem Auffalten der Alveolarwände in Zusammenhang gebracht.
- **Röhrenatmen (Bonchial- oder Trachealatmen)** ist über den großen Bronchien und der Trachea zu hören, v.a. im Bereich des oberen Brustbeins und zwischen den Schulterblättern. Es ist **während der gesamten Ein- und Ausatmung** zu hören und ist außerdem lauter und enthält höhere Frequenzen als das Bläschenatmen, da die Dämpfung durch das Lungengewebe fehlt.

**Bronchophonie:** Patient soll mit hoher Stimme „66" flüstern. Bei einer Pneumonie z.B. ist das Flüstern durch die verstärkte Schallleitung zu hören.

## Pathologische Befunde

- **Röhrenatmen über Lungengewebe** deutet auf eine Lungenerkrankung hin, z.B. auf eine Pneumonie.
- **Abgeschwächtes Atemgeräusch** ist zu hören, wenn Lungengewebe vermindert belüftet wird oder wenn es von der Thoraxwand abgedrängt wurde.
  ○ Eher beidseitig: beim Emphysem oder Asthma bronchiale.
  ○ Eher einseitig: über kollabierten Lungenpartien, Pneumothorax, Ergüssen.
- **Kein Atemgeräusch:** bei Pneumothorax und Atelektasen.
- **Verschärftes Atemgeräusch** (laut, fauchend): Es entsteht z.B. bei beginnender Infiltration im Anfangsstadium einer Pneumonie.
- **Pleurareiben (Lederknarren)** ist bei trockener Pleuritis meist in den unteren Lungenabschnitten entsprechend dem Atemrhythmus laut zu hören und bereitet Schmerzen.
- **Knistern (Krepitationen)** tritt im Anfangs- und Endstadium einer Pneumonie auf (auch wenn das Stethoskop verrutscht oder der Patient viele Brusthaare hat).
- **Krankhafte Nebengeräusche.**

### Krankhafte Nebengeräusche

#### Kontinuierliche Nebengeräusche

- **Pfeifen (hoch) und Brummen (tief).** Ältere, aber noch oft benutzte Bezeichnungen: **trockene Rasselgeräusche**, Giemen, Pfeifen, Brummen; diese Geräusche entstehen durch schwingende Schleimfäden in den Luftwegen, typischerweise während der Ein- und Ausatmungsphase und deuten auf Verengung der Atemwege (Schleimhautschwellung, Stenose, Tumor) sowie vermehrte Sekretion hin. Dabei kollabieren die Bronchialwände durch den Sog des Luftstroms kurzzeitig, z.B. bei spastischer oder Raucherbronchitis und Asthma bronchiale und stenosierenden Bronchialwandtumoren.
- **Stridor:** einklingig pfeifendes Atemgeräusch am Mund, zu hören durch Verengung oder Verlegung der Luftwege.
  ○ **Inspiratorischer Stridor** deutet auf Erkrankungen außerhalb des Brustkorbs, wie Schilddrüsenvergrößerung, Kehlkopferkrankungen wie Pseudo-Krupp, Laryngospasmus oder Stimmbandlähmung.
  ○ **Exspiratorischer Stridor** deutet auf Erkrankungen innerhalb des Brustkorbs, z.B. Asthma bronchiale, Fremdkörper, Bronchialkarzinom.

#### Diskontinuierliche Nebengeräusche

- Grobes und feines Rasseln; ältere, aber noch oft benutzte Bezeichnung: **feuchte Rasselgeräusche nur während der Einatmung**. Flüssigkeitsansammlungen in den Luftwegen oder den Alveolen bilden durch die strömende Atemluft Blasen. Dies kann sich wie das Perlen von Sprudel anhören oder das Reiben von Haaren in Ohrnähe (feines Rasseln), aber auch brodelnd oder blubbernd (grobes Rasseln) wie beim Lungenödem. Dazwischen liegt das mittelblasige Rasseln.

Weitere Unterscheidungen sind „ohrnah" wie bei Pneumonie und „ohrfern" wie beim Lungenödem. In der **frühen** Einatemphase z.B. bei chronischer Bronchitis oder Bronchiektasen; in der **späten** Einatemphase z.B. bei Pneumonie, Lungenödem, LHI, Lungenfibrose.

**Ergänzende Untersuchung**
- Spirometrie: Atemmessung mittels Spirometer zur Bestimmung verschiedener Atemgrößen
- Blutgasanalyse im arteriellen Blut, z.B. zur Kontrolle bei Beatmungspatienten
- Bronchoskopie: Bronchoskop mit Optik, Lichtquelle, evtl. Kanäle zum Einführen von Instrumenten wie eine Biopsiezange
- Röntgen
- CT
- Bronchographie: Röntgen nach Einbringen von Kontrastmittel
- Szintigramm: radioaktive Substanz in Kapillaren

## 7.12 Erkrankungen des Atmungssystems

### 7.12.1 Schnupfen (Rhinitis)

Katarrhalische Entzündung der Nasenschleimhaut, die anschwillt und vermehrt Schleim bildet. Hinzu kommt entzündungsbedingtes seröses Exsudat ⇒ Nase läuft, Behinderung der Nasenatmung, Niesen, evtl. Husten und Kratzen im Hals.

Könnte auch das erste Stadium einer Krankheit mit Behandlungsverbot für HP wie Polio, Masern oder Pertussis sein.

**Rhinitis**
- **Acuta**, akuter Schnupfen: Erreger meist Rhinoviren (Schnupfenviren, bisher über 110 verschiedene bekannt, daher keine Immunität). Übertragung durch Tröpfchen und direkten Kontakt. Symptome wie oben beschrieben und allgemeines Krankheitsgefühl. Oft pfropft sich eine sekundäre bakterielle Infektion auf und es kommt zu eitrigem Schnupfen.
- **Chronica**, eher bei Abwehrschwächen, evtl. auch durch schädigende chemische oder physikalische Reize und Nasenfremdkörper.
- **Sicca**, trockene Rhinitis, Form der chronischen Rhinitis mit Ekzem- und Borkenbildung an der Nasenschleimhaut; Ursachen wie bei chronischer Rhinitis.
- **Allergica**, IgE-vermittelte Entzündung, saisonal meist durch Blütenpollen, sonst Hausstaub, Mehlstäube, Tierhaare u.v.a., oft begleitet von Konjunktivitis (→ 310).
- **Vasomotorica**, medikamentöser Schnupfen, durch häufige Anwendung von abschwellenden Nasentropfen und Rauwolfia-Präparaten.

**Komplikationen:** sekundäre bakterielle Besiedlung (v.a. bei Kindern und Abwehrgeschwächten). Erregerhaltiges Sekret kann die Rachenwand herablaufen und z.B. zu Rachen- und Kehlkopfentzündungen führen.

### Therapie
Akupunktur (Du 14, Di 4 u.a.), Ohrakupunktur (Gb41re und 3E5li, OP55, OP14, OP101 u.a.), Schüssler-Salze: „heiße 7", „Nr. 3" Ferrum phosphoricum bei Entzündung/Hitze; Natrium chloratum, wenn die Nase läuft.

**Homöopathie:** beispielsweise Allium cepa (Küchenzwiebel) bei wundmachendem Fließschnupfen.

Außerdem: ansteigende Fußbäder, Wechselfußbäder, Rotlicht; Nasenspülungen mit Salzwasser, pflanzlich z.B. Echinacea u.v.a.

**Milchprodukte verschleimen und sollten daher vermieden werden.**
Abschwellende Nasentropfen (vasokonstriktorisch) sollten bei starker Behinderung der Nasenatmung nur vorsichtig und kurzfristig eingesetzt werden.

## 7.12.2   Nasennebenhöhlenentzündung (Sinusitis)

### Ursache
Viren, Bakterien, z.B. Strepto-, Staphylo-, Pneumokokken; seltener auch Pilze, häufig in Folge einer Rhinitis (ca. ein Viertel aller Sinusitiden sind durch Zahnerkrankungen bedingt, Abklärung durch Zahnarzt).

### Pathogenese
Verlegung der Ausführungsgänge durch Anschwellen der Nasenschleimhaut. Die Luft aus den Nebenhöhlen wird resorbiert, wodurch ein schmerzhafter Unterdruck entsteht. Der Unterdruck reizt die Schleimhaut, die mit Anschwellung, Ödembildung und Sekretion reagiert, wodurch dann ein Überdruck entsteht, der zu pochenden Kopfschmerzen führt. Außerdem bildet das Sekret den besten Nährboden für Bakterien.

### Symptome
- Besonders Kopfschmerz, je nach Lokalisation bei Entzündung der
  - **Kieferhöhlen**; außerdem ist über diesen der Austrittspunkt des N. infraorbitalis druckdolent (eher bei Erwachsenen); Schmerzverstärkung beim Bücken;
  - **Siebbeinzellen**, v.a. hinter den Augen, kann in die Stirn ausstrahlen (eher bei Kindern);
  - **Stirnhöhlen**: vor allem Stirnkopfschmerz (auch druck- und klopfempfindlich);
  - **Keilbeinhöhle:** vor allem in Kopfmitte, kann in Hinterkopf ausstrahlen.

**Diagnose:** mithilfe des Rhinoskops (Nasenspiegel) kann die geschwollene und gerötete Nasenschleimhaut dargestellt werden. Im mittleren Nasengang befindet sich typischerweise dickliches, gelbliches Sekret.

**Weitere Diagnostik:** Diaphanoskopie, Ultraschall, Sinuskopie, Probepunktion.

**Differenzialdiagnose:** Migräne, Hirntumoren, Augenerkrankungen, Meningitis u.a.

**Kontraindikation:** Übergreifen auf Meningen, Knochen (Osteomyelitis) und Augenhöhlen (Lidödem). Bei Übergreifen auf venöse Hirnsinus evtl. Sinusthrombose.

**Therapie**
**SM:** abschwellende Nasentropfen, Antibiotika, schleimlösende Maßnahmen (z.B. Inhalationen); bei Verkrümmungen oder Wucherungen ist möglicherweise eine Operation notwendig.
**NHK:** Akupunktur, Einlauf, Ernährungsumstellung, Fasten, Rohkost, Milchprodukte verschleimen, sollten daher vermieden werden.
Phytotherapie: Kegelblume, Kamille, Senfmehlpackung (Augen schützen!).
Hydrotherapie: ansteigende Fußbäder, Kamillendampfbäder.

## 7.12.3 Rachenentzündung (Pharyngitis)

### 7.12.3.1 Akute Pharyngitis

**Ursache:** meist Viren, selten Bakterien.

**Pathogenese**
- Primär: direkter Befall des Rachens
- Sekundär: absteigend aus Nase und -nebenhöhlen („Schleimstraßen")

**Symptome**
- Halsschmerzen
- Schluckbeschwerden
- Kratzen und Trockenheitsgefühl im Hals
- Eventuell Fieber und Lymphknotenschwellung

**Diagnose:** Rötung, evtl. Eiteransammlung an der Rachenhinterwand.

**Differenzialdiagnose:** Rhinitis, Sinusitis, Angina, Tonsillitis.

**Therapie:** Trinken warmer Flüssigkeiten (z.B. Tee, Zitronensaft mit viel heißem Wasser und Honig).
**SM:** bei Bakterien Antibiotikagabe oral; bei Viren: symptomatische Therapie, evtl. Schmerzlinderung z.B. durch Acetylsalicylsäure (z.B. Aspirin®).
**NHK:** Phytotherapie (Kamille, Salbei, Sonnenhut; Einnahme immunstimulierender Bakterien, z.B. in Form von Symbioflor 1); Akupunktur; homöopathische Komplexpräparate; ansteigende Fußbäder; wärmeentziehende Halswickel (kaltes Wasser, besser Salzwasser oder Quark) nur anlegen, wenn die Füße warm sind. Milchprodukte verschleimen, sollten daher vermieden werden.

### 7.12.3.2 Chronische Pharyngitis

**Ursache:** meist Folge langfristiger Einwirkung von Noxen wie Staub, Nikotin, Chemikalien, Alkohol oder Reizgasen. Eventuell auch durch chronisch behinderte Nasenatmung.

**Symptome:** trockener Hals, zäher Schleim, Räusperzwang, zunehmend nach längerem Sprechen.

**Therapie**

Möglichst Ausschalten der Noxen. Zusätzlich: Befeuchtung der Atemwege z.B. durch Inhalationen, Lutschen von Emser Salzpastillen oder Salbeibonbons, Anwendung öliger Nasentropfen.

## 7.12.4 Kehlkopfentzündung (Laryngitis)

**Ursachen**

- Auf- oder absteigende Entzündung
- Stimmliche Überbeanspruchung
- Nikotinmissbrauch
- Staub oder trockene Luft
- Viren und Bakterien (β-hämolysierende Strepto-, Staphylo-, Pneumokokken, Haemophilus influenzae)

**Symptome**

- Schmerzen eher selten
- Heiserkeit bis Stimmlosigkeit (Aphonie)
- Kitzel- bzw. Reizhusten
- Trockenheitsgefühl

> Bei chronischer Heiserkeit auch an Kehlkopfkrebs denken!

**Diagnose:** Kehlkopfspiegelung (Laryngoskopie).

**Differenzialdiagnose:** Stimmbandkrebs, Rekurrensparese (z.B. durch Bronchialkarzinom).

**Therapie:** schädliche Reize (Rauchen, trockene Luft) ausschalten, Sprechen vermeiden, Inhalationen, Halswickel.

> **Pseudo-Krupp**: trockener, bellender Husten (ähnlich Krupp-Husten bei Kehlkopfdiphterie), v.a. bei Kindern von 1-5 Jahren, meist durch Viren, seltener durch Bakterien (Bordetella pertussis → Keuchhusten § 34 IfSG), Allergien oder Kehlkopfkrampf verursacht; **bei Atemnot, Erstickungsangst, Stridor ⇒ Notarzt** (und feuchte, kalte Luft atmen lassen, beruhigen).

## 7.12.5 Bronchitis

Entzündung der Schleimhaut der Bronchien.

### 7.12.5.1 Akute Bronchitis

**Ursachen**

- **90% Viren**, bei Kindern am häufigsten RS-Virus (Respiratory Syncytial Virus), Adeno-, Coxsackie- oder ECHO-Viren (Enteric Cytopathic Human Orphan Virus)
- Bei Erwachsenen Rhino-, Corona-, Influenza-, Parainfluenzaviren
- Seltener Bakterien: Mykoplasmen, Chlamydien oder andere, meist bei vorbestehender Lungenerkrankung: β-hämolysierende Strepto-, Staphylo-, Pneumokokken, Haemophilus influenzae oder Pilze
- Allergene, Zigarettenrauchen
- Schädliche Gase, Chlor, Schwefeldioxid, Ozon, Staub und Fremdkörper

**Auch sekundär**

- Aus absteigender Laryngitis oder Pharyngitis
- Herzerkrankung (Stauungsbronchitis bei Linksherzinsuffizienz, → 150)

Immer wiederkehrende Bronchitiden auch durch chronische Sinusitis, Bronchiektasen, Allergien, chronisch vereiterte Mandeln.

Akute Bronchitiden kommen auch bei zum Teil meldepflichtigen Erkrankungen mit Behandlungsverbot für HP vor, z.B. bei Masern, Keuchhusten, Brucellose oder Typhus abdominalis.

**Symptome**

- **Fieber**, meist 3-5 Tage mit 38-40 °C (falls länger, evtl. Komplikation durch Bronchopneumonie)
- Abgeschlagenheit, Krankheitsgefühl
- Kopf-, Muskel- und Gliederschmerzen (Myalgie und Arthralgie typisch für Virusinfektionen)
- Oft Schnupfen, Niesen, Halsbrennen, Schluckbeschwerden
- **Schmerzen hinter dem Brustbein**
- **Husten mit eher spärlichem, zähem Auswurf,** typischerweise zunächst weißlichschleimig; später gelblich durch Granulozyten und Eosinophile; bei sekundärer Bakterienbesiedlung später grünlich; bei hämorrhagischer Bronchitis durch Blutbeimengung auch bräunlich
- Oft zusätzliche Beschwerden einer Rhinitis, Sinusitis und/oder Laryngitis

**Diagnose**

Auskultation:

- Meist kontinuierliche Nebengeräusche (trockene Rasselgeräusche) wie Pfeifen und Brummen

- Je nach Beschaffenheit und Menge des Schleims auch diskontinuierliche Nebengeräusche (Rasseln)
- Besonders bei Kindern verstärktes Röhrenatmen durch Spastik der Bronchiolen

Labor: Blut (evtl. Leukopenie, CRP meist normal).

**Therapie:** Bettruhe, viel trinken (Sekretolyse), Abhusten (gefördert z.B. durch Thymian, aber auch durch Abklopfen des Thorax), Hustenreiz nur bei quälendem Husten zur Nachtzeit dämpfen (Exspektorantien nicht mit Antitussiva kombinieren!), Schwitzkuren, Kneipp-Brustwickel, Einreiben des Thorax mit ätherischen Ölen (z.B. Kampfer-, Pfefferminz-, Menthol-, Eukalyptus-, Thymian- oder Anisöl), Befeuchten der Atemluft, Milchprodukte verschleimen und sollten daher vermieden werden.

**Zum Arzt für Antibiotikagabe:** bei Verdacht auf Bronchopneumonie, bei abwehrgeschwächten Patienten oder plötzlicher Verschlechterung des Allgemeinzustands

## 7.12.5.2 Chronische Bronchitis

Eine der häufigsten Krankheiten überhaupt (bis zu 10% der Bevölkerung in Industrieländern) m : w = 3 : 1.

### Definition laut WHO

Wenn Bronchitis mit Husten und Auswurf (= produktiver Husten) mindestens drei aufeinander folgende Monate in zwei aufeinander folgenden Jahren besteht.

### Ursachen

- Rauchen (jeder zweite Raucher über 40 ist betroffen); 90% aller Bronchitiker sind Raucher oder Ex-Raucher
- Chronische Nebenhöhlenentzündungen, rezidivierende bronchopulmonale Infekte
- Berufsbedingte schädigende Dämpfe, Gase, Stäube
- Umweltverschmutzung

### Pathogenese

Die Zilien der Bronchialschleimhaut schlagen normalerweise 2.000-mal pro Minute und befördern so Schleim, Bakterien und Fremdkörper hinaus. Durch Zigarettenrauch ist die **Reinigungsfunktion herabgesetzt** und es kommt zu einer **Hyperplasie der Schleimdrüsen**, die einen veränderten, zähen Schleim produzieren, der **schwerer abtransportiert** werden kann. Später atrophiert die Bronchialschleimhaut und kollabiert bei der Ausatmung. Außerdem fördern diese Vorgänge spätere Bronchiektasen.

### Symptome

Es lassen sich drei Stadien unterscheiden:

- **Chronisch nichtobstruktive Bronchitis (CB):** Sie ist eher unkompliziert und kann ausheilen. Es bestehen **Husten und schleimiger Auswurf**. Meist morgendliches Abhusten von Sputum. Atemnot und Krankheitsgefühl fehlen.

- **Chronisch obstruktive Bronchitis (COB; asthmatoide Bronchitis):** Neben Husten und Auswurf besteht auch Atemnot. Entwicklung von Belastungs- bis Ruhedyspnoe. Drei Faktoren führen zu einer Obstruktion:
  - Entzündliche Schwellung der Bronchialschleimhaut,
  - Spasmus der glatten Bronchiolenmuskulatur,
  - Bildung eines glasigen, evtl. eitrigen Schleims.

  Die **COB** kann sich aus der **CB** entwickeln, aus einer Erkältung heraus entstehen oder von Anfang an obstruktiv verlaufen.
- **Spätkomplikationen:** obstruktives Emphysem, respiratorische Insuffizienz, Cor pulmonale (⇒ Rechtsherzinsuffizienz).

**Komplikationen:** Lungenemphysem mit respiratorischer Insuffizienz; Bronchopneumonien, eitrige Bronchitis, Lungenabszess, sekundäre Bronchiektasen, Cor pulmonale.

## Diagnose

- **Anamnese:** Husten, Auswurf (evtl. Sputumdiagnostik), körperliche Belastbarkeit, Rauchgewohnheiten, Luftbelastung am Arbeitsplatz und zuhause
- **Inspektion:** im fortgeschrittenen Stadium Lippenzyanose, Trommelschlegelfinger, Uhrglasnägel
- Eventuell Lungenfunktionstest
- **Auskultation:**
  - Ausatmung verlängert
  - Je nach Sekretmenge und -beschaffenheit kontinuierliche (Pfeifen und Brummen) und diskontinuierliche (Rasseln) Nebengeräusche (frühere Bezeichnung: trockene und/oder feuchte Rasselgeräusche)

> **Bronchialkarzinom ausschließen lassen** (Röntgen, Bronchoskopie oder -graphie), da gleiche Ursache und gleiche Symptomatik!

**Differenzialdiagnose:** Bronchialkarzinom (CB häufigste Fehldiagnose), Asthma bronchiale, Lungenemphysem, Bronchiektasen, Tbc, Mukoviszidose (bei Kindern und Jugendlichen), Fremdkörper, Linksherzinsuffizienz.

## Therapie:

- Konsequent und langfristig
- Noxen ausschalten (Zigaretten, Staubexposition)
- Sanierung vorhandener Infektquellen (chronische Sinusitis)
- Phytotherapie: Thymian, Spitzwegerich, Königskerze, Schlüsselblume, Efeu, Islandmoos
- Inhalationen z.B. mit Solen
- Brust- und Rumpfwickel
- Fuß- oder Teilbäder
- Atemgymnastik, Freiluftbewegung, Klimakur z.B. im Mittelgebirge

**Ventilationsstörungen** = Störungen der Lungenbelüftung
- **Restriktive:** Ausdehnungsfähigkeit von Lunge und Thorax sind eingeschränkt, z.B. bei Lungenfibrose oder Pleuraschwarte (Verwachsung der Pleurablätter).
- **Obstruktive:** „Verstopfung", z.B. durch erhöhte Schleimproduktion, entzündliche Schleimhautschwellung oder Bronchialspasmus ⇒ Strömungswiderstand innerhalb der Atemwege erhöht, z.B. bei chronischer Bronchitis oder Asthma bronchiale. Bei längerem Bestehen kann sich ein Lungenemphysem entwickeln.

## 7.12.6    Asthma bronchiale

Anfallsweise Atemnot infolge von Atemwegsverengung (Bronchialobstruktion). Diese ist spontan und durch Behandlung reversibel. Trotzdem potenziell lebensbedrohlich, da jeder Anfall zum Tod führen kann.
Wichtige Abgrenzung zur chronischen Bronchitis: Zwischen den Anfällen liegen (solange sich noch keine Komplikationen entwickelt haben) Zeitspannen völliger Beschwerdefreiheit.

**Vorkommen:** ca. 5% der Erwachsenen und 10% der Kinder sind betroffen, weltweite Zunahme, m : w = 2 : 1.

**Pathogenese**
1. **Bronchiale Entzündung** durch Allergene oder Infekte (s.u.)
2. **Bronchiale Hyperaktivität** (s.u.)
3. **Endobronchiale Obstruktion** (s. Kasten)

Auch beim Gesunden kommt es auf einen schädigenden Reiz hin zum Zusammenziehen der Bronchiolen, um die Belastung durch Schadstoffe zu vermindern. Beim Asthmatiker ist diese Funktion verstärkt, außerdem kommen ein zäher glasiger Schleim und eine entzündliche Anschwellung der Bronchialschleimhaut hinzu.
Meist spielen auch psychische Faktoren eine Rolle.

| Einengung der Atemwege durch: | |
|---|---|
| • Bronchialspasmus | • Zäh-glasigen Schleim |
| | • Anschwellen der Bronchialschleimhaut |

„3 S": **S**chleim, **S**chwellung, **S**pasmus.

**Unterscheidung nach auslösenden Ursachen**
- **Extrinsic Asthma (allergisches Asthma):** Asthmaanfall wird durch Einatmen von Allergenen ausgelöst, z.B. Blütenpollen, Hausstaub oder Pilzsporen, oder auch durch bestimmte Nahrungsmittel oder Medikamente. Tritt typischerweise schon im Kindesalter auf, häufig vergesellschaftet mit Milchschorf, Neurodermitis und Heuschnupfen (auch in der Familienanamnese).

- **Intrinsic Asthma (endogenes Asthma, nichtallergisches Asthma)** durch Infekte der Atemwege. Eher jenseits des 40. Lj., ferner durch Analgetikaintoleranz als pseudo-allergische Reaktion (PAR), durch gastrointestinalen Reflux u.a.
  - **Berufsbedingtes Asthma** durch chemisch irritative Substanzen wie Mehlstaub, Rauch, Gase oder Kaltluft.
  - **Anstrengungsasthma:** Asthmaanfall nach körperlicher Anstrengung wie Rennen (v.a. bei Kindern).
  - **Psychogenes Asthma:** Asthmaanfall durch psychische Belastungen (zusätzlich zu krankhafter Disposition).
- **Extrinsic-mixed-Asthma, in 80% der Fälle:** Mischform durch Zusammentreffen von Allergenen und Infektionen.

### Symptome
- Asthmaanfälle: anfallartige Atemnot (Minuten bis Stunden), v.a. nachts und früh morgens
- Ausatmung deutlich verlängert und erschwert
- Exspiratorischer Stridor (Atemgeräusche bei Ausatmung)
- Orthopnoe (typischerweise sitzt oder steht der Patient bzw. nimmt den „Kutschbock-sitz" zum Einsatz der Atemhilfsmuskulatur ein)
- Eventuell quälende Hustenanfälle, wobei nur wenig zäher, glasiger Schleim ausge-bracht wird
- Eventuell Zyanose, prall gefüllte Hals- und Zungenvenen
- Eventuell Sympathikustonus erhöht, zum Teil mit feuchter, kaltschweißiger Haut
- Tachykardie (schnelle Herzfrequenz)
- Anfall wird meist durch Expektoration eines dicken, zähen Schleims beendet, worauf ein Gefühl der Erleichterung und Befreiung von der Atemnot folgt
- Bei Erschöpfung des Patienten evtl. respiratorischer Alternans = Wechsel zwischen Brust- und Bauchatmung

### Diagnose
- Ausatmung deutlich verlängert.
- **Auskultation:** kontinuierliche Nebengeräusche (Pfeifen und Brummen), allerdings kann beim schweren Asthmaanfall durch eine völlige Lungenüberblähung auch ein extrem leises Atemgeräusch („silent lung") vorliegen.
- **Perkussion:** hypersonorer Klopfschall, Zwerchfelltiefstand durch Überblähung der Lunge (Luft kann nicht abgeatmet werden).
- Tachykardie.
- Sputumzytologie: Charcot-Leyden-Kristalle (Zerfallsprodukte der Eosinophilen), Curschmann-Spiralen (spiralige Schleimpfröpfe aus Bronchiolen).

**Differenzialdiagnose:** chronisch-obstruktive Bronchitis, akutes Linksherzversagen, Lungenembolie, Obstruktion durch Fremdkörper, Tumoren, Kehlkopfanomalie.

**Komplikationen:** respiratorische Insuffizienz, Lungenemphysem mit Cor pulmonale und Rechtsherzinsuffizienz.

> **Ein lebensbedrohlicher Zustand** ist der **Status asthmaticus**: sehr schwerer und/oder lang anhaltender Anfall.

### Therapie
**In anfallsfreier Zeit** Anfälle vermeiden: Allergenkarenz, Neuraltherapie, Akupunktur (Herabsetzung der Allergieneigung, z.B. mit UB40, MP10), Homöopathie.
**Phytotherapie:** Haselwurz reduziert Anzahl und Intensität der Anfälle.
Entspannungs- und Lockerungsübungen.
Die Schulmedizin gibt Kindern mit Erfolg Cromoglicinsäure, die die Mastzellen stabilisiert. Glukokortikoide hemmen die Entzündungsreaktion. Außerdem gibt es Schulungsprogramme für Asthmatiker, um zu lernen, mit der Erkrankung umzugehen. Dazu gehören: bewusster atmen, beginnende Anfälle erkennen und evtl. abwenden, z.B. mithilfe der „dosierten Lippenbremse" (s.u.).

> **Achtung:** Manche Medikamente sorgen für eine Verengung der Bronchiolen und würden einen Anfall verschlimmern bzw. auslösen (z.B. Betablocker, Acetylsalicylsäure u.a. NSAR).

**Bei leichteren Anfällen** (HP verweist an Hausarzt): Beta-Sympathomimetika (ahmen die Wirkungen des Sympathikusnervs nach) sorgen für eine Erweiterung der Bronchien (durch Erschlaffung der Bronchialmuskulatur). Diese oder auch cortisonhaltige Präparate kann der Patient als Dosieraerosol bei sich haben.

**Schwerer Asthmaanfall – Notarzt:** Dieser wird $\beta_2$-Sympathomimetika, Theophyllin (sorgt für Erschlaffung der glatten Muskulatur) und evtl. Glukokortikoide injizieren. Im Extremfall kann eine Beatmung erforderlich werden.

### Dosierte Lippenbremse
Die Bronchiolen kollabieren durch die vorbeiströmende Luft bei der Ausatmung. Um dem entgegenzuwirken, hilft es, dem Luftstrom einen leichten Widerstand entgegenzusetzen und so den Druck in der Lunge bei der Ausatmung zu erhöhen. Dies geschieht, wenn der Patient durch den Mund ausatmet und dabei die Lippen locker aufeinanderliegen lässt (Betonung auf locker: geräuschlos, nicht blasen oder drücken). So wird ein langsames, gleichmäßiges Ausatmen ermöglicht und einer Tachypnoe entgegengewirkt.

## 7.12.7 Lungenemphysem

Überblähung der Lunge durch irreversible Erweiterung und Verschmelzung von Alveolarräumen ⇒ Verlust von Oberfläche zum Gasaustausch, Verminderung der Ein- und Ausatmungsfähigkeit.

### Ursachen

- Chronische Bronchitis (jahrzehntelanges inhalatives Rauchen)
- Asthma bronchiale
- Altersemphysem (ab 55. Lj.)
- Angeborener Mangel an Proteaseninhibitoren (PI). Proteasen, besonders Elastase, aus neutrophilen Granulozyten werden in der Lunge freigesetzt und normalerweise durch Proteaseninhibitoren neutralisiert, da sie sonst die Lunge andauen.

### Pathogenese

Durch Abbau elastischer Strukturen im interstitiellen Gewebe fehlt die Rückstellkraft auch der Bronchiolen, die dadurch beim Ausatmen kollabieren. Während ruhige Ausatmung noch funktioniert, macht v.a. schnelle Ausatmung Schwierigkeiten.

- **Ein Emphysematiker kann ein Streichholz aus ca. 15 cm Entfernung nicht ausblasen.**
- **Zunahme des Brustkorbumfangs nach mehrmaliger schneller Ein- und Ausatmung**, weil die eingeatmete Luft nicht mehr vollständig ausgeatmet werden kann.

### Diagnose

- **Fassthorax** = weitgehend starrer Brustkorb; Rippenverlauf waagerecht anstatt schräg nach unten
- Eingeschränkte Atemexkursion: Brustumfang ändert sich bei maximaler Ein- und Ausatmung nur um 1-2 cm (normalerweise 10-12 cm)
- Schlüsselbeingruben verstrichen oder gar vorgewölbt
- Perkussion:
  ○ Hypersonorer Klopfschall durch vermehrte Luftansammlung (Resonanz)
  ○ Lungengrenzen wenig verschieblich
  ○ Zwerchfelltiefstand
- Auskultation:
  ○ Durch vermehrte Luft werden Geräusche gedämpft ⇒ abgeschwächtes Bläschenatmen und leise Herztöne

### Symptome

Meist Entwicklung aus chronischer Bronchitis, bestehen daher schon länger.

- Husten und Auswurf
- Je nach Schweregrad auch Atemnot und Zyanose
- **Pink Puffer oder Blue Bloater** (s. Kasten)

**Komplikationen:** Cor pulmonale ⇒ Rechtsherzinsuffizienz; Bildung von Emphysemblasen, die platzen und zu Spontanpneumothorax (manchmal sogar Spannungspneumothorax) führen können oder auch funktionstüchtiges Lungengewebe verdrängen ⇒ Verminderung der Sauerstoffaufnahme ⇒ Kachexie (Kräfteverfall).

**Therapie:** Arzt (Überwachung)
Erweiterte Alveolen bilden sich nicht mehr zurück; weitere Verschlechterung vermeiden: Rauchverbot, feuchte Raumluft, Erkältungen fernhalten, Therapie ähnlich wie bei Asthma bronchiale. Bei Rechtsherzinsuffizienz Diuretikagabe, bei Polyglobulie Aderlässe.

Bei chronisch-obstruktiven Bronchial- und Lungenerkrankungen können zwei Typen der Ausprägung unterschieden werden (nach Dornhorst, Burrows und Fletcher). Der Übergang ist fließend, die Typen stecken jedoch das gesamte Spektrum der Symptomatik ab.

| Blue Bloater (blauer Aufgedunsener) | Pink Puffer (rosafarbener Schnaufer) |
| --- | --- |
| Übergewichtig | Schlank |
| Sauerstoffmangel im Gewebe, dadurch zentrale Zyanose und Polyglobulie | Geringer Sauerstoffmangel im Gewebe |
| Kohlendioxidwert im Blut erhöht | Kohlendioxidwert im Blut normal |
| Geringgradige Atemnot („Patient hat aufgehört, gegen die Krankheit zu kämpfen") | Ausgeprägte Atemnot bei erschwerter Atmung |
| Oft Merkmale einer chronisch-obstruktiven Bronchitis mit produktivem Husten | Nur selten produktiver Husten |

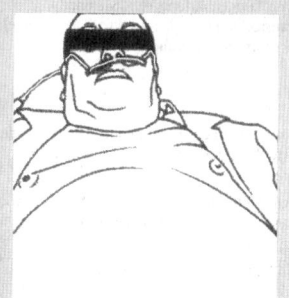
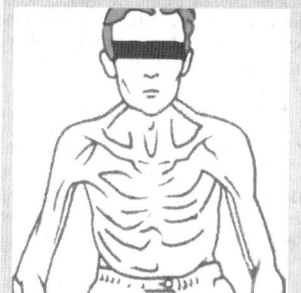

## 7.12.8 Bronchiektasen

Sackförmige oder zylindrische Erweiterungen mittlerer oder kleinerer Bronchien; nicht mehr rückbildungsfähig. Starke Neigung zu sekundären bakteriellen Infektionen, Lokalisation in 50% der Fälle. bilateral, meist basal in den Unterlappen.

**Ursachen**
- Vor allem chronische Bronchitis
- Auch Pneumonien und Kinderkrankheiten wie Masern, Keuchhusten
- Verengungen der Bronchien durch Fremdkörper, gutartige Tumoren, Lymphknotenschwellungen, Narbenzüge
- Lungentuberkulose
- Selten angeboren

**Vorkommen:** 10/100.000 Einwohnern/Jahr

**Symptome**
- Im Wesentlichen wie chronische Bronchitis
- **Morgendliche maulvolle Expektorationen**, eitrig und übelriechend, **drei Schichten im Spitzglas: oben Schaum, Mitte Schleim, unten Eiter**
- Eventuell chronischer Husten mit mehr oder weniger Auswurf
- Eventuell Hämoptyse oder gar Hämoptoe durch die Entzündungen
- Eventuell leichte Trommelschlegelfinger und Uhrglasnägel
- Tachypnoe

**Komplikationen:** obstruktive Ventilationsstörung, Lungenblutung, rezidivierende bronchopulmonale Infekte, Lungenabszess, Pilzsiedlung (v.a. nach Antibiotikaeinnahme), respiratorische Insuffizienz, Cor pulmonale, Wachstumsretardierung bei Kindern.

**Diagnose**
- Auswurf
- Blässe, leichte Lippenzyanose
- Meist gleichzeitig bestehende Bronchitis: kontinuierliche (Pfeifen und Brummen) oder diskontinuierliche Nebengeräusche (feuchte Rasselgeräusche)
- Eventuell beschleunigte BSG

**Therapie:** unbedingt abhusten lassen, ggf. durch Hängelage oder bestimmte Klopftechnik, um bakteriellen Infektionen vorzubeugen. Behandlung der chronischen Bronchitis mit Phyto-, Hydro- und/oder Atemtherapie u.a.

## 7.12.9 Atelektase

Nicht belüfteter Lungenbereich. Die Wände der zusammengefallenen Alveolen liegen aneinander. Es sind Teilbereiche oder die ganze Lunge betroffen; akuter oder chronischer Verlauf.

**Ursachen**
**Verlegung eines Bronchus**, z.B. durch
- zähen Sekretpfropf (z.B. bei Mukoviszidose),
- Fremdkörper (Verschlucken),
- Bronchialtumor,
- andere Tumoren (selten), vergrößerte Lymphknoten oder Aneurysmen.

Die Luft aus den nachfolgenden Alveolen wird vom Blut absorbiert ⇒ Unterdruck ⇒ Zusammenfallen der betroffenen Lungenbereiche.

**Symptome**
Abhängig von der Schnelligkeit der Entwicklung, der Größe des betroffenen Bereichs und davon, ob sich zusätzlich eine Infektion aufpfropft. Bei kleineren Verschlüssen Verlauf evtl. asymptomatisch. Bei schnellem Verschluss eines großen Lungenbereichs:
- Schmerzen auf betroffener Seite
- Atemnot
- Zyanose
- Blutdruckabfall
- Tachykardie
- Erhöhte Temperatur
- Schock

**Komplikationen:** Infektion des betroffenen Bereichs, später auch Fibrosierung.

**Diagnose**
- Inspektion: eingeschränkte oder fehlende Atemexkursion des betroffenen Bereichs
- Perkussion: Dämpfung über geschädigtem Areal
- Auskultation: abgeschwächtes oder fehlendes Atemgeräusch
- Sicherung über Röntgen

**Differenzialdiagnose:** Spontanpneumothorax (dabei aber hypersonorer Klopfschall).

**Therapie:** je nach Ursache (Not-)Arzt
Fremdkörper oder Schleimpfropf werden endoskopisch entfernt, so kann sich der befallene Lungenanteil wieder ausdehnen.

## 7.12.10 Lungenentzündung (Pneumonie)

Häufigste zum Tod führende Infektionskrankheit in den Industrieländern (weltweit Platz 3).

| Leitsymptome | • Fieber |
| --- | --- |
| • Husten | • Schmerz bei der Atmung |
| • Auswurf | |

### Einteilung der Pneumonie

| Nach Vorerkrankung | |
| --- | --- |
| Primär | Sekundär |
| Infektion, Allergie, chemische oder physikalische Ursachen | Vorgeschädigte Lunge: Stauungslunge, Lungenödem, Fremdkörperaspiration, Bronchiektasen, Bronchialkarzinom, auch durch Linksherzinsuffizienz oder Keuchhusten |
| **Nach Verlauf** | |
| Akut | Chronisch, wenn länger als 8-10 Wochen, v.a. bei Patienten mit verminderter Immunabwehr |
| **Nach Entstehungsort** | |
| Nosokomial, im Krankenhaus | Nichtnosokomial |
| **Nach Erreger** | |
| Bakteriell | Atypisch |
| Pneumo-, Strepto-, Staphylokokken | Viren, Pilze, Parasiten, besondere Bakteriengruppen (s.u.) |
| **Nach Lokalisation** | |
| Alveolär | Interstitiell |
| Lungenparenchym v.a. als bakterielle Lobärpneumonie | Interstitium (Bindegewebe), meist durch Viren |
| **Nach Ausdehnung** | |
| Lobärpneumonie | Bronchopneumonie (Herdpneumonie) |
| Befall eines oder mehrerer Lungenlappen | Herdförmig ohne „Rücksicht" auf Lappengrenzen |

Klassischer Verlauf einer Lobärpneumonie (Symptome siehe Tabelle):
- **Anschoppungsphase:** Luft wird aus den Alveolen verdrängt, es bildet sich ein Exsudat mit Fibrinausschwitzung.

- **Rote Hepatisation:** Erythrozyten sind in den Alveolarraum übergetreten und zerfallen. Es kommt zu typischem rostbraunen Sputum. Im Schnittpräparat ähnelt die Lunge jetzt der Leber.
- **Graue Hepatisation:** Einwanderung der Leukozyten.
- **Lysis:** Verflüssigung und Abhusten.

| Bakterielle Lobärpneumonie | Atypische Bronchopneumonie |
| --- | --- |
| Nur 10% aller Pneumonien, meist akut im Winter | |
| Erreger v.a. Pneumo-, Strepto- und Staphylokokken (bakterielle Pneumonien spielen sich typischerweise als Lobärpneumonie ab) | • Viren: Influenza-, Parainfluenza-, Adeno-, Respiratory-Syncytial-, Coxsackie-Virus<br>• Pilze: Candida, Cryptococcus, Aspergillus<br>• Parasiten: Protozoen, Würmer<br>• Atypische Bakterien (Chlamydien, Rickettsien, Mykoplasmen) |
| Plötzlicher Krankheitsbeginn | Langsamer Beginn |
| Mit Schüttelfrost (für 30–60 Minuten) | Ohne Schüttelfrost |
| Fieber 39–40 °C, ohne Therapie als Kontinua für ca. eine Woche | Mäßiges Fieber |
| Tachykardie | Meist ohne |
| Tachypnoe (Nasenflügelatmung) | Manchmal |
| Schmerzen in der Brust | Fehlen meist |
| Hustenreiz mit reichlich Auswurf (ab 2. Tag rostbraun, evtl. auch blutig, eitrig) | Husten mit wenig Auswurf (meist schleimig, evtl. auch schleimig-eitrig) |
| Schweres Krankheitsgefühl | Ist möglich |
| Starkes Schwitzen | |
| Meist atemabhängiger, stechender Schmerz aufgrund Pleurabeteiligung | Pleurabeteiligung selten |
| Oft mit Herpes labialis | |
| Inspektion:<br>• Nachschleppen der betroffenen Thoraxseite<br>• Eventuell Nasenflügelatmung<br>• Haut gerötet, manchmal zyanotisch<br>Perkussion: Dämpfung<br>Auskultation: Bronchialatmen (Bronchophonie verstärkt), ohrnah klingende Rasselgeräusche bei der Einatmung, Stimmfremitus verstärkt | Perkussion meist unauffällig, evtl. Dämpfung; Auskultation meist unauffällig, evtl. diskontinuierliche Nebengeräusche (Rasselgeräusche)<br>**Röntgen: erhebliche Lungenveränderungen** im Gegensatz zu geringen Befunden<br><br>⇒ |

| Bakterielle Lobärpneumonie | Atypische Bronchopneumonie |
|---|---|
| Oft Leukozytose | Keine oder geringe Leukozytose, manchmal Leukopenie |

**Anmerkung:** In der Praxis lassen sich die unterschiedlichen Pneumonien oft nicht so scharf gegeneinander abgrenzen. Beispielsweise werden sowohl die Ornithose als auch die Legionellose von atypischen Erregern verursacht, präsentieren sich aber wie eine typische Pneumonie mit hohem Fieber und starkem Krankheitsgefühl.

**Komplikationen der Pneumonie** (gefürchtet): tödlicher Kreislaufkollaps bei kritischer Entfieberung bei Lobärpneumonie nach einer Woche; Herzversagen durch toxische Myokardschädigung; Lungenabszess durch eitrige Einschmelzungen der Lungenlappen; Pleuraerguss, Pleuraempyem, Bronchiektasen, Lungenfibrose; Übergreifen der Erreger auf andere Organe: Meningitis, Hirnabszess, Endo-, Perikarditis, Arthritis, Osteomyelitis.

## 7.12.11 Lungenabszess

Umschriebener nekrotischer Bereich der Lunge, der Eiter enthält. Meist einzelne, selten multiple Abszesse.

### Ursachen
- Meist Komplikation bei einer Pneumonie
- Aspiration (Einatmen von flüssigen oder festen Stoffen), z.B. bei Bewusstlosigkeit (Alkohol, Anästhesie) und bei Schluckstörungen
- Seltener Bronchialkarzinom, Lungeninfarkt oder Verletzungen

### Symptome
Anfangs ähnlich Pneumonie.
- Schweres Krankheitsgefühl, Fieber $\geq 39$ °C, Schweißausbrüche
- Husten mit eitrigem Auswurf, häufig auch blutig, später bräunlich oder grünlich
- Abszess bricht gewöhnlich in einen Bronchus ein und wird abgehustet

### Diagnose
Erscheinungsbild ähnlich der Pneumonie, daher Abklärung mittels Röntgen und/oder Bronchographie, mikrobiologischer Untersuchung des Sputums, evtl. CT.

**Differenzialdiagnose:** Pneumonie, Tbc, Bronchialkarzinom, Lungeninfarkt.

**Komplikationen:** Pleuraempyem (eitriger Erguss in die Pleurahöhle), Fistelbildung zwischen Bronchien und Brustfell, selten massiver Bluthusten.

**Therapie:** durch den **Arzt** (Antibiotika, Lagerungsdrainage, evtl. Operation [Drainage oder Resektion]).

**Prognose:** Letalität 5-6%. Verlauf abhängig von Größe und Ursache des Abszesses und der Abwehrlage des Betroffenen.

## 7.12.12 Lungenfibrose

Bindegewebig-narbiger Umbau des Lungengerüsts, wobei zusätzliches Bindegewebe herdförmig oder diffus in das Lungenparenchym einwächst und die Alveolarstruktur zerstört ⇒ restriktive Ventilationsstörung mit reduzierter Diffusionskapazität.

**Ursachen**
Meist chronische Alveolitis, z.B. durch:
- Sarkoidose (M. Boeck, → 243)
- Exogen-allergische Alveolitis (→ 242)
- Staublungenerkrankungen: Silikose, Asbestose (s.u.)
- Strahlen (Strahlenfibrose, z.B. nach Bestrahlung bei Mammakarzinom)
- Endzustand eines chronisch-entzündlichen und destruktiven Lungengeschehens
- Rheumatisch: Lupus erythematodes, Sklerodermie, PCP, M. Bechterew
- Idiopathisch (ohne erkennbare Ursache)

## 7.12.12.1 Asbeststaublunge (Asbestose, Silikatose)

Berufserkrankung. Asbest isoliert gut vor Wärme und ist fast unbrennbar. Daher wurde es als idealer Werkstoff für Isolierungen, Feuerschutzbekleidung, Bremsbeläge und Eternit angesehen. Seine ge-sundheitsschädliche Wirkung wurde erst später bekannt.

**Vorkommen:** Vor allem asbestherstellende und -verarbeitende Industrie, z.B. Asbestzement, Asbesttextil, Asbestisolierindustrie.

**Pathogenese:**
Eingeatmete Asbestfasern von über 15 μm (entspricht dem Durchmesser eines Alveolarmakrophagen) können nicht abgebaut werden ⇒ **Fibrose von Lunge und Pleura; evtl. Bronchial- oder Pleurakarzinom.**

Raucher, die Asbest ausgesetzt sind, haben ein 100-fach höheres Risiko, an einem Bronchialkarzinom zu erkranken.

**Symptome**
- Atemnot (Leitsymptom)
- Meist trockener Husten mit spärlichem Auswurf
- Neigung zu wiederkehrenden Bronchitiden

**Trias:** • Dyspnoe • Knistern über der Lunge • Fibrose im Röntgenbild

**Diagnose:** Frage nach beruflicher Exposition; Auskultation: feinblasige, basale Rasselgeräusche; Röntgenaufnahmen zur Bestätigung der Diagnose.

**Komplikationen:** Bronchial- und Pleurakrebs, Hypoxie, Cor pulmonale mit Rechtsherzinsuffizienz

## 7.12.12.2 Steinstaublunge (Silikose)

Sie entsteht durch das langjährige Einatmen von quarzhaltigem Staub (Berufskrankheit von Standstrahlbläsern, Bergleuten, Gießern und Tunnelarbeitern).

### Pathogenese

Die Quarzpartikel können die Alveolarmembran durchdringen und lagern sich frei oder von Makrophagen umgeben in den Alveolarwänden ab, wodurch sich diese verdicken.

Die Fresszellen sind überlastet und geben Stoffe ab, die Fibroblasten aktivieren. Diese lösen eine Granulombildung (silikotische Knötchen) und Fibrosierung aus, wodurch die Alveolen starr werden und sich nicht mehr ausdehnen können.

### Symptome

Anfangsstadium symptomlos, später:
- Reizhusten mit Auswurf,
- nachfolgend zunehmende Atemnot und Brustschmerzen.

### Komplikationen

- Lungenemphysem
- Pulmonale Hypertonie, Cor pulmonale
- Lunge zunehmend infektanfällig
- Wiederkehrende Bronchitiden
- Erhöhte Neigung zu Tuberkulose

### Prognose

Auch nach Beendigung der Schadstoffexposition kann die Krankheit fortschreiten. Durch eine verbesserte Therapie der Begleiterkrankungen hat sich die Lebenserwartung jedoch verlängert. Meist kommt es aufgrund einer Pleurabeteiligung zu Pleurareiben mit Schmerzen.

**Ausnahme** ist die akute Silikose: Sie schreitet schon nach kurzer Expositionszeit rasch fort und ist evtl. innerhalb weniger Jahre tödlich.

## 7.12.12.3 Exogen-allergische Alveolitis

Allergische (Typ III oder IV) Reaktion durch Inhalation organischer Stäube; dies führt zu einer chronischen Lungenentzündung, aus der ohne Behandlung eine irreversible Lungenfibrose resultiert.

> Oft Berufskrankheit, z.B. bei Farmerlunge durch Antigenbelastung über Heu oder Komposterde; bei Dachdeckerlunge (über Stroh, Schilf); bei Mälzerlunge (über verschimmelte Gerste und Malz); bei Hühnerzüchterlunge (über Vogelexkremente); bei Byssinose (über Baumwolle) u.a.

### Leitsymptome

- Rezidivierende Fieberschübe mit Schüttelfrost

- Husten und Atemnot

**Diagnose:** Röntgen, bronchoalveoläre Lavage und Blutuntersuchung.

**Therapie:** Antigenkarenz, Immunsuppressiva.

### 7.12.12.4 Sarkoidose, Morbus Boeck

(Morbus Boeck, gesprochen: buhk)

Lymphgranulomatosis benigna, Besnier-Boeck-Schaumann-Krankheit.

Granulomatöse Systemerkrankung die sich in > 90% der Fälle in der Lunge manifestiert.

Männer sind etwas häufiger als Frauen betroffen, wobei sich die Zahlen mit zunehmendem Alter umkehren; die Erkrankung tritt zwischen dem 20. und 40. Lj. auf.

**Ursachen:** unbekannt, genetische Disposition (familiäre Häufung).

**Vorkommen:** etwa 50 : 100.000, Frauen sind mit zunehmendem Alter etwas häufiger betroffen als Männer.

**Pathogenese**

Verstärkte zelluläre Immunaktivität in den betroffenen Organen; Manifestation immer in intrathorakalen Lymphknoten, zu > 90% auch in der Lunge. Dort kommt es zur Bildung von Granulomen mit Langerhans-Riesenzellen und einem Randwall aus Lympho-, Monozyten und Fibroblasten (ähnlich wie bei Tuberkulose, aber ohne verkäsendes Zentrum). Anfangs gute Tendenz zur Spontanheilung. Extrathorakal v.a. in Leber, Milz, peripheren Lymphknoten, Augen (Iridozyklitis, Konjunktivitis, Retinitis), Herz (Myokarditis), Haut (knotige, braunrote Infiltrate), Nervensystem (z.B. Enzephalitis), Knochen, Speichel- und Tränendrüsen, Tonsillen, Darm und Nieren.

**Symptome**

Chronisch (bei 95% der Fälle)

- Anfangs keine (Zufallsbefund beim Röntgen)
- Später Reizhusten und Belastungsdyspnoe
- Im Fibrosestadium schwere Lungenfunktionsstörungen und Cor pulmonale

Akut (Löfgren-Syndrom)

- Trias: (Sprunggelenks-)Arthritis, Erythema nodosum, bililäre Adenopathie
- Fieber
- Husten

**Diagnose:** beschleunigte BKS (Blutkörperchensenkungsgeschwindigkeit), Bronchoskopie mit Gewebeentnahme, Röntgen, Lungenfunktionsprüfung u.a.

**Differenzialdiagnose:** Tuberkulose, Karzinom, M. Hodgkin, Leukosen, Ornithose u.a.

**Therapie:** Kortikoide nur bei Lungenfunktionsstörungen sowie Augen-, Herz-, Nieren- oder ZNS-Beteiligung; Allopurinol bei Hautsarkoidose.

**Prognose**

Die Spontanheilung bei akuter Sarkoidose liegt bei 95%. Die Spontanheilung bei chronischer Sarkoidose liegt bei > 50%. Bei 20% der chronischen Fälle bleibt eine permanent verminderte Lungenfunktion, Lungenfibrose und evtl. Cor pulmonale mit Rechtsherzinsuffizienz bestehen.

## 7.12.13 Mukoviszidose, zystische Fibrose

- **Störung der Drüsenabsonderung exokriner Drüsen**, also im Bereich des **Verdauungssystems** (Pankreas, Dünndarm, Gallenwege), des **Bronchialsystems**, der Nasennebenhöhlen, Gonaden und **Schweißdrüsen**
- Häufigste letal verlaufende angeborene Stoffwechselerkrankung
- Gendefekt an Chromosom 7, Häufigkeit 1:2.500 Lebendgeburten

**Pathogenese**

Versagen des intrazellulären Enzymmechanismus (defekte Chloridkanäle der Epithelzellmembran), dadurch produzieren die exokrinen Drüsen eher **zähen (mukösen) Schleim**. Dieser

- überzieht die **Darmschleimhaut** und Bauchspeicheldrüsengänge ⇒ Malabsorption (Störung in Verdauung und Stoffaufnahme) und
- verstopft die **Bronchiolen** ⇒ schwere Schäden der Atemwege ⇒ chronische Infektionsneigung; die Folgen sind: Lungenemphysem, Bronchiektasen, Lungenfibrosen und daraus Cor pulmonale und Rechtsherzinsuffizienz.
- Außerdem weißt der **Schweiß** meist erhöhte Chlorid- und Natriumkonzentrationen auf, was zu einem entsprechenden Wasserverlust führt.

**Symptome**

Verlaufsformen von leicht bis schwerst oder protrahiert (verzögert).

- Zeigt sich **meist im Kindesalter**. Bei knapp 10% der betroffenen Kinder bereits **Mekoniumileus**, bei anderen unzureichende Gewichtszunahme.
- **Atemwege**
  - Chronische Bronchitis mit hartnäckigem Husten (oft keuchhustenähnlicher Reizhusten) und Auswurf.
  - Entzündliche bronchopneumonische Herde treten immer wieder auf.

  Im weiteren Verlauf:
  - Dyspnoe, Zyanose
  - Trommelschlegelfinger, Uhrglasnägel
  - Immer wieder Sinusitiden und Pneumonien
  - **Komplikation:** Zystenlunge (Wabenlunge: kleinzystische Degeneration des meist schon fibrotisch degenerierten Lungengewebes, vorwiegend in den Unterlappen lokalisiert, im Endstadium von Lungenfibrosen)

- **Verdauungstrakt**
  - Fortschreitende **Pankreasinsuffizienz** mit häufigen, reichlichen, faulig-übelriechenden **Fettstühlen**, Bauchschmerzen, Meteorismus, dadurch
  - **Malabsorption** ⇒ Mangel an fettlöslichen Vitaminen und Bluteiweißen, was zu **Ödemen und Anämien** führen kann und
  - eventuell Ausbildung eines Diabetes mellitus.

Früherkennung von entscheidender Wichtigkeit, um Organschäden und Funktionsdefizite zu vermeiden!

## Diagnose
- Familienanamnese.
- Schweißtest: Chlorid und Natrium erhöht (negativer Test kein Krankheitsausschluss).
- Auskultation der Lunge ergibt Rasselgeräusche (wenn der Schleim noch nicht so zäh ist, dass er an den Bronchialwänden klebt und keine Geräusche verursacht); Lungenfunktionsprüfung, bakterielle Sputumuntersuchung.
- Pankreasenzymuntersuchung: Chymotrypsinbestimmung im Stuhl.

Häufigste Fehldiagnosen: chronische Bronchitis, Asthma bronchiale.

## Therapie
- Mukoviszidose-Kinder müssen ständig schleimlösende Medikamente (Mukolytika) einnehmen, Sympathomimetika (erweitern Bronchien), frühzeitig Antibiotika zur Behandlung von Infekten, evtl. Glukokortikoide.
- Konsequente Physiotherapie, um den zähen Schleim leichter und effektiver abhusten zu können.
- Aufgrund der Pankreasinsuffizienz müssen Enzyme und fettlösliche Vitamine substituiert (ersetzt) werden. Die Kost sollte kalorien- und fettreich sein.

Die beste Betreuung ist in spezialisierten Kliniken/Ambulanzen möglich.

## Prognose
Deutlich verkürzte Lebenserwartung. Nur ein Sechstel der Kinder erreicht das 18. Lj.

## 7.12.14  Bronchial- und Lungenkarzinom

- Häufigste Ursache für Krebstodesfälle bei Männern, bei Frauen zweithäufigste nach Brustkrebs (Tendenz steigend).
- Bösartiger Tumor ausgehend von der Bronchialschleimhaut (primär) oder sekundär als Metastase anderer Tumoren (am häufigsten Nieren-, Prostata- und Mammakarzinome).
- Das Lungenkarzinom (Tumor der Alveolarzellen) ist sehr selten (Begriff wird häufig für Bronchialkarzinom benutzt); Diagnostik und Therapie sind hier gleich.
- Häufigkeitsgipfel: 55.-60. Lj. (5% der Patienten sind unter 40)

**Ursachen**
- 85% Tabakrauch
- 10% Asbest

- Sonstige: Arsen, Nickel, Chrom, Teer, Öldestillate, radioaktive Strahlung

## Risikofaktoren
- Chronische Bronchitis
- Familiäre Häufung (Risiko 2,5-fach erhöht, wenn Elternteil erkrankt ist)

## Symptome
- **Keine spezifischen Beschwerden, Erstsymptome = Spätsymptome**
- **Symptomarmes Frühstadium**, Beschwerden wie bei chronischer Bronchitis
  - Reizhusten v.a. nachts
  - Sputum spärlich, evtl. mit faserigen Blutbeimengungen
  - Eventuell leichter dumpfer oder bohrender Schmerz hinter dem Brustbein oder im Rücken
  - Rezidivierende Atemwegsinfekte (Retentionspneumonie, wenn Tumor einen Bronchus verlegt)
- **Spätstadium**
  - Blutiges oder himbeergeleefarbenes Sputum
  - Heiserkeit (Lähmung des N. recurrens)
  - Gewichtsverlust, Abgeschlagenheit, Appetitlosigkeit
  - BKS-Beschleunigung und Lymphknotenschwellungen
  - Beschwerden durch Metastasen (z.B. Rückenschmerzen, Kopfschmerzen oder Lähmungen als Ausdruck von Knochen- oder Gehirnmetastasierung)

**Merke:** Asthma und Bronchitis mit kurzer Anamnese, rezidivierende Pneumonien und sog. therapieresistente Erkältungskrankheiten sind im Alter > 40 Jahre immer auch karzinomverdächtig.

**Metastasierung:** Am häufigsten in Leber, Gehirn, Knochen, Nebennieren, seltener Lunge, Magen-Darm-Trakt und Haut. Grundsätzlich können alle Organsysteme betroffen sein.

**Komplikationen:** Pneumonie, Horner-Symptomenkomplex, Pleuraerguss, Atelektasen, Vena-cava-superior-Syndrom (= starke venöse Einflussstauung von Kopf, Hals und Armen mit prall gefüllten Venen, Ödemen und Zyanose), Heiserkeit, Zwerchfellhochstand (Lähmung des N. phrenicus), Schluckbeschwerden durch Kompression der Speiseröhre, Herzbeuteltamponade, Schmerzen im Arm durch Kompression des Armnervengeflechts.

## Diagnose
Untersuchungsbefunde je nach Lokalisation sehr variabel: Perkussions- und Auskultationsbefunde sind oft normal; neben der o.g. Symptomatik: vergrößerte Lymphknoten (eher unverschieblich und schmerzlos), Zeichen der oberen Einflussstauung (z.B. gestaute Halsvenen), Lebervergrößerung und Schmerzhaftigkeit der Wirbelsäule.

**Klinische Untersuchung:** Thorax-Röntgen und -CT, mikroskopische Beurteilung der Zellen im Auswurf; Bestimmung der Tumormarker; evtl. Biopsie bei Bronchoskopie.

## Therapie

Ob kurativ (heilend) therapiert werden kann, hängt von Art und Größe des Tumors ab.

- Nichtkleinzellige Karzinome werden primär operativ behandelt, danach Strahlen- oder Chemotherapie.
- Kleinzellige Karzinome metastasieren sehr früh hämatogen (auf dem Blutweg) ⇒ bei Diagnosestellung liegt meist schon eine generalisierte Tumorerkrankung vor; Abwägung, ob Laser-, Chemo- und Strahlentherapie mit ihren Nebenwirkungen noch sinnvoll sind. Eventuell nur palliative (symptomatische) Therapie zur Schmerzbehandlung, Hustendämpfung, Unterdrückung von Übelkeit.

## Prognose

5 Jahre nach Diagnosestellung leben noch ca. 5% der Betroffenen.

## 7.12.15 Lungenödem

Austritt von Flüssigkeit aus den Kapillaren in das Lungeninterstitium und den Alveolarraum.

### Ursachen

- Meist Linksherzinsuffizienz
- Selten „Überwässerung" z.B. bei nephrotischem Syndrom (dabei fehlen u.a. Bluteiweiße, die für Osmose zuständig sind)
- Abnorme Durchlässigkeit der Kapillaren, z.B. bei anaphylaktischem Schock

### Pathogenese

Durch gestiegenen Kapillardruck tritt zu viel Flüssigkeit in das Interstitium. Sind die Lymphgefäße nicht mehr in der Lage, diese Flüssigkeit aufzunehmen, entwickelt sich ein interstitielles Ödem. Bei weiterem Druckanstieg kommt es zum Austritt in die Alveolen, wodurch der Gasaustausch behindert wird.

| Symptome | |
|---|---|
| **Bei interstitiellem Ödem** | **Bei alveolärem Ödem** |
| • Tachypnoe | • Hochgradige Atemnot mit brodelndem Atemgeräusch (Todesröcheln), das schon |
| • Orthopnoe | ohne Stethoskop zu hören ist |
| • Zyanose | • Husten mit weißlichem bis rötlichem |
| • Husten | Sputum |
| • Asthma cardiale | • Zyanose |
| • Angst | • Todesangst |

## Diagnose

**Auskultation**
Spätinspiratorisches Rasseln (feuchtes Rasselgeräusch), evtl. auch Pfeifen über der Lungenbasis (Sicherung über Röntgenbild), Blutgasanalyse.

**Erste-Hilfe-Maßnahmen beim schweren Lungenödem**
Bis Notarzt eintrifft:
- Lagerung mit erhöhtem Oberkörper und herabhängenden Beinen
- Unblutiger Aderlass: 3 Extremitäten im 10-minütigem Wechsel venös stauen
- Patient beruhigen, möglichst abhusten lassen

**Schocklunge**: Sonderform des Lungenödems, die sich 18-36 Stunden nach einem Kreislaufschock entwickelt, wenn Blutdruck- und Volumenverhältnisse wieder normal sind (im Schock ist es zur Schädigung des Kapillarendothels gekommen).

## 7.12.16 Lungenembolie

Verschluss einer Lungenarterie durch Verschleppen von Thromben (selten Fett, sonst Luft, Geschwulstfragmente, Fremdkörper). Die Thromben kommen meist aus den tiefen Bein-, Becken- oder Bauchvenen (Oberschenkelvenen 60%, Beckenvenen 30%); symptomlose bis tödliche Verläufe je nach Dicke und Lage des Gefäßes.

**Ursachen**
- 33% nach OP
- 33% bei Herzinsuffizienz
- 33% Varikosis, Blutgerinnungsstörungen, Immobilität

**Risikofaktoren**
- Operationen, Entbindungen
- Schwangerschaft; Einnahme von Östrogenpräparaten, z.B. Pille
- Diuretika
- Zigarettenrauchen
- Herzinsuffizienz
- Blutgerinnungsstörungen
- Alter
- Krampfaderleiden
- Immobilität durch Bettlägerigkeit, lange Autofahrten oder Flüge

## Symptome

| Massive Lungenembolie (Bild ähnlich Herzinfarkt) | Nichtmassive Lungenembolie | Rezidivierende Lungenembolie |
| --- | --- | --- |
| • Atemnot, Tachypnoe<br>• Atemabhängige Brustschmerzen<br>• Gelegentlich Hustenanfälle<br>• Zyanose<br>• Tachykardie<br>• Angst bis Vernichtungsgefühl<br>• Hypotonie, Schweißausbruch<br>• Eventuell Schock<br>• Eventuell plötzlicher Herztod durch Rechtsherzversagen | Vorübergehende Atemnot mit zeitweiser Verschlechterung des Allgemeinbefindens (auch unterschiedliche Schweregrade möglich) | • Tachykardie<br>• Schwindelanfälle<br>• Eventuell Bewusstlosigkeit<br>• Eventuell Fieber<br>Die Mehrzahl der letalen Embolien verläuft in Schüben, daher muss auch der Verdacht auf kleinere Lungenembolien immer ernstgenommen und ggf. abgeklärt werden. |

## Diagnose

- Beschwerdebild
- Beschleunigte Atmung
- Stauung der Halsvenen, Lebervergrößerung
- Gespaltener zweiter Herzton bei lautem Pulmonalschlusston
- Eventuell Galopprhythmus

## Therapie

- Notarzt rufen
- Patient mit erhöhtem Oberkörper lagern
- Verweilkanüle legen
- Keine intramuskuläre Injektion wegen folgender Lyse
- Beruhigen (sedieren)
- Schmerzbekämpfung, evtl. Beatmung

Es werden Heparin oder andere Fibrinolytika gegeben bzw. der Embolus über einen Katheter entfernt.

## 7.12.17  Pneumothorax

Luftansammlung im Pleuraraum durch Ruptur des Rippenfells (durch äußere Verletzung) oder des Lungenfells, wobei Luft aus den Alveolen in den Gleitspalt gelangt.

### Formen

- **Spontanpneumothorax**, innerer Pneumothorax, häufigste Form. Ohne erkennbare äußerliche Verletzung meist durch eine Ruptur von (kleinen) Emphysemblasen. Betroffen v.a. junge (oft schlanke) Männer zwischen 15 und 35 Jahren.

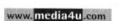

- **Traumatischer Pneumothorax**, äußerer Pneumothorax, durch
  - Stichverletzungen,
  - Rippenbruch,
  - Behandlungsfehler: durch fehlerhafte Injektion, Lungen- oder Leberbiopsien, Pleurapunktion oder -drainage, intrakardiale Punktion, Wiederbelebungsmaßnahmen, die von Rippenbrüchen begleitet sind.
- **Spannungs- oder Ventilpneumothorax** (Sonderform); das verletzte Brustfell bildet einen Ventilmechanismus, so dass Luft zwar ein-, aber nicht ausströmen kann. Durch den entstehenden Überdruck kann es innerhalb von Minuten zu einer lebensbedrohlichen Atemnot und durch den zunehmenden Druck auf das Herz zu Kreislaufversagen kommen.

**Symptome**

Bei kleinem Pneumothorax evtl. Beschwerdefreiheit. Kleinere Mengen eingedrungener Luft kann der Körper selbst absorbieren (nachdem sich das Loch geschlossen hat); bei ausgeprägten Fällen:

- **Plötzliche einseitige Schmerzen im Brustkorb**
- **Atemnot bei Belastung, je nach Ausprägung schon in Ruhe**
- **Hustenreiz**

**Diagnose**

- Nachschleppen der betroffenen Seite
- Hypersonorer Klopfschall über betroffenem Bereich
- Abgeschwächtes Atemgeräusch
- Stimmfremitus aufgehoben
- Absicherung über Röntgen

**Therapie: Notarzt, Pleuradrainage**

> **Erste-Hilfe-Maßnahmen**
> - Bei Stichverletzungen: Loch abdichten (Überkleben mit sterilem Verbandsmull und Heftpflaster und Hand oder Tuch aufdrücken)
> - Eingedrungene Gegenstände nicht entfernen, sondern steril fixieren, damit sie sich nicht verschieben können

## 7.12.18 Pleuraerguss

Flüssigkeit im Gleitspalt zwischen Lungen- und Rippenfell. Erst ab 200 ml treten Beschwerden auf, dies ist röntgenologisch nachweisbar. 50% aller Pleuraergüsse entstehen durch bösartige Tumoren. Jeder Pleuraerguss muss schulmedizinisch abgeklärt werden.

- **Exsudat:** entzündliche, eiweißreiche, trübe Ausschwitzung aus Blutgefäßen mit einem spezifischem Gewicht von über 1,016.

- **Transsudat**: nichtentzündlicher Erguss in Körperhöhle oder Interstitium, z.B. durch Stauungen oder abnorme Durchlässigkeit der Kapillaren wie bei Herzinsuffizienz oder Aszites. Transsudat enthält wenig Bluteiweiße, ist daher klar, hellgelb und hat ein spezifisches Gewicht von unter 1,016.

> **Merke:** Trans**sud**at ⇒ **trans**parent.

## Ursachen

Die drei häufigsten Ursachen für Transsudat:
- Dekompensierte Linksherzinsuffizienz
- Lungenembolie
- Leberzirrhose

Die drei häufigsten Ursachen für Exsudat:
- Pneumonie
- Malignome
- Lungenembolie (kann auch Transsudat verursachen)

## Weitere Ursachen
- Behinderung des Lymphabflusses durch Lymphome, Metastasen u.a.
- Rheumatisch bedingt: Lupus erythematodes (LE), primär chronische Polyarthritis (PCP)
- Tuberkulose
- Traumata
- Übertritt aus der Bauchhöhle bei Aszites über Defekte im Zwerchfell oder der Lymphbahnen, die durch das Zwerchfell treten.

### Was passiert bei ...?

| | |
|---|---|
| Pneumonie, Brustfellentzündung | Erhöhte Kapillardurchlässigkeit durch Entzündung. |
| Herzinsuffizienz | Anstieg des hydrostatischen Drucks. |
| Leberzirrhose, nephrotischem Syndrom | Mangel an Bluteiweißen ⇒ Abnahme des onkotischen Drucks (Druck, den die Kolloide [Eiweiße] einer Lösung ausüben. Im Blutplasma beträgt er 25 mmHg. Da die Kapillaren nur für gelöste Stoffe durchlässig sind, nicht aber für Eiweiße, muss die wasseranziehende Kraft der Eiweißkörper für den Durchtritt gelöster Stoffe überwunden werden). |

**Symptome:** Kleinere Ergüsse verursachen keine Beschwerden, sonst:
- **Belastungs- oder gar Ruhedyspnoe**
- **Atemnot**
- Je nach Ursache (atemabhängige) Schmerzen im Brustkorb

**Diagnose**
- Inspektion: Nachschleppen der betroffenen Thoraxhälfte
- Stimmfremitus und Atemgeräusch abgeschwächt bis aufgehoben
- Perkussion: Dämpfung (erst Flüssigkeit eher hinten und seitlich aufgrund der Druckverhältnisse)

**Therapie: (Not-)Arzt;** je nach Ursache, evtl. Punktion um Pleuraschwarten (narbiger Endzustand eines vorausgegangenen Pleuraergusses).

## 7.12.19 Brustfellentzündung (Pleuritis)

Brustfellentzündung, häufiger mit (seltener ohne) Ergussbildung.

**Ursachen**
Selten primär, fast immer sekundär:
- Pneumonie, Tuberkulose
- Mamma-, Bronchialkarzinom, Pleurakrebs
- Rheumatisch: Lupus erythematodes (LE), primär chronische Polyarthritis (PCP)
- Urämie
- Lungeninfarkt
- Schwere Herzinsuffizienz (Stauungstranssudat)
- Strahlentherapie
- Pankreatitis

### 7.12.19.1 Trockene Brustfellentzündung (Pleuritis sicca)

Meist Vorläufer der feuchten Brustfellentzündung.

**Symptome**
- Atemabhängige heftige Schmerzen der betroffenen Seite, die sich bei tiefer Atmung verstärken ⇒ Atmung oberflächlich und beschleunigt
- Reizhusten
- Meist ohne Fieber
- Bei Übergang in die feuchte Pleuritis bessern sich (zunächst) die Schmerzen

**Diagnose:** Nachschleppen der betroffenen Seite, auskultatorisch: Pleurareiben (wenn dies nur diskret zu hören ist, ist leicht eine Verwechslung mit Rasselgeräuschen möglich).

### 7.12.19.2 Feuchte Brustfellentzündung (Pleuritis exsudativa)

Menge der Ergussflüssigkeit: wenig bis hin zu mehreren Litern.

**Symptome**
- Atemnot, Druck- bzw. Beklemmungsgefühl
- Subfebrile Temperaturen bis hohes Fieber (Kontinua)

**Diagnose**
- Perkussion: Dämpfung hinten und seitlich
- Auskultation: gedämpftes oder aufgehobenes Atemgeräusch; „Kompressionsatmen" oberhalb des Ergusses (Bronchialatmen in einer streifenförmigen Zone)

**Komplikationen:** Pleuraempyem (eitrige Brustfellentzündung), Sepsis, Pleuraschwarte (Verwachsung von Brust- und Rippenfell) mit restriktiver Ventilationsstörung.

**Therapie:** Durch den (Not-)Arzt und je nach Ursache; evtl. Punktion/Drainage; Schmerzmittelgabe, damit der Patient durchatmen kann, die Lunge belüftet wird und zur Vorbeugung einer Pneumonie; Atemgymnastik zur Vermeidung einer Pleuraschwarte.

## 7.12.20   Tuberkulose (Tb, Tbc)

- Behandlungsverbot und Meldepflicht für HP laut §§24, 6 und 8 IfSG.
- In unterentwickelten Ländern erkranken jährlich 1 Mrd. Menschen und 3 Mio. sterben an dieser zu den häufigsten Infektionskrankheiten gehörenden Erkrankung (Indien auf Platz 1).
- In Deutschland erkranken jährlich ca. 14.000 Menschen.
- Risikogruppen
  ○ Aids-Kranke (30% der Aids-Todesfälle durch Tbc)
  ○ Drogenabhängige, Alkoholiker
  ○ Obdachlose, Unterernährte
  ○ Flüchtlinge, Asylanten, Gefängnisinsassen
  ○ Ältere Menschen, Säuglinge, Diabetiker
- Meistens als chronische Lungentuberkulose, es können aber auch andere Organe betroffen sein (Lymphknoten, Bronchien, Pleura, Knochen, Urogenitaltrakt, ZNS, GIT) und in unterschiedlicher Art verlaufen (akut, chronisch, symptomfrei).
- Das Auftreten dieser Erkrankung nimmt wieder besorgniserregend zu.

**Erreger:** Mykobakterium tuberculosis (grampositiv): Typ humanus verursacht in Mitteleuropa 99% der Erkrankungen; Typ bovinus kommt nach Ausrottung der Rinder-Tbc nur noch selten vor.

**Übertragung**
- **Tröpfchen**, von Menschen mit offener (ansteckungsfähiger) Tbc
- Selten über Einatmen von Staub, über Nahrungsmittel, sehr selten diaplazentar

**Inkubationszeit: 4–6 (–12) Wochen.**

**Nachweis:** mikroskopischer Erregernachweis, Sputumkultur, Tuberkulinreaktion, Röntgen, Tierversuch.

## Pathogenese

Meist gelangen die Erreger mit dem Luftstrom in die Lungen. Dort bildet sich ein **Primär-komplex** bestehend aus einem Primärherd (befallener Bereich der Lunge, kann überall sein) und einem oder mehreren erkrankten Lymphknoten am Lungenhilum. Meist ohne klinische Erscheinungen (in 50% der Fälle bleibt dies der einzige Manifestationsort). Im späteren Leben kann man diesen oft als „kalkdichten Röntgenschatten" nachweisen. Der Primär-komplex befindet sich selten extrapulmonal, z.B. in den Tonsillen oder im Intestinaltrakt. Der Primärkomplex kann narbig abheilen, es können aber auch **jahrzehntelang ansteckungsfähige Erreger** zurückbleiben, die zu einer postprimären Tbc führen können. Gelingt es den Hilumlymphknoten nicht, die Erkrankung aufzuhalten, kann sie sich über die Bronchien oder über den Blut- und Lymphweg ausbreiten (sonst vielleicht verzögert oder gar nicht). Je nach Abwehrlage kommt es evtl. zur Bildung sog. minimal lesions, die vorerst keine weiteren Symptome mit sich bringen, später aber Ausgangspunkt einer postprimären Organtuberkulose sein können (bei Ausbreitung über den Lymphweg kommt es zur Lymph-knotentuberkulose, über den Blutweg zur Organ- oder Miliartuberkulose, s.u.)

### Tuberkel (= Granulome mit verkäsendem Zentrum)

- **Außen Makrophagenwall:** Der Körper kann den Erreger nicht eliminieren, sondern nur hinter einem Wall aus Makrophagen, Lymphozyten, Epitheloidzellen und Riesen-zellen (Langerhans-Zellen) einsperren.
- **Innen Nekrose:** Das eingeschlossene Gewebe wird durch die Toxine der Erreger ge-schädigt und nicht mehr ausreichend mit Blut versorgt.

Später können in die Tuberkel Bindegewebszellen einwachsen, die manchmal auch Kalk einlagern.

### Zwei Formen

- **Primärtuberkulose**, beginnt gleich nach Erstinfektion, meist ohne Symptome, sonst B-Symptome (subfebrile Temperaturen, Nachtschweiß, Appetitverlust, Gewichtsab-nahme) und Husten. Manchmal auch Auftreten von Erythema nodosum (Knotenrose: akut entzündliche Hauterkrankung [auch bei anderen Infektionen möglich]).
- **Postprimäre Tuberkulose** als Reinfektion (Wiederansteckung) nach einer „abgeheil-ten" Tbc oder bei noch bestehender Primärtuberkulose. Sie geht meist von einem Primärkomplex aus und entsteht seltener nach einer erneuten Ansteckung (Super-infektionstuberkulose).

Meist chronische Verläufe (s.u.), aber auch ein akutes Auftreten ist möglich, z.B. als **Miliartuberkulose** (lat. miliaris = hirsekornartig) bei schlechter Abwehrlage: generalisierte Tuberkulose, die durch hämatogene oder lymphogene Ausbreitung meist unmittelbar nach Bildung des Primärkomplexes (sog. **subprimäre Miliartuberkulose**) oder im späteren Verlauf (sog. **postprimäre Miliartuberkulose**) entsteht.

**Formen**
- Pulmonale Miliartuberkulose mit Beteiligung der Lungen
- Meningitische Miliartuberkulose mit tuberkulöser Meningitis
- Typhoide Miliartuberkulose mit Somnolenz

**Symptome**
- Schweres Krankheitsgefühl, Kopfschmerz
- Hohes Fieber
- Meningismus
- Dyspnoe, Husten, evtl. Schmerzen bei der Atmung

**Diagnose:** 10-14 Tage nach Dissemination sind auf dem Röntgenbild (Aufnahme: Thorax) multiple, stecknadelkopfgroße Herde erkennbar; Erregernachweis in Sputum oder Magensaft ist nur selten möglich. Der Tuberkulintest wird im Verlauf der Miliartuberkulose negativ (Anergie).

**Prognose:** ohne antituberkulotische Therapie (unter Umständen in Kombination mit Kortikosteroiden) letal.

> Organtuberkulose kann unterschiedlichste Organe befallen (und ist daher das Chamäleon unter den Infektionskrankheiten), daher immer differenzialdiagnostisch bedenken!

- **Chronische Lungentuberkulose** (90% der Fälle).
  - Eventuell Jahrzehnte andauernde Latenzzeit.
  - **B-Symptome:** unspezifische Allgemeinerscheinungen (Abgeschlagenheit, rasche Ermüdbarkeit); Appetitlosigkeit und Gewichtsabnahme; subfebrile Temperatur mit Nachtschweiß (mehrere Wochen lang).
  - Meist **trockener Reizhusten**, später evtl. gelblicher, evtl. blutiger Auswurf.
  - **BSG ↑, Leukozytose.**
- **Kehlkopftuberkulose:** meist gemeinsam mit Lungentuberkulose; Heiserkeit mit Husten und evtl. Schluckbeschwerden (DD: Kehlkopfkarzinom), die Wochen bis Monate andauern.
- **Hauttuberkulose:** am häufigsten an Hals und Extremitäten mit blauroten, subkutanen Knoten, die einschmelzen, nach außen aufbrechen und unter Fistel- und Narbenbildung abheilen; ferner als **Lupus vulgaris** mit anfangs bräunlich-rötlichen, kaum erhabenen und zur Verhornung neigenden Granulomknötchen, die später oft zusammenfließen, durch Zerfall zu umfangreichen Geschwüren führen und tiefe Narben hinterlassen.
- **Lymphknotentuberkulose:** Schwellung und Aufbrechen der Halslymphknoten, v.a. bei Kindern und Jugendlichen.
- **Peritoneal- und Darmtuberkulose:** meist aufgrund Verschlucken infektiösen Sputums bei Lungentuberkulose; es sind v.a. die Peyer-Platten der Ileozäkalgegend befallen;

es kommt zu Fieber, Blähungen, Diarrhö und/oder Obstipation, (okkultem) Blut im Stuhl, diffusen Bauchschmerzen, Darmkrämpfen, evtl. Ileus und Aszites (DD: Darmkarzinom).

- **Genitaltuberkulose:** vor allem bei Peritonealtuberkulose; bei der Frau als Salpingitis oder Endometritis, beim Mann als Prostatitis, Orchitis oder Epididymitis.
- **Nierentuberkulose:** meist aufgrund einer Lungentuberkulose; (bis zu 8 Jahren) keine Beschwerden, evtl. leichte Leukozyturie und Hämaturie; später unspezifische Zystitis und Pyelonephrose, außerdem absteigende Infektion von Nierenbecken ⇒ Harnleiter ⇒ Blase und Harnröhre mit entsprechenden entzündlichen Symptomen, z.B. chronisch-entzündlicher Harnwegsinfekt mit Leukozyturie und Hämaturie, aber ohne Nitrit auf dem Teststreifen, begleitet von B-Symptomen.
- **Nebennierentuberkulose:** Bild des M. Addison.
- Tuberkulöse **Meningitis:** schleichender Beginn, v.a. Befall der Hirnnerven an der Schädelbasis, Meningismuszeichen können abgeschwächt sein.
- **Knochen- und Gelenktuberkulose:** Spondylitis bzw. Arthritis tuberculosa; v.a. an Wirbelsäule, Hüft- und Kniegelenken Schmerzen und Entzündungen mit Fistelbildung und Abszessen.
- Ferner auch Befall des retikulohistiozytären System (RHS) möglich: Leber, Milz, Knochenmark.

## 7.12.21 Ornithose

Zoonose; falls durch Papageien übertragen, wird sie auch **Psittakose** (Papageienkrankheit) genannt. Die Ornithose kommt weltweit vor. In Deutschland erkranken jährlich ca. 200 Menschen daran. Hauptüberträger waren früher Ziervögel, heute sind es hauptsächlich Tauben. **Keine Meldepflicht, aber Behandlungsverbot** für HP (Erreger in § 7 IfSG).

**Erreger:** Chlamydia psittaci.

**Übertragung:** meist durch das Einatmen von kontaminiertem (Kot- oder Feder-)Staub, es ist auch eine Tröpfchen- und Schmierinfektion möglich (Chlamydia pneumoniae auch aerogen, dann schwerer Verlauf).

**Inkubation:** etwa 10 (4-20) Tage; einfacher 1-3 Wochen.

**Nachweis:** Blut, Sputum

**Symptome**
- Unterschiedliche Verläufe: stumm bis tödlich
- **Grippales Bild:** leichte fieberhafte Erkrankung ohne Lungenbeteiligung
- **Pulmonales Bild:** atypische **Pneumonie**
  - Schwerer Krankheitsverlauf, evtl. mit Schüttelfrost
  - Hohes Fieber, Kontinua über 2 Wochen (ohne Behandlung)
  - Regelmäßig starker Schläfen- und Stirnkopfschmerz, außerdem Kreuzschmerzen

- ○ Übelkeit, Brechreiz
- ○ Relative Bradykardie
- ○ Quälender trockener Husten, mit evtl. wenig Auswurf (zäh, schleimig, evtl. hämorrhagisch)
- ○ Eventuell Nasenbluten

Manchmal allerdings schleichender Krankheitsbeginn über 3-4 Tage, wobei das Fieber langsam zunimmt.

- **Typhusartiges Bild**
  - ○ Schwächeanfälle, Apathie, Schlaflosigkeit
  - ○ Benommenheit

Manchmal kommen Hautausschläge vor (ähnlich den Typhus-Roseolen); der Kreislauf ist fast immer geschwächt, es kommt zeitweise zur Kollapsneigung, Leukopenie; besteht Fieber länger als 3 Wochen, ist die Prognose schlecht (Letalität: 20-50%).

**Komplikationen**
- Fast stets Thrombophlebitis
- Myokarditis (toxische Myokardschädigung), Kreislaufdekompensation
- Selten enzephalitisches Bild: neben Fieber und Kopfschmerz, Krämpfe, neurologische Ausfallserscheinungen, Schlaflosigkeit, außerdem Meningitis und bakterielle Superinfektion

**Differenzialdiagnose:** Pneumokokken-, Viruspneumonie, Typhus, Paratyphus, Grippe, Tbc, Fleckfieber.

**Therapie:** durch den Arzt (Tetrazyklingabe).

**Immunität:** nach überstandener Krankheit viele Jahre.

## 7.12.22 Legionärskrankheit (Legionellose)

**Erreger:** Legionellen (Bakterien verschiedener Serotypen, v.a. Legionella pneumophila); ubiquitär (überall verbreitet) in feuchten Böden und Oberflächen(süß)gewässern (Seen, Klimaanlagen, Leitungsnetzen der Trinkwasserversorgung usw.) vorkommend.

**Auch in Deutschland sind Legionellen die zweithäufigsten Erreger respiratorischer Infekte.**

**Übertragung:** Inhalation infizierter Aerosole aus Wasseranlagen, z.B. über Duschköpfe, (Wasser von) Klimaanlagen, Inhalationsgeräten, Pflanzenberieselungsanlagen.

**Inkubation:** 2-10 Tage.

**Nachweis: Antigen;** früher Nachweis z.B. aus Sputum, Bronchialsekret, Urin; **Antikörper** erst 2-4 Wochen nach Krankheitsbeginn nachweisbar; **Erreger:** Kultur (schwierig), dauert 1 Woche; Fluoreszenzmikroskopie; **Röntgen:** zunächst unilobäre, fleckige Infiltrate.

**Besonders gefährdet** sind ältere Patienten, Diabetiker, Patienten mit Abwehrschwäche und intubierte Patienten.

**Symptome**
- Bei 90% der Betroffenen asymptomatischer Verlauf
- Grippeähnliche Symptome ohne Pneumonie (Pontiac-Fieber)
- **Legionärskrankheit (Legionella-Pneumonie)**
  - Kopf- und Muskelschmerzen, allgemeines Krankheitsgefühl
  - **Schüttelfrost, hohes Fieber**
  - **Husten, Thoraxschmerzen**
  - Oft gastrointestinale Beschwerden, **evtl. Diarrhö** (50% der Fälle)
  - Eventuell **Verwirrtheit**

**Komplikationen:** schwerer Verlauf mit respiratorischer Insuffizienz und **akutem Nierenversagen, die Letalität liegt bei 15-20%.**

Die Erkrankung kann sporadisch oder epidemisch auftreten. Erstmals trat sie 1976 bei einem Kriegsveteranentreffen in einem Hotel in Philadelphia auf. 180 Menschen erkrankten und 39 starben. 1999 kam es zu einer Epidemie in den Niederlanden mit 20 Toten.
5% aller Pneumonien, die im Krankenhaus behandelt werden, sind Legionellosen ⇒ **daran denken**, v.a. bei Pneumonien nach Reisen mit Hotelaufenthalt oder Aufenthalt in der Nähe von Wasseranlagen.

**Therapie:** durch den Arzt, Erythromycingabe, evtl. zusätzlich Rifampicin oder Tetracyclin.

## 7.12.23 Q-Fieber

**Query-Fieber, Queensland-Fieber, Krim-Fieber**

**Keine Meldepflicht, aber Behandlungsverbot** für HP (Erreger in §7 IfSG)

**Erreger: Rickettsien** (Bakterium Coxiella burnetii, vermehrt sich obligat intrazellulär).

**Übertragung: Einatmen** von Staub über infizierte Stalltiere oder Material (Fell, Stroh, Wolle), auch durch **Zecken**, selten Mund zu Mund.

**Inkubation: 1–4 Wochen** (meist 7-14 Tage).

**Nachweis:** im Blut.

**Symptome:**
Bis 70% der Fälle verlaufen asymptomatisch oder wie eine leichte Grippe, sonst Generalisationsstadium 4-8 Tage:
- Akuter Beginn mit schwerem Krankheitsgefühl
- **Starker Kopfschmerz** (oft retrobulbär)
- Abgeschlagenheit, Kopf- und Gliederschmerzen
- **Fieberkontinua** 39-40 °C für 4-7 Tage, häufig mit Schüttelfrost

Organstadium:

- Fast immer **atypische Pneumonie** mit trockenem Husten und Brustschmerzen

> **Trias**
> • Hohes Fieber • Kopfschmerzen • Atypische Pneumonie

**Komplikationen**

- Neurologische Symptome: Verwirrtheit, Desorientierung
- Seltener Meningoenzephalitis, Myokarditis, Perikarditis
- Sehr selten (1%) persistierende Infektion mit evtl. Endokarditis oder (chronischer granulomatöser) Hepatitis (Monate bis Jahre nach Infektion)
- Selten chronisches Müdigkeitssyndrom mit subfebrilen Temperaturen und starker allgemeiner Beeinträchtigung
- Eventuell inrauteriner Fruchttod (Abort oder Fehlgeburt)

## 7.12.24 Virusgrippe (Influenza)

■ **Keine Meldepflicht für HP, aber Behandlungsverbot**

■ **Erreger:** Influenzavirus, 3 Hauptgruppen A, B und C
■ **Typ A:** sorgt alle 3-5 Jahre für große Epidemien (Antigen-Shift)
■ **Typ B:** besonders bei Kindern und Jugendlichen, Verlauf milder
■ **Typ C:** spielt praktische keine Rolle (verursacht eher milde Infekte)

■ **Übertragung:** Tröpfcheninfektion.

■ **Inkubation:** 1-3 Tage.

■ **Nachweis:** im Blut.

■ **Symptome**
In 80% der Fälle symptomlos oder als relativ leichte Erkältungskrankheit, sonst:

- **Plötzlicher Beginn**
- Frösteln, **Fieber**, starkes Krankheitsgefühl
- Uncharakteristische Allgemeinerscheinungen, Kopf-, Glieder- und **Muskelschmerzen**
- Relative Bradykardie
- **Laryngo-Tracheo-Bronchitis** mit trockenem Husten
- **Zweiter Fieberanstieg markiert zumeist Sekundärinfektion**

■ **Komplikationen**

- **Bronchopneumonie**, meist als sekundäre bakterielle (Strepto-, Staphylo-, Pneumokokken, Haemophilus influenzae) Infektion
- **Myokarditis, Kreislaufinsuffizienz**
- Meningitis und/oder Enzephalitis
- Sinusitis, Otitis media

Der schwerste Verlauf kann in Stunden oder Tagen zum Tod führen. Besonders gefährdet sind Kinder, ältere Menschen und Abwehrgeschwächte.

Auch Milzbrand und Pest sind Infektionskrankheiten mit Lungenbeteiligung bzw. pulmonalen Verläufen.

# 8 Blut

## 8.1 Aufgaben des Bluts

- **Transportfunktion**
  - Sauerstoff und Nährstoffe werden zu den Zellen hin, Kohlendioxid und Stoffwechselabfallprodukte von den Zellen weg transportiert.
  - Hormone werden transportiert, wodurch eine Verbindung zwischen den Organen geschaffen wird ⇒ **Vermittlungsfunktion**.
- **Infektabwehr:** Abwehrzellen im Blut bekämpfen körperfremde Partikel und Krankheitserreger und erkennen entartete und infizierte körpereigene Zellen, daher ist eine weitere Funktion, bei der das Blut maßgeblich beteiligt ist, die **Entzündung**.
- **Wärmeregulationsfunktion:** Durch die Blutzirkulation wird die Temperatur im Körperkern immer auf etwa 36,5 °C gehalten.
- **Abdichtung** von Gefäßwanddefekten durch die Blutgerinnung.
- **Aufrechterhaltung des osmotischen Drucks.**
- **Pufferfunktion:** Puffersysteme im Blut gleichen pH-Schwankungen aus, v.a. durch **Kohlensäure-** oder **Bikarbonatpuffer** ($CO_2 + H_2O = HCO_3^- + H^+$), aber auch durch Hämoglobin- und Proteinpuffer.

---

**Der normale Blut-pH schwankt zwischen 7,37 und 7,43**
Er ist also leicht alkalisch. Das Puffersystem fängt die Wasserstoffionen der aus dem Stoffwechsel entstehenden Säuren ab, so dass es nicht zu einer pH-Verschiebung kommt (venöses Blut ist also nicht saurer als arterielles).

---

Das Blut macht etwa 8% des Körpergewichts beim Erwachsenen aus, also **ca. 5-6 l**, wovon nur etwa 3-4 l zirkulieren, während der Rest als Reserve zur Verfügung steht (z.B. in Leber und Milz). Allerdings sind hier erhebliche Verschiebungen möglich. Ein Blutverlust von 10% ist noch kein Problem, ein Verlust von 30% bedenklich, ein Verlust ab 50% meist tödlich.

---

| Zu **viel** Blut = **Hypervolämie** | Zu **wenig** Blut = **Hypovolämie** |

---

## 8.2 Blutzusammensetzung

### 8.2.1 Plasma

---

Plasma = Serum **PL**us Fibrinogen

---

- 90% **Wasser**, darin gelöst:
  - 8% **Bluteiweiße**: Albumin, Globulin, Fibrinogen

- Außerdem:
  - **Elektrolyte** (Natrium, Kalium, Magnesium, Kalzium)
  - **Nährstoffe** (Glukose, Aminosäuren, Fettsäuren)
  - **Abbaustoffe** (Harnstoff, Harnsäure, Kreatinin, $CO_2$)
  - **Spurenelemente, Vitamine**
  - **Sauerstoff**
  - **Hormone**

## 8.2.2　Hämatokrit

Der Hämatokrit bezeichnet den Anteil der zellulären Bestandteile am Volumen des Bluts; beim Mann ca. 40–54%, bei der Frau ca. 37–47%. Er besteht aus:

- **99% Erythrozyten** (rote Blutkörperchen) für $O_2$-Transport, Mithilfe bei $CO_2$-Transport; tragen Blutgruppenantigen
- **Leukozyten:** Granulozyten (neutro-, eosino- und basophil), Monozyten, Makrophagen (für Abwehr), Lymphozyten (B-, T-Zellen und natürliche Killerzellen)
- **Thrombozyten:** „Blutplättchen" für Blutgerinnung

## 8.2.3　Plasmaproteine

Bluteiweiße sind ein Gemisch aus ca. 100 verschiedenen Eiweißen und werden überwiegend in der Leber hergestellt. Sie lassen sich über die **Elektrophorese** fraktionieren in Albumin, α-1- und -2-, β- und γ-Globuline (s. Abb.), weitere Auftrennung über Immunelektrophorese.

- **Albumine:** Hauptanteil der Bluteiweiße
  - Zum Stofftransport (im Huckepackverfahren)
  - Zur Erhöhung des osmotischen Drucks (Sogs) im Blut
- **Globuline:** Gemisch verschieden großer Eiweißkörper
  - Transport: Hormone, Eisen (Transferrin), Kupfer, Enzyme, Fette (Lipoproteine)
  - Vor allem γ-Globuline zur Abwehr (Antikörper)
- **Fibrinogen und Prothrombin:**
  - Blutgerinnung (Fibrinogen wird zu Fibrin)

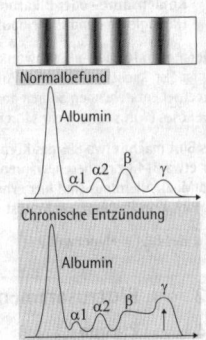

Normalbefund

Albumin

α1 α2 β γ

Chronische Entzündung

Albumin

α1 α2 β γ

**Elektrophorese**

## 8.3 Blutzellen

### Entwicklungsreieh der Blutzellen

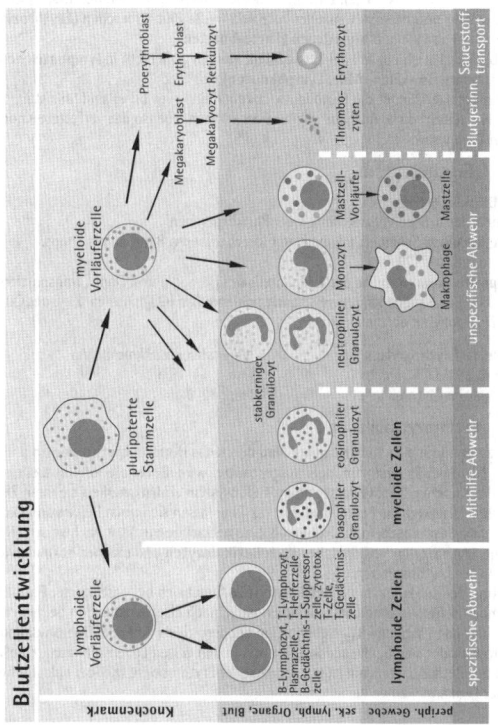

**Bildungsstätte**

Bildungsstätte der Blutzellen ist hauptsächlich das **rote Knochenmark**. Dieses ist in platten (z.B. Schädel, Sternum, Rippen), kurzen (z.B. Hand- und Fußwurzelknochen, Wirbel) und in den Epiphysen der Röhrenknochen enthalten, bis zur Pubertät auch in den Diaphysen. Dort entstehen aus pluripotenten Stammzellen rote und weiße Blutkörperchen **(Erythrozyten** und **Leukozyten)** sowie die Blutplättchen **(Thrombozyten)**.

**Lymphozyten** (und auch ein Teil der Leukozyten) werden außerdem in **lymphatischen Organen (Thymus, Tonsillen, Milz, Lymphknoten)** gebildet.

Während der Fetalzeit findet die Blutbildung darüber hinaus in Leber und Milz statt. Sie können in „Notzeiten" diese Aufgabe wieder übernehmen, ebenso das verfettete Knochenmark in den Diaphysen.

## 8.3.1 Erythrozyten

- Rote Blutkörperchen
- Mit 99% der größte Volumenanteil der Blutkörperchen.
- Runde **kernlose** Scheiben, erinnern mit ihrem dickeren Rand an ein Drops.
- Lebensdauer ca. 120 Tage.
- Transportfunktion mithilfe des Eisenanteils des Hämoglobins. Damit transportieren sie hauptsächlich Sauerstoff, teilweise auch Kohlendioxid ($CO_2$); nur ca. 25% des $CO_2$ wird über Erythrozyten abtransportiert.

| Normalwerte Erythrozyten | Normalwerte Hämoglobin |
|---|---|
| Mann: 4,6-6,2 Mio./µl (mm$^3$) | Mann: 14-18 g/dl |
| Frau: 4,2-5,4 Mio./µl (mm$^3$) | Frau: 12-6 g/dl |

### 8.3.1.1 Erythrozytenbildung

Die Erythrozytenbildung im Knochenmark wird durch das Hormon **Erythropoetin** angeregt, das von der Niere bei Sauerstoffmangel ausgeschüttet wird. Bevor die rote Blutzelle als Erythrozyt das Knochenmark verlässt und ins Gefäßsystem eintritt, verliert sie ihren Zellkern und somit ihre Fähigkeit zur Zellteilung. Für 1-2 Tage lassen sich noch Reste von Zellorganellen und endoplasmatischem Retikulum als eine netzartige Struktur nachweisen **(Netz = Rete)**. Junge Erythrozyten heißen daher auch **Retikulozyten** und machen normalerweise etwa 0,8-1% der Erythrozyten aus.

Eine Erhöhung der Retikulozyten = **Retikulozytose** findet sich bei gesteigerter Blutbildung, z.B. bei hämolytischen Anämien, nach Blutverlusten, nach Eisensubstitution bei Eisenmangelanämie oder nach Vitamin-B$_{12}$-Substitution bei perniziöser Anämie. Eine physiologische Retikulozytose findet sich bei Neugeborenen und in den ersten Lebensmonaten. Eine Verminderung der Retikulozytenzahl ist bei gedrosselter Erythropoese (z.B. bei aplastischer Anämie oder Leukämie) zu verzeichnen.

### 8.3.1.2 Erythrozytenabbau

Der **Abbau** alter Erythrozyten findet im Retikulohistiozytären System (RHS) statt, also im Knochenmark, der Leber, aber **v.a. in der Milz**.

Junge, elastische Erythrozyten können sich problemlos durch die feinen Löchlein der Milzsinusoiden quetschen, die alten Blutzellen aber nicht, sie werden an Ort und Stelle aufgefressen (von Leukozyten phagozytiert).

Den Vorgang der ständigen Erneuerung der Erythrozyten (Abbau in der Milz und Neubildung im roten Knochenmark) bezeichnet man als **Blutmauserung**. Ähnlich wie ein Vogel sein Federkleid mausert oder man v.a. zu Kindern sagt: „Du häsch di abber gmausert".

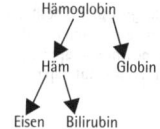

Beim Abbau werden **Häm** und **Globin** getrennt. Der Eisenanteil des Häms wird recycled (durch die Bindung an ein Transportprotein wird es vor der Ausscheidung durch die Niere bewahrt und für die Bildung neuer Erythrozyten verwendet (Anämie, → 280).
Der Rest des **Häms** wird zu **Bilirubin** abgebaut und gelangt über die Leber/Galle in den Stuhl. Hier wird es weiter umgebaut (in Sterkobilinogen und Urobilinogen) und teilweise ausgeschieden (Braunfärbung des Stuhls), zum Teil über den enterohepatischen Kreislauf rückresorbiert und teilweise auch als wasserlösliches Urobilin mit dem Urin ausgeschieden (Bilirubin, → 364).

### 8.3.1.3 Blutgruppen

#### ABO-System

**Blutgruppe A** besitzt das Antigen A und den Antikörper Anti-B.

Blutgruppe A enthält Antikörper B (gegen Antigen B!)

Blutgruppen B und AB

Erythrozyten tragen Antigen A

Greifen an

Antigen B

**Blutgruppe B** besitzt das Antigen B und den Antiköper Anti-A.

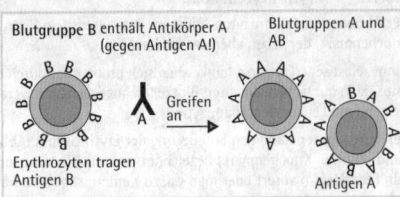

Blutgruppe B enthält Antikörper A (gegen Antigen A!)

Blutgruppen A und AB

Greifen an

Erythrozyten tragen Antigen B

Antigen A

**Blutgruppe AB** besitzt die Antigene A und B und keine Antikörper ⇒ Universalempfänger.

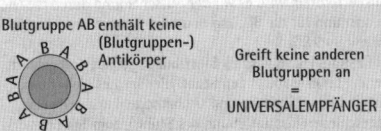

Blutgruppe AB enthält keine (Blutgruppen-)Antikörper

Greift keine anderen Blutgruppen an = UNIVERSALEMPFÄNGER

Erythrozyten tragen Antigene gegen A und B

**Blutgruppe 0** besitzt keine Antigene, aber Antikörper A und B ⇒ Universalspender.

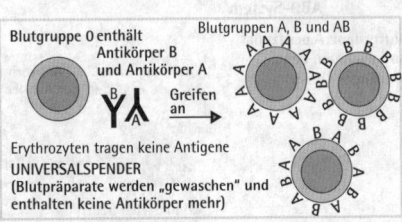

Blutgruppe 0 enthält Antikörper B und Antikörper A

Blutgruppen A, B und AB

Greifen an

Erythrozyten tragen keine Antigene UNIVERSALSPENDER (Blutpräparate werden „gewaschen" und enthalten keine Antikörper mehr)

Bluttransfusionen werden „gewaschen", d.h., was der Empfänger bekommt, enthält die passenden Erythrozyten, aber keine Antikörper. Aus diesem Grund kann Blut der Blutgruppe 0 ohne Bedenken transfundiert werden, denn es enthält dann keine Antikörper mehr.

### Rhesusfaktor

86% der Bevölkerung haben das Blutgruppenantigen D, sind also Rhesus positiv (D+), die restlichen 14 % haben es nicht, sind also Rhesus negativ (D-).

> **Achtung**: Rhesus negativ hat nicht automatisch Antikörper gegen Rhesus positiv, sondern bildet diese erst, nach dem Erstkontakt (ähnlich wie gegen Antigene von z.B. Bakterien)

Neben Problemen bei der Transfusion kann es zum **Morbus haemolyticus neonatorum** kommen, d.h., wenn eine Frau D- ist und ein D+-Kind gebärt, gelangen bei der Geburt D+-Erythrozyten in das mütterliche Blut und es werden Antikörper dagegen gebildet. Bei einer weiteren Schwangerschaft mit einem D+-Kind greifen diese (plazentagängigen) Antikörper das kindliche Blut an. Es kann zu einem Ikterus, zu Hirnschäden oder gar zum Tod des Kindes kommen. Dem wird vorgebeugt, indem der Rhesus negativen Mutter sofort fertige Antikörper injiziert werden, damit ihr Körper diese nicht selbst produzieren muss (ähnlich der passiven Immunisierung).

## 8.3.2 Thrombozyten

- Blutplättchen
- Bildung im Knochenmark aus zerfallenden Megakaryozyten
- Kernlos
- Lebensdauer ca. 10 Tage, danach Abbau in Milz und Leber
- Aufgaben
  - Blutstillung (durch Thrombozytenaggregation)
  - Blutgerinnung (durch Freisetzung ihrer Plättchenfaktoren)
- Normalwert: **150.000–380.000/µl (mm$^3$)**

Bei Erhöhung der Thrombozytenzahl **(Thrombozytose)** ⇒ Thromboseneigung. Bei Verringerung der Thrombozytenzahl **(Thrombozytopenie)** ⇒ Herabsetzung der Blutstillung und -gerinnung ⇒ Petechienbildung (punktförmige Hautblutungen), Purpurabildung (Petechien mit Fleckenbildung), Hämatombildung (Blutergüsse) oder gar flächenhafte Hautblutungen (Sugillationen und Suffusionen).

## 8.3.3 Leukozyten

Leukozyten sind weiße Blutkörperchen (Normalwerte: **4.800–10.000/µl [mm$^3$]**).
Leukozyten setzen sich zusammen aus:

- **Granulozyten** (neutrophile, eosinophile, basophile)
- **Lymphozyten** (B-/T-Lymphozyten; natürliche Killerzellen)
- **Monozyten** (differenzieren zu Makrophagen)

## Eigenschaften
- **Kernhaltig.**
- **Beweglich**, Fähigkeit zu **Emigration** (Auswandern aus der Blutbahn), wobei sie sich enorm verformen können, um durch feinste Lücken zwischen den Gefäßwandzellen auszutreten **(Diapedese).** Fortbewegung im Gewebe durch amöboide Bewegungen. Sie können von Stoffen angelockt oder vertrieben werden **(Chemotaxis).**

Eosinophile
0,2-0,4/nl
(2-4% der Leukos)

Basophile
<0,2/nl
(<2% der Leukos)

Neutrophile:
2-7/nl

Segmentkernige
(50-70% der Leukos)

Stabkernige
(3-5% der Leukos)

## Hauptaufgabe ist die Abwehr durch
- **Phagozytose:** „Auffressen" von Zelltrümmern oder Fremdkörpern (Bakterien, Viren, Staub).
- **Antikörperbildung** und dabei Mitwirken beim
- **Entzündungsprozess.**

### 8.3.3.1 Monozyten

Lymphozyten
1,5-4/nl
(20-45% der Leukos)

Monozyten
0,2-1/nl
(2-10% der Leukos)

- Etwa 10% der Leukozyten.
- Bildung im Knochenmark.
- Die größten Zellen der Leukozyten.
- Befinden sich meist nur 1-2 Tage im Blut, wandern danach in das Gewebe aus und werden dort zu ortsständigen **Makrophagen** (Histiozyten).
- Aufgabe: Phagozytose und Antigenpräsentation zur Anregung der Lymphozyten.

### 8.3.3.2 Granulozyten
- Etwa 60% der Leukozyten
- Bildung im Knochenmark
- Lebensdauer Stunden bis Tage
- Vor allem Mikrophagen zur Phagozytose
- Name durch Körnung (Granula, lysosomenartige Zellorganellen)

## Neutrophile Granulozyten
- 95% der Granulozyten, kaum anfärbbar
- Nach Reifung 6-8 Stunden im Blut, dann Auswanderung ins Gewebe (v.a. Schleimhäute)
- Aufgabe: Phagozytose (danach sterben sie und werden zu **Eiter**)

**Eosinophile Granulozyten**
- Etwa 3% der Granulozyten, rot anfärbbar
- Wirken v.a. bei allergischen Erkrankungen mit, da sie Immunkomplexe (v.a. Allergen-IgE-Komplexe) phagozytieren können → bei allergischen Erkrankungen, aber auch bei Parasitenbefall und bei beginnender Heilung von Infekten erhöht

**Basophile Granulozyten**
- Maximal 2% der Granulozyten, blau anfärbbar
- Keine Fresszellen
- Enthalten Heparin (gerinnungshemmend)
- Enthalten Histamin (Freisetzung bei allergischen Reaktionen Typ I)

Junge (neutrophile) Granulozyten haben einen stabförmigen Kern, ausgereifte dagegen einen segmentförmigen. Bei vermehrter Produktion sind also mehr stabförmige Granulozyten vorhanden, man spricht dann von einer **Linksverschiebung** im Blutbild (bei den meisten Infektionskrankheiten, Entzündungen und Vereiterungen). Im Alter sind die Kerne übersegmentiert. Liegen davon zu viele vor, spricht man von einer **Rechtsverschiebung**. Diese deutet auf eine Störung der Leukopoese im Knochenmark hin.

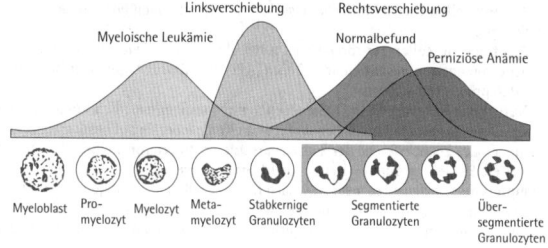

### 8.3.3.3 Lymphozyten
- Etwa 30% der Leukozyten.
- Bildung in Knochenmark, Lymphknoten, Thymus und Milz.
- Es befinden sich nur ca. 4% im Blut, 70% dagegen in den lymphatischen Organen, der Rest im Knochenmark u.a. Geweben.
- Sie rezirkulieren: Blutbahn → Gewebe → Lymphe → Blutbahn.
- Lebensdauer: 7 Tage bis mehrere Jahre.
- Prägung im **T**hymus (**T**-Lymphozyten) oder Knochenmark (**B**-Lymphozyten, **B**one-Marrow; wird diskutiert [Knochenmark und lymphatische Teile des Darms werden auch als **B**ursa-Fabricii-Äquivalent bezeichnet; die **B**ursa Fabricii existieren nur beim Vogel]).

### B-Lymphozyten

Sie besitzen auf der Zellmembran Antikörper. Wenn diese auf ein entsprechendes Antigen treffen, wandelt sich der B-Lymphozyt in eine **Plasmazelle** um und **bildet Antikörper** (spezifisch für nur ein Antigen) nach dem **Schlüssel-Schloss-Prinzip.** Außerdem schaffen aktivierte B-Lymphozyten identische Abbilder ihrer selbst (Klonen), um die Effektivität der Abwehr zu steigern. Danach wandeln sie sich teilweise zu Gedächtniszellen (Memoryzellen).

### T-Lymphozyten

- Prägung (vorgeburtlich und in der Kindheit) im Thymus
- Träger der zellvermitteten Immunität durch Produktion von Lymphokinen (s.u.)

**Differenzierung**
- **T-Helferzellen:** aktivieren Fress- und zytotoxische Zellen; helfen bei Umwandlung von Lymphozyten in Plasmazellen durch direkten Zellkontakt oder Mittlersubstanzen (Lymphokine).
- **T-Supressorzellen** (Unterdrückerzellen): unterdrücken unnötige oder zu heftige Reaktionen des Immunsystems.
- **T-Memoryzellen** (Gedächtniszellen): speichern Informationen über Erreger.
- **Killerzellen**
  - **Zytotoxische Zellen** zerstören virus- und krebsbefallene Zellen, wenn ihnen Antigene von antigenpräsentierenden Zellen (APZ) wie Makrophagen oder B-Lymphozyten präsentiert werden.
  - **Natürliche Killerzellen** (NK): Sie arbeiten nicht antigenspezifisch, sondern können virus- und krebsbefallene Zellen direkt angreifen, wobei sie auf bestimmte Änderungen der Zelloberfläche der Zielzellen reagieren. Interferon steigert ihre Aktivität, weitere Steuerung durch T-Helfer- und T-Supressorzellen.
- **Lymphokine:** Mittlersubstanzen, die nach Kontakt mit einem Antigen freigesetzt werden und unspezifische Abwehrzellen wie Monozyten, Granulozyten und nichtsensibilisierte Lymphozyten zu gesteigerter Abwehrtätigkeit anregen (z.B. Interleukine, Interferone, makrophagenaktivierender Faktor u.a.).

## 8.4 Blutstillung (Hämostase)

Blutgefäße können nicht nur äußerlich, sondern auch innerlich verletzt und somit undicht werden (z.B. bei Entzündungen oder Stoß von außen, sogar beim normalen Wachstum). Um ein Verbluten zu verhindern, kommt es zur:

- **Gefäßreaktion**
  - Verletzte Gefäße ziehen sich reflektorisch zusammen (Vasokonstriktion).
  - Weitere Gefäßverengung durch Adrenalin und Serotonin, die durch die Thrombozytenaggregation freigesetzt werden ⇒ verminderter Blutverlust.

- **Thrombozytenaggregation**
  - Thrombozyten lagern sich an die Bindegewebsfasern der Wundränder an und bilden einen Thrombozytenpfropf.
  - Freisetzung einer Vielzahl von Gerinnungsfaktoren und Enzymen, die bei der Blutgerinnung eine wichtige Rolle spielen.

> Die Gefäßreaktion und der Thrombozytenpfropf führen normalerweise zur Beendigung der Blutung. **Primäre Blutungszeit: 1–3 Minuten.**

- **Blutgerinnung** (Blutgerinnungszeit: 3–11 Min.)

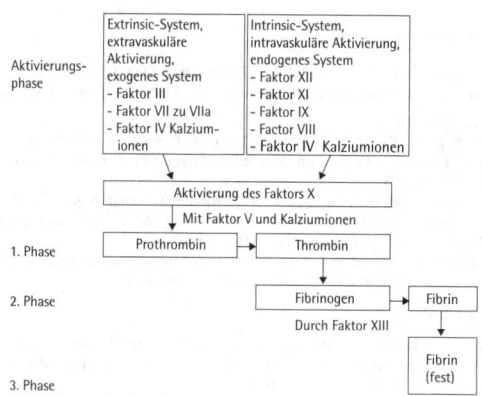

| | Extrinsic-System, extravaskuläre Aktivierung, exogenes System | Intrinsic-System, intravaskuläre Aktivierung, endogenes System |
|---|---|---|
| Aktivierungs-phase | - Faktor III<br>- Faktor VII zu VIIa<br>- Faktor IV Kalzium-ionen | - Faktor XII<br>- Faktor XI<br>- Faktor IX<br>- Faktor VIII<br>- Faktor IV Kalziumionen |

Aktivierung des Faktors X

Mit Faktor V und Kalziumionen

1. Phase — Prothrombin → Thrombin

2. Phase — Fibrinogen → Fibrin

Durch Faktor XIII

Fibrin (fest)

3. Phase

- **Blutgerinnungsfaktoren** (werden nicht in numerischer Reihenfolge aktiviert)
  - Faktor I → Fibrinogen
  - Faktor II → Prothrombin
  - Faktor III → Gewebethromboplastin (Gewebethrombokinase, neuere Bezeichnung: Prothrombinase, leitet als Gewebefaktor das extrinsische System ein)
  - **Faktor IV → Kalziumionen**
  - Faktor V → Proakzelerin
  - Faktor VI → Akzelerin (aktivierter Faktor V)
  - Faktor VII → Prothrombinogen (Prokonvertin)
  - **Faktor VIII → Antihämophiler Faktor A** oder antihämoplutes Globulin AGH

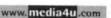

- Faktor IX → Antihämophiler Faktor B
- Faktor X → Stuart-Prower-Faktor
- Faktor XI → Rosenthal-Faktor
- Faktor XII → Hagemann-Faktor
- Faktor XIII → Fibrinstabilisierender Faktor

Die Gerinnungsfaktoren werden in der Leber synthetisiert → Leberschäden setzen Blutgerinnung herab. Für Prothrombin (Faktor II), Faktor VII, IX und X benötigt die Leber Vitamin K.

> **Merkhilfe**: Vitamin-K-assoziierte Gerinnungsfaktoren: 1972.

> **Ohne Kalzium keine Blutgerinnung.**

Daher entzieht man Kalzium, z.B. für die BSG (→ 279): **Natriumzitrat verbindet** sich sofort mit **Kalziumionen**, ebenso Natriumoxalat und Natrium-EDTA (Ethylen-Diamin-Tetra-Acid).

**Weitere Gerinnungshemmer**
- **Cumarin** (z.B. aus Süßklee oder Waldmeister) ist ein Vitamin-K-Antagonist. Er verdrängt in der Leber das Vitamin K und verhindert somit die Prothrombinbildung (Medikament Marcumar®).
- **Heparin** (körpereigener Gerinnungshemmer aus basophilen Granulozyten, Leber u.a. Organen) verhindert die Bildung von Fibrin und die Thrombozytenaggregation; es wird z.B. zur Thromboseprophylaxe bei Bettlägrigen verwendet.
- **Acetylsalicylsäure** (ASS) verhindert die Thrombozytenaggregation; es wird z.B. zur Rezidivprophylaxe nach Herzinfarkt oder Hirnschlag eingesetzt.

## 8.4.1 Fibrinolyse

**Neutralisation der endogenen Gerinnung**, z.B. durch Antithrombin III, das Fibrin inaktiviert, welches wiederum von einer Verletzungsstelle in die Blutbahn gelangt ist (und dessen Fehlen zu einer erhöhten Thromboseneigung führt).

**Thrombolyse** zum Abbau des überschüssigen Blutpfropfs bei Wundheilung. Plasminogen (aus der Leber) wird durch z.B. Urokinase oder Streptokinase aktiviert und kann als Plasmin Fibrin spalten. Um vor verfrühter Auflösung zu schützen, gibt es Antiplasmine, also Hemmstoffe der Fibrinolyse.

## 8.5 Entzündung

Abwehrreaktion des Körpers auf einen schädigenden Reiz, um diesen auszuschalten oder zumindest dessen Wirkung zu begrenzen.

**Ursachen:**
- Gewebezerstörung und Bildung von Gewebetrümmern
- Mechanische Einflüsse: Druck, Reibung, Fremdkörper (z.B. Dorn)
- Physikalische Faktoren: Hitze, Kälte, Strahlen
- Mikroorganismen (Krankheitserreger): Bakterien und deren Ausscheidungsgifte (Exotoxine) oder Zerfallsgifte (Endotoxine), Viren, Pilze, Parasiten
- Chemikalien
- Autogene Reize: Zellzerfall bei malignen Tumoren, Urämie
- Allergene: Pollen, Hausstaub, Katzenspeichel
- Autoimmungeschehen: körpereigenes Gewebe wirkt als Autoaggressor

| Entzündungszeichen | |
|---|---|
| • Rubor (Rötung) | • Dolor (Schmerz) |
| • Calor (Wärme) | • Tumor (Schwellung) |
| | • Functio laesa (beeinträchtigte Funktion) |

### 8.5.1 Lokale Entzündungsreaktion

Auf einen schädigenden Reiz hin werden verschiedene **Mediatoren** freigesetzt.
- **Zytokine:** Botenstoffe (von vielen Zellen gebildet, dienen der Kommunikation untereinander); besonders bei Entzündungen (Abwehrzellen, z.B. Lymphozyten werden aktiviert); je nach Ursprung wird weiter unterteilt, z.B. in Interleukine (von Leukozyten freigesetzt), Monokine (aus Monozyten/Makrophagen), Lymphokine (aus Lymphozyten).
- **Histamin** (s. Kasten u.) bewirkt eine Erweiterung der kleinen Blutgefäße (s.u.), Schmerzen, Juckreiz, eine Kontraktion der Bronchien (allergischer Asthmaanfall).
- **Prostaglandine:** verschiedene Substanzen mit vielfältigen (teils gegensätzlichen) Wirkungen (benannt nach ihrem Entdeckungsort, dem Prostatasekret), bewirken u.a. eine Gefäßerweiterung und Schmerz.
- Außerdem:
  - Kinine (z.B. Bradykinin) sorgen auch für Schmerzerzeugung und Gefäßerweiterung.
  - Slow reacting substances (SRS) stammen aus aktivierten Mastzellen und Monozyten; sie wirken wie Histamin, aber langsamer und lang anhaltender.
  - Anaphylatoxin ist ein Spaltprodukt der Komplementproteine (→ 309), das an anaphylaktischen Reaktionen beteiligt ist; es führt zu einer Freisetzung von Mediatoren aus Mastzellen (z.B. Histamin) und zur Kontraktion der glatten Muskulatur.
  - Serotonin.
  - Komplementfaktoren.
  - C-reaktives Protein (CRP, s.u.)

**Histamin** aus Mastzellen (Gewebemastzellen oder Blutmastzellen = basophile Granulozyten) wird bei Entzündungen freigesetzt, aber auch in besonders hohen Mengen bei allergischen Reaktionen. Es bewirkt:

- Juckreiz (wichtigster Stoff der Juckreizentstehung) und Schmerzen
- Gefäßerweiterung kleiner Gefäße (< 80 μm)
- Gefäßverengung größerer Gefäße (> 80 μm)
- Zusammenziehung der Bronchialmuskulatur (Gefahr bei Asthma bronchiale)
- Adrenalinausschüttung (wirkt den meisten Kreislaufeffekten des Histamins entgegen)
- Gesteigerte Permeabilität des Endothels (Gewebeödem)
- Steigerung der Magensäureproduktion
- Steigerung der Darmmotilität
- Steigerung der Herzaktivität (positiv inotrop, positiv chronotrop, positiv bathmotrop, positiv dromotrop)

Die Mediatoren bewirken eine starke Gefäßerweiterung (aktive Hyperämie).

- Es entsteht Wärme (Steigerung der Stoffwechselaktivität eigener [Abwehr-]Zellen, evtl. Schädigung eines Erregers).
- Gesteigerte Gefäßdurchlässigkeit ⇒ **Exsudat:** Mit dem Plasma können auch verstärkt (Abwehr-)Zellen in das Entzündungsgebiet einwandern. Es entsteht ein Ödem ⇒ Schwellung. In den Gefäßen kommt es zur Bluteindickung mit Stase und damit zu Zellverklebungen.

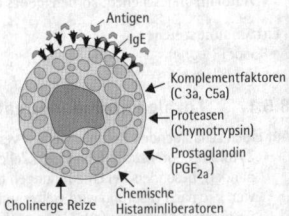

Allergische Reaktionen vom Typ I

Faktoren, die eine erhöhte Mediatorenfreisetzung aus Mastzellen bewirken können

**Histiozyten** (Gewebemakrophagen) und **Leukozyten** (Neutrophile, Eosinophile, Monozyten und Lymphozyten) wandern zum Entzündungsherd. Sie bilden einen Saum um die Gefahrenquelle und zerstören auch umliegendes Gewebe. In dessen Zentrum entsteht eine Nekrosezone aus abgestorbenem Gewebe, das die (Enzyme der) Leukozyten in Eiter umwandelt. Dieser wiederum hilft, die Noxe aus dem Körper zu entfernen.

## 8.5.2 Allgemeine Entzündungsreaktion

Auch bei einer zunächst lokalen Entzündung kann es zu einer Reaktion des Gesamtorganismus kommen.

- Leukozytose (Anstieg auf über 10.000/µl Blut) Durch den gesteigerten Bedarf an Abwehrzellen werden verstärkt Leukozyten produziert.
- Gesteigerte BSG (oder BKS, Blutkörperchensenkungsgeschwindigkeit)
- Fieber: Pyrogene Stoffe (Zellbestandteile oder Produkte vieler Mikroorganismen) veranlassen den Hypothalamus, die Körpertemperatur zu steigern ⇒ gesteigerte Stoffwechseltätigkeit und damit auch Abwehr.
- Subjektive Erscheinungen wie Krankheitsgefühl, Müdigkeit, Abgeschlagenheit, Kopfschmerzen.
- Anstieg von „Akute-Phase-Proteinen" wie C-reaktives Protein (CRP), das sich dem Erreger anlagert und so Komplement und Phagozyten aktiviert. Es kann innerhalb von Stunden auf das 1.000-Fache ansteigen (Frühdiagnose) und ist somit viel schneller als spezifische Antikörper (γ-Globuline).
- Immunreaktionen (Antigen-Antikörper-Reaktionen, vermehrte Phagozytose).

**Typische Veränderungen der Leukozyten im Blutbild bei bakteriellen Infektionen** (allerdings nicht bei allen):

- **Akute Kampfphase:** Erhöhung der neutrophilen Granulozyten
- **Überwindungsphase:** Anstieg der Monozyten
- **Heilphase:** Anstieg der Lymphozyten, gefolgt von einer postinfektiösen Erhöhung der Eosinophilen

## 8.5.3 Heilungsreaktion bei Entzündungen

Sie setzt früh ein und verläuft wie folgt:

- Durch die Gewebeverletzung wird das Gerinnungssystem aktiviert; dadurch verschließen sich die Kapillaren in der Nachbarschaft des Defekts.
- Dadurch sterben weitere umliegende Zellen ab, ein notwendiges Übel, damit die Reparations- und Heilungsprozesse in Gang kommen.
- Nach 12-36 Stunden vermehren sich die Fibroblasten (Bindegewebegrundzellen) und bilden Kollagenfasern und Grundsubstanz, in die neue Blutgefäße einsprießen.
- Nach 3-4 Tagen entsteht ein vorläufiges gefäßreiches, schwammiges Bindegewebe (Granulationsgewebe), das später wieder durch Zellen des entsprechenden Gewebes ersetzt wird.
- Wurden größere Gewebeareale zerstört, können evtl. nicht mehr alle Defekte repariert werden; es entsteht ein funktionell minderwertiges Gewebe, das derb und faserreich, aber zell- und gefäßarm ist, die **Narbe**.

## 8.6 Untersuchungsmethoden

### 8.6.1 Anamnese

**Befragung**

- Symptome:
  - Abnorme Müdigkeit, Leistungsminderung, Schlafstörungen, Kälteempfindlichkeit, Antriebsarmut, Kopfschmerzen.
  - Unwohlsein, Gewichtsabnahme, Verdauungsstörungen.
  - Atemnot, Herzklopfen.
  - Erhöhte Infektionsneigung.
  - Fieber, Juckreiz, Nachtschweiß.
- **Familienanamnese** (z.B. vererbte Gerinnungsstörungen).
- **Vorerkrankungen:** chronische Entzündungen, Tumorgeschehen (Bestrahlungen daraufhin), Darmerkrankungen mit Resorptionsstörungen.
- **Essgewohnheiten:** Fehlernährung kann zu Mangel v.a. an Eisen oder Vitamin B$_{12}$ führen.
- **Alkoholanamnese:** Chronischer Alkoholkonsum kann über verschiedene Mechanismen zu Blutbildveränderungen führen, z.B. durch Leberschädigung (Gerinnungsfaktoren), Magenschädigung (Maldigestion), Knochenmarkschädigung, Folsäuremangel u.a.
- **Medikamentenanamnese** (→ 286)
- **Stuhl- und Miktionsanamnese:** Schwarzer Stuhl könnte auf Blutungen aus dem oberen Verdauungstrakt hindeuten, rote Blutauflagerungen auf Blutungen aus dem unteren Verdauungstrakt; blutiger Urin kann die Folge einer Blutungsneigung sein.
- **Menstruationsanamnese:** Zu starke oder verlängerte Regelblutungen können zu einer Eisenmangelanämie, Thrombozytenmangel zu verlängerten, starken Blutungen führen.

### 8.6.2 Körperliche Untersuchung

#### 8.6.2.1 Inspektion

- **Haut** (und Hautanhangsgebilde wie Haare und Nägel)
  - **Blässe** auch der Schleimhäute (Konjunktiven, Nagelbett, Hautfalten der Handinnenfläche)
  - **Ikterus** (Gelbsucht, auch auf Skleren achten) könnte auf vermehrten Erythrozytenabbau hinweisen
  - **Rötung:** „Blühendes" Aussehen bei Polyglobulie oder Polyzythämie (Pseudokonjunktivitis)
  - **Veränderungen:** Einrisse der Mundwinkel, brüchige Nägel, spröde Haare bei Eisenmangel; unklare Ausschläge bei chronisch lymphatischer Leukämie (CLL)

- Kleinste Blutungen, z.B. punktförmig (Petechien) oder flächig (Purpura) etwa bei Gerinnungsstörungen
- **Zunge:** Schleimhautatrophie (Glätte), Zungenbrennen (Rötung oder Blässe) durch Anämie

### 3.6.2.2 Palpation

- Lymphknoten an Hals und Achseln, über den Schlüsselbeinen, im Bereich der Leisten bei Verdacht auf Lymphome oder entzündliche Geschehen
- Leber und Milz (Hepato-/Splenomegalie z.B. bei hämolytischer Anämie)

### 3.6.2.3 Pulstastung

Tachykardie, z.B. bei Anämie.

### 3.6.2.4 Auskultation

Strömungsgeräusch bei ausgeprägter Anämie.

### 3.6.2.5 Neurologische Tests

Bei Verdacht auf perniziöse Anämie (→ 283).

### 3.6.2.6 Rumple-Leede-Test

Test auf Blutungsneigung; Blutdruckmanschette um Oberarm des Patienten wird auf 100 mmHg über diastolischem Blutdruck aufgepumpt und 5 Minuten so belassen. Treten innerhalb der Manschette (v.a. im Bereich der Ellenbeuge) Petechien auf, deutet das auf eine Thrombozytopenie/-pathie oder Kapillarstörungen (z.B. Vaskulitiden, → 197) hin.

## 3.6.3 Laboruntersuchung

### 3.6.3.1 Blutbild (Hämogramm)

**Kleines Blutbild**: Auszählen der Blutzellen; dabei werden Ery-, Leuko- und Thrombozyten in Anzahl pro mm³ (µl) angegeben, Retikulozyten in Promille, bezogen auf die Anzahl der Erythrozyten. Außerdem enthält es die Erythrozytenindizes.

| Normwerte | Männer | Frauen |
|---|---|---|
| Erythrozyten | 4,6-6,2 Mio./µl | 4,2-5,4 Mio./µl |
| Hämatokrit | 40-54 Vol.-% | 37-47 Vol.-% |
| Hämoglobin | 14-18 g/dl | 12-16 g/dl |
| Retikulozyten | 0,8-1% | |
| Thrombozyten | 150-400.000/µl | |
| Leukozyten | 4.800-10.000/µl | |

| Mittleres korpuskuläres Hämoglobin (MCH, Hämoglobin eines durchschnittlichen Erythrozyten) | 28-32 pg (1,7-2,0 fmol) **Erniedrigt:** hypochrome Anämie **Erhöht:** hyperchrome Anämie |
|---|---|
| MCHC = MCH-Konzentration | Normal: 31-37 g/dl |
| Mittleres korpuskuläres Volumen (MCV, Volumen eines durchschnittlichen Erythrozyten) | 85-98 fl **Erniedrigt:** mikrozytäre Anämie **Erhöht:** makrozytäre Anämie |

Wichtige Veränderung des Hämogramms: **Leukozytose**, daraufhin wird ein großes Blutbild veranlasst.

### 8.6.3.2 Differentialblutbild

**Großes Blutbild**; man ermittelt krankhafte Zellformen und die prozentuale Verteilung der Leukozyten (weißes Differentialblutbild).

| Referenzbereiche Leukozyten | |
|---|---|
| Stabkernige neutrophile Granulozyten | < 3% |
| Segmentkernige neutrophile Granulozyten | 60-70% |
| Eosinophile Granulozyten | 1-5% |
| Basophile Granulozyten | < 1% |
| Lymphozyten | 20-30% |
| Monozyten | 2-6% |

### Leukozytose

Bei den meisten bakteriellen Infektionen kommt es zu einer Erhöhung der neutrophilen Granulozyten. Anfangs sind sie reif und segmentkernig, später jedoch unreif und stabkernig es kommt zur sog. Linksverschiebung. Sie tritt auch nach einem Herzinfarkt auf, bei dem Gewebe zugrunde gegangen ist; hier ist sie als Zeichen der Aufräumarbeiten zu sehen (Entzündung, → 273).

Je nach Erkrankung sind unterschiedliche Leukozyten erhöht:

- **Monozyten** sind erhöht bei vielen Infektionskrankheiten, z.B. Mononukleose, akute Virushepatitis, Mumps, Listeriose, Windpocken, Rückfallfieber, Lues, Tbc, Endokarditis lenta, Brucellose, Malaria, Paratyphus u.a., beim M. Hodgkin, bei Agranulozytose und als reaktive Veränderung bei Entzündungen.
- **Lymphozyten** sind erhöht bei Keuchhusten, Tbc, Lues, Brucellose, Röteln, Mononukleose, Zytomegalie, Hepatitis A, Viruspneumonie.

## Leukopenie

- Bei längerer Infektionsdauer erschöpft sich die Kapazität des Knochenmarks → **Leukopenie**.
- Leukopenie gibt es aber auch z.B. bei
  - bestimmten bakteriellen Infektionen, z.B. Typhus, Brucellose und Tbc,
  - Erkrankungen des Knochenmarks (nicht immer, manchmal Leukozytose),
  - Stoffwechselstörungen, die die Zellteilung betreffen, z.B. Vit-$B_{12}$-Mangel.

### 8.6.3.3 Blutsenkungsgeschwindigkeit (BSG) oder Blutkörperchensenkungsgeschwindigkeit (BKS)

**Nach Westergren**

In eine 2-ml-Spritze zieht man 0,4 ml Natriumzitratlösung auf, die dann mit 1,6 ml Blut aufgefüllt und vorsichtig vermischt wird. Diese Mischung kommt in ein graduiertes Röhrchen und die Werte werden **nach 1 und nach 2 Stunden** abgelesen.

Eine **beschleunigte BKS** liegt bei Infektionskrankheiten, Entzündungen, Tumoren und Störungen der Zusammensetzung der Bluteiweiße vor.

Eine verlangsamte BKS liegt bei Polyzythämie, Polyglobulie, Lebererkrankung, Herzinsuffizienz, Allergien, Somatisierungsstörung, Sichelzellanämie und bei Jugendlichen vor. Außerdem kann die BKS durch Medikamente wie ASS, Cortison und Phenylbutazon verlangsamt sein.

| Normwerte | Männer | Frauen |
|---|---|---|
| Nach 1 Stunde | 3-8 mm | 6-11 mm |
| Nach 2 Stunden | 5-18 mm | 6-20 mm |

### 8.6.3.4 Blutungszeit

Ein Stich mit einer Lanzette in das Ohrläppchen oder die Fingerbeere; Zeitmessung, bis die Blutung zum Stillstand kommt (normal nach 2-5 Minuten). Die Blutungszeit ist z.B. bei hämorrhagischer Diathese erhöht.

Das Ergebnis ist von vielen Faktoren abhängig (Thrombozytenaggregation, Gefäßreaktion, intrinsisches und extrinsisches System, Durchblutung, Beschaffenheit der Blutgefäße, Medikamente etc.) und lässt daher keine exakten Rückschlüsse auf die Ursachen zu.

### 8.6.3.5 Quick-Test

Zur Bestimmung der Blutgerinnungszeit (wird durch INR = International Normalized Ratio abgelöst). Ungerinnbar gemachtem Blut werden wieder Gewebethromboplastin und Kalzium zugeführt und es wird die Gerinnungszeit gemessen. Angabe in % der normalen Gerinnungszeit. Der therapeutische Bereich bei Behandlung mit Gerinnungshemmern liegt bei 15-25%.

**Einsatz** v.a. bei:
- Verdacht auf Blutgerinnungsstörungen
- Behandlung mit Gerinnungshemmern (Antikoagulantien)
- Kontrolle des Verlaufs bei Vitamin-K-Mangel (bei Leberschäden oder Resorptionsstörungen)

| Quick-Wert von 100% entspricht INR von | 1 |
|---|---|
| 40% | 1,93 |
| 15% | 4,71 |

### 8.6.3.6 Blutgasanalyse

Bestimmung v.a. von Sauerstoff und Kohlendioxid (v.a. zur Narkoseüberwachung).

### 8.6.3.7 Knochenmarkpunktion

Knochenmarkbiopsie zur Feststellung einer veränderten Blutzellbildung (z.B. bei Leukämie).

## 8.7 Erkrankungen des Bluts

### 8.7.1 Anämie

Die sog. Blutarmut; Verminderung der Erythrozytenzahl, Hämoglobinkonzentration und/oder Hämatokrit unter die altersentsprechenden/geschlechtsspezifischen Referenzwerte.

**Einteilung nach Ursachen**

| Blutverlust | Erythropoese ↓ | Abbau (Hämolyse)/Bedarf ↑ |
|---|---|---|
| Operation | Eisenmangel, z.B. durch Blutungen, gestörte Resorption aus dem Darm, Schwangerschaft, Menstruation | Erbkrankheiten wie Sichel-/Kugelzellanämie |
| Unfall | Vitamin-$B_{12}$-Mangel | Infektionen, z.B. Malaria, virusbedingtes hämorrhagisches Fieber |
| Magengeschwür | Eisenverwertungsstörung | Vergiftungen, z.B. mit Blei, Sulfonamiden, Schlangengift |
| Hämorrhoiden | Folsäuremangel | Künstliche Herzklappen |
| Darmtumoren | Tumor, chronische Entzündung | Allergische Erkrankungen |
| Blasenkarzinom | Erythropoetinmangel bei Niereninsuffizienz | Autoimmunerkrankungen |
| Menstruation | | Schwangerschaft, Stillzeit, Wachstum |

## Einteilung nach Form der Erythrozyten
- **Makrozytäre Anämie:** junge, große, früh entkernte Erythrozyten (z.B. bei Vitamin-$B_{12}$-Mangel).
- **Mikrozytäre Anämie:** abnorm kleine Erythrozyten (z.B. bei Eisenmangel).
- **Kugelzellanämie:** Erythrozyten sind kugelförmig, klein und können sich nicht verformen (z.B. bei erblicher hämolytischer Anämie).
- **Sichelzellanämie:** Erythrozyten sind sichelförmig und verstopfen kleine Gefäße ⇒ erhöhte Thromboseneigung. Fast nur bei Schwarzen und im Mittelmeerraum vorkommende erbliche Störung der Zusammensetzung des Globinanteils im Hämoglobin (ungünstige Prognose, Patienten sterben oft schon im Kindes-/Jugendalter).

## Einteilung nach Hämoglobingehalt der Erythrozyten
- **Hypochrome Anämie:** Mangel an Hämoglobin, d.h., Farbstoffgehalt der Erythrozyten ist vermindert, die Erythrozytenanzahl jedoch normal (z.B. bei Eisenmangelanämie).
- **Hyperchrome Anämie:** Mangel an Erythrozyten; kompensatorisch werden die vorhandenen roten Blukörperchen mit Hämoglobin überladen (z.B. bei Vitamin-$B_{12}$-Mangelanämie).
- **Normochrome Anämie:** gleichmäßiger Mangel an Erythrozyten und Hämoglobin, der Farbstoffgehalt der einzelnen Erythrozyten ist jedoch normal (z.B. bei Blutungen).

## Akute Anämie

Bedingt durch innere oder äußere Blutungen. Das Ausmaß hängt vom Blutverlust ab.

| Symptome | Bei entsprechend hohem Blutverlust außerdem: |
|---|---|
| • Blässe | • Kalter Schweiß |
| • Herzklopfen | • Unruhe |
| • Atemnot | • Durst |
| • Schwäche | • Schneller Puls (schlecht zu fühlen) bis hin zu |
| • Schwindel | • Schwarzwerden vor den Augen |
| | • Schock |

## Chronische Anämie

| Allgemeine Symptome | |
|---|---|
| • Blässe | • Kälteempfindlichkeit |
| • Schwäche, Schwindel, Leistungsabfall | • Schlechtes Gedächtnis |
| • Blässe der Haut- und Schleimhäute | • Zungenbrennen |
| • Tachykardie, Atemnot | |

Sinkt der Eisengehalt unter 8 mg/100 ml Blut kommt es zu einer Organinsuffizienz: Angina pectoris, Durchfall/Verstopfung, Veränderungen der Haut-/anhangsgebilde, Mundwinkelrhagaden, Zungenatrophie/Lackzunge.

### 8.7.1.1 Eisenmangelanämie

Häufigste Anämieform (80%); 80% der Betroffenen sind Frauen (Menstruation, Gravidität, Laktation). In Europa sind ca. 10%, in den Entwicklungsländern > 50% der Frauen im gebärfähigen Alter betroffen.

**Ursache**

- **Blutung, verminderte Aufnahme, erhöhter Bedarf**
  - Frauen können während der Menstruation 30 mg Eisen verlieren.
  - Chronische Blutungen aus dem Magen-Darm-Trakt sind in Deutschland die häufigste Ursache (z.B. durch chronisches Ulkus oder durch das Abreißen gutartiger Darmpolypen).
  - Mangelernährung spielt v.a. in Ländern der Dritten Welt eine große Rolle, gefährdet sind auch Säuglinge, Kleinkinder, Vegetarier.
  - Chronische Entzündungen, Infekte, Tumoren (Abgabe des Eisens aus dem retikulohistiozytären System ist gestört).

**Symptome**

- **Müdigkeit**, Leistungsminderung, Schwindel, Schwäche
- Konzentrationsschwäche
- Tachykardie, Atemnot
- Schlafstörungen
- Kopfschmerz

Spezifisch bei Eisenmangel:

- spröde, trockene, rissige Haut
- Mundwinkelrhagaden
- brüchige, splitternde Nägel, evtl. Hohlnägel („Löffelnägel")
- Atrophie von Mundhöhlen-, Schlund- und Oesophagusschleimhaut
- Zungenbrennen
- spröde Haare oder Haarausfall

**Labor**

**Mikrozytäre, hypochrome Anämie:** kleine, schwach gefärbte Erythrozyten durch den Mangel an Blutfarbstoff Hämoglobin, d.h., der **Hämoglobingehalt ist erniedrigt**. Ist die Anämie ausgeprägt, fällt die „Delle" in der Mitte der Erythrozyten als besonders hell auf (wie eine Zielscheibe, daher der Name **Target-Cells**).

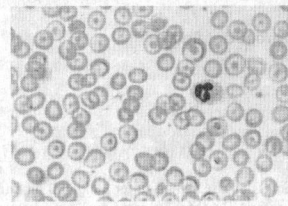

**Target-Cells**

**Therapie**

Ursache feststellen, chronische Blutungen, v.a. Karzinom ausschließen; oral zweiwertiges Eisen, Schüssler-Salz Ferrum phosphoricum, „Kräuterblut" aus dem Reformhaus.

---

**Info zu Eisen**

Die normale Mischkost enthält ca. 20 mg Eisen pro Tag, wovon aber nur ca. 10% aufgenommen werden. Der übliche Eisenverlust über Stuhl, Urin, Zellabschilferungen beträgt ca. 1 mg pro Tag, bei menstruierenden Frauen 2 mg, bei Schwangeren 3 mg.

Das Eisen, das beim Abbau im retikulohistiozytären System anfällt, wird in Form von **Ferritin** oder **Hämosiderin** intrazellulär gespeichert (ein Drittel in der Leber, ein Drittel im Knochenmark, der Rest in der Milz u.a. Geweben, z.B. in der Muskulatur) oder direkt an das **Transferrin** des Bluts abgegeben.

---

### 8.7.1.2 Perniziöse Anämie, Vitamin-B$_{12}$-Mangelanämie

Vitamin B$_{12}$ (= Extrinsic-Factor oder Cyanocobalamin, ein cobalthaltiges, großes Molekül) ist v.a. in Fleisch enthalten. Es bindet sich an ein Protein **(Intrinsic Factor [IF])**, das in den Belegzellen des Magens hergestellt wird; es kann nur in diesem Komplex vor den Einwirkungen der Darmbakterien geschützt werden. Im terminalen Ileum wird dieser Komplex schließlich resorbiert.

Tagesbedarf: 1-3 µg. Im Körper sind etwa 5 mg gespeichert, so dass die Körpervorräte bei vollständigem Versiegen der Vitamin-B$_{12}$-Zufuhr noch für 3 Jahre ausreichen.

---

**Normbereich**: Vitamin B$_{12}$ im Plasma 200-900 pg/ml.

---

**Ursache** des Vitamin-B$_{12}$-Mangels

- Resorptionsstörungen, meist durch Mangel von Intrinsic-Faktor aus der Magenschleimhaut, z.B. durch eine schwere Gastritis oder eine Magenentfernung; durch ein **Magenkarzinom** (häufig → ausdrücklich ausschließen).
- Autoimmunkörper gegen Intrinsic-Faktor oder Belegzellen.
- Resorptionsstörungen durch entzündliche oder narbige Veränderung im terminalen Ileum, wo Vitamin B$_{12}$ resorbiert wird (nur als Komplex mit IF).
- Gesteigerter Bedarf, z.B. in der Schwangerschaft.
- Vegetarier: Vitamin B$_{12}$ ist v.a. in Fleisch enthalten, aber auch in Hefe, Hopfen, Algen, Brottrunk®, (bestimmten) Sanddornarten.

**Folge**

Verzögerung der Zellteilung bei normalem Zellwachstum ⇒ große, unausgereifte Zellen (makrozytäre Anämie); nicht nur Erythrozyten, sondern auch alle anderen Blutzellen (Leukozyten, Thrombozyten) und Zellen des Körpers sind betroffen (Zellen der Schleimhaut und des Nervengewebes). Zu Symptomen kommt es besonders in Geweben mit hoher Zellteilungsrate (Knochenmark, Produktion von 20 Milliarden Erythrozyten täglich!).

**Symptome**

- Beginn schleichend
- Oft Magen-Darm-Störungen: Völlegefühl, Appetit
- Leistungsminderung, Mattigkeit, Schwindelgefühl
- Meist zusätzlich **Symptome des Nervensystems: Kribbeln, Missempfindungen**, v.a. **Verlust der Tiefensensibilität** (Stimmgabelversuch) bis hin zu Gangunsicherheit (spinale Ataxie)
- **Zungenbrennen, Lackzunge** (hochrot, glatt) durch Atrophie der Zungenschleimhaut (Hunter-Glossitis)
- Neben **Blässe** von Haut und Schleimhäuten leichter **Ikterus ⇒ fahle Hautblässe mit gelblichem Unterton** durch die gesteigerte Hämolyse, da die makrozytären Erythrozyten in der Milz abgebaut werden

**Symptome:** hämatologisch, gastrointestinal, neurologisch.

**Achtung:** Neurologische Störungen sind auch ohne Anämiesymptome möglich.

**Diagnose**

**Labor: makrozytäre, hyperchrome** Erythrozyten (MCV ↑, MCH ↑).
**Schilling-Test:** Zur Unterscheidung eines IF-Mangels vom Malabsorptionssyndrom: Radioaktiv markiertes Vitamin $B_{12}$ wird oral zugeführt. Beim Gesunden werden mehr als 8% der Testdosis im 24-Stunden-Sammelurin nachgewiesen. Bei einer Resorptionsstörung liegt der Wert meist unter 2%, da das Vitamin $B_{12}$ dann über den Stuhl ausgeschieden wird. In diesem Fall wird der Test einige Tage später wiederholt unter Zugabe von Intrinsic-Faktor. Fällt der Test jetzt normal aus, liegt ein Mangel an IF vor, bleibt das Testergebnis pathologisch verändert, liegt eine Resorptionsstörung vor.

**Therapie**

Möglichst Ursache finden und ausschalten, Karzinom ausschließen; Vitamin $B_{12}$ parenteral, daneben Eisen und Folsäure.

## 8.7.1.3 Folsäuremangel

Folsäure ist in verschiedenen pflanzlichen und tierischen Nahrungsmitteln enthalten und wird auch zum Teil von der Darmflora hergestellt. Es wird vorwiegend im Jejunum (Teil des Dünndarms, → 324) resorbiert. Dieser Vorgang kann durch verschiedene Faktoren beeinträchtigt werden (s. Ursache). Die in der Leber gespeicherte Folsäure (ca. 5-15 mg) reicht bei fehlender Zufuhr für ca. 3 Monate.

**Tagesbedarf:** 100-400 µg (bei Schwangeren).
**Normaler Folsäurespiegel im Serum:** 3-15 ng/ml.

Auch die Folsäure spielt eine wichtige Rolle bei der Zellteilung. So kommt es bei Folsäuremangel zu einer makrozytären Anämie. Die Symptome ähneln denen der perniziösen Anämie, es fehlen aber die neurologischen Symptome.

> **Folsäureanämie:** Megaloblastische Anämie ohne neurologische Symptome.

### Ursache
- Unausgewogene Ernährung (besonders bei Alkoholikern; auch bei alten Menschen, die sich einseitig ernähren)
- Erhöhter Bedarf (Hämolyse, Schwangerschaft)
- Malabsorptionssyndrom (→ 345)
- Medikamente (Kontrazeptiva, Folsäureantagonisten)

**Symptome:** wie bei Vitamin-B$_{12}$-Mangel, aber ohne neurologische Symptome.

## 8.7.1.4    Hämolytische Anämie

### Ursache
- Angeboren
  - Sichelzellanämie: fast nur bei Schwarzen und im Mittelmeerraum; Störung der Zusammensetzung des Globinanteils (Hämoglobinopathie), wodurch die Erythrozyten nach Sauerstoffabgabe Sichelform annehmen und sich nicht mehr verformen können; sie werden dadurch vermehrt in der Milz abgebaut; außerdem können sie kleine Gefäße verstopfen und zu einer erhöhten Thromboseneigung führen; die Erkrankung verläuft in Schüben; die Prognose ist ungünstig, schon im Kindes- oder Jugendalter verläuft die Erkrankung tödlich.
  - Kugelzellanämie: häufigste angeborene hämolytische Anämie in Nordeuropa; Prävalenz 1 : 5.000; Defekt der Erythrozytenmembran ⇒ Natrium und Wassereinstrom in die Zelle ⇒ kugelförmige Erythrozyten entstehen, die sich ebenfalls nicht verformen können und somit verstärkt abgebaut werden.
- Erworben
  - Vitamin-B$_{12}$-Mangel, Folsäuremangel (s.o.)
  - Infektionskrankheiten, z.B. Malaria, virusbedingtes hämorrhagisches Fieber (Dengue-Fieber, Gelbfieber u.a.)
  - Krebs
  - Gift (Sulfonamide, Blei, Schlangengift)

### Symptome
- Erythrozytenabbau ↑ ⇒ Bilirubin↑ ⇒ **hämolytischer Ikterus**
- Leber und Milz werden wieder (wie in der Embryonalzeit) Blutbildungsstätten
- **Milz-, evtl. Leberschwellung**

Bei einer plötzlichen Verschlimmerung kommt es zur **hämolytischen Krise** ⇒ allgemeines Krankheitsgefühl, Fieber, Leibschmerzen, Ikterus, Milzvergrößerung.

### 8.7.1.5 Aplastische Anämie

Seltene Blutbildungsstörung.

**Ursache: 70% idiopathisch**

Schädigung des Knochenmarks durch

- Medikamente (10%): Antibiotika, Antirheumatika, Antimalariamittel, Antidiabetika, Analgetika, Thyreostatika,
- Strahlen,
- Gifte (10%): Benzol (berufliche Exposition), Haarfärbemittel, Quecksilber,
- maligne Tumoren,
- angeboren (selten).

**Symptome**

**Meist sind auch Leukozyten und Thrombozyten betroffen.**

Wenn nur Erythrozyten betroffen sind, setzt die Anämie schleichend ein; sind Leukozyten und Thrombozyten ebenfalls betroffen, kommt es zu einer erhöhten

- **Infektanfälligkeit** und
- **Blutungsneigung** (oft in Form einer tödlichen Hirnblutung).

## 8.7.2 Polyglobulie

Die Erythrozyten sind hier vermehrt, um einen Sauerstoffmangel auszugleichen.

**Ursache**

- **Sauerstoffmangel**, v.a. durch Lungen- und Herzerkrankungen
  ○ Behinderung des Sauerstoffaustauschs in den Lungen, z.B. durch Emphysem, Fibrose
  ○ Herzfehler mit Shunt ⇒ Mischblutbildung ⇒ kompensatorische Polyglobulie
  ○ Aufenthalt in großen Höhen
- **Toxine**, z.B. Kohlenmonoxid, Blausäure
- **Medikamente** (Kortikoide)
- **Starkes Rauchen** ⇒ Reizpolyglobulie
- **Erythropoetinsteigerung**, z.B. durch Nierentumor

**Symptome**

- Haut und Schleimhäute zyanotisch verfärbt
- Erythrozyten 6-8 Mio./µl Blut ⇒ Hämatokrit und Hämoglobin erhöht, BKS verlangsamt

## 8.7.3 Polyzythämie, Polyzythämia vera

- Vermehrung aller drei Blutzellarten
- Erkrankung der Knochenmarkstammzellen, dies gilt als Präkanzerose
- Seltene Erkrankung, Häufigkeitsgipfel um 60. Lj., m > w

**Ursache:** unbekannt.

**Symptome**

- Rotblaue Zyanose (bei einem Hämatokrit > 55% steigt die Viskosität des Bluts kritisch an und gleichzeitig sinkt die $O_2$-Transportkapazität)
- Eventuell Schwindel, Kopfschmerzen, **Hautjucken**, Ohrensausen
- **Augenbindehaut deutlich gestaut (Pseudokonjunktivitis)**
- **Bluteindickung $\Rightarrow$ Thromboseneigung** (40% der Todesfälle)
- Häufig Leber-/Milzschwellung
- Neigung zu Hautblutungen und blutenden Magengeschwüren durch funktionsuntüchtige Thrombozyten

**Labor:** Erythrozyten ↑, Hämoglobin ↑, Hämatokrit ↑, Leukozyten und Thrombozyten meist ↑, Harnsäure ↑, BSG ↓

**Komplikationen:** Thrombosen, hämorrhagische Diathese, akute Leukämie.

## 8.7.4 Hämophilie

**Erbkrankheit:** Blutgerinnungsstörung durch ungenügende Bildung von Gerinnungsfaktoren, Faktor VIII bei Hämophilie A und Faktor IX bei Hämophilie B. Vorkommen: 1 : 10.000 Männer; **X-chromosomal rezessiv**, d.h., ein defektes X-Chromosom kann durch ein intaktes dominiert werden. Es erkranken fast nur Männer, da sie kein zweites X-Chromosom besitzen. Allerdings können auch Frauen erkranken, wenn die Mutter Überträgerin und der Vater Bluter ist.

**Symptome**
Sie treten meist nach der Säuglingszeit auf, sind Schwankungen unterworfen und meistens bei Kindern stärker ausgeprägt als bei Erwachsenen. Kleine Verletzungen, Fehlbelastungen der Gelenke, Schleimhautentzündungen (z.B. Magen, Darm, Harnwege) können

- **unstillbare, lebensbedrohliche Blutungen auslösen, dazu gehören:**
  - **Muskelblutungen**, die im Fall der Einblutung in den Mundboden zum Erstickungstod führen können,
  - **Nierenblutungen,**
  - **Magen-/Darmblutungen** u.a.
- **Arthrose** (schon bei Kindern): gefürchtet sind Gelenkblutungen, die zu Gelenkstörungen wie Gelenkverknöcherungen und damit -versteifungen führen können („Blutergelenke"); auch Kontrakturen und eine konsekutive Osteoporose können die Folgen sein.

Es gibt nicht mehr viele Bluter, weil viele durch HIV-haltige Blutkonserven inzwischen gestorben sind.

## 8.7.5 Hämochromatose, Hämosiderose

Erhöhte Eisenresorption und -ablagerung in parenchymatösen Organen. Womöglich genetisch bedingt, häufiger erworben (Hämosiderose), z.B. bei chronischer Niereninsuffizienz, Anämie (durch wiederholte Transfusion), Alkohol, m : w = 6 : 1.

**Symptome**
- Hautpigmentierung und Diabetes mellitus („Bronzediabetes")
- Herzinsuffizienz (durch Kadiomyopathie)
- Hepatomegalie (Biopsie: Eisenspeicherung und Leberzirrhose)
- Arthritis
- Libidoverlust, Hypogonadismus
- Werte: Ferritin ↑, Serumeisen ↑, hohe Eisensättigung von Transferrin

## 8.7.6 Thalassämie

Als Thalassämien (griech. Mittelmeeranämie) werden Erkrankungen der roten Blutkörperchen bezeichnet, bei denen durch einen Gendefekt das Hämoglobin nicht ausreichend gebildet bzw. gesteigert abgebaut wird.

## 8.7.7 Autoimmun bedingte Anämie

Bei der antikörpervermittelten hämolytischen Anämie führen die Antikörper dazu, dass die Erythrozyten ihre Funktion als Sauerstoffträger nicht mehr ausführen können. Die Antikörper bewirken dabei entweder eine Hämolyse (Hämolysine) oder eine Zellverklumpung (Agglutinine). Eine antikörperbedingte Hämolyse ist die häufigste Form der Hämolyse. Die Bildung der Antikörper kann ohne erkennbare Ursache erfolgen oder sie kann im Zusammenhang mit anderen Erkrankungen stehen (Lupus erythematodes, Non-Hodgkin-Lym-phom, Infektionen). Es bilden sich Blutgruppenantikörper, Wärmeantikörper (80%) oder Kälteantikörper.

## 8.7.8 Agranulozytose

Schnell auftretende, akut einsetzende schwere Störung der Granulozytenbildung im Knochenmark ⇒ im Blutbild starker oder völliger Rückgang der Granulozyten.

**Ursache**
- **Allergie** auf bestimmte Medikamente (Schmerzmittel, Beruhigungsmittel, Antidiabetika, Diuretika, Antibiotika, Sulfonamide)
- Seltener, aber bei entsprechender Disposition auch durch **Toxine von Krankheitserregern**
- Ganz selten im Rahmen einer Entzündung

**Symptome**

Granulozytenrückgang setzt innerhalb von Stunden ein.
- **Schüttelfrost**, gefolgt von **hohem Fieber** (Kontinua)
- Schweres Krankheitsgefühl
- **Schleimhautnekrosen** an Rachen, Tonsillen und im Anal- und Genitalbereich
- **Lokale Lymphknotenschwellung**

**Kann sich nach Absetzen des auslösenden Medikaments innerhalb von einer Woche wieder bessern.** Gelegentlich wird obiges Erscheinungsbild als Typ 1 bezeichnet. Eine weitere Form, die dosisabhängig zu einer medikamentöstoxischen Schädigung des Knochenmarks führt, nennt sich Typ 2. Beide Typen lassen sich allerdings nicht genau abgrenzen, zumal auch Mischformen auftreten.

## 8.7.9 Leukämie

- Maligne Entartung der Leukozyten ⇒ Abwehrschwäche
- Durch unkontrollierte Leukozytenwucherung ⇒ Erythrozyten- und Thrombozytenbildung gestört
  ⇒ **Anämie**
  ⇒ **Thrombozytopenie** (⇒ bedrohliche Blutungen, z.B. in Nasen-, Rachenraum, Atemwegen, Magen-Darm-Trakt, Uterus, Harnwegen)

**Einteilung**
- Nach klinischem Verlauf: akute/chronische Leukämie
- Nach Reifegrad der Leukozyten: unreifzellige/reifzellige Leukämie
- Nach Abstammung: myeloische (Knochenmark)/lymphatische Leukämie

### 8.7.9.1 Akute Leukämie

- Die akute Leukämie macht ca. 50% aller Leukämien aus (ALL: 1,5/100.000 Einwohner; AML: 2,5/100.000 Einwohner; CLL: 3/100.000 Einwohner; CML: 1/100.000 Einwohner).
- Lymphatische Leukämie (von Lymphozyten ausgehend) betrifft meist Kinder zwischen dem 2. und 5. Lj. (80% der Fälle).
- Myeloische Leukämie (vom Knochenmark ausgehend, die Vorstufen der Granulozyten betreffend): meist bei Erwachsenen (höheren Alters bzw. steigend mit dem Alter).
- Bei 50% der Betroffenen sind die Leukozyten erhöht, bei 25% erniedrigt, bei 25% normal, allerdings mit Differenzierungsstörungen (unreifzellige Leukämie).
- Die akute lymphatische (ALL) und die akute myeloische Leukämie (AML) lassen sich klinisch kaum voneinander unterscheiden; daher gibt es auch eine akute undifferenzierte Leukämie (AUL), die meist wie die ALL behandelt wird.

**Ursache:** unbekannt (möglicherweise Viren, Chemikalien, radioaktive Strahlung).

**Symptome**

- Wie bei einer **schweren Infektionskrankheit**
  - Schüttelfrost, Fieber
  - Ulzerationen im Mundbereich (Gingiva, Tonsillen, Zunge)
- **Auch schleichend** mit unklarer Symptomatik
  - **Anämie** (Blässe, Belastungsdyspnoe usw.)
  - **Granulozytopenie** (Abwehrschwäche, Fieber, eitrige Hautinfektionen, Soor, Infektionskrankheiten)
  - **Thrombozytopenie** (Hämatome nach Bagatellverletzungen, Petechien, Nasen- und Zahnfleischbluten)

Außerdem gelegentlich:

- **Knochenschmerzen** (v.a. im Bereich des Sternums) und Gelenkschmerzen (anfangs weniger, später häufiger)
- **Lymphknoten- und Milzschwellung**
- Hautinfiltrate (in 25% der Fälle): multiple kleine, violette Papeln
- Infiltrate im Auge (Retina und Choroidea)
- In 10% der Fälle schmerzlose Hodenschwellung
- Organmanifestationen v.a. in Knochenmark, Leber und Lymphknoten; in fortgeschrittenen Fällen finden sich läukämische Infiltrate in zahlreichen Organen, z.B. in Nieren, Lunge und Gehirn; diese sind Komplikations- und Rezidivquellen

**Diagnose**

Veränderungen des Blutbilds; typisch ist das Auftreten sehr unreifer Vorläuferzellen (Myeloblasten bzw. Lymphoblasten) im peripheren Blut.

## 8.7.9.2 Chronisch lymphatische Leukämie

- Häufigste Leukämieform in Europa und USA, 30% aller an Leukämie Verstorbenen waren an chronisch lymphatischer Leukämie erkrankt (ALL: 1,5/100.000 Einwohner; AML: 2,5/100.000 Einwohner; CLL: 3/100.000 Einwohner; CML: 1/100.000 Einwohner)
- vorwiegend bei Männern fortgeschrittenen Alters (50.-70. Lj.)

**Symptome**:

- häufig: **symmetrische Lymphknotenschwellung**
- **Hauterscheinungen** häufig
  - Unspezifisch, makulös, urtikariell, papulös.
  - Spezifische vielfach seitengleich auftretend, bevorzugt an Akren (Ohrläppchen) und Gesichtshaut, jedoch auch am Stamm in gewisser follikulärer und multipler Anordnung. Diese Tumoren sind teigigweich oder knorpelhart, platt bis wulstartig und rotlivide bis rotbraun.
- **Leber-/Milzvergrößerung**.
- Leukozytenzahl steigt bis auf 50.000/µl

- Überwiegend B-Lymphozyten mit funktionellem Defekt.
- Die durchschnittliche Überlebenszeit beträgt 5,5 Jahre, die Prognose ist also besser als bei der chronisch myeloischen Leukämie.
- **B-Symptome**
  - (Ungewollter) Gewichtsverlust > 10%
  - Nachtschweiß
  - Subfebrile Temperaturen
  - Leistungsminderung

## 8.7.9.3 Chronisch myeloische Leukämie

- **Leukozyten: 30.000–300.000/μl**
- Es erkranken eher die Granulozyten (Philadelphia-Chromosom bei > 90% der Fälle Chromosomenveränderung der entarteten Tumorzellen; Chromosom 22 hat einen Teil seines langen Arms verloren).
- Meist Beginn ab dem 20.–40. Lj.

### Symptome

- Schleichender Beginn mit Leistungsminderung und Gewichtsverlust
- Druck im Oberbauch durch **Milzschwellung**, später auch Leberschwellung
- Im weiteren Krankheitsverlauf Fieber mit erhöhter Infektanfälligkeit
- **Anämie** durch Verdrängung im Knochenmark und erhöhte Blutungsneigung
- Überlebenszeit durchschnittlich 3 Jahre (1–10 Jahre)

Leukämie = bösartige Erkrankung der Leukozyten ⇒ Abwehrschwäche (Pilzinfektionen, Herpes Zoster, entzündliche Hauterkrankungen, Fieber, Lungenentzündung etc.); oft damit verbunden: **Anämie** (Leistungsminderung, Konzentrationsstörungen etc.) und **Thrombozytopenie** (hämorrhagische Diathese).

### Diagnosestellung über verändertes Blutbild

**Merke:** Wenn die Anzahl der Leukozyten, Erythrozyten und Thrombozyten im Referenzbereich liegt, schließt das eine Leukämie mit 95%iger Sicherheit aus.

| DD Leukämie | ALL | AML | CLL | CML |
|---|---|---|---|---|
| Lymphknotenschwellung | In ca. 30% der Fälle | Selten | Fast immer und symmetrisch (derb, kein Druckschmerz gut verschieblich) | Selten |
| Splenomegalie | Gering | Ggering/- | Ja | ++ |
| Pathologische Zellen im Blut | +/- | +/- | 98% Erhöhung der Leukozyten (B-Lymphozyten), Lymphozytose | + Granulozyten evtl. auf über 500.000/μl |

| Besonderheiten | Vor allem Kinder von 2-5 Jahren (80%) | Erwachsene | Häufigste Form vor allem bei Männern zwischen 50 und 70 (mit dem Alter zunehmend) | Erwachsene, 20.-40. Lj., bei über 90% Philadelphia-Chromosom (22) |
|---|---|---|---|---|
| Klinik | Plötzlicher Beginn: Schüttelfrost, Fieber, schweres Krankheitsgefühl, manchmal schleichend, unklare Symptomatik, oft Knochenschmerzen und Hautinfiltrationen | | Gehäuft Infektionen, Leistungsminderung | |
| Therapie | Rasch und aggressiv | | Schonend und spät | |

+ = vorhanden; ++ = stark vorhanden; - = nicht vorhanden

## 8.8 Blutentnahme-/Injektionstechniken

Injektion = Einbringen von Arzneimitteln in den Körper unter Umgehung des Verdauungstrakts (parenteral). Der HP sollte folgende Injektionstechniken beherrschen:

| | |
|---|---|
| • Intravenös (i.v.) | In die Vene |
| • Intramuskulär (i.m.) | In den Muskel |
| • Intracutan (i.c.) | In die Haut |
| • Subcutan (s.c.) | Unter die Haut |

Außerdem gibt es die intraarterielle, intraartikuläre, intrakardiale und intrathekale Verabreichung (in Arterie, Gelenk, Herz, Liquorraum).

### Körperverletzung

Es handelt sich um eine **invasive** Technik/Therapie. Bevor in dieser Art an einem Patienten manipuliert wird, muss sein ausdrückliches Einverständnis vorliegen. Dazu muss er komplett über das Vorhaben des Therapeuten aufgeklärt werden (Aufklärungspflicht).

**Grundvoraussetzung sind hygienische Arbeitsbedingungen!**
Spritzentablett (oder Nierenschale) und Hände sind zu desinfizieren, bevor die Materialien so vorbereitet werden, dass ohne Unterbrechung gearbeitet werden kann.

### Vorteile von Injektionen
- Schneller Wirkungseintritt
- Kein Wirkstoffverlust
- Lokale Wirkung
- Exakte Dosierbarkeit

- Steuerung des Wirkungseintritts und der -dauer
- Gute Verträglichkeit
- Einsatz in Notfällen
- Unabhängigkeit von den körperlichen Möglichkeiten/Behinderungen des Patienten
- Psychologische Wirkung

## Gefahren beim Spritzen

### Bereits bei der Blutentnahme
- Verletzung, z.B. der Gefäße, Organe, Nerven
- Blutung
- Infektion
  - des Patienten (z.B. Hepatitis, AIDS, Spritzenabszess durch Strepto-/Staphylokokken u.Ä. ⇒ Einmalspritzen verwenden, Hygienevorschriften beachten!);
  - des Behandlers durch Verletzung mit der gebrauchten Kanüle, durch Einbringen in eigene offene Hautstellen oder Schleimhäute.
- Synkope: Schwindel oder Ohnmacht (häufiger Männer als Frauen).
- Übermäßige Schmerzen durch fehlerhafte Technik.
  - Wahl der falschen Kanüle (z.B. zu kurz für adipöse Patienten).
  - Zu zaghaftes Einstechen der Kanüle.
  - Unruhiges Führen der Kanüle.

### Bei Injektion
- **Medikament**
  - Falsches, zu starkes oder für diese Injektionsart nicht zugelassenes Medikament
  - Verfallsdatum, korrekte Lagerung, Verfärbung/Ausflockung kontrollieren
  - Überdosierung
  - Unverträglichkeit (Allergie)
- **Schock**, psychomotorisch (Spritzenkollaps) oder **Anaphylaxie** auf Präparat
- Versehentliche Injektion in das falsche Gewebe, z.B. paravenöse Injektion (bei i.v.-Injektion)
- Schmerzen durch zu schnelles Injizieren

## 8.8.1  Blutentnahme

### Benötigte Materialien
- Spritzentablett oder Nierenschale
- Hände- und Hautdesinfektionsmittel
- Kanüle oder Butterfly (großlumig, um Blutkörperchen nicht zu schädigen, z.B. Nr. 1 grün oder Nr. 2 gelb)
- Spritze, die die benötigte Blutmenge fasst; Blutentnahmesystem (oder spezielles System für den Aderlass)

- Unsterile Handschuhe für den Eigenschutz
- Staubinde (evtl. Blutdruckmanschette)
- Unterarmpolster
- Eventuell flüssigkeitsdichte Unterlage
- Trockentupfer, ggf. Kompresse und Pflaster
- Eventuell Warmwasserkompresse oder Heizkissen
- Material zur Weiterverwendung des Bluts, z.B. Blutprobenröhrchen
- Behälter für die Abfallentsorgung, z.B. Kanülenabwurfbehälter

## Vorgehen

- Einverständnis des Patienten einholen.
- Für ausreichend Licht und ruhige Atmosphäre sorgen.
- Patienten liegen lassen.
- Störende Kleidung entfernen (Ärmel hochkrempeln reicht oft nicht).
- Punktionsort mit Unterarmpolster lagern.
- Eventuell flüssigkeitsdichte Unterlage als Kleider- und Liegenschutz unterlegen.
- Gründlich **Hände waschen** mit Wasser, Seife und Bürste, dann mit Präparat dessen Wirksamkeit erwiesen ist, **desinfizieren**.
- Haut an der Punktionsstelle desinfizieren, Einwirkzeit beachten.
- Staubinde proximal der Punktionsstelle anlegen (arterieller Puls muss noch tastbar sein), meist knapp über dem Ellenbogen.
- Vene palpieren. Wenn mehrere zur Auswahl die am weitesten radial gelegene wählen, da hier die Gefahr von Nerven- oder Arterienverletzung am geringsten ist.
- Handschuhe anziehen.
- Haut erneut desinfizieren.
- Spätestens während der Einwirkzeit des Desinfektionsmittels die Kanüle auf die Spritze setzen (Schlifffläche mit Skaleneinteilung in einer Linie).
- Mit vier Fingern Arm umfassen, mit Daumen Haut straffen.
- Fester Kontakt, falls der Patient den Arm wegzieht.
- Vene punktieren mit sichtbarer Skala im flachen Winkel, nach dem Durchstich weiter abflachen, damit Kanüle parallel zur Venenwand zu liegen kommt.
- Stempel mit Zeigefinger und Daumen ziehen.
  - Eventuell erforderliche Proberöhrchen nacheinander aufstecken.
  - Röhrchen, die Gerinnungshemmer enthalten, genau bis zur Markierung füllen und durch mehrfaches, vorsichtiges Kippen gründlich mischen.
  - Gegebenenfalls Aderlassset anschließen
- **Staubinde öffnen vor Herausziehen,** anschließend Tupfer fest aufdrücken
- Kanüle sofort in den Abwurfbehälter werfen.
- Punktionsstelle noch mehrere Minuten komprimieren (lassen), dabei den Arm gestreckt lassen und möglichst hochlagern.
- Punktionsstelle versorgen (Pflaster).

### 8.8.2    Intravenöse (i.v.) Injektion

Wie Blutentnahme, jedoch mit Medikamentengabe.

- Sicherstellen, dass Medikament für die i.v.-Gabe zugelassen ist.
- Medikament muss klar sein, darf also keine festen oder trüben Teilchen enthalten.
- Beim Aufziehen auf Sterilität achten; besser ohne Kanüle aufziehen, damit sie nicht beschädigt wird.
- **Luft** aus Spritze entfernen.
- Nach Punktion **aspirieren** (wenn es pulsiert: **Arterie!** hier niemals injizieren).
- **Vor Injektion Staubinde lösen.**
- Leere Ampulle nicht sofort entsorgen, sondern auf Spritzentablett belassen, um sich vergewissern zu können, dass es auch das richtige Medikament ist.

### 8.8.3    Intramuskuläre (i.m.) Injektion

- Unter 1 cm$^3$ in Deltamuskel, über 1 cm$^3$ in Gesäßmuskel injizieren.
- Deltamuskel: senkrecht in größte Vorwölbung des Muskels einstechen.
- Gesäßmuskel, Tastvorgang nach von **Hochstetter** wie folgt (s. Abb.):

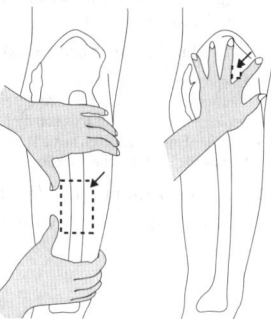

  ○ Bei Injektion in rechte Gesäßseite linke Handfläche auf großen Rollhügel (Trochanter major) legen. Zeigefingerspitze auf vorderen oberen Darmbeinstachel legen, Mittelfinger tastet entlang Darmbeinkamm, bis die Finger weit gespreizt sind. Der Injektionsort liegt im unteren Drittel dazwischen. Der Einstich erfolgt senkrecht zur Hautoberfläche.
  ○ Bei Kindern, Übergewichtigen oder, wenn Hand des Behandlers zu groß oder zu klein ist, wird in den **oberen äußeren Quadranten**
    eingestochen, Stichrichtung seitlich nach oben: der linke Zeige- und Mittelfinger werden auf den rechten vorderen oberen Darmbeinstachel gelegt; der Daumen wird in Richtung Sitzbeinhöcker ganz abgespreizt. In einen Punkt auf der Linie zwischen Daumen und Zeigefinger im unteren Drittel einstechen.
  ○ Vorsicht: Bevor das Medikament gespritzt wird, unbedingt kurz aspirieren; damit kann kontrolliert werden, ob versehentlich ein Gefäß getroffen wurde (falls sich Blut in die Spritze aufziehen lässt, Vorgang abbrechen!).

**Nicht i.m. spritzen bei:**

- **Ablehnung durch den Patienten**
- **Herzinfarkt** (weil in Klinik Lyse durch thromboselösende Medikamente erfolgt)
- **Gerinnungsstörungen: cumarinpflichtige** Patienten (die Blutgerinnung ist z.B. durch Marcumar herabgesetzt).
- **Hämophilie** (Bluterkrankheit: angeborene Gerinnungsstörung)
- **Hautveränderungen** im Injektionsgebiet (Exantheme, narbige Veränderung)
- **Kreislaufzusammenbruch** (im Schock gelangt das Mittel nicht in den Kreislauf)

Mögliche Fehler bei i.m.-Injektionen:

- Versehentliches Spritzen in Unterhautfettgewebe, dadurch schlechtere Resorption und evtl. Bildung einer Fettgewebenekrose.
- Nadelspitze trifft auf Beckenknochen (Schmerz) ⇒ zurückziehen, sonst evtl. Knochenhautreizung.
- Falscher Injektionsort, z.B. in den N. ischiadicus ⇒ ziehende, starke Schmerzen, die in das Bein ausstrahlen (Dauerschäden möglich).
- Injektion in Gefäß ⇒ evtl. Gefäßkrampf, bei Arterie wird evtl. Gewebe nicht mehr durchblutet und stirbt ab.

## 8.8.4 Subkutane (s.c.) Injektion

- Einspritzen in die Unterhaut.
- Häufigster Injektionsort: Mulde unterhalb des Deltamuskels im Oberarm.
- Aspirieren (es darf kein Blut kommen, sonst ist ein Gefäß getroffen).
- Falls der Einstich zu flach ausfällt, wird es eine (mit falschem Medikament evtl. brennende) intrakutane Injektion.

## 8.8.5 Intrakutane (i.c.) Injektion

Hier wird die Haut gequaddelt, sie wird dann zur Apfelsinenhaut.

# 9 Immunologie

## 9.1 Antigen – Antikörper

**Zum Grundverständnis**

**Antigen (Ag):** Substanz, die von einem Organismus als fremd erkannt wird und dadurch eine spezifische Immunantwort (Bildung von Antikörpern oder immunkompetenten Lymphozyten) auslöst. Also ist ein Antigen eine Struktur, z.B. auf einer Zelloberfläche, die in einem (anderen) Körper zur Antikörperbildung führen kann.

Das heißt also nicht unbedingt, dass ein Antigen ein/ein Feind ist. Jede Zelle besitzt Antigene.

**Thema Zelle:** In der Zellmembran befinden sich Tunnelproteine, die Stoffe in die Zelle schleusen. Sie werden dort gebraucht, können aber nicht einfach die Zellmembran passieren. Diese Tunnelproteine ragen aus der Zelloberfläche heraus.

**Thema Blut:** Die Erythrozyten verfügen über Blutgruppenantigene, also über Oberflächenstrukturen, die z.B. als Erythrozyten der Blutgruppe A, B, AB oder 0 ausweisen.

**Thema Hormonsystem:** Die Zellen besitzen Rezeptoren, die darauf warten, dass ein entsprechendes Hormon sie aktiviert. Später wird auch das MHC-Molekül beschrieben, das den „Körperzugehörigkeitsausweis" darstellt, der die Zelle vor dem Angriff der eigenen Abwehr schützt.

Diese Liste ließe sich unendlich fortsetzen.

Die Antigene meiner Zellen würden aber in Ihrem Körper als fremd erkannt und Ihre Abwehr würde Antikörper produzieren, die diese Antigene angreifen.

**Antikörper** (→ 308) sind spezielle Eiweiße, die von Abwehrzellen produziert werden und einen wichtigen Schlüssel in der Abwehrreaktion darstellen (s. Modell).

**Modell:**

Stellen Sie sich vor, Sie wären ein Lymphozyt, „der Denker" der Leukozyten.

Sie vertrieben sich den Tag damit, Antikörper zu basteln. Das sind Prototypen, die Sie im Körper auf die Reise schicken, um nachzusehen, ob etwas passiert (Sie basteln die Antikörper aus einem Grundbaukasten mit 100 Aminosäuren, haben also schier unendliche Kombinationsmöglichkeiten). Heute basteln Sie einen Antikörper, der als „Rüsselfinder" funktionieren soll. Diesen schicken Sie auf die Reise. Er durchstöbert Ihr Haus, findet keinen Rüssel; durchstöbert Ihren Heimatort, findet keinen Rüssel. Irgendwann auf seiner Reise gelangt Ihr Rüsslfinder in den nächsten Zoo. Dort kommt er zu den Elefanten und entdeckt tatsächlich einen Rüssel. An den hängt er sich dran, beißt und kratzt ihn und schreit. Das ist so ungewöhnlich, dass die Medien darüber berichten und Sie als Lymphozyt (und alle anderen Lymphozyten) davon erfahren. Ihr Prototyp ist angekommen.

Also benötigen Sie mehr davon. Sie richten eine spezialisierte Produktionsstätte für Rüsselfinder ein und sobald die fertig ist, können Sie unendlich viele Rüsselfinder produzieren.

Ihre **Rüsselfinder (Antikörper)** reagieren nur auf **Rüssel (Antigen)**, nicht auf Elefantenohren, -stoßzähne, -beine, -schwänze. Das bedeutet: **Eine Zelle (Elefant)** kann viele verschiedene Antigene auf ihrer Oberfläche haben. Der Antikörper reagiert nur auf eines davon (Rüssel).

## 9.2 Krankheitserreger

Viren, Bakterien, Pilze, Protozoen (Einzeller) und Parasiten (die Aufzählung erfolgt von einfacher nach komplexer Bauweise).
Dem Lernenden mag der Hinweis dienen, dass Virennamen oft nur aus einem Wort bestehen und evtl. die Krankheit schon verraten (z.B. Masern-Virus). Die zusammengesetzten, komplizierteren Erregernamen bezeichnen oft Bakterien (z.B. Treponema pallidum bei Syphilis).

### 9.2.1 Viren

- **Kleinste Krankheitserreger.**
- **Keine Zellen:** Sie verfügen nicht über die erforderlichen Enzyme für Wachstum und Zellteilung, **benötigen Wirtszellen**, menschliche, tierische, pflanzliche oder gar Bakterien (dann heißen sie Bakteriophagen).
- Enthalten als genetische Information **entweder RNA oder DNA.** Einige Viren sind zusätzlich von einer Membran umgeben, der Virushülle. Als **Kapsid** bezeichnet man eine komplexe, regelmäßige Proteinstruktur bei Viren, die der Verpackung des Virusgenoms dient. Bei **unbehüllten Viren** bildet das Kapsid die äußerste Struktur des Virus und ist damit für die Anheftung und das Eindringen in die Wirtszelle verantwortlich; bei **behüllten Viren** interagiert das Kapsid mit der äußeren Virushülle und sorgt für deren Stabilität.

**Wichtige Viren**
Familie der Herpesviren, Humanes Herpes Virus (HHV)

| (Gängiger) Name | Anderer Name/ Spezies (sp.) | Krankheit | Gesetze* |
|---|---|---|---|
| Herpes-simplex-Virus Typ 1 (→ 330) | HSV 1, HHV-1 | Herpes labialis (u.a., außer genital) | |
| Herpes-simplex-Virus Typ 2 | HSV 2, HHV-2 | Herpes genitalis | |
| Varizella-Zoster-Virus | VZV, HHV-3 | Windpocken, Herpes zoster (Gürtelrose) | §34 |
| Zytomegalie-Virus | ZMV, CMV, HHV-4 | Zytomegalie | |

| Epstein-Barr-Virus | EBV, HHV-5 | Infektiöse Mononukleose (Pfeifferschs Drüsenfieber) | |
|---|---|---|---|

Weitere wichtige Viren in alphabetischer Reihenfolge

| (Gängiger) Name | Anderer Name/ Spezies (sp.) | Krankheit | Gesetze* |
|---|---|---|---|
| Adenoviridae (→ 590) | | Keratokonjunktivitis | §7 |
| Coxsackie-Virus (→ 228) | | Erkrankung der Atemwege, Exanthem, Karditis | |
| Entero-Virus | | Sommergrippe, Sommerdiarrhö | |
| FSME-Virus | Togaviridae (sp.) | FSME | §7 |
| Influenza-Virus (→ 259) | | Virusgrippe | §7 |
| Lassa-Virus | Arenaviridae (sp.) | Virusbedingtes hämorrhagisches Fieber | §6, 7, 34 |
| Marburg-Virus und Ebola-Virus | Flaviviridae (sp.) | Virusbedingtes hämorrhagisches Fieber | §6, 7, 34 |
| Masern-Virus | Morbilli-Virus | Masern | §6, 7, 34 |
| Mumps-Virus (→ 503) | | Mumps | §34 |
| Papilloma-Virus (→ 524, → 617) | Papoviridae (sp.) | Warzen | |
| Poliovirus | | Poliomyelitis (Kinderlähmung, → 562) | §6, 7, 34 |
| Rhino-Virus (→ 224) | Schnupfen-Virus | Rhinitis (Schnupfen) | |
| Ringelröteln-Virus | Parvo-Virus (sp.) Typ B 19 | Ringelröteln | |
| Rota-Virus | | Enteritis/Erbrechen (v.a. bei Säuglingen) | §7 |
| Rubella-Virus (→ 528) | Rubi-Virus | Röteln | |
| Tollwut-Virus | Lyssa-Virus | Tollwut | §6 IfSG |

*Nach dem **Infektionsschutzgesetz (IfSG)** meldepflichtige Krankheiten nach **§6**, meldepflichtiger Nachweis von Krankheitserregern nach **§7**
**§34** des IfSG regelt die gesundheitlichen Anforderungen, Mitwirkungspflichten und die Aufgaben des Gesundheitsamts

## 9.2.2 Bakterien

- Einzellige **Kleinlebewesen** mit sog. Kernäquivalenten, Ribosomen, Zellmembran und Zytoplasma; kein echter Zellkern, es fehlt die Kernmembran (Prokaryonten).
- Sie verfügen über einen **eigenen Stoffwechsel** (aerob oder anaerob, s. Tabelle) und scheiden damit auch Stoffwechselprodukte aus. Sind diese giftig, werden sie als **Ekto-** oder **Exotoxine** bezeichnet (sie sind verantwortlich für z.B. Botulismus, Diphterie, Gasbrand, Ruhr, Tetanus; sie sind mitbeteiligt bei Streptokokken-Angina, Staphylo-kokken- und E.-coli-Infektionen). Im Gegensatz dazu werden **Endotoxine** beim Zerfall von Bakterien freigesetzt.
- **Vermehrung** durch Spaltung.

**Einteilungen**

| Gramfärbung eines Zellwandbestandteils (Murein) | |
|---|---|
| **Grampositiv = blau** | **Gramnegativ = rot** |
| Bakterien mit dicker Zellwand, sie sind daher weitaus überlebensfähiger; sie sind gegen Austrocknung geschützt und können gut in der Umwelt (Erde, Wasser, Luft, an Oberflächen) überleben. | Bakterien mit dünner Zellwand, daher empfindlich gegen Austrocknung. |
| Zellwand meist starr, evtl. Fortbewegung über Geißeln. | Zellwand relativ biegsam, Fortbewegung durch Biege- u.a. Bewegungen. |
| Beispielsweise kugel- oder stäbchenförmig. | Beispielsweise schraubenförmige Gestalt, wie Spirochäten (Treponema pallidum [Syphilis-Erreger], Borrelia burgdorferi [Lyme-Borreliose]). |
| Beispielsweise Hautkeime. | Beispielsweise Schleimhautkeime. |
| Setzen eher Exotoxine (Ausscheidungsgifte) frei. | Setzen eher Endotoxine (Zerfallsgifte) frei. |
| Bacillus anthracis; Clostridium botulinum, tetani, perfringens; Corynebakterium diphteriae; Listerien; Mycobacterium tuberculosis, bovis, leprae; Staphylokokken und Streptokokken. | Alle anderen. |

| Sauerstoffbedarf | | |
|---|---|---|
| Aerob | Anaerob | Fakultativ anaerob |
| Nur mit Sauerstoff | Nur ohne Sauerstoff (die meisten Clostridien) | Mit oder ohne Sauerstoff |

| Form | | |
|---|---|---|
| Kugelförmig (Kokken) | Stäbchenförmig | Gekrümmt |
| Anordnung: Streptokokken kettenförmig, Staphylokokken traubenförmig, Diplokokken (paarweise z.B. Meningo-, Pneumo-, Gonokokken) | Beispielsweise E. coli, Salmonellen, Shigellen, Mykobakterien (M. tuberculosis, M. leprae) | Kommaförmig, z.B. Vibrio cholerae; schraubenförmig, z.B. Leprospiren, Borrelien, Treponemen |

## Gesammelte Infos (zum Teil aus Prüfungen)

**Streptokokken** (kettenförmig angeordnete Kugelbakterien) werden nach ihrem Hämolyseverhalten auf Blutagar eingeteilt in

- α–hämolysierende Streptokokken (inkomplette Hämolyse), β-hämolysierende; Streptokokken (Hämolyse) und γ-hämolysierende Streptokokken (keine Hämolyse)
- β–hämolysierende Streptokokken der Gruppe A (Streptococcus pyogenes)
  - verursachen 95% aller Streptokokkenerkrankungen (z.B. Angina tonsillaris, Scharlach, Erysipel u.a.) und
  - finden sich bei 10% der Gesunden in der Mundhöhle (nicht der Nachweis ist pathologisch, sondern das Einhergehen mit Krankheitserscheinungen).

**Staphylococcus aureus** gehört zu den widerstandsfähigsten humanpathogenen Bakterien überhaupt. Aus getrockneten klinischen Materialien lassen sich die Erreger noch nach Monaten isolieren (Trockenkeim). Er übersteht Hitzeeinwirkungen von 60 °C über 30 Minuten. Seine Enterotoxine werden auch durch Erhitzen auf 100 °C für 30 Minuten nicht sicher inaktiviert.

## Wichtige Toxinbildner

- Clostridien
  - Clostridium botulinum verursacht Botulismus (§6 IfSG); Neurotoxine hemmen Acetylcholinfreisetzung in peripheren cholinergen Nervenendplatten; ZNS bleibt unbeteiligt („BoTox")
  - Clostridium tetani - Tetanus
  - Clostridium perfringens - Gasbrand
- Corynebacterium diphteriae (Diphterie): Toxin schädigt Herzmuskulatur, Nerven, Leber und Nieren
- Bordetella pertussis (Keuchhusten): Toxin sorgt bei Kindern für typische Hustenanfälle, führt bei Säuglingen evtl. zu Atemstillstand
- Für Durchfälle verantwortlich z.B.:
  - Shigellen, besonders Shigella dysenteriae (Shigellenruhr) mit Endotoxinausschüttung ⇒ Dickdarmgeschwüre + Exotoxin ⇒ Kreislaufstörungen, Letalität 60%,
  - Choleravibrionen, Staphylokokken, (enterohämorrhagische) E. coli

- Streptokokken (Zweiterkrankungen)

**Nasskeime** sind Bakterien mit geringen Nährbodenansprüchen, die sich in feuchtem Milieu bei Temperaturen unter 37 °C vermehren. Sie können vielen Desinfektionsmitteln widerstehen und sind daher v.a. bei Krankenhausinfektionen von Bedeutung. Wichtige Nasskeime sind z.B. Legionella pneumophila, Pseudomonas aeruginosa, bestimmte Enterobakterien (z.B. Klebsiella- und Proteusspezies). Sie können in Waschbeckenabflüssen, Gullis, feuchten Textilien (Putz- und Scheuerlappen), Luftbefeuchtern, Narkose- und Beatmungsgeräten, Inkubatoren und weniger wirksamen Desinfektionsmitteln nachgewiesen werden.

## 9.2.3 Einzeller (Protozoen)

Urtierchen, sie bestehen nur aus einer Zelle, diese ist aber komplex aufgebaut und verfügt über einen echten Zellkern mit DNS. Protozoen zählen deshalb zu den (wenn auch primitivsten) höheren Lebewesen. Beispiele:

- **Plasmodien** (Plasmodia vivax, orale, malariae, falciparum), Erreger der **Malaria**
- **Toxoplasma gondii** ⇒ Erreger der **Toxoplasmose**, kann bei Immunsuppression auch Meningitis/Enzephalitis verursachen
- **Amöben** ⇒ Erreger der **Amöbenruhr**
- **Leishmaniosen**
- **Pneumocystis carinii:** häufiger Erreger der **Pneumonie** bei AIDS-Kranken

## 9.2.4 Pilze (Fungi)

Die Einordnung der Pilze in die Systematik aller Lebewesen ist umstritten. Meist werden sie eher dem Pflanzenreich zugerechnet.
Im Gegensatz zu richtigen Pflanzen besitzen sie kein Chlorophyll, sind daher nicht zur Photosynthese fähig und bedürfen deswegen organischen Materials zur Ernährung. Sie besitzen im Gegensatz zu Bakterien einen echten Zellkern mit Zellmembran (und sind daher Eukaryonten). Ihre Ausbildung erfolgt z.B. von einem den Boden durchziehenden **Myzel** (Fadenpilze) oder durch Sprossung aus einer Mutterzelle (Sprosspilze), aber auch durch geschlechtliche Verschmelzung zweier Zellkerne.
Erkrankungen durch Pilze heißen **Mykosen**. Von den über 100.000 Pilzarten sind etwa 100 menschenpathogen. Folgende Ausführungen beziehen sich im Wesentlichen nur auf letztgenannte.

- Hautpilze (Dermatophyten) verursachen Haut-, Fuß-, Haar- und Nagelmykosen (→ 615). Sie sind i.d.R. weniger gefährlich als lästig. Typisch bei Infektionen ist ein runder oder unregelmäßiger Hautherd mit starker Randbetonung und zentraler Abblassung. Am Rand kommt es zu vermehrter Schuppung, je nach Lokalisation meist auch zu Juckreiz. Erkrankungen mit Dermatophyten werden meist als **Tinea** bezeichnet, was den Pilz noch nicht genau spezifiziert. Mit einem zweiten Wort beschreibt man die Lokalisation, z.B. Tinea corporis (des Rumpfs), T. capitis (des Kopfs), T. pedis (des Fußes) u.a. Im weiteren Sinn werden auch Hefe- und Schimmelpilzmykosen als Tinea bezeichnet.

**Behandlungsgrundsätze**

○ Nicht kratzen (zusätzliche Reizung und evtl. Infektion und Verschleppung der Erreger)
○ Kunstfaserkleidung meiden (schafft günstiges feuchtwarmes Klima)
○ Betroffene Stelle waschen (schafft ungünstiges Pilzmilieu)
○ Behandlung lange fortsetzen

- **Schimmelpilze** (verschiedener Pilzgruppen) können als Saprophyten oder Parasiten tote oder lebende organische Materialien mit Schimmel überziehen. Einige können benutzt werden, um daraus Enzyme oder **Antibiotika** zu gewinnen, andere helfen bei der Käsereifung. Einige produzieren Giftstoffe, z.B. die **Aflatoxine** (Aspergillus-flavus-Toxine). Sie siedeln bevorzugt auf Nüssen, Getreide, Mandeln und geräuchertem Schinken (Befall auch bei Milch/-produkten möglich). Sie sind extrem hitzebeständig, meist nicht wahrnehmbar und schon in geringen Dosen **krebserzeugend**. Ein weiterer wichtiger Vertreter ist Aspergillus fumigatus, der bei Abwehrschwäche v.a. die Lunge befällt, aber auch Nase und Nasennebenhöhlen, Gehörgang (Aspergillus niger), Haut, Nägel, bei hämatogener Streuung sogar das Endokard, Gehirn und Knochen.
- **Hefepilze:** Bekannte Vertreter sind Backhefe (Candida robusta), Kefirpilz (Candida kefyr) und Bier- und Weinhefe. Allerdings sind von den über 200 Candida-Arten etwa 15 unter bestimmten Voraussetzungen pathogen (= fakultativ pathogen), der bekannteste ist **Candida albicans** (macht z.B. Windel- oder Mundsoor). **Hefepilze ernähren sich von Zucker.** Sie befallen v.a. Schleimhäute von Mund (häufigste Lokalisation, dabei weißliche, leicht abwischbare Beläge), Rachen, Speiseröhre (dabei Schluckbeschwerden, Schmerzen hinter dem Brustbein), Darm (s.u.) und Scheide. Befall der Haut vorzugsweise an feuchtwarmen Stellen und dort, wo Haut an Haut reibt (unter weiblicher Brust, Gesäßfalte, Zehenzwischenräume). Auch ein Nagelbefall ist möglich. Innere Organe sind meist nur im Rahmen einer Sepsis betroffen (Lunge, Endokard, Hirnhäute, Nieren, Gelenke u.a.). **Besonders gefährdet sind Diabetiker (Candida mag auch Fruchtzucker) u.a. Abwehrgeschwächte (immunsuppressive Therapie, AIDS, Krebs u.a.).**

Bei Candida-Mykosen (Candidosen) an Mund- und Zungenschleimhäuten Erwachsener immer konsumierende Grundkrankheiten (u.a. AIDS) in Betracht ziehen!

## Darmmykose

### Symptome

- Weiche, klebrige, ungeformte Stühle
- Wechsel von Verstopfungen und Durchfällen
- Blähungen

- Heißhunger auf Süßes
- Unverträglichkeit von Alkohol
- Ständiger Zink- und Eisenmangel
- Abgeschlagenheit, Reizbarkeit
- Hauterscheinungen und Allergien

Candida albicans kann im Darm (v.a. Trauben- und Malz-)Zucker in minderwertigen Alkohol (Fusel) verwandeln, der die Leber belastet und zum Entgleisen der Leberwerte führen kann.

**Therapie**
Antipilzdiät: Vermeidung von Zucker und Kohlenhydraten (v.a. Nudeln und Brot).

> **Achtung**: nicht nur Diät, weil der Pilz sonst bei der Suche nach Nahrung mit seinem Myzel die Darmwand durchdringen könnte. Schulmedizinisches Mittel der Wahl ist Nystatin (wird nicht vom Körper resorbiert), ein homöopathisches Mittel wäre z.B. Albicansan®.

## 9.2.5 Parasiten (Schmarotzer)

Sie entziehen dem Wirtsorganismus Nährstoffe, womit sie ihn schädigen und Krankheitserscheinungen hervorrufen können.

### Gliederfüßler

Neben den Erscheinungen, die diese Parasiten selbst hervorrufen, können sie auch als Vektoren (aktive Krankheitsüberträger) Erreger weitergeben.
- **Milben** (Spinnentiere).
  - Krätzmilben übertragen die Krätze **(Scabies)**.
  - Hausstaubmilbe, deren Kot zu Allergien führen kann.
  - Haarbalgmilbe; Erntemilbe (Ernte- oder Heukrätze).
  - Auch die Erreger der Hunde- oder Katzenräude u.a. Milbenarten können auf den Menschen übergehen; als Krankheitsüberträger können sie **Fleckfieber** übertragen.
- **Läuse:** Kopf-, Kleider- und Filzläuse; saugen stechend Blut, dies geht mit starkem Juckreiz einher. Filzläuse (Schamläuse) saugen meist an der gleichen Stelle, dabei kommt es zu typischen blauen Flecken. Sie sind mögliche Überträger z.B. von **Fleckfieber** und **Rückfallfieber** sowie Fünf-Tage-Fieber.
- **Flöhe:** stechend-blutsaugend, dabei Rötung, Schwellung und Juckreiz. Rattenflöhe können die **Pest** übertragen; auch Hunde- und Katzenflöhe können auf den Menschen übergehen, in den Tropen der Sandfloh. Von Mensch zu Mensch können sie z.B. **Fleckfieber** übertragen.
- **Zecken** sind ebenfalls stechende Blutsauger; dabei kommt es zu Rötung, Schwellung und Juckreiz; Zecken übertragen z.B. **Lyme-Borreliose**, **FSME**, aber auch **Rückfallfieber**, **Q-Fieber**, **Tularämie** und **virusbedingtes hämorrhagisches Fieber**.

- **Wanzen** (z.B. Bettwanzen) sind auch stechende Blutsauger; dabei kommt es evtl. zu Quaddelbildung, Juckreiz, im Extremfall sogar zu Kreislaufstörungen; Wanzen können unter Umständen **Hepatitis B** (auch die Chagaskrankheit) übertragen.
- **Fliegen**: als Parasiten die stechend-blutsaugenden Bremsen und die Tsetsefliege, die dabei **Brucellose**, **Milzbrand**, **Tularämie** und die Schlafkrankheit übertragen können. Ferner auch die echten Fliegen, die leckend Blut saugen, aber auch ohne diese Eigenschaft als Parasiten Krankheiten passiv übertragen können, z.B. indem sie von infiziertem Kot, Eiter u.a. auf unser Marmeladenbrot fliegen. Dabei können sie übertragen: **Poliomyelitis**, **Shigellenruhr**, **Chlamydien (Trachom)**, **Typhus**, **Virushepatitis**, **Virus-Meningoenzephalitis**.
- **Würmer** (→ 356)
  - Fadenwürmer: Spul-, Maden-, Peitschenwürmer und Trichinen (Trichinella spiralis), Erreger der **Trichinose**, Behandlungsverbot für HP), Filarien (kleinste Würmchen, die durch Mückenstich übertragen werden und Filariose hervorrufen).
  - Bandwürmer: Rinder- (am häufigsten), Schweine- und Fischbandwurm. Echinokokken (Hunde-, Fuchsbandwurm), können beim Menschen **Echinokokkose** hervorrufen (Behandlungsverbot für Heilpraktiker).

In vielen Fällen zeigen sich bei Wurmbefall Anämie, Exantheme, Eosinophilie, Gewichtsabnahme.

**Anmerkung:** Die fettgedruckten Infektionskrankheiten, die zum Teil der Meldepflicht und einem Behandlungsverbot für HP unterliegen sind größtenteils auch bei den entsprechenden Organsystemen (z.B. FSME bei Nervensystem) zu finden.

### Vokabeln zu Mikroorganismen

**Symbionten** leben mit anderen Lebewesen zusammen. Sie unterstützen sich gegenseitig, z.B. nehmen Darmbakterien die Nahrung des Menschen auf und helfen im Gegenzug bei der Verdauung.

**Parasiten** leben durch Stoffentzug, also auf Kosten eines anderen Lebewesens, und schaden ihm dadurch. Parasiten sind Würmer, Protozoen und Gliederfüßler, im weiteren Sinn aber auch Bakterien und Viren.

**Saprophyten** leben von toter organischer Substanz, wie z.B. Fäulnisbakterien. Meist besiedeln sie einen Menschen, ohne diesem zu schaden oder zu nutzen. Manche schaden jedoch, z.B. Karieserreger.

Die meisten Mikroorganismen, die uns schaden können, vernichtet unser Immunsystem. Nur bei wenigen versagt es und es kommt zu einer Infektionskrankheit, bei der die Krankheitserreger in den menschlichen Körper eindringen können und sich hier vermehren.
Ein Mikroorganismus, der eindringen will, hat es nicht leicht. In der Tränenflüssigkeit und im Speichel stößt er schon auf die ersten tödlichen Enzyme und spätestens die Magensäure vernichtet ihn.

Auch die Schleimhäute der Luftwege fangen Erreger ab und die physiologischen Bakterien, z.B. in Scheiden- oder Darmflora, verhindern das Einnisten ihrer gefährlichen Verwandten. Haben die Keime all diese Barrieren durchbrochen, müssen sie sich dem Immunsystem, z.B. den Leukozyten, stellen.

## 9.3 Abwehrsystem

### 9.3.1 Spezifisches Abwehrsystem

| Humorales System (nichtzelluläre Abwehrsubstanzen) | Zelluläres System (immunkompetente Zellen) |
|---|---|
| Antikörper (aus Plasmazellen) | • T-Helferzellen<br>• T-Unterdrückerzellen<br>• T- und B-Gedächtniszellen<br>• Zytotoxische T-Zellen |

### 9.3.2 Unspezifisches Abwehrsystem

| Humorales System | Zelluläres System |
|---|---|
| • Säureschutzmantel der Haut<br>• Schleim und Flimmerhärchen<br>• Intakte Darmflora<br>• Antimikrobielle Substanzen<br>• Abwehrstoffe (Lysozym)<br>• Immunbotenstoffe (Zytokine, Interleukine)<br>• Akute-Phase-Proteine<br>• Komplementsystem<br>• Interferon | • Makrophagen<br>• Mikrophagen (neutrophile und eosinophile Granulozyten)<br>• Natürliche Killerzellen |

Zum Verständnis: Humoral bezeichnet die gelösten Stoffe des Immunsystems, also nicht die zellulären. Der B-Lymphozyt ist eine Zelle; sein Produkt, die Antikörper, sind keine Zellen, zählen also zur humoralen Abwehr.

### 9.3.3 Abwehrreaktion

Im Blut zirkulieren unter anderem Y-förmige Eiweiße (Proteinmoleküle), auch bekannt als **Antikörper** oder **Immunglobuline** (→ 308). Sie suchen als Schlüssel nach ihrem Schloss (bis zu über 1 Billion pro $mm^3$). Viele haben dabei kein Glück, vereinsamen und sterben. Andere treffen auf das passende Schloss, das **Antigen**. Dies finden sie z.B. in Form einzigartiger Eiweiß- oder Zucker-Eiweiß-Moleküle auf der Oberfläche eines Bakteriums. Das Bakterium besitzt meist hunderte, wenn nicht tausende verschiedener Antigene, ebenso ein Virus oder eine Krebszelle.

Wenn der spezifische Antikörper auf das spezifische Antigen passt, entsteht ein Antigen-Antikörper-Komplex oder **Immunkomplex**. Da aber meist viele Erreger eindringen, genügt es nicht, wenn ein Antikörper mit einem Antigen reagiert, zumal der Antikörper alleine den Erreger nicht vernichten und fressen kann. Der Immunkomplex aktiviert zur Unterstützung z.B. das Komplementsystem über Mediatoren. Die aktivierten Komplementfaktoren schädigen die Zellmembran des Bakteriums und zerstören es dadurch (in einem komplexen mehrschrittigen Prozess). Außerdem locken sie Fresszellen und Lymphozyten an und aktivieren sie.

## Phagozytose

Man unterscheidet zwei Gruppen von Fresszellen oder **Phagozyten**. **Makrophagen** (große Fresszellen) verlassen nach wenigen Tagen das Blut und wandern in das Gewebe aus, wo sie zu Gewebemakrophagen werden (zu ihnen gehören z.B. die Mikrogliazellen im Gehirn).
**Mikrophagen: Neutrophile Granulozyten** (kleine Fresszellen) bilden 60% der Leukozyten im Blut, können aber auch ins Gewebe wandern und dort bis zu 100 Mikroorganismen verschlingen, bevor sie selbst zugrunde gehen und von Makrophagen beseitigt werden.
Diese aktivierten Phagozyten binden sich an den Stamm der Y des Antikörpers, der dort eine spezielle Bindestelle für sie hat. Da aber bei einer durchschnittlichen Infektion tausende bis hunderttausende von Erregern eindringen, ist noch mehr Verstärkung notwendig.
Antikörper befinden sich nicht nur vereinzelt im Blut, sondern auch auf der Oberfläche von **B-Lymphozyten**. Für diese ist ein Antigenkontakt (und die Hilfe der T-Helfer-Zellen) der Auslöser, sich in **Plasmazellen** zu verwandeln, um nun bis zu 2.000 Antikörper pro Sekunde zu produzieren, die genau zu diesem Antigen passen.
Noch effizienter wird die Immunantwort dadurch, dass nicht nur wenige, sondern Millionen von Plasmazellen gegen das gleiche Antigen entstehen. Dies dauert aber mindestens 7-10 Tage (ebensolange dauert es, eine Infektion [Schnupfen] auszukurieren).
Damit die Immunantwort des Körpers beim nächsten Angriff nicht so lange dauert, entstehen während dieses Kampfs sog. **B-Gedächtniszellen**.

## Vielfalt der Antikörper

Wie kann der Körper gegen tausende von Erregern bis hin zu industriell gefertigten Chemikalien Antikörper bereithalten? Wenn man bedenkt, dass beim Lotto mit nur 6 Zahlen über 13 Millionen mögliche Kombinationen entstehen, kann man sich kaum vorstellen, wie viele Antikörper eine B-Zelle aus über 100 Aminosäuren bauen kann.

| | |
|---|---|
| **IgG** | Hauptanteil der Antikörper, Träger der erworbenen Immunität |
| **IgM** | Die ersten bei einer Infektion mit unbekannten Erregern, besonders groß |
| **IgE** | Vor allem bei Allergien und Parasitenbefall erhöht |
| **IgA** | Schleimhautständig (v.a. im Magen-Darm-Trakt), in der Muttermilch |
| **IgD** | Auf der Oberfläche reifer B-Zellen |

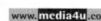

## Antikörper (Ak) oder Immunglobuline (Ig)

Sie kommen v.a. in Blut und Lymphe vor. Die Auftrennung geschieht durch Eiweißelektrophorese (nach Ladung und Molekulargewicht) **in fünf Klassen** (Merkwort: GAMDE).

### IgG

- **Hauptanteil:** über 75% aller Antikörper
- **Sekundärantwort** (brauchen nach Erstkontakt mit Erreger ca. 3 Wochen für ihre Bildung; erscheinen also in der späten Phase bei Erstinfektion, sind aber sofort parat bei erneuter Infektion)
- **Plazentagängig** (als einzige Ak): schützen das Kind vor und bis 6 Monate nach der Geburt, bis es selber IgG produzieren kann
- **Abwehraufgaben**
  - Komplement aktivieren
  - Opsonieren (für Phagozyten schmackhaft machen)
  - Zytolyse, Agglutination
- Vorkommen auch in der Muttermilch

### IgM

- M wie Makroglobuline, ca. 10% aller Ig im Serum
- Makromolekül aus fünf einzelnen Molekülen (damit auch fünf Bindungsstellen für Antigene), somit aber zu groß, um z.B. plazentagängig zu sein
- **Die schnellsten Ak (Frühantikörper, primäre Immunantwort):** werden beim Erstkontakt am schnellsten gebildet, lassen sich später von IgG ablösen
- Abwehraufgaben: bilden Konglomerate, aktivieren Komplement
- Vorkommen v.a. innerhalb der Gefäße und auf der Zelloberfläche von B-Lymphozyten (zur Aktivierung und Umwandlung in Plasmazellen)

### IgA

- 15-20% der Antikörper
- **Schleimhautständig:** v.a. in den Sekreten der Schleimhäute des Verdauungs-, Atem- und Urogenitaltrakts (nach lokaler Antigenstimulation werden sie v.a. in lymphatischem Gewebe von Verdauungs- und Respirationstrakt gebildet)
- Abwehraufgaben: Agglutination, Neutralisation von Toxinen
- Vorkommen auch in der Muttermilch

### IgE

- Früher Reagine, nur in Spuren im Serum vorhanden
- **Allergie vom Soforttyp:** können Mastzellen und basophile Granulozyten zur Ausschüttung ihrer Mediatoren, v.a. Histamin, veranlassen
- **Parasitenbefall:** z.B. bei Wurmbefall erhöht

## IgD

- Unter 1% aller Ig
- Auf der Oberfläche von B-Lymphozyten (gemeinsam mit 7-S-IgM), helfen vermutlich bei antigeninduzierter Ausdifferenzierung
- Sonst nicht viel bekannt

## T-Lymphozyten

- **T-Helfer-Zellen** stimulieren die B-Lymphozyten, sich in Plasmazellen umzuwandeln.
- **T-Suppressor-Zellen** bremsen das Immunsystem (regulieren es also zusammen mit den T-Helfer-Zellen).
- **Zytotoxische T-Zellen** können fremde Zellen ohne Antikörperbeteiligung vernichten.

Auch T-Lymphozyten reagieren antigenspezifisch, brauchen aber dazu die Hilfe von **antigenpräsentierenden Zellen** (v.a. Makrophagen, Mikrophagen, aber auch B-Lymphozyten). T-Lymphozyten spielen die Hauptrolle in der spezifischen zellulären Abwehr

## B-Lymphozyten

Sie warten auf einen Antigenkontakt (meist präsentiert von T-Helferzellen) und wandeln sich dann zu Plasmazellen. **Plasmazellen sind für die Antikörperproduktion** zuständig (bis zu 2.000 Ak/Sek.). Außerdem schaffen sie identische Abbilder von sich **(Klonen)**, vermehren also ihre Stückzahl und vervielfachen so die Antikörperproduktion. Aus der Schlacht gehen die **B-Gedächtniszellen** hervor, die Hüter des Bauplans für die Antikörper.

## Das Komplementsystem

(lat. complementum = Ergänzung; Abk. C)

Bestimmte Eiweiße, die im Serum und auf Zelloberflächen vorkommen. Sie können in den Organismus eingedrungene Fremdstoffe (Antigene) mit oder ohne Beteiligung von Antikörpern inaktivieren (Verstärkung bzw. Ergänzung von Antikörperwirkungen); die Komplementfaktoren haben den „Vornamen" C und als „Nachname" eine Nummer (C1 bis C9), oft auch als „Doppelname" noch einen Kleinbuchstaben.

## Hauptwirkungen

- Lyse fremder Zellen (z.B. indem sie einen Kanal in deren Zellmemran „rammen", wodurch Kalium ausströmen und Natrium und Wasser einströmen kann. Dadurch explodiert die Fremdzelle).
- Aktivierung immunkompetenter Zellen (Notruf an die Abwehrzellen).
- Opsonisierung (macht den opsonierten Erreger attraktiver für die Fresszellen, z.B. eine mit Butter opsonierte Brezel wird für Sie als Phagozyt attraktiver und von Ihnen zuerst verspeist).

## Das MHC-Molekül (Freund oder Feind?)

MHC bedeutet „major histocompatibility complex" = Hauptgewebeverträglichkeitskomplex. Anhand dieser MHC-Moleküle erkennt unser Immunsystem, ob es sich um körpereigene oder -fremde Zellen handelt. MHC-Moleküle befinden sich auf allen kernhaltigen Körperzellen und auf Blutplättchen (MHC Klasse 1). Auf Makrophagen, T-Helfer-, B- und antigenpräsentierenden Zellen befinden sich zusätzlich MHC-Moleküle der Klasse 2.

### Bildliches Beispiel

Jeder Bundesbürger besitzt einen Personalausweis und kann bei einer Kontrolle beweisen: „Ich gehöre dazu, friss mich nicht" (entspricht MHC-1 der „gewöhnlichen" Zellen). Die Polizisten besitzen zusätzlich noch ihren Dienstausweis (entspricht dem MHC-2 der Abwehrzellen).

### MHC und HLA

Die MHC-Moleküle gehören zu den HLA (human leucocyte antigen). Es wurde beobachtet, dass Menschen mit einer bestimmten Art von HLA häufiger bestimmte Krankheiten bekommen, z.B.

- haben ca. 6% der Bevölkerung einen HLA namens B27; nicht alle mit B27 bekommen M. Bechterew, aber 96% aller Bechterew-Patienten besitzen HLA-B27;
- HLA-DR3, -DR7 wird verstärkt bei Zöliakie-Patienten entdeckt;
- HLA-Dw21, -DR3, -DR4 kommt vermehrt bei juvenilem Diabetes mellitus vor;
- HLA-B13, -B17, -B37, -Cw6 bei Psoriasis;
- außerdem werden sog. „HLA-Gutachten" für den Vaterschaftstest eingesetzt.

## 9.4 Allergie

Auf Antigene, die normalerweise nicht schädlich sind (z.B. Blütenpollen) reagiert der Körper überschießend: Wie bei der Erregerabwehr erfolgt nach dem ersten Kontakt eine **Sensibilisierungsphase**, in der spezifische Antikörper produziert werden. Diese sind bei jedem weiteren Kontakt kurzfristig verfügbar. Im Fall der Allergie (Typ 1) sind dies Antikörper der Klasse IgE. Die massenhaft ausgeschütteten **IgE-Antikörper** sorgen für verschiedene Abwehrmechanismen im Körper. Es kommt zur Bildung von Antigen-Antikörper-Komplexen (Immunkomplexen) und insbesondere zur **Histaminausschüttung** aus den Mastzellen und basophilen Granulozyten (→ 311).

Die auslösenden Antigene heißen Allergene. Sie lassen sich in folgende Gruppen unterteilen.

- Inhalationsallergene: Pollen, Hausstaub, Schimmelpilze
- Ingestions-(Nahrungsmittel-)allergene, z.B. bestimmte Eiweiße, Nüsse, Erdbeeren
- Kontaktallergene: Nickel, Latex, Salben(-grundlagen)
- Injektionsmittelallergene
  - Tierische Gifte wie Bienen- oder Schlangengift
  - Lokalanästhetika (Procain, Novocain, Lidocain u.a.)

- (Pflanzliche) Medikamente (insbesondere aus Kreuzblütlern wie Goldrute/Solidago oder Echinacea)
- Röntgenkontrastmittel (Pseudoallergien, → 315)

Der Körper muss eine Substanz allerdings nicht von Anfang an als Allergen definieren. Dies kann auch erst nach Jahren des regelmäßigen Kontakts geschehen, z.B. bei Pollen oder Mehl. Auch können sich Allergien im Lauf eines Lebens verlagern, so dass eine heftige Pollenallergie in der Kindheit im Erwachsenenalter stark zurückgeht. Hingegen tritt dann aber eine Allergie gegen Tierhaare (Katze, Hund, Pferd usw.) auf. Dies geschieht vor allem bei sog. Atopikern.

**Atopie**: Typ-1-Allergie aufgrund einer genetischen Disposition; nicht die Allergie selbst, sondern die Bereitschaft, eine Allergie vom Soforttyp zu entwickeln, wird weitergegeben. So kann das Kind eines Asthmatikers eine Neurodermitis entwickeln, z.B. aufgrund einer Allergie gegen tierisches Eiweiß.

**Atopie:** Bereitschaft zu atopischem Ekzem (Milchschorf, Neurodermitis oder Prurigo), allergischer Konjunktivitis oder Rhinitis (z.B. Heuschnupfen), Extrinsic-Asthma und Urtikaria.

Neben der Allergie Typ I (anaphylaktische Reaktion) zählen auch Typ II und Typ III zu den Allergien vom Soforttyp, während die (zellvermittelte) Allergie Typ IV den Spättyp darstellt (vgl. Reaktionszeiten).

**Prick-Test zur Allergietestung**

Ein Tropfen einer allergenhaltigen Lösung wird auf die markierte Hautstelle aufgebracht und die Haut dort durchstochen. Dabei wird auch ein Feld mit Histamin angelegt, das immer positiv reagieren sollte, und eines mit Natrium-chloridlösung, das immer negativ reagieren sollte. Anschließend wird die Reaktion beobachtet. Außerdem kann das Blut auf eine IgE-Erhöhung hin untersucht werden.

Auch die Naturheilkunde verfügt über effektive Testmethoden:

Austestung der einzelnen Allergene durch angewandte Kinesiologie (sog. Muskeltest), Bioresonanz, RAC-Pulstastung u.v.m.

## 9.4.1 Allergie Typ I

- Wird auch als anaphylaktische Reaktion bezeichnet.
- Reaktionszeit: **sofort** nach Allergenkontakt (Sekunds bis 30 Minuten).
- Häufigste Allergieform.
- Nach Erstkontakt mit einem Allergen reagiert der Körper über mit starker Bildung von IgE (im Blut nachweisbar). Diese binden sich beim nächsten Kontakt mit dem Allergen an Mastzellen und basophile Granulozyten und veranlassen diese, Gewebemediatoren auszuschütten, v.a. **Histamin**

- Vasodilatation, Permeabilitätserhöhung der Kapillaren → Austreten von Plasma in das Gewebe: Urtikaria, Quincke-Ödem, Schock
- Kontraktion der glatten Muskulatur → Asthma bronchiale, gastrointestinale Symptome
- Eosinophilie

| Erscheinungsformen | |
|---|---|
| • Heuschnupfen | • Quincke-Ödem |
| • Asthma bronchiale (auch Bäckerasthma) | • Urtikaria |
| | • anaphylaktischer Schock |

**Urtikaria** (Nesselsucht, Quaddelsucht)
Eine Quaddel ist leicht erhaben, scharf abgegrenzt, von roter oder weißer Farbe, linsengroß bis ausgedehnt flächenhaft und heftig juckend. Bei massiver Urtikaria besteht Schockgefahr.

**Quincke-Ödem** (angioneurotisches Ödem)
Sonderform der Urtikaria: ödematöse Hautschwellungen v.a. der Augenregion, aber auch der Lippen, Geschlechtsorgane, Hände und Füße.

**Anaphylaktischer Schock**
- **Unruhe**, **Juckreiz** auch mit **Urtikaria**, Niesen oder rotem Gesicht
- Zeichen des Magen-Darm-Trakts: **Erbrechen, Diarrhö, allgemeines Angstgefühl**, evtl. **Fieber** mit **Schüttelfrost**
- **Blaurote Gesichtsfarbe, kalter Schweiß, RR↓, Puls↑, Dyspnoe** wegen Bronchospastik ⇒ Atemfrequenz erhöht
- **Atem-Kreislauf-Stillstand** (klinisch tot)

Stadieneinteilung der Anaphylaxie, Symptome und Vorgehensweise siehe nächste Seite.

| Stadium | Symptome | Was tun? |
|---|---|---|
| 0 | Lokale allergische Reaktion am Ort des Allergenkontaktes ohne Fernsymptome: kurz nach der Injektion Schwellung, Rötung, Juckreiz, Urtikaria an der Injektions- bzw. Applikationsstelle | • Allergenzufuhr stoppen, bei i.v.-Injektion Kanüle unbedingt in Vene belassen und sichern<br>• Lokale Kühlung und/oder antiallergisches Gel (z.B. Tavegil® Gel), möglichst aus dem Kühlschrank<br>• Notfallutensilien bereitstellen<br>• Patient in Rückenlage bringen, Kopf erhöht, Arme frei zugänglich machen<br>• RR und Puls messen (Ausgangswert!)<br>• Patient mindestens 30–40 Minuten überwachen<br>• Dokumentation der allergischen Reaktion |
| I | Generalisierte Haut- und Schleimhautreaktionen: allergische Symptome nicht nur an der Applikationsstelle, sondern v.a. im Gesicht, an den Händen und am Oberkörper, z.B. Urtikaria, Ödeme, Flush, Luftnot durch Rachenödem, normale Kreislauffunktion (evtl. Tachykardie aus Angst) | • Notarzt verständigen (lassen) unter Angabe der Diagnose „anaphylaktischer Schock"<br>• Venösen Zugang legen und sichern<br>• Sauerstoffgabe und lokale Kühlung am Hals (Kühlpackung)<br>• i.v.-Gabe Antihistaminikum (z.B. Tavegil® Injektionslsg. 5 ml)<br>• Lagerung mit erhöhtem Oberkörper (Kopfödeme)<br>• Rasche Infusion von 0,9%iger NaCl-Lösung zur Kreislaufstabilisation (z.B. 2000 ml, ggf. mehr)<br>• Ständige Puls- und Atemkontrolle<br>• Patienten beruhigen |
| II | Allergische Reaktion innerer Organe, z.B. asthmatische Beschwerden, Bauch- oder Unterleibskrämpfe, Pulsanstieg, Sinken des Blutdrucks, noch keine Schockzeichen | • Beschleunigte Infusionsgeschwindigkeit (z.B. durch Kompression des Infusionsbeutels)<br>• Zusätzliche venöse Zugänge schaffen<br>• Beine zur Schocklage hochlegen |
| III | Anaphylaktischer Schock: Pulsbeschleunigung auf über 100/min, Abfall des systolischen RR auf unter 100/min (KO: Bewusstseinsverlust) | Schocklagerung zur Autotransfusion |
| IV | Kreislauf- und Atemstillstand: Zyanose, kein Puls, keine Atmung | Kardiopulmonale Reanimation |

## 9.4.2 Allergie Typ II

- Zytotoxische Reaktion
- Reaktionszeit: ca. 6-12 Std., evtl. Tage
- Bindung von IgG-Antikörpern (evtl. IgM) an zellständige Antigene ⇒ Aktivierung des Komplementsystems ⇒ Lysis der betroffenen Zelle

### Erscheinungsformen

- Inkompatibilität der Bluttransfusion und Transplantatabstoßung (Rhesus-Inkompatibilität)
- Hämolytische Anämie aufgrund der Bildung von Wärme- oder Kälteantikörpern
- Auch Diabetes mellitus Typ I wird diskutiert (zytotoxische Reaktion gegen insulinproduzierende Zellen der Bauchspeicheldrüse)

## 9.4.3 Allergie Typ III

- Auch Immunkomplex- oder Arthus-Reaktion
- Reaktionszeit 6-12 Std.
- Vermittelnde Antikörper sind IgG und IgM
- Ablagerung von Antigen-Antikörper-Komplexen (Immunkomplexen) in Gefäßen oder Geweben und nachfolgende Phagozytose, z.B. durch Makrophagen. Möglicherweise auch Lyse, z.B. wird durch das Komplementsystem das umliegende Gewebe zerstört.

### Erscheinungsformen

- Vaskulitis (Entzündungen im Bereich kleinster arterieller und venöser Blutgefäße)
- LED (Lupus erythematodes desseminatus)
- PCP (progrediente chronische Polyarthritis)
- Akute Glomerulonephritis
- Allergische Alveolitis oder Serumkrankheit

> **Serumkrankheit:** Die unkoordinierte immunologische Reaktion zeigt nach Beginn der verspäteten Phagozytose durch die Leukozyten folgende klinische Erscheinungen:
> • Fieber • Durchfälle • Exantheme (Erythema nodosumoder exsudativum multiforme)
> • Hautblutungen wegen Gefäßbefalls • Lymphknotenschwellungen • Arthritis
> • Glomerulonephritis

## 9.4.4 Allergie Typ IV

- Spättyp; Reaktionszeit: 12 Std. bis 6 Tage
- Überreaktion der T-Lymphozyten
- Sensibilisierte T-Lymphozyten aktivieren über Lymphokine Makrophagen. Diese bilden um das fremde Antigen entweder einen Wall (z.B. Granulombildung bei Tbc) oder induzieren eine Entzündungsreaktion; hier kann der auslösende Stoff auch nur ein Atom oder Molekül sein, das zu klein ist um Antikörper zu binden (Hapten).

Es bindet sich im Körper erst an ein Eiweiß. Die Reaktion richtet sich dann gegen diese Verbindung.

## Erscheinungsformen

- Kontaktekzem (z.B. Chrom-, Nickelallergie)
- Medikamentenallergien
- Tine-Test (Tuberkulinreaktion)
- Manche granulomatöse Reaktionen
- Einige Schilddrüsenerkrankungen (z.B. Hashimoto-Thyreoiditis)

### Tine-Test (Tuberkulintest)

Applikation geringer Mengen von Membranbestandteilen der Tbc-Bakterien auf die Haut. Hatte der Körper bereits Kontakt, errichtet er um diese Stelle einen Makrophagenwall → sichtbar durch ein kleines, rotes, festes Knötchen (Test positiv).

### Pseudoallergien

Sie gleichen in ihrer klinischen Erscheinung den richtigen Allergien und können durch die Nahrung ausgelöst werden. Manche Fischsorten (z.B. Schellfisch) enthalten beispielsweise viel Histamin. Auch Erdbeeren können endogen gespeichertes Histamin freisetzen und manche Konservierungsstoffe setzen ebenfalls Stoffe frei, die Makrophagen anlocken. Unterscheidung: **Das Ausmaß der klinischen Erscheinungen ist proportional zu der zugeführten Menge des Nahrungsmittels** und über den IgE-Spiegel im Blut messbar.

| Allergie | TYP I, anaphylaktischer Typ, Soforttyp | TYP II, zytotoxischer Typ | TYP III, Immunkomplex-Arthus-Typ | TYP IV, Spättyp |
|---|---|---|---|---|
| **Reaktionszeit** | Sekunden bis 30 Minuten | Circa 6-12 Stunden, evtl. Tage | 6-8 Stunden | 12 Stunden bis 6 Tage |
| **Vermittler** | IgE | IgG, evtl. IgM | IgG, IgM | T-Lymphozyten |
| **Krankheiten** | Anaphylaktoide Reaktionen bis Schock; allergische Rhinitis, Asthma; Urtikaria, Quincke-Ödem | Bluttransfusions-Transplantatabstoßung; Agranulozytose; Typ-I-Diabetes; allergische hämolytische Anämie, Thrombozytopenie | Akute GN, PCP, LED, allergische Alveolitis, Serumkrankheit | Kontaktdermatitis, einige Medikamentenallergien, Thyroiditis, Granulome |
| **Mechanismen** | **Histamin** u.a. aus Mastzellen durch Kontakt | Lyse durch zytotoxische T-Lymphozyten oder Komplement | **Immunkomplexe** lagern sich ab, Entzündung | Antigenspezifische **T-Lymphozyten** aktivieren Makrophagen |

## 9.4.5 Therapie bei Allergien

### Schulmedizin

**Hyposensibilisierung** (auch Desensibilisierung)

Schrittweises Herabsetzen der Reaktionsbereitschaft bei Allergie Typ 1 durch regelmäßige, über einen längeren Zeitraum erfolgende subkutane Injektion oder orale Zufuhr (bei Kleinkindern) des auslösenden Allergens in niedrig dosierten, langsam ansteigenden Konzentrationen.

Die Wirkmechanismen werden noch diskutiert. Bei dieser Behandlung besteht die Gefahr eines anaphylaktischen Schocks und allergischer Reaktionen auf andere Inhaltsstoffe der Allergenlösungen.

Es kommt oft zum Einsatz von **Entzündungshemmern** (cortisonhaltige Präparate), sofern eine Meidung des Allergens nicht möglich ist.

### Naturheilkundliche Behandlungsansätze

- Minderung der Allergieneigung, z.B.
  - durch Akupunktur (z.B. UB 60, MP 10 mit Ma36),
  - Homöopathie durch Finden des passenden Konstitutionsmittels (oft Calcium carbonicum oder Natrium chloratum), evtl. auch Komplexmittel (DHU Heuschnupfenmittel, Allergokatt, Hevallergica).
  - Ausreichende Versorgung mit Spurenelementen (v.a. Zink, Selen), Vitaminen (Vitamin A, Vitamin C, verschiedene B-Vitamine, vermutlich auch Vitamin E).
- Linderung der Symptome z.B. durch Akupunktur, Homöopathie (Cardiospermum, z.B. in Halicar-Salbe der DHU, Conjunctisan-B-Augentropfen von VitOrgan).
- Oft hilf es auch, den Körper von seinem Alltagsstress zu befreien.
  - Beispielsweise haben enorm viele Patienten eine Lebensmittelunverträglichkeit z.B. auf Weizen, von der sie nichts wissen - die Vermeidung von Weizen senkt ihre Allergieneigung; bei Weizenunverträglichkeit sollte auch eine Cadmiumbelastung ausgeschlossen werden (bei Kuhmilch Amalgam; bei Hausstaub Kupfer).
  - Unbedingt sollte der Darm saniert werden; eines der häufigsten Probleme ist der übermäßige Befall durch Candida albicans (→ 303); allerdings kommt Candida oft wieder, wenn nicht vorher die Schwermetalle ausgeleitet wurden; ein weiterer Pilz, der bei Allergieneigung häufig eine Rolle spielt, ist **Aspergillus niger**.

# 10    Verdauungssystem

Der Mensch ist hohl. Von den Lippen bis zum Anus verläuft ein langer Schlauch durch den Körper, durch den die aufgenommene Nahrung geleitet wird. Dem Nahrungsbrei werden Substanzen zugesetzt (z.B. Verdauungsenzyme, und Abfallprodukte) und Substanzen entnommen (Nährstoffe).

Die Wand des Verdauungstrakts besteht ab der Speiseröhre aus vier Schichten, die sich im Aufbau sehr unterscheiden. Von innen nach außen sind dies:

> • Mukosa • Submukosa • Muskularis • Serosa (Adventitia)

**Organe des Verdauungssystems**
- Mundhöhle (Cavum oris)
- Rachen (Pharynx)
- Speiseröhre (Oesophagus)
- Magen (Ventriculus, Gaster)
- Dünndarm (Intestinum tenue):
- Zwölffingerdarm (Duodenum)
- Leerdarm (Jejunum)
- Krummdarm (Ileum)
- Dickdarm (Intestinum crassum):
- Blinddarm (Caecum)
- Grimmdarm (Colon)
- Mastdarm (Rektum)

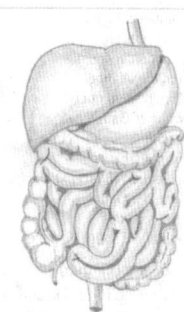

**Dazugehörige Verdauungsdrüsen**
- Speicheldrüsen (Glandulae salivariae)
- Leber (Hepar) mit Gallenblase (Vesica fellea)
- Bauchspeicheldrüse (Pankreas)

Sie bilden Sekrete, die reich an **Enzymen** bzw. Fermenten sind und als Katalysatoren wirken: Sie beschleunigen bzw. ermöglichen chemische Reaktionen.

## Aufgaben des Verdauungstrakts

- Kontrolle der Nahrungsmittel durch Geschmack und Geruch
- Mechanische Zerkleinerung
- Vermischung der Nahrungsmittel mit Enzymen
- Katabolismus: Aufspaltung der Nahrungsmittel in kleinere Bestandteile
- Weitertransport der Nahrungsmittel (durch peristaltische Bewegungen)
- Resorption (Absorption, Aufnahme) der verdauten Stoffe in die Blutbahn
- Ausscheidung der unverdaulichen Nahrungsreste

## 10.1 Anatomie und Physiologie

### 10.1.1 Mundhöhle (Cavum oris)

Mit dem Begriff „Mundhöhle" wird meist der Raum innerhalb der Zähne beschrieben, im weiteren Sinne kann aber auch zusätzlich der Vorhof der Mundhöhle (außerhalb der Zähne) gemeint sein. Ihre Grenzen bilden vorne die Lippen, seitlich die Wangen, unten der Mundboden, oben harter und weicher Gaumen. Nach hinten schließt sich nach der Rachenenge (Isthmus faucium) der Rachen (Pharynx) an. In der Mitte der Gaumen-

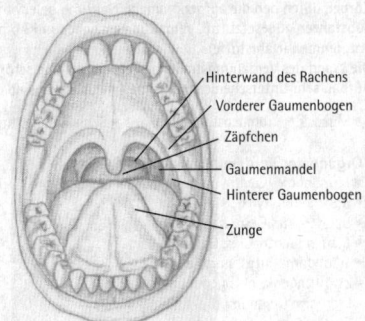

Hinterwand des Rachens
Vorderer Gaumenbogen
Zäpfchen
Gaumenmandel
Hinterer Gaumenbogen
Zunge

bögen befindet sich das Zäpfchen (Uvula). Wichtige Organe im Mund sind Zunge und Zähne.

#### 10.1.1.1 Zunge (Lingua)

- Sie ist zuständig für das Kauen und Sprechen.
- Besitzt quergestreifte Muskelfasern in alle Richtungen.
- Ist mit dem Mundboden verwachsen.
- Die Zungenwurzel ist dem Rachen zugewendet (nur mit Rachenspiegel zu sehen) und enthält reichlich lymphatisches Gewebe, das in seiner Gesamtheit Zungenmandel heißt.
- Außen von einer Schleimhautschicht überzogen.
- Oberflächenvergrößerung durch Papillen:
  - Fadenpapillen (Papillae filiformis), v.a. im vorderen Bereich gelegen, dienen der Tastempfindung,
  - Pilzpapillen (Papillae fungiformes), im vorderen und mittleren Bereich, dienen der Geschmacksempfindung, sowie die
  - Wallpapillen (Papillae vallatae) im hinteren Teil der Zunge auf einer V-förmigen Linie.
- Unterhalb der Zunge in der Mittellinie liegt das Zungenbändchen (Frenulum linguae), eine Schleimhautfalte, die die Zunge am Mundboden befestigt.

## 10.1.1.2  Zähne (Dentes)

- Eingebettet in das Zahnfleisch (Gingiva)
- Besitzten den höchsten Anteil an anorganischen Substanzen
- Innen Zahnpulpa: feinfaseriges Bindegewebe mit viel Nerven und Gefäßen
- Außen Zahnbein (Dentin) mit der Krone aus Zahnschmelz, der härtesten

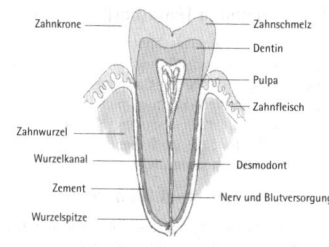

Substanz des menschlichen Körpers; besteht v.a. aus phosphorsaurem Kalk

## 10.1.2  Speicheldrüsen (Glandulae salivariae)

- **Ohrspeicheldrüse (Glandula parotis):** im subkutanen Wangengewebe gelegen. Ihr Ausführungsgang verläuft über den Kaumuskel (M. masseter), durchbricht den Trompetermuskel (M. buccinator) und mündet in den Vorhof des Mundes (Vestibulum oris). Ihr Sekret ist serös (dünnflüssig).
- **Unterkieferspeicheldrüse (Glandula submandibularis):** unter dem Mundboden, nahe dem Kieferwinkel gelegen. Ihr Ausführungsgang mündet unterhalb der Zungenspitze auf einer kleinen Warze in die Mundhöhle. Ihre Sekrete sind überwiegend serös, aber auch mukös (zähflüssig).
- **Unterzungenspeicheldrüse (Glandula sublingualis):** seitlich unterhalb der Zunge gelegen. Ihre Ausführungsgänge münden am seitlichen Zungengrund auf einer Schleimhautfalte. Ihr Sekret ist mukös.

### Aufgaben des Speichels

- Befeuchten der Nahrung mit **Muzinen** (Schleimstoffe), damit sie gleitfähig wird.
- Lösen von Geschmacksstoffen, die man trocken nicht schmecken würde.
- **Antibakterielle** und mundreinigende Wirkung durch **Lysozym**.
- Beginn der Verdauungsfunktion: Die enthaltene α-**Amylase** (früher Ptyalin) **spaltet Kohlenhydrate** zu Maltose und Maltotriose (einfache Zuckerformen); sie verliert im sauren Magenmilieu ihre Wirkung.
- **Fluoride** zum Schutz und zur Regeneration des Zahnschmelzes.
- **Bikarbonat** puffert den pH-Wert zwischen 7 und 8, da saure Werte dem Zahnschmelz schaden und Ptyalin inaktivieren.

Die Speichelabsonderung wird vom Sympathikusnerv gehemmt und vom Parasympathikusnerv gefördert. Weitere Förderung durch mechanische Reize der Nahrung und positive Geschmacks- und Geruchsempfindungen.

### 10.1.3 Gaumen (Palatum)

- Trennt Mund- und Nasenhöhle.
- Bildet Widerlager der Zunge beim Sprechen und Kauen.
- Besteht aus dem **harten Gaumen** (Palatum durum, Oberkieferknochen) und dem
- **weichen Gaumen** (Palatum molle); seine quergestreifte Muskulatur und sein Bindegewebe verschließen den oberen Rachenraum beim Schlucken.
- **Gaumenbögen:** aus vorderem (mit Zäpfchen) und hinterem bestehend, dazwischen sitzen die **Gaumenmandeln**.

### 10.1.4 Rachenraum (Pharynx)

- Sowohl zum Verdauungstrakt als auch zum Atmungstrakt gehörend.
- Wände bestehen aus längs und zirkulär verlaufender quergestreifter Muskulatur.
- **Nasenrachenraum (Pars nasalis, Epipharynx):** oberer Bereich des Rachenraums hinter der Nasenhöhle.
- **Mundrachenraum (Pars oralis, Mesopharynx):** mittlerer Teil zwischen weichem Gaumen und Kehldeckel; **hier kreuzen sich Speise- und Atemwege.**
- **Kehlkopfrachenraum (Pars laryngea, Hypopharynx):** unterer Teil liegt hinter dem Kehlkopf (Larynx); erstreckt sich vom Kehldeckel bis zum Anfang der Speiseröhre.
- (s. Abbildung → 209)

**Das Schlucken**

Die Zunge drückt einen schluckfähigen Bissen (Bolus) in den Mundrachenraum. Durch die Berührung der Rachenschleimhaut wird der unwillkürliche Schluckreflex ausgelöst: Der weiche Gaumen mit dem Zäpfchen schließt den Mund- gegenüber dem Nasenrachenraum ab. Der Kehldeckel (Epiglottis) verschließt den Kehlkopf und somit die Luftwege (Atemstill-stand).

### 10.1.5 Speiseröhre (Ösophagus)

- Sie verbindet nur den Rachen mit dem Magen, hat also keine Verdauungsfunktion.
- Sie ist ein etwa daumendicker, 25 cm langer muskulärer Schlauch (im oberen Drittel quergestreift, dann allmählicher im unteren Drittel in glatte Muskulatur übergehend).
- Sie sitzt hinter der Luftröhre, vor der Wirbelsäule und durchtritt das Zwerchfell

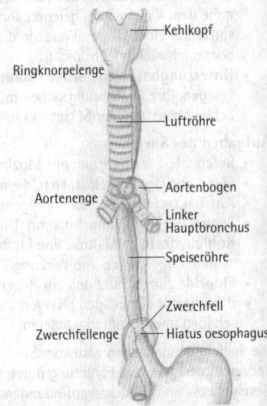

Kehlkopf

Ringknorpelenge

Luftröhre

Aortenbogen

Aortenenge

Linker Hauptbronchus

Speiseröhre

Zwerchfell

Zwerchfellenge

Hiatus oesophagus

am Hiatus oesophagus und geht nach einem kurzen Stück in den Magen über.

- Sie besitzt den oberen Ösophagussphinkter zwischen Rachen und Speiseröhre und den
- unteren Oesophagussphinkter zwischen Speiseröhre und Magen, der auch **Magenmund (Kardia)** genannt wird.
- Die Speiseröhre weist **drei natürliche Einengungen auf (s. Abb. oben)**.
  - **Ringknorpelenge:** im Anfangsabschnitt hinter dem Ringknorpel des Kehlkopfs, also am Übergang vom Rachen in die Speiseröhre.
  - **Aortenenge:** auf Höhe des Aortenbogens, wo sich die Luftröhre in die beiden Hauptbronchien teilt.
  - **Zwerchfellenge:** am Hiatus oesophagus (1-2 cm vor Kardia).

## 10.1.6   Bauchfell (Peritoneum)

Es umgibt die meisten Bauchorgane. Man stelle sich das Bauchfell wie einen Luftballon vor, in den ein Gegenstand gedrückt wird. Ebenso drücken sich die Bauchorgane in der Embryonalzeit in die spiegelglatte Haut des Peritoneums. Der Teil, der dabei direkt den Bauchorganen aufliegt, ist das Peritoneum viscerale, der Teil, der die Wände der Bauchhöhle auskleidet, ist das Peritoneum parietale. Schiebt sich ein Organ ganz in die Bauchhöhle vor, wie z.B. der Hauptteil des Dünndarms, so liegt er intraperitoneal. Zu dessen Befestigung an der hinteren Bauchwand und zur Versorgung mit Lymph-, Blutgefäßen und Nerven, dient das Mesenterium; beim Dickdarm erfüllt diese Aufgaben das Mesocolon.

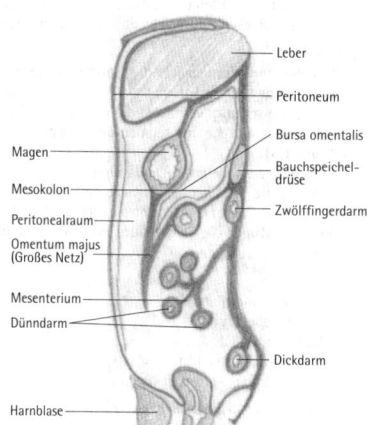

Leber

Peritoneum

Bursa omentalis

Magen

Bauchspeicheldrüse

Mesokolon

Zwölffingerdarm

Peritonealraum

Omentum majus (Großes Netz)

Mesenterium

Dünndarm

Dickdarm

Harnblase

Rektum

Ist ein Organ nicht völlig in das Peritoneum vorgeschoben, also nur auf der Vorderseite davon bedeckt, liegt es retroperitoneal. Es ist fest mit der rückseitigen Bauchwand verwachsen wie auch Pankreas, Duodenum, Nieren und Harnblase, Bauchaorta und untere Hohlvene. Hat ein Organ keinerlei Kontakt zum Bauchfell, wie z.B. das Rektum, liegt es extraperitoneal.

| Intraperitoneal | Magen, Jejunum, Ileum, Colon transversum, Sigma, Blinddarm, Appendix, Ovarien, Uterus, Milz |
|---|---|
| Retroperitoneal | Duodenum, Colon ascendens und descendens, Pankreas, Harnblase, Nieren, Nebennieren |
| Extraperitoneal | Rektum, Anus, Prostata |

## 10.1.7 Magen (Gaster, Ventriculus)

Er liegt **intraperitoneal** (von Bauchfell überzogen) im Oberbauch, v.a. links der Medianlinie in der Regio epigastrica zwischen Leber und Milz. Er berührt oben das Zwerchfell, unten den Dickdarm und nach hinten das Pankreas und die linke Niere.
Form und Lage sind sehr unterschiedlich und verändern sich je nach Füllungszustand.

**Aufgaben**

- **Speicherfunktion:** speichert die aufgenommene Nahrung und gibt sie häppchenweise an den Dünndarm ab.
- **Magenbewegung:** vermischt die Nahrung mit Magensaft und zerkleinert sie weiter durch peristaltische und segmentale Bewegungen.
- **Magensaft**
  - **Pepsin** leitet die Eiweißverdauung ein.
  - **Salzsäure** tötet Keime, aktiviert Pepsin und denaturiert Eiweiße.
  - **Intrinsic Factor** ermöglicht die Vitamin-$B_{12}$-Aufnahme im Ileum.
- **Keimabtötung:** Die Magensäure kann die meisten Bakterien abtöten, sofern sie nicht massenhaft auftreten.

**Aufbau**

- Mageneingang (Kardia)
- Magenkuppel (Fundus)
- Magenkörper (Corpus)
- Magenausgangsteil (Antrum)
- Magenausgang, -pförtner (Pylorus)

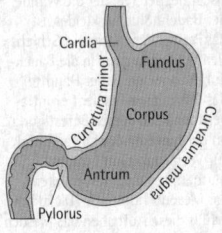

Der Magen hat **3 Muskelschichten:** innere schräg, mittlere zirkulär und äußere längs verlaufende

Die Innenseite der Magenwand wirft sich in Falten (Plicae gastricae). Nahe der kleinen Krümmung befinden sich einige längs verlaufende Falten, deren Vertiefungen auch Magenstraßen genannt werden.

**Kleines und großes Netz** (die sog. Schürze)
Von der kleinen Magenkrümmung (Curvatura minor) zieht das kleine Netz (Omentum minus) zum Leberhilum. Von der großen Krümmung (Curvatura major) zieht das große Netz (Omentum majus) schürzenförmig über den Darm herab.

### 10.1.7.1 Magendrüsen

- **Nebenzellen** produzieren **Schleim** (Muzin), der die Magenschleimwand vor dem aggressiven Magensaft schützt.
- **Hauptzellen** stellen **Pepsinogen** her, die inaktive Vorstufe eines Enzyms, das bei der Eiweißverdauung eine wichtige Rolle spielt. Die Aktivierung des Pepsinogens zu Pepsin erfolgt durch Abspaltung mehrerer Peptide durch das saure Magenmilieu und durch Autokatalyse.
- **Belegzellen** stellen **Salzsäure und Intrinsic Faktor** her. Die Salzsäure zerstört mit der Nahrung eingedrungene Keime und aktiviert Pepsinogen, der Intrinsic Faktor wird zur Aufnahme von Vitamin $B_{12}$ im Dünndarm benötigt (→ 283).
- **G-Zellen**, v.a. im Antrum angesiedelt, produzieren Gastrin.

**Steuerung der Magensaftproduktion und der Bewegungen des Magens** zum Zerkleinern und Vermischen
- **Nerval:** Sympathikusnerv hemmt, Parasympathikusnerv fördert über N. vagus.
- **Humoral**
  ○ **Gastrin:** Ein Gewebehormon des Antrums gelangt über den Blutweg zu den Belegzellen im Fundus und regt die HCl-Produktion und die Magenbewegung an.
  ○ **Sekretin** aus dem Duodenum hemmt die HCl-Produktion, steigert aber die Pepsinogenproduktion, verzögert auch die Magenentleerung und stimuliert die Galleproduktion in der Leber.
  ○ **Enterogastron** (Gastric Inhibitory Polypeptide [GIP]) aus dem Duodenum ist der Antagonist dazu und hemmt die Magensäureproduktion und die Magenbewegung.
  ○ **CCK** (Cholezystokinin, Pankreozymin) aus dem Duodenum steigert die Pepsin-, hemmt aber die Magensäureproduktion und verzögert die Magenentleerung; wie der Name schon sagt, steuert es auch Gallenblase und Pankreas.
- **Mechanisch:** durch Berührung der Magenschleimhaut und damit Reizung der intramuralen Innervation. Diese bestehen aus dem **Meißner-Plexus** unter der Submukosa und dem **Auerbach-Plexus** zwischen der zirkulären und der längs verlaufenden Muskelschicht (**Merke:** Der Auerbach-Plexus liegt weiter **außen**).

Konditionierte Reflexe, z.B. ein appetitlicher Geruch, steigern schon die Magensaftproduktion. Sie wird auch durch bestimmte Nahrungsmittel (z.B. Koffein und Alkohol) besonders stark angeregt.

## 10.1.8 Darm

Er setzt sich aus Dünndarm und Dickdarm zusammen.

### Allgemeines

#### Die Darmflora

Im gesunden Darm befinden sich physiologischerweise Mikroorganismen (fast ausschließlich Anaerobier). Im Lauf der ersten 2 Lj. besiedeln den Verdauungstrakt 100-400 Bakterien-arten, überwiegend Laktobazillen (Milchsäurebakterien), Streptokokken, ferner verschiedene Bacteroidesstämme und Enterobakterien.
Je nach biologischer Notwendigkeit verändert sich die Zusammensetzung der Darmflora im Lauf des Lebens. Die Bakterien der physiologischen Darmflora leben in Symbiose mit dem Menschen, d.h., beide haben etwas davon. Das Bakterium bekommt eine warme Heimat und reichlich Nahrung. Vorteile für den Menschen durch die Bakterien:

- Schutz vor pathogenen Keimen
- Aktivierung der unspezifischen Abwehr
- Umwandlung nichtabsorbierbarer Disaccharide in kurzkettige, absorbierbare Fettsäuren
- Vitamine K, $B_2$, $B_{12}$, Folsäure und Biotin entstehen aus dem Stoffwechsel der Bakterien (allerdings nicht in ausreichender Menge, so dass diese zugeführt werden müssen)

### 10.1.8.1 Dünndarm

- Er schließt sich an den Magenpförtner an, ist 3-5 m lang und 2,5-4 cm dick,
- verdaut die Nahrung weiter,
- resorbiert
  - die einzelnen Nahrungsbestandteile, v.a. Glukose, Aminosäuren und kurzkettige Fettsäuren (langkettige über die Lymphe),
  - die Verdauungssekrete, bis 10 l/Tag (Speichel, Magensaft, Galle, Pankreassekret, Dünndarmsekret),
- besteht aus drei Abschnitten: Duodenum (Zwölffingerdarm), Jejunum (Leerdarm), Ileum (Krummdarm).

Der **Zwölffingerdarm** ist etwa 25 cm lang (ca. die Breite wie von 12 Fingern), schließt sich dem Magenpförtner an und umfasst mit seinem C-förmigen Anfangsteil den Kopf des **Pankreas** (Bauchspeicheldrüse). Der Ausführungsgang des Pankreas (Ductus pancreaticus) mündet in das Duodenum auf einer kleinen Papille, der **Vater-Papille,** meist (in 80% der Fälle) gemeinsam mit dem **Gallengang** (Ductus choledochus). Das Duodenum liegt retro-peritoneal, ist mit der hinteren Bauchhöhle verwachsen und daher relativ unbeweglich im Gegensatz zum darauf folgenden **Jejunum**, das sich mehr links oben im Bauchraum befindet und ohne scharfe Begrenzung in das **Ileum** übergeht. Das Jejunum macht etwa zwei Fünftel, das Ileum etwa drei Fünftel der Dünndarmlänge aus.

Beide sind seh beweglich, denn Jejunum und Ileum hängen in der ganzen Länge an einem bindegewebigen Aufhängeband, dem **Mesenterium**, das mit seiner etwa 16 cm breiten Wurzel an der hinteren Bauchwand verwachsen ist (um über 2 m Darm auf 16 cm Wurzel zu befestigen, muss sich das Mesenterium in Falten legen, daher der Name Gekröse).

## Oberflächenvergrößerung

Die Schleimhaut des Dünndarms vergrößert ihre resorbierende Oberfläche durch drei Faktoren:
- Sie wirft sich in ringförmige Falten, die **Kerckring-Falten**.
- Sie ist mit Ausstülpungen, den **Zotten (Villi)**, und mit Einstülpungen **(Krypten)** ausgestattet.
- Ihre einzelnen Epithelzellen tragen einen Bürstensaum, die **Mikrovilli**, von denen man bis zu 3.000 auf einer Zelle gezählt hat.

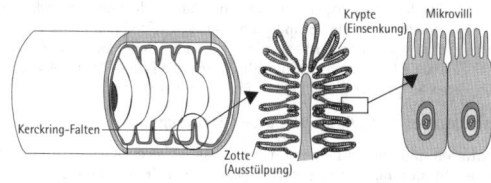

Während des Verdauungsvorgangs sind die Zotten (ca. 4 Mio.) in ständiger Bewegung und nehmen aus dem Speisebrei Moleküle auf, die dann über die Kapillaren bzw. Lymphgefäße abtransportiert werden.

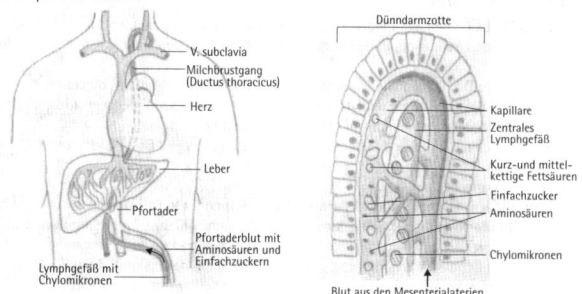

## Drüsen des Dünndarms

### Exokrine Drüsen

- **Becherzellen** bilden Muzin (Schleim); sie bestehen aus einer einzigen Zelle und kommen im Darmkanal und in den Atemwegen vor.
- **Lieberkühn-Drüsen** bilden ein alkalisches Verdauungssekret und wirken bei der Erneuerung der Darmschleimhaut mit. Sie senken sich schlauchförmig in das darunter-liegende Gewebe und kommen sowohl im Dünn- als auch im Dickdarm vor.
  - **Paneth-Körnerzellen** sind Zellen am Grund der Lieberkühn-Krypten mit typischer Körnelung (Aufgabe noch unklar, evtl. unspezifische Abwehr).
- **Brunner-Drüsen** kommen nur im Duodenum vor. Sie geben ein schleimiges Sekret ab, das vor dem sauren Mageninhalt schützt, der hier einmündet.

Endokrine Drüsen der Darmschleimhaut bilden Hormone zur Steuerung des Magen-Darm-Trakts, die z.B. Motorik von Magen oder Darm oder die Produktion von Verdauungssäften anregen oder hemmen. Einzelne Gruppen oder auch einzelne Lymphfollikel in der Dünn-darmschleimhaut nennt man **darmassoziiertes lymphatisches Gewebe**. Zum Ileum hin nimmt es zu und bildet zusammenhängende Platten, die **Peyer-Plaques** (lymphatisches Gewebe), deren Aufgabe es ist, pathogene Erreger zu beseitigen.

## Bewegungen des Dünndarms und deren Steuerung

**Segmentation und Peristaltik** werden nur nerval und mechanisch gesteuert, nicht humoral. **Nervale Steuerung:** Der Parasympathikusnerv regt die Peristaltik und Drüsentätigkeit über den N. vagus an, der Sympathikusnerv reduziert sie. **Mechanische Steuerung:** Berührungsreiz regt Peristaltik an.

### 10.1.8.2 Dickdarm

- Er schließt sich dem Dünndarm, genauer dem Ileum an, von dem er durch die Bauhin-Klappe (Ileozäkalklappe) getrennt ist; sie erlaubt wie ein Ventil die Passage nur in eine Richtung;
- umgibt den Dünndarm wie ein Rahmen, ist 1,5–2 m lang und etwas dicker als er;
- resorbiert Wasser und Elektrolyte, um den Darminhalt zur Kotbildung einzudicken, und er bildet Schleim, um den Stuhl gleitfähig zu machen;
- ist mit reichlich Bakterien besiedelt, z.B. Bifidobakterien und Bacteroides, und hilft bei der Vergärung des Zellstoffs;
- Der Dickdarm besteht aus:
  - **Blinddarm (Caecum) mit Wurmfortsatz (Appendix vermiformis)**
  - **Grimmdarm (Kolon):** Colon ascendens (von Bauhin-Klappe bis Biegung unterhalb Leber), Flexura coli dextra (Flexura hepatica), Colon transversum, Flexura sinistra (Flexura lienalis, die höher liegt), Colon descendens, Colon sigmoideum (links im kleinen Becken)

- ○ **Mastdarm (Rektum)** mit der Ampulle

## Besonderheiten des Dickdarms

- **Die Schleimhaut besitzt nur noch Krypten** (Einstülpungen), keine Zotten. Das Kryptenepithel besteht vorwiegend aus schleimbildenden Becherzellen, die die Oberfläche gegenüber dem fester werdenden Stuhl gleitfähig halten. Daneben finden sich resorbierende Epithelzellen, die Wasser und Elektrolyte zurückresorbieren.

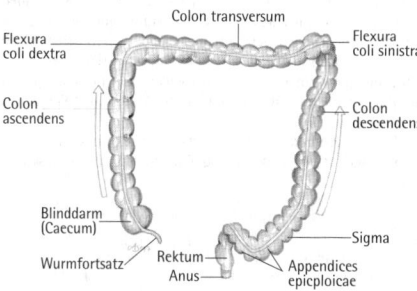

Colon transversum
Flexura coli dextra
Flexura coli sinistra
Colon ascendens
Colon descendens
Blinddarm (Caecum)
Sigma
Wurmfortsatz
Rektum
Anus
Appendices epiploicae

- **Tänien und Haustren:** Die Längsmuskelschicht verläuft nicht mehr gleichmäßig um den ganzen Darm, sondern in drei bandförmigen Streifen, den Tänien. Dadurch treten die Ausbuchtungen, die zwischen den peristaltischen Einschnürungen der Ringmuskelschicht entstehen, als sog. Haustren hervor.
- **Appendix:** Eine „Sackgasse" für den Verdauungsbrei bildet der Blinddarm (Caecum), da das Ileum seitlich im Dickdarm mündet. An seinem Ende hängt der Wurmfortsatz (Appendix vermiformis), der in Länge (ca. 2-20 cm, Durchmesser 10 cm) und Lage variieren kann. Seine Schleimhaut enthält zahlreiche Lymphfollikel, die der Infektabwehr dienen, daher zählt der Appendix zu den lymphatischen Organen. Besonders im Kindes- und Jugendalter kommt es leicht zu Entzündungen (Appendizitis, → 355).

Nach seinem Verlauf als eine Art Rahmen um den Dünndarm mündet das Kolon (sigmoideum) in den Mastdarm (Rektum), einem 15 bis 20 cm langen Teil des Enddarms. Hier liegt auch die Ampulle, der Sammelbehälter des Kots, die in den Analkanal (Canalis analis) übergeht, der mit dem Anus nach außen mündet. Er liegt im kleinen Becken außerhalb der Bauchhöhle, ist also nicht mehr von Peritoneum überzogen. Außerdem fehlen ihm die dickdarmtypischen Tänien und Haustren. Eine weitere Besonderheit ist die Durchblutung des Rektums: Während seine oberen Anteile noch über die Pfortader drainiert werden, gelangt das venöse Blut der unteren Rektumanteile direkt in die untere Hohlvene.

Ein Vorteil, den man sich bei Gabe von Suppositorien (Zäpfchen) zunutze macht, da die Wirkstoffe nicht erst von der Leber gefiltert werden, bevor sie in den Kreislauf gelangen.

## Defäkation

Die Reizung der Dehnungsrezeptoren in der Rektumwand wird über afferente Nervenbahnen zum Defäkationszentrum im Sakralabschnitt des Rückenmarks geleitet. Zum einen wird dadurch im Großhirn die Empfindung „Stuhldrang" ausgelöst, zum anderen werden parasympathische Nervenfasern erregt, die den inneren Afterschließmuskel erschlaffen und die äußere Längsmuskulatur des Rektums kontrahieren lassen.

Der Stuhl kann zunächst noch über willkürliche Bewegungen wieder in die Ampulle zurückbefördert werden (ist die Sensibilität der Mastdarmschleimhaut gestört, sind Defäkationsstörungen die Folge).

Die Darmentleerung erfolgt erst, wenn der äußere Afterschließmuskel willentlich entspannt wird. Unterstützend wirkt die sog. Bauchpresse, die Kontraktion von Zwerchfell und Bauchmuskulatur.

Die Defäkation verläuft teilweise unwillkürlich, teilweise willkürlich.

Die physiologische Entleerungshäufigkeit variiert von 3 x täglich bis 3 x wöchentlich.

## Stuhl (Kot, Faeces)

Er ist der eingedickte und durch Bakterien zersetzte Rest des Nahrungsbreis und setzt sich aus folgenden Bestandteilen zusammen:

- 75% Wasser
- Unverdauliche, teilweise zersetzte Nahrungsbestandteile (v.a. Zellulose)
- Gärungs- und Fäulnisprodukte, die bei der bakteriellen Zersetzung im Dickdarm entstehen und für den Geruch zuständig sind
- Bakterien (ca. 10 Mrd./g Stuhl)
- Sterkobilin (einem Endprodukt aus dem Gallenfarbstoff Bilirubin, das dem Stuhl seine braune Farbe gibt)
- Abgestoßene Epithelien der Darmschleimhaut
- Schleim
- Entgiftungsprodukte: Medikamente, Giftstoffe und deren Abbauprodukte, Stoffwechselprodukte

## 10.2 Erkrankungen des Verdauungstraks

### 10.2.1 Erkrankungen der Mundhöhle

Sie darf der Heilpraktiker **nicht** behandeln (sie sind laut §1 des Gesetzes über die Ausübung der Zahnheilkunde den Zahnärzten vorbehalten). Oft ist nicht nur die Mundschleimhaut entzündet (Stomatitis), sondern auch das Zahnfleisch (Gingivitis), dann spricht man von einer Gingivostomatitis.

#### 10.2.1.1 Stomatitis catarrhalis

Das ist eine bakteriell bedingte Entzündung der Mundschleimhaut.

**Ursachen**
- Begleiterscheinung einer Infektionskrankheit (z.B. durch Bakterien wie Streptokokken, Gonokokken, Spirochäten, durch Viren, v.a. Herpes simplex, oder durch Pilze, v.a. Candida albicans)
- Nebenwirkung einer Cortison-Langzeitbehandlung oder der Gabe von Zytostatika oder Antibiotika
- Abwehrschwäche: Diabetes, Leukämie, AIDS, Anämie
- Allergien, Autoimmunvorgänge
- Schlecht sitzende Zahnspangen oder Prothesen
- Mangelnde Mundhygiene → z.B. Parodontose und Gingivitis

**Symptome**
- Schmerzhafte Schleimhautschwellung (Schmerzen können sogar die Nahrungsaufnahme, das Sprechen und Schlucken erschweren)
- Rötung
- Belegte Zunge
- Mundgeruch

#### 10.2.1.2 Stomatitis aphthosa (Aphten)

Mundschleimhautentzündung mit Bildung von **graugelben, flach erhabenen Herden**, die in **sehr schmerzhafte Erosionen** übergehen; mit entzündlichem Randsaum und weißlichem Fibrinbelag; sie treten bei 20% der Bevölkerung, bevorzugt bei Frauen (oft vor der Periode), im Lauf des Lebens auf.

**Ursache/Formen**
- **Unbekannt:** evtl. Immunreaktion gegen Schleimhautgewebe, gefördert durch bestimmte Hormone, Nahrungsmittel, Traumata oder Infektionen; meist narbenlose Abheilung nach Tagen bis Wochen; es sind eher Erwachsene betroffen; begünstigt wird die Erkrankung durch:

- Stoffwechselstörungen, Mangelernährung (Folsäure-, Eisen-, Vitamin-$B_{12}$-Mangel, v.a. bei M. Crohn, Sprue, perniziöser Anämie);
- Allergien (v.a. auf bestimmte Nahrungsmittel wie Nüsse, Tomaten, Gewürze);
- Magen-Darm-Störungen, elektrogalvanische Ströme durch Plomben oder Traumata.

**Therapie SM:** im Frühstadium Versuch mit lokalen Kortikoiden oder Desinfektion.
- **Klar definierte Krankheitsbilder** mit Aphten sind Gingivostomatitis herpatica (oft bei Kindern) und Herpes Zoster.

## Stomatitis herpatica (Gingovostomatitis herpatica)

Sie ist eine speziellere Form der Stomatitis aphtosa, im Volksmund auch „Mundfäule" genannt. Hierbei handelt es sich um eine akute Entzündung der Mundschleimhaut, die meist bei Kleinkindern (1.-4. Lj.), manchmal bei Jugendlichen oder jungen Erwachsenen, die sich an erkrankten Personen infizieren, auftritt.
Erreger: Herpes-simplex-Virus Typ 1 (persistiert → rezidivierende Erkrankung möglich).

**Symptome**
- **Bläschen** an der Mundschleimhaut mit rotem Hof, die aufplatzen und zu Erosionen werden; anfangs Kribbeln und Brennen, später Schmerz
- **Fieber wahrscheinlich**
- Lokale Lymphknotenschwellung
- Eventuell Erscheinungen an anderen Körperstellen

### 10.2.1.3 Stomatitis angularis
**(Mundwinkelrhagaden, Faulecken, Perlèche)**
Schlecht heilende Einrisse in den Mundwinkeln, die geschwürig werden und mit Krusten bedeckt sein können.

**Ursachen**
- Häufig bei Mangelernährung und hochgradigen Resorptionsstörungen, besonders bei Mangel an Vitamin-$B_{12}$ und Eisen
- Speichelfluss (z.B. Pfeifenraucher, Gebissträger)
- Infektionen z.B. mit Staphylo-, Streptokokken, Candida albicans oder Herpesvirus

### 10.2.1.4 Stomatitis mycotica

Eine pilzbedingte Mundschleimhautentzündung, meist durch den Hefepilz Candida albicans (Soor) ausgelöst; sie kann in schweren Fällen in Rachen und Speiseröhre absteigen.

**Ursachen**
- Abwehrschwäche
- AIDS, Leukämie, Krebs, Diabetes mellitus, Immunsuppressiva
- Betrifft v.a. Säuglinge und kachektische Erwachsene
- Antibiotikagabe (Veränderung der Mundflora und der Flora des Gastrointestinaltrakts)

**Symptome**
- Anfangs **charakteristische weiße Stippchen**, die sich später zu einem
- **weißen oder gelbbraunen, leicht abwischbaren Belag** vereinigen.

### 10.2.1.5 Leukoplakie

**Achtung:** Präkanzerose, unbedingt abklären lassen; Verhornungsstörung der Mundschleimhaut (Epithelisierung), häufigste Lokalisation hinter den Mundwinkeln; kann auch Geschlechtsorgane und Magen-Darm-Trakt betreffen.

**Ursachen**
- Oft unbekannt
- Mechanische Irritation (schadhafte Zähne, scharfkantiger Zahnersatz)
- Chemische Irritation, v.a. Rauchen (Zigarette, Pfeife meist an gleicher Stelle)

**Symptome**
- Zunächst Herde als schleierartige, weißliche Auflagerungen oder Verdickungen
- Scharf begrenzter oder hauchig auslaufender Fleck mit höckeriger Oberfläche, Verdickungen nehmen zu
- In der Regel keine Beschwerden, gelegentlich Prickeln oder Brennen

**In 10% der Fälle sind Veränderungen präkanzerös.** Verdacht v.a. bei unregelmäßigen, kleinfleckigen Herden auf erythematösem Grund, bei Erosionen, Ulzerationen und unregelmäßigem Wachstum.

## 10.2.2 Erkrankungen des Rachens

Tritt v.a. in Form einer Angina auf. Die Pharyngitis ist hier meist eine Begleiterkrankung (→ 226).

### 10.2.2.1 Rachenentzündung (Pharyngitis)

**Ursache**
Meist durch Viren, selten durch Bakterien, seltener primär, meist sekundär bedingt: Die Infektion steigt aus Nase und Nasennebenhöhlen („Schleimstraßen") ab.

**Symptome**

- Halsschmerzen
- Schluckbeschwerden
- Kratzen und Trockenheitsgefühl im Hals
- Eventuell Fieber und Lymphknotenschwellung

**Diagnose:** Rötung, evtl. Eiteransammlung an der Rachenhinterwand.

**Differenzialdiagnose:** Rhinitis, Sinusitis, Angina, Tonsillitis.

**Therapie:** durch den Arzt (durch den Heilpraktiker phytotherapeutisch: Kamille, Salbei, Sonnenhut; Akupunktur; homöopathische Komplexpräparate; ansteigende Fußbäder; Schüsslersalz Nr. 4, Kalium chloratum bei trockenen Schleimhäuten).

## 10.2.3 Erkrankungen der Speiseröhre

**Häufige Symptome**

- Druckgefühl und Schmerz hinter dem Brustbein (retrosternal)
- Schling- und Transportstörungen
- Eventuell Erbrechen oder Regurgitation (passiver Rückfluss von Speisebrei vom Ösophagus in die Mundhöhle ohne Brechreiz)
- Eventuell Husten durch Aspiration

> **Sorgfältige Abklärung:** evtl. bösartige Erkrankung wie Oesophaguskarzinom.

### 10.2.3.1 Schluckauf (Singultus)

Plötzliche, oft rhythmische Kontraktion des Zwerchfells, die keine eigenständige Erkrankung ist, sondern ein Symptom. Meist harmlos, bei häufigerem oder längerem Auftreten könnten auch organische Ursachen hinter einer Reizung des Zwerchfells stecken, z.B. lokale Krankheitsprozesse:

- Entzündung abdomineller Organe, v.a. von Gallenblase (Cholezystitis), Leber, Magen, Darm, Oesophagus und Pankreas
- Entzündungen im Brustraum, z.B. Mediastinitis, Perikarditis, Pleuritis, durch die der N. phrenicus, der das Zwerchfell innerviert, gereizt wird
- Tumoren oder Operationen

Zentralnervöse Erkrankungen

- Reizung des Atemzentrums (Enzephalitis, Schädel-Hirn-Trauma, Tumor)

**Therapie**

Sofern feststellbar, wird die Grundkrankheit behandelt.

Allgemein

- Patient sollte evtl. ruhiger werden, weniger hastig essen, darauf achten, keine Luft zu verschlucken (Aerophagie)

- Unterstützung durch Atemtherapie, Meditation, autogenes Training
- Akupunktur, Homöopathie u.a.
- Schulmedizinische Behandlung: evtl. medikamentös (z. B. mit Methylphenidat), selten chirurgische Phrenikusblockade

## 10.2.3.2    Sodbrennen (Pyrosis)

Sodbrennen ist keine eigenständige Erkrankung, sondern ein Symptom, das bei verschiedenen Erkrankungen durch Rückfluss (Reflux) von Mageninhalt auftritt.

**Symptome**
- Brennender Schmerz in der oberen Magengegend (Epigastrium), der in die Speiseröhre aufsteigt
- Aufstoßen von Säure ohne Übelkeit
- Retrosternales, evtl. pharyngeales Brennen
- Eventuell Schmerzen beim Schlucken

**Ursache**
Gastroösophagealer Reflux, d.h. Rückfluss von Mageninhalt in die Speiseröhre, bei:
- Über- oder Untersäuerung des Magens
- Ösophagitis
- Hiatushernie (Zwerchfellbruch)
- Magengeschwür und Magenkrebs
- Pylorusstenose
- Verlagerung des Magens (Schwangerschaft, Adipositas)
- Gallenblasenerkrankung

## 10.2.3.3    Entzündung der Speiseröhre (Ösophagitis)

### Refluxösophagitis

Sie ist die **häufigste** Erkrankung der Speiseröhre. Durch Rückfluss von Mageninhalt in die Speiseröhre (mit endoskopisch erkennbaren Läsionen und histologisch nachweisbaren entzündlichen Schleimhautinfiltraten im Ösophagus).

**Ursache**
Mangelhafter Verschluss des Mageneingangs (Kardiainsuffizienz) und/oder Hiatushernie, auch sekundär nach Magenoperation, Sklerodermie oder Pylorusstenose.

**Symptome**
- Sodbrennen, saures Aufstoßen, brennender retrosternaler Schmerz
- Schmerzen beim Schlucken
- Schlingstörungen (Dysphagie), Regurgitation

Die Beschwerden treten verstärkt nach Mahlzeiten (postprandial), im Liegen, durch Bauchpressen (z.B. Husten oder Niesen), fettreicher und anderer säurelockender Speisen und von Nikotin auf. Es sind evtl. auch extraösophageale Symptome infolge von Mikroaspiration (Laryngitis, asthmatische Beschwerden, chronische Bronchitis) möglich.

**Komplikationen:** Blutung, Eisenmangelanämie, Ösophagusstenose, maligne Entartung.

**Therapie**

Behandlung der Ursache; diätetische Maßnahmen: mehrmals täglich kleinere Mahlzeiten, säurelockende Speisen vermeiden (Kaffee, Süßes, Fettes, Alkohol); Nikotin schwächt die Ringmuskulatur, daher vermeiden.

**SM:** zunächst konservativ; Hochlagerung des Oberkörpers, Verzicht auf Alkohol und Nikotin sowie Regulierung der Ess- und Schlafgewohnheiten, Antazida, motilitätsfördernde Arzneimittel (z.B. Metoclopramid), Protonenpumpenhemmer; ggf. Operation.

## Akute Ösophagitis

**Notfall:** ausgelöst durch Verschlucken von Säuren oder Laugen. Sofort Notfallmaßnahmen: Neutralisation von Säure durch Natriumbikarbonat, von Lauge durch Essigwasser (100 ml auf 400 ml Wasser), falls nicht verfügbar, reichlich Wasser trinken lassen.
**Es darf keine Milch verabreicht werden. Den Patienten nicht erbrechen lassen, da sonst weitere Schäden von Speiseröhre und Mundhöhle zu erwarten sind.**

## Chronische Ösophagitis

Dauerschädigung der Speiseröhre, z.B. durch Alkohol- oder Nikotinmissbrauch.

Infektiös bedingt, meist durch Candida albicans **(Soorösophagitis)** bei Abwehrschwäche (AIDS, Krebs, immunsuppressive Therapie, schwerer Alkoholismus).

### 10.2.3.4 Ösophagusdivertikel

Sackartige Ausstülpung der Speiseröhrenwand. Echte Divertikel: Ausstülpung aller Wandschichten. Unechte (Pseudo-)Divertikel: Ausstülpung der Mukosa/Submukosa. Häufigste Lokalisation von Pseudodivertikeln am Übergang der Muskelschicht des Rachens in die der Speiseröhre.

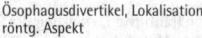

Ösophagusdivertikel, Lokalisation, röntg. Aspekt

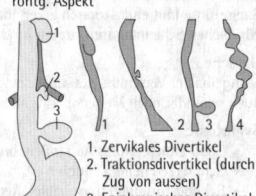

**Ursache**

- Anlagebedingte Schwäche der Wandmuskulatur.
- Entzündliche Prozesse aus der Umgebung führen zu Schrumpfungen.
- Oft tuberkulöse Lymphknoten.

1. Zervikales Divertikel
2. Traktionsdivertikel (durch Zug von aussen)
3. Epiphrenisches Divertikel
4. Funktionelle Divertikel (Pseudodivertikel)

**Symptome**
- Schluckbeschwerden: Gefühl, dass Bissen im Hals stecken bleibt, **Fremdkörpergefühl**.
- Neben Druck und Schmerz hinter dem Brustbein und **Schlingstörungen** kann es bei großen Divertikeln zum Erbrechen unverdauter Speisen oder zu **Regurgitationen** kommen.
- Je nach Lokalisation evtl. Halsschwellung.

**Komplikationen: Aspirationspneumonie**, Druckgeschwüre, Fistelbildung, maligne Entartung, Entzündung (Divertikulitis) durch Speisereste und damit auch Blutungen.

**Therapie:** Operation.

## 10.2.3.5 Ösophagusvarizen

Erweiterungen der Speiseröhrenvenen. Sie treten bei **Pfortaderhochdruck** auf, z.B. bei Leberzirrhose, bei der das "Abflusshindernis Leber" im Pfortaderkreislauf so umgangen wird. Da die Varizen immer dünnwandiger werden, besteht die Gefahr der Blutung und ihrer späteren **Perforation** (lebensgefährlich: häufigste Todesursache bei Leberzirrhose).

**Symptome**
- Leitsymptom: Erbrechen (Hämatemesis) von hellrotem Blut (Ösophagusvarizen sind häufigste Ursache für Hämatemesis neben dem Ulcus duodeni)
- Teer- und Blutstuhl

**Therapie:** Klinik, z.B. Kompression mit Ballonsonde, endoskopische Verödung.

Folgende Ösophaguserkrankungen, die zu Blutungen führen können, sind seltener. Es ist absolut ausreichend, von ihnen gehört zu haben. Sie werden meist durch Alkoholismus ausgelöst, aber auch durch Refluxkrankheit oder durch erhöhten Druck bei Würgen und Erbrechen.

**Boerhaave-Syndrom:** Ruptur aller ösophagealer Schichten in der unteren Ösophagushälfte mit retrosternalem Vernichtungsschmerz mit Ausstrahlung in den Rücken, evtl. Dyspnoe, Schock (Läsion blutet i.d.R. nicht übermäßig).

**Mallory-Weiss-Syndrom:** Schleimhauteinriss nahe des unteren Ösophagussphinkters (zu drei Viertel im Magen lokalisiert) mit epigastrischem Schmerz, Hämatemesis.

## 10.2.3.6 Ösophaguskarzinom

- Tumoren der Speiseröhre sind zu über 90% bösartig.
- 8-10% aller möglichen Krebslokalisationen (Inzidenz 6 : 100.000 Menschen).
- Männer sind wesentlich häufiger als Frauen betroffen, m : w = 7 : 1.
- Lokalisation häufig an einer der drei Engstellen; oben (15%), Mitte (50%), unten (35%).

**Ursache**

- Oft unbekannt
- Chronische Schädigungen durch Alkohol, scharf gewürzte oder ständig zu heiß genossene Speisen wirken begünstigend; Komplikation einer Refluxösophagitis (30%)

**Symptome**

- Oft uncharakteristisch und spät
- Druckgefühl und Brennen hinter dem Brustbein
- Schlingstörungen
- Passagehindernis: erst bei fester, später auch bei breiiger und flüssiger Nahrung
- Mundgeruch
- Erbrechen von blutigem Speiseröhreninhalt (seltene Ursache von Hämatemesis)

### 10.2.3.7  Zwerchfellbruch (Hiatushernie)

| | |
|---|---|
| • Häufig vorkommend | • Magenanteile können in den Brustkorb |
| • Ältere Menschen öfter betroffen | treten |

**Symptome:** Die meisten Patienten sind beschwerdefrei, sonst treten die Beschwerden je nach Art und Ausmaß der Schädigung auf, z.B. Druck und Schmerz hinter dem Brustbein, Aufstoßen, Sodbrennen. Innerhalb der Hernie können durch Druckgeschwüre Sickerblutungen auftreten (sekundäre Eisenmangelanämie). Auch ist Bluterbrechen möglich. Hatte das Blut Kontakt mit der Magensäure ist es grießig-braun **(kaffeesatzartig)**.

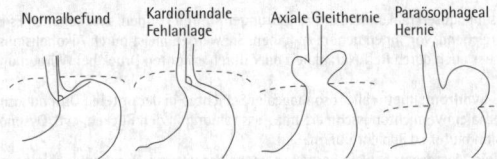

Normalbefund  Kardiofundale Fehlanlage  Axiale Gleithernie  Paraösophageal Hernie

**Merke:** Jede Erkrankung im oberen Verdauungstrakt, die mit einer Blutung einhergeht, kann bei starker Ausprägung der Blutung zu Hämatemesis (Bluterbrechen) führen; bei schwächerer Ausprägung führt sie zu Meläna („Teerstuhl", rötlich-schwarze Verfärbung durch Blutbeimengung).

### 10.2.3.8  Ösophagusachalasie

Spastischer Verschluss des unteren Ösophagusanteils oder des Mageneingangs. Dabei ist der Übergang des Bissens in den Magen erschwert oder sogar unmöglich. Oberhalb des Verschlusses erweitert sich die Speiseröhre sackartig, es kommt zum Bild der „zugebundenen Wurst". Die Erkrankung tritt relativ selten auf weniger als 1 : 100.000.

**Ursache:** Innervationsstörungen; der Auerbach-Plexus ist degeneriert oder fehlt.

**Symptome**
- Schmerzhafte Schlingstörungen
- Druckgefühl und Schmerzen hinter dem Brustbein
- Regurgitationen; beim liegenden Patienten kann es zur gefürchteten „Schluckpneumonie" durch Überlaufen der Speiseröhre kommen

**Therapie:** Schulmedizinisch wird der Spasmus mit einer Ballonsonde aufgedehnt oder mit einer Starck-Sonde gesprengt. Operation bei Rezidiven (NHK: Warum kann oder will der Mensch nichts in sich aufnehmen?).

## 10.2.4 Erkrankungen des Peritoneums

### 10.2.4.1 Bauchfellentzündung (Peritonitis)
**Ursache**
Sie ist fast immer sekundär, d.h., der primäre Erkrankungsherd liegt an einer anderen Stelle, z.B. in Form einer Appendizitis, Magen- oder Darmperforation, Entzündung oder Perforation der Gallenblase, des Pankreas oder der weiblichen Genitalorgane.

**Symptome**
Anfangs schwer zu erkennen, wenn fortgeschritten:
- Plötzliche und zunehmend heftiger werdende Bauchschmerzen.
- **Abwehrspannung** beim Betasten des Bauchs; später kommt es zum **„brettharten Bauch"**, d.h., die Abwehrspannung besteht ständig.
- **Paralytischer Ileus:** Es sind keine Darmgeräusche mehr zu hören.
- **Fieber:** Differenz zwischen axillärer und rektaler Messung über 1°C.
- **Schock:** Tachykardie, Blutdruckabfall, starker Schweiß.

Unverzüglich Notarzt verständigen! Patienten nicht mehr bewegen, sondern liegend transportieren!

## 10.2.5 Erkrankungen des Magens

### 10.2.5.1 Reizmagen
Funktionelle Störung des Magens ohne organischen Befund.

**Ursache**
- Spasmen der Magenmuskulatur
- Vermehrte Magensaftproduktion
- Reflux:
  - Gallig aus dem Duodenum in den Magen
  - Sauer aus dem Magen in den Ösophagus
- Psychische Faktoren lösen aus oder begünstigen

**Symptome**

- Sodbrennen
- Druck- und Völlegefühl in der Oberbauchgegend
- Schmerzen (Krämpfe) in der Magengegend
- Appetitlosigkeit
- Unverträglichkeit bestimmter Nahrungsmittel (Alkohol, Kaffee, erhitzte Fette, Süßspeisen)

**Therapie**

- Psychische Betreuung: dem Patienten Einsicht in sein Leiden vermitteln
- Ernährungsumstellung: säurelockende Speisen vermeiden; mehrere kleine Mahlzeiten statt drei großer
- Wärmeanwendung
- Tees: Kamille → entzündungshemmend und krampfstillend
  Pfefferminz → gärungswidrig und gegen Übelkeit
  Melisse → beruhigend und krampflösend
  Kalmus → appetitsteigernd

## 10.2.5.2 Gastritis

Entzündung der Magenschleimhaut.

### Akute Gastritis

Entzündliche Veränderung der Magenschleimhaut, bei der sich Erosionen entwickeln können. Meist in Kombination mit einer Hypersekretion der Magenwand.

**Ursache**

- Schädigende Stoffe (z.B. Alkohol, Medikamente, verdorbene Nahrungsmittel)
- Begleiterkrankung einer ablaufenden Infektionskrankheit
- Nach Traumen

**Symptome**

- Dumpfe Schmerzen in der Magengegend, die sich nach Nahrungsaufnahme eher verstärken
- Übelkeit, Brechreiz, Erbrechen bei gleichzeitiger Appetitlosigkeit
- Eventuell Fieber
- Erosionen können zu schweren Blutungen führen, die sich evtl. in kaffeesatzartigem Bluterbrechen äußern

**Therapie**

- 1-2 Tage Nahrungskarenz, aber reichlich dünn gebrüten Tee trinken; dann allmählicher Kostaufbau angefangen mit Schleim und Zwieback
- Kamillen- und Pfefferminztee

- Johanniskrautöl: 1 Teelöffel morgens nüchtern zum Schutz der Magenschleimhaut
- Homöopathisch gegen Brechreiz: Ipecacuanha D6

## Chronische Gastritis

- Außerordentlich häufig: bei mindestens 80% der über 50-Jährigen
- Unterscheidung
  - **Oberflächengastritis:** oberflächliche Entzündung der Magenschleimhaut
  - **Chronisch-atrophische Gastritis:** dringt tiefer ein und führt leicht zu Erosionen und Ulzerationen

**Ursache**
- Entwicklung aus einer akuten Gastritis, wenn schädigende Einflüsse weiter bestehen.
- Zu kalte oder zu heiße Speisen, ungenügendes Kauen.
- Medikamente.
- Risikofaktor: Helicobacter pylori (wurde bei Biopsien häufig gefunden); dieses Bakterium schafft sich durch seine Stoffwechselprodukte ein alkalisches Milieu.

---

**Ursache: ABC-Typen**

**A** (5%): Autoimmungeschehen, Antikörper gegen Belegzellen oder Intrinsic Faktor
- Oft zusammen mit Diabetes mellitus Typ I, Hashimoto-Thyreoiditis u.a.
- Starke Neigung zur Bildung eines Magenkarzinoms

**B** (85%): bakteriell, meist durch Helicobacter pylori
- Tendenz zur Ulkusbildung oder zu Entstehung eines Magenkarzinoms

**C** (10%): Chemisch durch Medikamente (NSAR) oder Gallenrückfluss

---

**Symptome**
- Uneinheitlich
- Völlige Symptomfreiheit möglich
- Häufig nach Nahrungsaufnahme: Druck- und Völlegefühl in der Magengegend
- Unverträglichkeit von schwerverdaulichen Speisen, z.B. von erhitzten Fetten

---

**Folgende Symptome treten eher nicht auf:** Appetitlosigkeit, Übelkeit, Brechreiz; außerdem ist Erbrechen eher untypisch.

---

**Therapie**
- Gutes Kauen (Speichel ist ein gutes Antazidum)
- Tees: Fenchel, Kalmus, Melisse, Pfefferminz
- Eventuell kleine Mahlzeiten über den Tag verteilt

## 10.2.5.3 Magengeschwür (Ulcus ventriculi)

Vorkommen 50/100.100; m : w = 1 : 1.

### Zwölffingerdarmgeschwür (Ulcus duodeni)

Vorkommen 150/100.100; m : w = 3 : 1, gehäuft bei Blutgruppe 0.

- Erst **Erosion**, dann **Ulkus**: Gewebeverlust, der die Mukosa durchdringt und meist auch tiefere Schichten betrifft. Vorausgegangen ist die Erosion, ein Defekt der Mukosa, der die Muskularis noch nicht durchdringt. Erosionen treten meist multipel auf und können zu diffusen Blutungen führen.
- Meist bei vegetativ sehr labilen Typen (mit Bradykardie, feucht-kalten Händen und positivem Dermographismus).
- Auslöser können Stress, Überforderung und Aufregung sein.
- „Ulkuspersönlichkeiten" haben eine sehr ausgeprägte Nasolabialfalte.

Magengeschwüre sitzen fast immer (zu vier Fünftel) an der kleinen Krümmung, an der Grenze zwischen Magenkörper und Magenausgangsteil. Bei Rezidiven kann das Ulkus in Richtung Mageneingang hochwandern. An der großen Kurvatur sind sie selten und stets **karzinomverdächtig**.

Schmerzen sind beim **Magengeschwür** eher **links** der Medianlinie, beim **Zwölffingerdarmgeschwür** eher **rechts** lokalisiert.

## Ursache

- Magensäureproduktion zu hoch: auf Dauer Schädigung der Magenwand
- Magensäureproduktion zu niedrig: Verweildauer der Nahrung im Magen zu lang, dadurch Schädigung der Schleimhaut
- Zu wenig schützende Faktoren aus den Magendrüsen (Schleim)
- Neutralisationsvermögen des Duodenums herabgesetzt

Genauer:

- Folge einer chronischen Helicobacter-pylori-Gastritis, die defensive Faktoren vermindert und aggressive (Säuresekretion) verstärkt, wobei die genetische Disposition und exogene Faktoren eine Rolle spielen

- Einnahme nichtsteroidaler Antirheumatika (NSAR), die die protektiv wirksamen Prostaglandine hemmen
- Rauchen als ulkusbegünstigender Begleitfaktor

## Symptome

- Leitsymptom: lokalisierter Schmerz
- Übelkeit, Aufstoßen, Druck- und Völlegefühl
- Unverträglichkeit säurelockender Speisen

- **Frühschmerz** (Sofortschmerz), sofort nach Nahrungsaufnahme: deutet eher auf Magengeschwür hin.
- **Spätschmerz**, etwa 2 Stunden nach Nahrungsaufnahme: deutet eher auf ein Zwölffingerdarmgeschwür hin.
- **Nüchternschmerz**, v.a. nachts durch krankhafte Übersäuerung des Magens.

**Diagnose:** Sie ist aufgrund der klinischen Beschwerden nicht möglich. Die Endoskopie ist das Mittel der Wahl.

**Komplikationen**
- **Blutungen** aus Geschwür → Bluterbrechen oder Teerstühle → Anämie
- **Penetration:** Vordringen aus Schleimhaut bzw. Verschiebeschicht in die Muskelschicht
- **Perforation:** Durchbruch in die freie Bauchhöhle → plötzliche heftige Schmerzen im Oberbauch, „bretthartter Bauch" **(akutes Abdomen)** → Schockzustand, lebensbedrohlich → **sofortige Klinikeinweisung**, Patienten nicht mehr bewegen (liegend transportieren)
- **Maligne Entartung:** seltenst beim Duodenum, eher beim Magen

**Therapie**
Faktoren ausschalten, die zur Entstehung beitragen, Magensaftproduktion normalisieren, psychische Betreuung: Stress abbauen, sonst wie bei chronischer Gastritis.

**Differenzialdiagnose Ulcus ventriculi/Ulcus duodeni**

|  | Ulcus ventriculi | Ulcus duodeni |
|---|---|---|
| Lokalisation des Geschwürs | Meist Antrum und kleine Kurvatur | Pylorusnähe |
| Schmerzlokalisation | Meist links der Medianlinie | Meist rechts der Medianlinie |
| Schmerztyp | Oft Sofortschmerz (auch Spätschmerz) | Meist Spät-, Nacht- und Nüchternschmerz |
| Säurebildung | Eher Untersäuerung | Eher Übersäuerung |

## 10.2.5.4 Magenkarzinom

m : w = 2 : 1; in Deutschland: 20/100.000, in China, Japan, Finnland weitaus höher; weltweit kontinuierliche Abnahme.

Anfangs bleibt es lange auf die Magenschleimhaut begrenzt **(Magenfrühkarzinom, Oberflächenkarzinom)** und hat eine gute Prognose (5-Jahres-Überlebensrate von 90%), bis es zu plötzlichem Wachstum, evtl. zur Infiltration und zur Metastasierung kommt (z.B. über Pfortader in die Leber; **fortgeschrittenes Karzinom).**

Begünstigende Faktoren

- Genetische Disposition, Herkunft, Blutgruppe A
- Ernährung: hoher Nitratgehalt (geräuchert/gesalzen); bakterielle Umwandlung von Nitrat zu Nitrit, dann Bildung von karzinogenen Nitrosaminen aus Nitrit (auch aus Tabakrauch)
- Erkrankungen
  - Helicobacter-pylori-Gastritis: Helicobacter pylori ist für den Magen ein **Karzinogen: 90% aller Patienten mit Magenfrühkarzinom leiden unter einer Helicobacter-pylori-Gastritis.**
  - Chronisch-atrophische (Autoimmun-)Gastritis.
  - 15–20 Jahre nach Magenresektion kann es zum Magenstumpfkarzinom kommen.
  - Adenomatöse Magenpolypen (Karzinominzidenz bis 20%).

> Theodor Storm starb an Magenkrebs. Er schrieb:
> „Ein Punkt nur ist es, kaum ein Schmerz,
> nur ein Gefühl empfunden eben;
> und dennoch spricht es stets darein
> und dennoch stört es dich zu leben"

**Symptome**

- Im Anfangsstadium oft unbemerkt, **Anamnese kurz oder fehlend**
- Uncharakteristische Beschwerden wie Druck- und Völlegefühl oder Schmerzen im Oberbauch
- Appetitlosigkeit und Abneigung gegen bestimmte Nahrungsmittel, **Widerwille gegen Fleisch**, Brechreiz
- Bei weiterem Fortschreiten deutliche Karzinomzeichen: **Gewichtsabnahme**, Lymphknotenschwellungen, beschleunigte BKS und Blut im Stuhl
- Eventuell akute Magenblutung, auch mit Hämatemesis (kaffeesatzartigem Bluterbrechen)

**Virchow-Drüse:** supraclaviculärer Lymphknoten, vergrößert bei Malignomen der Bauchhöhle, v.a. bei fortgeschrittenem Magenkarzinom.

## 10.2.6   Erkrankungen des Darms

### 10.2.6.1   Flatulenz

Aufblähung des Magens bzw. des Darms (Blähungen) mit reichlich Abgang von Darmgasen (nervös, organisch oder nahrungsbedingt).

### 10.2.6.2   Meteorismus

Sogenannte Blähsucht; Luft- bzw. Gasansammlung im Darm oder in der freien Bauchhöhle.

**Ursache**
- **Ernährung**
  - Hoher Anteil nichtresorbierbarer Kohlehydrate (Hülsenfrüchte, Kohl, Zwiebeln)
  - Kohlensäurehaltige Getränke
  - Verschlucken von Luft (Aerophagie)
- **Erkrankungen**
  - Darmmykosen (Pilzbefall, z.B. Candida albicans)
  - Malassimilationssyndrom (Nahrungsbestandteile werden nicht resorbiert und verbleiben somit im Darmlumen, wo sie von der dortigen Flora unter Gasbildung gespalten werden)
  - Darminfektionen (z.B. Typhus) u.a. Störungen der physiologischen Flora
  - Stenosen (bis hin zum Ileus, → 351)
  - Peritonitis
  - Leberzirrhose
  - Herzinsuffizienz infolge mangelnder Resorption der Darmgase

**Therapie**
Je nach Ursache; meist Ernährungsumstellung, kleine Bissen und gründliches Kauen vermindern übermäßiges Luftschlucken. Förderung der physiologischen Darmflora z.B. mit Mutaflor®, Symbioflor®.
**NHK:** Karminativa wie Anis (wirkt auch krampflösend und antibakteriell), Kümmel (krampflösend und fördert Schleimhautdurchblutung), Fenchel (fördert auch Beweglichkeit der glatten Muskulatur im Verdauungstrakt); Heilerde bindet Luft, Bakterien und Toxine.

> **Merkhilfe:** normale Stuhlfrequenz → 3 x täglich bis 3 x wöchentlich;
> Änderung des Stuhlverhaltens sollten beachtet werden.

## 10.2.6.3 Verstopfung (Obstipation, Konstipation)

Verzögerte Entleerung eines harten, knolligen Stuhls (< 3 x/Woche); 20-30% aller Menschen > 60 Jahren betroffen, w > m.

### Ursache

- **Chronisch habituell** (häufigste Ursache): 10% der Bevölkerung in den Industrieländern sind betroffen; funktionelle Störung durch ballaststoffarme Ernährung, mangelnde Flüssigkeitsaufnahme, mangelnde Bewegung und Unterdrückung des Defäkationsreizes
- **Reizdarmsyndrom** (→ 348)
- **Verzögerter Transport des Speisebreis**
  - Spastische Obstipation: durch Verkrampfung der Darmmuskulatur
  - Atonische Obstipation: durch Erschlaffung der Darmmuskulatur (beide können gleichzeitig in verschiedenen Darmabschnitten auftreten)
  - **Einengung des Darmlumens** durch Ileus, Tumoren, Entzündungen, Verwachsungen
  - **Neurogene Störungen**, z.B. diabetische autonome Neuropathie, M. Parkinson, Multiple Sklerose
- **Medikamentös** (z.B. kalzium- und aluminiumhaltige Antazida, Anticholinerga, Antidepressiva u.a.)
- **Elektrolytverschiebungen** (Hypokaliämie, Hyperkalzämie)
- **Gestörte Defäkation**
  - Psychische Einflüsse können eine wichtige Rolle spielen (z.B. auf Reisen)
  - Schwache Bauchmuskulatur
  - Erkrankungen im Analbereich wie Hämorrhoiden

### Therapie

Nach der zugrunde liegenden Erkrankung.

### Symptomatisch

- Ballaststoffreiche Ernährung, langsam gegessen und gut gekaut (Vermeidung von Schwarztee, Rotwein, Kakao, Schokolade, Weißbrot)
- Ausreichende Trinkmenge (1-2 Glas Wasser vor dem Essen)
- Bewegung
- Unterstützung der natürlichen Darmflora, z.B. mit Mutaflor®, Symbioflor®
- Phytotherapie
  - Kurzfristig: Aloeschale (enthält abführendes Aloin)
  - Langfristig: Senna (Blätter und Schoten), Faulbaumrinde
  - Milder: Ananas, Holunder (Blüten und Beeren), Schlehe; allerdings **nicht unbedenklich** über längere Zeit, da Kaliumverlust die Obstipation verstärkt
- Manuell: Blockaden im Bereich Th11-L1 beseitigen/Massage entlang des Kolons (kann Patient 10 Minuten lang vor dem Aufstehen selbst tun)
- Salinische Abführmittel mit Bitter-, Glauber- und Karlsbader Salz oder Einläufe

## 10.2.6.4 Durchfall (Diarrhö)

Häufige Entleerung von dünnen Stühlen. Die breiige bis wässrige Konsistenz beruht auf einer beschleunigten Darmpassage, bei der dem Kot nicht genügend Wasser entzogen werden kann. Entleerungen > 3 x/Tag; Konsistenz vermindert oder flüssig, Wassergehalt > 75%; Stuhlmenge vermehrt > 250 g/Tag. Sie ist keine eigenständige Erkrankung, sondern ein Symptom einer zugrunde liegenden Störung nicht nur des Dickdarms, sondern z.B. auch des Dünndarms oder des Pankreas.

**Ursachen**
- Infektionen (einige meldepflichtig)
- Reizkolon, Colitis ulcerosa, M. Crohn, Divertikulitis
- Toxine, Nahrungsmittelvergiftung
- Medikamente: Laxantien, Digitalis, Antibiotika
- Allergien: z.B. Milch, Fischeiweiß
- Parasiten: Madenwürmer, Bandwürmer
- Hyperthyreose
- Gesteigerte nervöse Erregbarkeit, z.B. vor Prüfungen

**Symptome**
Häufige Entleerung von dünnen Stühlen, die von Tenesmen begleitet sein können.

**Therapie**
Gemäß der zugrunde liegenden Erkrankung.
Symptomatische Maßnahmen: viel trinken und evtl. Elektrolyte ersetzen (zur Not Zucker-Salz-Lösung); Nahrungskarenz für 1-2 Tage, danach langsamer Diätaufbau mit ballaststoffreicher Kost. Tees gegen akute Durchfälle: Blutwurz, Pfefferminz, Kamillenblüte, getrocknete Heidelbeere, Brennessel, Fenchel, Melisse, Salbei, Schafgarbe.

## 10.2.6.5 Malabsorptionssyndrom (MAS)

**Maldigestion:** Störung der Nahrungsaufspaltung.

**Ursache**
- **Angeborene Störung**, z.B. Kohlehydratmalabsorption
- **Mangel an Verdauungssäften:** Pankreatitis, Fehlen von Gallensaft (z.B. bei Gallengangsverschluss)
- **Magenresektion**

**Malabsorption:** schlechte Stoffaufnahme.

**Ursache**
- **Darminfektion** durch Bakterien, Viren, Pilze, Parasiten
- **Schädigung der Dünndarmschleimhaut:** M. Crohn, Sprue, Narben, Fisteln, Divertikel, Tumoren

- **Verkürzung des Dünndarms** (durch Operation)
- **Störung der Blutversorgung des Dünndarms** bei Gefäßverschluss

Schlechte Stoffaufnahme ⇒ **Mangelernährung**.

**Symptome** (ggf. zusätzlich zu denen der Grunderkrankung):
- Massenstühle oft > 300 g/Tag, evtl. Steatorrhoe (grau-glänzende, lehmartige, klebrige scharf riechende Fettstühle, Fettgehalt > 7 g/Tag), da Fett eines der am schwersten aufzuspaltenden Nahrungsbestandteile ist
- Vor allem Fehlen von fettlöslichen Vitaminen (DEKA) mit Haut- und Schleimhautveränderungen, Sehstörungen (Vitamin A); Blutgerinnungsstörungen (Vitamin K) u.a. (→ 464)
- Gewichtsabnahme
- Bei Eiweißmangel: Muskelschwäche, Abmagerung, Ödeme
- Gestörte Kohlenhydrataufnahme: Gärungsstühle, Flatulenz, geblähtes Abdomen
- Oft Anämie (fehlendes Eisen oder Vitamin $B_{12}$)

**Untersuchung**
- Stuhlfettbestimmung/Chymotrypsin (Emzym des Pankreas) im Stuhl?
- Bei verschiedenen Tests wird geprüft, ob oral zugeführte Stoffe im Blut oder Harn erscheinen, z.B. durch:
  - **Laktosetoleranztest:** Nach Messung des Blutzuckers wird 50 g Milchzucker oral verabreicht. Bei Laktasemangel (Fehlen des milchzuckerspaltenden Enzyms Laktase im Dünndarm) kommt es zu einem Blutzuckeranstieg von < 20 mg/dl. Außerdem treten Blähungen, Darmkrämpfe und Diarrhö auf.
  - **D-Xylose-Test:** Nach oraler Verabreichung von 25 g D-Xylose (Holzzucker), die der Mensch nicht verstoffwechseln kann, wird Urin über 5 Stunden hinweg gesammelt. Bei normaler Resorption erscheinen mindestens 5 g Xylose darin, bei Malabsorption weniger, da die Xylose dann haupsächlich über den Darm ausgeschieden wird.
  - **Schilling-Test** (→ 284): Vitamin-$B_{12}$-Resorptionstest nach oraler Gabe von radioaktiven Vitamin $B_{12}$.
- Abdomen-Sonographie (z.B. Untersuchung auf chronische Pankreatitis).
- Endoskopie: Duodenoskopie und Biopsie.

## 10.2.6.6 Zöliakie bei Kindern, (einheimische) Sprue bei Erwachsenen

Überempfindlichkeit der Dünndarmschleimhaut gegen Gluten (Klebereiweiß, in den meisten Getreiden vorhanden), in deren Verlauf es zur Atrophie der Zotten kommt.
Vorkommen: 1 : 1.000 Einwohner in Deutschland (Irland 1 : 300, USA seltener), w > m (etwas rückläufig, möglicherweise durch längeres Stillen).

**Symptome**
Unterschiedlich ausgeprägt, selten alle gleichzeitig.

**Bei Säuglingen/Kleinkindern:** Symptome treten erst auf, wenn zugefüttert wird
- Gedeihstörungen, Körpergewicht unterhalb der Altersnorm
- Leibblähungen, vorgewölbter Bauch
- Durchfälle (dauerhaft oder episodisch)
- Blässe
- Erbrechen
- Wesensveränderungen (Missmutigkeit, Weinerlichkeit, Zurückgezogenheit)
- Appetitlosigkeit
- Muskelschwäche, Zahnentwicklungsstörungen u.a.

**Beim älteren, spät erkannten Zöliakiekind:** erheblicher Minderwuchs, evtl. leichte geistige Retardierung.

**Beim Erwachsenen:** Die Sprue kann beim Erwachsenen erstmalig auftreten, oft um 30.-40. Lj., aber auch noch jenseits des 60. Lj.

## Mögliche Symptome
- Intestinale Symptome
  - Durchfälle: voluminös, breiig, sehr übelriechend, grau-weißlich und glänzend, da die Fettresorption gestört ist (Steatorrhö)
  - Obstipation, Blähbauch, Gewichtsverlust, Schwäche, Übelkeit, Appetitlosigkeit (auch ständiger Hunger)
  - Eventuell Milchzuckerunverträglichkeit (Laktoseintoleranz)
- Extraintestinale Symptome (durch Malabsorption): Müdigkeit, Abgeschlagenheit, Krankheitsgefühl, Gewichtsabnahme, Ödeme, Eisenmangel, Anämie, Knochenschmerzen, Osteoporose

Die Diagnosestellung erfolgt oft sehr spät, u.a. auch, weil das Vollbild seltener ist als oligosymptomatische Bilder, z.B. mit Anämie im Vordergrund. Krankheiten, die gelegentlich mit der Zöliakie/Sprue zusammen auftreten: Bläschenbildung und örtliche Entzündungen im Mund-Rachen-Raum (Stomatitis aphtosa); Dermatitis herpetiformis Duhring (Hautausschlag); rheumatische Beschwerden, chronische Gastritis; Diabetes mellitus (Typ 1).

## Diagnose
- Pathologisch ausfallender D-Xylose-Test (Malabsorption)
- Auto-Antikörper: IgA-Endomysium-AK (Anti-Transglutaminase IgA [Anti-TG] sind spezifisch, IgA-Gliadin-AK [AGA] unspezifisch)
- Darmbiopsie mit Histologie (Zottenatrophie, Kryptenhyperplasie)

**Therapie:** glutenfreie Kost.
**Erlaubt:** Reis, Mais, Johannisbrot(-kernmehl), Hirse, Buchweizen, Kartoffeln, Soja und daraus hergestellte Produkte.
**Strikt verboten:** Weizen, Dinkel, Grünkern, Roggen, Hafer und Gerste, damit die meisten Backwaren, Nudeln, Malz- und Biergetränke.

Anfangs verboten ist Laktose (Milchzucker). Diese wird später evtl. vertragen. Leider verbirgt sich Gluten in vielen Fertigprodukten. Daher sollte sich der Sprue-Patient Listen glutenfreier Produkte von der Deutschen Zöliakie Gesellschaft besorgen (http://www.dzg-online.de).

**Progose:** Etwa 90% aller Sprue-Patienten sprechen auf die glutenfreie Diät an und werden von ihren Beschwerden befreit, im anderen Fall sollte die Diät auf unbeabsichtigte Diätfehler überprüft werden.

**Komplikationen:** maligne Entartung (T-Zell-Lymphom) bei Nichteinhaltung der Diät.

---

**Info 1:** Etwa 10% der Verwandten ersten Grades von Zöliakie-/Sprue-Patienten haben mikroskopisch sichtbare Veränderungen der Dünndarmschleimhaut. Damit ist das Vorkommen höher als bei der Normalbevölkerung. Der Vererbungsmodus ist jedoch unklar. Durch einen Antikörper-Screening kann man bei den Familien von Zöliakie/Sprue betroffenen Patienten die Personen mit dringendem Verdacht auf Zöliakie/Sprue herausfinden, ohne dass man primär allen eine Dünndarmbiopsie zumuten muss.

**Info 2:** Im Gegensatz zur einheimischen Sprue gibt es auch eine tropische Sprue, deren Ursache zum Teil infektiös, zum Teil unbekannt ist. Auch sie geht mit einem Malabsorptionssyndrom einher.

---

## 10.2.6.7 Chronisch entzündliche Darmerkrankungen (CED)

M. Crohn und Colitis ulcerosa betreffen v.a. jüngere Erwachsene; die Erstmanifestation findet meist im 20.-30. Lj. statt.

**Ursache:** bei beiden unklar; diskutiert werden Autoimmungeschehen aufgrund einer genetischen Disposition. Die Allgemeinerkrankung geht oft mit extraintestinalen Symptomen (häufiger bei M. Crohn als bei Colitis ulcerosa) einher.
- Haut: Erythema nodosum (→ 610)
- Augen: Iridosyklitis (Entzündung von Iris und Glaskörper)
- Gelenke: Arthritis

### M. Crohn, Enteritis regionalis Crohn

Granulomatöse Entzündung
- Sie kann alle Abschnitte des Verdauungstrakts von Ösophagus bis After befallen; am meisten ist der letzte Abschnitt des Ileums (Ileitis terminalis) oder das Kolon (Colitis Crohn) betroffen.
- Ödematöse Verdickung der befallenen Abschnitte; alle Schichten der Darmwand sind entzündet, häufig mit Fistelbildung zu benachbarten Darmabschnitten, woraus sich Abszesse entwickeln können.
- Die zugehörigen Mesenteriallymphknoten sind geschwollen.
- Passagehindernis durch Verdickung der Darmwand.

- Verläuft nicht kontinuierlich, sondern segmental: gesunde und befallene Darmabschnitte wechseln.

**Ursache:** unbekannt (autoimmun, multifaktoriell mit genetischer Disposition).

## Symptome
- **Akut** einsetzend mit Koliken, abdominalen Schmerzen und Durchfällen (meist ohne Blutbeimengung); bei Befall des Ileums leicht mit Appendizitis zu verwechseln.
- **Oder chronischer** Verlauf: von leichtem Druckgefühl über Schmerzen bis hin zu Koliken (Schmerzen meist im rechten Unterbauch).
- **Schubweiser Krankheitsverlauf.**
- Oft ist in der Ileozäkalgegend eine walzenartige, schmerzhafte Verdickung tastbar.
- Lang andauernde Durchfälle, Gewichtsverlust, Fieberschübe.
- Oft ist die Analregion miterkrankt und es kommt zur Fistelbildung, zu Fissuren oder ödematösen Schwellungen; Analfisteln sind in 40% der Fälle das erste Symptom eines M. Crohn und sollten daher stets eine entsprechende Diagnostik nach sich ziehen.

## Komplikationen
- Malabsorptionssyndrom (→ 345)
- Fistelbildungen, z.B. zwischen verschiedenen Darmschlingen, perianale Fisteln, enterovaginale oder enterovesikale Fisteln (Fisteln zwischen Darm und Vagina oder Harnblase)
- Darmperforation: akutes Abdomen
- Anorektale Abszesse
- Entzündliche Darmstenosen, Ileus (→ 351)

## Diagnose
- Körperliche Untersuchung
- Labor
  - Blutbild: Leukozytose, Anämie, BSG ↑
  - Stuhlkultur zum Ausschluss infektiöser Darmerkrankungen
- Röntgen: befallene Darmsegmente zeigen sich als fadenförmige Stenosen, die Schleimhaut weist ein sog. Pflastersteinrelief auf, ggf. Fisteldarstellung
- Endoskopie mit Biopsien
- Sonographie

## Therapie
- Diät: leicht resorbierbare kalorien-, eiweiß- und vitaminreiche Kost, im akuten Schub ggf. parenterale Ernährung
- Medikamentengabe (durch den Arzt), oft Kortikoide
- Begleitend: Massagen, Bewegungstherapie, Bäder, Packungen (Heublumen, Schlamm, Fango, Moor)

- Homöopathie: Aloe D3-D6 bei dünnbreiigen Stühlen mit Flatulenz und Sphinkterschwäche; Arsenicum album D4-D12 bei ruhrartigem, stinkendem Stuhlgang mit Bauchkrämpfen, brennenden Schmerzen und Erschöpfung; Bryonia D4-D6 bei vorwiegend nächtlichen Entleerungen, gussartig mit Schleimbeimengung. Die Durchfälle sind morgens und nach Genuss von Obst und kalten Getränken am schlimmsten.

### Colitis ulcerosa

Chronisch rezidivierende Entzündung des Dickdarms mit geschwürigen Darmwandschädigungen. Sie greift meist auf den Mastdarm über.

- Beginnt meist im Rektum und breitet sich dann kontinuierlich (im Gegensatz zu M. Crohn) oralwärts aus.
- Betrifft die Schleimhautschicht und ist dort auf Mukosa und Submukosa beschränkt.
- Betrifft w > m.
- Nach langjähriger Erkrankung erhöhtes Entartungsrisiko (nach 25 Krankheitsjahren in 42% der Fälle).

**Ursache:** ungeklärt (vermutlich autoimmun, evtl. psychisch bedingt).

**Symptome:**
Abhängig von der Ausdehnung und Schwere der Entzündung.

- Unklare Bauchbeschwerden steigern sich zu schmerzhaften Tenesmen.
- **Schleimig-blutige** Durchfälle durch verletzliche, hochrote, leicht blutende Schleimhaut.
- Eventuell Geschwürbildung mit darauf folgender narbiger Schrumpfung und Stenosierung.
- In seltenen Fällen akuter Verlauf mit Fieber und schweren Durchfällen.

**Komplikationen**

- Hauteiterungen, Spondylitis, Iritis, Thrombophlebitis, Hepatitis, Pankreatitis
- Analabszesse und Analfisteln
- Maligne Entartung
- **Toxisches Megakolon:** maximal dilatierter Darm, paralytischer Ileus, Überblähung des Abdomens, Peritonitiszeichen, Perforationsgefahr, Sepsis → **lebensbedrohlich → sofortige Klinikeinweisung!**

| Differenzierung | Colitis ulcerosa | M. Crohn |
|---|---|---|
| Lokalisation | Kolon | Gesamter Verdauungstrakt |
| Rektumbeteiligung | Immer | 20% |
| Ileumbeteiligung | Selten | Bis 80% |

| Ausbreitung | Kontinuierlich von distal (Rektum) nach proximal | Diskontinuierlich von proximal (terminales Ileum) nach distal (Kolon) |
|---|---|---|
| Niveau | Mukosa/Submukosa | Transmural |
| Symptome | Blutig-schleimige Durchfälle | Abdominalschmerz, Durchfälle meist ohne Blut, evtl. tastbare Resistenz im rechten Unterbauch |
| Extraintestinale Symptome | Selten | Häufig, z.B. an Haut, Augen, Gelenken |
| Komplikationen | Toxisches Megakolon, Blutungen | Fisteln, Fissuren, Abszesse, Stenosen |

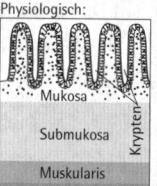
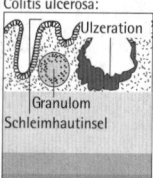
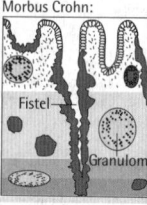

## 10.2.6.8 Darmverschluss (Ileus)

Unterbrechung der Dünn- oder Dickdarmpassage durch ein mechanisches Hindernis (mechanischer Ileus) oder eine Darmlähmung (paralytischer Ileus), die lebensbedrohlich sein kann.

**Subileus:** langsam zunehmender oder unvollständiger Ileus.

Nicht immer sind die beiden Formen klar unterscheidbar. Neben den Symptomen der Grunderkrankung können gemeinsame Symptome sein:
- Übelkeit und Erbrechen
- Blähbauch (Meteorismus)
- Stuhl und Windverhalt
- Eventuell Fieber, Tachykardie, Leukozytose

Bei länger bestehendem Ileus (über Tage)
- Exsikkose: durch fehlende Rückresorption von Verdauungsflüssigkeit bleiben mehrere Liter Flüssigkeit im Darm; zusätzlicher Flüssigkeitsverlust durch Erbrechen

- RR-Abfall, hypovolämischer Schock
- Metabolische Alkalose
- Miserere, Kopremesis (Koterbrechen)

| Mechanischer Ileus | Funktioneller Ileus, meist paralytischer Ileus (Darmlähmung) |
|---|---|
| **Obstruktion** (Okklusion ohne Durchblutungsstörung): Stenose (Entzündung, Tumor) Striktur, Obturation (Fremdkörper, Kotballen, Wurmknäuel); Abknickung<br>**Strangulation** (gleichzeitig Durchblutungsstörung): bei Inkarzeration (Einklemmung in Hernien); Invagination (Einstülpung in anderen Darmabschnitt); Volvulus (Torsion um eigene Achse) | • Entzündlich: Peritonitis, u.a. durch Hohlorganperforation (z.B. Magen-, Gallen- oder Blinddarmdurchbruch)<br>• Als Folge von mechanischem Ileus<br>• Reflektorisch bei Gallen-, Nierenkolik, Hodentorsion, stielgedrehtes Ovar u.a.<br>• Metabolisch: diabetische Azidose, Urämie, Hypokaliämie<br>• Gefäßverschlüsse/Operationen/Toxine<br>(Anderer funktioneller Ileus: Spasmus durch Vergiftung, z.B. mit Blei) |
| Krämpfe und Koliken, weil der Darm versucht, durch besonders kräftige Bewegungen das Hindernis zu überwinden (Erbrechen) | Mäßiger Dauerschmerz (Erbrechen, Schluckauf) |
| Peristaltik heftig, bei Strangulation nachlassend | „Totenstille" |
| Stuhl und Winde anfangs möglich, dann nicht mehr | Keine |
| Meteorismus umschrieben, oberhalb des Hindernisses | Diffuser Meteorismus |

„Brettharter Bauch": Patienten liegen lassen, nicht bewegen! Sofortige Krankenhauseinweisung. Keine Schmerzmittelgabe, Oberkörper flach lagern, Knierolle, großlumigen i.v.-Zugang legen, bei drohendem Schock Volumensubstitution; bei paralytischem Ileus auch aufgetriebene, aber weiche Bauchdecke möglich (keine Abwehrspannung).

### Diagnose
- Abdomensonographie: stehende Darmschlingen mit Pendelperistaltik, ggf. freie Flüssigkeit oder Luft im Abdomen
- Röntgen: Abdomenübersicht, Spiegelbildungen

**Therapie**
- Magensonde zur Dekompression
- Blasenkatheter
- Volumengabe, Elektrolyt-, Säure-Basen-Korrektur, Schwenkeinläufe
- Absolute Indikation für eine Operation: bei den meisten Formen des mechanischen Ileus

## 10.2.6.9 Blutiger Stuhl

**Blutiger Stuhl ist ein Krebsverdachtszeichen ⇒ abklären lassen!**
Die Blutungsquelle muss in jedem Fall klinisch abgeklärt werden.

**Rotes Blut** stammt aus den unteren Darmabschnitten. Es kann auf ein karzinogenes Geschehen und auf Hämorrhoiden hinweisen.

**Schwarzes Blut** bildet sich aus dem Hämoglobin des Bluts, das mit der Salzsäure des Magens in Verbindung kommt und zu Hämatin wird. Dies ist der Fall bei Blutungen im Bereich des Nasen-Rachen-Raums, des Ösophagus, des Magens oder oberen Duodenumabschnitts ⇒ Teerstuhl (Meläna).

**Ausnahmen**
- Blut, das sich länger als 8 Stunden im Darm befindet, zersetzt sich; es kommt zur Schwarzfärbung.
- Massive Blutungen aus dem Magen können den Magen-Darm-Kanal so schnell passieren, dass sie nicht mit Salzsäure in Berührung kommen und als flüssiges, rotes Blut entleert werden (selten).
- Enthält der Magen keine Salzsäure, kommt es auch bei Blutungen aus dem oberen Magen-Darm-Trakt nicht zu Teerstühlen (selten).

## 10.2.6.10 Darmtumoren

Sie sind im Dünndarm eher selten. Sie können Schmerzen im Mittelbauch und Blutungen verursachen und stellen ab einer gewissen Größe ein Passagehindernis dar.

**Gutartig:** Schleimhautpolypen kommen mit steigendem Lebensalter gehäuft vor. Sie verursachen meist keine Beschwerden und machen sich erst durch Blutungen bei Verletzungen bemerkbar. Sie können maligne entarten.

**Bösartig:** Darmkrebs entwickelt sich zu 65% im Rektum, meist zwischen dem 50. und 70. Lj.

**Symptome**
Darmkrebs entwickelt sich anfangs schleichend ohne besondere Beschwerden. Später kommt es häufig zu
- **verändertem Stuhlgang mit wechselnden Obstipationen und Diarrhöen;**
- **unwillkürlichem Stuhlabgang,** evtl. mit den Winden auch Schleimabgang;
- einem Gefühl (evtl.) der unvollständigen Entleerung (da das Karzinom ja drin bleibt);

- „Bleistiftstühle" (Stuhlform erinnert an einen Bleistift);
- Schmerzen und **Blutbeimengung im Stuhl oder Blutungen aus dem After** sind immer wichtige Verdachtsmomente auf Darmkrebs. **Abklären lassen!**

In ca. 50% der Fälle von Darmkrebs bestehen gleichzeitig Hämorrhoiden.

## 10.2.6.11 Vaskuläre Störungen

Durchblutungsstörungen können heftige Bauchschmerzen verursachen. Bei Gefäßverschluss kommt es zur gefährlichen Darmgangrän.

## 10.2.6.12 Divertikulose

Divertikel sind sackförmige Ausstülpungen von Wandteilen.

- Sie können im gesamten Verdauungtrakt auftreten, meist jedoch im Kolon; falls sie im Dünndarm auftreten, dann fast nur im Duodenum nahe der Vater-Papille (wenn sie sich entzünden, können sie den Gallenabfluss behindern).
- Entstehung in der Darmwand, wo Blutgefäße eintreten, da das Gewebe dort anatomisch schwächer ist.
- Häufiger mit steigendem Lebensalter auftretend; Prävalenz: 10% (40 Jahre), 30% (50 Jahre), bis 80% (80 Jahre).
- Gefördert durch ballaststoffarme Kost.

**Ursache**
- Anlagebedingte Schwäche der Wandmuskulatur.
- Entzündliche Prozesse in der Umgebung ziehen durch nachfolgende Vernarbungen und Schrumpfungen an der Darmwand.

**Symptome:** meist keine (80%), erst wenn sich die Divertikel entzünden.

## 10.2.6.13 Divertikulitis

Die Entzündung der Divertikel kann akut mit heftigen Attacken verlaufen oder chronisch. Beim chronischen Verlauf können sich walzenförmige Tumoren entwickeln.

**Mögliche Symptome**
- Schmerzen im Abdomen (Spontanschmerz)
- Diarrhö und/oder Obstipation
- Völlegefühl, Übelkeit, Erbrechen
- Tenesmen („Linksappendizitis" bei Sigmadivertikulitis; Appendizitis trotz Appendektomie bei Colondivertikulitis)
- Tastbarer Tumor (druckschmerzhafte Walze)
- Blutungen aus dem After
- Eventuell Fieber, erhöhte BSG, Leukozytose

**Komplikationen**
- Perforation
- Stenose, evtl. Ileus
- Blutungen
- Fisteln

## 10.2.6.14 Reizkolon (Colon irritabile)

Funktionelle Störung im Darm ohne organischen Befund.
Kommt sehr häufig vor, w : m = 2 : 1, meist zwischen dem 20. und 40. Lj.

**Symptome**
- Schmerzen im Kolon (häufig Sigmoid, Appendix, rechte oder linke Flexur), die wandern
- Oft verkrampfter Kolonbereich tastbar
- Wechselnde Diarrhö/Obstipation (nicht jedoch nachts)
- Oft gleichzeitig bestehender Reizmagen

| | |
|---|---|
| **Keine** beschleunigte BKS | **Kein** Blut im Stuhl |
| **Keine** Leukozytose | **Keine** Gewichtsabnahme |
| **Kein** Fieber | **Keine** nächtliche Schmerzen |

## 10.2.6.15 Appendizitis (Entzündung des Wurmfortsatzes)

- Häufigste Baucherkrankung im Kindes- und Jugendalter
- Nur in etwa der Hälfte der Fälle mit klassischen Symptomen
- Plötzlicher Beginn mit starken Bauchschmerzen im Nabelbereich, die erst nach einigen Stunden in den rechten Unterbauch wandern; Verstärkung beim Gehen, Linderung beim Beugen des rechten Beins
- Appetitlosigkeit (Kinder haben nicht einmal Lust auf ihr Lieblingsessen)
- Übelkeit, Erbrechen
- Bei Kindern (fast) immer mit Fieber
- Axillar-rektale Temperaturdifferenz > 0,8 °C, meist ca. 1 °C

**Untersuchung**

**McBurney-Punkt**: auf der Mitte einer gedachten Linie vom vorderen rechten oberen Darmbeinstachel zum Nabel (B).

**Lanz-Punkt**: rechtsseitiger Drittelpunkt auf einer Linie zwischen den vorderen oberen Darmbeinstacheln (L).

**Rovsing-Zeichen:** Bei Ausstreichen des Dickdarms in Richtung des Blinddarms tritt Schmerz auf (R).

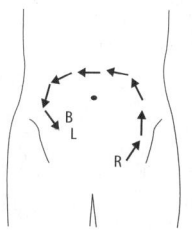

**Blumberg-Zeichen:** gekreuzter Loslassschmerz; Eindrücken und schnelles Loslassen einer Stelle im linken Unterbauch; Erschütterungsschmerz im Appendixbereich ist ein Zeichen für eine Bauchfellbeteiligung.

Außerdem lässt sich eine Abwehrspannung der Bauchdecke erfassen. Schmerz tritt auch bei der rektalen Untersuchung auf. Da der Appendix meist auf dem M. psoas zu liegen kommt, ist evtl. das **Psoas-Zeichen positiv**: Schmerzen beim Anheben des rechten Beins gegen Widerstand (links kein Problem).

**Labor:** Leukozytose, BKS nach 12 Stunden erhöht.

## 10.2.7 Wurmerkrankungen

Man unterscheidet **Bandwürmer** und **Fadenwürmer** (sog. Nematoden wie Spulwürmer, Madenwürmer, Peitschenwürmer und Trichinen). Da Wurmerkrankungen wieder zunehmen, sollte man diese bei Beschwerden v.a. des Bauchraums in Betracht ziehen.

### 10.2.7.1 Trichinen

**Erreger:** Trichinella spiralis (m: bis 1,5 mm, w: bis 4 mm Länge).

**Inkubationszeit:** 1–30 Tage.

**Übertragung:** meist durch trichinenverseuchtes Schweinefleisch, das vor dem Verzehr nicht ausreichend erhitzt wurde. Die Larven werden durch die Verdauungssäfte des Dünndarms aus ihrer Einkapselung freigesetzt und wachsen in der Darmschleimhaut heran.
Die Männchen sterben nach Kopulation, die Weibchen setzen innerhalb weniger Tage ca. 1.000 lebende Larven ab. Diese wandern über Blut- und Lymphstrom in die Muskulatur, wo sie sich einkapseln und bis zu 30 Jahre überdauern können. Bei Aufnahme dieses trichinenhaltigen Fleischs durch Mensch oder Tier beginnt der Kreislauf von Neuem. Schon 60 Larven können beim Menschen Krankheitszeichen auslösen.

**Nachweis:** klinisch durch Muskelbiopsie, im Blut vom 9.–28. Tag.

**Vorkommen:** weltweit; in Deutschland eher selten, da seit 1937 eine Trichinenschau durchgeführt wird.

**Verlauf** je nach Stadium:

| Nach 5–7 Tagen (Darmtrichinose): Larven befinden sich im Darm | Nach 30 Tagen (Muskeltrichinose): Larven wandern auf Lymph- und Blutweg ins Muskelfleisch |
|---|---|
| • Bauchschmerzen<br>• Durchfälle<br>• Übelkeit, Brechreiz | • Hohes Fieber<br>• Heftige Muskelschmerzen<br>• Allergische Reaktionen: Muskelschmerzen, Gesichtsödem, Eosinophilie |

**Immunität:** besteht nach einer durchgemachter Erkrankung **nicht**.

**Vorbeugung:** gesetzliche Fleischbeschau und ausreichendes Erhitzen vor dem Verzehr.

**Meldepflicht:** für Heilpraktiker **keine**; Erregernachweis laut §7 IfSG, Abs. 1 Nr. 43.

**Behandlungsverbot** für Heilpraktiker laut §24 IfSG.

| Komplikationen | |
|---|---|
| In schweren Fällen | • Lungenkomplikationen |
| • Meningoenzephalitis | • Kreislaufversagen |
| • Thrombose | Unbehandelt verlaufen ca. 20% der Fälle |
| • Myokarditis | tödlich. Gefährlich ist v.a. der Befall der |
| | Interkostal- und Zwerchfellmuskulatur. |

## 10.2.7.2 Spulwürmer (Askariden; Spulwurmbefall = Askariasis)

Durch unsachgemäße Kotdüngung können Gemüse und Obst mit Wurmeiern verunreinigt werden (Eier auch in Stuhl/Klärschlamm). Befallene Menschen scheiden sehr widerstandsfähige Eier aus. Spulwürmer kommen weltweit vor (v.a. in den Tropen); Weibchen werden 30-40 cm, Männchen 20 cm lang und bis 6 mm dick.

### Pathogenese

Eier im Dünndarm → Larven schlüpfen, dringen in Darmvenen ein → werden in Leber gespült → nach 5-20 Tagen wandern sie ins rechte Herz und die Lunge → durchwandern Alveolenwände → durch Hustenstöße gelangen sie zum Kehlkopf → durch Verschlucken erreichen sie wieder den Darm, wo sie geschlechtsreif werden. Circa 70 Tage nach dem Wurmbefall beginnt die Eiablage.

### Symptome

- Wanderung der Larven durch die Lunge: Reizhusten, evtl. Fieber, allergische Reaktionen auf die Stoffwechselprodukte der Würmer
- Festsetzung der Würmer im Darm
  - Wechselnde Oberbauchbeschwerden
  - Durchfälle und Verstopfung können sich ablösen
  - Appetitlosigkeit, Nervosität, Schlafstörungen

### Komplikationen

- Gelangen die Würmer in den Magen, werden sie erbrochen.
- Dringen sie in den Gallengang ein, kann es zum Verschlussikterus kommen.
- Bei Befall des Appendix: appendizitische Zeichen.
- Bei Knäuelbildung im Darm: Ileus.
- Sterben sie plötzlich ab, z.B. durch eine Wurmkur, kann es zu Krämpfen und sogar zum Schock kommen (Freisetzung von Endotoxinen aus toten Würmern).

**Diagnose:** mikroskopischer Nachweis der Wurmeier im Stuhl, evtl. Eosinophilie, evtl. Abgang von Spulwürmern im Stuhl, evtl. Erbrechen von Würmern.

**Therapie:** Die Abtreibung gelingt nur schwer → hier sind stärkere (verschreibungspflichtige) Mittel durch den Arzt (Chemotherapie mit Mebendazol oder Pyrantelembonat) notwendig.

## 10.2.7.3 Peitschenwürmer (Trichuris trichiura)

- Gehäuft in (sub-)tropischen Gebieten, auch bei uns regional gehäuft.
- Übertragung über Nahrung (wie bei Spulwürmern).
- Würmer setzen sich in Blind- und Dickdarmschleimhaut fest.
- Sie werden ca. 4 cm lang.

**Symptome:** nur bei starkem Wurmbefall
- Verstopfung, Durchfälle
- Oberbauchbeschwerden
- Allergische Reaktionen

**Diagnose:** Eiernachweis im Stuhl.

## 10.2.7.4 Madenwürmer (Oxyuris vermicularis, Enterobius vermicularis)

- Darmparasiten von ca. 0,5-1 cm Länge.
- In erster Linie werden Kinder befallen.
- Die Eiablage findet nachts in den Analfalten statt, da hierzu Sauerstoff erforderlich ist; sonst halten sich die Würmer im unteren Dünndarm und im Dickdarm auf.

**Ansteckung:** über verunreinigte Lebensmittel, durch Schmierinfektion, über Gegenstände, auch durch erregerhaltigen Staub. Selbstinfektion über den After-Finger-Mund-Weg.

**Symptome:** nur bei ca. 20% der Betroffenen
- Nächtlicher Juckreiz in der Analgegend, der zu Schlafstörungen führen kann (führt wiederum zu Leistungsschwäche, Nervosität, Konzentrationsstörungen).
- Durch Kratzen entstehen evtl. Analekzeme.

**Diagnose**
- Meist sind Würmer im Stuhl sichtbar.
- Wurmeier im Analabstrich oder mikroskopisch auf einem Zellophan-Klebestreifen, der über Nacht auf die Analpartie aufgebracht wird; Eier befinden sich evtl. auch im Fingernagelschmutz und im Nasenschleim.

**Therapie**
- Oft muss die ganze Familie behandelt werden
- Peinliche Sauberkeit
- Kurze Fingernägel, häufiges Händewaschen
- Bett- und Leibwäsche oft wechseln (kochen!)
- Kinder am Kratzen hindern (dichte Höschen)
- Fingerlutschen verhüten (z.B. durch Bestreichen mit unangenehmer Lösung)
- Anthelmintika: Knoblauch, Kürbiskerne, Mohrrübe, strahlenlose Kamille

## 10.2.7.5 Bandwurmbefall (Taeniasis)

Im Gegensatz zum Fuchsbandwurm, bei dem der Mensch nur Zwischenwirt ist (beherbergt ein Larvenstadium), ist bei folgenden Würmern der Mensch Endwirt, d.h., er beherbergt den Wurm.

Der Bandwurm besteht aus dem Kopf, der sich in der Darmwand festhakt, und aus Gliedern. In den hintersten entwickeln sich die Eier, die einzeln oder in Kettenform ausgeschieden werden. Bandwürmer sind Hermaphroditen (Zwitter): der Anfangsteil ist männlich, die Endglieder weiblich (Vaginalsphinkter).

- Rinderbandwurm (Taenia saginata, Länge ca. 10 m)
- Schweinebandwurm (Taenia solium, Länge 3-5 m)
- Fischbandwurm (ca. 10 m)

In einem Zwischenwirt werden die Eier zu Finnen (Larvenstadium), durchbohren die Darmwand und lassen sich mit Blut und Lymphe zur quergestreiften Muskulatur treiben, wo sie sich einkapseln (Trichinose, → 356). Wird der Zwischenwirt gefressen, lösen sich die Kapseln mit den Larven durch die Verdauungssäfte wieder auf und der Bandwurmkopf hakt sich in der Darmwand fest.

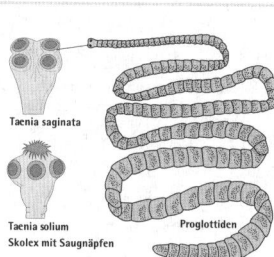

Taenia saginata

Taenia solium
Skolex mit Saugnäpfen

Proglottiden

### Symptome bei Bandwurmbefall

- Oft Beschwerdefreiheit; Würmer werden evtl. durch sich bewegende Glieder im Stuhl bemerkt.
- Wechselnde Oberbauchbeschwerden.
- Blasses Aussehen, Kinder haben halonierte Augen (von dunklen Ringen und Furchen umgeben).
- Gewichtsabnahme.

### Therapie

Wurmfarn ist verschreibungspflichtig. Kürbissamen wirken schwächer, sind aber unschädlich. Sie lähmen den Wurm nur, so dass er nicht mehr an der Darmwand anhaften kann; 2-3 Stunden nach der Einnahme von Kürbissamen sollte Rizinusöl geschluckt werden, um den Wurm auszutreiben.

Zystizerkose: Befall des Menschen mit Larven (Zystizerken) des Schweinebandwurms (Taenia solium) nach Schmutzinfektion durch infizierten Kot des Endwirts oder Exo-Auto-infektion (Endo-Autoinfektion nicht nachgewiesen). Eventuell mit Komplikation durch Befall des Auges oder ZNS (Enzephalitis durch Protozoen).

### 10.2.7.6 Hunde- und Fuchsbandwurmbefall (Echinokokkose)

**Keine Meldepflicht für Heilpraktiker,** aber meldepflichtiger Erreger laut §7 IfSG, daher **Behandlungsverbot laut §24 IfSG.**
**Vorsicht beim Verzehr von Bodenfrüchten in Endemiegebieten!**

|  | Zystische Echinokokkose | Alveoläre Echinokokkose |
|---|---|---|
| Herkunft | Mittelmeer, Südeuropa, Mittel-/ Südamerika, Asien, Australien, Ostafrika | Europa, v.a. Alpenregion, Schwarzwald und Schwäbische Alb |
| Verlauf | Leicht | Schwer |
| Bandwurm | Echinococcus granulosus (E. cysticus, E. unilocularis) | Echinococcus multilocularis (E. alveolaris) |
| Hauptwirt | Hunde, Wölfe | Füchse, Hunde, Katzen |
| Zwischenwirt | Pflanzenfressende Huf- und Nage-tiere, Mensch (Fehlzwischenwirt) | Mäuse, Ratten, Mensch (Fehlzwischenwirt) |
| Ansteckung | Aufnahme von Eiern aus Hundekot | Aufnahme von Eiern aus Kot der Hauptwirte, **Verzehr von kontaminierten Waldbeeren, Pilzen, Gemüsen** |
| Vor allem betroffen | Leber | |
| Symptome | Druck im rechten Oberbauch, Übelkeit, Appetitlosigkeit, evtl. Gallen-abflussstauung mit Ikterus, evtl. Pfortaderhochdruck | |
| Gelegentlich mitbetroffen | Lunge (Reizhusten, Bronchitis, Pleuritis, Atelektasen), Gehirn (neurologische Störung), Niere, sehr selten Knochen, Milz, Bauchhöhle | Äußerst selten Lunge oder andere Organe |
| Diagnose | Antikörpernachweis, Eosinophilie, Röntgen, Ultraschall, CT, Szinti-graphie, **keine Probepunktion** | |

# 11. Leber, Galle, Pankreas

Die Leber (Hepar) spielt die zentrale Rolle beim Stoffwechsel (→ 363). Unsere „Stoffwechsel-fabrik" ist mit ca. 1,5 kg die größte exokrine Drüse des Körpers und sie hat ein erstaunliches Regenerationsvermögen.

## 11.1 Anatomie der Leber

### 11.1.1 Lage

Die Leber liegt größtenteils im rechten Oberbauch. Sie schmiegt sich nach oben dem Zwerchfell an, mit dem sie hinten oben verwachsen ist. Ihre hintere und untere Fläche ist den Baucheingeweiden zugewandt. Mit ihrem linken Lappen reicht sie bis an den Magen und damit in den linken Oberbauch. Sie hat eine Bindegewebskapsel und ist fast gänzlich von Bauchfell überzogen (**intraperitoneale Lage**).

**Nachbarorgane der Leber**

Zwerchfell, Magen, Duodenum, Gallenblase, rechte Niere und Nebenniere, rechte Darmbiegung, Colon transversum, Speiseröhre und untere Hohlvene.

### 11.1.2 Aufbau

Äußerlich erkennt man vier Lappen: Von vorne sieht man den großen rechten Lappen (Lobus hepatis dexter) und den kleineren linken (Lobus hepatis sinister). Von der Eingeweideseite aus erkennt man zwei weitere, deutlich kleinere Lappen, den quadratischen Lobus quadratus und den geschwänzten Lobus caudatus.

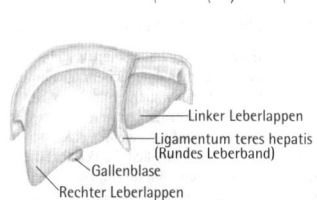

Linker Leberlappen
Ligamentum teres hepatis (Rundes Leberband)
Gallenblase
Rechter Leberlappen

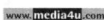

## Leberpforte

Zwischen den beiden kleinen Lappen, etwa in der Mitte der Rückseite der Leber, befindet sich die Leberpforte (Porta hepatis). Hier treten die Blutgefäße A. hepatica und V. portae (Pfortader) ein sowie Lymphgefäße und Nervenfasern (des autonomen Nervensystems).

Der rechte und linke Lebergallengang vereinen sich zum gemeinsamen Lebergallengang (Ductus hepaticus communis), der die Leber hier verlässt.

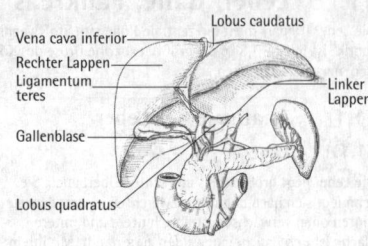

Leber von hinten

## Blutversorgung

75% ihres Bluts erhält die Leber über die Pfortader (über 1 l/Min.). In ihm befinden sich die im Dünndarm resorbierten Nährstoffe, Abbauprodukte aus der Milz, Hormone des Pankreas und Stoffe, die teilweise schon von der Magenschleimhaut resorbiert wurden, z.B. Alkohol. Die restlichen 25% kommen aus der Leberarterie, die für die Sauerstoffversorgung zuständig ist.

Die Pfortader erhält ihr (nährstoffreiches, aber sauerstoffarmes) Blut aus den **unpaaren Bauchorganen:** (Dünn- und Dick-)**Darm**, **Magen**, **Milz**, **Pankreas**.

## Feinbau der Leber (s. Abb.)

Das Lebergewebe besteht aus einer riesigen Anzahl von 1-2 mm großen, sechseckigen Leberläppchen (Lobuli hepatici), die an Bienenwaben erinnern. In der Mitte eines Läppchens liegt die Zentralvene. An den Eckpunkten dieser „Waben" stoßen jeweils drei Läppchen aneinander. Hier befinden sich die Periportalfelder, in denen jeweils ein feiner Ast der Pfortader, ein Ast der Leberarterie und ein kleiner Gallengang verlaufen (sog. Glisson-Trias). Die Leberzellen bilden kleine Wände oder Leberzellbalken, die auf die Zentralvene zulaufen. In den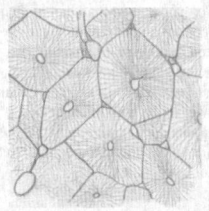

Lücken zwischen den Balken fließt das Blut in sog. **Lebersinusoiden** (erweiterte Leberkapillaren) und tritt mit den Leberzellen in Kontakt, die Nährstoffe, Gifte, Sauerstoff etc.

entnehmen, umbauen und ihre Stoffwechselprodukte wieder abgeben. In den Sinusoiden sitzen die **Kupffer-Sternzellen**: Fresszellen, die zum Monozyten-Makrophagen-System gehören, das Blut reinigen und überalterte Erythrozyten abbauen.

## 11.2 Physiologie der Leber

### 11.2.1 Stoffwechselfunktionen

Die Leber ist die Stoffwechselfabrik des Körpers. Sie spielt beim Metabolismus von Eiweißen, Kohlehydraten und Fetten eine wichtige Rolle.

- **Eiweiße:** 95% aller Bluteiweiße (z.B. Albumin, Globulin, Prothrombin, Fibrinogen, Transferrin, Plasminogen) werden in der Leber hergestellt. Somit werden auch einige Gerinnungsfaktoren von ihr hergestellt. Das zur Prothrombinherstellung benötigte Vitamin K speichert sie in ihrem Gewebe. Bestimmte Leberenzyme, sog. Transaminasen, können Aminosäuren, die momentan nicht benötigt werden, in andere umbauen. Beim Aminosäurestoffwechsel (nicht nur der Leber) fallen größere Mengen Stickstoff an, die die Leber in Harnstoff umbaut; dieser gelangt über das Blut zur Niere, die ihn über den Urin ausscheidet.
- **Kohlehydrate:** Glukose kommt aus dem Darm über die Pfortader in die Leber, wird dort in **Glykogen** umgewandelt und **gespeichert**; gesteuert wird dieser Vorgang durch Hormone: Insulin fördert die Bildung von Glykogen, Adrenalin, Glukagon und Cortison fördern den Abbau.
  **Gluconeogenese:** Bei Glukosemangel kann die Leber auch aus Eiweißen und Fetten Glukose herstellen.
- **Fette:** Sie werden größtenteils in der Leber umgebaut. Das dabei gebildete Cholesterin wird hauptsächlich zur Gallensaftproduktion genutzt.

### 11.2.2 Gallensaftproduktion

Der Fettabbau im Duodenum ist nur dadurch möglich, dass die Galle die Fette in feinste Fetttröpfchen, die Mizellen, aufteilt. Erst dadurch werden die Fette und auch die fettlöslichen Vitamine der Verdauung und Resorption zugänglich.

### 11.2.3 Entgiftung

- **Entgiftung körpereigener Giftstoffe:** Das giftige Ammoniak, das beim Eiweißabbau entsteht, wird von der Leber in Harnstoff umgewandelt und kann somit von den Nieren ausgeschieden werden. Auch Hormone, v.a. Östrogene, werden in der Leber abgebaut.
- **Entgiftung körperfremder Giftstoffe:** Zum Beispiel werden Medikamente und Nahrungsmittelzusätze durch die Leber ausscheidungsfähig gemacht.

### 11.2.4 Blutzucker

Durch den Auf- und Abbau von Glykogen, der Speicherform der Glukose, hilft die Leber bei der Aufrechterhaltung des Blutzuckers.

### 11.2.5 Eisengehalt

Beim Abbau überalterter Erythrozyten in den Kupffer-Sternzellen fällt Eisen an, das in der Leber gespeichert werden kann und bei Bedarf über den Blutweg zum Knochenmark gelangt, wo neue Erythrozyten gebildet werden.

### 11.2.6 Blutspeicherung

Durch Verengung und Erweiterung der Lebergefäße kann die Leber die Menge des durchströmenden Bluts beeinflussen und so den Kreislauf den wechselnden Anforderungen des Körpers anpassen.

### 11.2.7 Körpertemperatur

In der Stoffwechselfabrik Leber wird u.a. Wärme frei. Die Temperatur der Leber liegt daher ca. 1,5 °C höher als bei anderen inneren Organen. Somit leistet sie einen wichtigen Beitrag zur Aufrechterhaltung der Körpertemperatur von 37 °C.

### 11.2.8 Blutbildung in der Fetalzeit

Bis zum 5. Fetalmonat ist die Leber an der Blutbildung beteiligt. Sie kann evtl. sogar später wieder bei der Blutbildung helfen, z.B. wenn die Blutbildung im Knochenmark gestört ist, wie das bei Leukämie der Fall ist.

### 11.2.9 Bilirubin

Bilirubin ist zu 80% ein Abbauprodukt des Häms der roten Blutkörperchen (über die Zwischenstufe Biliverdin). Täglich werden ca. 300 mg Bilirubin gebildet. Da es nicht wasserlöslich ist, wird es an Albumin gekoppelt zur Leber transportiert und zwar als freies bzw. primäres (indirektes, unkonjugiertes Bilirubin).
Die Leber löst es vom Albumin und bindet es an Glucuronsäure, damit es wasserlöslich wird. Jetzt liegt es als gebundenes bzw. sekundäres (konjugiertes, direktes) Bilirubin vor, das über die Gallenwege in den Darm gelangt.
Dort wird Bilirubin v.a. im Dickdarm zu Urobilinogen und Sterkobilinogen, dann zu Urobilin und Sterkobilin reduziert, wovon 80% mit dem Stuhl (Braunfärbung, v.a durch Sterkobilin) ausgeschieden werden und 20% (v.a. Urobilinogen) über den **enterohepatischen Kreislauf** wieder zur Leber gelangen und zum Teil renal, zum Teil wieder über die Galle ausgeschieden werden.

# Hämoglobinabbau

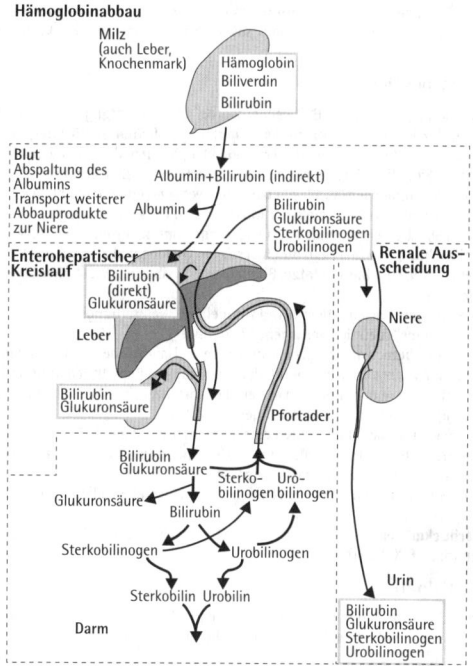

**Milz**
(auch Leber, Knochenmark)

Hämoglobin
Biliverdin
Bilirubin

**Blut**
Abspaltung des Albumins
Transport weiterer Abbauprodukte zur Niere

Albumin+Bilirubin (indirekt)

Albumin

Bilirubin
Glukuronsäure
Sterkobilinogen
Urobilinogen

**Renale Ausscheidung**

**Enterohepatischer Kreislauf**

Bilirubin (direkt)
Glukuronsäure

**Leber**

Niere

Bilirubin
Glukuronsäure

Pfortader

Bilirubin
Glukuronsäure

Glukuronsäure

Bilirubin

Sterkobilinogen

Urobilinogen

Sterkobilinogen

Urobilinogen

Sterkobilin Urobilin

**Darm**

Urin

Bilirubin
Glukuronsäure
Sterkobilinogen
Urobilinogen

**Bilirubinstoffwechsel**

## 11.3 Untersuchung der Leber

Es wird versucht, Veränderungen der **Form**, des Umfangs, der Oberflächenbeschaffenheit und möglicherweise Geweberveränderungen sowie Veränderungen der **Funktion** festzustellen.

### 11.3.1 Inspektion

- **Gelbfärbung (Ikterus, → 369):** Fällt schon bei der Betrachtung eine **gelbliche Verfärbung der Haut** in Zusammenhang mit einer **gelblichen Verfärbung der Skleren** auf, deutet das stark auf einen Leberschaden hin, bei dem der Umbau des Bilirubins gestört ist. Sind die Skleren nicht gelb, kann auch eine andere Erkrankung, wie z.B. die Kupferspeicherkrankheit M. Wilson oder eine Nebennierenerkrankung wie M. Addison vorliegen. Gelblich können auch der Mundhof und der Zungenbelag sein. Es kann zudem zu gelblichen bis bräunlichen Ablagerungen auf dem weichen Gaumen kommen.
- **Verweiblichung** von Männern durch gestörten Östrogenabbau. Dadurch Veränderung der Behaarung, sog. **Bauchglatze**, Bildung einer weiblichen Brust **(Gynäkomastie)**.
- **Hände**
  - Nagelanomalie: gelegentlich **Uhrglasnägel** und Weißfärbung.
  - **„Leberfinger"** (deutlich verbogener Zeigefinger).
  - **Palmarerythem:** symmetrische Hautrötung an Handflächen und Fußsohlen, manchmal auch an der Innenseite der Fingerkuppen (Vermutlich aufgrund von Hyperzirkulation durch gefäßerweiternde Substanzen, die durch die Pfortaderstauung vermehrt in den Kreislauf gelangen).
- **Lackzunge und Lacklippen** durch eine ausgeprägte Anämie.
- **Spinnennävi** (Gefäßsternchen): meist im Gesicht, an Hals und Brust spinnenartig abgehende Gefäße einer zentralen Arteriole.
- **Teleangiektasien:** Erweiterung zahlreicher kleiner Gefäße an lichtexponierten Stellen (Gesicht, Hände).
- **„Leberbuckel":** er lässt sich durch einen Vergleich der beiden Thoraxhälften feststellen (nach F. X. Mayr).

### 11.3.2 Palpation

Die gesunde Leber lässt sich nur mit einer speziellen Technik palpieren, da sie weicher ist als die Haut. Normalerweise schneidet der untere Leberrand den Rippenbogen in der mittleren Clavicularlinie (MCL).

Hinweise auf Leberschäden können Verhärtungen oder eine höckrige Oberfläche sein, sowie Verkleinerungen und Vergrößerungen (**Achtung:** Auch bei Zwerchfelltiefstand, z.B. durch ein Lungenemphysem, ist der Leberrand erheblich tiefer).

**Differenzialdiagnose Hepatomegalie**
- Fettleber (häufigste Ursache).
- Entzündung (Hepatitis), v.a. durch Alkohol, Infektionen (z.B. Virushepatitis, Brucellose, miliare Tuberkulose), Medikamente, durch Sarkoidose, M. Hodgkin (granulomatös); dabei ist die Leber eher weich, evtl. druckschmerzhaft.
- Falls die Leber hart und knotig ist: Leberzirrhose, maligne Erkrankung; **Achtung:** Bei Zirrhose kann die Leber auch verkleinert sein.
- Tumoren, biliäre Obstruktion, Zystenleber, Leberabszess.
- Stauung: Rechtsherzinsuffizienz, Trikuspidalinsuffizienz.
- Wichtig ist die Beurteilung der Milzgröße: Eine Splenomegalie weist auf eine portale Hypertension hin; Pfortaderstauungen können von der Milz durch Volumenveränderungen teilweise kompensiert werden.

**Differenzialdiagnose Hepatosplenomegalie**
- Infektion: virale Hepatitis, Borreliose, Brucellose, Cytomegalie, Gelbfieber, Mononukleose, chronisch persistierende Hepatitis; fortgeschrittene chronisch aggressive Hepatitis
- Leberzirrhose mit portaler Hypertension
- Stoffwechselerkrankungen: Hämochromatose, M. Wilson, Mukoviszidose
- Systemerkrankungen: M. Hodgkin, Sarkoidose
- Stauung: Rechtsherzinsuffizienz
- Selten: extramedulläre Blutbildung bei Anämie, Speicherkrankheiten u.a.

## 11.3.3  Quick-Test, Thromboplastinzeit, Prothrombinzeit (TPZ)

Zur Feststellung der Blutgerinnungszeit, die sich bei Leberzellschädigung und bei Vitamin-K-Mangel verlängert.

## 11.3.4  Galaktosetest

Zur Überprüfung des Kohlehydratstoffwechsels der Leber werden 40 g Galaktose verabreicht und in bestimmten Zeitabständen der Galaktosespiegel im Blut bestimmt. Bei intakter Leber darf ein bestimmter Grenzwert nicht überschritten werden.

## 11.3.5  Leberblindpunktion

Zur histologischen Untersuchung wird ein Stückchen Lebergewebe entnommen.

## 11.3.6  Laparaskopie

Durch einen kleinen Schnitt in der Bauchwand wird ein optisches Instrument in die Bauchhöhle eingeführt. Damit können Oberfläche, Farbe sowie Form der Leber und anderer Organe untersucht werden.

## 11.3.7 Alarmpunkt

In der Akupunktur ist dies der Punkt „Leber 14", der sich senkrecht unter der Brustwarze zwischen der 6. und 7. Rippe befindet (Mammilarlinie, 6. ICR). Dieser ist bei Leberstörungen gespannt und druckempfindlich.

## 11.3.8 Perkussion

Der obere Leberrand wird durch starke Perkussion ermittelt, da dabei das Lungengewebe durchdrungen werden muss. Der untere Rand wird durch leise Perkussion festgestellt, damit nicht der darunterliegende (gasgefüllte!) Dickdarm stimuliert wird.

## 11.3.9 Kratz-Auskultation

Zur Ermittlung des unteren Leberrands: Stethoskop im epigastrischen Winkel ansetzen und mit dem Mittelfinger mehrfach Linien im Abstand von etwa 1 cm streichen, beginnend ca. 3 cm oberhalb des rechten Rippenbogens nach kaudal.

## 11.3.10 Laboruntersuchungen

- Bestimmung der **Leberwerte** (siehe Tabelle).
- Bestimmung der **Serumeiweiße**, da bei länger dauerndem Leberschaden die γ-Globuline ansteigen, das Serumalbumin hingegen abnimmt.
- Bestimmung des **Eisenspiegels**, der bei Hepatitis erhöht ist.

| Leberwerte | Erhöhung bei |
|---|---|
| AP normal: 20-180 U/l Alkalische Phosphatase | **Knochenerkrankungen** mit gesteigertem Knochenabbau wie Knochenbruch, Osteomalazie, Hyperparathyreoidismus, Knochenmetastasen; **Lebererkrankungen**, z.B. Hepatitis; **Gallenwegserkrankungen**, z.B. Verschlussikterus; **Dünndarmerkrankungen** |
| γ-GT normal: Mann 4-28 U/l, Frau 4-18 U/l γ-Glutamyltransferase | **Leberschaden: alkoholbedingt**, auch akute/chronische Hepatitis, Verschlussikterus; **Niere**: degenerative Nierenerkrankungen; **Pankreaserkrankungen**: akute/chronische Pankreatitis; Pankreaskrebs; **Herzinfarkt** |
| SGPT normal: 4-17 U/l Serum-Glutamat-Pyruvat-Transaminase (oder **ALT**: Alaninaminotransferase) | Vor allem erhöht bei **Leber**zellschäden (auch leichteren); bei Schäden an Niere, Herz und Skelettmuskulatur |
| SGOT normal: 4-22 U/l Serum-Glutamat-Oxalacetat-Transaminase (oder **AST** Aspartataminotransferase) | **Lebererkrankung**, die länger besteht, v.a. bei Hepatitis chronica, aber auch bei Untergang von Muskelzellen; v.a. beim **Herzinfarkt** (oder akuter Karditis), Untergang von Skelettmuskulatur, bei Nieren- oder Pankreasschäden |

**Merke:** Erhöhung von SGPT und SGOT deuten auf eine akute Hepatitis oder auf eine Leberzirrhose im akuten Schub hin!

## 11.4 Lebererkrankungen

### 11.4.1 Gelbsucht (Ikterus)

Gelbfärbung von Haut und Schleimhäuten durch Ablagerung von Bilirubin (→ 364) im Gewebe. An den Skleren zu erkennen ab einem Gesamtbilirubinwert > 2 mg/dl im Serum.

**Einteilung nach Ursachen**
- **Prähepatischer Ikterus**, v.a. durch hämolytische Anämien ausgelöst

- **(Intra-)hepatischer Ikterus**
  - Familiäre Hyperbilirubinsyndrome
  - Hepatitis:
    Infektiöse (Viren, Bakterien, Malaria)
    Chronische (Alkohol, aus akuter Hepatitis entstanden)
    Toxische (Alkohol, Tetrachlorkohlenstoff, Knollenblätterpilz u.a.)
    Medikamentöse oder durch Drogen ausgelöste

Eine Hepatitis muss nicht immer viral bedingt sein; Hepatitis ≠ Virus-Hepatitis!

  - Stauungsleber (z.B. durch Rechtsherzinsuffizienz)
  - Leberzirrhose, häufig verbunden mit: intrahepatische Cholestase (eine Form des **Verschlussikterus**)

- **Posthepatischer Ikterus**, meist extrahepatische Cholestase durch Verschluss des Gallengangs
  - Innen: (Choledochus-)Steine, Cholangitis, Tumor, Papillenstenose, Parasiten, z.B. Askariden u.a.
  - Außen: Pankreaskopfkarzinom, Pankreatitis, Leberechinococcus, Leberabszess u.a.

**Neugeborenenikterus:** ist physiologisch (normal) und kommt a) durch eine verminderte Aktivität eines Schlüsselenzyms in der Leber und b) durch eine verkürzte Lebensdauer fetaler Erythrozyten zustande.
**Pseudoikterus:** kann z.B. durch Farbstoffablagerungen nach intensivem Karottengenuss oder nach der Einnahme von „Bräunungspillen" auftreten.

| | | |
|---|---|---|
| **Prähepatischer Ikterus** | • Die Leber ist überlastet und konjugiert **Bilirubin** nicht mehr ausreichend.<br>• Indirektes/unkonjugiertes **Bilirubin** steigt im Serum an.<br>• **Urobilinogen** ist vermehrt im Urin zu finden. | • Durch z.B. eine hämolytische Anämie wird vermehrt Hämoglobin im Retikuloendothelialen System (z.B. Milz, Knochenmark) zu **Bilirubin** abgebaut.<br>• Im Serum befindet sich an Bluteiweiß gebundenes, aber noch nicht konjugiertes (wasserunlösliches) **Bilirubin**. |
| **Intrahepatischer Ikterus** | • Das konjugierte **Bilirubin** wird nicht ausreichend ausgeschieden.<br>• Direktes/konjugiertes **Bilirubin** steigt im Serum an.<br>• Der Abbau von **Urobilinogen** in der Leber ist gestört; **Urobilinogen** ist vermehrt im Urin zu finden. | **Bilirubin** wird in der Leber mit Glukuronsäure gekoppelt (konjugiert) und dadurch zu wasserlöslichem, direktem **Bilirubin**. |
| **Posthepatischer Ikterus** | • Der Gallenabfluss ist gestört, konjugiertes **Bilirubin** fließt in das Serum zurück.<br>• Direktes/konjugiertes **Bilirubin** steigt im Serum an.<br>• Es ist kein **Urobilinogen** im Harn vorhanden. | • **Bilirubin** gelangt über die Galle in den Darm.<br>• Es wird dort in **Sterkobilinogen** und **Urobilinogen** umgewandelt und über Darm und Nieren ausgeschieden. |

## 11.4.2 Virushepatitis

**Meldepflicht VET und Behandlungsverbot**
Erreger: Hepatitis-A-Virus, Hepatitis-B-Virus, C, D und E
Mit 20.000 Fällen/Jahr in Deutschland häufigste schwere Infektionskrankheit

| Erreger | Inkubation | Nachweis | Übertragung | Besonderheit |
|---|---|---|---|---|
| A | 1–6 Wochen | Blut, Stuhl | **Schmierinfektion**; auch ungekochte Meeresfrüchte, v.a. **Austern**; selten Blut | Meist bei Kindern und Jugendlichen; verläuft mild, ohne Komplikationen; 70% verlaufen asymptomatisch und sehr selten chronisch Vorkommen: 4.500–6.000/Jahr |

| B | 1-6 Monate | Blut | **Geschlechtsverkehr; Blut**austausch; unsterile Spritzen | Juckreiz und Einblutungen; 90% heilen nach Wochen bis Monaten, 10% verlaufen chronisch (bei Säuglingen 90%), selten schwer mit Leberkoma und Tod (fulminant); Vorkommen: bis 6.000/Jahr |
|---|---|---|---|---|
| C | 1-3 Monate | Blut | Wie B | Verläuft milder als B, wellenförmig, häufig (80%) chronisch; Nachweis erst nach 3-6 Monaten |
| D | 1-3 Wochen | Blut | Wie B; kann sich nur auf B auflagern | Verläuft oft besonders schwer; Erkrankung selten |
| E | 1-2 Monate | Blut | **Schmierinfektion** | Mild; nicht chronisch |

lassischer Krankheitsverlauf: Die akute Hepatitis geht in 50% der Fälle mit einem Ikterus inher, in 50% allerdings ohne.

### räikterisches Prodomalstadium

- Dauer 2-7 Tage, bei Hepatitis B länger als bei Hepatitis A
- Uncharakteristische Beschwerden im Magen-Darm-Trakt: unklare Bauchschmerzen, Appetitlosigkeit, Übelkeit, Erbrechen
- **Widerwillen** gegen gebratene und fette Speisen, Alkohol und Nikotin
- **Grippeähnliche Symptome:** Fieber 37,5-38,5 °C und Gelenkschmerzen
- **Juckreiz**
- Gelegentliches Auftreten von **Exanthemen** oder Enanthemen.

nschließend geht die Erkrankung in das nächste Stadium über (s.u.).

### :terisches Stadium

- 4-8 Wochen, bei Hepatitis A am kürzesten
- Besserung der subjektiven Beschwerden (je stärker der Ikterus, umso stärker der Juckreiz)
- **Bierbrauner Urin, entfärbter Stuhl (lehmfarben)**
- **Gelbfärbung** (Ikterus) erst der **Skleren**, dann der **Haut**
- **Leberschwellung** (gelegentlich auch Milzschwellung)

't weist die Stärke des Ikterus auf die Schwere der Erkrankung hin. Tritt **Polyurie** auf, ist as der Hinweis auf den Übergang ins nächste Stadium (s.u.).

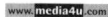

## Postikterisches Stadium

- Ikterus klingt ab; Laborwerte sinken; Leber und Milz sind noch tastbar.
- Die Erkrankung ist noch nicht abgeklungen, sobald der Ikterus verschwindet; erst müssen Bilirubin- und Transaminasewerte wieder normal sein.

## Immunität

Nach überstandener Virushepatitis besteht jahrelange, wahrscheinlich lebenslange Immunität, allerdings nur gegen den entsprechenden Erreger.

## Impfung

- Hepatitis A: aktive und passive Immunisierung möglich.
- Hepatitis B: aktive und passive Immunisierung möglich. Die aktive Impfung muss mehrmals erfolgen. Sie wird empfohlen bei erhöhter Infektionsgefahr, wie sie bei Ärzten, Krankenschwestern, Heilpraktikern u.a. vorliegt.
- Nach erfolgreicher Impfung lässt sich ein Antikörper AK-HBs nachweisen (s wie „surface" [Oberfläche]).
- Hepatitis D: Da nur eine Super- oder Simultaninfektion mit B möglich ist, wird eine Ansteckung bei einer Impfung gegen Hepatitis B verhindert.

## 11.4.3    Chronische Hepatitis

### Ursache

- 60% der Infektionen sind virusinduziert: 10% der Fälle entwickeln sich aus einer akuten Hepatitis-B- oder -C-Infektion, sehr selten aus einer akuten Hepatitis-A-Infektion
- Medikamentös-toxisch, z.B. durch Alkohol, Medikamente, Beruf, Hobby
- Autoimmun bedingt
- Hereditäre Stoffwechselkrankheiten wie Hämochromatose, M. Wilson

### Formen

- **Persistierende Form:** entwickelt sich langsam, jahrelang gibt es keine Verschlimmerung, gute Ausheilungstendenz
- **Progrediente Form:** entwickelt sich aggressiv, schubweise Verschlimmerung und Zirrhosebildung

### Symptome

- Je nach entzündlicher Aktivität
  - Oft Beschwerdefreiheit und normal große Leber
  - Eventuell uncharakteristische Beschwerden wie verminderte Leistungsfähigkeit, **Müdigkeit** (häufigstes Symptom bei Leberkrankheiten), Abgeschlagenheit, **Druck im rechten Oberbauch**, Unverträglichkeit schwerer Speisen

- Bei schwererer Entzündung:
  - **Leber** meist **vergrößert** und **verhärtet**, evtl. Milzschwellung
  - Eventuell Arthralgien
  - Im Schub: **Ikterus**
  - **Leberhautzeichen** (Leberzirrhose, s.u.)

**Anmerkung**: Bei Hepatitis muss es nicht immer zu einer Vergrößerung der Leber kommen. Sie kann unverändert bleiben oder sich verkleinern (Hinweis auf ein drohendes Leberkoma). Aufgrund des Ödems ist sie aber meistens druckschmerzhaft.

**Therapie:** nach Schwere und Aktivitätsgrad der Erkrankung.

**PHK: Mariendistel** (Carduus marianus, Silybum marianum) ist das wichtigste Mittel bei Leberparenchymschäden. Die spasmolytische Wirkung des frischen Schöllkrauts (Chelidonium majus) erstreckt sich auch auf die Gallenwege und die Bronchien (diese Wirkung lässt aber bei längerem Lagern erheblich nach).

**SM:** Die progrediente Form wird mit Cortison behandelt. Zusätzlich Diät und Vitaminzufuhr wie bei Leberzirrhose).

### 1.4.4 Leberzirrhose

Chronisch fortschreitende **Nekrose von Leberzellgewebe**, wodurch die Läppchenstruktur zerstört wird und die Leber wertvolles Parenchym verliert. Stattdessen kommt es zu Wucherungen des Bindegewebes, das **schrumpft und sich verhärtet**. Dadurch wird der Blutfluss behindert, es folgt eine **Stauung** und somit eine **Drucksteigerung im Pfortaderkreislauf**.

**Ursachen**
- Alkohol (in ca. 50% der Fälle): Zirrhose entwickelt sich aus einer Alkoholhepatitis
- Virushepatitis (in ca. 25% der Fälle)
- Chronische Autoimmunhepatitis
- Gallenwegserkrankungen mit Gallenstau (sekundär biliäre Zirrhose)
- Seltener Speicherkrankheiten wie Hämochromatose (Eisen-), M. Wilson (Kupfer-) oder Glykogenspeicherkrankheit
- Ferner Herzkrankheit: Endzustand einer chronischen Stauungsleber

**Symptome**
- Uncharakteristische Frühsymptome ähnlich denen der chronischen Hepatitis: Übelkeit, Appetitlosigkeit, Müdigkeit, Leistungsverlust, Meteorismus, Menstruations- und Potenzstörungen, psychische Verstimmung

- **Pfortaderhochdruck** mit entsprechenden Symptomen (s.u.)
- **Hauterscheinungen** (Inspektion, → 366)
  - Spider naevi (Spinnennävi), Gefäßsternchen
  - Teleangiektasien
  - Lackzunge und Lacklippen
  - Mundwinkelrhagaden
  - Palmarerythem
  - Nagelanomalie

Da Östrogene nicht mehr durch die Leber abgebaut werden:
- **Gynäkomastie** (weibliche Brustenwicklung beim Mann)
- **„Bauchglatze"** (Verlust männlicher Sekundärbehaarung)
- **Hodenatrophie**

## Pfortaderhochdruck

Das Blut umfließt das Hindernis Leber auf Umgehungsbahnen; es kommt zu Kurzschlussverbindungen zwischen Pfortader und Hohlvene (portokavale Anastomosen).
- **Ösophagusvarizen:** Durch den erhöhten Druck können sich die Ösophagusvenen zu Varizen erweitern. Diese können platzen, was zu lebensbedrohlichen Blutungen führen kann. 30-50% der an Leberzirrhose Erkrankten sterben an Ösophagusvarizenblutungen (erschwerend kommt hinzu, dass die Betroffenen nicht nur ein Leberproblem, sondern auch einen Mangel an Gerinnungsfaktoren haben).
- **Medusenhaupt (Caput medusae):** Erweiterung der Hautvenen der Bauchdecke.
- **Plexus rectalis:** Eine weiterere Umgehung bilden die Venen im Analbereich. Dadurch, dass venöses Blut aus diesem Gebiet nicht zuerst zur Leber gelangt, kann man über Zäpfchen Medikamente parenteral (unter Umgehung des Verdauungstrakts) verabreichen.

Weitere Folge des Pfortaderhochdrucks
- **Aszites** (Bauchwassersucht): Die flüssigen Bestandteile des Bluts (v.a. Wasser), bis zu 20 l, werden in den Bauchraum abgepresst. Durch die Leberzirrhose fehlen außerdem Albumine, die den osmotischen Sog aufrechterhalten.

> **Anmerkung**
> **Pfortaderhochdruck** kann verschiedene Ursachen haben:
> - **Prähepatische Ursachen:** Pfortaderthrombose oder Milzvenenthrombose, z.B. durch Nabelschnurinfektion, Tumorbildung (Pankreaskopfkarzinom), Polyzythämia vera oder auch langjährige Einnahme der Pille.
> - **Intrahepatische Ursachen** (häufigste Ursache): Neben der Leberzirrhose sind dies eine Fettleber, Schistosomeninfektionen u.a.
> - **Posthepatische Ursachen:** durch Abflussstauung in den Lebervenen, z.B. durch Tumorbildung oder Perikarditis.

| Folgen des Pfortaderhochdrucks | | | | |
|---|---|---|---|---|
| Verminderung der Leberdurchblutung | Stauung vorgeschalteter Organe | | | Bildung von Umgehungskreisläufen |
| **Leber** | **Pfortader** | **Milz** | **Darm** | **Verschiedene Organe** |
| Leberzellnekrosen | Aszites | Splenomegalie mit/ohne Hypersplenismus | Meteorismus | Ösophagus- und Fundusvarizen (Blutung!) |
| Stoffwechselleistung ↓ | | | Malabsorption | Bauchhaut: Caput medusae |
| Regenerationskraft der Leber ↓ | | | Eiweißverlust | ZNS: hepatische Enzephalopathie |

## Formen der Leberzirrhose

**Kompensierte inaktive Form** mit wenig Krankheitszeichen, aber verhärteter und vergrößerter oder verkleinerter Leber; diese Form kann übergehen in die **dekompensierte aktive Form**, bei der sich der Zustand der Patienten verschlechtert. Auslöser können Alkoholmissbrauch oder Infekte sein. Es folgen evtl. Gelbsucht, Aszites und Bewusstseinstrübung bis hin zum Präkoma und Koma (Leberkoma, Coma hepaticum).

**Therapie**
- **Kompensierte inaktive Form**
  - Alkoholverbot
  - Körperliche Arbeit nur noch in Maßen
  - Ernährung eiweiß- und vitaminreich (ansonsten nach Appetit des Kranken)
  - Phytotherapie: Mariendistel
- **Dekompensierte aktive Form**
  - Strengstes Alkoholverbot
  - Bettruhe bzw. körperliche Schonung
  - Leichtverdauliche Kost, eiweiß- und vitaminreich
  - Eventuell Vitamin-B-Präparate
  - Je nach Stadium verordnet der Arzt Cortison, Antibiotika und evtl. Azathioprin (Immunsuppressivum)

## 11.4.5 Hepatische Enzephalopathie

Durch Zusammenbruch aller Leberfunktionen häufen sich hirntoxische Substanzen (Ammoniak, $NH_3$) an, die das ZNS schädigen.

**Symptome**
- Benommenheit, Schläfrigkeit, Müdigkeit, Konzentrationsschwäche

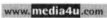

- Wesensveränderung, oft zunehmend aggressives Verhalten
- Verwirrtheit, Patient ist allgemein desinteressiert und zeitlich und örtlich nicht orientiert
- Mimik und Sprache zerfällt
- „Flapping Tremor": Zeichen der neuromuskulären Störung. Beim Versuch, mit ausgestreckten Armen die Hände im Handgelenk nach oben abzuwinkeln bzw. gerade zu halten, fallen die Hände nach einiger Zeit wieder nach unten; 1-3 Flexionen/Sekunde im Handgelenk („Flügelschlag")
- Kann übergehen in Delir und Koma

| Stadium | | Symptome |
|---------|---|----------|
| I | Prodromal-stadium | Verlangsamung, rasche Müdigkeit, Sprach- und Merkstörungen, Flapping Tremor, Haut eher bräunlichgelb |
| II | Drohendes Koma | Zunehmende Schläfrigkeit, Apathie, Änderung der Schrift und des EEG (Frequenzverlangsamung), Flapping Tremor |
| III | Stupor | Patient schläft fast nur, ist jedoch erweckbar. Reflexe erhalten, Foetor hepaticus (Mundgeruch nach frischer Leber oder Lehmerde) |
| IV | Tiefes Koma | Keine Reaktion auf Schmerzreize, Reflexe erloschen, Foetor hepaticus stark ausgeprägt |

Tests zur Feststellung des Schweregrads der hepatischen Enzephalopathie: Aufgrund der Gehirnschädigung durch das Ammoniak ist der Patient unfähig, koordinierte Handlungen auszuführen. Es gelingt ihm nicht, einfache Wörter zu Papier zu bringen oder aus Streichhölzern einen Stern zu legen. Insgesamt fällt seine Teilnahmslosigkeit auf.

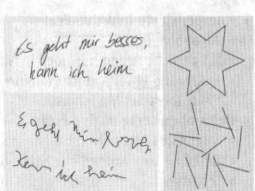

## 11.4.6 Fettleber

Einlagerung von Neutralfett ins Leberparenchym, meist aufgrund von Diätfehlern (Leberzellverfettung). Überschreitet der Anteil der verfetteten Leberzellen gegenüber der Gesamtzahl 50%, spricht man von einer Fettleber. Die Verarbeitung von Fetten ist für den Körper relativ aufwendig. Daher bleiben die Fette in der Leberzelle erst einmal liegen, wenn andere Belastungen auftreten (reversibel). Da der Leber beim Abbau von Alkohol eine zentrale Rolle zukommt und dieser vorrangig abgebaut wird, wird u.a. der Fettstoffwechsel vernachlässigt.

**Ursachen**

Überforderung der Leber

Häufigste Ursache
- Chronischer Alkoholismus; Leber kompensiert möglicherweise auch zu niedrigen Blutglukosespiegel nicht mehr → Hypoglykämie (mögliche Folge: Hirnschäden)

Weitere Ursachen
- Diabetes mellitus
- Überernährung
- Unterernährung: Leber stellt verstärkt Albumine her, viele andere Aufgaben können nicht mehr erledigt werden
- Intoxikationen: die Leber ist Hauptentgiftungsorgan, daher kommt es auch zu einer Überlastung durch Medikamente, Pilzgifte oder endogene Intoxikationen wie Hämochromatose
- Infektion: insbesondere Hepatitis C

**Symptome**
- Oft keine
- Druckgefühl, gelegentlich leichte Schmerzen in der Lebergegend
- Leber vergrößert, aber nicht wesentlich verhärtet
- Später evtl. Hepatitis- bzw. Zirrhosesymptome

Bei Fortsetzung eines Alkoholmissbrauchs kann die Fettleber in eine Zirrhose übergehen, was bei Fettleber aufgrund eines Diabetes mellitus oder einer Überernährung selten der Fall ist.

- Stadium 0: Leberzellverfettung, reversibel
- Stadium 1: Fettleber, reversibel
- Stadium 2: Fettleberhepatitis, reversibel
- Stadium 3: alkoholbedingte Leberzirrhose, irreversibel

**Therapie**

Je nach zugrunde liegender Ursache:
- Meiden von Alkohol
- Ernährungsumstellung, v.a. Kohlehydrate einschränken (auch Alkohol besteht aus Kohlehydraten)
- Eventuell zugrunde liegenden Diabetes mellitus behandeln

## 11.4.7 Leberschäden durch Alkoholmissbrauch

Hier kommt es zu Fetteinlagerung, Leberzellnekrosen und entzündlichen Reaktionen. Charakteristisch ist das Auftreten von Mallory-Körperchen, scholligen hyalinen Gebilden in den Leberzellen. Die alkoholbedingte Hepatitis geht bei Fortsetzung des Alkoholmissbrauchs in eine Zirrhose über.

**Symptome**
- Psychische Störungen (Delirium tremens)
- Manchmal Fieber, Erbrechen, Durchfälle
- Eventuell schwerer Ikterus

**Therapie**
Alkoholentwöhnung; kann diese rechtzeitig erreicht werden, ist oft ein erstaunliches Regenerationsvermögen der Leber zu beobachten.

## 11.4.8 Schwangerschaftsbedingte Leberschäden

- Gelbsucht kann im letzten Drittel der Schwangeschaft auftreten; das Allgemeinbefinden ist, bis auf Juckreiz, wenig gestört.
- Die akute Schwangerschaftsfettleber ist eine äußerst seltene, jedoch lebensbedrohliche Komplikation in der Schwangerschaft, bei der sich nach einer Gelbsucht Zeichen einer akuten Leberinsuffizienz entwickeln.

## 11.4.9 Lebertumoren

**Lebermetastasen**
Sie sind weitaus häufiger als primäre Leberzellkarzinome, da etwa ein Drittel aller bösartigen Tumoren Lebermetastasen setzen.
- Über das Pfortadersystem erfolgt die Besiedlung durch Primärtumoren des Magen-Darm-Trakts.
- Über die A. hepatica metastasieren Lungen-, Brust-, Speiseröhren- und Schilddrüsenkrebs.
- Krebs der Gallenblase und -wege setzt sehr früh Metastasen in der Leber.

**Symptome**
Lebervergrößerung meist mit
- tastbaren derben Knoten,
- Pfortaderhochdruck,
- Schmerzen, die in Rücken und Schulter ausstrahlen,
- Fieber.

Das **primäre Leberzellkarzinom** entwickelt sich fast immer aus einer Leberzirrhose.

## 11.4.10 Arzneimittelbedingte Leberschäden

Sie werden unterteilt in
- **obligate** (zwingende) **Schäden:** sie sind oft vorhersehbar und von der verabreichten Dosis abhängig,
- **fakultative** (mögliche) **Schäden:** sie sind nur bedingt vorhersehbar und oft nicht von der Dosis abhängig.

**Hereditäre (angeborene) Stoffwechselerkrankungen der Leber**

## 11.4.11 Kupferspeicherkrankheit (M. Wilson)

Vorkommen: 3 auf 100.000 Geburten.

Autosomal rezessiv vererbte Krankheit mit Fehlen des Wilson-Gens, das das Wilson-Protein kodiert, ein Kupfer-Transport-Protein. Normalerweise wird das Kupfer zu 95% gebunden. Freies Kupfer ist zytotoxisch und wandert rasch aus der Blutbahn ins Gewebe. Es kommt zu einer verminderten biliären Ausscheidung von Kupfer und pathologischen Kupferspeicherungen in **Leber und Stammganglien** trotz verstärkter renaler Ausscheidung.

### Symptome
- **Leber:** hepatische Manifestation 45%; von chronischer Hepatitis bis zu (seltenen) fulminanten Verläufen möglich; Endstadium: Leberzirrhose
- **Neurologisch**-psychiatrische Manifestation 45%; nach dem 10. Lj. parkinsonähnlich: Rigor, Tremor, Dysarthrie, psychiatrische Störungen
- **Auge:** Kayser-Fleischer-Kornealring (goldbraun-grüne Verfärbung des Kornealrands, bei neurologischer Manifestation immer vorhanden)

> Merke: Herr **Wilson fährt einen kupferfarbenen SLK** (Stammganglien, Leber, Kornealring).

## 11.4.12 Hämosiderose

Normalerweise sinkt die Eisenresorption im Dünndarm, wenn die Eisenspeicher abgesättigt sind, sie steigt hingegen bei Eisenverlust. Wird der normale Eisengehalt (m: 3,5 g, w: 2,2 g) um das 5-Fache überschritten, kommt es zur Organmanifestation.

- Primäre (hereditäre) Form: **Hämochromatose**
  - Adulte Form: häufigste autosomal rezessive Erbkrankheit
  - Perinatale Form: seltene, schon intrauterine Leberzirrhose
- Sekundäre Siderosen: nach Transfusionen (v.a. jahrelang), evtl. auch bei Alkoholikern

Die Eisenmengen sind bei sekundären Formen selten so hoch wie bei den primären. Bei fortgeschrittener Hämochromatose enthält der Körper bis zum **10-Fachen** des normalen Eisengehalts.

### Symptome
- Leberzirrhose (75% der Fälle) mit Hepatomegalie (90%) und Splenomegalie (15%)
- Diabetes mellitus (70% der Fälle), sog. Bronzediabetes wegen dunkler Hautpigmentierung
- Sekundäre Kardiomyopathie

**Therapie:** durch den Arzt; Aderlässe, schwarzer Tee, zu den Mahlzeiten getrunken, vermindert die Eisenresorption.

## 11.4.13    Therapie bei Lebererkrankungen

**Phytotherapie:**

- **Mariendistel** (Carduus marianus, Silybum marianum): Sie ist das wichtigste Mittel bei Leberparenchymschäden. Sie schützt das Leberparenchym vor dem Eindringen toxischer Substanzen und regt die Neubildung von Leberzellen an (zählt auch zu den Cholagoga, den gallensaftfördernden Mitteln).
- **Rote Beete:** Sie enthält einen Stoff, der die Leberregeneration fördert (z.B. Flacar®).
- **Bitterstoffe (Amara):** Sie regen die Bildung von Gallensaft an, (meist auch anregend für Speichel- und Magensaftbildung):
  - **Schöllkraut** (Chelidonium majus): es regt die Bildung von Gallensaft an und hat außerdem eine spasmolytische Wirkung auf die Gallenwege und die Bronchien (diese Wirkung lässt aber bei längerem Lagern erheblich nach, daher sollte der Saft der frischen Pflanze verwendet werden).
  - **Artischocke:** Sie weist neben der choleretischen Wirkung auch leberschützende und lipidsenkende Eigenschaften.
  - Ferner **Rhabarber, Enzian, Rettich, Odermennig**.

**Darmmykosen beseitigen**

Neben den Störungen der Verdauungsfunktion und der Produktion teilweise toxischer Stoffwechselprodukte können Pilze im Darm Kohlenhydrate zu minderwertigem Alkohol (Fusel) umwandeln, der zusätzlich die Leber schädigt.

**Ernährung**

Möglichst zuckerfreie Vollwertkost. Pflanzliche (kaltgepresste) Fette sind den tierischen vorzuziehen, ebenso sollte der Verzehr von tierischem Eiweiß eingeschränkt werden.

**Vitamine**

Da der Leber eine zentrale Rolle im Vitaminhaushalt zukommt, kann es erforderlich werden, Vitamine zu ergänzen (meist zuerst Vitamin-B-Mangel). Neben vitaminreicher Ernährung evtl. parenterale Gabe.

## 11.5 Anatomie und Physiologie der Gallenblase und Gallenwege

### 11.5.1 Lage und Form

Die Gallenblase ist ein birnenförmiger, mit Schleimhaut ausgekleideter „Vorratsbehälter" mit einem Fassungsvermögen von etwa 50 ml. Sie liegt an der Rückseite der Leber, seitlich der Leberpforte. Ihr Fundus ist nach unten gerichtet. Der Gallenblasenhals, der in den Ductus cysticus übergeht, erstreckt sich nach oben.

*Labels in figure:*
Ductus hepaticus
Vesica fellea (Gallenblase)
Ductus cysticus
Ductus choledochus
Papilla vateri
Ductus pancreaticus

### 11.5.2 Aufgabe

In der Gallenblase wird die von der Leber produzierte Galle gespeichert und durch Wasserentzug bis auf ein Zehntel ihres ursprünglichen Volumens eingedickt (gelbe Lebergalle wird zu braungrüner Blasengalle). Dieses Konzentrat kann bei Bedarf durch Kontraktion der Muskelwand der Gallenblase portionsweise in das Duodenum abgegeben werden.

### 11.5.3 Gallenwege

Etwa 0,5 bis 1 l der gelbbraunen Galle wird täglich in den Leberzellen gebildet und in die Gallenkapillaren, die Aussparungen zwischen den Leberzellbalken, abgegeben. Diese vereinigen sich zu immer größeren Gefäßen, bis sie über die Sammelkanäle, den rechten und linken Lebergallengang (Ductus hepaticus dexter und sinister), in den gemeinsamen Lebergallengang (Ductus hepaticus communis) fließen. Von diesem führt der Gallenblasengang (Ductus cysticus) zur Gallenblase. Unterhalb dieser Abzweigung wird der Ductus hepaticus communis dann zum Ductus choledochus. Dieser mündet dann meist gemeinsam mit dem Ductus pancreaticus über die Papilla Vateri ins Duodenum. Wird keine Galle zur Verdauung benötigt, ist der Schließmuskel (M. sphincter oddi) verschlossen. Die Galle staut sich dann zurück, bis sie in der Gallenblase landet.

### 11.5.4 Gallenflüssigkeit

Sie besteht aus Wasser, Bilirubin, Gallensäure (v.a. Cholesterin), Phospholipiden (v.a. Lecithin), Elektrolyten (Na, Cl, K, Ca) und anderen auszuscheidenden Substanzen wie Stoffwechselendprodukte, Hormone, Medikamente, fettlösliche Substanzen und Schleim. Für die Farbe ist v.a. Bilirubin verantwortlich, ein Abbauprodukt des Häms der Erythrozyten (→ 364).

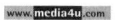

### Aufgabe der Gallenflüssigkeit

Die Gallensäure setzt die Oberflächenspannung zwischen Fetten und Wasser herab und ermöglicht so eine sehr feine Verteilung der Fette (Emulgierung) im Darm. Es entstehen kleinste Partikel, die Mizellen, die sich nun von den fettspaltenden Enzymen (Lipasen) weiter zerlegen lassen, um über die Dünndarmschleimhaut aufgenommen werden zu können.
**Zur Erinnerung:** Größere Fettmoleküle werden über die Lymphe abtransportiert und machen diese trüb (Chylus). Nur ein kleiner Teil der Fette, kleinere Fettmoleküle, gelangen über das Blut in den Pfortaderkreislauf. Außerdem dient der Gallensaft der Ausscheidung, besonders von schlecht wasserlöslichen Abbauprodukten.

### Steuerung der Gallenblase

Viele Faktoren wirken regulierend auf die Funktionen der Verdauungsdrüsen (Galle und Pankreas). Neben dem **vegetativen Nervensystem** spielen zwei Hormone, die aus der Schleimhaut des Duodenums ausgeschüttet werden, sobald er mit saurem bzw. fettreichem Nahrungsbrei in Berührung kommt, eine wichtige Rolle:

- **Sekretin** steigert die Gallenbildung in der Leber. Außerdem regt es das Pankreas an, seine Verdauungssäfte stark mit Bikarbonat anzureichern, das maßgeblich an der Neutralisierung mitwirkt.
- **Cholezystokinin-Pankreozymin (CCK-PKZ)** sorgt für die Kontraktion der Gallenblase und eine Erschlaffung des M. sphincter oddi. Außerdem erhöht es den Enzymgehalt des Pankreassafts.

## 11.6 Erkrankungen der Gallenblase und -wege

### 11.6.1 Gallensteinleiden (Cholelithiasis)

Dieses Leiden kommt sehr häufig vor, etwa bei 25% der über 60-Jährigen, w : m = 3 : 1. Je nachdem, wo die Steine sitzen, unterscheidet man:
- Cholezystolithiasis (in der Gallenblase)
- Choledocholithiasis (in den Gallenwegen)

| **Risikofaktoren „6 F":** | |
|---|---|
| • Female - weiblich | • Fair haired - blond |
| • Fourty - über 40 | • Family - Disposition |
| • Fat - adipös | • Fertile - fruchtbar (oder Fecund - in der Schwangerschaft) |

### Ursachen

Störung der normalen Zusammensetzung des Gallensafts (lithogene [cholesterinreiche] Lebergalle mit vermindertem Lecithin- und Gallensäuregehalt, z.B. bei cholesterinreicher Ernährung), wobei wasserunlösliche Substanzen wie Cholesterin und Bilirubin ausgefällt werden (90% Cholesterinmischsteine).

Diese bilden unterschiedlich große Steine vom Gallengrieß bis zu kirschgroßen Steinen.
Begünstigende Risikofaktoren sind Stoffwechselstörungen (Erhöhung des Cholesterinspiegels, Schilddrüsenüberfunktion, Diabetes mellitus, Adipositas, unausgewogene Ernährung), Schwangerschaft, Beweglichkeitsstörungen und Stauungen in der Gallenblase oder den -wegen, hämolytische Anämien (erhöhter Anfall von Bilirubin), Entzündungen und eine positive Familienanamnese.

## Symptome

- In ca. 50% der Fälle liegen „stumme Steine" und damit keine Beschwerden vor
- Uncharakteristische Beschwerden wie Übelkeit (v.a. morgens)
- Druckgefühl im rechten Oberbauch
- Leicht ziehende Schmerzen, die in den Rücken oder die rechte Schulter ausstrahlen
- Unverträglichkeit bestimmter Speisen (Fettgebackenes, Hülsenfrüchte, harte Eier, Kaffee), die oft als Magenerkrankung fehlgedeutet wird
- Nicht obligat: Temperaturerhöhung bis 38,5 °C

## Gallenkolik (in 10% der Fälle)

Durch Diätfehler, psychische Belastung oder Einklemmung eines Steins im Gallengang. Auftreten **vor allem abends und nachts.**

- Heftigste krampfartige Oberbauchschmerzen
- Strahlen aus in: rechten Rücken, rechte Schulter, manchmal bis rechten Arm
- Häufig mit Übelkeit und Erbrechen
- In leichteren Fällen fehlt nur der rechte Bauchdeckenreflex, in schwereren bildet sich im rechten Oberbauch eine Abwehrspannung
- Subfebrile Temperaturen oder akute Cholezystitis

## Komplikationen bei Cholelithiasis

- Verschließt der Stein den Ductus choledochus ⇒ **Verschlussikterus**.
- Bei Verschluss des Ductus cysticus ⇒ **Gallenblasenhydrops** (Flüssigkeitsansammlung in der Gallenblase); bei zusätzlicher bakterieller Besiedlung evtl. **Gallenblasenempyem** (Eiteransammlung) mit hohem Fieber, Schüttelfrost und geschwollener, druckschmerzhafter Gallenblase.
- Durch Gallestau und ständige Reizung werden eine Gallenblasen- und Gallenwegsentzündung begünstigt **(Cholezystitis und Cholangitis)**.
- Bei Einklemmung im Papillenbereich ⇒ evtl. **akute Pankreatitis**.
- Entstehung einer „Porzellangallenblase" mit verkalkter, verhärteter Wand aufgrund häufiger bzw. chronischer Entzündung; die Gallenblase sollte wegen Entartungsrisiko entfernt werden.
- Bei Entzündung besteht die Gefahr einer Penetration/Perforation in
  ○ die Leber ⇒ Leberabszess;
  ○ den Dünndarm ⇒ Gallensteinileus (oft im Gebiet der Bauhin-Klappe);
  ○ die Bauchhöhle ⇒ Peritonitis ⇒ **akutes Abdomen**

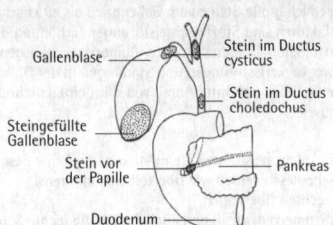

Gallenblase — Stein im Ductus cysticus

Stein im Ductus choledochus

Steingefüllte Gallenblase

Stein vor der Papille — Pankreas

Duodenum

## Diagnose

Beschwerden (s.o.), evtl. Klopfschmerzhaftigkeit über der Gallenblase, **Blutlabor;** verschließen die Gallensteine den Ausgang der Gallenblase, sind sie in einer Ultraschalluntersuchung (Sonographie) i.d.R. gut sichtbar.

Für Steine in den Gallengängen reicht die Sensitivität dieser Untersuchung oft nicht aus, deshalb Sicherung über Endoskopie und die Gabe von Kontrastmittel bei gleichzeitiger Röntgenkontrolle (endoskopische retrograde Cholangio- und Pankreatographie [ERCP]).

## Therapie

**Bei Kolik/akutem Abdomen: sofortige Klinikeinweisung.**
**Schnell wirkende krampflösende und schmerzstillende Verfahren.**

Gute Erfolge mit Neuraltherapie (paravertebrale Novocaininjektion) und Akupunktur.
Während des Anfalls **Nahrungskarenz**, sonst **Diät** mit Vermeidung fettiger und schwerverdaulicher Speisen (auch keine Hülsenfrüchte, Kaffee, Alkohol, scharfen Gewürze). Heilfasten ist hier kontraindiziert!

Es sollte für eine **geregelte Verdauung** gesorgt werden. Dies ist auch ein wichtiger Aspekt bei der Anwendung von Trinkkuren mit Mineralwässern, die sowohl galletreibend als auch etwas abführend wirken.

**Auflösung der Steine** durch naturheilkundliche Mittel oder Komplexpräparate.

- Pflanzliche Arzneimittel, sog. Cholagoga, die entweder durch Anregung der Galleproduktion die Verdauung fördern und damit epigastrische Beschwerden, Völlegefühl und Flatulenzen beseitigen (Choleretika) oder aber die Entleerung der Gallenblase fördern (Cholekinetika), sind gut zur alleinigen Therapie zusammen mit diätetischen Maßnahmen geeignet; hierzu zählen Schöllkraut (Chelidonium majus), Löwenzahn (Taraxacum officinale) oder Artischocke (Cynara scolymus).
- Ausleitung: z.B. durch Schröpfen der Leber- und Gallezonen.
- Akupunktur: z.B. Le3, Gb34, Ma36.
- Vorsichtige physikalische Maßnahmen: Wärme, Fango, Kurzwellen.

## 11.6.2 Gallenblasenentzündung (Cholezystitis)

Sie ist fast immer (zu über 90%) eine Begleiterscheinung des Gallensteinleidens und wird in über 30% der Fälle durch bakterielle Besiedlung von Darmkeimen, v.a. durch E. coli, ausgelöst. Sie ist selten, kommt aber auch in steinfreien Gallenblasen vor. Die Infektion kann vom Duodenum aus oder über den Blutweg erfolgen.

### 11.6.2.1 Akute Cholezystitis

**Symptome**
- Fieber über 38,5 °C
- Schmerzen im rechten Oberbauch
- Eventuell Ikterus
- Im Blut typische Entzündungszeichen: Leukozytose mit Linksverschiebung, beschleunigte BKS

> **Murphy-Zeichen:** druckschmerzbedingtes Sistieren der Atmung bei tiefer Inspiration, ausgelöst durch die Palpation der Gallenblasenregion bei Cholezystitis bzw. Cholezystolithiasis.

> Bei Schüttelfrost und stärkerer Abwehrspannung muss mit einer vereiterten Gallenblase gerechnet werden → Peritonitis ⇒ **Notarzt**.

**Therapie**
Sie hängt vom Ausmaß der Entzündung ab. Eventuell ist die Gabe von Antibiotika erforderlich. (Weitere Therapien siehe Gallensteinleiden, → 382.)

### 11.6.2.2 Chronische Cholezystitis

Es kommt meist durch Steine zu immer wiederkehrenden Entzündungen, bei der die Symptome ähnlich wie bei der akuten Cholezystitis sind. Die Schmerzen sind aber weniger heftig. Die Therapie muss auf die Beseitigung der Gallensteine abzielen. Anfangs können entzündungshemmende Mittel verabreicht werden.

## 11.6.3 Entzündung der Gallenwege (Cholangitis)

Bakterielle Infektion, häufig aufgrund einer Gallenblasenentzündung. Fast immer besteht eine Behinderung des Gallenabflusses entweder durch Steine oder durch Schrumpfung der Vater-Papille.

**Symptome**
Akute Verlaufsform
- Schweres Krankheitsbild mit Fieber, evtl. Schüttelfrost
- Schmerzen im rechten Oberbauch
- Ikterus

- Juckreiz
- Entzündungszeichen im Blut

Chronische Verlaufsform: ähnlich der akuten Form, aber nicht so stark ausgeprägt; der Ikterus kann fehlen.

---

**Charcot-Trias**
- Rechtsseitiger Oberbauchschmerz
- Schüttelfrost und Fieber
- Ikterus

---

**Therapie** (Gallensteinleiden, → 382; Gallenblasenentzündung, → 385).

## 11.6.4 Dyskinesie der Gallenwege

Störungen des Bewegungsablaufs zwischen Gallenblase, Gallenwegen und dem M. sphincter oddi. Frauen sind wesentlich häufiger betroffen als Männer; die Störung tritt meist in Abhängigkeit mit dem menstruellen Zyklus auf.

Die Symptome gleichen denen der Gallenblasenerkrankungen, insbesondere denen des Gallensteinleidens.

Die Diagnose Dyskinesie darf erst gestellt werden, wenn organische Veränderungen sicher ausgeschlossen wurden.

## 11.6.5 Verschlussikterus

Ikterus (Gelbsucht, → 369)

**Zur Erinnerung:** Ikterus ist ein Symptom einer zugrunde liegenden Krankheit; er ist die Folge einer Störung des Gallenabflusses durch ein Hindernis, das innerhalb der Leber (intrahepatisch) oder außerhalb (extrahepatisch) liegen kann.

**Ursachen**
- Intrahepatisch: Tumoren, v.a. Metastasen, Zirrhose
- Extrahepatisch: Steine, Entzündungen und Tumoren (v.a. das Pankreaskopfkarzinom im Bereich der abführenden Gallenwege)

Es sollte immer sorgfältig nach der Ursache geforscht werden, denn es könnte etwas Bösartiges sein, z.B. ein Pankreaskarzinom!

Natürlich tritt ein Ikterus bei einem extrahepatischen Verschluss nicht auf, wenn nur der Ductus cysticus betroffen ist, da die Galle dann immer noch in das Duodenum gelangt.

### 11.6.6 Tumoren

**Tumoren der Gallenwege sind fast immer bösartig.**

Im Anfangsstadium sind die Symptome so uncharakteristisch, dass die Erkrankung meist zu spät erkannt wird. Ein Gallensteinleiden kann durch den chronisch ausgeübten Reiz zu einer Tumorerkrankung prädisponieren. Die Beschwerden werden dann auf die Steine geschoben. Erst wenn tumorverdächtige Zeichen wie Anämie und Gewichtsverlust auftreten und sich ein Ikterus ausbildet, wird die Erkrankung diagnostiziert. Da das Gallenblasenkarzinom früh in die Leber metastasiert, ist diese meist schon als vergrößert zu palpieren.

> Bei allen Beschwerden der Gallenwege/-blase auch **bösartige Geschehen bedenken.**

### 11.6.7 Postcholezystektomiesyndrom (PCHES)

Nach Entfernung der Gallenblase kommt es in 5% der Fälle zu anhaltenden oder wiederkehrenden Beschwerden, die den präoperativen Symptomen ähneln. Am häufigsten werden sie ausgelöst durch chronische Gastritis oder Ulkuskrankheit durch Pyelonephritis oder Nephrolithiasis, Kolondivertikulitis, Kolitis, enterale Allergien, chronisch rezidivierende Appendizitis, Pankreaskarzinom, chronische Pankreatitis u.a.

## 11.7 Anatomie und Physiologie des Pankreas

### 11.7.1 Lage

Das Pankreas (Bauchspeicheldrüse) ist eine ca. 15-20 cm lange Drüse und liegt hinter dem Magen (auf Höhe der 1. und 2. LW-Körper). Die Vorderfläche ist mit Bauchfell überzogen, die Hinterfläche mit der hinteren Bauchwand verwachsen. Der Pankreaskopf (Caput) liegt in der C-förmigen Duodenumschlinge, der Pankreasschwanz (Cauda) reicht bis zur Milz. Dazwischen liegt der Körper (Corpus).

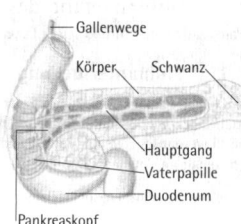

### 11.7.2 Anteile und Aufgaben

**Exokriner Anteil**

Das Drüsengewebe, das die wichtigsten **Verdauungsenzyme** produziert (ca. 1 l pro Tag), stellt den größten Teil des Pankreas dar. Die Enzyme liegen im Pankreas noch als inaktive Vorstufen vor und werden erst im Duodenum aktiviert, da sich das Pankreas sonst selbst verdauen würde. Die Steuerung seiner Funktion erfolgt nerval über den Parasympathikus- und den Sympathikusnerv sowie hormonell (Sekretin, Pankreozymin, Cholezystokinin).

Der **exokrine Anteil** produziert Bauchspeichel (Pankreassaft). Dieser enthält:
- Lipase zur Fettverdauung,
- Peptidasen zur Eiweißverdauung, z.B. Carboxypeptidase, Chymotrypsinogen, Trypsinogen,
- α-Amylase zur Kohlenhydratverdauung.

### Endokriner Anteil

Zwischen den exokrinen Zellen eingestreut, v.a. im Körper und im Schwanz, befinden sich die Langerhans-Inseln oder der Inselapparat. In fünf verschiedenen Zellarten werden lebenswichtige Hormone hergestellt. Die wichtigsten sind Glukagon und Insulin. Außerdem **hemmt** das Hormon **Somatostatin** aus den **D-Zellen** (die auch in Magen und Dünndarm vorkommen) viele Verdauungsfunktionen, z.B. die Enzym- und Hormonsekretion des Pankreas, die Magensäuresekretion und damit auch die gastrointestinale Motilität.

Der **endokrine Anteil** produziert Hormone:
- A-Zellen produzieren **Glukagon** (→ Blutzuckeranstieg).
- B-Zellen produzieren **Insulin** (→ Blutzuckersenkung).
- D-Zellen produzieren **Somatostatin** (→ hemmt Verdauungsfunktionen).

**Steuerung des Pankreas** (Steuerung der Gallenblase, → 382)

## 11.8 Untersuchung des Pankreas

Das Pankreas kann aufgrund seiner Lage weder palpiert noch perkutiert werden.

### 11.8.1 Stuhluntersuchung

Bei Mangel an Pankreassaft können Fette und Eiweiß nicht ausreichend verdaut werden und sind daher bei einer Stuhluntersuchung nachweisbar (Steatorrhö [unverdaute Fette], Kreatorrhö [unverdautes Eiweiß]). Bewährt hat sich der Chymotrypsintest, bei dem der Stuhl auf seinen Gehalt an Chymotrypsin untersucht wird.

| Stuhlgang bei Pankreasinsuffizienz | |
|---|---|
| • Pastenartig bis breiig | • Fett glänzend |
| | • Stechender Geruch |

### 11.8.2 Enzymbestimmung

Bestimmung von Pankreasenzymen in Körperflüssigkeiten, v.a. Amylase, Lipase und Trypsin. Am gebräuchlichsten ist die Bestimmung der Amylase im Blut und Urin, hier können Enzymentgleisungen festgestellt werden.

### 11.8.3 Pankreozymin-Sekretin-Test

Verfahren zur Prüfung der exokrinen Pankreasfunktion: i.v.-Gabe von pankreasstimulierenden Hormonen mit anschließender Absaugung des Pankreassekrets über eine Duodenalsonde. Anschließend Bestimmung seines Volumens und Bikarbonatgehalts sowie der Aktivität seiner enthaltenen Pankreasenzyme; eine Verminderung aller Parameter spricht für eine globale, eine Verminderung von mindestens zwei gemessenen Parametern für eine beginnende exokrine Pankreasinsuffizienz.

### 11.8.4 Endokrine Funktionsdiagnostik

Hierzu gehören z.B. die Blutzuckerbestimmung und der orale Glukosetoleranztest (→ 453).

### 11.8.5 Bildgebende Verfahren

- **Sonographie (Ultraschall)** zur Beurteilung von Lage, Größe und Struktur des Pankreas
- Röntgen: Abdomenübersichtsaufnahme
- Endoskopische retrograde Pankreatikographie (ERP); Röntgenkontrastdarstellung des Pankreasgangsystems bei Verdacht auf chronische Pankreatitis, Pankreaskarzinom oder Pankreaszysten
  **Kontraindikation:** akute Pankreatitis (Gefahr der Exazerbation), sofern nicht durch Gallengangsteine ausgelöst
  **Komplikationen:** transitorischer Anstieg der Pankreasenzyme (Amylase, Lipase) in ca. 50% der Fälle; klinisch manifeste Pankreatitis, v.a. bei Patienten mit vorgeschädigtem Pankreas und Vorliegen von Pankreaszysten (Indikation zur Operation)

### 11.8.6 Histologische Untersuchung nach perkutaner Feinnadelbiopsie

Feinnadelbiopsien können blind nach Palpation suspekter Bezirke unter (selten!) radiologischer oder sonographischer Kontrolle durchgeführt werden. Die Feinnadelbiopsie dient der Zytodiagnostik, d.h. zur Herstellung gefärbter Ausstriche und anschließender mikroskopischer Untersuchung von aus dem Gewebeverband gelöster Einzelzellen mit dem Ziel, Erkrankungen zu diagnostizieren. Sie wird auch bei Raumforderungen anderer Organe, wie z.B. der Speicheldrüsen, der Leber, der Prostata, der Lunge, des Mediastinums sowie der Mamma, durchgeführt.

**Anmerkung:** In der Kinesiologie ist der M. latissimus dorsi der Testmuskel für die Bauchspeicheldrüse.

## 11.9 Erkrankungen des Pankreas

### 11.9.1 Akute Pankreatitis

Es existieren verschiedene Schweregrade von ganz leichten bis hin zu tödlichen Verlaufsformen. Das Pankreas ist dabei ödematös geschwollen und von Entzündungsherden durchsetzt. Es kommt zu einem Rückstau von aktivierten Verdauungsenzymen mit anschließender **Selbstverdauung (Autodigestion)**. In schweren Fällen entsteht eine Pankreasnekrose.

**Ursachen**

Die häufigsten Ursachen sind

- **Gallenwegserkrankungen** (akute biliäre Pankreatitis [in 45% der Fälle])
- **Alkoholmissbrauch** (in 35% der Fälle)
- Idiopathisch (in 15% der Fälle)
- Die verbleibenden 5% der Fälle verteilen sich auf:
  - Medikamente (Diuretika, Betablocker, ACE-Hemmer u.v.a.)
  - Infektionen (Hepatitis, Mumps, Scharlach u.a.)
  - Stoffwechselstörungen (Hyperparathyreoidismus)
  - Pankreasgangsteine
  - Verletzungen

**Symptome**

In **leichten** Fällen kommt es nur zu Enzymentgleisungen und in deren Folge zu **Stoffwechselstörungen** (evtl. Malabsorption, Massenstühle).

| Die 3 „S" bei akuter Pankreatitis | • Schmerzen |
|---|---|
| • Stoffwechselstörungen | • Schock |

In **schweren** Fällen kommt es, oft nach überreichlichem Essen, zu:

- plötzlich einsetzenden, starken **Oberbauchschmerzen**, die in den Rücken ausstrahlen
- **gürtelförmigem Schmerz:** dessen Ursprung mehr im linken Oberbauch angegeben wird und gürtelförmig ausstrahlt
- Schmerzen im gesamten Bauchraum
- evtl. Brechreiz, Erbrechen und Meteorismus
- evtl. Fieber, Ikterus, Pleuritis oder Ileus

| Leitsymptome: | • gürtelförmig |
|---|---|
| • Oberbauchschmerz | • Gummibauch |

In **schwersten** Fällen gelangen Pankreasenzyme durch die Gewebezerstörung auch ins Blut und beginnen, verschiedenste Strukturen im Körper zu verdauen, z.B. auch das Endothel der Kapillaren. Dadurch tritt vermehrt Plasma aus. Es bildet sich ein **hypovolämischer Schock** aus (auch Nieren- und Lungenversagen ist möglich). Es kommt zur Abwehrspannung der

Bauchdecke, zum sog. **elastischen Gummibauch**. Dies ist ein **lebensbedrohlicher Zustand (in ca. 25% der Fälle tödlich), die sofortige Krankenhauseinweisung ist indiziert.** Der Patient darf nicht mehr bewegt werden, bis er vom Rettungspersonal abgeholt wird. Das EKG zeigt eine ST-Hebung.

> Eine akute Pankreatitis kann in unterschiedlichsten Schweregraden auftreten, schlimmstenfalls kann innerhalb von wenigen Stunden tödlich enden.

**Therapie**
Im Schockzustand: Notarzt rufen und Infusionen verabreichen. Absolute Nahrungskarenz (Nahrungsreize würden das Pankreas zu Produktion von Verdauungsenzymen anregen). Manchmal genügt die absolute Nahrungskarenz (Nahrung wird i.v. verabreicht, evtl. bis mehrere Wochen lang), damit sich die Bauchspeicheldrüse „beruhigen" kann. Es gilt nun, die Ursache zu finden. Bis dahin können in leichten Fällen die Pankreasenzyme durch Medikamente ersetzt werden; schwerere Fälle gehören in die Hände eines Arztes.

## 11.9.2  Chronische Pankreatitis

Im Lauf der Zeit kommt es zu einer immer stärkeren Zerstörung des Pankreasgewebes. Dadurch wird das Organ in seinen Funktionen mehr und mehr gehemmt. Durch den Mangel an Verdauungsenzymen im Dünndarm kommt es zur **Maldigestion**. Die eingeschränkte Hormonproduktion kann die Entstehung eines **Diabetes mellitus** nach sich ziehen.

**Ursachen**
- Entwicklung aus akuter Form
- In 75% der Fälle durch Alkoholmissbrauch
- Abflusshindernis (z.B. Gallensteine vor der Vater-Papille)
- Angeboren, z.B. bei Mukoviszidose (zystische Fibrose)

**Symptome**
- Rezidivierende Schmerzen im Oberbauch, v.a. nach Nahrungsaufnahme
- Auch Dauerschmerz möglich, evtl. mit Ausstrahlung in Flanken und/oder Rücken
- Übelkeit, Erbrechen, Völlegefühl
- Fettstühle
- Überempfindlichkeit gegen bestimmte Speisen (Alkohol, Fett, Milch)

Im fortgeschrittenen Stadium
- Maldigestion, schließlich Eiweißmangelödeme und Kachexie

**Therapie:** im akuten Schub (Therapie akute Pankreatitis, → 391); bei symptomarmem Verlauf: diätetisch (fettarme Kost, Vermeidung von Alkohol, Kaffee, Tee), Antazida, hochdosierte Pankreasenzymgaben; ggf. chirurgische Beseitigung der Ursache (z.B. bei Cholelithiasis, Papillenstein, Stenosen bzw. Strikturen des Pankreasgangs), partielle Resektion, Drainageoperation.

**Differenzialdiagnose:** Pankreaskarzinom (oft erst intra- bzw. postoperativ, histologisch zu klären).

## 11.9.3 Pankreas(kopf-)karzinom

Aufstieg in den letzten 50 Jahren auf Platz vier der Krebstodesstatistik.
Wird meist erst spät bemerkt. Inzidenz: ca. 10/100.000 Einwohner
Häufigkeitsgipfel: zwischen dem 50. und 60. Lj.

**Ursache**
- Meist Folge einer chronischen Pankreatitis (Alkohol)
- Nikotin, kanzerogene Nahrungsbestandteile (z.B. Nitrosamine)
- Selten maligne, endokrin aktive Tumoren der Langerhans-Inseln

Der Tumor sitzt meist (in 75% der Fälle) im Pankreaskopf und komprimiert durch sein Wachstum den Gallengang (Ductus choledochus). Dadurch entwickelt sich ein **Verschluss-ikterus** und wahrscheinlich eine **Lebervergrößerung**.

**Symptome**
- **Leitsymptome**
  - Dumpfe Oberbauchschmerzen, die in den Rücken ausstrahlen; diese werden abgemildert, wenn sich der Patient zusammenkrümmt (→ Hocken, typische Pankreas-schonhaltung).
  - Anhaltender Ikterus ohne Fieber.
  - Gewichtsabnahme.
- **Allgemeine Symptome**
  - Völlegefühl, Übelkeit,
  - Abgeschlagenheit,
  - Meteorismus und Durchfälle,
  - Anämie.

> **Courvoisier-Zeichen**
> Eine schmerzlos vergrößerte, palpable Gallenblase bei chronischem Ikterus deutet auf ein **Pankreaskopfkarzinom** hin, evtl. auch auf ein Gallenblasen- oder Gallengangskarzinom.

**Diagnose:** klinisch mittels ERP, Endoskopie und Sonographie, CT u.a.

**Therapie:** in Abhängigkeit von Lokalisation und Tumorstadium Pankreasresektion (bei Corpus- oder Schwanzbefall) oder partielle Duodenopankreatektomie; oft sind jedoch nur noch Palliativmaßnahmen möglich.

**Prognose:** Fünf-Jahres-Überlebensrate ca. 0,5%.

**Differenzialdiagnose:** chronisch-rezidivierende Pankreatitis.

# 12 Harnapparat

## 12.1 Anteile des Harnapparats

- Zwei Nieren (Renes), deren Parenchym den Harn produziert und über die Nierenkelche (Calices renalis) in die Nierenbecken abgibt. Ihnen schließen sich an:
- Zwei Harnleiter (Ureter)
- Eine Harnblase (Vesica urinaria)
- Eine Harnröhre (Urethra)

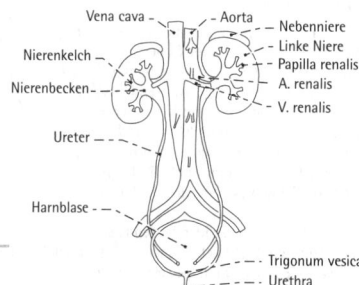

## 12.2 Aufgaben des Harnapparats

- **Ausscheidung/Entgiftung**
  - Körpereigene Stoffwechselendprodukte (v.a. des Eiweißstoffwechsels)
  - Fremdsubstanzen (z.B. Medikamente)
- **Aufrechterhaltung der Homöostase** (Zusammensetzung der Körperflüssigkeiten):
  - Regelung der Elektrolytkonzentration
  - Aufrechterhaltung des Säure-Basen-Haushalts (pH-Wert)
  - Konstanthaltung des osmotischen Drucks
- **Bildung des Hormons Erythropoetin und des Enzyms Renin** (Anmerkung: Renin wurde früher als Hormon angesehen.)
- **Umwandlung von Vitamin-D-Hormon** in seine wirksame Form

## 12.3 Nieren

- Jeweils etwa 11 cm lang, 6 cm breit, 3 cm dick, 120–300 g schwer
- Retroperitoneal (hinter dem Peritoneum) gelegen
- Lage der linken Niere: etwa auf Höhe des 11. Brust- bis zum 2. Lendenwirbel
- Lage der rechten Niere: einen Wirbel tiefer (wegen der Lage der Leber)

- Konvexer Rand zeigt nach lateral, konkaver Rand mit **Nierenhilus** nach medial; am Hilus treten Arterien, Venen, Nerven und Lymphgefäße ein und aus wie auch der Harnleiter, der aus dem **Nierenbecken (Pyelon)** hinausläuft.

Beim Betrachten des Längsschnitts durch die Niere erkennt man: **Nierenrinde, Nierenmark und Nierenbecken.**

Unter der Nierenkapsel liegt die hellere **Nierenrinde**. Sie enthält die Nierenkörperchen und die gewundenen Teile des Tubulussystems. Die Ausläufer der Rinde, die **Markstrahlen** (Pars radiata), reichen hinunter bis zum Nierenbecken. Sie unterteilen die **Markschicht** in 8-16 kegelförmige Lappen (Markpyramiden). Das dunklere, feingestreifte **Nierenmark** enthält die geraden Anteile des Tubulussystems und die Sammelrohre.

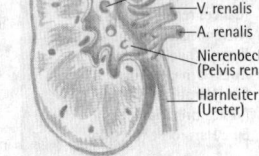

- Nierenrinde
- Nierenkapsel
- Markpyramiden
- Nierenpapillen
- V. renalis
- A. renalis
- Nierenbecken (Pelvis renalis)
- Harnleiter (Ureter)

Die Spitzen dieser Pyramiden laufen aus in die **Nierenpapillen**. Diese geben über mikroskopisch kleine Öffnungen den Harn in die Nierenkelche ab, die in das Nierenbecken führen.

> Das Nierenmark bildet keine zusammenhängende Schicht, sondern ist in einzelne **Pyramiden** gegliedert, die durch die Markstrahlen der Rinde getrennt sind.

**Täglich filtern die Nieren bis zu 1.800 l Blut und geben bis ca. 1 l des Filtrats als Urin ab.**

Aus der Aorta entspringen die beiden Nierenarterien, die sich schon vor der Niere in zwei Hauptäste und nach dem Eintritt in fünf bis sieben Segmentarterien teilen. Sie verästeln sich immer weiter bis zu kleinsten Arteriolen. Diese werden zu den Glomerulumschlingen des Nierenkörperchens (Glomerulum = kleiner Knäuel).

Die Harnproduktion wird nachfolgend ausführlich erklärt. Hier die Kurzversion: Durch die geknäuelten Kapillaren (Glomeruli) wird der Primärharn abgepresst, der in die Bowman-Kapsel fließt. Diese läuft in das Tubulussystem aus (wegführende Leitungen).

Den Tubuli liegen feinste Kapillaren an. Es findet ein reger Stoffaustausch zwischen Tubuli und Kapillaren statt. Am Ende des Tubulussystems ist aus dem Primärharn der Sekundärharn entstanden, der über Nierenbecken, Harnleiter, Blase und Harnröhre letztlich ausgeschieden wird.

| **2 Kapillarsysteme** | • Kapillarschlingen um die Tubuli herum |
|---|---|
| • Glomerulumschlingen im Nierenkörperchen | |

## 12.3.1 Nephron

- Es ist die funktionelle Einheit der Niere, die aus dem Blut den Urin produziert.
- Jede Niere enthält ca. 1 Mio. Nephrone.
- Ein Nephron besteht aus **Nieren- oder Malpighi-Körperchen** (Glomerulumschlingen in der Bowman-Kapsel) und dem Tubulussystem.

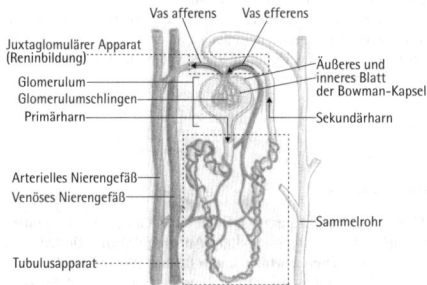

### 12.3.1.1 Glomerulum (erster Filter)

**Glomeruläre Filtration**

Die Glomerulumschlingen sind durchlässig. So wird etwa 10% des Bluts, das diese Kapillaren durchfließt, in die Bowman-Kapsel abgepresst (wie ein Gartenschlauch mit vielen kleinen Löchern, der in einer Regentonne liegt). Größere Teile des Bluts wie Blutzellen (Erythrozyten, Leukozyten, Thrombozyten), Fibrinogen und Globuline (Eiweiße) sind zu groß, um diese semipermeable Membran zu passieren, und verbleiben in den Glomerulumschlingen ⇒ **die abgedrückte Flüssigkeit (der Primärharn)** ist nicht mehr rot, sondern klar.

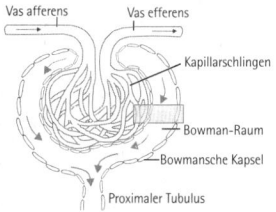

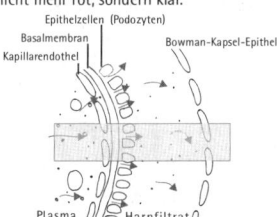

Neben vielen Giftstoffen befinden sich noch weitere Substanzen im Primärharn, die der Körper benötigt, z.B. Glukose und Elektrolyte, aber auch Wasser. Diese werden im Tubulussystem rückresorbiert (→ 397).

**Effektiver Filtrationsdruck (Arbeitsdruck) = Filtrationsdruck minus Resorptionsdruck**
Der Filtrationsdruck entsteht aus dem ankommenden Blutdruck und der Gefäßweite, die zuführenden Arteriolen sind weiter als die abführenden.
Dem entgegen wirkt der Resorptionsdruck: Die Kapsel ist ja nicht leer, sondern mit Flüssigkeit gefüllt. Es wirkt also ein hydrostatischer oder kapsulärer Druck von außen auf das Glomerulum. Außerdem sind u.a. die Albumine in den Glomerulumschlingen verblieben und üben einen Sog aus (kolloidosmotischer Druck).

| | |
|---|---|
| Glomerulärer Druck | 50 mmHg |
| - kolloidosmotischer Druck | - 25 mmHg |
| - hydrostatischer Druck | - 17 mmHg |
| **= effektiver Filtrationsdruck** | **8 mmHg** |

Durch die glatte Muskulatur der zuführenden Gefäße kann die Niere den glomerulären Blutdruck (ca. 50 mmHg) selbst aufrechterhalten **(Autoregulation)**. Diese funktioniert jedoch nur mit einem **systolischen Blutdruck von 80 bis 190 mmHg**. Sinkt der Wert weiter ab (z.B. im Schock), kommt es zum akuten Nierenversagen. Steigt der Wert weiter an, erhöht sich die glomeruläre Filtrationsrate und es wird mehr Primärharn durch das Tubulussystem geleitet. Es wird zu viel und nicht ausreichend konzentrierter Harn ausgeschieden. Es besteht u.a. die Gefahr der inneren Austrocknung.

**Glomeruläre Filtrationsrate**
Ist die Gesamtmenge des entstandenen Filtrats (Primärharns) aller Nephrone beider Nieren in einer bestimmten Zeiteinheit. Beim gesunden Erwachsenen beträgt sie ca. **120 ml/Min.**, also 172 l (150-180 l) Glomerulumfiltrat am Tag.
Das entspricht etwa 10% der Blutmenge, die die Niere täglich durchfließt ⇒ 1.500-1.800 l/Tag, ca. 20% des Herzzeitvolumens.

1.800 l Blut pro 24 Stunden durchfließen die Nieren ⇒ 75 l pro Stunde ⇒ 1,25 l pro Minute; davon werden ca. 10% zu Primärharn abgepresst, also 180 l Primärharn pro 24 Stunden; Primärharn wird im Tubulussystem zu 99% rückresorbiert. Es verbleibt 1% (1,8 l) als Sekundärharn (Urin).

## 12.3.1.2 Tubulussystem (zweiter Filter)

Der abführende Schlauch aus dem Nierenkörperchen, der den Primärharn enthält, heißt Tubulus. Sein proximaler Anteil ist anfangs stark gewunden und verläuft noch in der Nierenrinde, gefolgt von einem geraden Anteil, der in das Nierenmark hinunterzieht. Danach verengt sich der Tubulus zu einem dünnen Überleitungsstück, das die Form einer Haarnadelkurve hat, zur sog. **Henle-Schleife**. Sie erweitert sich dann zum distalen Tubulus und verläuft wieder in Richtung Nierenkörperchen (vgl. Abb. → 393).

Proximaler Tubulus ⇒ Henle-Schleife ⇒ distaler Tubulus.

**Im Tubulussystem wird der Harn in seiner Zusammensetzung entscheidend verändert und stark konzentriert.**

Der Tubulus ist eng von Blutgefäßen umschlungen und es findet ein reger Stoffaustausch zwischen Tubulus und Blutbahn statt.

Das Blutgefäß, das den Tubulus umschlingt, ist übrigens das Gefäß, das vom Glomerulum wegführt. Es enthält also die restlichen 90% des Bluts.

- Tubuläre Resorption: die Aufnahme der noch benötigten Stoffe aus dem Primärharn, die zurück ins Blut gelangen
- Tubuläre Sekretion: die Abgabe von auszuscheidenden Stoffen des Bluts in den Harn

Im proximalen Tubulus findet hauptsächlich Stoffaustausch statt, während im distalen Tubulus und den Sammelrohren unter dem Einfluss von **Adiuretin** v.a. Wasser rückresorbiert wird.

Von den 150-180 l Primärharn bleibt schließlich nur ca. 1 l konzentrierter Sekundärharn übrig, der ausgeschieden wird.

### Tubuläre Resorption

- **Elektrolyte: Chlorid, Bikarbonat, Natrium, Kalzium und Kalium werden im proximalen und distalen Tubulus** aktiv rückresorbiert. Kalium kann dabei je nach Konzentration im Blutplasma vom distalen Tubulus nicht nur aufgenommen, sondern auch abgegeben (sezerniert) werden. Die Elektrolyte werden teils aktiv, teils passiv rückresorbiert, wobei sie meist mit dem Wassertransport kombiniert sind und sich gegenseitig beeinflussen.
- **Nährstoffe: Glukose und Aminosäuren** werden im **proximalen Tubulus** aktiv ins Blut rückresorbiert (bis zu einem Schwellenwert; was darüberliegt, bleibt im Sekundärharn).
- **99% des Wasseranteils** fließen passiv, sozusagen „im Schlepptau" der aktiven und passiven Stofftransporte mit. Ein Großteil des Wassers wird im **distalen Tubulus** und den Sammelrohren unter dem Einfluss von Adiuretin (HHL-Hormon) rückresorbiert.

**Tubuläre Sekretion**

- **Körperfremde Substanzen** wie Medikamente (z.B. Penicillin).
- **Körpereigene Abbauprodukte** wie die Harnsäure werden hier beschleunigt ausgeschieden.

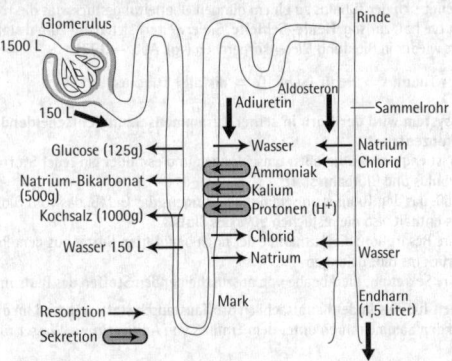

### 12.3.1.3 Zusammensetzung des Urins

Der Endharn besteht zu **95%** aus **Wasser**. Der wichtigste darin gelöste Bestandteil ist der **Harnstoff mit ca. 25 g/Tag**. Er wird in der Leber als ein Abbauprodukt des Eiweißstoffwechsels gebildet. Aus dem Muskelstoffwechsel und aus verzehrtem Fleisch entsteht **Kreatinin mit ca. 1,5 g/Tag**. Aus dem Purinstoffwechsel (Gicht, → 483) wird die schwer wasserlösliche **Harnsäure mit ca. 1 g /Tag** gebildet. Außerdem enthalten sind neben Kalksalzen vor allem **Kochsalz (NaCl) mit 10 g/Tag**. Phosphate sind mit ca. **3 g** enthalten und außerdem noch unterschiedliche Mengen von **organischen Säuren wie Zitronen- und Oxalsäure**.

Die gelbe Farbe entsteht durch **Urobilin** (aus dem Abbau von Erythrozyten) und **Urochrom** (aus dem Eiweiß- und Hämoglobinstoffwechsel). Außerdem können Spuren von Vitaminen, Hormonen und Enzymen enthalten sein.

| Harnpflichtige Substanzen | |
| --- | --- |
| Substanz | Renaler Anteil an Gesamtausscheidung in % |
| Ammoniak | 100 |
| Kalzium | 30 |

| Chlorid | 95 |
|---|---|
| Harnsäure | 65 |
| Harnstoff | 80 |
| Kalium | 92 |
| Kreatinin | 95 |
| Magnesium | 40 |
| Natrium | 95 |
| Phosphat | 65 |
| Wasser | 60 |
| Wasserstoffionen | 100 |

### 12.3.1.4 Juxtaglomerulärer Apparat

juxta = auf, neben, nahe bei
glomerulär = Glomerulum betreffend
Der juxtaglomeruläre Apparat liegt also auf bzw. nahe dem Glomerulum.

Auf dem Glomerulum befindet sich auch der sog. Gefäßpol, d.h. die Stelle, an der die zu- und wegführenden Arteriolen ein- und austreten. Hier zieht auch der distale Tubulus dieses Nephrons vorbei.

> Diese Stelle funktioniert wie ein Buchhalter, der den Überblick über Eingang und Ausgang hat. Sein Werkzeug, um den Eingang (also den Blutdruck) zu steigern, ist das **Renin** (s.u.).

In diesem Gebiet und im distalen Tubulus liegt auch die Macula densa ("dichter Fleck"), die vermutlich die Natriumkonzentration misst und entsprechend die Glomerulumdurchblutung beeinflusst. Außerdem befinden sich hier extraglomeruläre Mesangiumzellen, die möglicherweise auch an der Nierendurchblutung beteiligt sind.

#### Renin-Angiotensin-Aldosteron-System

Die Niere (genauer ihr juxtaglomerulärer Apparat) schüttet also Renin aus, um den Natriumgehalt und den Blutdruck zu steigern. Das Renin wiederum aktiviert Angiotensinogen (ein Bluteiweiß, das in der Leber gebildet wird) zu Angiotensin I.

> Angio = (Blut-)gefäß und Tension = Spannung, Druck.

Angiotensin I wird durch ACE (Angiotensin converting enzyme) in seine aktive Form, das Angiotensin II, umgewandelt.

#### Angiotensin II
- wirkt an Arteriolen vasokonstriktiv (gefäßverengend), womit der Blutdruck ansteigt;
- sorgt für Aldosteronausschüttung aus der Nebennierenrinde. Aldosteron bewirkt

- Erhöhung der Natrium-Rückresorption in den distalen Nierentubuli und, da Natrium im Körper an Wasser gebunden ist, der Wasserrückresorption ⇒ Zunahme des extrazellulären Flüssigkeitsvolumens;
- vermehrte Kalium-Ausscheidung;
- beeinflusst den Elektrolyt- und Wasseraustausch auch an anderen Zellgrenzflächen;

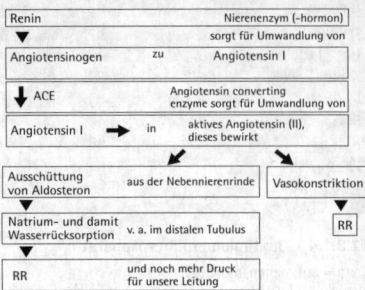

... und jetzt wird auch klar, warum ACE-Hemmer gegen Bluthochdruck eingesetzt werden (→ 184), denn ohne ACE liegt kein aktives Angiotensin vor.

## 12.4 Harnleiter (Ureter)

### 12.4.1 Lage und Aufbau

25–30 cm lange Schläuche, die das Nierenbecken mit der Harnblase verbinden.

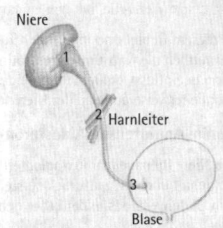

- **Innere Schleimhautschicht:** Übergangsepithel bzw. Urothel, darunter etwas Bindegewebe
- **Mittlere Muskelschicht:** innen längs verlaufend, in der Mitte ringförmig, außen wieder längs verlaufend
- **Äußere Hüllschicht:** aus Bindegewebe

**Der Harnleiter besitzt drei Engpässe**; hier bleiben Nierensteine am ehesten stecken:

- Kurz unterhalb des Nierenbeckens (1).
- Überkreuzung der mächtigen Beckenarterie (A. iliaca communis oder externa) an der Stelle, wo sie in den Bereich des knöchernen Beckens eintritt (2).
- Im Bereich der Mündung des Harnleiters in die Blase oder auch am uretrovesikalen Übergang (2–3 peristaltische Wellen des Harnleiter/Min. öffnen den Druckverschluss, um Harn in die Blase zu lassen; ein Zurückströmen ist normalerweise nicht möglich (3).

## 12.5 Harnblase (Vesica urinaria)

### 12.5.1 Lage

- Unterhalb des Bauchraums im kleinen Becken hinter der Schambeinfuge und unterhalb des Dünndarms; leer ähnelt sie einem „schlaffen Sack", gefüllt hat sie ein kugelförmiges Aussehen; bei der Frau liegt sie vor der Scheide und vor und unterhalb der Gebärmutter, beim Mann vor dem Mastdarm und oberhalb der Prostata.
- Fassungsvermögen ca. 300–500 ml (evtl. bis 800 ml); ab einer Füllung von 200 ml ist Harndrang zu spüren, der ab 400 ml sehr heftig wird.

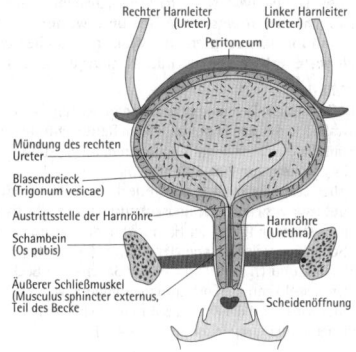

Rechter Harnleiter (Ureter)
Linker Harnleiter (Ureter)
Peritoneum
Mündung des rechten Ureter
Blasendreieck (Trigonum vesicae)
Austrittsstelle der Harnröhre
Schambein (Os pubis)
Äußerer Schließmuskel (Musculus sphincter externus, Teil der Becke
Harnröhre (Urethra)
Scheidenöffnung

### 12.5.2 Aufbau und Funktion

**Wandaufbau**

- **Schleimhaut (Tunica mucosa): Urothel** (Übergangsepithel, das in der oberflächlichen Lage schleimabsondernde Zellen besitzt, um vor dem konzentrierten Harn zu schützen, und sich von mehrreihig auf zweireihig dehnen kann). Im gefüllten Zustand ist die Schleimhaut glatt, im entleerten Zustand ist sie in Falten gelegt mit Ausnahme des **Blasendreiecks (Trigonum vesicae):** Am unteren Teil der Blase bildet sich ein Dreieck aus den beiden einführenden Harnleitern und der abführenden Harnröhre. Hier ist die Schleimhaut fest mit der Muskulatur verbunden und weist keine Falten auf.
- **Muskelwand (Muskularis, M. detrusor vesicae):** aus innerer Längsschicht, mittlerer

zirkulär verlaufender Schicht und äußerer Längsmuskelschicht, die allerdings eng miteinander verflochten sind.

- **Hüllschicht (Tunica adventitia):** bedeckt nur Blasenanteile, die nicht von Bauchfell umgeben sind; sie besteht aus Bindegewebe.
- **Bauchfell (Peritoneum):** Es überzieht den oberen, hinteren und seitlichen Anteil der Blase; die volle Blase schiebt das Bauchfell so weit nach oben, dass man über der Schambeinfuge punktieren kann, ohne das Bauchfell zu verletzen.

## Schließmuskeln der Blase

**Der obere Ringmuskel Sphincter internus** (M. sphincter urethrae superior) liegt am Beginn der Harnröhre und wird zum Teil aus den Muskelfasern der Blase gebildet, die sich hier verdicken. Er arbeitet selbständig (vom N. sympathicus gehemmt, vom N. parasympathicus aktiviert) und **ist nicht dem bewussten Willen unterworfen.**

**Der untere Ringmuskel** wird von der quergestreiften Muskulatur des Beckenbodens gebildet und **kann willkürlich gesteuert werden** (über den N. pudenus, Schamnerv).

## Die Blasenentleerung (Miktion)

Sie läuft über den sog. **Reflexbogen:** Dehnungsrezeptoren in der Harnblase melden den Füllungszustand dem Sakralmark, das den Impuls zu einem Reflexzentrum im Gehirn (Brücke, Pons) leitet. Nimmt die Frequenz der afferenten Impulse zu, stellt sich das Empfinden Harndrang ein (ab einer Füllung von 200-350 ml).

Die Miktion ist ein willkürlich ausgelöster, dann aber reflektorisch ablaufender Prozess: Mit Anspannung des M. detrusor vesicae (Blasenmuskulatur) wird der elastische Verschlussapparat (M. sphincter internus) gedehnt und der Harn tritt in die Harnröhre ein. Nach Erschlaffen des äußeren Schließmuskels (M. sphincter externus), kann der Harn durch die Harnröhre abfließen, unterstützt durch Kontraktionen der Bauch- und Beckenbodenmuskulatur. Der untere Sphinktermuskel kann die Entleerung verhindern, wobei die willentliche An-strengung immer größer wird (wird die Kraft des unteren Schließmuskels überschritten, kommt es zur unwillkürlichen Entleerung; Inkontinenz, → 411).

## 12.6 Harnröhre (Urethra)

Die Röhre, die den Harn von der Blase nach draußen befördert.

### 12.6.1 Lage und Aufbau

#### Bei der Frau

Die Harnröhre ist ca. 5 cm lang und mündet zwischen Klitoris und Scheidenöffnung im Scheidenvorhof. Ihre Öffnung ist unzureichend gegen Verunreinigungen aus Scheide und Rektum geschützt, es kommt daher oft zur mikrobiellen Kontaminationen mit entzündlichen Reizungen (Harnweginfektion, → 412).

**Beim Mann**

Die Harnröhre ist ca. 20-25 cm lang und besitzt bei schlaffem Glied zwei typische Krümmungen. Man unterscheidet:

- Pars prostatatica (Vorsteherdrüsenteil): Anfangsteil, der auf ca. 3-4 cm die Prostata durchläuft.
- Pars membranacea: Dieser Teil ist ein sehr kurzer (ca. 1 cm) und sehr enger Abschnitt der Harnröhre, der durch den Beckenboden verläuft und somit vom äußeren Ringmuskel (M. sphincter urethrae inferior) umschlossen ist.
- Pars spongiosa (Schwellkörperteil): Der letzte Abschnitt verläuft im Harnröhrenschwellkörperteil des Glieds.

Ab der Einmündungsstelle der beiden Ausspritzgänge dient die Urethra gleichzeitig als Samenweg, daher ab hier auch der Name **Harn-Samen-Röhre**.

## 12.7 Untersuchungsmethoden

Achtung: Hüten Sie sich vor übereilten Schlussfolgerungen. Die meisten Untersuchungen können uns nur einen Hinweis geben, in welche Richtung wir weiterforschen sollten (z.B. ist nicht jeder Patient mit Glukose im Urin ein Diabetiker, vielleicht hat er ja kurz vor der Untersuchung eine Schwarzwälder Kirschtorte gegessen).

### 12.7.1 Anamnese

Der Patient könnte über folgende Symptome berichten:

- Schmerzen beim Wasserlassen, häufiges Wasserlassen mit schmerzhaftem Harndrang (z.B. bei Zystitis oder einer Prostataerkrankung)
- Schmerzen oder Druckgefühl im Rücken, besonders in der Nierengegend (z.B. bei Pyelonephritis, Glomerulonephritis, Harnstau)
- Erhöhte Harnmenge und damit erhöhter Durst (z.B. bei chronischem Nierenversagen, Diabetes mellitus oder insipidus, erhöhtem Blutkalziumspiegel oder psychischen Ursachen)
- Verminderte Harnausscheidung (Abflusshindernisse, Nierenversagen)
- Verfärbung des Urins, v.a. rot (durch Nahrungsmittel, Medikamente, Farbstoffe oder Blut, → 405)
- Ödeme, v.a. morgens und im Gesicht (bei Niereninsuffizienz, Glomerulonephritis, nephrotisches Syndrom)
- Unspezifische Symptome: Kopfschmerz (z.B. bei „weißem Bluthochdruck", bei dem der Patient trotz Bluthochdruck eine weisse Gesichtsfarbe hat), Müdigkeit, Abgeschlagenheit (auch bei chronischen Nierenerkrankungen), Übelkeit und Erbrechen (Endstadium der chronischen Niereninsuffizienz)

## 12.7.2 Inspektion

- Aufgedunsenes Gesicht; Ober- bzw. Unterlidödeme und Ödeme an Händen und Füßen, die morgens am schlimmsten sind (z.B. bei Glomerulonephritis, nephrotischem Syndrom, Niereninsuffizienz)
- Blässe (renale Anämie)
- Schmutzig-fahle Hautfarbe (und Uringeruch in der Atemluft) sind typisch für Urämie
- Deutlich hervortretende Temporalarterien (bei erhöhtem Blutdruck, ausgelöst durch eine Nierenerkrankung)

## 12.7.3 Palpation

- der Nieren nur bei sehr schlanken Patienten und bei Nierentumoren möglich;
- der Harnblase nur bei übermäßiger Füllung oder Tumorbildung möglich.

## 12.7.4 Perkussion der Nieren

Patient sitzt leicht nach vorne gebeugt. Untersucher klopft mit lockerer Faust leicht auf die flach aufgelegte Hand im Nierenbereich. Klopfschmerzhaftigkeit deutet z.B. auf eine Nierenentzündung hin.

## 12.7.5 Urinuntersuchung

Um Verfälschungen vorzubeugen, sollte das äußere Genitale vor der Uringewinnung gründlich mit Wasser gereinigt werden; das Uringefäß sollte steril sein und der Urin sollte sofort nach seiner Gewinnung untersucht werden (ggf. bei 4 °C aufbewahrt/transportiert).

- **Spontanurin** wird vom Patienten spontan gelassen, dabei empfiehlt sich die Gewinnung von **Mittelstrahlurin**: Zur Reduzierung der bakteriellen Kontamination aus der Harnröhre wird der erste Harnstrahl verworfen und die folgende Harnportion in einem sterilen Behälter aufgefangen.
- **Morgendlicher Mittelstrahlurin** hat für gewöhnlich die längste Verweildauer in der Blase; so hatten z.B. nitritbildende Bakterien für diesen Vorgang genug Zeit. Auch einige Schwangerschaftstests werden vorzugsweise mit Morgenurin vorgenommen.
- **Konzentrierter Morgenurin** wird gewonnen, nachdem der Patient 12 Stunden nichts getrunken hat.
- **Sammelurin** wird über 24 Stunden gesammelt, z.B. um die genaue Menge eines Stoffs zu bestimmen, den der Patient in 24 Stunden ausscheidet (z.B. Glukose bei Diabetikern oder Hormone). Der gesammelte Urin wird kühl und dunkel aufbewahrt.
- **Katheterurin** (Blasenkatheter = Instrument zur künstlichen Harnableitung): bei Abflussbehinderungen unterhalb der Harnblase (z.B. bei benigner Prostatahyperplasie mit Harnröhrenverengung), zu diagnostischen Zwecken (z.B. bei Bestimmung des Restharns), postoperativ bei Harnverhaltung, in der Intensivmedizin zur Flüssigkeitsbilanzierung.

**Zweigläserprobe:** Die Harnmenge einer Entleerung wird auf zwei Gläser verteilt (fraktionierte Harngewinnung); als orientierende Untersuchung zur Lokalisierung von Harnwegsinfektionen: Eine im ersten Glas aufgefangene trübe Harnportion (10 ml) spricht für eine Urethritis anterior, eine im zweiten Glas aufgefangene trübe Harnportion (ca. 200 ml) für eine Zystitis.

**Dreigläserprobe** bei Verdacht auf Harnwegsinfektion, Hämaturie, Prostatitis: Auffangen einer ersten kleinen Harnportion (15 ml), die der Urethra zuzuordnende Zellen enthält; im zweiten Glas wird Blasenharn gesammelt; nach einer Prostatamassage wird die dritte Harnprobe (sog. Exprimaturin) gewonnen.

## Beurteilung des Urins nach Aussehen

- **Helle Farbe:** ungenügend konzentrierter Harn (z.B. bei Polyurie zu hoher Flüssigkeitsaufnahme, durch Diabetes mellitus oder Diabetes insipidus)
- **Dunkle Farbe:** stark konzentrierter Harn (z.B. bei zu geringer Flüssigkeitsaufnahme, starkem Schwitzen, Fieber, Oligurie)
- **(Braun-)rote Verfärbung**
  ○ Nahrungsmittel (rote Beete, Brombeeren)
  ○ Hämaturie (Blut bzw. Erythrozyten im Urin)
  ○ Hämoglobinurie (Zerfallsprodukt der Erythrozyten, z.B. bei Hämolyse)
  ○ Myoglobinurie (Muskelhämoglobin nach schweren Verletzungen oder Herzinfarkt)
  ○ Porphyrie (Störung der Biosynthese von Häm mit Überproduktion, Ansammlung oder vermehrter Exkretion von Porphyrinen oder deren Vorstufen)
- **Trübung**
  ○ Schlierig durch Eiter im Harn (Pyurie) bei eitriger Entzündung der Harnwege
  ○ Gleichmäßig milchig-weißlich durch Kalzium- oder Magnesiumphosphate bei Erkrankungen des Knochenstoffwechsels (z.B. Rachitis [→ 488], Hyperparathyreoidismus [→ 451])
- **Schaumig** bei Eiweiß im Urin (Proteinurie)
- **Bierbrauner Urin mit Schüttelschaum** bei Leber-/Gallenwegserkrankungen durch Ausscheidung von Bilirubin
- **Schwarze Farbe** bei Infektionen (Malaria tropica, Schwarzwasserfieber) oder seltenen Stoffwechselstörungen

## Urin-Teststreifen, Urin-Streifenschnelltest, Stick-Test

Auf Teststreifen sind trockene chemische Reagenzien aufgebracht, die mit dem Urin reagieren und sich je nach Befund verfärben. Je nach Hersteller kann die Handhabung variieren. Der Teststreifen wird in den Urin eingetaucht, bis alle Testfelder benetzt sind, überschüssiger Urin wird am Gefäßrand abgestreift. Nach der vorgegebenen Wartezeit werden die Testfelder mit der Farbskala auf der Verpackung der Teststreifen verglichen. Zu beachten sind auch mögliche Fehlerquellen (s. Packungsbeilage): Falls das Testergebnis für Nitrit negativ ist, bedeutet das nicht unbedingt, dass keine Bakterien vorhanden sind.

Es gibt auch Bakterien, die kein Nitrit bilden (z.B. Gonokokken). Das Proteinfeld reagiert nicht auf das Bence-Jones-Protein (bei Plasmozytom).

Um sich die Testfelder besser einprägen zu können, hier eine **Merkhilfe** aus den jeweiligen Anfangsbuchstaben: **pH–GELENKBUS**.

| Bestandteil | Normalwert | Wert erhöht | Wert erniedrigt |
|---|---|---|---|
| pH-Wert | 5-7,4 (4,5-8) | Pathologisch v.a. eine Abschwächung oder Aufhebung der normalen tageszeitlichen Schwankungen | |
| Glukose | < 15 mg/Tag = < 0,84 mmol/l | Mit Hyperglykämie: bei allen Hyperglykämien mit Überschreitung der Nierenschwelle; ohne Hyperglykämie: idiopathisch, toxische Nephropathie, Tubulusschäden, Pyelonephritis | Nicht pathologisch |
| Eiweiß | < 1,5 g/Tag | Glomerulonephritis, Pyelonephritis, vaskuläre Nephropathie, Medikamte, toxisch, Herzinfarkt oder -insuffizienz, Fieber, Plasmozytom | Nicht pathologisch |
| Leukozyten | < 10/µl | Ohne Bakteriurie: anhaltender Harnwegsinfekt, interstitielle Nephritis, Gonorrhö, Urogenitaltuberkulose, Trichomonaden-, Candida-, Mycoplasmeninfektion, Prostatakarzinom, Blasenkarzinom; Glomerulonephritis; mit Bakterien: Harnwegsinfekt, Pyelonephritis; bei 30-40% der Frauen im Spontanurin nachweisbar | Nicht pathologisch |
| Erythrozyten | < 3/µl | Tumorverdacht; hämorrhagische Diathese; Blutung aus Nieren-/Harnwegssystem, z.B. durch Steine, Trauma; Beimischung von Menstruationsblut | Nicht pathologisch |
| Nitrit | < $10^5$/ml | Bakteriurie: Harnwegsinfekt, Prostatitis, Obstruktion der Harnwege | Nicht pathologisch |
| Ketonkörper | 0 | Nachweis immer pathologisch: verstärkter Abbau von Fettsäuren, z.B. bei Diabetes mellitus, Hungern, Fasten, evtl. bei Fieber, Erbrechen | Nicht pathologisch |

| Bilirubin | 0 | Leberschäden: Hepatitis, Leberzirrhose, Cholestase | Nicht pathologisch |
|---|---|---|---|
| Urobilinogen | < 1 mg% | Hämoglobinabbau ↑ (hämolytische Anämie); Leberstörungen: Hepatitis, Zirrhose, Gallenstauung | Nicht pathologisch |
| Spezifisches Gewicht | 1.010-1.025 mg/ml | Stark konzentrierter Harn bei verminderter Flüssigkeitsaufnahme, vermehrter extrarenaler Flüssigkeitsabgabe (Schwitzen, Durchfall, Fieber); Ausscheidung „schwerer" Stoffe wie Glukose, Eiweiß, Medikamente | Reichliche Flüssigkeitsaufnahme; Konzentrationsvermögen der Nieren ↓ |

Auf manchen Teststreifen befinden sich auch Testfelder für:

| Kalium | 30-100 mmol/ Tag | Polyurische Phase bei akutem Nieren-versagen, interstitielle Nephritis, renal-tubuläre Azidose, Hyperaldosteronismus, Cushing-Syndrom; Conn-Syndrom; Hyperkalzämie-Syndrom; Diabetes mellitus; metabolische Azidose und Alkalose; Diuretika, Glukokortikoide, Hunger | Erbrechen, Diarrhö, gastrointestinale Drainagen, Sonden, Fisteln, Pyelonephritis, Glomerulonephritis |
|---|---|---|---|
| Natrium | 50-220 mmol/ Tag | Nierenversagen; Salzverlustniere; Hyperaldosteronismus, Alkalose, Ketoazidose; alimentär bedingt (ernährungsbedingt: zu viel Salz) | Alimentär bedingt; Erbrechen, Diarrhö; Pankreatitis; nephrotisches Syndrom; glomeruläre Filtration; dekompensierte Leberzirrhose |

Genaue Werte lassen sich besser im Labor bestimmen, so auch z.B. eine bakterielle Besiedelung. Bakteriurie: Ausscheidung von Bakterien über Urin; wird bei Keimzahlen ab $10^5$/ml als signifikant hoch bezeichnet (asymptomatische Bakteriurie, → 412).
Ebenso lassen sich das Vorhandensein von Bence-Jones-Proteine und andere Parameter exakter im Labor bestimmen.

**Beurteilung des Urins nach seinem Geruch**

Normalerweise ist der Geruch des frischen Urins nicht unangenehm, er nimmt jedoch mit zunehmender Konzentration zu (Urin stinkt); ekelerregender Geruch entsteht durch Bakterien oder Eiter. Ein Geruch nach Ammoniak entwickelt sich bei alkalischem Urin, ein Geruch nach Obst durch das Vorhandensein von Aceton bei Hyperglykämie.

**Beurteilung des Urins nach seinem Geschmack**

Lassen wir besser, war jedoch früher durchaus gängig (Roman: Die Päpstin).

**Urinkultur** (nach §19 BSeuchG nicht durch den Heilpraktiker)

Meist durch fertigen Eintauchnährboden (z.B. Uricult®), der in den Urin eingetaucht und dann 24 Stunden bei 37 °C bebrütet wird. Bakterienkolonien sind dann als runde Herde erkennbar. Ihre Anzahl wird anhand einer Vergleichstabelle ermittelt.

**Urinsediment**

Frischer Urin wird zentrifugiert (5 Minuten bei 4.000 Umdrehungen in der Minute). Der überstehende Urin wird abgekippt, ohne den Bodensatz aufzuwirbeln. Der Rest wird aufgeschüttelt und ein Tropfen davon auf einen Objektträger gegeben und anschließend werden mikroskopisch zehn Gesichtsfelder beurteilt (kleinste Vergrößerung).

- Erythrozyten dürfen nur vereinzelt auftreten (0-4 pro Gesichtsfeld, falls mehr vorhanden sind ⇒ Mikro- oder Makrohämaturie; verformte (dysmorphe) Erythrozyten stammen meist aus der Niere.
- Leukozyten: normalerweise sind 1-2 pro Gesichtsfeld zu sehen.
- Epithelzellen: Abgeschilferte Epithelzellen aus dem Harntrakt sollten nur etwa in jedem 5. Gesichtsfeld auftreten; ein vermehrtes Auftreten deutet auf entzündliche Veränderungen hin.
- Zylinder sind rollenförmige Zusammenballungen, die in den Nierentubuli entstehen.
  - Hyaline Zylinder aus Eiweiß sind, in geringer Anzahl vorhanden, nicht pathologisch.
  - Epithelzylinder (abgeschilfertes Tubulusepithel) ⇒ Nephropathie.
  - Erythrozytenzylinder ⇒ vaskuläre und parenchymatöse Nierenerkrankungen.
  - Leukozytenzylinder ⇒ interstitielle Nephritis.
  - Fettzylinder ⇒ nephrotisches Syndrom, diabetische Glomerulosklerose.
  - Wachszylinder (selten) ⇒ chronische Nephritis.
  - Granulierte Zylinder ⇒ akute und chronische Nephritis.
- Keime wie Bakterien und Trichomonaden sind pathologisch.
- Kristalle, z.B. aus Kalziumoxalat, Phosphat, Kalziumkarbonat oder Harnsäure, sind in geringer Menge ohne Bedeutung, können aber bei gehäuftem Auftreten für Nierensteine prädisponieren.

## 12.7.6    Blutuntersuchung

Um die Funktion der Nieren zu überprüfen, genügt es meistens, zwei Werte im Serum zu bestimmen, die bei einer Niereninsuffizienz erhöht sind (ohne zu vergessen, dass diese Werte auch anderen Einflüssen unterliegen):

- Kreatinin entsteht u.a. aus Kreatinphospat (Energiespeicher der Muskulatur). Da es fast ausschließlich in den Glomeruli gefiltert wird, lässt sich anhand des Kreatininwerts bereits abschätzen, ob die Niere gut filtriert.
- BUN (Blood urea nitrogen, Blut-Harnstoff-Stickstoff); Harnstoff ist das Endprodukt des Eiweißstoffwechsels. Der Mensch baut täglich bis zu 100 g Eiweiß ab, das zum Teil aus der Nahrung stammt, zum Teil aus Um- und Abbau körpereigener Eiweiße. Bei allen Vorgängen, die mit einem verstärkten Abbau von Gewebe einhergehen, steigt BUN deutlich an. BUN ist abhängig von Nahrungszufuhr, Um-/Abbauprozessen im Organismus und der Nierenfunktion.

| Bestandteil | Normalwert | Wert erhöht | Wert erniedrigt |
|---|---|---|---|
| BUN | 7–20 mg/dl Vollblut | Niereninsuffizienz ab Einschränkung um 75%; akutes Nierenversagen, chronisches Nierenversagen | Polyurie, Eiweißmangel |
| Hämoglobin | M: 130–180 g/l W: 110–160 g/l Vollblut | Dehydration, Polyglobulie, Polycythämia vera u.a. | Niereninsuffizienz, chronische Glomerulonephritis, M. Crohn, Anämien, systemischer Lupus erythematodes u.a. |
| Harnsäure | M: 3,5–7 mg/dl W: 2,5–5,7 mg/dl Vollblut | Niereninsuffizienz, Gicht, Leukämie, nekrotisierende Malignome, Polycythämia vera, Schock, Diabetes mellitus, Myxödem, Fasten, Adipositas, Diuretika u.a. | Tubulusdefekte, idiopathisch, schwere Lebernekrosen; M. Wilson, Plasmozytom; Expektorantien, Röntgenkontrastmittel u.a. |
| Kalium | 3,6–4,8 mmol/l Serum | Akutes Nierenversagen, Terminalstadium; Nebennierenrindeninsuffizienz u.a. | Polyurische Phase einer Niereninsuffizienz, Erbrechen, Durchfall, alimentär, Laxantien, Saluretika u.a. |

| Kalzium | 2,2-2,7 mmol/l | Hyperparathyreoidismus, Hyperthyreose, Osteolyse | Chronische Nieren-insuffizienz, nephro-tisches Syndrom, erhöhter Bedarf |
| Kreatinin | M: 0,6-1,2 mg/dl W: 0,5-1,1 mg/dl Serum | Niereninsuffizienz, Abfall der Nierenleistung um mindestens 50%; Myo-pathie, Verbrennung u.a. | Wenig Bedeutung; evtl. bei Muskelschwund, jugendlichen Diabe-tikern |
| Natrium | 135-145 mmol/l Serum | Chronische Nierenin-suffizienz; zu viel Kochsalz; Polyurie; Diabetes insipidus | Erbrechen, Diarrhö, Diabetes mellitus, Diuretika, M. Addison, Stress, Medikamente |
| pH-Wert | 7,35-7,45 Serum | Renaler oder enteraler Säureverlust, Hypokaliämie, Hyperventilation | Diabetes mellitus, Hypoventilation |

**Kreatinin-Clearance**

Die Kreatinin-Clearance ist ein Wert, der Auskunft über die Filtrationsleistung der Nieren gibt. Ermittelt wird er über die gleichzeitige Bestimmung von Kreatinin in Plasma und Urin und über die Messung des Harnvolumens in 24 Stunden; Voraussetzung ist eine gleichblei-bende Kreatininkonzentration während der Sammelperiode, weshalb die Methode bei progredientem Nierenversagen nicht anwendbar ist.

> Der Kreatinin-Wert ist bei einer beginnenden Niereninsuffizienz als Erstes erhöht!

**Hämaturie** (Blut im Urin)

| Makrohämaturie | Mikrohämaturie |
|---|---|
| Blut im Urin mit bloßem Auge sichtbar (ab ca. 1 ml Blut/l Urin) | Durch Tests/Labor nachweisbar |
| Mögliche Ursachen: <ul><li>Nierensteine</li><li>Tumoren der Nieren und Harnwege</li><li>Blasenentzündung</li><li>Traumata (z.B. nach Katheterisierung)</li><li>Tuberkulose des Harntrakts</li><li>Zystennieren</li><li>Erhöhte Blutungsneigung (hämorrha-gische Diathese)</li><li>Endometriose der Harnwege</li></ul> | Neben den Ursachen für eine Makrohämaturie zusätzlich: <ul><li>Pyelonephritis (mit Leukozyturie und Bakteriurie)</li><li>Glomerulonephritis</li><li>Mechanische Belastung, z.B. durch zu langes Wandern (Marschhämaturie)</li><li>Vaskulitiden (→ 197)</li></ul> |

# 12.8     Erkrankungen des Harnapparats

## 12.8.1     Harninkontinenz

Unwillkürlicher Harnabgang (häufig bei älteren Menschen). Durch Impulse aus Mittel- und Großhirn kann der Miktionsreflex willentlich unterdrückt werden. An dieser Hemmung ist nicht nur der untere Sphinkter (Beckenboden) beteiligt, sondern auch sympathische Fasern aus dem Lumbalmark, die die Blasenmuskulatur erschlaffen lassen und den Tonus des oberen Ringmuskels steigern.

- **Stressinkontinenz** (Belastungsinkontinenz): Die Blase hat Stress, z.B. bei Erhöhung des Bauchinnendrucks durch Husten, Niesen, Hüpfen, bei Frauen durch Gebärmutter-senkung, beim Mann nach Prostataoperation, und verliert unwillkürlich kleine Harnmengen.

  > **Grad I:** Harnverlust bei schwerer Belastung, z.B. durch Husten und Niesen
  > **Grad II:** bei leichter Belastung, z.B. durch Aufstehen und Gehen
  > **Grad III:** in Ruhe

  **Therapie:** Beckenbodentraining, lokale oder systemische Östrogentherapie, α-Sympathomimetikagabe; evtl. operative Rekonstruktion.

- **Überlaufinkontinenz:** Bei Nervenschädigung (z.B. Polyneuropathie), Abflussbehin-derung (z.B. durch Prostataadenom) oder durch Medikamente kann sich die Blase nicht mehr richtig zusammenziehen. Bei maximaler Füllung läuft sie über (oft mit Harnträufeln einhergehend).

- **Dranginkontinenz**, Urge-Inkontinenz (engl. urge: zwingen, nötigen): Attackenartiger Harndrang, bei dem die rettende Toilette meist zu spät erreicht wird (häufig kombi-niert mit Pollakisurie und Nykturie).
  **Ursachen:** Harnwegsinfektionen, Obstruktionen (Steine, Tumoren), Östrogenmangel im Klimakterium, Störungen der Innervation oder Sensorik (oft Schlaganfall in der Anamnese), häufig psychosomatisch bedingt.
  **Therapie:** bei organischer Ursache Beseitigung derselben; symptomatisch mit Sedativa, Blasentraining, α-Rezeptorenblockern.

- **Neurogene Inkontinenz:** unbemerkter Urinabgang, evtl. mit Restharnbildung und Harnverhalten. Hervorgerufen evtl. durch ZNS-Schäden (Enzephalitis, Hirntrauma) und Medikamente (Tranquilizer, Neuroleptika, Antiepileptika, Antiparkinsonpräparate, Betablocker).

## 12.8.2    Harnwegsinfektion (HWI)

Entzündung der ableitenden Harnwege in Form einer
- asymptomatischen Bakteriurie (→ 412),
- Urethritis (→ 413),
- akuten Zystitis (→ 413) oder
- akuten oder chronischen Pyelonephritis (→ 414).

In ca. **98%** der Fälle **steigen** die Keime **von der Harnröhre auf**. Bei vorgeschädigter Niere findet eine Besiedelung auch auf hämatogenem oder lymphatischem Weg statt.

| Prozentuale Häufigkeit von Bakterien | | |
|---|---|---|
| **Akute unkomplizierte HWI** (Infekt der unteren Harnwege, v.a. Zystitis, Urethritis) | **Komplizierte HWI** mit Beteiligung der oberen Harnwege (z.B. Pyelonephritis) oder chronisch | |
| E. coli | 70–85% | E. coli | bis 50% |
| Proteus mirabilis | 10–15% | Proteus mirabilis | 10% |
| Bei Frauen auch Staphylokokken | 5% | Klebsiellen u.a. Enterobakterien | 15% |
| | | Pseudomonas aeruginosa | 10% |
| | | Enterokokken | 10% |
| | | Staphylokokken | 10% |

### Begünstigende Faktoren
- **Abflusshindernisse**
  - Anatomische Anomalien: Fehlbildungen der ableitenden Harnwege, z.B. Verengung der Harnröhre
  - Obstruktion: Prostataadenom, Tumoren, Steine, Sphinktersklerose, Stenosen oder Klappenbildung im Bereich der äußeren Harnröhreneröffnung
  - Blasenfunktionsstörung durch neurogene Störungen
- **Analgetikaabusus** (Schmerzmittelmissbrauch)
- **Unterkühlung**, Durchnässung, kalte Füße
- **Stoffwechselstörungen:** Diabetes mellitus, Gicht, Hyperkalzämie, Hypokaliämie
- **„Honeymoon"-Zystitis** (Flitterwochenzystitis): durch starke sexuelle Aktivität
- **Gravidität** (Schwangerschaft): Blasensenkung durch Gebärmuttersenkung
- **Katheterismus** und urologische Untersuchung mit unsterilen Instrumenten
- **Abwehrschwäche** und immunsuppressive Therapie

### 12.8.2.1    Asymptomatische Bakteriurie

Bakterien im Harn, aber keine Veränderungen im Harnsediment und keine Symptome. Behandlungsbedürftig nur bei Schwangeren (ohne Behandlung folgt in 30% der Fälle eine Pyelonephritis), bei Kindern und bei einer vorliegenden Obstruktion.

Spontanurin ist häufig mit Bakterien kontaminiert, die aus der physiologischen Bakterienflora der Urethra oder vom äußeren Genitale stammen (Blasenurin ist normalerweise steril); bei bakterieller Zersetzung des Harns kommt es häufig zur Trübung des Urins und zur unangenehmen Geruchsbildung (scharf, fade).

Erst bei Keimzahlen ab $10^5$/ml (100.000 Bakterien) liegt wirklich eine Bakteriurie vor.

**Therapie:** Eine asymptomatische Bakteriurie erfordert meist lediglich eine Steigerung der Diurese durch Erhöhung der Trinkmenge; in der Schwangerschaft muss jedoch wegen der Gefahr einer aszendierenden Infektion (v.a. Pyelonephritis) antibiotisch behandelt werden.

### 12.8.2.2 Urethritis

Eine isolierte Infektion der Harnröhre (Pars anterior urethrae, distal des Sphincter urethrae internus) wird aus ätiologischen, klinischen und prognostischen Gründen von Infektionen der höheren Harnwege abgegrenzt.

**Ursachen**
Am häufigsten nichtgonorrhoische Urethritis (NGU) und postgonorrhoische Urethritis (PGU) durch: Chlamydia trachomatis (40–80% Serotypen D–K); Ureaplasma urealyticum (20%), ferner Mycoplasma hominis, Trichomonas vaginalis (4%), Herpesviren Typ II, seltener Typ I, auch E. coli u.a. Bakterien, Gonorrhö.

**Symptome**
- Eventuell Harnröhrenausfluss, evtl. nur morgendliches „Bonjour-Tröpfchen"
- Eventuell Jucken, Brennen und Schmerzen beim Wasserlassen

**Komplikationen:** Entzündung von Prostata und Samenblase beim Mann; Entzündung von Uterus, Eileiter, Ovarien bei der Frau, evtl. Tubengravidität (nach Chlamydieninfektion); **Gemeinsame Komplikationen: Sterilität**, reaktive Arthritis und Reiter-Syndrom (Trias: Arthritis-Konjunktivitis-Urethritis).

**Therapie:** wie bei Zystitis (→ 413).

### 12.8.2.3 Harnblasenentzündung (Zystitis)

Häufiger bei Frauen (wegen der viel kürzen Harnröhre) und bei Kindern.

**Ursachen:** meist Keime und eine Zystitis begünstigende Faktoren (→ 412).

**Symptome**
- **Dysurie** (Störungen, z.B. Brennen während bzw. direkt nach dem Wasserlassen, tropfenweise, gehäuftes, evtl. auch nächtliches Wasserlassen **[Nykturie]**)
- **Pollakisurie** (häufiger Harndrang mit Entleerung kleiner Mengen)
- **Harninkontinenz**
- **Blasentenesmen** (Krämpfe): andauernder, schmerzhafter Harndrang; Blasengegend ist druckschmerzhaft

- Urin enthält Bakterien, Leukozyten, evtl. Erythrozyten und geringfügig Albumine

**Therapie**

- Viel trinken (2-3 l täglich), damit Keime ausgeschwemmt werden, z.B. indischer Nierentee; Süßholz (15 g/Portion langsam trinken und liegen bleiben)
- Phytotherapie: Goldrute (Solidago virgaurea), Bärentraubenblätter, Petersilienfrüchte
- Warmhalten des Beckens
- Physikalische Therapie: ansteigende Fußbäder, Sitzbäder, Kamillen-Heublumen-Wickel
- Homöopathie: Cantharis (bei Brennen; ständigem, unerträglichem Harndrang; blutigem Urin; tröpfchenweisem Urinabgang); Aconitum (bei plötzlichem Beginn nach Kälteeinwirkung); Petroselinum (bei plötzlichem, unwiderstehlichem Harndrang, heftigem Jucken der Harnröhre) oder Komplexmittel, z.B. Blasina I von Dr. Willig; „Urotroph®"
- Akupunktur (z.B. Blase 23, Blase 28, Niere 3, Milz/Pankreas 6)

**Differenzialdiagnose**
**Reizblase**
Neurogene Blase, Zystalgie; v.a. bei Frauen (30.-50. Lj.) vorkommender chronischer Reizzustand des unteren Harntrakts, ohne dass Erreger nachgewiesen werden können.

**Symptome** (ähnlich der Zystitis): **Dysurie**, imperative Miktion, Pollakisurie, suprapubische diffuse Schmerzen beim Sitzen; häufig ausgeprägte Diskrepanz zwischen Beschwerden und Befunden.

**Häufigste Ursache:** Störungen des psychovegetativen Systems, lokales Östrogendefizit.

**Diagnose:** verminderte oder fehlende eosinophile Oberflächenzellen im Urethralabstrich bei Östrogenmangel.

**Schulmedizinische Therapie:** lokale und systemische Östrogentherapie.

**Differenzialdiagnose:** Harnwegsinfektion und Veränderungen des unteren Harntrakts, Erkrankungen benachbarter Beckenorgane, ZNS- und Rückenmarkerkrankungen (z.B. Multiple Sklerose).

## 12.8.2.4 Nierenbeckenentzündung (Pyelonephritis)

Bakteriell bedingte Entzündung des Nierenbeckens und -interstitiums mit und ohne begleitende Entzündung des Nierenmarks.
Häufigste Nierenerkrankung, die bei Frauen 2- bis 3-mal häufiger als bei Männern, oft auch bei Kleinkindern bis zu 3 Jahren vorkommt. Die Bakterien (v.a. Enterobacteriaceae, Pseudomonas, Enterokokken, Staphylokokken) steigen v.a. aus den unteren Abschnitten des Harntrakts auf (in 98% der Fälle); eine Besiede-lung über Blut- und Lymphwege ist ebenfalls möglich. Auch hier spielen **begünstigende Faktoren** eine wichtige Rolle:

- Behinderungen des Harnabflusses

- Schwangerschaft
- Diabetes mellitus
- Phenazetin- bzw. Analgetikamissbrauch
- Gicht (durch Uratablagerungen im Nierenparenchym)

## Akute Pyelonephritis

**Symptome**

Meist zuerst Zystissymptome, später:

- Fieber
- Flankenschmerz
- Dysurie, Pollakisurie
- Häufig Abgeschlagenheit und Durstgefühl
- Klopfempfindlichkeit im Bereich der Nierenlager (meist einseitig)
- Urin: Bakteriurie, Leukozyturie, evtl. Albuminurie, evtl. Hämaturie
- Blut: Leukozytose mit Linksverschiebung, beschleunigte BSG, CRP-Anstieg
- Eventuell bis hin zu Übelkeit, Erbrechen, Diarrhö oder gar paralytischem Ileus

> **Trias der akuten Pyelonephritis**
> - Dysurie (kann auch fehlen)
> - Fieber (evtl. Schüttelfrost)
> - Klopfempfindlichkeit der Nierenlager

**Therapie**

- Antibiotikagabe durch den Arzt
- Strenge Bettruhe, Wärmeanwendungen, reichliche Flüssigkeitszufuhr

Begleitend **NHK**

- Dr. Klein Solidagoren®
- Dr. Willig, Blasina III
- Sitzbad in Zinnkraut (Ackerschachtelhalm, Katzenwedel, 10 Minuten kochen, dann ins Badewasser geben)
- Akupunktur: z.B. Du 14 (fiebersenkend, abwehrsteigernd), Bl 23 (Niere), Le 8, MP 6

**Komplikationen**

- Keiminvasion in die Blutbahn mit nachfolgender lebensbedrohlicher Urosepsis
- Chronische Pyelonephritis (CPN)

## Chronische Pyelonephritis (CPN)

Als Folge einer nicht ausgeheilten akuten Pyelonephritis oder rezidivierender Pyelonephritiden. Sie kann zur Schädigung der Harnkanälchen und Nierenkörperchen führen. Eine CPN entwickelt sich nur bei Vorhandensein prädisponierender Faktoren, die den Harnabfluss behindern oder stören.

**Symptome**
- Oft symptomarm bis symptomlos
- Uncharakteristische Beschwerden:
  - Kopfschmerzen
  - Leichte Ermüdbarkeit
  - Appetitlosigkeit
  - Krankheitsgefühl
  - Subfebrile Temperaturen (in 25% der Fälle) und unklare Fieberanfälle
  - Eventuell Blässe
  - Durst und Polyurie
  - **Leukozytose**, leichte Anämie, beschleunigte BSG

> Während der beschwerdefreien Intervalle ist eine Leukozyturie oft der einzige Hinweis auf die vorliegende Erkrankung.

Es kommen auch unbemerkte Verläufe vor, die nicht selten zu einer schweren Niereninsuffizienz führen und eine Dialysebehandlung notwendig machen.

**Komplikationen:** eitrige Nierenentzündungen, renale Hypertonie, Sepsis, Niereninsuffizienz, Nierenversagen (Schrumpfniere).
Jeder Schub einer Pyelonephritis hinterlässt Narben. Eine sehr vernarbte Niere wird als Schrumpfniere bezeichnet, ihre Funktionsfähigkeit ist deutlich eingeschränkt. Die Folgen sind eine Volumenüberlastung des Kreislaufs und Bluthochdruck. Dieser lässt sich medikamentös kaum noch einstellen und wird deshalb auch maligner Hypertonus genannt.

**Prognose:** Es ist keine Ausheilung zu erwarten.

## 12.8.3 Glomerulonephritis

Entzündung der Glomeruli, meist durch Immunkomplexe ausgelöst.

### 12.8.3.1 Akute (postinfektiöse) Glomerulonephritis

Die Erkrankung wird auch als akutes nephritisches Syndrom oder Immunkomplexnephritis bezeichnet. Es handelt sich hierbei um eine allergische Reaktion vom Typ III.

**Ursache:** nicht die Bakterien selber, sondern Immunkomplexe; v.a. (1-3 Wochen) nach einer Infektion mit β-hämolysierenden Streptokokken der Gruppe A, selten auch durch andere Erreger (Staphylo-, Pneumokokken u.v.a., Viren) bei genetisch prädisponierten Personen. Immunkomplexe lagern sich u.a. an den glomerulären Endothelzellen ab, die anschwellen und sich von der Basalmembran lösen; dadurch wird die Kapillarlichtung eingeengt; es sind zum Teil Ag-Ak-Komplexe oder C3-Komplement als Höcker („humps") an der Außenseite der Basalmembran zu erkennen, außerdem Leuko- und Monozyteninfiltrate.

**Symptome**

Circa 50% der Fälle verlaufen asymptomatisch, sind Zufallsbefunde oder werden nie diagnostiziert. Sonst: Die Rekonvaleszenz nach einem Streptokokkeninfekt (Angina tonsillaris, Scharlach, Pharyngitis, Erysipel) wird plötzlich unterbrochen.

**Leitsymptome**

- Obligat
  - Mikrohämaturie und Proteinurie
- Fakultativ
  - Ödeme, Hypertonie
  - Makrohämaturie (rötlichbrauner Urin)
  - Gesichtsödem, Kopfschmerzen, Gliederschmerzen
  - Schmerzen in der Lendenregion (Nierenkapselspannung)
  - Subfebrile Temperaturen oder Fieber
  - Hirnödem: Somnolenz, epileptische Anfälle
  - Eventuell hypertone Krise mit Dyspnoe und Lungenödem

**Volhard-Trias**

• Hämaturie • Hypertonie • Ödeme

**Labor**

- Urinbefund
  - Erythrozyturie
  - Erythrozytenzylinder
  - Proteinurie (< 3 g/Tag), auch großmolekulare Eiweiße
- Serum
  - Antikörper (Antistreptolysin-Titer in 50% der Fälle erhöht, ADB-Titer in 90% der Fälle erhöht bei Streptokokkeninfektionen der Haut; ADB = Anti-DNAse-B).
  - Komplement (C3) während der 1. Woche erniedrigt.
  - Harnstoff und Kreatinin können leicht ansteigen (im Gegensatz zur rapid progressiven Glomerulonephritis, bei der sie stark ansteigen).

Eine **intrainfektiöse Hämaturie** bei Streptokokkeninfektionen ist relativ harmlos und verschwindet spontan, eine **postinfektiöse Hämaturie** ist gefährlich, denn sie zeigt die Entwicklung einer ernsten Glomerulonephritis an.

**Prognose:** Bei Kindern heilt die Erkrankung zu 90% aus, bei Erwachsenen zu 65%.

**Therapie: Antibiotikagabe durch den Arzt**; Bettruhe, körperliche Schonung, salz- und eiweißarme Kost, engmaschige Gewichts- und Laborkontrollen.

## 12.8.3.2 Rapid progressive GN (RPGN)

Glomerulonephritis mit rasch progredienter Verschlechterung der Nierenfunktion. Unbehandelt kommt es innerhalb von Wochen bis 6 Monaten zum oligoanurischen Nierenversagen.

**Ursache**
- Symptomatische RPGN: renale Manifestation einer Vaskulitis (z.B. Wegener-Granulomatose).
- Idiopathische RPGN.
- Antibasalmembran-GN: Beim Goodpasture-Syndrom werden nicht nur die glomerulären Basalmembranen, sondern auch alveoläre Basalmembranen der Lunge angegriffen, d.h., neben den Symptomen der Niereninsuffizienz zeigen sich auch pulmonale Symptome (charakteristisch: Hämoptoe).

**Symptome**
- Blasse Patienten mit **Hypertonie**
- Oft erhebliche Proteinurie, evtl. mit nephrotischem Syndrom, CRP und BSG ↑ ↑
- Rasch progrediente Niereninsuffizienz mit sonographisch normal großen oder vergrößerten Nieren
- Zusätzlich Lungenblutung bei Goodpasture-Syndrom (aufgrund der Antigenverwandtschaft zwischen alveolärer und glomerulärer Basalmembran)

**Therapie** schulmedizinisch: Kortikoide, Cyclophosphamid (Endoxan®), Plasmaseparation (Entfernung der Autoantikörper), Dialyse.

**Prognose:** schlecht.

## 12.8.3.3 Chronische Glomerulonephritis

Verschiedene Erkrankungen führen zu einer Schädigung der Nierenkörperchen. Meist ohne vorausgegangene akute Glomerulonephritis; vermutlich auch durch Immungeschehen ausgelöst.

**Vaskulär-hypertone Verlaufsform:** Veränderte Glomeruli verhindern den Blutdurchfluss, es kommt zur Blutdruckerhöhung (v.a. diastolisch).
**Nephrotische Verlaufsform:** Im Vordergrund steht die Durchlässigkeit für Eiweiß, dadurch entsteht eine starke Proteinurie und dadurch evtl. eine Hypoproteinämie.

**Symptome**
- Siehe auch nephrotisches Syndrom (→ 420)
- Schleichender Krankheitsbeginn
- Hämaturie
- Proteinurie
- Hypertonie
- Eventuell Zeichen einer langsam fortschreitenden Niereninsuffizienz

**Therapie** schulmedizinisch: immunsuppressiv

Heilpraktiker kann begleitend unterstützen: in der traditionellen chinesischen Medizin (TCM) werden Erkrankungen der Nieren mit Angst und Sorge assoziiert; hier kann der Therapeut nachforschen. Natürlich kann er über die TCM auch die Nieren energetisch stärken (oder mit anderen sanften Verfahren wie Reiki, Jin Shin Jyutsu usw.); außerdem können die neurovaskulären und neurolyhmphatischen Reflexzonen stimuliert werden; Homöopathie gemäß Repertorisation; Regen, eresen (Nieren-RNA) und RN13 (für das Immunsystem): Firma Dyckerhoff Pharma.

**Prognose:** schlecht.

## Gegenüberstellung der am häufigsten in Prüfungen abgefragten Nephritiden

| Pyelonephritis | Glomerulonephritis |
|---|---|
| **Ursache** | **Ursache** |
| Meist über unteren Harntrakt **aufsteigende Keime**, z.B. E. coli | Postinfektiös (meist nach Streptokokkeninfektion), **Immunkomplexbildung** an Ort und Stelle |
| **Symptome** | **Symptome** (nur in ca. 50% der Fälle) |
| • Zusätzlich zu denen einer Harnwegsinfektion (v.a. Zystitis): Dysurie, Pollakisurie | **Volhard-Trias:** |
| • Fieber | • Hämaturie und Proteinurie |
| • Flankenschmerz | • Ödeme |
| • Klopfschmerzhaftigkeit der Nierenlager (eher einseitig, da die Infektion in gleicher Stärke auf beiden Seiten eher unwahrscheinlich ist) u.a. | • Hypertonie |
| | • Schmerzen der Lenden (Nierenkapselspannung) |
| | • Kopfschmerzen u.a. |
| **Urin** | **Urin** |
| • Bakteriurie | • Hämaturie |
| • Leukozyturie | • Proteinurie |
| • Eventuell Hämaturie | • Keine Bakterien |
| • Eventuell Albuminurie | |
| **Therapie** | **Therapie** |
| • Viel trinken (Spülung) | • Wenig trinken (Schonung) |
| • Antibiotika, Bettruhe | • Eiweiß- und salzarme Diät |
| | • Antibiotika, Bettruhe |

## 12.8.4 Eiweißverlustniere (Nephrotisches Syndrom)

Durch veränderte Durchlässigkeit der Glomeruli aufgrund entzündlicher oder degenerativer Prozesse gelangen Bluteiweiße in den Urin.

### Ursachen

Mit 75% ist die Glomerulonephritis die häufigste Ursache für die Entstehung eines nephrotischen Syndroms, gefolgt von der diabetischen Nephropathie; seltenere Ursachen sind Infektionskrankheiten (Malaria, Endokarditis, Lues), Kollagenosen (z.B. Lupus erythematodes), Nierenvenenthrombose, M. Hodgkin, Plasmozytom (multiples Myelom), toxische Schädigung (z.B. durch Blei, Gold, Quecksilber, Heroin u.a.) oder paraneoplastische Geschehen bei Tumorerkrankungen.

### Pathophysiologie

Vermutlich durch den Verlust an negativen Ladungsträgern auf der endothelialen Basalmembranoberfläche der Glomeruli werden diese für Makroproteine durchlässig. Weil die Niere zu viel Eiweiß ausscheidet **(Proteinurie)**, fehlt es im Blut **(Hypoproteinämie)**. Es gehen z.B. Antithrombin III, Transferrin, Immunglobuline, Komplementfaktoren und auch Albumine im Urin verloren.

Die Leber kommt in Katastrophenstimmung weil das wichtigste Strukturelement des Körpers (Eiweiß, vgl. Stoffwechsel) vermindert ist und die Leber diese Verluste zu ersetzen versucht. Sie produziert sehr viel Eiweiß, allerdings undifferenziert - so kommt es zu einer Überproduktion von Lipoproteinen (Fetttransportproteinen). In Folge kommt es zu einer **Hyperlipidämie, genauer Hyperlipoproteinämie bzw. Hypercholesterinämie**. Die Konzentration ist so hoch, dass evtl. auch Cholesterin im Urin ausgeschieden wird **(Lipidurie bzw. Cholesterinurie)**. Das Eiweiß fehlt zur Aufrechterhaltung des kolloidosmotischen Drucks, es kommt zu einer **massiven Ödembildung**, v.a. im Bereich der Augenlider und unteren Extremitäten. Es kann außerdem zu einer **Gewichtszunahme** von mehr als 20% kommen.

| | |
|---|---|
| • Starke Proteinurie ( > 3,5 g/Tag) | • (Eiweißmangel-)Ödeme |
| • Hypoproteinämie und Dysproteinämie | • Hyperlipoproteinämie |

### Symptome

- Symptome der Grunderkrankung
- Infektanfälligkeit (Verlust von Immunglobulinen)
- Eisenmangelanämie (Verlust von Transferrin)
- Thromboseneigung (Verlust an AT III)
- Ödeme (aufgedunsenes Aussehen) und Anasarka (nichtentzündliches Ödem der Unterhaut durch Verlust an Albumin), dadurch ebenfalls Gewichtszunahme (> 20%)
- Unwohlsein, Müdigkeit, Schwäche

- Hypovolämie (Flüssigkeitsverschiebung ins Interstitium), dadurch Aktivierung des Renin-Angiotensin-Aldosteron-Systems ⇒ vermehrte Natrium- und Flüssigkeitsretention, was die Ödembildung noch verstärkt
- Im fortgeschrittenen Stadium Symptome der Niereninsuffizienz (→ 426)

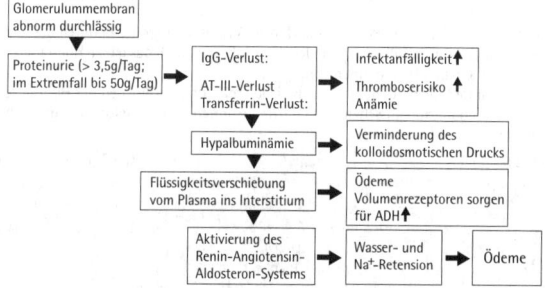

## Diagnose
- Körperliche Untersuchung
- Urin: Proteinurie, evtl. Cholesterinurie
- Blut: Gesamteiweiß, Serumelektrophorese, Antikörper, Harnstoff, Kreatinin, Blutfette, Blutbild, Blutgerinnung
- Sonographie der Nieren
- Im Zweifelsfall: Nierenbiopsie

## Therapie
Ärztliche Abklärung und Überwachung
- Kausal, je nach Grunderkrankung
- Körperliche Schonung
- Kochsalzarme Diät (< 3 g/Tag)
- Eiweißarme Diät (0,8 g/kg Körpergewicht/Tag) wird kontrovers diskutiert: Eiweiße sollen die Entstehung einer Niereninsuffizienz begünstigen, daher weglassen, trotz der Eiweißverluste
- Diuretika zur Ödemausschwemmung
- Eventuell Thromboseprophylaxe (z.B. Marcumar®)
- Bei Entwicklung eines Bluthochdrucks Gabe von z.B. ACE-Hemmern

## 12.8.5 Harnsteine (Urolithiasis)

Befinden sie sich in der Niere, werden sie **Nephrolithiasis** (Nierensteine) genannt. Sie entstehen, wenn aus einer übersättigten Lösung Salze ausfallen.

**Vorkommen**

- Etwa 5% der Bevölkerung sind betroffen, m : w = 2 : 1, Häufigkeitsgipfel zwischen dem 30. und 60. Lj
- Größe: von Grieß- über Reiskorn- bis hin zu Ausgusssteingröße, wodurch das ganze Nierenbecken ausgefüllt bzw. Korallensteingröße, wodurch das ganze Hohlraumsystem bis in die Kelche eingenommen wird
- Wohlstandserkrankung: durch eiweißreiche Ernährung mit Anstieg der Harnsäure, Oxalat- und Kalziumausscheidung im Urin; in armen Ländern selten und dann eher in heißen, trockenen Gebieten

| Steinart | Ursache | Häufigkeit | Röntgen |
|---|---|---|---|
| Kalziumoxalat (gelblich bis schwarz) | Blutkalzium↑ bei Hyperparathyreoidismus, Vitamin D↑, Immobilisation, Trinkmenge↓, Ernährung | 80% | Gut sichtbar |
| Kalziumphosphat (grauweißlich, weich) | Anhaltend alkalischer Urin (Phospate in Säure gut löslich), Bakterien machen Urin alkalisch, daher oft bei HWI | | Gut sichtbar |
| Harnsäure, Urat (gelb- bis rostbraun, glatt und rundlich) | Gicht, Zytostatika | 15% | Nicht sichtbar |
| Phosphat | HWI mit alkalischem Urin | < 5% | Sichtbar |

Außerdem existieren Mischsteine und selten Zystinsteine.

**Symptome**

- Oft keine
- Eventuell ziehende oder dumpfe Schmerzen in Nieren- bzw. Harnleitergegend
- Meist Druck- und Klopfschmerzhaftigkeit im Bereich des Nierenlagers

Wenn der Stein wandert (meist bei kleinen Steinen der Fall) und an einer physiologischen Engstelle festklemmt, entsteht eine

- **Harnleiterkolik:**
  - Plötzliche, heftigste kolikartige Schmerzen, die je nach Sitz in den Rücken und/oder in den seitlichen Unterbauch ausstrahlen; bei tiefsitzenden Uretersteinen Schmerzausstrahlung bis in die Hoden bzw. Schamlippen
  - Gelegentlich Brechreiz oder Erbrechen (Fehldiagnose: Magen-Darm/Gallenerkrankung)
  - Stuhl- und Windverhaltung (reflektorischer Subileus)

- Wenig Urinabgang, gleichzeitig Blasentenesmen
- Hämaturie (in einem Drittel der Fälle Makrohämaturie, sonst immer Mikrohämaturie)
- Der Betroffene läuft oft aufgeregt hin und her. Die Anfälle können Stunden bis Minuten dauern, einmalig sein oder häufig wiederkehren.

> Nierensteine und Harnwegsinfekte begünstigen sich gegenseitig!

## Diagnose
- 80% der Steine im Röntgen sichtbar
- Urin: Hämaturie, evtl. anhaltend saurer oder alkalischer Urin, Leukozyten, Bakterien, Kalzium, Oxalat, Harnsäure, Phosphat, Zystin
- Blut: evtl. Hyperkalzämie, Hyperurikämie, Phosphat

## Therapie der akuten Kolik
- Spontaner Steinabgang wird angestrebt (durch entkrampfende und schmerzstillende Maßnahmen)
- Viel trinken (mind. 1,5, besser 3-4 l/Tag)
- Bewegen (z.B. Treppenlaufen, Hüpfen)
- In 80% der Fälle erfolgreich

## Beseitigung der Steine durch:
- Auflösung (Litholyse) bei Harnsäuresteinen durch Medikamente, Ernährungsumstellung, Erhöhung der Harnmenge und Neutralisation des Urins
- Schlingenextraktion bei „schlingengerechten" Steinen
- Zertrümmerung (Stoßwellenlithotripsie)
- Operation
- Viel trinken
- Ernährungsumstellung: tierische Proteine (z.B. Fleisch, Wurst) sowie säurelockende Nahrungsmittel vermeiden
- Konsum von Alkohol, Koffein, salz- und zuckerhaltigen Nahrungsmitteln einschränken
- Homöopathie
  - Berberis (bei Steindiathese, Nierengrieß, rötlichem Harnsediment)
  - Colocynthis (bei unerträglichen Koliken, die durch Vorwärtsneigen gebessert werden)
  - Acidum benzoicum (bei dumpfen Blasen- und Nierenschmerzen, dunklem Urin)
  - Lycopodium (Bärlapp)
- Phytotherapie: diuretisch wirkende Pflanzen wie Solidago (Goldrute) und Birke
- Akupunktur, Basistherapie: z.B. Bl23, Bl52, MP6, Ni3; Ohrpunkte: z.B. Dü3 (lässt glatte Muskulatur erschlaffen) und OP55 (Shenmen: antientzündlich und schmerzlindernd)

## 12.8.5.1 Gichtniere (Gichtnephropathie)

Sie entsteht durch Übersättigung mit Harnsäure aus dem Purinstoffwechsel (Gicht, → 483).

Dieses Urat kann sich auch in Form von Uratkristallen im Nierenparenchym ablagern ⇒ **wiederkehrende Pyelonephritis**, falls Entzündung andauert ⇒ **Schrumpfniere**; außerdem Bildung von **Nierensteinen**, die auch zu **Nierenkoliken** führen können. Es müssen sowohl die erkrankte Niere, als auch die Gicht behandelt werden.

## 12.8.6 Analgetikanephropathie

Wird auch als „Schmerzmittelniere" bezeichnet (früher: Phenazetinniere). Oft bei Frauen, die unter Migräne oder Rheuma leiden, **durch langjährige Einnahme von Schmerzmitteln:** Mischanalgetika wie APC (ASS + Paracetamol + Koffein); phenazetinhaltige Analgetika, deren Metabolit Paracetamol oder nichtsteroidale Antiphlogistika sind. Diese blockieren die Synthese des vasodilatatorisch wirkenden Prostaglandins E2, wodurch es zu Durchblutungsstörungen und Papillennekrosen kommt.

**Symptome**

- Im Frühstadium oft keine
- Eventuell Kopfschmerzen, Müdigkeit, evtl. schmutzig-graubräunliches Hautkolorit und Anämie (durch Blutverluste über den Magen-Darm-Trakt, Hämolyse, erst später renal bedingt)
- Wiederkehrende Pyelonephritiden
- Hämaturie kann eines der ersten Symptome sein:
  - Papillennekrose mit Flankenschmerz, oft Fieber, evtl. Nachweis von Papillengewebe im Urin, Papillendefekte im Urogramm, evtl. kolikartige Schmerzen durch Abstoßen der Papillenspitzen in das Nierenbecken

**Komplikationen**

- Tubulusschädigung mit herabgesetztem Konzentrationsvermögen (tubuläre Azidose mit Hyperkaliämie)
- Schrumpfniere und in Folge Nierenversagen
- In 10% der Fälle Tumorbildung, v.a. in der Blase

## 12.8.7 Akutes Nierenversagen (ANV)

**Notfall, sofortige Krankenhauseinweisung**
Die Niere hat die Funktion eingestellt (Anurie < 200 ml Urin/Tag) oder eingeschränkt (Oligurie, < 500 ml Urin/Tag). Dadurch steigen die harnpflichtigen Substanzen im Blut (Reststickstoff, Harnstoff, Harnsäure, Kreatinin).

## Ursachen

- **Prärenales ANV** (in 70-80% der Fälle)
  - **Schock** jeglicher Genese (insbesondere bei Sepsis), Blutdruckabfall, Hypovolämie (kann flüchtig oder bei Operation übersehen worden sein, daher nicht in Anamnese)
  - **Toxische Nierenschädigung** durch Schwermetalle (Blei, Gold, Arsen), Pilze (Knollenblätterpilze), Medikamente (Antibiotika, Zytostatika u.a.)
- **Renales ANV:** durch Nierenerkrankungen unterschiedlicher Genese wie Entzündungen; vaskuläre Nierenerkrankungen; hämolytisch-urämisches Syndrom (HUS, häufigste Ursache für ANV im Kindesalter) und tubuläre Verstopfungen, z.B. bei Plasmozytom
- **Postrenales ANV:** Abflussbehinderungen der ableitenden Harnwege, Harnsperre durch Prostataadenom, Blasenstein u.a.

## Symptome

Zu Beginn oft keine wesentlichen Symptome, später rasche Ermüdbarkeit, Übelkeit, Somnolenz, evtl. psychische Auffälligkeit.

Da das Leitsymptom, die Oligurie, fehlen kann, ist die Überwachung der Nierenfunktion bei Erkrankungen, die zum ANV führen können, wichtig.

## 4 Stadien des Nierenversagens

- Schädigung der Niere (Stunden bis Tage), z.B. durch Schock, Nephrotoxine; beginnende Oligo- bis Anurie bei vorerst noch erhaltener Konzentrationsfähigkeit
- Oligo-/Anurie (1-10 Wochen) mit den Hauptgefahren der Überwässerung wie Linksherz-insuffizienz, Lungenödem oder Hirnödem, Hyperkaliämie, metabolische Azidose, Urämie
- Polyurie (2-3 Wochen), Hauptgefahr: Verlust von Wasser, Natrium, Kalium; allmählicher Rückgang der Urämiesymptome
- Restitution (Wiederherstellung) mit Normurie (Wochen bis Monate), wobei es zur völligen Ausheilung oder Defektheilung kommen kann

## Komplikationen

- **Lunge:** Schocklunge (ARDS) im Rahmen des Schocks, der zum ANV geführt hat; Lungenödem durch Überwässerung (Fluid Lung)
- **Herz-Kreislauf:** Hypertonie (z.B. infolge Überwässerung); Herzinsuffizienz, Perikarditis; Rhythmusstörungen durch Kaliumstörungen
- **Gastrointestinaltrakt:** Stressulkus, evtl. mit Blutung; urämische Gastroenteritis, Peritonitis
- **ZNS:** Hirnödem
- **Blut:** Anämie, Thrombozytopenie und Thrombozytenfunktionsstörungen, Leukozytose
- **Abwehrschwäche** mit der Gefahr von Infektionen (Pneumonie, Sepsis etc.)

## 12.8.8 Chronisches Nierenversagen, Niereninsuffizienz, Urämie

Irreversible Verminderung der glomerulären, tubulären und endokrinen Funktionen beider Nieren. Dadurch kommt es in späteren Stadien zu schweren Störungen im Wasser-, Elektrolyt- und Säure-Basen-Haushalt sowie zur Ausbildung einer Anämie durch Erythropoetinmangel.

**Vorkommen:** Europa 10/100.000/Jahr; USA 60/100.000/Jahr.

**Ursachen**
- Diabetische Nephropathie (35%)
- Hypertoniebedingte Nierenschäden (25%)
- Unklare Ätiologie (15%)
- Chronische Glomerulonephritis (10%)
- Interstitielle Nephritis, einschließlich chronischer Pyelonephritis (5%)
- Ferner polyzystische und Analgetikanephropathie, Kollagenosen, Vaskulitiden, multiples Myelom u.a.

**Pathophysiologie:** Ein Anstieg der Plasmakonzentration von körpereigenen und -fremden Substanzen (z.B. Medikamenten) erfolgt erst dann, wenn über 60% des Nierenparenchyms ausgefallen sind. **Die Kreatininkonzentration im Serum repräsentiert am besten das Glomerulumfiltrat.** Die verbleibenden Nephren müssen das Überangebot an harnpflichtigen Substanzen bewältigen. Während eine gesunde Niere dies mit ca. 750 ml Harn eliminiert, benötigt die defekte Niere dazu über 3 l. Es resultiert osmotische Diurese mit Nykturie, Polyurie und Polydipsie.

**Stadien der Niereninsuffizienz**

1. **Kompensiertes Dauerstadium:** leichte Einschränkung der Kreatinin-Clearance und der Konzentrationsfähigkeit; harnpflichtige Substanzen im Blut noch nicht erhöht **(Polyurie, Nykturie, abnormes Urinsediment)**

2. **Kompensierte Retention:** Kreatininerhöhung bis 6 mg/dl ohne klinische Urämiesymptome:
   - **Hämatologische Symptome:** renale **Anämie** mit Leistungsminderung und Schwäche; **Thrombozytopenie, Thrombozytopathie**, evtl. terminale hämorrhagische Diathese; immunologische Funktionsstörungen
   - **Hypertonie** mit Linksherzbelastung (evtl. Kopfschmerzen)
     ○ In 80–90% durch Wasser- und Salzretension ⇒ Besserung durch Dialyse
     ○ Durch Renin-Angiotensin-Aldosteron-Mechanismus ⇒ keine Beeinflussung durch Dialyse

3. **Dekompensierte Retention** (präterminale Niereninsuffizienz); Kreatinin steigt weiter an, jetzt treten Urämiesymptome auf:

- **Gewichtsanstieg und Ödembildung** durch Natrium- und Wasserretention, „Fluid Lung" (Auskultation unauffällig, Diagnose mittels Thoraxröntgenbild)
- **Entgleisung der Elektrolyte:** v.a. Hyperkaliämie, Hyperphosphatämie (dadurch sekundären Hyperparathyreoidismus [→ 451]) und Azidose
- **Juckreiz (Pruritus)** mit Kratzspuren und blankpolierten Fingernägeln
- Café-au-Lait-Flecken (gelblich-braun)
- **Erbrechen und Durchfälle** (evtl. Exsikkose) durch urämische Gastroenteritis, evtl. mit intestinalen Blutungen
- **Neuropathie, Hyperreflexie** (gesteigerte Reflexe)
- **Impotenz**, gestörte Gonadenfunktion
- **Herzinsuffizienz**
- **Renale Osteopathie** (bei 80% der Fälle sekundärer Hyperparathyreoidismus) mit **drei Leitsymptomen:**
  - Diffuse Knochenschmerzen in Achsenskelett, Rippen, Hüft-, Knie- und Sprunggelenke
  - Spontanfrakturen an Rippen, Wirbelkörpern und Hüftgelenken
  - Muskelschwäche, v.a. der proximalen Beinmuskulatur (evtl. Watschelgang)

4. **Terminale Niereninsuffizienz, Urämie;** trotz Ausschöpfung konservativer Möglichkeiten, sind die **Dialyse** oder eine **Nierentransplantation** erforderlich; Symptome wie oben, aber zusätzlich (s. Abb.):
   - **Foetor uraemicus**
   - **Motorische Neuropathie, urämische Enzephalopathie** mit Konzentrationsstörungen u.a.
   - **Urämische Pleuritis und Perikarditis** (Sonographie: evtl. Perikarderguss)
   - **Überwässerung mit Lungenödem**
   - **Blutungsneigung**
   - **Koma, Tod**

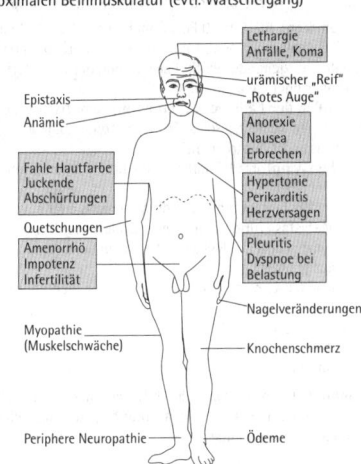

Lethargie
Anfälle, Koma

urämischer „Reif"
„Rotes Auge"

Epistaxis
Anämie

Anorexie
Nausea
Erbrechen

Fahle Hautfarbe
Juckende
Abschürfungen

Hypertonie
Perikarditis
Herzversagen

Quetschungen

Pleuritis
Dyspnoe bei
Belastung

Amenorrhö
Impotenz
Infertilität

Nagelveränderungen

Myopathie
(Muskelschwäche)

Knochenschmerz

Periphere Neuropathie

Ödeme

**Diagnose**
- Symptome
- Blutwerte

- Kreatinin erhöht, Kreatinin-Clearance vermindert (Beurteilung des Verlaufs); Wert ändert sich auch nicht durch Steigerung der Diurese
- Harnstoff erhöht (durch Diuresesteigerung auf > 2,5 l/Tag kann er gesenkt werden)
- Metabolische Azidose (evtl. tiefe Atmung)
- Renale Anämie
- Typisch für sekundären Hyperparathyreoidismus: Parathormon↑, alkalische Phosphatase↑, Serumphosphat↑
- Urin
  - Spezifisches Gewicht beträgt ca. 1.010, sofern es nicht durch Proteinurie oder Glukosurie erhöht wird

**Merke:** ANV und CNV sind unterschiedliche Erkrankungen mit unterschiedlicher Pathogenese; sie sind nicht im gleichen Zusammenhang zu sehen wie z.B. die akute und chronische Bronchitis, wo die eine Form in die andere übergehen kann.

## 12.8.9 Nieren- und Blasenkarzinom

### 12.8.9.1 Nierenzellkarzinom (NZK), Hypernephrom, Grawitz-Tumor

**Vorkommen:** 10/100.000 Einwohner, m : w = 2 : 1; Erkrankungsgipfel zwischen 45. und 75. Lj. Pathologisch-anatomisch meist im Nierenpol lokalisierter, von den proximalen Tubuluszellen ausgehender epithelialer Tumor, der in späteren Stadien ins Nierenbecken, in die Vv. renalis oder cava einbricht.

**Über 60% der Fälle verlaufen asymptomatisch** → sonographischer Zufallsbefund.

Es existieren keine typischen Frühsymptome, folgende Symptome sind fakultativ und treten schon als Spätsymptome auf:

- **Leitsymptom: Hämaturie**, da das Hypernephrom oft früh in das Nierenbecken einbricht
- Früher Einbruch auch in die Vv. renalis oder cava und damit ebenfalls hämatogene Metastasierung v.a. in Lunge, Skelett, Gehirn, kontralaterale Niere, Nebennieren und Lymphknoten (25% der Fälle haben bei Diagnosestellung bereits Fernmetastasen ausgebildet)
- Flankenschmerz, Druckschmerz in der Nierengegend
- Gewichtsabnahme
- Fieber unklarer Genese
- BSG ↑
- Anämie

**Diagnose:** Tumornachweis durch Ultraschalldiagnostik, Ausscheidungsurographie, Computertomographie oder Renovasographie; zum Ausschluss von Metastasen Röntgenthorax und Skelettszintigraphie.

**Therapie:** Operation, En-bloc-Entfernung von Tumor und Niere mit perirenaler Fettkapsel, Nebenniere, Harnleiter und Spermatika- bzw. Ovarialgefäßen; Ausräumung aller parakavalen und paraaortalen Lymphknoten; Entfernung solitärer Fernmetastasen.

**Prognose:** abhängig vom Tumorstadium; falls keine Metastasen vorliegen, beträgt die durchschnittliche 5-Jahres-Überlebensrate ca. 50%.

## 12.8.9.2 Nephroblastom, Wilms-Tumor

Der häufigste Nierentumor im Kindesalter (7,5% aller Neoplasien im Kindesalter); Häufigkeitsgipfel zwischen 3. und 5. Lj.; zum Teil autosomal-dominant erblich; in 5% der Fälle bilateral vorliegend; Ursache unbekannt.

**Symptome**

- Tastbarer Abdominaltumor (50–60%)
- Abdominalschmerzen (20–25%) meist ohne Fieber
- Appetitlosigkeit, Gewichtsverlust (10–15%)
- Magen-Darm-Störungen (5–25%) mit und ohne Fieber, Erbrechen, Durchfall
- Mikrohämaturie (10–25%)

Metastasierung häufig hämatogen in Lunge, Leber, Gehirn und regionale Lymphknoten.

**Diagnose:** Palpation, Ultraschalldiagnostik (Sonographie), Abdomenleeraufnahme, CT, Kernspintomographie, Angiographie, Urographie.

**Therapie:** stadiengerecht interdisziplinär; Operation (En-bloc-Resektion von Tumor und Niere sowie regionäre Lymphknotendissektion), Chemo-, Radiojodtherapie; Resektion solitärer Metastasen.

**Prognose:** abhängig vom histologischen Subtyp; Heilung bis zu 90% bei frühzeitiger Diagnose.

> Jedes Auftreten von Blut im Urin (Mikro- oder Makrohämaturie) sorgfältig abklären lassen, da dies auf ein Nieren- oder Blasenkarzinom hinweisen kann!

## 12.8.9.3 Blasenkrebs

insbesondere bei Männern über 60 Jahre; m : w = 3 : 1.

**Ursachen:** Aromatische Amine (Aminokrebs), Zigarettenrauchen und chronische Zystitis werden diskutiert.

**Symptome:** keine typischen Frühsymptome.

**Leitsymptom: schmerzlose Hämaturie**, evtl. Dysurie und Pollakisurie, Schmerzen in der Lendengegend, Harnstauung und Harnwegsinfektionen bei Verlegung eines Ureterostiums; Metastasierung in regionäre Lymphknoten und hämatogen in Leber, Lunge, Skelett und Peritoneum.

**Therapie:** in Abhängigkeit vom Tumorstadium transurethrale Resektion oder radikale Zystektomie mit Lymphadenektomie, perkutaner Strahlentherapie und lokaler Instillation von Zytostatika.

**Prognose:** abhängig von Tumorstadium und Eindringtiefe (Überschreiten der Lamina propria) sowie Differenzierung der Karzinomzellen und Therapie; die 5-Jahres-Überlebensrate beträgt z.B. bei infiltrierendem Blasenkrebs ohne Fernmetastasen nach radikaler Zystektomie ca. 45%.

## 12.8.10 Angeborene Fehlbildungen

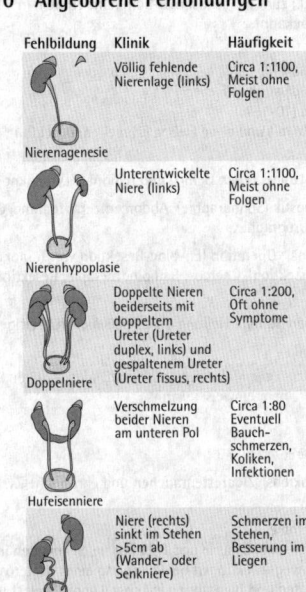

| Fehlbildung | Klinik | Häufigkeit |
|---|---|---|
| Nierenagenesie | Völlig fehlende Nierenlage (links) | Circa 1:1100, Meist ohne Folgen |
| Nierenhypoplasie | Unterentwickelte Niere (links) | Circa 1:1100, Meist ohne Folgen |
| Doppelniere | Doppelte Nieren beiderseits mit doppeltem Ureter (Ureter duplex, links) und gespaltenem Ureter (Ureter fissus, rechts) | Circa 1:200, Oft ohne Symptome |
| Hufeisenniere | Verschmelzung beider Nieren am unteren Pol | Circa 1:80 Eventuell Bauchschmerzen, Koliken, Infektionen |
| Nephroptose | Niere (rechts) sinkt im Stehen >5cm ab (Wander- oder Senkniere) | Schmerzen im Stehen, Besserung im Liegen |

# 13 Endokrinologie

## 13.1 Hormone

Hormone sind Botenstoffe, die Abläufe im Körper, das Verhalten und das Empfinden entscheidend beeinflussen. Sie steuern z.B. Wachstum, Ess- und Trinkverhalten, Schlafverhalten, die Pubertät, Sexualität, Schwangerschaft ebenso wie die Psyche, Stressreaktion u.v.m.

**Vergleich der zwei Steuerungssysteme im Körper**

|  | Hormonsystem | Nervensystem |
|---|---|---|
| Signalübermittlung | Chemisch über Hormone | Elektrisch (an Neuron/Axon) und chemisch (an Synapse) |
| Zielzellen | Alle Körperzellen mit passendem Rezeptor | Einzelne wenige Zellen, z.B. Nerven-, Muskel- oder Drüsenzellen |
| Wirkungseintritt | Sekunden bis Monate | Millisekunden bis Sekunden |
| Reaktion | Vor allem Änderung der Stoffwechselaktivität, Wachstum, Fortpflanzung | Sensorische Empfindungen, Muskelkontraktionen, Drüsensekretion |
| ⇒ | **Langsamer und allgemeiner** | **Schneller und gezielter** |

Viele Hormone werden von endokrinen Drüsen direkt ins Blut abgegeben und können an Zielzellen, die passende Rezeptoren besitzen, entsprechende Reaktionen auslösen (exokrine Drüsen besitzen einen Ausführungsgang und ihr Sekret landet z.B. auf der Haut oder im Darm).

Zum Teil werden Hormone auch direkt im Gewebe gebildet, in einzelnen Zellen oder Zellgruppen, z.B. Gewebshormone (Histamin, Prostaglandin, Bradykinin), Hormone des Gastrointestinaltrakts (Gastrin, Cholezystokinin, Sekretin) oder die Botenstoffe der Niere (Renin, Erythropoetin).

Die Reaktion auf ein bestimmtes Hormon kann durchaus an verschiedenen Zielzellen unterschiedlich, ja sogar gegensätzlich sein. Zum Beispiel sorgt das Stresshormon Adrenalin für eine verstärkte Durchblutung der Skelettmuskulatur, aber für eine verminderte Durchblutung des Verdauungstrakts.

## 13.1.1 Transportproteine für Hormone

Alle fettlöslichen, aber auch viele wasserlöslichen Hormone sind im Blut an Transportproteine gebunden, z.B. Schilddrüsenhormone an das thyroxinbindende Globulin (TBG) und die männlichen Sexualhormone an das androgenbindende Globulin (ABG). Ein Mangel an Transportproteinen führt zu einer unvollständigen Verteilung der Hormone im Blut, so kann ein TBG-Mangel einen Mangel an Schilddrüsenhormon vortäuschen.

**Nach ihrem chemischen Aufbau unterscheidet man drei Gruppen von Hormonen.**

| Amine | Peptidhormone | Steroidhormone |
|---|---|---|
| Sie sind Aminosäureabkömmlinge und bis auf Ausnahmen wasserlöslich. | Sie bestehen aus Eiweißen (Aminosäureketten) und sind wasserlöslich. | Sie leiten sich vom Cholesterin ab und sind fettlöslich. |
| Orale Einnahme möglich. | Einnahme nur parenteral: Sie würden sonst im Verdauungstrakt abgebaut werden. | Orale Einnahme möglich. |
| Sie binden sich an Rezeptoren der Zellmembran; sie können nicht ins Zellinnere und benötigen einen Wirkungsvermittler (second messenger). | | Sie können ins Zellinnere und sich dort an die Rezeptoren binden. |
| Schilddrüse: Thyroxin und Trijodthyronin | Hypothalamus: Adiuretin, Oxytocin, Freisetzungs- und Hemmhormon (RH, IH) | Nebennierenrinde (NNR): Aldosteron, Cortison |
| Nebennierenmark (NNM): Katecholamine (Adrenalin, Noradrenalin) | Hypophysenvorderlappen (HVL): STH, TSH, ACTH, FSH, LH (→ 434), Prolaktin | Hoden: Testosteron |
| | Schilddrüse: Kalzitonin | Eierstöcke: Östrogen, Progesteron |
| | Nebenschilddrüse: Parathormon | |
| | Pankreas: Insulin | |

## 13.1.2 Abbau von Hormonen

Hat ein Hormon seine Aufgabe erfüllt, wird es von der Zielzelle abgebaut oder aber von der Leber und/oder den Nieren, die die Abbauprodukte dann ausscheiden.

## 13.1.3 Hierarchie des Hormonsystems

Schon minimalste Mengen von Hormonen regeln viele Funktionen im Körper. Geringe Konzentrationsänderungen können tiefgreifende Folgen haben, daher wird eine **exakte Steuerung über Regelkreise** erforderlich. Oft wirken mehrere Regelkreise gleichzeitig auf ein Hormon ein.

Oberster Regler ist der Hypothalamus, der als Teil des Zwischenhirns das ZNS mit dem Hormonsystem verbindet. Hier laufen viele Informationen über Außenwelt und inneres Milieu zusammen. Er regelt über Freisetzungs- und Hemmhormone den nächsten Regler, den Hypophysenvorderlappen, der wiederum Hormone ausschüttet, die ihrerseits wieder andere Hormondrüsen anregen, wie die Schilddrüse, die Nebenniere usw. die dann erst das Hormon bilden, das an den verschiedenen Erfolgszellen des Körpers ansetzt. Manche Hormone überspringen allerdings den einen oder anderen Regelungsschritt; einige unterliegen nicht dem Rückkopplungs-Steuerungssystem von Hypothalamus/Hypophyse (Parathormon, Insulin).

## 13.2 Hypothalamus

### 13.2.1 Lage und Aufgaben

Der Hypothalamus liegt unterhalb des Thalamus, gehört zum Zwischenhirn und stellt eine Verbindung zwischen ZNS und Hormonsystem her. Er bildet:

- **Freisetzungshormone** (Releasing-Hormone, Endung „-liberin"), die die Hormonausschüttung im Hypophysenvorderlappen (HVL) anregen.
  - **TRH** (Thyreotropin-Releasing-Hormone, Thyreoliberin) stimuliert die TSH-Ausschüttung (TSH = thyreoideastimulierendes Hormon), falls die Schilddrüsenhormone im Blut sinken (steigen sie an, sinkt die TRH-Ausschüttung → Regelkreis).
  - **CRH** (Kortikotropin-RH, Kortikoliberin) stimuliert die ACTH-Ausschüttung (adrenokortikotropes Hormon).
  - **GnRH** (gonadotropes RH, Gonadoliberin) stimuliert die (glandotropen) Sexualhormone FSH (follikelstimulierendes Hormon) und LH (luteinisierendes Hormon).
  - **GHRH** (Growth-Hormone-RH, Somatoliberin) stimuliert die STH-Ausschüttung (somatotropes Hormon = Wachstumshormon).

Ob auch ein PRL-RH (Prolaktin-RH) existiert, ist umstritten.

- **Hemmhormone** (Release-Inhibiting-Hormone, Inhibitoren, Endung „-statin", daher auch Statine genannt) hemmen die Freisetzung von Hormonen aus dem HVL.
  - **GHIH** (Growth-Hormone-IH, **Somatostatin**) hemmt die Ausschüttung von Wachstumshormonen.
  - **PRL-IH** (Prolaktin-IH, Prolaktostatin, **Dopamin**) hemmt die Ausschüttung von Prolaktin.
- **Die Hormone Oxytocin und Adiuretin**, die der Hypothalamus an den Hypophysenhinterlappen (HHL) abgibt, wo sie gespeichert und bei Bedarf ins Blut abgegeben werden.

## 13.3 Hypophyse

- Kirschkerngroß, wiegt ca. 0,5 g und liegt im Türkensattel des Keilbeinkörpers
- Ist über einen Stiel mit dem Hypothalamus verbunden
- Besteht aus zwei Teilen, die sich in Aufbau und Funktion stark unterscheiden

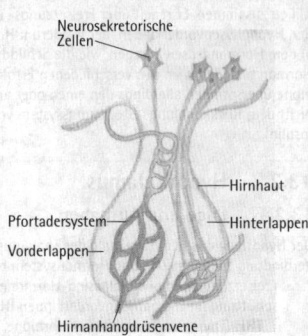

Neurosekretorische Zellen

Hirnhaut

Pfortadersystem — Hinterlappen

Vorderlappen

Hirnanhangdrüsenvene

> Wegen seines drüsigen Aufbaus heißt der **Hypophysenvorderlappen** (HVL) auch **Adenohypophyse**. Da er sich aus Nervengewebe entwickelt, heißt der **Hypophysenhinter-lappen** (HHL) auch **Neurohypophyse**.

## 13.3.1 Hypophysen-vorderlappen

- Bildet zu 75% den Hauptteil der Hypophyse
- Steht über ein kleines, verästeltes Gefäßsystem, das im Hypophysenstiel verläuft (Portalkreislauf), in indirekter Verbindung mit dem Hypothalamus

### 13.3.1.1 Hormone des HVL

**Glandotrope Hormone wirken auf untergeordnete Hormondrüsen.**

- **ACTH, adrenokortikotropes Hormon, Kortikotropin** regt die Funktion der Nebennierenrinde an, v.a. zur Herstellung von Glukokortikoiden.
- **TSH, thyreotropes Hormon, Thyreotropin** beeinflusst die Schilddrüse.
- **FSH, follikelstimulierendes Hormon:** Es bewirkt
  ○ bei Frauen: die Reifung der Follikel im Eierstock.
  ○ bei Männern: die Spermienbildung und Ausreifung der Hodenkanälchen.
- **LH, luteinisierendes Hormon:** Es bewirkt
  ○ bei Frauen: die Ovulation (Eisprung) und den Umbau des gesprungenen Graaf-Follikels in den Gelbkörper (Corpus luteum).
  ○ beim Mann: das Wachstum der Leydig-Zwischenzellen im Hoden (die männliches Testosteron bilden).

**Direkt auf Zielzellen wirken ein:**

- **Prolaktin (früher LTH, luteotropes Hormon)** regt bei Frauen das Wachstum der Brustdrüsen an und setzt zusammen mit Östrogen und Progesteron die Milchproduktion (Laktation) in Gang.
- **STH, somatotropes Hormon, Somatotropin, GH (Growth Hormone)** regt das Körperwachstum an.
- **MSH, melanozytenstimulierendes Hormon, Melanotropin** wird stets zusammen mit ACTH ausgeschüttet und beeinflusst u.a. die Hautpigmentierung (über die pigmentbildenden Melanozyten).

## 13.3.1.2 Erkrankungen des Hypophysenvorderlappens

### Hypophysenvorderlappeninsuffizienz, Hypopituitarismus

- Partielle HVL-Insuffizienz (Ausfall einzelner Partialfunktionen des HVL, **häufigste Form**)
- Panhypopituitarismus (totaler Ausfall der HVL-Funktionen mit klinischem Vollbild, **M. Simmonds**)

**Ursachen**

- Hypophysentumoren (Adenom, Karzinom), Metastasen
- Traumata der Hypophyse (Operation, Unfall), Bestrahlungsfolgen
- Autoimmunhypophysitis
- Granulome (z.B. bei Sarkoidose)
- Bei Kindern und Jugendlichen oft keine Ursachen feststellbar
- **Sheehan-Syndrom:** extrem seltene Nekrose des HVL infolge Kollapses während der Geburt (selten auch durch andere Schocks, z.B. Verbrennung)

Frühsymptome: Agalaktie, sekundäre Amenorrhö, evtl. fehlendes Nachwachsen der rasierten Schamhaare nach der Entbindung (kann sich gelegentlich erst Jahre später manifestieren und wird dann oft lange verkannt).

### Chronische Hypophysenvorderlappeninsuffizienz

Erst ab einer Zerstörung von 80% des HVL kommt es zu klinischen Symptomen durch Mangel an peripheren Hormonen. Bei der Entwicklung durch ein HVL-Adenom kommt es oft zu einem Ausfall partieller Hormonfunktionen in folgender Reihenfolge: 1. GH (STH), 2. Gonadotropin, 3. TSH, 4. ACTH. Meist wird als Erstes die Hoden- bzw. Eierstockunterfunktion bemerkt (s.u.). Es folgen Symptome einer Hypothyreose, später die einer Nebennierenunterfunktion, die akut lebensbedrohlich werden kann.

- **Hypophysärer Zwergwuchs (GH[STH]-Ausfall im Wachstum):** häufiger erworben, auch idiopathisch. Betroffene haben eine Körpergröße von ca. 1,40 m durch einen Ausfall des Wachstumshormons STH (somatotropes Hormon). Der Wachstumsrückstand ist ca. ab dem 2. Lj. feststellbar. Die Intelligenzentwicklung ist normal.
  - Der Körperbau ist wohlproportioniert bis auf einen etwas vergrößerten Kopf.
  - Das Gesicht kann **puppenhaft** wirken.
  - Füße und Hände sind klein **(Akromikrie).**
- **GH-Mangel beim Erwachsenen:** Muskelmasse↓, Fettmasse↑, Hyperlipidämie, Arterioskleroserisiko↑, Osteoporoserisiko↑, Hypoglykämie, Adynamie, evtl. Depression
- **Gonadotropin-Mangel (LH↓, FSH↓):** sekundärer Hypogonadismus, sekundäre Amenorrhö, Libido- und Potenzverlust, Schwinden der Sekundärbehaarung (Pubes-, Axillabehaarung)
- **TSH-Mangel:** sekundäre Hypothyreose (→ 446)
- **ACTH- und MSH-Mangel:** sekundäre Nebennierenrindeninsuffizienz (→ 457); arterielle Hypotonie, Blutzucker↓, Adynamie, Gewichtsabnahme, wächserne Blässe durch Depigmentation
- **Prolaktin-Ausfall:** führt bei stillenden Frauen zu Agalaktie

| Rückgang der Tätigkeit von Schilddrüse, Nebennierenrinde und Keimdrüsen, dadurch: | |
|---|---|
| • sinken Grundumsatz und Blutdruck, | • Periode bleibt aus, |
| • geistige Aktivitäten nehmen ab, | • Blässe, Müdigkeit, Kälteempfindlichkeit. |

**7 A** durch Mangel an:
- TSH: **A**pathie
- ACTH: **A**dynamie
- MSH: **A**labasterfarbene Blässe
- Gonadotropine: **A**chsel-/**A**ugenbrauenbehaarung schwinden, **A**menorrhö, **A**galaktie

## Hypophysäres Koma (akute Entgleisung)

Der Körper kann Stress nicht mehr mit einer erhöhten Hormonproduktion kompensieren (z.B. bei Verletzungen oder Operationen). So kann sich der Zustand rasch verschlechtern (z.B. Atem- und Kreislaufstörungen: verminderte Atemtiefe, niedriger Blutdruck und Puls; Hypothermie: erniedrigte Körpertemperatur; Hypoglykämie und Bewusstseinstrübung bis hin zum Koma).

### Überfunktion des Hypophysenvorderlappens

Verstärkte Bildung eines oder mehrerer HVL-Hormone durch Hyperplasie (Zellvermehrung), Adenom oder andere Tumoren des HVL (ca. 10% aller Hirntumoren).

Hier geht es im Besonderen um die endokrin aktiven Hypophysentumoren (HT).

- Prolaktinproduzierende HT: Prolaktiom, häufigste Form (s.u.)
- Wachstumshormonproduzierende HT: Akromegalie (s.u.)
- ACTH-produzierende HT: zentrales Cushing-Syndrom (→ 456)
- TSH- und gonadotropinproduzierende HT sind Raritäten

Es bestehen eventuell Symptome der Raumforderung durch den Tumor wie Kopfschmerz, oder Gesichtsfeldausfälle (durch Druck auf Sehnerven/-kreuzung [Chiasma opticum]), z.B. eine bitemporale Hemianopsie (beidseitige Halbseitenblindheit mit Ausfall der temporalen [äußeren Hälfte] des Gesichtsfelds).

## Prolaktiom

Dies ist der häufigste endokrin aktive HT (bis 50%); er führt zu einer Hyperprolaktinämie; w : m = 5 : 1.
- Frauen: Zyklusstörungen, Sterilität, Brustwachstum und Milchfluss, Libidoverlust, evtl. Osteoporose
- Männer: Impotenz, Libidoverlust, seltener Brustwachstum und Brustschmerzen

## Riesenwuchs (Gigantismus)

Überproduktion von Wachstumshormonen. Die Symptome setzen **vor der Pubertät ein** → wohlproportionierter Riesenwuchs.

## Akromegalie

Überproduktion von Wachstumshormonen.

### Einsetzen nach der Pubertät:
- Vergrößerung distaler Körperteile (Hände, Füße, Kopf, Unterkiefer, Nase)
- Verdickung innerer Organe und der Haut, dadurch z.B.
  ○ Karpaltunnelsyndrom (→ 110) mit Parästhesien u.a.
  ○ Vergrößerung der Zunge (kloßige Sprache)
  ○ Auseinanderweichen der Zähne
- Bei Frauen Oligo- oder Amenorrhö (schwache/ausbleibende Regel)
- Bei Männern Potenz- und Libidostörungen
- Eventuell pathologische Glukosetoleranz (60% der Fälle); möglicherweise Diabetes mellitus (10-15% der Fälle)
- Kopfschmerzen, Hypertonie (30% der Fälle)
- Vermehrte Schweißneigung
- Eventuell Arthrose

Durch äußere Veränderungen oft grobschlächtiges Aussehen. Kopfschmerzen und Sehstörungen können auf einen Hypophysentumor hindeuten.

## 13.3.2 Hypophysenhinterlappen

Er ist hauptsächlich aus einem Geflecht von Axonen aufgebaut, deren Zellkörper im Hypothalamus liegen. Die Hormone des Hypothalamus werden über den Hypophysenstiel in den HHL abgegeben und von dort bei Bedarf ins Blut.

### 13.3.2.1 Hormone des HHL

- **Oxytocin** wirkt auf die glatte Muskulatur der Gebärmutter und der Brustdrüsen ein, bewirkt die Wehenauslösung bei der Geburt und veranlasst die Brustdrüsen zur Milchausschüttung. Ferner beeinflusst es als Neuropeptid im ZNS das Lernen und das Gedächtnis, ebenso wie
- **Adiuretin, antidiuretisches Hormon, ADH, Vasopressin:** Es fördert die Wasserrückresorption in den feinen Nierenkanälchen und sorgt so für eine verminderte Urinausscheidung.

### 13.3.2.2 Erkrankungen des Hypophysenhinterlappens

#### Hypophysenhinterlappeninsuffizienz

Sie tritt selten alleine auf, sondern meist im Zusammenhang mit einem totalen Ausfall der Hypophyse (Panhypopituitarismus). Folgende Symptome kommen daher oft zu den Symptomen der HVL-Insuffizienz hinzu. In Vordergrund steht der Mangel an ADH (Adiuretin). Es ist dafür zuständig, dass die Niere Wasser rückresorbiert, also im Körper behält, damit es nicht mit dem Urin ausgeschieden wird. Diese Krankheit heißt:

### Wasserharnruhr (Diabetes insipidus)

Durch den Mangel an ADH wird nicht genug Wasser rückresorbiert, es geht dem Körper mit dem Urin verloren.

**Ursachen**

Erbleiden, Schädeltraumata oder nach Operationen in der Nähe der Hypophyse. Außerdem können die gleichen Ursachen wie bei einer Schädigung des HVL verantwortlich gemacht werden: Gehirnnekrose nach Blutungen oder Thrombose; Tumoren, Granulome, Entzündungen; bei Kindern und Jugendlichen ist oft keine Ursache feststellbar.

**Symptome**

- Außergewöhnliches Durstgefühl, da der Körper das verlorene Wasser ersetzen will.
- Harnmengen von 4 bis 10 l (selten bis 30 l) pro Tag; der wasserhelle Urin hat ein erniedrigtes spezifisches Gewicht.

### Überfunktion des Hypophysenhinterlappens

Sie ist äußerst selten und wird auch evtl. durch Hyperplasie, Adenome oder andere Tumoren ausgelöst. Durch Überproduktion an ADH wird zu viel Wasser rückresorbiert. Es kommt zu einer Wasseransammlung v.a. in den Lungen und zudem zu einer Verdünnung der Körpersäfte (**Wasservergiftung**).

## 13.4 Epiphyse, Zirbeldrüse (Corpus pineale)

### 13.4.1 Größe und Lage

Erbsengroße Drüse, die sich etwa in Schädelmitte oberhalb des Mittelhirns befindet (im Yoga ist dies der „Sitz der Seele", ein Hauptchakra).

### 13.4.2 Aufgaben

**Produktion von Melatonin**, dessen **Aufgaben unklar** sind.

Folgendes wurde beobachtet:

- Hell-/Dunkelreize beeinflussen die Zirbeldrüse.
- Melatonin-Konzentration im Blut ist bei Nacht stark erhöht („Schlafhormon"), auch beim „Jetlag" nach Interkontinentalflügen.
- Es schränkt die Aufmerksamkeit ein.
- Es beeinflusst die FSH- und LH-Sekretion (Tumoren der Zirbeldrüse im Kindesalter führen zu einer vorzeitigen Geschlechtsentwicklung).
- Gilt als Gegenspieler des MSH; in Tierversuchen mit Reptilien bewirkt es eine Aufhellung der Hautfarbe.

Die Sekretion von Melatonin hat ihren Höhepunkt zwischen dem 1. und 3. Lj. und fällt dann bis zum Erwachsenenalter um ca. 80% ab, weshalb es als Jugendhormon bezeichnet wird; eine pharmakologische Wirkung zur Verzögerung der biologischen Alterung beim Menschen konnte bisher nicht nachgewiesen werden.

Es finden sich darüber kontroverse Aussagen: Einserseits soll es freie Radikale abfangen und die Zellen somit widerstandsfähiger gegen Krebs und andere Erkankungen machen, andererseits machen ungesicherte Untersuchungsergebnisse Melatonin für Augenschäden und Tumorwachstum verantwortlich.

**Nebenwirkungen:** Bauchkrämpfe, Müdigkeit, depressive Verstimmungen; wahrscheinlich wachstumsfördernde Wirkung auf maligne Melanome.

## 13.5 Schilddrüse

Glandula thyroidea.

### 13.5.1 Anatomie und Lage

Vorne am Hals, unterhalb des Kehlkopfs, umfasst die Luftröhre in Form
eines Halbkreises. Schmetterlingsförmig, besteht aus linkem und rechtem
Lappen, die beide durch eine Brücke
(Isthmus) miteinander verbunden sind.
An ihrer Rückseite liegen vier Epithelkörperchen, die Nebenschilddrüse. Die
Schilddrüse ist das im Verhältnis zu
ihrem Gewicht von ca. 25 g am stärksten durchblutete Organ. Mikroskopisch
betrachtet wird die Schilddrüse durch

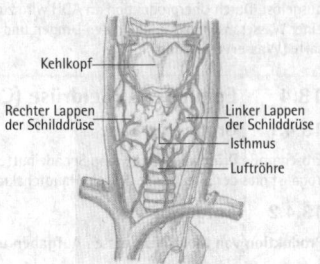

Bindegewebsstraßen in einzelne Läppchen aufgeteilt, die wiederum aus vielen kleinen
Follikeln (Bläschen) bestehen. Die Wände der Follikel setzen sich aus einschichtigem
Follikelepithel zusammen, das das Thyroglobulin als Vorstufe der Schilddrüsenhormone
sezerniert und in die Bläschenhohlräume ausschüttet, wo sie in Tröpfchen (Kolloid)
gespeichert werden. Daneben sind über die gesamte Schilddrüse parafollikuläre, wasserhelle
Zellen (C-Zellen) verteilt, die **Kalzitonin** sezernieren.

### 13.5.2 Hormone

- **Trijodthyronin: T3** (drei Jod-Atome im Molekül).
- **Thyroxin: T4** (vier Jod-Atome im Molekül), biologisch viel weniger wirksam als T3,
  aber in zehnfach höherer Konzentration im Blut zu finden.
- **Kalzitonin** (kontrolliert den Kalzium-Stoffwechsel) kommt aus den C-Zellen der
  Schilddrüse.

Um T3 und T4 herstellen zu können, benötigt die Schilddrüse Jod, das an die Aminosäure
Tyrosin angelagert wird. Dieses Jod muss der Mensch mit Wasser und Nahrung aufnehmen.
98% davon werden in der Schilddrüse gespeichert.

#### 13.5.2.1 Wirkungen von T3 und T4

T3 und T4 sind die „Sklaventreiber" des Körpers, die „Peitsche" des Organismus.

- **Steigerung des Grundumsatzes und Gesamtstoffwechsels**, also des Energieum-
  satzes und der Wärmeproduktion durch Steigerung der Verbrennungsvorgänge von
  Kohlehydraten und Fetten (später auch von Eiweißen); dadurch Mobilisierung der

Fett- und Glykogendepots mit Gewichtsabnahme und Steigerung der Stickstoffausscheidung im Urin
- **Steigerung des Blutzuckers**
- **Beschleunigung der Herztätigkeit** durch Steigerung der Kontraktilität sowie der Erregungsbildung und Erregungsleitungsgeschwindigkeit
- **Förderung von Wachstum, Skelett- und Geschlechtsreife**
- **Entscheidender Einfluss auf die Gehirnreifung** und somit die intellektuelle Entwicklung des Menschen
- **Erhöhung der Reaktionsfähigkeit von Nerven- und Muskelgewebe**
- **Förderung von Kalzium- und Phosphatumsatz**

### 13.5.2.2 Steuerung

TRH aus dem Hypothalamus lässt die Hypophyse TSH ausschütten. **TSH, thyreotropes Hormon aus dem HVL, regt wiederum die Schilddrüse an.** Der HVL ist also der Schilddrüse übergeordnet. TSH wird ausgeschüttet, sobald der T3- und T4-Spiegel im Blut sinken. Ist der Hormonspiegel normal oder hoch, sinkt auch die TSH-Ausschüttung wieder ab (negativer Feedback-Mechanismus). Es gibt also kein hemmendes Hormon.

### 13.5.2.3 Kalzitonin

Kalzitonin ist an der Regulation des Kalzium- und Phosphathaushalts beteiligt. Es stammt aus den C-Zellen, die v.a. in der Schilddrüse, aber auch in den Nebenschilddrüsen und der Bauchspeicheldrüse vorkommen.
Kalzitonin fördert den Einbau von Kalzium und Phosphat in die Knochenmatrix und hemmt deren Freisetzung aus den Knochen. An der Niere steigert es die Ausscheidung von Phosphat und Kalzium, aber auch von Natrium-, Kalium- und Magnesiumionen. Es ist somit Gegenspieler des Parathormons der Nebenschilddrüse, das den Blutkalziumspiegel erhöht. Die Kalzitonin-Ausschüttung erfolgt proportional zur Höhe des Kalziumspiegels im Blut (viel Kalzium - viel Kalzitonin/wenig Kalzium - wenig Kalzitonin). Kalzitonin ist außerdem ein Tumormarker (Laborwert) für das medulläre C-Zell-Karzinom der Schilddrüse.

> **Kalzitonin senkt den Blutkalziumspiegel** und fördert den Einbau von Kalzium in die Knochen.

## 13.5.3 Untersuchung der Schilddrüse

### 13.5.3.1 Inspektion

Es können Symptome einer Schilddrüsenüberfunktion wie Exophthalmus, Tachykardie, gesteigerte nervöse Erregbarkeit auftreten, aber auch Zeichen einer Hypothyreose wie das Myxödem, die Herabsetzung der körperlichen und geistigen Leistungsfähigkeit u.a.

## 13.5.3.2 Palpation

Der Hals wird von hinten umfasst und mit den Fingerspitzen die Schilddrüse abgetastet. So können z.B. Vergrößerungen festgestellt werden (Differenzierung: diffus oder an einzelnen Stellen/weich, derb, hart oder normal/Druckschmerz). **Jeder Knoten muss klinisch sorgfältig abgeklärt werden**, da er auch bösartig sein könnte (besonders verdächtig ist eine derbe Beschaffenheit und schlechte Verschieblichkeit). Es ist natürlich zu beachten, dass der größte Teil der Schilddrüse jeweils seitlich vom M. sternocleidomastoideus überlagert ist und somit nur der Isthmus der Palpation zugänglich ist.

## 13.5.3.3 Laboruntersuchung

- **TSH** (Hypophyse), Referenzbereich: 0,3–3,0 mU/l (Euthyreose). Durch negatives Feedback sollte TSH bei normaler Schilddrüsenhormonsättigung des Bluts nicht erhöht sein.
- **Schilddrüsenhormone T3 und T4** kommen als freie und als proteingebundene Hormone (schwieriger zu erfassen) vor.
  - ◦ FT3, Referenzbereich: 2,2–5,5 pg/ml Serum.
  - ◦ FT4, Referenzbereich: 0,6–1,8 ng/dl Serum.
- **Jod im Urin:** Zu viel Jod im Blut kann eine Hyperthyreose fördern.
- **Schilddrüsenantikörper**
  - ◦ **TRAK** (TSH-Rezeptorantikörper, früher TSI = thyreoideastimulierende Immunglobuline) finden sich in 80% der Fälle bei immunogener Hyperthyreose (Typ Basedow).
  - ◦ **TgAK** (Thyreoglobulin-Antikörper [TAK]) richtet sich gegen die Speicherform der Schilddrüsenhormone, die Thyreoglobuline. Ein erhöhter Titer kommt in 70% der Fälle bei einer Autoimmunthyreoiditis Hashimoto vor, auch evtl. bei M. Basedow und gelegentlich bei Gesunden.
  - ◦ **TPO-AK**, Antikörper gegen Thyreoperoxidase, ein Enzym zur Herstellung der Schilddrüsenhormone (gehört zu den mikrosomalen Antikörpern [MAK]). Sie können das Komplement aktivieren und damit zur Zerstörung von Schilddrüsenzellen beitragen.

## 13.5.3.4 Szintigramm

Dem Patienten wird radioaktives Jod (oder Technetium) zugeführt. Fast alles davon reichert sich in der Schilddrüse an. Mit einer Spezialkamera lässt sich die Strahlung darstellen. Sie zeigt ein Bild der Aktivitätsverteilung (s. Abb.).

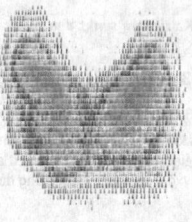

- **Heiße Knoten** sind Gebiete mit vermehrter Aktivität. Sie speichern die injizierte Substanz sehr stark und können große Schilddrüsenhormonmengen produzieren, z.B. bei einem dekompensierten autonomen Adenom.

- **Kalte Knoten** sind Gebiete mit verminderter Aktivität. Sind sie echofrei deutet das auf Zysten, Verkalkungen, Fibrosierungen usw. hin, sind sie nicht echofrei ist das **karzinomverdächtig**.

### 13.5.3.5 Sonographie

Diese Untersuchung zeigt Größe, Form und Struktur der Schilddrüse ohne Hinweise auf die Hormonbildung zu geben.

### 13.5.3.6 Röntgen

Retrosternale Kropfbildung, Verdrängung und Einengung der Luft- und Speiseröhre können röntgenologisch dargestellt werden.

## 13.5.4 Pathologie der Schilddrüse

### 13.5.4.1 Kropf (Struma)

Die (nicht entzündliche, nicht bösartige) Vergrößerung der Schilddrüse kann mit einer Hyper- oder Hypothyreose einhergehen, aber auch ohne Beeinträchtigung sein (blande, euthyreote Struma). Daher muss bei Struma die Stoffwechsellage durch Bestimmung des Hormonspiegels im Blut ermittelt werden. Obwohl nur ca. 1% aller Schilddrüsenneubildungen bösartig sind, muss eine sorgfältige Abklärung erfolgen.

**Größeneinteilung des Kropfs nach der WHO**

| | |
|---|---|
| 0 | Keine Struma. |
| I | Eben sichtbare und tastbare Vergrößerung der Schilddrüse. |
| II | Gut sichtbare und tastbare Vergrößerung. |
| III | Struma bereits aus großer Entfernung sichtbar. Es kommt zu lokalen Komplikationen wie Behinderungen in der Luft- und Speiseröhre oder Ausbreitung der Schilddrüse hinter dem Brustbein. |

**Therapie**
- Durch den Arzt bei:
  - Jodmangelkropf: Gabe von Jod und Schilddrüsenhormonen
  - Hyperthyreose: Thyreostatika
  - Komplikationen/bösartigen Formen: Operation
  - Nicht operationsfähigen oder
    -willigen Patienten: Radiojodtherapie
- Der HP kann gute Erfolge mit Phytotherapie, Homöopathie, Akupunktur oder Neuraltherapie erzielen, wenn die Struma noch nicht zu lange besteht. Ansonsten kann er begleitend zum Arzt therapieren.

Bei Jodmangel ist der Verzehr von jodiertem Speisesalz, Seefisch und Algen zu empfehlen, evtl. ergänzt durch Jodidtabletten.

## 13.5.4.2 Schilddrüsenüberfunktion (Hyperthyreose)

Überfunktion entweder der ganzen Schilddrüse oder eines Teils davon (toxisches Adenom). Meist handelt es sich um ein gutartiges Adenom, aber auch der bösartige Schilddrüsenkrebs muss in Erwägung gezogen werden.

Entstehung meist autonom durch die Schilddrüse, d.h. ohne Beteiligung übergeordneter Zentren. Die vermehrte Einnahme von Schilddrüsenhormonen kann ebenfalls eine Hyperthyreose verursachen. Häufig tritt sie in hormonellen Umstellungszeiten auf wie Pubertät, Schwangerschaft und Klimakterium.

### Formen

- **Immunogene Hyperthyreose: M. Basedow**, Graves disease
  Zwei Drittel der Fälle treten um das 35. Lj. auf; w : m = 5 : 1; eine familiäre Häufung kann ohne Struma, mit diffuser Struma oder Knotenstruma einhergehen. Im Blut sind bestimmte Antikörper nachweisbar, die schilddrüsenstimulierend wirken, meist Thyroidea Rezeptoren Antikörper (TRAK) (Laboruntersuchung, → 442).
- **Nichtimmunogene Hyperthyreose: thyreoidale Autonomie**
  Gesteigerte Hormonproduktion
  ○ eines Bereichs der Schilddrüse (unifokale Autonomie, autonomes toxisches Adenom),
  ○ mehrerer Bereiche der Schilddrüse (multifokale Autonomie),
  ○ der gesamten Schilddrüse (disseminierte Autonomie).
  Manifestation meist im höheren Lebensalter; häufigste Ursache Jodmangelstrumen: In jeder normalen Schilddrüse gibt es autonome Areale, die nicht der Regulation von TSH unterliegen. Dieser Anteil kann in Jodmangelgebieten relativ groß werden, ohne dass die Euthyreose überschritten wird. Exogene Jodzufuhr (z.B. jodhaltige Röntgenkontrastmittel, Medikamente) löst dann jedoch eine Hyperthyreose aus.

80% der nicht immunogenen Hyperthyreosen in Jodmangelgebieten (z.B. Deutschland) entstehen durch exogene Jodzufuhr.

- **Seltenere Formen**
  ○ Passager bei Thyreoiditis
  ○ Bei Schilddrüsenkarzinom
  ○ Iatrogen (Zufuhr von Schilddrüsenhormonen)
  ○ Sehr selten zentrale Hyperthyreose, z.B. TSH-Mehrproduktion durch Hypophysenadenom
  ○ Sehr selten paraneoplastische TSH-Produktion (z.B. eines Bronchialkarzinoms)

### Symptome

- In 70-90% der Fälle Struma (Kropf, Vergrößerung der Schilddrüse, → 443)
- Gesteigerte nervöse Erregbarkeit mit feinschlägigem Fingertremor, Nervosität
- Schwitzen, Wärmeintoleranz, evtl. subfebrile Temperaturen

- Warme, feuchte Haut; weiches, dünnes Haar, evtl. Haarausfall
- Lebhafte Reflexe
- Kreislaufsymptome: neben Tachykardie oft große Blutdruckamplitude und Arrhythmien
- Stoffwechselstörungen: oft Gewichtsabnahme trotz gesteigerten Appetits, evtl. Hyperglykämie (durch gesteigerten Stoffwechsel mit Mobilisierung der Fett- und Glykogendepots); Differenzialdiagnose: unbehandelter Diabetes mellitus
- Pathologische Glukosetoleranz (50% der Fälle)
- Gesteigerte Stuhlfrequenz, evtl. Durchfälle (Obstipation schließt Hyperthyreose nicht aus)
- Myopathie: Muskelatrophie, Schwäche der Oberschenkelmuskulatur, Adynamie
- Eventuell Osteoporose: in 15-20% der Fälle Hyperkalziämie, Hyperkalziurie, erhöhte alkalische Phosphatase

### Zusätzlich bei M. Basedow
- **Exophthalmus** (Hervortreten der Augäpfel), Glanzaugen, weite Lidspalte
- Konvergenzschwäche der Augen (Möbius-Zeichen)
- Seltener Lidschlag (Stellwag-Zeichen) (Dalrymple-Zeichen, → 648 und Graefe-Zeichen, → 650)
- In 3% der Fälle prätibiales Myxödem (s. Hypothyreose, → 443)

Circa 50% Spontanremissionen (kann nach Monaten bis Jahren wieder aufleben).

| Symptome bei M. Basedow | • Tachykardie |
| Merseburger Trias | • Exophthalmus |
| • Struma (meist) | |

### Entgleisung: thyreotoxische Krise mit
- hochgradiger Tachykardie (> 150/Min.),
- Fieber bis über 40 °C,
- Durchfall, Adynamie.

### Diagnose
Symptomatik und Labor:
- Bestimmung der Schilddrüsenhormone
- Bei M. Basedow neben TRAK-Anstieg oft auch
  - TGAK (Thyreoglobulinantikörper); Thyreoglobulin ist die Speicherform der Schilddrüsenhormone,
  - TPO-AK, Thyreoperoxidase ist ein Enzym zur T3- und T4-Herstellung.

**Therapie bei Hyperthyreose**

- Leichte Formen durch den Heilpraktiker:
  - Allgemein entspannende und beruhigende Maßnahmen, z.B. autogenes Training und Meditation
  - Homöopathie, Akupunktur, Neuraltherapie
  - Phytotherapie: Wolfstrapp (Lycopus virginicus und Lycopus europaeus), ferner weitere beruhigende Pflanzen, z.B. Herzgespann, Baldrian, Hopfen, Melisse
  - Allgemeine Verhaltensmaßregeln: Stress, Aufregung, Ärger vermeiden; Aufenthalt in jodhaltiger Meeresluft, im Hochgebirge und in sehr heißen Gegenden vermeiden
- Durch den Arzt:
  - Medikamente: Thyreostatika (Thiamazol und Carbimazol) können die Schilddrüsen-hormonproduktion zeitweilig blockieren.
  - Radiojodtherapie: frühestens ab dem 35. Lj.; strahlenbehandeltes Jod (J131) wird oral verabreicht. Da Jod grundsätzlich in der Schilddrüse gespeichert wird, kommt es dort zu intensiver radioaktiver Bestrahlung, die das überfunktionierende Parenchym schädigen soll. **Gefahr:** darauf folgende Hypothyreose.
  - Operation: besonders krebsverdächtige Knotenstruma und autonome Adenome. **Gefahr:** irrtümliche Entfernung der Nebenschilddrüsen ⇒ Tetanie; Verletzung des Kehlkopfnervs (N. recurrens) ⇒ Sprachstörungen, Heiserkeit; Späthypothyreose.

## 13.5.4.3 Schilddrüsenunterfunktion (Hypothyreose)

Der Mangel an Schilddrüsenhormonen kann angeboren oder erworben sein. Er kann mit oder ohne Struma (Kropf) einhergehen.

### Angeborene Hypothyreose, Kretinismus, Neugeborenenhypothyreose

Vorkommen: 1 auf 5.000 Neugeborene. Sie tritt v.a. in Jodmangelgebieten auf, so dass als Ursache Jodmangel vor der Geburt in Betracht kommt. Andere Gründe: Thyreostatika in der Schwangerschaft, Jodfehlverwertung oder unzureichende Anlage der Schilddrüse.

**Symptome**

- Bei Geburt:
  - Ikterus neonatorum prolongatus
  - Trinkfaulheit, Bewegungsarmut
  - Obstipation, Mekoneumileus
  - Abgeschwächte Muskeleigenreflexe
  - Eventuell Nabelhernie
- Später:
  - Disproportionierter Minderwuchs, Reifungsrückstand (Knochen-/Zahnalter)
  - Geistige und psychische Retardierung, niedrige Intelligenz
  - Schwerhörigkeit, Sprachstörung
  - Eventuell Sattelnase, genitale Überentwicklung, Struma

Das unbehandelte Vollbild **Kretinismus ist extrem selten** in medizinisch versorgten Regionen. Die Frühdiagnose entscheidet über die Prognose. Gesetzlich vorgeschriebenes Hypothyreosescreening bei Neugeborenen; am 5. Lebenstag werden 1-2 Blutstropfen aus der Ferse auf Filterpapier getropft: TSH-Bestimmung (bei Hypothyreose: erhöhtes TSH basal). Der Kleinwuchs lässt sich auch bei verspäteter Substitutionstherapie noch beeinflussen, die Hirnschäden sind jedoch irreversibel.

### Therapie
Lebenslange Substitutionstherapie.

### Erworbene Hypothyreose

Leichte Fälle bis hin zu schwersten Krankheitsbildern; gehäuft mit zunehmendem Alter, was aber oft übersehen wird, wenn kaum Beschwerden bestehen.
- **Primär:** zu wenig Schilddrüsenhormon, evtl. durch Jodmangel, Thyreoiditis, Schilddrüsenoperation, Schilddrüsenkrebs, Radiojodtherapie, Medikamente
- **Sekundär:** Ursache liegt außerhalb der Schilddrüse, z.B. HVL-Tumor oder Schädeltrauma

### Symptome
- Herabsetzung der körperlichen und geistigen Leistungsfähigkeit
- Desinteresse, mimische Starre (Gesichtsausdruck)
- Psychische Störungen, z.B. Apathien, Neigung zu Depressionen
- Verlangsamter Stoffwechsel mit erniedrigtem Blutzuckerspiegel, Anämie (durch Resorptionsstörung von Eisen und/oder Vitamin $B_{12}$)
- Bradykardie, Hypotonie
- Kälteintoleranz
- Oft extreme Stuhlverstopfung
- Gewichtszunahme
- verlangsamte Reflexe
- Haut: trocken, kühl, teigig, rau, blassgelb, schuppend
- Haar: trocken, brüchig
- Stimme rau und heiser (Fehldiagnose Kehlkopfkarzinom)
- Verlangsamte Sprache
- Früharteriosklerose infolge von Hypercholesterinämie
- Myxödem: durch allgemeine Gewebeschwellung (Einlagerung von Glykosaminoglykanen) ist die Haut, aber auch Unterhaut und Muskelgewebe teigig geschwollen (dies kann ebenso mit dem Herzen passieren [Myxödemherz]). Heute extrem selten ist das Myxödemkoma mit hoher Letalität. Auffällig ist die Hypothermie (Rektaltemperatur oft nicht messbar).

> **Myxödem: „aufgeschwemmter Patient"**
> Zeichen einer schweren Hypothyreose: teigige Schwellung im Bereich der Augenlider,
> Lippen, des Gesichts, der Hände, Unterschenkel und Gelenke. Hinterlässt auf Druck keine
> Dellen. Im Liegen und besonders morgens beim Aufwachen am stärksten ausgeprägt.

Bei älteren Patienten oft oligosymptomatischer oder uncharakteristischer Verlauf, daher
häufige Fehldiagnosen: „vorgealtert, verkalkt, depressiv, immobil, apathisch".

**Therapie**

Arzt verabreicht synthetische Schilddrüsenhormone, L-Thyroxin (T4) oder T3-/T4-Kombina-
tionspräparate. Die Einnahme muss regelmäßig und oft lebenslang erfolgen nach „Einschleichen" über ca. 3 Monate.
Der Heilpraktiker kann unterstützend den Stoffwechsel anregen, die Obstipation behandeln
oder psychisch betreuen.
Bei Jodmangel ist der Verzehr von jodiertem Speisesalz, Seefisch und Algen zu empfehlen,
evtl. ergänzt durch Jodidtabletten.

### 13.5.4.4 Schilddrüsenentzündung (Thyreoiditis)

#### Hashimoto-Thyreoiditis

Chronische Schilddrüsenentzündung aufgrund eines Autoimmungeschehens.

- Häufigste Form der Thyreoiditis.
- Meist bei Frauen über 40-50 Jahren.
- Deutlicher Anstieg von TAK (TGAK, Thyreoglobulinantikörper) und MAK (mikrosomale
  Antikörper bzw. TPO-AK) (→ 442).
- Verläuft oft unbemerkt.
- Fällt erst bei deutlichen Zeichen einer Hypothyreose auf, wenn schon ein großer Teil
  des Schilddrüsengewebes zerstört ist; dann kann es auch zu einer Schilddrüsenver-
  kleinerung kommen.

**Diagnose**

Anamnese, Klinik, Feinnadelbiopsie, Labor.

#### Akute Thyreoiditis

Seltene Entzündung, meist bakteriell (auch Viren, Bestrahlung, Traumen) mit

- starker Rötung, Schwellung,
- starken Schmerzen, Druckempfindlichkeit, Schluckbeschwerden,
- beschleunigter BSG, Leukozytose mit Linksverschiebung,
- eventuell Fieber, Eiterbildung,
- eventuell regionale Lymphknotenschwellung.

### Subakute Thyreoiditis, akut-subakute Thyreoiditis de Quervain

- Selten, vermutlich viral bedingt
- Beschwerden nicht so heftig wie bei akuter Form, aber länger anhaltend (oft bis zu 6 Monaten)
- BSG meist deutlich beschleunigt

#### 13.5.4.5 Schilddrüsenkarzinom

Häufigste Form der malignen Schilddrüsentumoren; w : m = 2 : 1.
95% der Fälle manifestieren sich zuerst als knotige Vergrößerung der Schilddrüse (Struma maligna); verdächtig sind schnelles Auftreten und Wachstum eines harten Schilddrüsenknotens sowie Symptome; anamnestisch verdächtig sind Bestrahlungen des Kopf-Hals-Brust-Bereichs in der Vorgeschichte (Kindheit) des Patienten.

**Symptome**
- Derbe, höckrige, nicht druckschmerzhafte Struma, Haut über der Struma unverschieblich
- Lokale, schmerzlose Lymphknotenschwellung
- Heiserkeit (Parese des N. recurrens durch Einwachsen des Tumors)
- Horner-Symptomenkomplex: Miosis (verengte Pupillen), Ptosis (hängendes Augenlid), Enophthalmus (zurückgesunkener Augapfel)
- Schmerzen im Kopf-/Halsbereich
- Atemnot und Stridor (pfeifendes Atemgeräusch durch Verlegung der oberen Luftwege)
- Schluckbeschwerden
- Obere Einflussstauung

**Diagnose**
Palpation, Sonographie (Größe, Lage, Knoten, Struktur), Szintigraphie der Schilddrüse (kalte Knoten, Metastasen, auch im Rahmen einer postoperativen Rezidiv- und Metastasensuche als Ganzkörperszintigraphie), Feinnadelbiopsie mit Zytodiagnostik, Röntgenthorax, evtl. CT oder NMR (**cave**: keine jodhaltigen Kontrastmittel, da durch Speicherung in Tumorgewebe ein szintigraphischer Nachweis unmöglich wird); labordiagnostische Bestimmung von Thyreoglobulin, Kalzitonin, evtl. CEA und TPA (Tumormarker) im Serum.

**Therapie**
Je nach Stadium, meist Thyreoidektomie.

## 13.6 Nebenschilddrüse (Parathyroidea)

### 13.6.1 Lage und Aufgabe

Vier helle, weizenkorngroße Epithelkörperchen an der Rückseite der Schilddrüse.

Autonome Produktion von **Parathormon**. Nicht durch die Hypophyse gesteuert, sondern durch den Kalziumgehalt des Bluts.

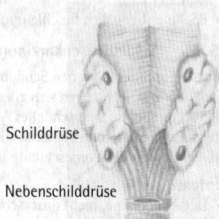

> Parathormon macht Kalzium parat!

Schilddrüse

Liegt also ein zu niedriger Kalziumspiegel im Blut vor, regt das die Parathormonproduktion an. Dieses

Nebenschilddrüse

- sorgt für eine **Kalziumresorption** aus der **Nahrung,**
- **steigert** die **Kalziumrückresorption** in den Nieren,
- fördert den **Abbau von Kalzium und Phosphat aus den Knochen** und
- steigert **Phosphatausscheidung über die Niere ⇒ Blutkalziumspiegel↑, Phosphatspiegel↓**.

Ein erhöhter Kalziumspiegel dagegen stoppt die Parathormonproduktion und regt die Kalzitoninbildung in der Schilddrüse an.

---

**Kalziumstoffwechsel**

**Referenzbereich 2,25–2,6 mmol/l**, dieser wird konstant gehalten durch:

- **Parathormon** aus der Nebenschilddrüse;
- **Kalzitonin** aus der Schilddrüse: Es senkt den Blutkalziumspiegel, indem es dessen Einlagerung in die Knochen bewirkt;
- **Vitamin D (Kalzitriol):** Es steigert den Blutkalziumspiegel durch Steigerung der enteralen (über den Darm) Resorption und renalen (über die Nieren) Rückresorption. An den Knochen kann es zur Mineralisation oder zur Kalziummobilisation beitragen.

**Zu wenig Kalzium: Tetanie – zu viel Kalzium: „Stein-, Bein- und Magenpein"** (→ 486)

---

### 13.6.2 Untersuchung

Durch Ermittlung des Blutkalziumspiegels in Blut und Urin.
Klinisch: Röntgen, CT, Biopsie.

## 13.6.3 Erkrankungen der Nebenschilddrüse

### 13.6.3.1 Hyperparathyreoidismus

Überfunktion der Nebenschilddrüse → zu viel Parathormon → allgemeiner Knochenabbau, da zu viel Kalzium aus den Knochen geschwemmt wird → Hyperkalziämie. Es sind v.a. Frauen betroffen.

**Ursachen**
- 80% der Fälle Adenom
- Hyperplasie
- Selten Karzinom

**Symptome**
- Umschriebener oder diffuser Knochenabbau.
- Knochenzysten
- Es kommt leichter zu Knochenbrüchen.
- Nierensteine, Arteriosklerose
- Herabsetzung der Erregbarkeit von Muskeln und Nerven ⇒ Leistungsminderung und Müdigkeit, Adynamie, Depression.
- Ein hoher Kalziumspiegel bewirkt auch Stoffwechselveränderungen, z.B. eine Stimulation der Gastrin- und Säurebildung im Magen.

> **Stein-, Bein- und Magenpein** (im Vordergrund steht eine Nephrolithiasis [Nierensteine]).

> Mögliche Entgleisung → **hyperkalzämische Krise:** lebensbedrohlicher Zustand mit Oligurie/Anurie und Bewusstseinstrübung bis hin zum Koma.

**Diagnose**
- Selten aufgrund der körperlichen Beschwerden, meist Zufallsbefund
- Blut: erhöhter PTH-Spiegel, erhöhter Kalziumspiegel, erniedrigter Phosphatspiegel; bei Knochenabbau erhöhte alkalische Phosphatase.

**Therapie**
Bei asymptomatischen Formen mit normalem Serumkalzium kann unter regelmäßiger ärztlicher Kontrolle abgewartet werden. Ansonsten werden Adenome operativ entfernt.

### 13.6.3.2 Hypoparathyreoidismus

Unterfunktion der Nebenschilddrüse.

**Ursachen**
- Häufig Folge von Schilddrüsenoperationen, bei denen die Epithelkörperchen irrtümlich verletzt oder entfernt wurden
- Insuffizienz in Schwangerschaft, Stillzeit und bei Infektionen
- Selten angeboren

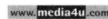

Unterfunktion der Nebenschilddrüse → zu wenig Parathormon → zu wenig Blutkalzium.

## Symptome

- Gesteigerte neuromuskuläre Erregbarkeit bis hin zu tetanischen Zuständen
- Parästhesien besonders um den Mund herum und an Fingern und Zehen
- Schmerzhafte Krämpfe bis hin zum epileptischen Anfall
- Trousseau-Zeichen (s. Abb.) und Chvostek-Zeichen positiv

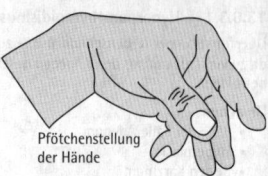

Pfötchenstellung der Hände

---

**Test auf latente Tetanie**

**Chvostek-Zeichen:** Beklopfen des N. facialis vor dem Ohr ⇒ Zuckungen im Bereich des Facialisgebiets zwischen Mundwinkel und Ohr?

---

## Therapie

Kalziumzufuhr in Kombination mit Vitamin-D-Präparaten.

## 13.7 Inselapparat des Pankreas

Der größte Teil des Pankreas, der die Verdauungsenzyme herstellt, wird im Kapitel Verdauungssystem besprochen.

Zwischen diesem exokrinen Drüsengewebe eingestreut befinden sich die Langerhans-Inseln, die etwa 2% des Gesamtgewebes ausmachen. Sie produzieren Hormone, die v.a. beim Kohlehydratstoffwechsel eine wichtige Rolle spielen. Die wichtigsten sind:

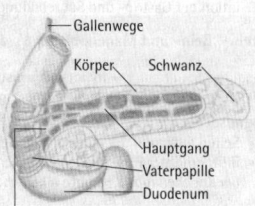

Gallenwege

Körper — Schwanz

Hauptgang
Vaterpapille
Duodenum

Pankreaskopf

- **Glukagon** aus den **A-Zellen** des Inselapparats. Es sorgt für den Blutzuckeranstieg, indem es in der Leber für den Abbau von Glykogen zu Glukose sorgt und für die Gluconeogenese, d.h. den Umbau von Nicht-Zuckern wie Laktat (Milchsäure), Aminosäuren und Fetten zu Glukose. Außerdem verhindert es in der Leber den Umbau von Glukose zu Glykogen.
- **Insulin** aus den **B-Zellen** sorgt für die Blutzuckersenkung, indem es den Aufbau von Glukose zu Glykogen fördert, das v.a. in Leber und Muskeln gespeichert wird. Weiterhin steigert es die Fähigkeit aller Gewebe, Blutzucker aufzunehmen, vermutlich indem es die Zellwände für Glukose durchgängig macht. Insulin verhindert in der Leber den Abbau von Glykogen zu Glukose. Insulin wird in der Leber und in den Nieren abgebaut.

- **Somatostatin** aus den **D-Zellen** (die auch in Magen und Dünndarm vorkommen) hemmt viele Verdauungsfunktionen, z.B. die Enzym- und Hormonsekretion des Pankreas, die Magensäuresekretion und damit auch die gastrointestinale Motilität

## 13.7.1 Erkrankungen

**Unterproduktion** von Insulin: Diabetes mellitus (→ 477).
**Überproduktion** von Insulin: seltener; führt zum hypoglykämischen Schock (→ 477).

## 13.7.2 Untersuchungen

- Harnuntersuchung auf Zucker und Ketonkörper mittels Teststreifen
- Blutuntersuchung:
  - Postprandiale Blutzuckerbestimmung (1 Stunde nach dem Frühstück).
  - Nüchternblutzuckerbestimmung; Referenzwert morgens: 60-100 mg%, allerdings können die Werte auch trotz eines Diabetes mellitus normal ausfallen.
  - Glukosetoleranztest und Blutzuckertagesprofil (→ 482).
  - Glukosetoleranztest: Nach der Bestimmung des Nüchternblutzuckers trinkt der Patient eine bestimmte Menge Glukose in einer bestimmten Zeit. Zu verschiedenen Zeitpunkten wird der Blutzucker erneut bestimmt.
  - Blutzuckertagesprofil: Messungen über den Tag verteilt.

## 13.8 Thymusdrüse

Sie befindet sich im vorderen Mediastinum hinter dem Brustbein und vor dem Herzbeutel. Sie besteht aus zwei verschieden geformten Lappen, die bis zur Pubertät an Größe zunehmen und sich dann wieder zurückbilden.

Ihre endokrinologische Bedeutung ist weitgehend unklar. Gesichert ist lediglich die Produktion von **Thymosin,** einem hormonähnlichen Wirkstoff, der auf die Differenzierung der T-Lymphozyten einwirkt. Es wird schulmedizinisch versuchsweise bei der Behandlung von Kindern mit angeborenen Immundefekten und bei Krebspatienten eingesetzt.

## 13.9 Nebennieren (Glandulae suprarenales)

### 13.9.1 Lage und Aussehen

- Auf den oberen Polen der beiden Nieren befindlich.
- Retroperitoneal (hinter dem Bauchfell) gelegen.
- Form wie „Zwergenmütze".
- Gewicht jeweils ca. 5 g.
- Die Nebennieren bestehen aus
  - der Nebennierenrinde (NNR), etwa drei Viertel der NN (Entwicklung aus Bauchfell) und
  - dem Nebennierenmark (NNM); es ist von weicher Konsistenz (Entwicklung aus Nervengewebe).

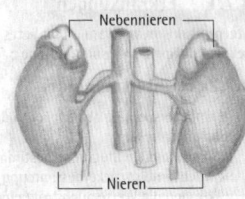

### 13.9.2 Nebennierenrinde

Morphologisch und funktionell lassen sich drei Zonen unterscheiden, in denen ca. 50 verschiedene Hormone produziert werden; am wichtigsten sind die folgenden:

#### 13.9.2.1 Hormone

##### Mineralokortikoide

**Mineralstoffwechselhormone**, aus der äußeren Zona glomerulosa. Am wichtigsten: **Aldosteron**, das den **Salz- und Wasserhaushalt** im Körper im Gleichgewicht hält. Dazu bewirkt es in der Niere eine:

- **Natrium- und (damit) Wasserretention (Zurückhaltung)** → Serum-Natrium sowie
- **Kaliumabgabe** → Serum-Kalium.

Die Aldosteronausschüttung wird durch das Renin-Angiotensin-Aldosteron-System geregelt (nicht durch die Hypophyse).

##### Glukokortikoide

**Zuckerstoffwechselhormone** aus der mittleren Zona fasciculata. Ihre Hauptvertreter sind **Kortisol und Cortison**. Sie bewirken:

- **Anstieg des Blutzuckers,** indem sie die Umwandlung von Glykogen zu Glukose und den Umbau von Fett in Eiweiß und Zucker fördern (Gluconeogenese). Sie wirken damit als Insulin-Antagonisten, was bei zu starker Ausschüttung zu einem Diabetes mellitus führen kann bzw. diesen verschlimmert.

- **Eiweißabbau** in Muskulatur, Haut und Fettgewebe (kataboler Effekt).
- **Fettabbau** und damit Freisetzung von Fettsäuren ins Blut.
- **Steigerung der Magensaftproduktion** (bei zu starker Ausschüttung drohen Magen- und Duodenumgeschwüre).
- **Steigerung des Blutdrucks.**
- **Herabsetzung der Eosinophilen** (bei zu starker Herabsetzung wird die Abwehrfähigkeit gegen Krankheitserreger gemindert).

Bei höheren Blutkonzentrationen von Glukokortikoiden zeigen sich:
- **Antientzündliche Effekte:** Nach Verletzungen hemmen sie Wundentzündungen und Narbenbildung, aber auch die Wundheilung.
- **Immunsuppressive Effekte:** Hemmung der Abwehrzellen, besonders der Lymphozyten und Phagozyten.
- **Antiallergische Effekte:** Hemmung der Entzündungsreaktion infolge (überschießender) Antigen-Antikörper-Reaktionen.
- **Osteoporotische Effekte:** Ausdünnung der Knochen.

### Androgene

**Vermännlichende Hormone** aus der inneren Zona reticularis, z.B. Testosteron, werden in geringen Mengen in der NNR gebildet. Der Hauptbildungsort beim Mann sind die Hoden. Testosteron wirkt vermännlichend auf die sekundären Geschlechtsmerkmale: Körperbau, Stimme, Behaarung.

| Hormone der NNR | |
|---|---|
| • Mineralokortikoide, z.B. Aldosteron | • Glukokortikoide, z.B. Kortisol |
| | • Androgene, z.B. Testosteron |

## 13.9.3 Nebennierenmark

Es unterstützt das sympathische Nervensystem durch:
- **Adrenalin:** Es wirkt blutdrucksteigernd durch seine verengende Wirkung auf periphere Arterien. Es beschleunigt den Herzschlag, erweitert die Bronchien und erhöht den Blutzucker. Es wirkt rasch und wird auch als Notfallmedikament verwendet (u.a. tachykarde Wirkung).
- **Noradrenalin:** Es wirkt ebenfalls blutdrucksteigernd durch seine verengende Wirkung auf periphere Arterien. Allerdings beschleunigt es nicht den Herzschlag, sondern senkt ihn (u.a. bradykarde Wirkung).

Adrenalin und Noradrenalin gehören zusammen mit Dopamin und Serotonin zu den Katecholaminen, die als Neurotransmitter wirken. In das Blut abgegeben sorgen sie v.a. für eine schnelle Energiebereitstellung. Normalerweise werden sie nur in geringer Menge sezerniert, in Stresssituationen hingegen werden sie hochkonzentriert ausgeschüttet.

## Die Stresssituation

Angst, Ärger, Leistungsdruck oder Freude, aber auch physische Faktoren, ausgelöst durch Infektionen, Operationen oder Verletzungen, setzen die Stressreaktion in Gang.

- In der ersten Reaktionskette schüttet der Hypothalamus verstärkt CRH aus, womit der HVL zur ACTH-Ausschüttung angeregt wird, was wiederum die NNR zur Ausschüttung von Glukokortikoiden veranlasst.
- In der zweiten Reaktionskette wird über den Sympathikus das NNM zu einer Ausschüttung eines Katecholamingemischs von etwa 80% Adrenalin und 20% Noradrenalin veranlasst.

Kurzfristig dominiert die Wirkung der Katecholamine, d.h. alle Organfunktionen, die für das Überleben notwendig sind, werden aktiviert (wenn z.B. der Säbelzahntiger angreift, ist für ein Überleben entweder Kämpfen oder Rennen relevant; eine gute Darmtätigkeit ist in dieser Notsituation absolut zweitrangig, denn das Blut wird in der Muskulatur benötigt und nicht im Verdauungstrakt. → 549).

- Herzschlagfrequenz und -kontraktionskraft nehmen zu.
- Herz, Skelettmuskeln und Lunge werden besser durchblutet.
- Haut und innere Organe werden weniger durchblutet.
- Bronchien weiten sich.
- Aus der Leber wird Glukose freigesetzt.
- Denkvorgänge werden zugunsten der vorprogrammierten Reflexhandlungen blockiert (deswegen ist bei angstauslösenden Prüfungssituationen das erlernte Wissen wie „weggefegt").

### Gefährlich ist allerdings Dauerstress

Er führt zu gestörtem Schlafverhalten, zur Schwächung des Immunsystems, zu verringerter Lern- und Konzentrationsfähigkeit und oft zu Spannungskopfschmerzen.

**Hormone des NNM:** • Adrenalin • Noradrenalin

## 13.9.4 Erkrankungen der Nebennieren

Sie äußern sich in einer Über- oder Unterproduktion von Hormonen der NNR und/oder des NNM.

### 13.9.4.1 Cushing-Syndrom

Ausgelöst durch zu viel Cortison:

- Meistens durch exogene Zufuhr über lange Zeit
- Selten durch körpereigene Überproduktion, z.B. durch Adenome, Tumoren und Hyperplasien der NNR, des Hypothalamus oder des HVL (Überproduktion von ACTH im HVL ⇒ **Morbus Cushing**)

| Leitsymptome bei Cushing-Syndrom | |
|---|---|
| • Vollmondgesicht | • Diabetes mellitus |
| • Stammfettsucht | • Osteoporose |
| • Büffelnacken | • Muskelschwäche |
| • Blaurote Striae | • Bei Kindern Wachstumshemmung |
| • Hirsutismus und Amenorrhö | • Glaukom |
| • Potenzstörungen | • Eosinopenie |
| • Bluthochdruck (in 90% der Fälle) | |

Anfangs fällt eine rasche Gewichtszunahme auf, die sich von normaler Adipositas durch eine Fettverteilungsstörung unterscheidet (Stammfettsucht, Vollmondgesicht, Stiernacken). Die Extremitäten bleiben oft schlank („Storchenbeine"). Die Haut ist atrophisch und verletzlich. Es kommt zu Striaebildung.

### 13.9.4.2 Nebennierenrindeninsuffizienz

Mangel an NNR-Hormonen, v.a. an Kortisol und Aldosteron.

#### Primäre NNR-Insuffizienz

Ausgelöst durch Zelluntergang von NNR-Zellen **(M. Addison, Bronzehautkrankheit)**.

**Ursache**
- Autoimmun bedingte Zerstörung der NNR (80% der Fälle)
- Zerstörung durch Tuberkulose (heute selten)
- Blutungen in die Nebennieren, z.B. bei Antikoagulanzientherapie oder Tumoren (ebenfalls selten)
- Eventuell auch angeborene Fehlbildung

**Symptome**
Mineral-, Wasser- und Säure-Basen-Haushalt sind gestört:
- Schwäche, Antriebsmangel, niedriger Blutdruck
- Salzige Speisen bevorzugt **(Merke: Herr Addison liebt das Salz in der Suppe.)**
- Gastrointestinale Störungen (verminderte Magensaftproduktion)
- Übelkeit, Erbrechen, Verstopfung, Durchfälle
- Häufig Unterzuckerungen (Hypoglykämie), psychische Störungen wie Reizbarkeit oder Verwirrtheit

Da ACTH zusammen mit MSH vom HVL ausgeschüttet wird
- oft Zunahme der Hautpigmentierung der gesamten Haut, sonnenexponierte Stellen sind deutlich dunkler; pigmentierte Ablagerungen besonders auffällig im Bereich der Handlinien, der Nates sowie in der Umgebung der Mamillen und anogenital.
- Pigmentierung der Mundschleimhaut (oft sehr diskret).

**Typische Erstmanifestation: Addison-Krise (adrenerger Schock)**

Dekompensierte NNR-Insuffizienz. Die zuvor gerade noch kompensierte NNR-Insuffizienz entgleist durch zusätzliche Belastungen wie Infekte, Unfälle oder plötzliches Absetzen einer Glukokortikoidtherapie: akuter Verfall der Körperkräfte mit gastrointestinalen Erscheinungen wie Erbrechen, Koliken, Bauchschmerzen oder Durchfall; Pulsus mollis (schwach und wegdrückbar), anfangs Temperaturabfall, später Durstfieber (wegen Exsikkose) ⇒ **Notarzt.**

**Differenzialdiagnose:** Schwermetalleinlagerung, v.a. chronische Arsenintoxikation.

### Sekundäre NNR-Insuffizienz

- HVL-Insuffizienz mit Mangel an ACTH (und auch MSH)
- Hypothalamuserkrankung
- Glukokortikoiddauerbehandlung (Unterdrückung der Nebenniere)

Die Aldosteronausschüttung bleibt von der Hypophyse unbeeinflusst; es treten Symptome wie oben beschrieben auf, aber ohne Hyperpigmentierung: **„blasser Addison"**

### 13.9.4.3 Conn-Syndrom, Hyperaldosteronismus

Vermehrte Aldosteronbildung, dadurch zu starke

- Natrium-Retention: Bluthochdruck und vermehrtes Durstgefühl mit großen Trinkmengen sowie
- Kalium-Abgabe: Muskelschwäche, Verstopfung.

**Leitsymptom: Hypertonie**

### 13.9.4.4 Adrenogenitales Syndrom (AGS)

Die vermehrte Bildung von Androgenen (männliche Sexualhormone) wirkt u.a. auf Körperbau, Stimme und Behaarung.

- Bei Jungen vorzeitige Geschlechtsentwicklung,
- bei Mädchen Zwitterbildung (Klitoriswachstum),
- bei Frauen Vermännlichung (Virilisierung): Es entwickelt sich eine tiefe Stimme und männliche Körperbehaarung (Hirsutismus).

### 13.9.4.5 Phäochromozytom

Überfunktion des NNM, meist durch gutartige, seltener durch bösartige Tumoren (10% der Fälle). Eine Überproduktion der Katecholamine führt anfallsweise oder anhaltend zu Bluthochdruck, Herzklopfen, Schwindelanfällen, Schweißausbrüchen, zum Teil mit Angstgefühlen. Auch symptomarme Verläufe sind möglich, wobei z.B. die Entwicklung eines sekundären Diabetes mellitus durch die blutzuckersteigernde Wirkung der Katecholamine möglich ist.

**Diagnose:** Katecholaminbestimmung in Blut und Urin.

**Therapie:** operative Entfernung des Phäochromozytoms

**Leitsymptom: Hypertonie**

# 14 Stoffwechsel

Der Energiegehalt der Nahrungsstoffe wird in (Kilo-)Kalorie (kcal) angegeben. 1 kcal entspricht der erforderlichen Energie, um 1 l Wasser von 14,5 auf 15,5 °C zu erwärmen. Die neuere Einheit ist Kilojoule, wobei 1 kcal 4,17 kJ entspricht. Pro aufgenommenem Gramm Kohlehydrat werden 4,2 kcal (17,5 kJ) gewonnen, auch aus 1 g Eiweiß werden 4,2 kcal (17,5 kJ) gewonnen; 1 g Fett hingegen liefert 9,2 kcal (38,5 kJ); 1 g Alkohol (1,27 ml) liefert 7,1 kcal Energie.

| Nahrungsstoffe, die der Körper benötigt | |
|---|---|
| • Kohlehydrate | • Mineralstoffe und Spurenelemente |
| • Fette | • Vitamine |
| • Eiweiße | • Wasser |

## Energiebedarf

| Tätigkeit | Mann (70 kg) kcal/Tag (kJ/Tag) | Frau (60 kg) kcal/Tag (kJ/Tag) |
|---|---|---|
| Leicht (Büro) | 2.500 (10.400) | 2.100 (8.800) |
| Schwer (Bauarbeiter) | 3.000 (12.500) | 2.600 (10.800) |
| Schwerst (Ausdauer-, Leistungssport) | Bis weit über 4.000 (17.000) | |
| Letztes Schwangerschaftsdrittel (leichte Tätigkeit) | - | 2.500 (10.400) |
| Stillen | | 2.800 (11.700) |

## Günstigste Nahrungszusammensetzung

Einfache Faustregel: zwei Drittel Kohlehydrate, ein Sechstel Fett, ein Sechstel Eiweiß
Genauer (aus Heilpraktikerprüfung): 55-60% Kohlehydrate, 25-30% Fett, 10-15% Eiweiß

## Beurteilung des Körpergewichts

Im medizinischen Bereich wird das Körpergewicht mit dem Body-Mass-Index (engl. mass = Masse), kurz BMI, beschrieben:

| Körpergewicht in kg/ Körpergröße ² in m | Beispiel: Körpergewicht: 80 kg Körpergröße: 1,80 m | $80/1{,}80 \times 1{,}80 = 24{,}69$ |
|---|---|---|

**Normalwerte BMI: Frauen 19-24; Männer 20-25**

Allerdings wird die sog. Broca-Formel aufgrund Ihrer Einfachheit nach wie vor häufig verwendet:

**Broca-Formel**
- Normalgewicht in kg **geteilt** durch Körpergröße in cm **minus** 100, d.h. Größe 1,82 m → Normalgewicht 82 kg
- Idealgewicht in kg **geteilt** durch Normalgewicht **minus** 10-15 %

Neuere Studien besagen, dass das Normalgewicht eine höhere Lebenserwartung verspricht.

**Resorption der Nährstoffe**
- **Passiver Transport durch Diffusion** aufgrund eines Konzentrationsgefälles. Dieses wird z.B. im Darm aufrechterhalten, indem die resorbierten Stoffe möglichst schnell vom Kapillarsystem der Darmzotten abtransportiert werden.
- **Aktiver Transport durch Trägermoleküle**, bei dem Energie verbraucht wird. Ein spezielles Trägermolekül schleust die zu transportierenden Stoffe durch die Zellmembran. Dies kann mit dem oder gegen das ein Konzentrationsgefälle geschehen.
- **Pinozytose:** Kleine Stärke- oder Proteinmoleküle und kleine Fetttröpfchen werden unverdaut durch Einschluss in die Zelle aufgenommen.

## 14.1 Kohlehydrate

Sie haben gemeinsam, dass sie aus Kohlenstoff, Wasserstoff und Sauerstoff bestehen (Hydrat, da H und O im festen Verhältnis 2 : 1 vorkommen). Aus diesen Bausteinen lassen sich die unterschiedlichsten Kombinationen formen. Die Zellulose der Pflanzen, z.B. ein Stück Holz, besteht aus Kohlehydraten. Interessant ist v.a. eine Form der Kohlehydrate, der **Zucker** (auch Stärke wird zu Zucker).

**Kohlehydrate**
- **Dienen der Energiegewinnung**, Glukose wird als universeller Energielieferant „verbrannt", dabei entsteht ATP, der Strom für die Zellen (so werden wertvolle Eiweiße nicht als Energielieferanten verwendet, ein Feuer brennt ja auch mit Kohlehydrat (Holz) und Sauerstoff);
- machen etwa 50% der normalen Ernährung aus;
- sind relativ kleine Moleküle aus Kohlenstoff und Wasser (Pflanzen bekommen Luft [mit $CO_2$] und Wasser [$H_2O$] und bilden in der Photosynthese unter Mithilfe von Licht Hexose [$C_6H_{12}O_6$].

Eine Hexose enthält 6 Kohlenstoffatome. Eine Pentose, ein 5er-Zucker, ist z.B. die Ribose, ein Bestandteil der DNA, unserer Erbsubstanz. Beim Abbau von DNA kann es zu einer Stoffwechselstörung kommen, der Gicht.

**Monosaccharide** (setzen sich aus einer Hexose zusammen)
- Glukose (Traubenzucker)

- Fruktose (Fruchtzucker)
- Galaktose (z.B. Baustein der Laktose)

**Disaccharide** (aus zwei Hexosen)
- Maltose (Malzzucker)
- Saccharose (Rohrzucker)
- Laktose (Milchzucker)

**Polysaccharide** (bestehen aus vielen Hexosen und sind die **Speicherform der Glukose**)
- **Glykogen** - Speicherform bei Mensch und Tier
- **Stärke** - Speicherform bei Pflanzen

## 14.1.1 Abbau und Resorption von Kohlenhydraten

Dies geschieht durch Amylasen, Enzyme, die aus Polysacchariden zunächst Dextrine (verschieden lange Bruchstücke) und Maltose (2er-Moleküle) machen.
- **Mund:** Die α–Amylase des Speichels (früher Ptyalin, Speicheldiastase) baut Kohlenhydrate in Dextrine (Polysaccharidbruchstücke) und Maltose (Disaccharide) ab.
- **Magen:** Die Kohlenhydratverdauung ist wegen des niedrigen pH-Werts unterbrochen.
- **Dünndarm:** α–Amylase des Pankreas baut zu Maltose ab, was noch nicht im Mund abgebaut wurde. **Disaccharidase (Glukosidase)** aus dem Bürstensaum der Dünndarmschleimhaut, baut weiter zu **Glukose** ab. Diese wird von den Dünndarmzotten aufgenommen und ins Blut abgegeben. Über die Pfortader gelangt sie zur Leber, wo sie zu ihrer Speicherform **Glykogen** verarbeitet wird, falls sie im Körper nicht benötigt wird.

## 14.2 Fette (Lipide)

Fette bzw. ihre Abbauprodukte sind neben der Glukose wichtige Energielieferanten für die Zelle. Fette enthalten mehr als doppelt so viel Energie wie Kohlenhydrate (9,3 kcal/g statt 4,1 kcal/g). Sie dienen als **Reservestoffe, Aufbaustoffe (Wärmeisolation, Polsterung, halten als „Füllmaterial" z.B. die Nieren in ihrer Position) und Energielieferanten bzw. -speicher.**

Im Blutplasma enthaltene Lipide sind
- Glycerine (Mono-, Di- und Triglyceride),
- Cholesterin (freies und Estercholesterin),
- Phosphatide.

Da der Abbau von Fettsäuren jedoch schwieriger ist, lassen sie sich nicht so leicht freisetzen. Auch Fette unterscheiden sich im chemischen Aufbau. Ihre Gemeinsamkeit ist die Unlöslichkeit in Wasser und die Löslichkeit in organischen Lösungsmitteln.

Die größte Gruppe der natürlich vorkommenden Fette sind die Triglyceride, die aus einem **Glycerin**-Molekül und drei **Fettsäure**-Molekülen zusammengesetzt sind. Je nachdem, ob das Kohlenstoffgerüst der Fettsäuren Doppelbindungen enthält, unterscheidet man:

- **Gesättigte Fettsäuren:** Sie enthalten nur Einfachbindungen. Sie stammen aus tierischen Fetten und sind bei 20 °C von fester Konsistenz. Sie können einen Anstieg des Blutfettspiegels bewirken.
- **Einfach ungesättigte Fettsäuren:** Sie enthalten eine Doppelbindung. Sie sind in Pflanzenölen enthalten, bei 20 °C flüssig und können den Blutfettspiegel senken.
- **Mehrfach ungesättigte Fettsäuren:** Sie enthalten mehr als eine Doppelbindung. Sie **können vom Körper nicht hergestellt werden** und heißen daher auch **essentielle Fettsäuren.** Sie werden über die Nahrung zugeführt und dienen als Ausgangsstoff für die Synthese mehrerer körpereigener Stoffe. Sie sind in pflanzlichen Ölen (auch in Fischölen) in viel höherer Konzentration vorhanden als in tierischen Fetten.

## 14.2.1 Cholesterin

- Kann von der Leber auch selbst synthetisiert werden,
- ist wichtig für
  - den Aufbau von Zellmembranen,
  - die Synthese von Steroidhormonen,
  - die Bildung von Gallensäuren,
  - die Bildung von Vitamin D.
- wird im Blut von Lipoproteinen transportiert.
  - VLDL (Very Low Density Lipoprotein) und LDL (Low Density Lipoprotein) transportieren es zu den Zellen; bei einem Überschuss an Cholesterin lagern sie es an den Gefäßwänden ab.
  - HDL (High Density Lipoprotein) transportiert es aus den Körperzellen heraus und auch von den Gefäßwänden zurück.

**Bildlicher Vergleich von Lipoproteinen mit Bussen**

Ein LDL wäre ein Bus in Deutschland: Von den 52 Sitzplätzen sind schon alle besetzt, wenn nur 45 Leute im Bus sind, weil der eine noch Platz für seine Taschen, der nächste für seine Knie benötigt. Der arme Passagier am Straßenrand wird stehen gelassen.

Ein HDL wäre der gleiche Bus in Indien: Schon mit 70 Personen bestückt, hält er trotzdem für jeden Passagier am Straßenrand an und nimmt auch ihn noch mit.

---

**Normwerte Lipide**
- Cholesterin: 2,62-7,67 mmol/l = 115-260 mg/dl
- Gesamtlipide: 4,5-10 g/l = 450-1.000 mg/dl
- Fettsäuren: 8,5-15,5 mmol/l = 240-440 mg/dl
- Triglyzeride: 0,45-1,7 mmol/l = 40-150 mg/dl

## 14.2.2 Abbau und Resorption von Fetten

Fette sind schwer zu spalten. Dazu werden **Galle** und **Pankreassaft** benötigt und diese fließen erst im **Duodenum** in den Verdauungskanal.

Die **Gallensäure** emulgiert die Fette, d.h., sie verteilt sie in feinste Tröpfchen. Die **Lipase** des Pankreassafts baut die Fette zu **Fettsäuren** und **Glycerin** ab. Zum Teil wird dieser Prozess durch die Darmlipase in tieferen Darmabschnitten zu Ende geführt. Langkettige Fettsäuren werden von den Darmzotten in ihr zentrales Chylusgefäß aufgenommen und gelangen über das Lymphsystem in das Venensystem, wobei sie die Leber umgehen. Die kurzkettigen Fettsäuren gelangen über die Pfortader direkt in die Leber, wo sie entweder verbrannt oder in Triglyceride umgewandelt werden.

1 x Gylcerin + 3 x Fettsäuren = Triglycerid

## 14.3 Eiweiße (Proteine)

- Sie sind sowohl für die Struktur als auch für die Funktion des menschlichen Körpers von zentraler Bedeutung;
- sind entscheidende Bestandteile fast aller Organe, da sie z.B. als Hauptbestandteil der Muskeln baut für deren Beweglichkeit und Gestalt sorgen oder als Bluteiweiße Funktionen z.B. bei der Abwehr (Antikörper, Komplement), der Gerinnung und beim Transport erfüllen;
- bewahren als „Pforten" jeder Zellmembran die Individualität der Zelle, indem sie die Passage von Stoffen aus der Zelle heraus und in die Zelle hinein kontrollieren;
- beschleunigen als **Enzyme** (Biokatalysatoren) chemische Prozesse bis um das Hunderttausendfache und ermöglichen bzw. steuern diese im Körper.

Die tägliche Eiweißaufnahme, die eine normale Leistungsfähigkeit des Körpers gewährleistet, liegt bei ca. 1g/kg Körpergewicht: 1 g Protein = 4,2 kcal = 17,5 kJ.

**Proteine** bestehen aus verschiedenen **Aminosäuren** und enthalten neben C, H und O auch **N (Stickstoff)** und einen variablen Rest, z.B. Schwefel (S), Phosphor (P) oder Eisen (Fe). Durch diesen Rest unterscheiden sich die 25 Aminosäuren, die in menschlichen Proteinen vorkommen, voneinander. Davon sind 10 essentiell, d.h., sie können nicht vom Körper aus anderen Molekülen synthetisiert, sondern müssen von außen zugeführt werden.

Je nach Anzahl von verketteten Aminosäuren spricht man von
- Proteinen (Makropeptiden), die aus mehr als 100 Aminosäuren bestehen,
- Polypeptiden, die aus 10 bis 100 Aminosäuren aufgebaut sind und
- Oligopeptiden, die aus weniger als 10 Aminosäuren bestehen.

Proteide dagegen sind Eiweiße, die noch mit anderen chemischen Stoffen verbunden sind.

### 14.3.1 Abbau und Resorption von Eiweißen

Abbau und Resorption beginnen erst **im Magen** unter Einwirkung der Salzsäure (aus den Belegzellen), die die Eiweißfasern quellen lässt und somit für die Enzyme angreifbar macht. Außerdem wandelt die Salzsäure das Enzym Pepsinogen (die inaktive Vorstufe aus den Hauptzellen) in das Enzym **Pepsin** um, das Eiweißmoleküle in **Polypeptide** spaltet (Albumosen, Peptone).

**Im Duodenum** werden die Polypeptide durch die Verdauungsenzyme des Pankreas Trypsinogen und Chylotrypsinogen, die durch die Enterokinase des Dünndarms zu **Trypsin und Chymotrypsin** werden, weiter in **Peptide** gespalten. Die Peptide werden durch die Peptidasen der Dünndarmschleimhaut zu Aminosäuren, den kleinsten Bausteinen der Eiweiße. Besonders im Duodenum, aber auch im weiteren Verlauf des Dünndarms werden die Aminosäuren ins Blut aufgenommen und über die Pfortader zur Leber transportiert, die sie zu körpereigenen Eiweißen verarbeitet.

## 14.4 Vitamine

Vitamine sind organische Verbindungen, die vom Organismus für lebenswichtige Funktionen benötigt werden, aber im Stoffwechsel nicht oder nicht ausreichend synthetisiert werden können. Sie müssen daher regelmäßig mit der Nahrung zugeführt werden; Vitamine erfüllen nicht nur spezifische Funktionen (z.B. Vitamin A - Sehvorgang), sondern sind auch Bestandteile von Coenzymen, die den Zellstoffwechsel katalysieren.

- Wasserlösliche Vitamine B und C können im Körper nicht gespeichert werden.
- Fettlösliche Vitamine A, D, E und K (**Merke:** EDEKA) können im Körper gespeichert werden (v.a. in der Leber).

Da Vitamine in naturbelassenen Nahrungsmitteln ausreichend vorhanden sind (und waren), hat sich beim Menschen kein besonderer Steuerungsmechanismus für die Bedarfsdeckung entwickelt. Manche Vitamine können im Körper gespeichert oder sogar hergestellt werden wie die meisten Vitamine des B-Komplexes und das Vitamin K, die von der Darmflora synthetisiert werden können. Vitamin A und D können bei ausreichender Sonnenbestrahlung aus Provitaminen hergestellt werden.

### Hypovitaminosen

Vitaminmangelzustände können schwere Funktionsstörungen verursachen, werden aber oft wegen ihrer unspezifischen Symptome nicht erkannt. Außer der Rachitis sind typische Vitaminmangelerkrankungen eher selten.

**Ursachen** für Vitaminmangel können sein:
- Falsche oder ungenügende Ernährung
- Malabsorption (z.B. Mangel an Intrinsic Faktor)
- Zerstörung der Darmflora (z.B. durch Antibiotika)

- Leberschäden, dadurch Störung des Stoffwechsels und der Fähigkeit, Vitamine zu speichern
- Erhöhter Bedarf durch Schwangerschaft, Stillzeit und Stress

## Hypervitaminosen

Auch zu viele Vitamine können schaden. Diese Gefahr besteht allerdings eher bei den fettlöslichen Vitaminen, die nur begrenzt ausgeschieden werden und so zu Hypervitaminosen führen können (Leberschäden). Zu viele wasserlösliche Vitamine scheidet der Körper meist über den Urin aus.

## 14.4.1 Vitamin A (Retinol)

Es sichert den Aufbau und die normale Funktion der **Haut**. Es hilft beim Abdichten der Gewebeoberfläche und erhöht dadurch die Abwehrbereitschaft gegenüber Erregern (antiinfektiöses oder Epithelschutzvitamin).

Es beeinflusst das **Sehen** positiv, v.a. in der Dämmerung und in der Nacht, da es zusammen mit speziellen Eiweißkörpern Teile der Sehpigmente bildet. Schließlich ist es auch am **Wachstum** des ganzen Körpers, v.a. von Epithelien, Knorpel und des Skeletts und an der **Reproduktion** (Spermienbildung, Plazenta- und Fetalentwicklung) beteiligt.

**Tagesbedarf:** 1-2 mg.

**Vorkommen:**

Die Leber kann Vitamin A aus Provitaminen synthetisieren, z.B. aus $\beta$-**Carotin**, einem weit verbreiteten Pflanzenfarbstoff. Es ist enthalten in

- **dunkelgrünem Blattgemüse: Kohlarten, Spinat, Broccoli,**
- **Karotten, Kürbis, roten Paprika, Orangen, Minze.**

Fertiges Vitamin A in tierischen Produkten:

- **Leber und Lebertran, Eier (weniger), Käse, Butter**

> **Überschuss:** embryotoxisch.

**Wechselwirkungen:** Mangan unterstützt die Verwertbarkeit von Vitamin A und $\beta$-Carotin. Zu viel Eisen hemmt die Resorption. Vitamin A hingegen fördert die Wirkung von Selen.

### 14.4.1.1 Vitamin-A-Hypovitaminose

Sie wird ausgelöst durch Alkohol, zu viel Eisen(präparate), Cortison, Störungen in Verdauungstrakt, Leber oder Galle (Vitamin A ist fettlöslich).

**Symptome**

- Anfangs **Sehstörungen** wie Nachtblindheit und Blendempfindlichkeit.

- Später **Atrophie** von Haut (und Hautanhangsgebilden) und Schleimhäuten und vermehrte und gestörte Verhornung.
- Dadurch können sich Mikroorganismen leichter ansiedeln → **erhöhte Infektanfälligkeit**. Außerdem werden Geruchs- und Geschmacksempfinden gestört.
- Bei Kindern kann es zu **Wachstumsverzögerungen** kommen und zu Störungen der Knochenbildung.
- Während der Schwangerschaft kann es zu Fehlbildungen des Fetus kommen.

### 14.4.1.2 Vitamin-A-Hypervitaminose

| Akut | Chronisch |
|---|---|
| • Schmerzen | • Mattigkeit, Schlafstörungen, Schwindel |
| • Schwindel | • Haarausfall, Hautjucken und rissig-spröde Lippen |
| • Erbrechen | • Schmerzhafte Periostschwellung |
| | • Leberschwellung |
| | • Während Schwangerschaft Fruchtschädigung möglich |

## 14.4.2 Vitamin-B-Komplex

Er besteht aus Thiamin (B$_1$), Riboflavin (B$_2$), Nikotinamid, Folsäure, Pantothensäure, Pyridoxin (B$_6$), Biotin (Vitamin H) und Cobalamin (B$_{12}$). Diese Vitamin kommen meist gemeinsam vor und ähneln sich in ihrer Wirkung. Sie bilden Teile von Stoffwechselenzymen.

| B-Vitamine sind | |
|---|---|
| • alle wasserlöslich, | • wichtig für die Nerven (B$_1$, B$_{12}$), |
| • wichtig für das Blut (B$_{12}$, Folsäure), | • wichtig für die Haut (Niazin). |

### Vorkommen

Sie sind v.a. in tierischen Lebensmitteln enthalten, z.B. in Eiern, Milch, Lachs, Huhn und Butter, aber auch in Kartoffeln, Grüngemüse und Vollkornprodukten.

### 14.4.2.1 Vitamin B$_1$ (Thiamin)

**Hauptfunktionen:** Kohlehydratstoffwechsel (Zitratzyklus), Resynthese des Neurotransmitters Acetylcholin (Nerventätigkeit)

**Natürliches Vorkommen:** in Keimanlagen von Getreide, v.a. Hafer (nicht aber in Weißmehl), ferner in Hefe, Gemüse und Kartoffeln, auch in tierischen Organen, v.a. Innereien

**Tagesbedarf:** 1-2 mg.

### Mangelsymptome

- Vor allem neurologische Symptome:
  - Polyneuritis
  - Parästhesien

  ○ Reflexstörungen
  ○ Muskelschwäche v.a. der Beine (auch des Herzens)
- Osmolarität gestört:
  ○ Pleura- und Perikarderguss
  ○ Ödeme, auch Hirnödem → Demenz

**Erkrankungen**
- **Beri-Beri:** in Asien weit verbreitet, wo geschälter Reis das Hauptnahrungsmittel ist; oft aber auch bei chronischen Alkoholikern
  ○ **„Trockene Beri-Beri":** Neuropathie mit Muskelatrophie im Vordergrund
  ○ **„Feuchte Beri-Beri":** Ödeme im Vordergrund

Alkohol wird wie Zucker abgebaut, was ebenfalls viel Vitamin $B_1$ verbraucht. Ein schwerwiegender Mangel an Vitamin $B_1$ ist bei uns sehr selten (v.a. bei Alkoholikern und bei schwerer Fehlernährung). Wer jedoch v.a. geschälten Reis und Weißmehl statt Vollkornprodukte isst und häufig Stresssituationen ausgesetzt ist, kann einen leichten Vitamin-$B_1$-Mangel aufweisen, der sich z.B. in Schlaf- und Konzentrationsstörungen, Appetitlosigkeit, Reizbarkeit und Verdauungsstörungen äußert. Hält dieser Zustand über längere Zeit an, kann er zu Herz-Kreislauf-Störungen, Muskelkrämpfen und Depressionen führen.

**Cave:** Die intravenöse Injektion von Vitamin $B_1$ kann unter Umständen einen tödlich verlaufenden anaphylaktischen Schock auslösen.

## 14.4.2.2 Vitamin $B_2$ (Laktoflavin, Riboflavin)

**Hauptfunktion**
- Wirkt bei Zellatmung mit
- Hilft bei Sehfunktion (Lichtempfindlichkeit)
- Stoffwechselanregend/-regulierend
- Notwendig bei der Verarbeitung von Kohlenstoff, Fett und Eiweiß, Hormonproduktion

**Natürliches Vorkommen**
In allen tierischen und pflanzlichen Zellen, v.a. in Hefe, Getreidekeimen, Leber, Milch und Käse.

**Tagesbedarf:** 1-2 mg.

**Info:** kann in der Leber ca. 2 Wochen gespeichert werden, ist lichtempfindlich.

**Mangelsymptome:** auch durch Pille und Alkohol verursacht **(selten isoliert!)**
- Anämie, Mundwinkelrhagaden
- Dermatitis (v.a. Mundschleimhautentzündung)
- Keratitis (Beeinträchtigung des Sehens)

### 14.4.2.3 Vitamin B$_6$ (Pyridoxol, Pyridoxal, Pyridoxamin)

**Hauptfunktion**

- Coenzym bei Aminosäurestoffwechsel
- Hilft bei Übertragung der Erbinformation bei der Zellteilung
- Hilft Antikörper zu bilden
- Wichtig im Magnesiumhaushalt
- Erhöht die Sauerstoffaffinität des Hämoglobins

**Natürliches Vorkommen:** in allen Zellen, v.a. Hefe, Körner, Grüngemüse, Innereien und Milch/-produkten.

**Tagesbedarf:** ca. 2 mg.

**Info:** Das Tuberkulosemedikament INH verursacht, ebenso wie Alkohol und Diabetes, einen erhöhten Vitamin-B$_6$-Bedarf; Vitamin B$_6$ ist licht- und hitzeempfindlich.

| Mangelsymptome | |
|---|---|
| • Epileptische Anfälle bei Kindern | • Erhöhte Infektanfälligkeit |
| • Neuritis | • Hyperaktive Talgdrüsen |
| • Kopfschmerz | • Stoffwechselstörungen |
| | • Hautveränderungen |

### 14.4.2.4 Vitamin B$_{12}$, (Cobalamin, Extrinsic Faktor)

Cobalamin wird ausschließlich von Mikroorganismen synthetisiert.

**Hauptfunktion**

- Zellteilung ⇒ Blutbildung
- Nerven
- Coenzym bei Eiweiß- und Kohlehydratverstoffwechselung (ohne Vitamin B$_{12}$ findet keine Proteinbiosynthese statt)

**Natürliches Vorkommen:** Leber, verschiedene Fischsorten, Huhn, Hefe, Hopfen, Algen, sauer Vergorenes wie Sauerkraut, Brottrunk©).

**Tagesbedarf:** 5–10 µg.

**Info**

- Kann nur in Verbindung mit Intrinsic Faktor aus den Belegzellen des Magens, v.a. im terminalen Ileum, aufgenommen werden
- Kann in der Leber in Verbindung mit Folsäure 3-5 Jahre gespeichert werden
- Ist hitzeempfindlich

**Mangelsymptome**
**Ursachen**

- Streng vegetarische Ernährung (möglicherweise erst nach 5- bis 10-jähriger cobalaminfreier Ernährung)

- Mangel- und Fehlernährung
- Resorptionsstörungen (z.B. Intrinsic-Faktor-Mangel)
- Angeborene Cobalamin-Transportstörung

**Symptome**
- Perniziöse Anämie mit Leuko- und Thrombopenie (makrozytäre Anämie) und gesteigerter Hämolyse → prähepatischer Ikterus (gelblich-graue Färbung der Haut)
- Neurologisch: Parästhesien (Missempfindungen), Verlust der Tiefensensibilität, evtl. Gangunsicherheit; Degeneration der Hinter- und Seitenstränge des Rückenmarks
- Epitheliale Veränderungen der Mukosa (Schleimhaut) des Verdauungstrakts
- Impotenz

**Therapie:** Substitution (bei Resorptionsstörung ist eine orale Gabe sinnlos).

**Hypervitaminose:** Sie ist weder alimentär bekannt, noch bei therapeutischer Anwendung von hohen Dosen.

## 14.4.2.5 Niazin, Nikotinamid, Nikotinsäure, PPF (Pellagra preventing factor)
**Hauptfunktion**

| | |
|---|---|
| • Haut | • Stoffwechsel |
| • Nerven | • Zelldifferenzierung |

**Tagesbedarf:** ca. 0,1 g.

**Info:** Niazin kann der Körper aus der Aminosäure Tryptophan selbst herstellen.

**Natürliches Vorkommen:** Niazin kommt fast überall vor (besonders in Champignons), aber nicht in Mais und Hirse. Azteken und Mayas legten ihren Mais nach der Ernte üblicherweise in Kalkwasser, um das im Mais enthaltene Niazin der Verdauung zugänglich zu machen. Die spanischen Eroberer nahmen den Mais nach Europa, Nordamerika und Afrika mit, achteten jedoch nicht auf diese Technik. Das hatte zur Folge, dass später ganze Bevölkerungsschichten, die auf Mais als Hauptnahrungsquelle angewiesen waren, Niazin-Mangelerscheinungen bekamen, die sogar zum Tod führen konnten.

---

**Mangelsymptome (Pellagra)**
durch Alkoholismus, hohe Antibiotikagaben, Mangelernährung, Resorptionsstörung
- Frühsymptome: Kopfschmerz, Appetitmangel, Konzentrations- und Schlafstörungen
- Schäden an Haut, Verdauungs- und Nervensystem
- 3 D

**Dermatitis** mit blauroten Flecken, Hyperpigmentierung und Hyperkeratose an sonnenexponierten Stellen (Gesicht und Hände) und an Druck- und Reibestellen (Achsel, Brust)
**Diarrhö** (wässrig-schleimig)
**Dementia** (Verlust erworbener intellektueller Fähigkeiten)

---

## 14.4.2.6 Folsäure

Vitamine der B-Gruppe (B$_9$), die in der Darmflora hergestellt werden können. In tierischen Produkten wie Leber liegen sie als Monoglutamate vor, in pflanzlichen (z.B. in Spinat) als Polyglutamate (weniger gut vom Körper zu verwerten). Der gesunde Erwachsene verfügt über etwa 15 mg Folsäure, die hauptsächlich in der Leber gespeichert sind.

**Hauptfunktionen**

- Schlüsselposition im Protein- und Kohlehydratstoffwechsel als Überbringer kleinerer Kohlenstoffmoleküle
- Hilft bei Zellteilung (Biosynthese von Nukleinsäuren → Gene), besonders beim Bau der **Blutkörperchen** (erzeugt Hämoglobin) und der **Schleimhäute**
- Hilft beim Abbau der Säure Homocystein, die für das Herz-Kreislauf-System schädlich sein kann

**Vorkommen:** im Pflanzen- und Tierreich weit verbreitet; hitzeempfindlich (nicht kochen)

- Blattgemüse wie Spinat und Salat
- Tomaten, Kartoffeln, Brokkoli, Spargel, Radieschen
- In einigen Kohl- und Obstsorten
- Produkte aus Vollkornmehl
- Besonders reich an Folsäure sind **Weizenkeime** und **Sojabohnen**
- Leber

**Tagesbedarf:** ca. 0,1 g.

**Info**

- Licht-, sauerstoff- und hitzeempfindlich (in gekochtem Gemüse ist nur noch ein Drittel der ursprünglichen Folsäurekonzentration vorhanden) sowie gut wasserlöslich; daher sollten zu intensives Wässern und zu lange Lager- und Kochzeiten vermieden werden
- Wird über den Dünndarm aufgenommen.
- Kann in der Leber bis zu 2 Monate gespeichert werden.
- Das Fehlen von Eisen kann die Aufnahme von Folsäure erschweren.
- Folsäure kann die Aufnahme von Vitamin B$_{12}$ erschweren.
- 80-90% der Bevölkerung erreichen nicht den Tagesbedarf alleine durch den Verzehr normaler, unangereicherter Lebensmittel, da die wenigsten Menschen täglich frisches (gehaltvolles) Gemüse essen.

Folsäure zählt allgemein zu den kritischen Nährstoffen in fast allen Bevölkerungsgruppen. Zu den Risikogruppen zählen besonders

- Säuglinge, die mit adaptierter Milch ernährt werden,
- Kinder in der Pubertät,
- Schwangere, stillende Frauen und Frauen, die die „Pille" nehmen,

- Alkoholkranke; Personen, die Medikamente nehmen (neben hormonalen Kontrazeptiva, z.B. auch Antiepileptika, Chemotherapeutika und Zytostatika),
- Mangel- und Fehlernährung,
- Patienten mit Magen-Darm-Erkrankungen oder chronischen Blutungen.

**Symptome**
- Anfangs unspezifisch mit Reizbarkeit, Konzentrationsschwächen und depressiven Verstimmungen.
- Spezifische Symptome erst nach mehreren Wochen.
- Schleimhautschäden und Wunden heilen langsamer.
- Die Verlangsamung der Zellteilung zeigt sich am stoffwechselaktivsten Gewebe, dem Knochenmark (→ Anämie), sehr ähnlich der perniziösen Anämie (aber ohne neurologische Symptomatik), begleitet von Durchfall und Gewichtsverlust.
- Erhöhtes Risiko von Herz-Kreislauf-Erkrankungen.
- In der Schwangerschaft kann Folsäuremangel zu Fruchtschädigungen, z.B. Neuralrohrdefekten („offener Rücken": Spina bifida) führen.

**Folsäure-Hypervitaminose:** alimentär (ernährungsbedingt) nicht bekannt; bei therapeutischer Anwendung hoher Dosierungen (ab ca. 15 mg) können gastrointestinale Störungen, Schlaflosigkeit, psychische Störungen und selten Allergien auftreten; bei Epilepsie können hohe Dosierungen epileptogen wirken, bzw. die Wirkung von Antiepileptika abschwächen.

### 14.4.2.7 Pantothensäure

- Ist weit verbreitet, findet sich v.a. in tierischen Lebensmitteln, aber auch in Hefe, grünem Gemüse und Getreide;
- ist Bestandteil des Coenzyms A, einer zentralen Substanz des gesamten Stoffwechsels;
- **Mangelerscheinungen sind beim Menschen nicht bekannt.**

### 14.4.2.8 Biotin (früher Vitamin H)

- Kommt in allen Zellen vor, besonders in Hefe, Innereien, Eigelb und Hülsenfrüchten,
- überträgt Carboxylgruppen (Kohlensäurereste) und
- wird ebenfalls von Darmbakterien synthetisiert.

**Tagesbedarf:** 2 mg.

**Mangelerscheinung sind beim Menschen äußerst selten.**

## 14.4.3 Vitamin C (Ascorbinsäure)

**Hauptfunktionen**
- Unterstützt Infektabwehr
- Dichtet Kapillare ab und unterstützt Blutgerinnung
- Hilft bei Eisenresorption und Bildung von Blutkörperchen
- Aktiviert Zellstoffwechsel

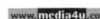

- Unterstützt Bindegewebestoffwechsel
- Unterstützt Stoffwechsel der Hormone, Aminosäuren, Kohlenhydrate und Coenzyme

**Natürliches Vorkommen:** Kartoffeln, Gemüse, Obst.

**Tagesbedarf:** 50–100 mg.

**Info:** kann in der Leber ca. 2 Wochen gespeichert werden; benötigt keine Unterstützung bei der Aufnahme; ist licht- und hitzeempfindlich.

---

**Mangelsymptome (Skorbut, alte Seefahrerkrankheit)**
- Blutungen
- in Haut und Schleimhäuten,
- im Zahnfleisch,
- in Periost und die Gelenke,
- in Pleura und Perikard,
- schlechte Wundheilung und Vernarbung, Zahnausfall, Hautentzündungen sowie
- Anfälligkeit für Infektionen und Krebs.

---

**Überdosierung**
Der normale Tagesbedarf liegt bei maximal 1 g; zur Infektabwehr, z.B. bei einer Grippe, sollte man auf ca. 1,5 g erhöhen. Zur Überdosierung (über 10 g) kommt es meist durch Tabletten $\Rightarrow$ **Durchfälle**; Langzeitüberdosierung $\Rightarrow$ Nierensteine, Vitamin-$B_{12}$-Resorptionsstörung.

---

## 14.4.4 Vitamin-D-Hormon (Calciferol)

(Wachstumsvitamin, Sonnenvitamin)

**Hauptfunktion**
Konstanthaltung des Blutkalziumspiegels durch Förderung der Kalziumresorption im Dünndarm und der Rückresorption in der Niere.

**Natürliches Vorkommen:** (Fisch-)Leber, tierisches Fett, in geringen Mengen auch in Milch, Butter und Eigelb.

**Tagesbedarf:** 50 µg.

**Info:** Das Provitamin kann in der Leber aus Cholesterin gebildet werden. Aus diesem kann unter Einwirkung der Sonnenbestrahlung in der Haut Vitamin D hergestellt werden, das in der Niere in seine aktive Form umgewandelt wird (es funktioniert schon nach der Sonnenbestrahlung, aber so richtig gut erst, nachdem es in der Niere bearbeitet wurde). So fällt Vitamin D aus der Definition der Vitamine heraus. Heute wird es eher den Hormonen zugerechnet.

**Mangelsymptome**
Durch zu wenig Sonne, Alkoholismus, Leber- und Nierenerkrankungen.

### Rachitis bei Kindern (→ 103)

- Kopfschweiß, Unruhe, Schreckhaftigkeit, Verstopfung
- „Rachitischer Rosenkranz" (Auftreibungen der Knochen-Knorpel-Grenzen der Rippen)
- Quadratschädel
- Krumme Beine (X- und O-Beine)
- „Froschbauch" (schlaffe Bauchdecke), Muskelhypotonie

### Osteomalazie bei Erwachsenen (→ 103)

Entmineralisierung der Knochen mit Schmerz, Deformation und Größenverlust, Hypokalzämie (→ 486).

### Hypervitaminose D

Zunächst Übelkeit, Gewichtsverlust, Reizbarkeit, später Entwicklungsverzögerung, Kalziumentzug aus Knochen und Gewebe und Hyperkalzämie (→ 493).

## 14.4.5   Vitamin E (Tokopherol)

**Hauptfunktionen**

- Antioxidationsmittel, d.h., es bindet freie (Sauerstoff-)Radikale; dadurch stabilisiert es (evtl.) Zellmembranen, Fettsäuren, Vitamin A u.a.
- Besonders wichtig an den Keimdrüsen (Ei- und Samenbildung).
- Eventuell auch Schutzfunktion für Gelenke.

**Natürliches Vorkommen:** besonders in pflanzlichen Lebensmitteln (Öle, Nüsse, Getreide, Gemüse), auch in tierischen Fetten.

**Tagesbedarf:** 15 mg.

**Info:** thermostabil, kann in der Leber ca. 6 Monate gespeichert werden.

---

**Mangelerscheinungen sehr selten: Hämolyse**
*Bei Langzeitmangel: Muskelschwäche, neurologische Störungen durch Verfall der Nervenzellen, Fortpflanzungsschwierigkeiten.*

---

**Überdosierungserscheinungen**
Laut Pschyrembel nicht bekannt, wenn doch, dann sehr selten:
- erhöhte Blutungsneigung,
- Kopfschmerzen, Schwindel,
- eventuell Durchfall.

### 14.4.6 Vitamin K (Phyllochinon)

**Hauptfunktion**

Wichtiges Glied in der Blutgerinnung (ohne Vitamin K keine Blutgerinnung), da es in der Leber an der Biosynthese von Gerinnungsfaktoren (Prothrombin II, Faktor VII, IX und X) mitwirkt.

> **Merkhilfe:** Vitamin-K-assoziierte Gerinnungsfaktoren: neun, zehn, sieben und zwei - 1972.

**Natürliches Vorkommen:** insbesondere in Gemüse (Sauerkraut, Tomaten, Kartoffeln, Rosenkohl), weniger in Obst, Getreide, Milch und Milchprodukten sowie Fleisch. Bedarf für Erwachsene: bis 2 mg/Tag; da Säuglinge häufig einen Vitamin-K-Mangel aufweisen, wird eine Vitamin-K-Prophylaxe empfohlen.

**Tagesbedarf:** bis 2 mg.

**Mangel durch**

- **Medikamente:** Antibiotika, Antikoagulantien der Cumaringruppe
- **Malabsorption:** M. Crohn, Zöliakie
- **Fettstoffwechselstörungen** (Vitamin K ist fettlöslich): z.B. durch Mangel an Gallensaft

**Mangelerscheinungen:** verlängerte Blutgerinnungszeit, Blutungen in verschiedene Gewebe und Organe sowie Hämorrhagie durch Schädigung der Darmflora.

**Hypervitaminose:** selten; kann Hämolyse, Erbrechen, Porphyrinurie und Thrombose hervorrufen.

**Info:** Vitamin K ist empfindlich gegen Antibiotika, Licht, Sauerstoff.

## 14.5 Stoffwechselerkrankungen

### 14.5.1 Magersucht (Anorexia nervosa)

Häufigste Form der Mangelernährung in Friedenszeiten.

**Ursachen:**

Meist bei Mädchen im Anschluss an die Pubertät (Postpubertätsmagersucht), zunehmend auch bei Jungen durch eine psychische Reifungskrise.

**Symptome**

Aus einer Abwehrreaktion gegen das Essen resultiert extreme Abmagerung, der schnell ein Ausbleiben der Regel folgt. Bald läuft der ganze Organismus „im Sparmodus": Blutdruck, Puls und Körpertemperatur sinken ab.

- Verlust von mindestens 25% des ursprünglichen Körpergewichts

- Fehlen einer somatischen Erkrankung als Ursache
- Fehlen psychiatrischer Erkrankungen wie Depressionen, Schizophrenie, Neurose und Phobien
- Mindestens zwei der folgenden Symptome: Amenorrhö, Bradykardie, Bulimie, Phasen körperlicher Aktivität, Abusus von Laxantien, Diuretika, evtl. Schilddrüsenhormonen

**Weitere Informationen zu Anorexia/Bulimia**
- Vorkommen 15-75/100.000 Menschen
- 95% davon Frauen
- Mortalitätsrate 0,5-1%

## 14.5.2 Ess-Brech-Sucht (Bulimia nervosa)

Ess-, Brech-Sucht, tritt noch häufiger auf als Anorexia nervosa; nicht nur bei jungen Mädchen, sondern auch bei Frauen. Der Erkrankungsgipfel liegt zwischen dem 18. und 35. Lj. Meist folgt sie auf Übergewicht oder Anorexia nervosa. Nach Phasen der Essensverweigerung kommt es zu unkontrolliertem, regelrechtem Fressen großer Mengen von Nahrungsmitteln. Nach diesen Fressphasen wird meist künstlich ein Erbrechen herbeigeführt und/oder es werden große Mengen Abführmittel eingenommen.

### Therapie

Die Therapie sowohl der Anorexia nervosa als auch der Bulimia nervosa besteht überwiegend in psychischer Betreuung. Gute Erfolge wurden mit Hypnose erzielt. Allerdings muss meist langfristig therapiert werden.

In spezialisierten Kliniken werden zum Teil nach mehrmonatigen Behandlungen 40% der Betroffenen geheilt, bei 30% der Betroffenen tritt eine Besserung ein, bei 20% bleibt die Situation unverändert und 10% der Betroffenen sterben an den Folgen der Unterernährung.

## 14.5.3 Fettsucht (Adipositas)

- Bei Überschreiten des Normalgewichts um über 10%.
- Multifaktorell.
- Frauen, v.a. in zweiter Lebenshälfte, sind häufiger betroffen als Männer.
- Fettsucht ist ein Risikofaktor für Hypertonie, Diabetes mellitus, Hyperlipidämie, Gicht, Arteriosklerose u.a.

### Ursachen

Die Kalorienzufuhr ist im Verhältnis zum Bedarf zu groß → Ablagerung als Depotfett z.B. im Unterhautfettgewebe, im Bereich des Bauchfells ("Fettschürze"), zwischen Muskeln und um Niere und Herz herum; außerdem wird in die Leberzellen Fett eingelagert (Fettleber). Unterstützt wird die Adipositas durch psychische Faktoren: Stress, Frustration, Einsamkeit, Nikotinverzicht u.a., manchmal hat sie jedoch auch organische Ursachen: Schilddrüsenunterfunktion, M. Cushing, Testosteronmangel bei Männern u.a. (sekundäre Adipositas).

**Symptome**

Durch die vermehrte Arbeit, die das Herz zu leisten hat, entwickeln sich:

- Atemnot
- Pulsbeschleunigung
- Ödeme in der Knöchelgegend
- Fast immer erhöhter Blutdruck
- Vermehrte Schweißneigung
- Schäden an Gelenken und Bändern, die extrem belastet sind
- Erhöhte Cholesterin- und Triglyzeridwerte im Blut
- Eventuell ein vermindertes Selbstwertgefühl

**Therapie**

Energiebilanz negativieren, d.h., entweder weniger Kalorien zuführen oder mehr verbrauchen. Meist ist eine psychische Betreuung erforderlich.

## 14.5.4 Störungen des Fettstoffwechsels

### 14.5.4.1 Hyperlipidämie, Hyperlipoproteinämie

Bei der Hyperlipidämie ist der Gehalt an Fetten im Blut erhöht. Da die Lipide im Blut an Eiweißstoffe gebunden sind, spricht man auch von Hyperlipoproteinämie. Bei den Blutfetten unterscheidet man Glycerine (Mono-, Di- und Tryglyceride), Cholesterin (freies und Estercholesterin) und Phosphatide. Diagnostisch sind Triglyceride und Cholesterin am wichtigsten.

**Ursachen**

Bei der **primären** Hyperlipidämie vermutet man eine ererbte Störung des Fettstoffwechsels.

Die **sekundäre** Hyperlipidämie ist vermutlich multifaktorell bedingt, wobei folgende Faktoren eine Rolle spielen:

- Adipositas
- Diabetes mellitus
- Alkoholmissbrauch
- Gicht
- Hyperthyreoiditis
- Nierenerkrankungen

**Symptome**

- **Xanthelasmen:** plattenartige, lipidhaltige Gebilde an den oder um die Augenlider.

- **Xanthome:** lipidhaltige, stecknadelkopf- bis bohnengroße Knötchen, mehr oder weniger erhaben. Bei Hypercholesterinämie kommen sie eher als tuberöse Xanthome (Knie, Ellenbogen) oder als Sehnenxanthome (Achilles- und Fingerstrecksehnen) vor; planare Xanthome (Zwischenfingerfalten); bei Hypertriglyceridämie treten sie als eruptive Xanthome (Gesäß, Unterarmstreckseiten) auf.
- **Kornealring:** eine ringförmig weißlich-gräuliche Trübung der Hornhaut des Auges, die durch Cholesterinablagerungen bedingt ist.
- Meist gleichzeitig Fettleber und Übergewicht.

### Folgen

Da sich die Blutfette leicht in den Gefäßen ablagern, besteht die Hauptgefahr in der Bildung einer Arteriosklerose. Diese birgt wiederum die Risiken eines Bluthochdrucks, eines Herzinfarkts, einer Apoplexie, eines Nierenschadens und peripherer Durchblutungsstörungen.

### Therapie

Ernährungsumstellung mit Vermeidung gesättigter Fettsäuren. Normalisierung des Gewichts, Alkohol sollte gemieden, die Aufnahme von Kohlenhydrate und Cholesterin reduziert werden. Zudem ist ausreichende körperliche Bewegung wichtig. Meist muss auch die Leber behandelt werden.

#### 14.5.4.2  Hypolipidämie, Hypolipoproteinämie

Ein zu geringer Gehalt von Blutfetten ist sehr selten. Er wird von einem genetischen Defekt ausgelöst und führt zu verzögertem Wachstum, Muskelschwäche und Nervenstörungen.

## 14.5.5  Diabetes mellitus

### Primär

- **Typ I** (juvenile Form): IDDM (insuline dependent diabetes mellitus), in 10% der Fälle; meist akut zwischen dem 15. und 20. Lj. nach Infektionskrankheit; der Patient ist meist schlank; vermutete Ursache: Autoantikörper gegen B-Zellen des Pankreas.
- **Typ II** (Altersdiabetes): NIDDM (Non-IDDM), meist zwischen dem 50. und 65. Lj.; der Patient ist meistens (zu 80%) übergewichtig.

**Typ III (sekundär):** als Symptom einer übergeordneten Krankheit; hierzu gehören Pankreaserkrankung oder -entfernung, Hyperthyreoidismus, Akromegalie, M. Cushing, Phäochromozytom

**Typ IV** (Schwangerschaftsdiabetes; Gestationsdiabetes): bei 1 bis 5% der Schwangeren; er ist ebenfalls insulinpflichtig, da orale Antidiabetika kontraindiziert sind. Unbehandelt sind Früh- oder Totgeburten möglich.

### Ursachen

- **Absoluter Insulinmangel (Typ I):** zu wenig/völliges Fehlen von Insulin im Blut.
- **Relativer Insulinmangel (Typ II):** ausreichend Insulin im Blut, aber

- Ansprechbarkeit der Zellen auf Insulin ist vermindert und damit auch die der Organe, die Blutglukose als Glykogen speichern (v.a. Leber, Muskeln, Fettgewebe); Pathophysiologie: durch zu häufiges und zu viel Essen kommt es zu hohen Insulinspiegeln, die die Sensibilität und Dichte der Insulinrezeptoren vermindern (Downregulation); deshalb muss der Insulinspiegel weiter gesteigert werden (Circulus vitiosus), bis die B-Zellen erschöpft sind.
- Insulin-Antagonisten sind vermehrt: Glukagon, Cortison, Adrenalin, somatotropes Hormon (STH).
- Insulinantikörper blockieren die Insulinwirkung (Autoimmunerkrankung).

| DD Diabetes mellitus | Typ 1 | Typ 2 |
|---|---|---|
| | Insulinpflichtig | Nicht insulinpflichtig |
| Pathogenese | Insulinmangel | Insulinresistenz |
| Körperbau | Schlank | Adipös |
| Manifestationsalter | 15.-24. Lj. | > 40. Lj. |
| Beginn | Rasch | Langsam |
| B-Zellen | Auf < 10% vermindert | Nur mäßig vermindert |
| Autoantikörper | Vorhanden | Nicht vorhanden |
| Stoffwechsellage | Labil | Stabil |

## Insulin senkt den Blutzucker und fördert Glukoseabbau/-verwertung. Es

- steigert den Transport der Glukose durch die Zellmembran,
- steigert die Glykogenbildung (Speicherform der Glukose) in Leber und Muskel,
- steigert die Eiweiß- und Fettbildung aus Kohlehydraten,
- fördert im Fettstoffwechsel die Aufnahme freier Fettsäuren, die dann als Depotfett in Form von Triglyceriden gespeichert werden,
- steigert nicht die Glukoseresorption im Darm.

## Symptome

### Frühsymptome

- Polyurie (Ausscheidung großer Harnmengen, da der Körper versucht, den überschüssigen Zucker auszuscheiden - dies kann er aber nur, wenn der Zucker in Wasser gelöst ist) ⇒ Polydipsie (vermehrter Durst)
- Da Zucker als Energielieferant fehlt: Müdigkeit, Leistungsminderung, Gewichtsabnahme (Glukosurie, Hyperglykämie)
- Heißhunger, Schwitzen, Kopfschmerzen durch passagere Hypoglykämien

- **Rubeosa diabetica** (diabetische Gesichtsröte)
- **Juckreiz,** besonders im Genital-/Analbereich
- **Furunkel oder Karbunkel,** v.a. im Nacken durch:
  - **Schlechte Abwehrkraft, Infektanfälligkeit** ↑
  - **Schlechte Wundheilung**
  - **Häufige Pilzinfektion**
- Ferner: **Sehstörungen** (durch Elektrolytverschiebungen kommt es zu verschieden Quellungszuständen der Linse)
- Nächtliche Wadenkrämpfe
- Potenzstörungen, Amenorrhö

Falls der Diabetes zu spät erkannt wird oder die Einstellung nicht gelingt, kommt es zu Spätfolgen.

- **Makroangiopathien:** Arteriosklerose v.a. der Herzkranz-, Nieren-, Gehirn- oder Beingefäße (Gangränbildung!); **80% der Betroffenen sterben an Komplikationen im Bereich des Gefäßsystems wie Herzinfarkt oder Apoplex**
- **Mikroangiopathien** (Schäden an Kapillaren):
  - **Neuropathie** (Nervenerkrankung), u.a. „Burning Feet" aber auch „autonome diabetische Neuropathie", z.B. Fehlsteuerung der autonomen (glatten) Muskulatur im Verdauungstrakt bis hin zum „stummen Herzinfarkt" oder zur nekrotisierenden Zehe, wobei die Schmerzen nicht wahrgenommen werden (Polyneuropathie, s.u.)
  - **Retinopathien** (Netzhauterkrankungen) durch Ernährungsstörungen
  - **Katarakt (Linsentrübung,** grauer Star)
  - **Nephropathien** (Nierenerkrankungen)

**Komplikationen:** Kimmelstiel-Wilson-Niere ist eine diabetische Glomerulosklerose (meist erst nach 10 Jahren und bei schlecht eingestelltem Diabetes); knötchenartige Verdickung der Glomeruli mit nachfolgender fibrinoider Ablagerung ⇒ massive Proteinurie und Hypertonie bis hin zur Dialysepflicht.

## Polyneuropathie

Erkrankung der peripheren Nerven mit meist distal symmetrisch betonten, sensiblen, motorischen und vegetativen Störungen. In Europa sind der Diabetes mellitus und die Alkoholkrankheit die häufigsten Ursachen für die Entstehung einer Polyneuropathie.

### Klinik

- Frühsymptome: Vibrationsempfindungsstörung (Messung über Stimmgabel)
- Schmerzen und symmetrische Missempfindungen in Füßen und Händen
- Parästhesien (Gefühlsstörungen) distal, symmetrisch als strumpf- oder handschuhförmige Sensibilitätsstörungen (meist der unteren Extremität): unangenehme Temperaturempfindungen, Ameisenlaufen, quälendes Kribbeln, Brennen der Füße („Burning Feet")
- Vegetativ-trophische Störungen (z.B. auch Blasenfunktionsstörungen)
- Eventuell Lähmungen (z.B. distal betonte Lähmungen aller Extremitäten: **Tetraparese**)
- Eigenreflexe an der unteren Extremität sind meist herabgesetzt oder erloschen (der Achillessehnenreflex fehlt oft schon, bevor sensible oder motorische Schäden nachweisbar sind)
- Eventuell Hirnnervenbefall
- Eventuell Schwankschwindel und nächtliche Muskelkrämpfe

### Notfall

| Hypoglykämischer Schock | Coma diabeticum |
|---|---|
| Blutzucker unter 40 mg% | Blutzucker > 400-600, evtl. > 1.000 mg% |
| Beginnt schnell | Beginnt langsam (über Tage) |
| Puls schnell | Puls kaum tastbar |
| Blutdruck normal | Blutdruck niedrig |
| Haut feucht, schwitzend | Haut rot und trocken, evtl. Fieber |
| Atmung normal | Kussmaulatmung (vertiefte, regelmäßige Azidoseatmung), bei der verstärkt $CO_2$ abgeatmet wird; ausgeatmetes Aceton riecht nach Obst |
| Keine Glukose und kein Aceton im Urin | Glukose und Aceton im Urin |
| Keine Exsikkose | Exsikkosezeichen (trockene [Schleim-]Haut, weiche Augenbulbi) |

| | Hypotone Muskulatur, keine Krämpfe, herabgesetzte Reflexe (ggf. Urämie) |
|---|---|
| Venöse Zugänge und Glukose i.v.; Glukagon i.c., i.m., i.v. **Niemals Insulin spritzen ⇒ Verschlimmerung des Schocks** | Flüssigkeitssubstitution; Insulingabe durch Arzt (Fachmann!) |
| **Ursache:** Insulinüberdosierung, ungenügende Nahrungsaufnahme, Erbrechen, Durchfälle, übermäßige Muskelarbeit, Alkoholmissbrauch | **Ursache:** Insulinmangel |

Im Zweifelsfall einem bewusstlosen Diabetiker immer Glukose verabreichen, da die Hypoglykämie der akut lebensbedrohlichere Zustand ist; innerhalb von Minuten kommt es zur Zerstörung von Hirnzellen (i.v. Gabe von 40%iger Glukoselösung; falls nicht vorhanden 0,9%ige NaCl-Lösung).

Leichte Hypoglykämien lassen sich über eine orale Glukosezufuhr abfangen; am besten geeignet ist Glukoselösung, zur Not auch andere schnell resorbierbare Zucker, z.B Traubenzucker(-tee). Bei einem verwirrten, desorientierten Patienten ist von einem **Notfall** auszugehen. Er kann innerhalb weniger Sekunden in ein hypoglykämisches Koma rutschen. **Im Notfall keine orale Medikation**, die Gefahr von Erbrechen und Aspiration(spneumonie) ist zu groß. Außerdem werden oral verabreichte Medikamente im Notfall nicht (sicher) resorbiert. Die Gabe von Insulin wäre bei einer Hypoglykämie lebensgefährlich! Die Glukosezufuhr im Coma diabeticum ist weit weniger gefährlich als die Insulingabe im hypoglykämischen Schock.

### Diagnose

Die Diagnose eines Diabetes mellitus Typ 2 ist etwas schwieriger, da die Patienten oft recht physiologische Nüchternblutzucker-Werte aufweisen. Liegt dieser Wert bei zweimaliger Messung beide Male unter 80 mg/dl, ist ein Diabetes mellitus unwahrscheinlich. Bei über 120 mg/dl ist von einem manifestem Diabetes mellitus auszu-gehen. Erst wenn die Nierenschwelle von ca. 180 mg/dl überschritten ist, befindet sich auch Glukose im Harn und wird mit dem Urin-Teststreifen feststellbar. Bei Nüchternblutzucker-Werten zwischen 100 und 120 mg/dl ist ein Glukosetoleranztest oder die Erstellung eines Blutzuckertagesprofils sinnvoll. Hier wird der Blutzucker des Patienten nüchtern, kurz vor und eine Stunde nach jeder Mahlzeit (postprandial) kontrolliert. Der postprandiale Gluko-sewert bcim Gesunden liegt unter 120 mg/dl, beim Diabetiker über 180 mg/dl.

## Glukosetoleranztest

Subklinische und unklare Fälle lassen sich durch den oralen Glukosetoleranztest (OGTT) erfassen. Dabei wird dem Patienten 75 g Glukoselösung verabreicht, nachdem der Nüchternblutzucker bestimmt wurde (sofern dieser nicht schon pathologisch ausgefallen ist). Dazu muss der Patient 10 Stunden vor dem Test nüchtern bleiben, nachdem er sich 3 Tage relativ normal mit ca. 250 g Kohlenhydraten/Tag ernährt hat (dabei darf der Patient keine febrile Erkrankung haben und Frauen keine Menstruation).

| Glukosetoleranztest | Nüchtern | Nach 1 h | Nach 2 h |
|---|---|---|---|
| Normal | < 110 mg/dl | < 200 mg/dl | > 140 mg/dl |
| Pathologisch | 110-120 mg/dl | > 200 mg/dl | 140-200 mg/dl |
| Diabetes mellitus | > 120 mg/dl | > 200 mg/dl | > 200 mg/dl |

## Langzeitüberwachung

Die Diabetiker-Diät ist für die meisten Patienten buchstäblich kein Zuckerschlecken. Damit aber der Arzt nicht schimpft, schummeln manche Patienten ein wenig: Gelebt wird in Saus und Braus, aber kurz bevor der Arztbesuch bevorsteht und damit eine Blutzuckerbestimmung ist der Patient ernährungstechnisch wieder ganz brav.

Falls die Schädigungen fortschreiten, obwohl die Glukosewerte vorbildlich sind, bestimmt der Arzt den **HbA1c-Wert**, der auch als Glykohämoglobin (GHb) bezeichnet wird und eine Form des roten Blutfarbstoffs (Hämoglobin) darstellt, an den Glukose gebunden ist. Da die Reaktion von der Glukosekonzentration im Blut und von der Lebensdauer der Erythrozyten (ca. 120 Tage) abhängt, spiegelt der HbA1c-Wert die Blutzuckerwerte der letzten 3 Monate wieder und dient somit der Verlaufskontrolle bei Diabetikern (gut eingestellter Diabetes: HbA1c unter 6 %; schlecht eingestellter: HbA1c über 9,5 %).

## Therapie/Ernährung bei Diabetes

### Kalorienbedarf bei Diabetikern

| | |
|---|---|
| Stark Übergewichtige | 1.200 kcal (10-12 BE) |
| Kinder bis ca. 50 kg | 1.500 kcal (12-13 BE) |
| Ältere, Normalgewichtige | 1.700 kcal (15-17 BE) |
| Normalgroße mit mittlerer körperlicher Belastung und Schwangere | 1.800-2.500 kcal (16-21 BE) |
| Große, körperlich schwer Arbeitende | Bis 3.000 kcal (25-30 BE) |
| Zur Gewichtsreduktion | Zwei Drittel der o.g. Werte |

**1 BE (Broteinheit) = 12 g Kohlehydrate**

## Zusammensetzung der Nahrung

- Eiweiß: 10-15% der Gesamtkalorien (fettarmes Fleisch, Fisch, pflanzliche Eiweiße), bei diabetischer Nephropathie eiweißarme Diät.
- Fett: 30% der Gesamtkalorien (möglichst hoher Anteil an ungesättigten Fettsäuren); bei zusätzlichen Fettstoffwechselstörungen (häufig) kann der Fettanteil auf < 25% gesenkt werden.
- Kohlenhydrate: 50-60%; Berechnung nach BE, keine schnell resorbierbaren Zucker (Mono- oder Disaccaride).
- Keine mit Zucker, Traubenzucker, Honig, Saccharose gesüßten Speisen oder Getränke, sondern mit Zuckeraustauschstoffen wie Fruktose, Laktose, Sorbit, Xylit oder gesüßte Nahrungsmittel.
- Langsam resorbierbare Kohlenhydrate (Polysaccharide), z.B. Stärke aus Kartoffeln, Vollkornprodukten und Reis, erhöhen den Blutzuckerspiegel langsam, aber länger anhaltend.
- Sechs bis sieben kleinere Mahlzeiten täglich statt drei große.
- Einschränkung des Alkoholkonsums, trockene Weine und Diabetikerbier sind erlaubt.

In frühen Stadien lässt sich Altersdiabetes über eine entsprechende Diät aufhalten. Später werden orale Antidiabetika verordnet.

- Sulfonylharnstoffe (meist verordnet) regen die Bauchspeicheldrüse zu vermehrter Insulinausschüttung an.
- Guarmehle und Enzymhemmer verlangsamen die Kohlenhydratverdauung, so dass es zu einem langsamen Anstieg des Blutzuckers und nicht zu Blutzuckerspitzen kommt.

Wenn Diät und orale Medikation nicht (mehr) ausreichen oder ein Typ-1- oder Schwangerschaftsdiabetes vorliegt, wird eine Insulintherapie erforderlich. Da Insulin ein Eiweiß ist und im Verdauungstrakt abgebaut würde, muss es subkutan gespritzt werden. Die Dosierung wird in Internationalen Einheiten (IE) angegeben:

- Altinsulin mit schnell einsetzender (nach 15-30 Minuten) und kurz anhaltender Wirkung
- Verzögerungsinsuline mit einem Wirkungsbeginn nach 30-90 Minuten und einer Wirkungsdauer von 12-24 Stunden
- Langzeitinsuline mit spät einsetzender (nach 3-4 Stunden) und lang anhaltender Wirkung (> 28 Stunden)
- Mischinsuline bestehen aus Alt- und Verzögerungsinsulin

## 14.5.6   Gicht (Arthritis urica)

Serum-Harnsäure > 6,4 mg/dl (> 380 mmol/l). Die Erkrankung beruht auf einer Störung des Purinstoffwechsels. Beim Abbau von Zellkernen in der Leber fallen Purine an. Diese werden in Harnsäure überführt, damit sie von der Niere ausgeschieden werden können.

Bei der Gicht liegt eine übermäßige Harnsäurekonzentration im Blut vor und die Harnsäure kristallisiert sich zu Salzen (Urate), die sich insbesondere in der Gelenkflüssigkeit ablagern, aber auch an anderen Körperstellen.

## Ursachen

- **Primäre Hyperurikämie (90%):** genetisch; in 99% der Fälle manifestiert sich die Erkrankung in einer **gestörten renalen Ausscheidung**, nur in 1% der Fälle ist die endogene Harnsäureproduktion vermehrt.
- Sekundäre Hyperurikämie
  - Vermehrte Harnsäurebildung durch Leukämie, Polyzythämie, Tumoren, Zytostatika- und Strahlentherapie
  - Verminderte renale Ausscheidung durch Nierenerkrankungen, Hyperlaktat-, Ketoazidosen (Fasten) und Medikamente (Thiazid-, Schleifendiuretika, Sylicylate, Nicotinsäurederivate, L-Dopa)

Daneben spielt die **(Über-)Ernährung** eine wichtige Rolle **(Wohlstandserkrankung)**. Ist eine Lösung übersättigt, fällen Salze aus, die sich ablagern. Männer erkranken 20-mal so oft wie Frauen. Gicht tritt selten alleine auf, meist zusammen mit Adipositas, Diabetes mellitus, Hyperlipidämie oder Hypertonie.

## Symptome

Das erstes Stadium, die Erhöhung des Harnsäurespiegels verläuft symptomlos.

## Chronische Gicht

Sie ist durch Ablagerung von Harnsäure im Gewebe gekennzeichnet.

- Beispielsweise sind diese als **Gichttophi** an den Ohrmuscheln zu finden oder als
- **Gichtknoten** an Sehnen, Schleimbeuteln (Weichteiltophi) und gelenknahen Knochen- bezirken (Knochentophi), gefolgt von
- fortschreitenden **Gelenkdeformationen** (wird seltener), z.B. Finger in Beugestellung,
- in der Niere bilden sich Harnsäuresteine; es kommt zur **Gichtniere** mit Albuminurie und gesteigertem Blutdruck (→ 424).

## Gichtanfall

Er kann z.B. durch zu reichliches Essen, exzessiven Alkoholkonsum, körperliche Überbean- spruchung oder Fasten ausgelöst werden (auch beim Abbau körpereigener Zellen fallen Purine an). Der Anfall beginnt **meist nachts** mit Befall eines Gelenks (Monarthritis), v.a. des **Großzehengrundgelenks (Podagra)**, seltener des Daumengrund-oder anderen Gelenks. Über **mehrere Stunden** bestehen **heftige Schmerzen mit Rötung und Schwellung** des betroffenen Gelenks. Es kommt zum **Temperaturanstieg, Leukozytose** und Störung des Allgemein-befindens. Der Urin hat einen sehr niedrigen pH-Wert (Teststreifen). Unbehandelt kann die Schwellung noch mehrere Tage, die Schmerzempfindlichkeit länger anhalten.

> Warum kann ein Anfall durch Alkohol ausgelöst werden? Alkohol vermindert die Fähigkeit der Niere, Harnsäure auszuscheiden.

**Therapie**

- Ernährungsumstellung
  Am besten ovolaktovegetabile Kost, purinhaltige Nahrungsmittel meiden; basenreiche Ernährung fördert die Ausscheidung, Vitamin C und Folsäure verhindern die Ablagerung in den Gelenken; Übergewicht sollte abgebaut werden, aber **nicht durch totales Fasten,** da auch körpereigene Zellen Purine enthalten.
  - Nur wenig Fleisch, nicht fettig, keine Innereien, Wild, Sardinen und Fleischextrakte
  - Spargel und Hülsenfrüchte meiden
  - Alkoholkarenz, Kaffekonsum ↓, aber **Flüssigkeitszufuhr > 2 l/Tag**
- **Beim akuten Gichtanfall** haben sich Akupunktur und Homöopathie bewährt.
  - Kalte Umschläge, Güsse und „Cold packs"
  - Phytotherapie: Herbstzeitlose (Colchicum autumnale) wirkt analgetisch und antiphlogistisch, ist verschreibungspflichtig, Heilpraktiker kann erst ab D4 verordnen
- Die Nieren sollten angeregt werden (z.B. durch Solidago virgaurea, die Goldrute).

## 14.5.7 Störungen des Knochenstoffwechsels

Neben ihrer Stütz- und Schutzfunktion dienen die Knochen auch der Regulation des Mineralhaushalts, indem sie **Kalzium**, **Phosphor**, **Magnesium** und **Natrium** speichern und bei Bedarf an den Organismus abgeben.

Die Steuerung des Knochenstoffwechsels regeln die Hormone **Parathormon**, **Kalzitonin** und **Vitamin D** (→ 472). **Östrogen** (→ 515) und **Testosteron** (→ 500) unterstützen beim Erwachsenen den Knochenerhalt.

Vitamin A, B$_{12}$ und C beeinflussen die Osteoblasten- und Osteoklastentätigkeit und die Aufrechterhaltung der Knochenmatrix.

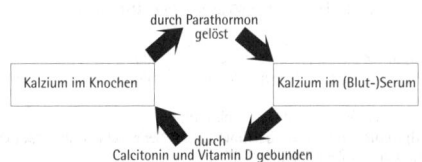

**Kalziumstoffwechsel**

**Referenzbereich 2,25–2,6 mmol/l**, dieser wird konstant gehalten durch:

- **Parathormon** der Nebenschilddrüse; fördert Kalziumresorption im Darm, Rückresorption in den Nieren und Freisetzung aus den Knochen **(Grobeinstellung)**.
- **Vitamin D** reguliert ebenfalls den Kalzium- und Phosphatstoffwechsel. Es fördert die Kalziumresorption im Darm und sorgt für den Einbau von Kalzium, Phosphor u.a. Mineralien in die Knochen.
- **Kalzitonin** aus der Schilddrüse senkt den Blutkalziumspiegel, indem es dessen Einlagerung in die Knochen bewirkt **(Feineinstellung)**.

Zu wenig **Kalzium:** Tetanie - zu viel **Kalzium:** „Stein-, Bein- und Magenpein"

Auch nach Beendigung des Längenwachstums findet ein reger Knochenstoffwechsel statt (Umbaustoffwechsel). Spezielle Bindegewebszellen, die Osteoblasten, **bauen** Knochengewebe auf, für den Abbau sind vielkernige Riesenzellen verantwortlich: Osteo**klasten klauen.** Ein übermäßiger Abbau von Knochengewebe heißt **Osteoporose.** Ist in erster Linie die Mineralisation gestört, spricht man von **Osteomalazie;** bei ungeordnetem Knochenwachstum, der **Osteodystrophie,** wachsen Zellen und Bindegewebe vom Markraum in die Spongiosabälkchen ein.

## 14.5.7.1 Osteoporose

Mengenmäßige Verminderung des Knochengewebes bei erhaltener Knochenstruktur durch verminderten Knochenaufbau und/oder verstärkten Knochenabbau.

**Ursachen**

Osteoporose ist keine eigenständige Erkrankung, sondern ein Symptom, das bei verschiedenen Grundkrankheiten auftreten kann.

**Primäre Osteoporose** (v.a. Frauen nach Wechseljahren)
- **Östrogenmangel,** v.a. durch Rückgang der Östrogenproduktion mit einsetzendem Klimakterium (25% aller Frauen über 60 leiden unter Osteoporose)
- **Altersosteoporose**

**Sekundäre Osteoporose** (nur ca. in 5% aller Osteoporosefälle)
- **Inaktivitätsosteoporose** bei Bewegungsarmut, z.B. durch Lähmungen (z.B. Poliomyelitis)
- **Mangelernährung:** Malabsorption, Alkoholismus
- **Hyperparathyreoidismus,** also Überfunktion der Nebenschilddrüse **(Merkhilfe:** Parathormon macht Kalzium parat, → 450)
- **Cushing-Syndrom:** zu viel Cortison, meist durch Medikamente, seltener durch Überfunktion der Nebenniere (tumurös bedingt)

- **Diabetes mellitus**
- Hypogonadismus (mit verminderter Hormonproduktion der Hoden bzw. Eierstöcke), Langzeit-Heparinbehandlung, Nierenerkrankungen, Knochentumoren

## Symptome

- Ziehende Schmerzen in Wirbelsäule und Extremitätenknochen (nicht mit Rheumatismus verwechseln); anfangs nur bei Belastung, später als Dauerschmerz.
- Durch die Verminderung der Knochensubstanz kommt es leicht zu Knochenbrüchen; bei schweren Erkrankungen treten häufig Spontanfrakturen bzw. Spontanverformungen der Wirbelsäule auf; bei Altersosteoporose kommt es oft zum Schenkelhalsbruch des Oberschenkelknochens.

## Therapie

Wichtig ist eine ausreichende **Kalzium- und Vitamin-D-Zufuhr**. Bei erhöhter Beanspruchung kann sich Knochensubstanz wieder aufbauen, es ist also vorsichtiges Bewegungstraining anzuraten, evtl. ergänzt durch Hydrotherapie und Massage. Bei klimakterischer Osteoporose hat sich die Homöopathie mit Aristolochia clematitis D12 bewährt. Schüssler-Salze: "Osteoporose-Schema" u.a. mit Nr. 2 Calcium phosphoricum. Die Schulmedizin therapiert mit Hormonen, v.a. Östrogen und Kalzitonin.

## 14.5.7.2 Osteomalazie

Störung in der Mineralisation des Knochengewebes, d.h., es wurden zu wenig Kalzium und Phosphor in die Knochensubstanz eingebaut. Dadurch kommt es leicht zu Verbiegungen der Knochen (im Gegensatz zur Osteoporose, wo es eher zu Brüchen kommt). Häufig treten Osteoporose und Osteomalazie zusammen auf.

## Ursachen

- Vitamin-D-Mangel bzw. -Stoffwechselstörung
- Hyperparathyreoidismus

## Symptome (beim Erwachsenen)

- Zunächst Empfindlichkeit des Brustkorbs bei Husten, Niesen und leichter Kompression
- Dann starke Knochenschmerzen, v.a. im Bereich des Beckengürtels

Bei fortschreitender Erkrankung:

- Größenverlust
- Gehstörung („Watschelgang") durch Schmerzen bedingt
- Deformierungen von Brustkorb und Becken
- Muskelschwäche

### 14.5.7.3 Rachitis

Tritt bei Kindern durch eine gestörte Kalkeinlagerung durch Vitamin-D-Mangel auf.

- Kopfschweiß, Unruhe, Schreckhaftigkeit, Verstopfung
- „Rachitischer Rosenkranz (Auftreibungen der Knochen-Knorpel-Grenzen der Rippen)
- Quadratschädel
- Krumme Beine (X- und O-Beine)
- „Froschbauch" (schlaffe Bauchdecke), Muskelhypotonie

**Therapie:** hohe Gaben von Vitamin D (Achtung: Überdosierungserscheinungen).

## 14.5.8 Mineralstoffe

- **Mengenelemente** kommen mit Gewichtsanteilen von 25 bis 1.000 g beim Erwachsenen vor, dazu gehören: **Natrium, Kalium, Kalzium, Phosphor, Chlor und Schwefel.**
- **Spurenelemente** werden vom Körper nur in kleinsten „Spuren" (1 mg bis 5 g beim Erwachsenen) benötigt. Dazu gehören: **Eisen, Kupfer, Selen, Zink, Jod, Kobalt, Molybdän, Chrom u.a.**

| | Element | Anteil am Körpergewicht | Biologische Funktion |
|---|---|---|---|
| Etwa 96% „Schlüsselelemente" | Sauerstoff (O) | 65% | Bestandteil von Wasser und vielen organischen Molekülen |
| | Kohlenstoff (C) | 18,5% | Bestandteil jedes organischen Moleküls |
| | Wasserstoff (H) | 9,5% | Bestandteil von Wasser und organischen Molekülen; als Ion ($H^+$) für die Säureeigenschaft einer Lösung verantwortlich |
| | Stickstoff (N) | 3,2% | Bestandteil vieler organischer Moleküle, z.B. aller Proteine und Nukleinsäuren |
| Etwa 3% Mengenelemente | Kalzium (Ca) | 1,5% | in Knochen und Zähnen; vermittelt Synthese und Freisetzung von Neurotransmittern; an allen Muskelkontraktionen beteiligt |
| | Phosphor (P) | 1% | Bestandteil von Knochen und Zähnen und vieler Biomoleküle wie Nukleinsäure, ATP |
| | Kalium (K) | 0,4% | Weiterleitung von Nervenimpulsen und für Muskelkontraktionen |
| | Schwefel (S) | 0,3% | Bestandteil vieler Proteine, besonders der kontraktilen Elemente des Muskels |
| | Natrium (Na) | 0,2% | Hauption des Extrazellulärraums, wesentlich zur Aufrechterhaltung der Wasserbilanz, für Weiterleitung von Nervenimpulsen, Muskelkontraktionen |
| | Chlor (Cl) | 0,2% | Wie Natrium wesentlich an der Aufrechterhaltung der Wasserbilanz zwischen den Zellen verantwortlich |
| | Magnesium (Mg) | 0,1% | Bestandteil vieler Enzyme |
| Etwa 1% Spurenelemente | Eisen, Zink, Kupfer, Mangan, Molybdän, Jod, Kobalt, Selen, Chrom, Fluor | | Siehe Tabelle nächste Seite |

| Element | Funktion(en) | Mangelerscheinung(en) | Körperbestand | Tagesbedarf |
|---|---|---|---|---|
| Eisen | Bestandteil des Hämoglobins und von Faktoren der Atmungskette | Hypochrome Anämie | 3–5 g | 5–30 mg |
| Zink | Wichtig für die Aktivität vieler Enzyme (sizt meist im aktiven Zentrum) | Wachstumsstörungen, Wundheilungsstörungen, Haarausfall, Unfruchtbarkeit | 1,4–2,3 g | 0,5–5 mg |
| Kupfer | Bestandteil von Oxidasen | Mikrozytäre Anämie, Störung der Eisenresorption und der Kollagensynthese | Etwa 0,1 g | 1,5–3 g |
| Mangan | Unter anderem Bestandteil von Enzymen des Kohlenhydratstoffwechsels | Unfruchtbarkeit, Störungen der Knochenbildung | Etwa 0,02 g | 2–5 mg |
| Molybdän | Bestandteil von Redox-Enzymen | Unbekannt | Etwa 0,02 g | Etwa 0,5 mg |
| Jod | Bestandteil der Schilddrüsenhormone | Kropf (sehr häufig), seltener Schilddrüsenunterfunktion | Etwa 0,02 g | Etwa 0,15 mg |
| Kobalt | Bestandteil von Vitamin $B_{12}$ | Anämie | Etwa 0,01 g | < 1 mg |
| Selen | Wirkt evtl. mit Vitamin E zusammen; soll die Ausscheidung von Toxinen fördern (z.B. Quecksilber aus Amalgam) bindet freie Radikale und hat eine Funktion im Schilddrüsenhormonstoffwechsel | Abwehrschwäche, Herzmuskelerkrankungen, Osteoarthropathie (Knochen-/Gelenkerkrankungen), **übermäßige Zufuhr** (> 0,5 mg) kann toxisch wirken, diskutiert werden Missbildungen, Erbgutveränderungen, Krebs | Etwa 0,1 g | Etwa 0,05 mg |
| Chrom | Unbekannt | Lebensnotwendigkeit nicht vollkommen gesichert | < 0,006 g | < 5 µg |
| Fluor | Verbessert Zahnmineralisierung | | 5–10 mg | 1 mg Kariesprophylaxe |

## 14.5.8.1 Natrium

Natrium ist für die **Erregungsleitung** (im EZR, Gegenspieler von Kalium im IZR) und den **Wasserhaushalt zuständig.** Da Natrium so eng mit dem Wasserhaushalt verknüpft ist, bringen Abweichungen im Natriumhaushalt meistens auch Veränderungen im Wasserhaushalt mit sich bzw. umgekehrt.

Eine Lösung mit dem gleichen Salzgehalt wie dem des Bluts, wird als isoton bezeichnet. Enthält sie weniger Salz, ist sie hypoton, enthält sie mehr, ist sie hyperton.

**Hypotone** Lösungen können entstehen durch:

- Erhöhung der Wassermenge (bei gleichbleibender Natriummenge) → **hypotone Hyperhydration;** als Verdünnungshyponatriämie häufig durch inadäquate Infusionstherapie, auch bei Herzinsuffizienz, Leberzirrhose
- Senkung der Natriummenge, die allermeist auch mit der Senkung des Wassergehalts einhergeht → **hypotone Dehydration** z.B. bei
  - extrarenalen Natriumverlusten, z.B. bei Erbrechen, Diarrhö, Pankreatitis, Schwitzen → Natriumkonzentration im Harn < 5 mval/l,
  - renales bzw. zentrales (zerebrales) Salzverlustsyndrom, Diuretikatherapie, Nebennierenerkrankungen (Hypoaldosteronismus), Syndrom der inadäquaten ADH-Sekretion, Alkalose → Natriumkonzentration im Harn > 5 mval/l.

**Hypertone** Lösungen können entstehen durch:

- Senkung der Wasser-, aber nicht der Natriummenge → hypertone Dehydration
- Erhöhung des Natriumgehalts (selten), meist auch der Wassermenge → hypertone Hyperhydration

| Hyponatriämie < 135 mmol/l–145 mmol/l < Hypernatriämie | |
|---|---|
| **Hypotone Dehydration** = kombinierter Natrium- und Wassermangel | **Hypertone Dehydration** = Hypernatriämie bei Wassermangel |
| **Ursache:** Saluretika, Flüssigkeitsansammlung im Gewebe (Ileus, Peritonitis, Ödeme) | **Ursache:** zu wenig Durst (Babys und alte Leute), Wasserverluste (Diarrhö, Verbrennung, Diabetes mellitus, Nierenerkrankungen) |
| **Symptome:** s.u., oft ohne Durst | **Symptome:** s.u., mit Durst |
| **Apathie, Kopfschmerz, Erbrechen, Zeichen des Volumenmangels:** Oligurie bis Anurie, trockene Haut und Schleimhäute, Fieber, Verwirrtheit, Krämpfe, fadenförmiger Puls, RR ↓, zentraler Venendruck ↓, Konzentrationsanstieg von Zellen und Substanzen im Blut (Erythrozyten, Kreatinin etc.) **Therapie:** schrittweiser Natriumersatz unter Berücksichtigung der Kreislaufsituation | |

| Hypotone Hyperhydration = Verdünnungshyponatriämie | Hypertone Hyperhydration (selten) = kombinierte Natrium- und Wasserzunahme |
|---|---|
| **Ursache:** mangelnde Wasserausscheidung bei Niereninsuffizienz; Herzinsuffizienz (Ödeme), Leberzirrhose (Aszites), zu hohe Wasserzufuhr (Infusionen), Hormonstörungen (ADH ↑) | **Ursache:** falsche Infusionen, Cortisontherapie, Störung im Aldosteronhaushalt |

**Symptome:** Gewicht ↑ , gestaute Halsvenen, Konzentrationssenkung im Blut (Erythrozyten, Hämoglobin etc.)

### 14.5.8.2 Kalium

Kalium befindet sich zu 98% in den Zellen (IZR = Interzellulärraum) und ist für die Erregungsleitung in Nerven und zum Muskel, im Herzmuskel und für den osmotischen Druck in der Zelle verantwortlich.

| Hypokaliämie < 3,5 mmol/l–5,5 mmol/l < Hyperkaliämie | |
|---|---|
| **Ursache:** durch Laxanzien, Diuretika, Cortison, Antibiotika, Erbrechen, Diarrhö, Ileus, akute Pankreatitis, Diabetes mellitus, M. Cushing, Leberzirrhose, Alkalose | **Ursache:** Kalium verlässt die Zellen durch Trauma, Verbrennung, Hämolyse, Zytostatika, M. Addison, Niereninsuffizienz, Azidose |
| **Symptome:** Arrhythmien, Brady-, Tachykardie, Hypotonie, **Muskelschwäche**, schwache Reflexe, Obstipation, **Parästhesien**, Polyurie, -dipsie | **Symptome:** Herzrhythmusstörungen, Ohrensausen, Taubheit, schlaffe Lähmung, Zittern, schwache Reflexe, Parästhesien |
| **Komplikationen:** Ileus, Koma, Digitalisempfindlichkeit ↑ | **Komplikationen:** Herzstillstand, Verwirrtheit bis Koma, Digitalisempfindlichkeit ↓ |
| **Blockierte Erregungsleitung** | **Blockierte Erregungsleitung** |

## 14.5.8.3 Kalzium

Kalzium ist wichtig für den Aufbau von Knochen und Zähnen und ein wichtiger Faktor bei der Muskelkontraktion, der Blutgerinnung und Gefäßabdichtung; es wirkt außerdem anti-allergisch und antientzündlich und verstärkt die Wirkung von Digitalis.

| Hypokalzämie < 2,25 mmol/l–2,6 mmol/l < Hyperkalzämie | |
|---|---|
| **Ursache:** durch Schwangerschaft, Stillzeit, Wachstum, Ernährung, Hormonhaushalt: Vitamin-D-Hormonmangel, Hypoparathyreoidismus, Hyperventilation: Abatmung von zu viel $CO_2$ ⇒ Blut-pH ↑ (respiratorische Alkalose), durch diese Alkalisierung sinkt die Löslichkeit und damit Verfügbarkeit von Kalzium, andere Formen der Alkalose (metabolische), Diuresestörungen, Nierenversagen, Medikamente, Pankreatitis, Sepsis, Verbrennungen | **Ursache:** Osteolyse (Tumore, Immobilisation), Tbc, Hyperparathyreoidismus, M. Addison, Vitamin D ↑, gestörte Ausscheidung, zu lange gestaut bei Blutentnahme, paraneoplastisch (parathormonähnliches Protein) |
| **Symptome**<br>**Akut: Tetanie** (Krampfanfälle) bei erhaltenem Bewusstsein; dabei Pfötchenstellung (Geburtshelferhand), Spitzfußstellung, QT-Verlängerung im EKG; **chronisch:** Osteomalazie, Katarakt (grauer Star, Linsentrübung) | **Symptome: Stein-, Bein- und Magenpein** (Nierensteine), Arteriosklerose, **Muskelschwäche**, Obstipation, Ulkus, Übelkeit, Erbrechen, Polyurie, Polydipsie |
| **Komplikationen:** hypokalzämische Krise mit Tetanie und Synkope | **Komplikationen:** Coma hypercalcämicum, Exsikkose, Fieber, Herzstillstand |
| **Muskeln übererregt und steif** | **Muskeln untererregt und schwach** |

### 14.5.8.4 Magnesium

Magnesium ist der Gegenspieler von Kalzium und Kofaktor von Stoffwechselenzymen; es erhöht die Permeabilität der Zellmembran.

| Hypomagnesiämie < 0,8 mmol/l–1,3 mmol/l < Hypermagnesiämie | |
|---|---|
| **Ursache:** häufig mit Hypokalzämien vergesellschaftet, durch parenterale Ernährung, Hungern, Alkoholismus, Schwangerschaft (Frühgeburt), Pille, Diuretika, Diarrhoe, Pankreaserkrankung | **Ursache:** Niereninsuffizienz, orale Zufuhr, Laxantien |
| **Symptome:** Gebärmutterspasmen, Tremor, Tetanie (v.a. Wadenkrämpfe), Migräne, Herzrhythmusstörungen, Angina pectoris, Arteriosklerose | **Symptome:** Lähmungen |
| **Komplikation:** Koma | |
| Ähnelt Hypokalzämie | Ähnelt Hyperkalzämie |

# 15 Fortpflanzung

Das **Fortpflanzungssystem** fasst alle Organe (innen wie außen) zusammen, die dazu dienen, Leben hervorzubringen und somit den Fortbestand der Art zu sichern.

**Aufgaben:**

- Produktion von Geschlechtszellen: **Ei- bzw. Samenzellen**
- Bildung von **Sekreten**, die die **Gleitfähigkeit** der Geschlechtsorgane bei der Vereinigung (Kohabitation, Koitus) unterstützen und ein **optimales Milieu** für den Transport, die Ernährung und Vereinigung von Samen- und Eizelle schaffen
- Produktion von **Sexualhormonen**, die u.a. Differenzierung, Reifung und Funktion der Keimzellen ermöglichen (Östrogen, Progesteron, Testosteron)

## 15.1 Geschlechtsmerkmale

- **Primäre Geschlechtsmerkmale** dienen der Fortpflanzung direkt. Sie sind schon bei der Geburt vorhanden.
  - **Beim Mann:** Hoden, Nebenhoden, Samenwege, Penis, Geschlechtsdrüsen
  - **Bei der Frau:** Eierstöcke, Eileiter, Gebärmutter, Scheide, Vulva
- **Sekundäre Geschlechtsmerkmale** dienen nicht direkt der Fortpflanzung, sondern prägen das geschlechtliche äußere Erscheinungsbild. Sie sind bei der Geburt noch nicht vorhanden, sondern entwickeln sich erst in der Pubertät.
  - **Beim Mann:** Körperbehaarung, Bart, tiefe Stimme
  - **Bei der Frau:** Brüste, Art der Behaarung, Stimme, Fettverteilung
- Tertiäre Geschlechtsmerkmale sind v.a. angeborene und anerzogene geschlechtstypische Verhaltensweisen, aber auch Körperbau und -größe.

## 15.2 Männliche Geschlechtsorgane

- **Äußere Geschlechtsorgane:** Penis und Hodensack
- **Innere Geschlechtsorgane:** Geschlechtsdrüsen wie Hoden, Bläschendrüse, Cowper-Drüse, Prostata
  **Ableitende Ausführungsgänge** wie Nebenhoden, Samenleiter, Ausspritzgang, Harn-Samen-Röhre

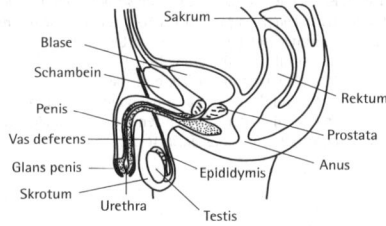

Sakrum

Blase

Schambein

Penis

Vas deferens

Glans penis

Skrotum

Urethra

Rektum

Prostata

Anus

Epididymis

Testis

## 15.2.1 Hoden (Testis)

### 15.2.1.1 Anatomie und Physiologie

Paarig angelegt, eiförmig, liegen im Skrotum (Hodensack), umgeben von einer bindegewebigen Hülle, von der Septen (Trennwände) ins Innere ziehen und jeden Hoden in ca. 250 Läppchen (Lobuli) unterteilen. In jedem Läppchen liegen 2-3 vielfach gewundene Hodenkanälchen, die im hinteren Teil des Hodens in Ausführungsgänge münden, das Hodennetz (Rete testis). In ihnen werden die Spermien hergestellt (Spermatogenese).

- **Exokriner Teil ⇒ Spermien** reifen in den Hodenkanälchen: Am Rand liegen die unreifen Vorstufen, die sich weiterentwickeln (diploider Chromosomensatz wird zu haploidem reduziert), wobei sie zur Mitte wandern. Die reifen Geschlechtszellen wandern weiter zu den Nebenhoden.
- **Endokriner Anteil ⇒ Testosteron** wird in den Leydig-Zwischenzellen produziert, die als Zellhäufchen zwischen den Samenkanälchen im interstitiellen Bindegewebe des Hodens liegen.

### 15.2.1.2 Hodenabstieg (Descensus testis)

In der Embryonalzeit werden die Hoden an der hinteren Bauchwand angelegt (entwicklungsgeschichtlich entsprechen sie den Eierstöcken). Meist senken sie sich vor der Geburt (3.-10. Monat) zusammen mit ihren Versorgungsgefäßen (sog. Samenstrang) durch den Leistenkanal in den Hodensack ab, wobei sie alle Schichten der Bauchwand einschließlich Bauchfell in den Leistenkanal ausstülpen. Die einzelnen Schichten entwickeln sich zu Hodenhüllen.

Im Skrotum sind die Hoden „ausgelagert", da die Temperatur der Bauchhöhle für die Spermienreifung etwa 3 °C zu hoch liegt. Um die Betriebstemperatur konstant zu halten, zieht der M. cremaster die Hoden bei Kälte näher an die Bauchhöhle bzw. entfernt sie bei Wärme durch Erschlaffung.

Nach Absinken der Hoden ins Skrotum schließt sich der Sack bis auf die Durchtrittsstelle für den Samenstrang. Ist dies nicht der Fall, besteht eine offene Verbindung zwischen Bauchhöhle und Hodensack (angeborener Leistenbruch), durch die die Baucheingeweide absinken können. Meist fällt erst das große Netz hinein, bei zunehmender Erweiterung evtl. auch Darmteile, wobei dann die Gefahr eines Ileus (Darmverschluss) besteht. Bei erworbenem Leistenbruch wird die Leiste aufgrund hoher Druckbelastungen (Bauchpresse, z.B. bei schwerem Heben) an der schwächsten Stelle des Bindegewebes durchbrochen, nicht an der o.g. Durchtrittsstelle (Maldescensus testis, → 501).

## 15.2.2 Nebenhoden (Epidymis)

### 15.2.2.1 Anatomie, Physiologie

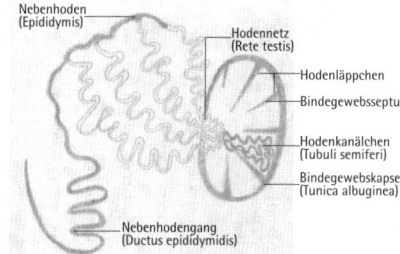

Liegen dem hinteren obe-
ren Teil des Hodens an.
Sie bestehen aus zahlrei-
chen gewunden Kanälchen,
in denen die Spermien ge-
speichert werden. Außer-
dem wird hier ein Sekret
produziert, das die
Spermien unbeweglich
macht. Bei der Ejakulation
werden sie durch peristaltische Bewegungen der
glatten Wandmuskulatur des Nebenhodengangs in den Samenleiter getrieben.

Labels in figure:
Nebenhoden (Epidymis)
Hodennetz (Rete testis)
Hodenläppchen
Bindegewebsseptum
Hodenkanälchen (Tubuli semiferi)
Bindegewebskapsel (Tunica albuginea)
Nebenhodengang (Ductus epididymidis)

## 15.2.3 Samenleiter (Ductus deferens)

### 15.2.3.1 Anatomie und Physiologie

Sie sind die Fortsetzung des Nebenhodens. Mit einer Länge von 50-60 cm steigen sie vom
Hoden durch den Leistenkanal in die Bauchhöhle, laufen seitlich an der Harnblase vorbei
und kommen zwischen Harnblase und Harnleiter zu liegen. Bevor sie in die Prostata einmünden, erweitern sie sich zu einer Ampulle. In der Prostata nehmen sie die Ausführungsgänge der Bläschendrüse auf und heißen dann ab hier **Ausspritzgänge**. Sie münden
schließlich in die Harn-Samen-Röhre. Die glatte Muskulatur der Samenleiter zieht sich
während des Samenergusses kräftig zusammen (Spermien → Harn-Samen-Röhre).

## 15.2.4 Spermien

Sie werden in den Hodenkanälchen gebildet und bestehen aus
Kopf, Mittelstück und Schwanz (s. Abb.).
Der Kopf enthält den Zellkern mit den Chromosomen.
Die Kopfkappe am vorderen Teil enthält Enzyme, die das
Durchdringen des Schleimpfropfs im Gebärmutterhals
ermöglichen.
Das Mittelstück enthält viele Mitochondrien zur Energie-
versorgung, liefert also die Bewegungskraft.
Der Schwanz bewegt das Spermium durch schlängelnde
Bewegungen vorwärts.

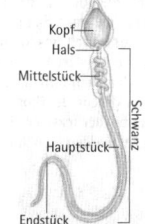

Labels in figure:
Kopf
Hals
Mittelstück
Hauptstück
Schwanz
Endstück

## 15.2.4.1 Spermatogenese

| Chromosomen-zahl | Gesamt-DNA | | | | | | |
|---|---|---|---|---|---|---|---|
| 46 | 2n | 2n | 4n | 2n | 1n | 1n | |
| | 46 | 46 | 46 | 23 | 23 | 23 | 23 |

Vor der Geburt wandert die **Urkeimzelle** in den Hoden

**Spermatogonie** ab Pubertät durch Mitose

**Spermatozyte 1. Ordnung**

1. Reifeteilung

**Spermatozyte 2. Ordnung**

2. Reifeteilung

**Spermatiden**

Spermienreifung

**Reife Spermien**

Speicherung in den Nebenhoden

## 15.2.5 Cowper-Drüsen

Sie sind paarig angelegt, etwa erbsengroß und liegen im bindegewebigen Beckenboden. Sie produzieren ein leicht basisches Sekret, das dem Samenerguss vorausgeht und dazu dient, das saure Milieu der Harnröhre zu neutralisieren.

## 15.2.6 Prostata (Vorsteherdrüse)

Sie liegt als kastanienförmiges, derbes Organ direkt unterhalb der Blase und umschließt die Harnröhre. Sie besteht aus ca. 40 einzelnen Drüsen, die über 15–30 Ausführungsgänge direkt in die Harn-Samen-Röhre ein **dünn-flüssiges, milchiges Sekret** abgeben, das die Beweglichkeit der Spermien stimuliert. Es bildet den Hauptanteil der Samenflüssigkeit. Die Rückfläche der Prostata kann mit dem Finger bei der rektalen Untersuchung getastet werden (s. Abb.).

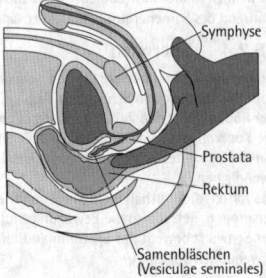

Symphyse

Prostata

Rektum

Samenbläschen (Vesiculae seminales)

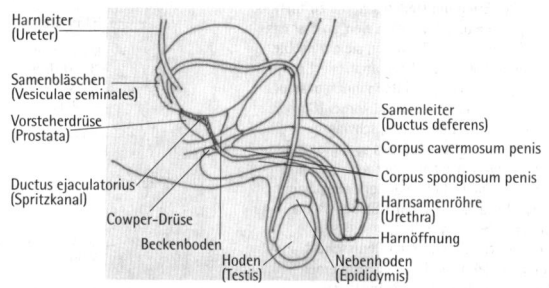

Harnleiter (Ureter)
Samenbläschen (Vesiculae seminales)
Vorsteherdrüse (Prostata)
Ductus ejaculatorius (Spritzkanal)
Cowper-Drüse
Beckenboden
Hoden (Testis)
Samenleiter (Ductus deferens)
Corpus cavernosum penis
Corpus spongiosum penis
Harnsamenröhre (Urethra)
Harnöffnung
Nebenhoden (Epididymis)

**Lage der akzessorischen Geschlechtsdrüsen**

**Sperma besteht aus:**
- Spermien (ca. 20% des Gesamtvolumens); 3-5 ml Sperma enthalten etwa 60 bis 300 Mio. Spermien. Auch bei gesunden Männern sind bis zu 30% davon abnorm (Zwerg-, Riesen-formen, mehrköpfig oder -schwänzig).
- Sekret der:
  **Cowper-Drüse:** Es schützt die Spermien vor dem sauren Milieu der Harn-Samen-Röhre und der Scheide.
  **Prostata:** Es ist alkalisch und schützt so auch die Spermien.
  **Bläschendrüse:** Es enthält v.a. Fruktose und dient der Ernährung der Spermien.

## 15.2.7    Männliches Glied (Penis)

### 15.2.7.1    Anatomie und Physiologie

Der Penis hat die Aufgabe, den Samen tief in die Scheide möglichst unmittelbar vor den Gebärmuttermund einzubringen.

Dazu kann er erigieren, also versteifen, sich verlängern und verdicken. Dies erreicht er über **drei Schwellkörper,** in denen bei sexueller Erregung das Blut gestaut wird: Die Schwell-körper bestehen aus unterschiedlich großen, untereinander in Verbindung stehenden Bluträumen. Ihre Wand besteht aus glatter Muskulatur und Bindegewebe, umgeben von bindegewebigen Hüllen und von einer äußeren, besonders glatten und dünnen Haut.

Bei sexueller Erregung stellen sich die zuführenden Arterien und Arteriolen weit, so dass das Blut in die Bluträume fließt und sie dehnt. Die abführenden Venen werden komprimiert, so wird der größte Teil des Bluts in ihnen gestaut. Unterhalb der paarigen Schwellkörper (Corpora cavernosa) verläuft der dritte, schwammförmige Schwellkörper (Corpus spongiosum), der nur zu einer „weichen" Schwellung fähig ist, wie auch die Eichel, in der er endet. Somit wird ein Abdrücken der Harn-Samen-Röhre verhindert, die hier verläuft.

Am Penis unterscheidet man **Penisschaft** und **Eichel**. Eine dehnbare Haut in Form einer Duplikatur (**Vorhaut** oder **Präputium**) überzieht die Eichel und bedeckt diese.

Der Erektionsreflex wird vom Parasympathikusnerv gesteuert und besitzt sein Zentrum im Rückenmark auf Höhe des Kreuzbeins, wobei auch übergeordnete ZNS-Bereiche eine Rolle spielen: Bei 25% der Männer, bei denen es zur Zerstörung des Sakralmarks gekommen ist, bleibt die Erektionsfähigkeit erhalten.

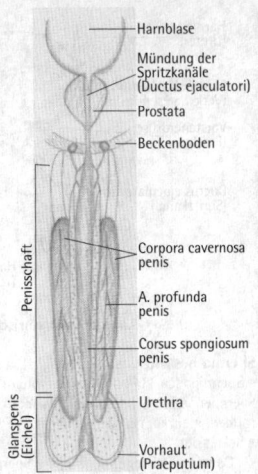

- Harnblase
- Mündung der Spritzkanäle (Ductus ejaculatori)
- Prostata
- Beckenboden
- Corpora cavernosa penis
- A. profunda penis
- Corsus spongiosum penis
- Urethra
- Vorhaut (Praeputium)

Penisschaft

Glanspenis (Eichel)

## 15.2.8 Männliche Sexualhormone

Ab der Pubertät schüttet der Hypothalamus Gonadotropin Releasing Hormon (Gn-RH) aus, das im Hypophysenvorderlappen die Ausschüttung von FSH und LH anregt.

- **FSH** (follikelstimulierendes Hormon) regt beim Mann über die Sertoli-Stützzellen die Spermatogenese an. Die Sertoli-Stützzellen bilden ein androgenbindendes Globulin (ABG), das als Trägerprotein für die Wirkung des Testosterons an den Zielzellen dient, also für die Spermatogenese notwendig ist.
- **LH** (luteinisierendes Hormon) regt die Leydig-Zwischenzellen zur Ausschüttung von Testosteron an (kleine Mengen hiervon werden auch in der Nebennierenrinde gebildet).

**Testosteron** ist das Sexualhormon des Mannes und gehört zusammen mit seinen Varianten zur Gruppe der Androgene. Chemisch ist es den weiblichen Hormonen Östrogen und Progesteron ähnlich. Testosteron unterstützt folgende Vorgänge:

- Penis- und Hodenwachstum in der Pubertät
- Spermienreifung (im Verbund mit FSH)

- Ausbildung der sekundären Geschlechtsmerkmale (Stimmbruch, Bartwuchs, Körperbehaarung, Knochen- und Muskelwachstum)
- Stimulation des Geschlechtstriebs (Libido), in gewissem Umfang auch die Aggressionsbereitschaft
- Förderung der Blutbildung (der Hämoglobinwert des Mannes ist höher als der Hämoglobinwert der Frau)
- Glatzenbildung im höheren Alter

## 15.3 Erkrankungen

### 15.3.1 Maldescendens testis, Kryptorchismus

Unvollständiger oder verzögerter Hodenabstieg.

**Ursachen:** mechanische Behinderungen, gonosomale Chromosomenaberrationen (häufig bei Klinefelter-Syndrom, → 50), Störung der Testosteronsynthese, verminderte LH-Sekretion (auch bei der Mutter).

**Formen**
- Retentio testis abdominalis (Bauchhoden): nicht tastbarer Hoden in der Bauchhöhle
- Retentio testis inguinalis (Leistenhoden): Hoden befindet sich im Leistenkanal, ist tastbar, lässt sich manuell aber nicht ins Skrotum schieben (vgl. Gleithoden, u.)

Kryptorchismus tritt bei ca. 3% aller männlichen Neugeborenen auf; bei einem Teil der Kinder deszendieren die Hoden in den ersten Lebensmonaten noch spontan, so dass am Ende des 1. Lj. nur bei 0,8% aller Jungen ein Hodenhochstand beobachtet wird.

Außerdem existieren folgende Varianten.

- Hodenektopie: Hoden hat nach seiner Passage durch den Leistenkanal die regelhafte Abstiegsbahn verlassen und liegt auf der Aponeurose des M. obliquus externus.
- Pendelhoden: Hoden befinden sich nicht ständig im Hodensack, sondern pendeln zwischen der Leistenregion und dem Hodensack hin und her. Ausgelöst wird dies durch den Kremasterreflex (auch durch Kälte oder durch Schamgefühl begünstigt). In der Regel bedarf ein Pendelhoden keiner Therapie, da er mit der Zeit von selbst in den Hodensack wandert.
- Gleithoden: Der Hoden lässt sich zwar in den Hodensack herabschieben, gleitet jedoch aufgrund eines zu kurzen Gefäßstrangs nach dem Loslassen wieder in den Leistenkanal zurück. Daher ist auch bei einem Gleithoden eine Behandlung erforderlich.

**Folgen**
Durch vermehrten Druck und erhöhte Temperatur können keine befruchtungsfähigen Spermien reifen; zusätzlich besteht ein erhöhtes Risiko der malignen Entartung.

**Therapie:** hormonell, sonst operativ.

### 15.3.2 Vorhautverengung (Phimose)

- Meist angeboren
- Erworben als Folge von Entzündungen des Penis oder durch frühzeitige Versuche in der Kindheit, die Vorhaut zurückzuziehen

**Symptome:** Bei der vollständigen Phimose kann die Vorhaut nicht über die Eichel zurückgezogen und damit nicht gründlich gereinigt werden. Bei höhergradigen Verengungen sind Störungen der Harnentleerung und wiederholte Entzündungen von Eichel und Vorhaut (Balanitis) möglich. Bei der unvollständigen Phimose kann die Vorhaut bei Erektion nicht über die Eichel zurückgezogen werden.
Als Folge der Entzündungen kann es zu narbigen Verklebungen zwischen Eichel und Vorhaut kommen.

**Therapie:** wenn keine Beschwerden vorliegen tägliches Einreiben mit z.B. Aloe Vera oder Öl (Rhizinusöl) und vorsichtiges Zurückziehen der Vorhaut, ggf. im warmen Bad (Risiko: Paraphimose). Falls die sanfte Herangehensweise nicht funktioniert oder es zu Beschwerden kommt: Beschneidung (Zirkumzision), bei der die verengte Vorhaut entfernt wird.

### 15.3.3 Paraphimose („Spanischer Kragen")

Schnürringbildung hinter der Eichel durch zu enge Vorhaut.

**Symptome:** Beim Zurückstreifen der Vorhaut über die Eichel bildet sich ein Schnürring hinter dem Eichelkranz und die Vorhaut kann nicht mehr vorgestreift werden ⇒ ödematöse Schwellung und Durchblutungsstörung, was zu Nekrose der Glans penis und Vorhautgangrän mit deformierender Narbenschrumpfung führen kann.

**Therapie:** manuelle Reposition unter Analgetikagabe, Auspressen der Eichel, evtl. dorsale Inzision (Einschnitt).

### 15.3.4 Entzündung der Eichel (Balanitis)

Meist kombiniert mit einer Vorhautentzündung (Balanoposthitis); oft als Folge ungenügender Hygiene, begünstigt durch eine Phimose oder Diabetes mellitus.

**Symptome:** Eichel und Vorhaut sind gerötet, jucken und schmerzen, oft besteht übelriechender Ausfluss.

**Diagnose:** Abstrich; Urinkultur; Tbc wird durch spezielle Kulturen, Syphilis durch serologische Untersuchungen ausgeschlossen.

### 15.3.5    Peniskarzinom

Meist in der Furche zwischen Eichel und Penisschaft (Kranzfurche, Corona glandis); Häufigkeitsgipfel zwischen dem 50. und 60. Lj.; histologisch handelt es sich bei 90% um ein Plattenepithelkarzinom und bei 10% um ein Basalzellkarzinom; durch die rituelle Beschneidung tritt das Peniskarzinom fast nie bei Juden und Muslimen auf.

**Ursache:** möglicherweise durch eine Phimose (mit chronischer Balanitis) und Retention von Smegma[3]; als Präkanzerosen gelten Leukoplakie (weiße, nicht abwischbare Schleimhautflecken).

**Symptome:** Im Frühstadium lässt sich die Vorhaut nicht über die Eichel zurückschieben und es tritt übelriechender, evtl. eitriger Ausfluss aus. Außerdem kommt es zu Schwellung und Induration von Glans und Präputium, evtl. zu Kontaktblutungen, in fortgeschrittenen Stadien evtl. zur Ulzeration des Tumors.

**Diagnose:** Biopsie.

**Therapie:** in Abhängigkeit vom Tumorstadium evtl. lokale Exzision; bei fortgeschrittenem Peniskarzinom mit Lymphknotenmetastasen (partielle) sind eine Penisamputation und Lymphadenektomie indiziert, außerdem die Gabe von Zytostatika, Strahlentherapie, Lasertherapie.

**Differenzialdiagnose:** Syphilis, Lymphogranuloma venereum, Granuloma inguinale, Herpes simplex, Genitaltuberkulose, Condylomata acuminata.

---

[3] Smegma (gr. σμηγμα, Salbe, Seife): Bezeichnung für weißlichgelbe, talgige Absonderung der Eichel- und Vorhautdrüsen beim Mann bzw. Ansammlung von Sekreten im Bereich von Klitoris und kleinen Schamlippen bei der Frau; kann bei mangelnder Genitalhygiene zur Entzündung führen, kanzerogene Wirkung fraglich.

### 15.3.6    Orchitis und Epididymitis

- **Orchitis**, Hodenentzündung: meist durch hämatogene Erregerstreuung bei Allgemeininfekten (z.B. Mumps)
- **Epididymitis**, Nebenhodenentzündung: i.d.R. durch fortgeleitete Infektionen von Prostata und Harnwegen, durch Gonorrhöinfektion; eine Linderung der Beschwerden bei Hochlagerung des Hodens (positives Prehn-Zeichen) ist typisch

Anfangs kann der Arzt noch durch Tasten die Lokalisationen unterscheiden, im fortgeschrittenen Stadium ist keine Abgrenzung mehr möglich.

**Symptome bei Orchitis und Epididymitis**
- Zunehmende Schwellung mit Rötung der Skrotalhaut
- Starke Schmerzen im Hodenbereich und besonders bei Epididymitis Ausstrahlung in Samenstrangbereich und Leiste
- Eventuell allgemeines Krankheitsgefühl und Fieber

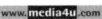

**Therapie**
- Antibiotikatherapie sofort nach Abnahme von Blut und Anfertigung einer Urinkultur, ohne das Ergebnis abzuwarten (bei Erregerresistenz spätere Anpassung).
- Gabe antientzündlicher Medikamente.
- Bei Mumpsorchitis nur symptomatische Behandlung, evtl. Antibiotikagabe zur Prophylaxe einer Superinfektion.
- Bei chronisch rezidivierender Epididymitis oder Abszendierung (aufsteigende Infektion mit Abszessbildung) ist eine Entfernung der Nebenhoden erforderlich.

**Prognose:** insgesamt gut, doch eine mögliche nachfolgende Samenstrangverklebung ist eine der häufigsten Ursachen für Unfruchtbarkeit beim Mann.

## 15.3.7 Hodendrehung (Hodentorsion)

Meist einseitige Stieldrehung von Hoden und Samenstrang aufgrund abnormer Beweglichkeit; meist bei Säuglingen, Kindern und Jugendlichen.

**Symptome**
- Plötzlich hochakutes Krankheitsbild mit
  - heftigen Hodenschmerzen, die in den Unterbauch ausstrahlen,
  - Hoden geschwollen, gerötet und sehr druckempfindlich,
- Schmerz verstärkt sich durch Hochheben des Hodens (negatives Prehn-Zeichen).

**Therapie:** sofortige Klinikeinweisung; wird das Problem nicht innerhalb von 6 Stunden behoben, drohen Sterilität oder gar Nekrose des Hodens.

## 15.3.8 Akuter Hoden

Akute, schmerzhafte Hodenschwellung durch Orchitis, Epididymitis oder Hodentorsion.

## 15.3.9 Varikozele

Krampfaderähnliche Erweiterung, Verlängerung und Schlängelung der Hodenvene (V. testicularis) und des Venengeflechts im Hodensack (Plexus pampiniformis); Altersgipfel: 15.-25. Lj.
Die Fruchtbarkeit kann über mehrere Mechanismen, u.a. durch Erhöhung der Hodentemperatur, beeinträchtigt werden.

**Symptome**
- Meist keine Beschwerden
- Eventuell ziehende Schmerzen, v.a. bei körperlicher Anstrengung

**Therapie:** nur bei zunehmenden Beschwerden oder unerfülltem Kinderwunsch erforderlich; Venenverödung.

## 15.3.10  Hydrozele

Angeborene oder erworbene Ansammlung seröser Flüssigkeit zwischen den Hodenhüllen, meist ohne Symptome oder evtl. ziehende Schmerzen (v.a. bei körperlicher Anstrengung)

## 15.3.11  Hodentumoren

- Benigne Hodentumoren: selten (5%), z.B. Teratom, Fibrom, Rhabdomyom, Adenom
- Maligne Hodentumoren (1-2% aller Krebsformen des Mannes); häufigste maligne Tumorart bei jüngeren Männern

**Ursache:** unbekannt, evtl. endokrin bedingt; ein erhöhtes Erkrankungsrisiko besteht bei Maldescensus testis (→ 501).

**Symptome**
- Schmerzlose Hodenvergrößerung und Schweregefühl
- Tumor als derber, meist nicht druckschmerzhafter Knoten tastbar

**Metastasierung**
- Lymphogen in regionäre Lymphknoten
- Hämatogen in Skelett, Leber und Lunge

**Therapie:** Operation.

## 15.3.12  Entzündung der Vorsteherdrüse (Prostatitis)

**Grundsätzlich:** Erkrankungen der Prostata sind häufig.

**Ursachen**
- Keimbesiedlung über urogenen Weg oder über Blut- und Lymphweg
- Selten Übergreifen einer Entzündung von Nachbarorganen

**Symptome**
- **Beschwerden beim Wasserlassen**
  - Häufiger Harndrang
  - Abgeschwächter Strahl
  - Harnträufeln
  - Schmerzen beim Wasserlassen
- **Beschwerden beim Absetzen des Stuhls**
  - Schmerzhafter Stuhlgang
  - Druck- und Spannungsschmerzen
- **Bei akuter Prostatitis evtl. Fieber und Schüttelfrost**

## 15.3.13 Prostataabszess

**Lebensbedrohlich:** Er kann Folge einer eitrigen Einschmelzung sein, die sich aus einer akuten Prostatitis entwickelt hat.

## 15.3.14 Vergrößerung der Vorsteherdrüse (Prostataadenom)

Bei 60% der Männer über 50; Zunahme der Drüsenzellzahl.

**Ursache:** unbekannt.

**Symptome**
- **Stadium I** (typisch): v.a. nachts erst nach längerem Warten Harnentleerung mit **abgeschwächtem und verdünntem Strahl**. Die Bauchpresse muss eingesetzt werden, um die Blase vollständig zu entleeren.
- **Stadium II:** keine vollständige Blasenentleerung mehr möglich. Der Restharn begünstigt die Ansiedlung von Bakterien.
- **Stadium III:** Überlaufblase mit Rückstau bis in die Nieren. Gefürchtet ist die sich evtl. einstellende Niereninsuffizienz mit einer sich schleichend entwickelnden Urämie. Es kann zur Blutdrucksteigerung kommen.

- Häufiger Harndrang
- Nykturie
- Zu geringer Druck beim Wasserlassen

## 15.3.15 Prostatakarzinom

Bösartiger Tumor der Prostata. Es gibt keine Frühsymptome, daher ist die Früherkennung nur durch die Vorsorgeuntersuchung möglich.

**Symptome**
- Wie beim Prostataadenom.
- Eventuell Schmerzen beim Stuhlgang und Blutungen.
- Da das Prostatakarzinom zu frühzeitiger Metastasierung in das Skelettsystem neigt, können **Kreuzschmerzen** bei älteren Männern ein Hinweis auf Knochenmetastasen sein.

Dritthäufigste Krebsart des Mannes (nach Lungen- und Magen-Darm-Krebs). Jeder zweite Mann über 70 erkrankt. Symptome wie beim Prostataadenom. Tumormarker: **PSA**, Prostata Spezifisches Antigen.

## 15.3.16 Gynäkomastie

Meist beidseitige Vergrößerung der Brustdrüse beim Mann.

**Ursachen**

- Leberzirrhose (→ 373)
- Hormonerkrankungen (M. Basedow [→ 587], primäre Hypothyreose [→ 447], Akromegalie [→ 437])
- Hodentumor (→ 505)
- Medikamente (z.B. Hormonbehandlung bei Prostatakarzinom)
- Iin der Pubertät meist ohne Krankheitswert, geht von alleine zurück
- „falsche Gynäkomastie" bei Adipositas (→ 475)
- „Pseudogynäkomastie" v.a. bei gutartigen Geschwülsten (Lipom, Fibrom)
- Mammakarzinom (s.u.)
- Klinefelter-Syndrom (→ 50)

**Therapie:** je nach Ursache.

## 15.3.17 Mammakarzinom des Mannes

2% aller Mammakarzinome treten bei Männern auf. Betroffene sind fast ausschließlich fortgeschrittenen Alters.

**Symptome:** werden oft erst bemerkt und ernst genommen, wenn es durch Metastasierung zu beispielsweise Kopf- oder Kreuzschmerzen kommt. Die Tumoren infiltrieren frühzeitig in Haut und Thoraxwand.

**Prognose:** meist wesentlich schlechter als bei der Frau.

## 15.3.18 Sexualstörungen des Mannes und der Frau

### 15.3.18.1 Impotenz

- Sammelbegriff für die Unfähigkeit zur Fortpflanzung
- Im eigentlichen Sinn: Unvermögen, den Geschlechtsakt auszuüben

### 15.3.18.2 Erektionsstörungen

Die fehlende oder unzureichende Versteifung des Penis (Impotentia coeundi) kann begleitend bei vielen organischen Erkrankungen auftreten.

### 15.3.18.3 Ejakulationsstörungen

- Meist psychisch bedingt:
  - Vorzeitiger Samenerguss (Ejaculatio praecox), d.h. der Samenerguss findet vor (Ejaculatio ante portas) oder unmittelbar nach Einführen des Glieds statt
  - Verspätete oder ausbleibende Ejakulation (Ejaculatio retardata)

- Fast nur nach Prostataoperationen
  - Samenerguss in die Harnblase (retrograde Ejakulation)

### 15.3.18.4 Priapismus

- Schmerzhafte Dauererektion über mehr als 3 Stunden
- Muss sofort vom Arzt behandelt werden, da sie sonst zu Thrombose, Fibrose oder Impotenz führen kann

**Ursache:** idiopathisch, lymphatische Leukämie, Sichelzellenanämie, Psychopharmaka, Schwellkörper-Autoinjektionstherapie u.a.

### 15.3.18.5 Libidomangel

- Fehlender Drang nach Sexualität
- Meist durch psychosexuelle Hemmung wie bei der Orgasmusstörungen bedingt
- Organische Ursachen: nach schweren Erkrankungen oder Operationen im Genital-bereich
- Durch Medikamente: z.B. Cortison, Chemotherapie, Psychopharmaka

### 15.3.18.6 Anorgasmie

- Unfähigkeit, zum Orgasmus zu gelangen.
- Primäre Anorgasmie: es wurde noch nie ein Orgasmus erlebt.
- Sekundäre Anorgasmie: Orgasmus nicht mit bestimmtem Partner möglich.
- Orgasmusstörungen der Frau nannte man früher Frigidität.

### 15.3.18.7 Vaginismus

Scheidenkrampf. Er ist meist die Folge psychosexueller Konflikte. Die Frau verkrampft so stark, dass der Penis nicht eindringen kann.

### 15.3.18.8 Dyspareunie

Schmerzhafter Geschlechtsverkehr, dem oft organische Ursachen zugrunde liegen.

## 15.4 Weibliche Geschlechtsorgane

**Innere Geschlechtsorgane**
- Eierstöcke (Ovarien)
- Eileiter (Tuben)
- Gebärmutter (Uterus)
- Scheide (Vagina)

**Äußere Geschlechtsorgane (Vulva)**
- Große Schamlippen (Labia majora pudeni)
- Kleine Schamlippen (Labia minora pudeni)
- Scheidenvorhof (Vestibulum vaginae)
- Kitzler (Klitoris)

**Milchdrüsen (Brüste, Mammae)**

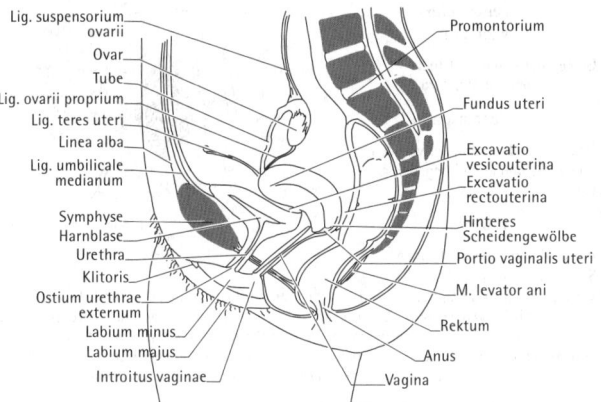

## 15.4.1 Äußere Geschlechtsorgane (Vulva)

### Schamberg (Mons pubis), Venusberg (Mons veneris)

Hautbedecktes Fettpolster über der Schambeinfuge, das hinten im Damm ausläuft. Mit Eintritt der Geschlechtsreife bildet sich hier eine Behaarung aus.

### Große und kleine Schamlippen (Labia majora pudendi und Labia minora pudendi)

Die großen Schamlippen sind zwei von Fettgewebe unterpolsterte Hautfalten, die entwicklungsgeschichtlich dem Hodensack des Mannes entsprechen. Sie enthalten viele Talg-, Schweiß- und Duftdrüsen. Die kleinen Schamlippen sind gut mit Talgdrüsen, Nerven und Schwellkörpern versorgt.

### Scheidenvorhof (Vestibulum vaginae)

Gebiet, das von den kleinen Schamlippen umfasst wird.

### Schamspalte

Rima pudendi; Raum, der von den großen Schamlippen umgeben wird.

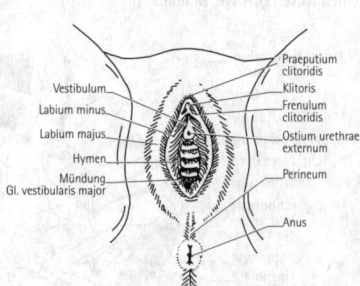

### Kitzler

Am vorderen Ende der kleinen Schamlippen liegt im Scheidenvorhof die **Klitoris (Kitzler)**: ein ca. 3-4 cm langer Schwellkörper, dessen Schleimhaut reichlich mit Nerven versorgt ist. Bei sexueller Erregung schwillt er an und richtet sich etwas auf. Er entspricht entwicklungsgeschichtlich dem Penis des Mannes. Er wird teilweise von den vorderen Enden der kleinen Schamlippen bedeckt. Unterhalb der Klitoris mündet die Harnröhre in den Scheidenvorhof, darunter befindet sich die Scheidenöffnung.

### Bartholin-Drüsen (Glandulae vestibulares majores)

Zwei kleine muköse Drüsen, eingebettet in das untere Drittel der kleinen Schamlippen; sie sezernieren **präkoitale Flüssigkeit**, die den Scheidenvorhof gleitfähig macht.

## 15.4.2   Innere Geschlechtsorgane

### 15.4.2.1   Scheide (Vagina)

8-12 cm langer elastischer Schlauch aus Bindegewebe und Muskulatur. Die Scheide verbindet das äußere Genitale und den Uterus. Sie dient als Begattungsorgan und Geburtskanal. Im Kindesalter ist die Scheidenöffnung meist durch eine dünne Membran, das Jungfernhäutchen (Hymen), weitgehend verschlossen. Es reißt fast immer beim ersten Geschlechtsverkehr.

Das Sekret der Scheide stammt aus den Drüsen des Gebärmutterhalses und abgestoßenen vaginalen Epithelzellen. Das in ihnen enthaltene Glykogen wird von Milchsäurebakterien in Milchsäure (Laktat) umgewandelt. Milchsäure ist für das typisch saure Milieu der Vagina verantwortlich und schützt diese somit vor aufsteigenden Krankheitserregern.

In der Scheidenvorderwand befindet sich die sog. G-Zone (Gräfenberg-Zone), die anatomisch nicht genau definiert ist, aber entwicklungsgeschichtlich der Prostata entspricht und bei den meisten Frauen bei Stimulation anschwillt. Bei einigen gibt sie während des Orgasmus ein Ejakulat ab.

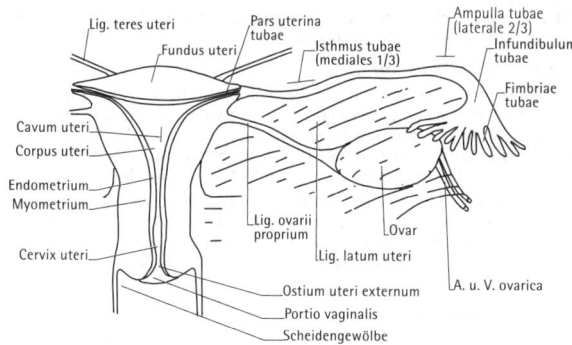

### 15.4.2.2   Gebärmutter (Uterus)

Sie ist in etwa birnenförmig und ca. 7-9 cm lang. Sie wird in verschiedene Abschnitte eingeteilt. Der hintere Teil wird als Kuppel (Gebärmuttergrund [Fundus uteri]) bezeichnet, ihm schließt sich der Corpus uteri an. Gemeinsam bilden sie die **Gebärmutterhöhle** (Cavum uteri). Der untere Teil ist der Gebärmutterhals, **Cervix** uteri. Er reicht bis in die Vagina.

Der Teil, der in die Scheide hineinreicht, wird **Portio** bzw. Muttermund genannt.
Während der Schwangerschaft beherbergt die Gebärmutter die Frucht und ist am Aufbau
des Mutterkuchens (Plazenta) beteiligt.

**Wandaufbau**

- **Außen** befindet sich das Peritoneum, hier **Perimetrium** genannt.
- **Mittlere Muskelschicht, Myometrium:** Der Gebärmutterkörper besteht aus kräftiger
  Muskulatur, die sich dem wachsenden Fetus anpassen kann, indem sich ihr Gewicht
  von 50 g auf ca. 1 kg erhöht. Ihre Kontraktionen verursachen am Ende der Schwangerschaft die Geburtswehen.
- **Innere Schleimhautschicht:** Die Gebärmutterhöhle ist mit **Endometrium** ausgekleidet, in das sich das befruchtete Ei einnistet. Das Endometrium unterliegt einem hormonell gesteuerten monatlichen Auf- und Abbau. Hat sich kein Ei eingenistet, wird die
  Funktionsschicht (Lamina functionalis) während der Menstruation abgestoßen, die
  Basalschicht (Lamina basalis) hingegen nicht. Die Drüsen der Zervixschleimhaut bilden
  einen zähen Schleim, der als Pfropf vor dem Gebärmuttermund sitzt und nur während der
  fruchtbaren Tage so dünn wird, dass ihn die Spermien durchdringen können.

**Nachbarorgane** der Gebärmutter: vorne die Harnblase, hinten der Mastdarm, unten die
Scheide und oben die Bauchhöhle mit Dünndarm.

### 15.4.2.3 Eierstöcke (Ovarien)

Sie sind paarig angelegt und etwa dörrpflaumengroß. Durch elastische Bänder sind sie im
kleinen Becken unterhalb der Eileiter aufgehängt, und zwar zwischen Gebärmutter und
Beckenwand. Sie haben, wie der männliche Hoden, einen

- **endokrinen Anteil:** Bildung der Sexualhormone **Östrogen** und **Progesteron**;
- **exokrinen Anteil:** Bereitstellung der befruchtungsfähigen **Eizelle**.

Die innere Markschicht der Eierstöcke besteht v.a. aus Bindegewebe und Gefäßen, während
die Rindenschicht die Follikel enthält. Bei der Geburt sind ca. 200.000 Primärfollikel vorhanden. Nach der Geburt werden keine neuen produziert, es finden nur noch Reifungs- und
Wachstumsprozesse dieser Primärfollikel zu Sekundär- und Tertiärfollikeln (Bläschenfollikel)
statt.

### 15.4.2.4 Eileiter (Tuben)

Sie sind ebenfalls paarig angelegt, bleistiftdick und 10–17 cm lang. Ihr weit geöffneter
Anfangsteil, der Eileitertrichter (Ampulla tubae) fängt das Ei nach dem Eisprung auf.
Außerdem finden in den Eileitern die Befruchtung des Eis und sein Transport zur Gebär-
mutter statt. Die Wand der Eileiter besteht aus einer stark gefälteten Schleimhaut- und
einer dünnen Muskelschicht, die das Ei durch peristaltische Bewegungen in Richtung
Gebärmutter transportiert.

## 15.4.2.5 Eizellbildung (Oogenese)

Die Eizellen liegen schon bei der Geburt in der äußeren Rindenschicht der Eierstöcke vor. Jedes Ei wird von einer Gruppe von Zellen umgeben, den Follikelzellen. Zusammen werden sie Eierstockfollikel, kurz Follikel genannt.

In den Follikelzellen werden die weiblichen Geschlechtshormone Östrogen und etwas Progesteron gebildet, außerdem spielen sie vermutlich bei der Ernährung der Eizelle eine Rolle.

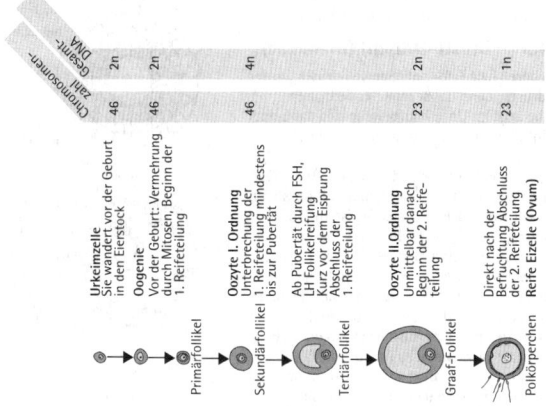

| | Gesamt-DNA | 2n | 2n | 4n | | 2n | 1n |
| --- | --- | --- | --- | --- | --- | --- | --- |
| | (Chromosomen-Zahl) | 46 | 46 | 46 | | 23 | 23 |

**Urkeimzelle**
Sie wandert vor der Geburt in den Eierstock

**Oogenie**
Vor der Geburt: Vermehrung durch Mitosen, Beginn der 1. Reifeteilung

**Oozyte I. Ordnung**
Unterbrechung der 1. Reifeteilung mindestens bis zur Pubertät

Ab Pubertät durch FSH, LH Follikelreifung
Kurz vor dem Eisprung Abschluss der 1. Reifeteilung

**Oozyte II.Ordnung**
Unmittelbar danach Beginn der 2. Reifeteilung

Direkt nach der Befruchtung Abschluss der 2. Reifeteilung
**Reife Eizelle (Ovum)**

Primärfollikel — Sekundärfollikel — Tertiärfollikel — Graaf-Follikel — Polkörperchen

Bis zur Pubertät passiert hier nicht viel, lediglich kleine Mengen Östrogen werden ausgeschüttet. Ab der Pubertät kommt es unter Einfluss des Hypophysenvorderlappenhormons FSH (follikelstimulierendes Hormon) zur monatlichen Heranreifung eines Eis in einem Eierstock. Die umgebenden Follikelzellen beginnen sich dabei zu vermehren und Hormone zu produzieren. Der Primärfollikel wird zum Sekundär- und schließlich zum Tertiärfollikel (Bläschenfollikel, s. Abb. nächste Seite). Während dieser Reifungsphase wandert der Follikel zum Eierstockzentrum, danach wieder zur Rinde, so dass der nun sprungreife **Graaf-Follikel** die Eierstockwand sicht- bzw. tastbar auswölbt. Der Eisprung wird dann durch das Hypophysenvorderlappenhormon LH (luteinisierendes Hormon) ausgelöst.

### 15.4.2.6 Eisprung (Ovulation)

Der Graaf-Follikel platzt (in der Mitte eines Monatszyklus) auf und schleudert das Ei heraus, das vom Fransentrichter des Eileiters aufgefangen wird. Innerhalb der 12 bis 18 Stunden, in denen das Ei den Eileiter entlangwandert, kann es befruchtet werden.

Der entleerte Graaf-Follikel bildet sich zum **Gelbkörper** (Corpus luteum) um (s. Abb. 1-3).

### 15.4.3 Brust(-Drüsen) (Mammae)

Sie gehören (wie Talg- oder Schweißdrüsen) zu den Hautdrüsen, denn das sezernierende Drüsengewebe liegt im Unterhautgewebe und das Sekret gelangt über Ausführungsgänge an die Außenhaut.

Ab Beginn der Pubertät bildet sich die Brustdrüse unter dem Einfluss von Östrogen und Progesteron innerhalb von 1-3 Jahren aus. Sie ist aus 15-20 Drüsenlappen aufgebaut, die durch lockeres Bindegewebe voneinander getrennt sind.

Die Lappen setzen sich aus kleineren Läppchen zusammen, diese bestehen aus den Milchbläschen, die mit Zylinderepithel ausgekleidet sind.

Die Milch gelangt über Ausführungsgänge, die sich kurz vor der Brustwarze zu Ampullen (Milchsäckchen) erweitern, über winzige Öffnungen nach außen. Die Ampullen dienen als Reservoir.

Form und Größe der Brust werden v.a. durch das eingelagerte Fettgewebe bestimmt, nicht durch das Drüsengewebe. Form und Größe stehen also nicht in Beziehung mit ihrer Funk-tionstüchtigkeit.

Der **Warzenhof** enthält in kleinen Höckerchen Talg- und Schweißdrüsen zum Einfetten und Anfeuchten, um besseren Kontakt mit dem Mund des Säuglings zu ermöglichen. Ein schraubenförmiges Netz aus Muskelfasern in der Brustwarze schiebt diese auf einen Berührungsreiz hin aus dem Warzenhof heraus.

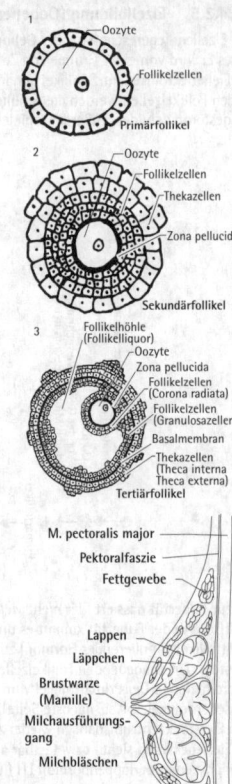

1
Oozyte
Follikelzellen
Primärfollikel

2
Oozyte
Follikelzellen
Thekazellen
Zona pellucida
Sekundärfollikel

3
Follikelhöhle (Follikelliquor)
Oozyte
Zona pellucida
Follikelzellen (Corona radiata)
Follikelzellen (Granulosazellen)
Basalmembran
Thekazellen (Theca interna Theca externa)
Tertiärfollikel

M. pectoralis major
Pektoralfaszie
Fettgewebe
Lappen
Läppchen
Brustwarze (Mamille)
Milchausführungsgang
Milchbläschen

### 15.4.4 Weibliche Sexualhormone

Durch Vermittlung des Releasinghormons Gn-RH (Gonadotropin Releasing-Hormon aus dem Hypothalamus, → 433) setzt bei Beginn der Pubertät die Sekretion von FSH (follikel-stimulierendes Hormon) und LH (luteinisierendes Hormon) ein.

- **FSH** wird v.a. in der ersten Zyklushälfte vom HVL (Hypophysenvorderlappen, → 434) ausgeschüttet und bewirkt die Reifung der Eizelle zum Graaf-Follikel und die Aus-schüttung von Östrogen aus den Ovarien.
- **LH** wird v.a. in der Zyklusmitte ausgeschüttet und bewirkt zusammen mit FSH den Eisprung und die Umwandlung des Graaf-Follikels zum Gelbkörper, der seinerseits das Gelbkörperhormon Progesteron und ein wenig Östrogen produziert.
- **Östrogene** werden schwerpunktmäßig in der ersten Zyklushälfte sezerniert. Sie
  ○ steuern den Wiederaufbau des Endometriums nach der Menstruation,
  ○ besitzen eiweißaufbauende (anabole) Effekte (allerdings schwächer als das männ-liche Testosteron),
  ○ fördern in der Pubertät die Ausprägung der primären und sekundären Geschlechts-merkmale,
  ○ steigern die Libido (Sexualtrieb).
- **Progesteron** wird größtenteils vom Gelbkörper in der zweiten Zyklushälfte sezerniert, bei Schwangerschaft später von der Plazenta (ein wenig auch in der Nebennieren-rinde, ebenfalls beim Mann),
  ○ bewirkt die Vorbereitung des Endometriums auf die Aufnahme der Frucht,
  ○ bewirkt eine vermehrte Wassereinlagerung in das Gewebe,
  ○ bereitet die Milchbildung in den Brustdrüsen vor,
  ○ unterstützt in der Frühschwangerschaft die Einnistung und das Wachstum des Embryos,
  ○ besitzt schwangerschaftserhaltende Wirkung.
- **Prolaktin** aus dem HVL stimuliert das Brustdrüsenwachstum und setzt nach der Geburt die Milchsynthese in Gang.
- **Oxytocin** aus dem HHL stimuliert beim Geburtsvorgang die Gebärmuttermuskulatur zu rhythmischen Kontraktionen, den Wehen, und führt zur Kontraktion der Milchaus-führungsgänge der Brustdrüsen und damit zur Milchejektion.

| | Östrogen | Progesteron |
|---|---|---|
| **Knochen** | Fördert Knochenaufbau | - |
| **Weibliche Brust** | Fördert Brustentwicklung und -wachstum | Fördert Drüsenentwicklung |
| **Lipidstoffwechsel** | Führt zum Anstieg der Trigy-lceridkonzentration im Blut | Führt zum Abfall der Trigyl-ceridkonzentration im Blut |

| Primäre Geschlechtsorgane | Baut Uterusschleimhaut auf, stellt Zervix weit, fördert Eileiterbeweglichkeit | Fördert Drüsenentwicklung in der Uterusschleimhaut |
|---|---|---|

## 15.4.5 Weiblicher Zyklus

### 15.4.5.1 Phasen

- **1.–4. (–6.) Tag: Menstruation** oder Regelblutung, auch Desquamations- oder Abschuppungsphase, während der die oberen Zellschichten des Endometriums (Lamina functionalis) abgestoßen werden, um mit (ca. 50 ml) Blut vermischt unter teilweise schmerzhaften Gebärmutterkontraktionen ausgeschieden zu werden.
- **5.–14. Tag: Proliferationsphase** oder Aufbauphase, in der sich die Endometriumschicht wieder aufbaut.
- **15.–28. Tag: Sekretionsphase**; sie beginnt mit dem Eisprung und dauert bis zur Regelblutung: Vervollständigung des Endometriums mit Drüsen und Nährstoffen zur optimalen Versorgung des evtl. befruchteten Eis. Die Schleimhaut erreicht eine Dicke von 6-8 mm.

Unterbleibt eine Befruchtung, bildet sich der Gelbkörper zurück, der Progesteronspiegel (schwangerschaftserhaltend) im Blut sinkt und die Gebärmutterschleimhaut wird mit einer Regelblutung abgestoßen.

### 15.4.5.2 Störungen des Menstruationszyklus

- **Amenorrhö:** Ausbleiben der Regel
- **Dysmenorrhö:** schmerzhafte Regelblutung (unabhängig von der Blutungsstärke), organisch bedingt, z.B. bei Endometriose, Tumorerkrankung, Entzündung u.a., oder funktionell, v.a. durch hormonale und vegetative Störungen
- **Hypermenorrhö:** zu starke Regelblutung (> 150 ml)
- **Oligomenorrhö:** Menstruationsblutung von normaler Dauer und Stärke, aber mit einem Abstand von mehr als 35 Tagen
- **Menorrhagie:** verlängerte Regelblutung (> 6 Tage), z.B. bei Endometriose, Myomen, Uteruspolypen oder Gerinnungsstörungen
- **Metrorrhagie:** Blutung außerhalb der Regel
- **PMS** (prämenstruelles Syndrom): charakteristische körperliche und psychische Veränderungen unbekannter Ursache, die meist einige Tage nach Zyklusmitte auftreten und mit Beginn der Menstruation nachlassen

**Symptome**

- Nervosität, seelische Verstimmung, Kopf- und Rückenschmerzen
- Schmerzhafte Spannungen und Schwellungen der Brust
- Völlegefühl, Verdauungsbeschwerden, Hautveränderungen, Hitzewallungen, Gewichtszunahme durch Flüssigkeitseinlagerung, Gelenkschwellungen

**Therapie**

schulmedizinisch:
Abschirmung vor äußeren Belastungen, Medikamentengabe (Hormone; symptomatisch nichtsteroidale Antiphlogistika, Diuretika)

**Naturheilkunde:**

Akupunktur gemäß Diagnose, z.B. Du 20, Ma 36, Gb 21, Gb 34, Ma 36, Le 3; Schüssler-Salze, z.B. Nr. 7 Magnesium bei scharfen, blitzartig einschießenden Schmerzen; Homöopathie, z.B. Chamomilla (bei kolikartigen Schmerzen); Phytotherapie: Mönchspfeffer, Hirtentäschelkraut

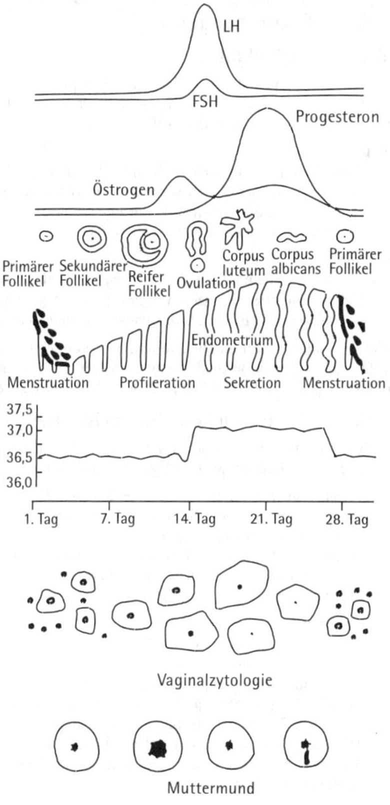

**Weiblicher Zyklus**

LH

FSH

Progesteron

Östrogen

Primärer Follikel   Sekundärer Follikel   Reifer Follikel   Ovulation   Corpus luteum   Corpus albicans   Primärer Follikel

Menstruation   Profileration   Sekretion   Menstruation

Endometrium

37,5
37,0
36,5
36,0

1. Tag   7. Tag   14. Tag   21. Tag   28. Tag

Vaginalzytologie

Muttermund

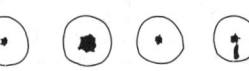

## 15.5 Erkrankungen

### 15.5.1 Bartholinitis

Meist einseitige Entzündung der Bartholin-Drüse(n) und ihrer Ausführungsgänge (entzündliche Verklebung des Ausführungsgangs an der Innenseite der kleinen Schamlippe); Erreger: z.B. Escherichia coli, Gonokokken, Staphylococcus aureus, Chlamydia trachomatis.

**Symptome**
- Ausbildung eines bis tischtennisballgroßen Empyems (sog. Bartholin-Abszess) im unteren Drittel der großen Schamlippe, das dann den Scheidengang verlegt.
- Haut dünn, gerötet und (bei Berührung) schmerzhaft.
- Patientin kann schlecht sitzen oder laufen.

**Therapie**
- Falls noch keine Abszessbildung vorliegt: Umschläge, Rotlicht, Zugsalbe, Antibiotika
- Liegt ein Abszess vor: Inzision (Schnitt) mit Entleerung unter Vollnarkose, Nachbehandlung mit Sitzbädern (z.B. Kamille, Kaliumpermanganat)

**Differenzialdiagnose/Komplikationen:** Bei chronisch rezidivierender Bartholinitis kann es zur Entwicklung einer Bartholin-Zyste mit Verlegung des Ausführungsgangs durch Sekretansammlungen und Vergrößerung der Drüse (aber ohne Entzündungszeichen) kommen.

### 15.5.2 Vulvitis und Kolpitis, meist zusammen als Volvovaginitis

**Vulvitis:** Entzündung der äußeren weiblichen Geschlechtsorgane.
**Kolpitis:** Entzündung der Scheide (Scheidenkatarrh, Vaginitis).

- **Primäre Vulvitis:** durch Reizung der äußeren Genitale, z.B. mechanisch (zu enge Wäsche, ungewöhnliche Sexualpraktiken), chemisch (Seifen oder Deos), infektiös (z.B. Herpes- oder Papilloma-Viren)
- **Sekundäre Vulvitis:** als absteigende Infektion, z.B. bei Kolpitis, bei Östrogenmangel oder Allgemeinerkrankungen (z.B. Diabetes mellitus [D.m.])
  **Leitsymptom:** brennende Schmerzen und Juckreiz der Vulva

- **Kolpitis:** Ausbreitung von Erregern (z.B. Entero-, Staphylo-, Streptokokken, Trichomonaden, Pilze) meist auf dem Boden eines gestörten Scheidenmilieus (nach Antibiotika, Scheidenspülungen); begünstigend wirken Östrogenmangel oder D.m.
  **Symptome: Schmerzen** (v.a. beim Wasserlassen und Geschlechtsverkehr) und Wundgefühl der Vagina (Rötung und Schwellung), **Fluor vaginalis** (gelblich-schaumig mit üblem Geruch bei Trichomonaden; weiß-gelblich krümelig bei Pilzbefall; eitrig-trüb bis gelblich-grün und dickflüssig bei Gonokokken).
  **Therapie: bei sexuell übertragbaren Krankheiten Behandlungsverbot für Heilpraktiker laut §24.**

### 15.5.3 Karzinome von Vulva und Vagina

- Eher seltenes Karzinom; Altersgipfel über 65 Jahre
- Tumor meist als Verhärtung, Knoten oder Geschwür sicht- und tastbar
- Rasche lymphogene Metastasierung, daher regionale Lymphknoten abtasten

**Ursache:** noch unklar; bei 90% der Fälle werden auch Papilloma-Viren (HPV) nachgewiesen.

**Symptome**
- Bei Vulvakarzinom meist quälender, chronischer Scheidenjuckreiz
- Bei Vaginalkarzinom: **fleischwasserfarbener Ausfluss**, Blutungen und Beschwerden beim Wasserlassen; bei großen Tumoren Druckgefühl oder Schmerzen

**Therapie:** Operation.

### 15.5.4 Brustdrüsenentzündung (Mastitis)

Sie entsteht zu 70% im Wochenbett und wird meist durch Staphylokokken verursacht; in 75% der Fälle einseitig auftretend; begünstigend wirken bei stillenden Müttern Milchstau, unzureichende Stillhygiene, Rhagaden (Einrisse).

**Symptome**
- Beginn mit druckschmerzhaftem Knoten, dem eine schmerzhafte Schwellung mit Rötung und Überwärmung folgt
- Hohes Fieber und schmerzhafte Schwellung der Achsellymphknoten
- In 50% der Fälle bildet sich ein Abszess

**Therapie:** Im Anfangsstadium lässt sich die Erkrankung evtl. durch Brustentleerung, Kühlung, Schonung, Ruhigstellung der Brust (fester BH) aufhalten; später werden Antibiotika, evtl. auch Prolaktinhemmer gegeben; bei Abszessbildung Inzision.

### 15.5.5 Gutartige Brusttumoren

#### 15.5.5.1 Fibroadenome

Sie setzen sich aus Drüsen- und Bindegewebe zusammen und kommen bei knapp einem Drittel aller Frauen (vor Menopause, oft junge Frauen) meist multipel vor. Sie erhöhen das Brustkrebsrisiko nicht.

#### 15.5.5.2 Milchgangspapillome

Zottenartige Wucherungen (vom Milchgangepithel ausgehend) mit blutiger oder seröser Sekretion aus der Brustwarze. Sie kommen v.a. im mittleren Lebensalter vor. Hier muss stets ein Karzinom ausgeschlossen werden.

#### 15.5.5.3 Zysten

Sie sind epithelumkleidete Hohlräume, die sich durch Sekretstau gebildet haben und mit flüssigem, durch Einblutung häufig blau-grünlich verfärbtem Inhalt gefüllt sind.

#### 15.5.5.4 Fibrös-zystische Mastopathie

Eine hormonbedingte Veränderung des Brustgewebes mit Vermehrung des Bindegewebes (Fibrosierung), Proliferationen (Wucherung) des Milchgangsepithels, Milchgangerweiterung und Zystenbildung. **Vorkommen:** bei 40-50% aller Frauen, Altersgipfel zwischen 45. und 55. Lj. In schweren Fällen fühlt sich die Brust knotig an. Bei Mastopathie Grad I und II besteht kein erhöhtes Brustkrebsrisiko, bei Grad III (10% der Fälle) ein dreifaches Risiko.

### 15.5.6 Mammakarzinom

Bösartiger Tumor der Brust. Mit knapp 25% aller Tumoren der häufigste bösartige Tumor bei Frauen überhaupt und bei den 40- bis 50-Jährigen die häufigste Todesursache. Erkrankungsgipfel: 45.-70. Lj.

**Risikofaktoren**

- Mammakarzinom der anderen Brust
- Mammakarzinom bei engen Verwandten wie der Mutter
- Krebs von Gebärmutter, Eierstöcken oder Darm
- Übergewicht und Diabetes mellitus
- Menarche vor dem 12. Lj.
- Menopause nach dem 50. Lj.
- Kinderlosigkeit
- Erste Schwangerschaft nach dem 35. Lj.
- Mastopathie

**Symptome**

- Nicht obligat: 75% der Fälle verlaufen schmerzlos
- sSezernierende Mamille
- Einziehungen der Brustwarze oder der Haut
- Orangenhautphänomen mit Lymphödem
- Unverschieblichkeit über einer Verhärtung
- Offene Ulzerationen
- Unterschiedliches Verhalten der Brüste beim Heben der Arme, neue Asymmetrien

**Leitsymptom:** einseitiger Knoten, v.a. wenn derb und/oder höckerig und/oder unverschieblich.

### Lokalisation

Mindestens 50% im äußeren oberen Quadranten, etwa 15% innen oben, ca. 12% außen unten, ca. 6% innen unten, ca. 15% um die Brustwarze herum (s. Abb.).

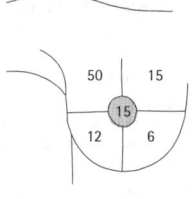

**Metastasierung:** zunächst in regionäre Lymphknoten; bereits bei einer Knotengröße von 2 cm liegen in 60% der Fälle Lymphknotenmetastasen vor. Außerdem können Wirbelsäule, Becken, Leber, Lunge, Pleura und Ovarien betroffen sein.

**Prognose:** bei 50% der Patientinnen Rezidivbildung, davon sterben 70% innerhalb von 3 Jahren.

### Diagnose

- Regelmäßige Inspektion und Palpation von Brüsten und Lymphknoten der Achselhöhlen, am Hals sowie ober- und unterhalb des Schlüsselbeins. Die Prognose wird entscheidend verbessert, da bei Erkennung der Tumoren im Frühstadium die 5-Jahres-Überlebensrate bei ca. 90% liegt.
- Sonographie, Mammographie, Kontrolle der allgemeinen Tumormarker.
- Gesichert wird die Diagnose durch die histologische Untersuchung, die meist während der Operation durchgeführt wird. Bei einer Tumorgröße unter 2 cm wird oft brusterhaltend operiert.

Während der Operation werden auch die axillären Lymphknoten entfernt und untersucht. Dabei werden ableitende Lymphbahnen durchtrennt, wodurch es zu Lymphödemen kommen kann. Da am betroffenen Arm leicht Ödeme und Entzündungen entstehen können, sollten an ihm keine Blutabnahmen und keine Blutdruckmessungen erfolgen.

> **Anmerkung:** Manche Behandler forschen bei Mammakarzinom auch nach einer gestörten Mutter-Tochter-Beziehung.

## 15.5.7 Adnexitis

Eine **Eierstockentzündung (Oophoritis)** tritt fast nie allein auf, sondern meist infolge einer **Eileiterentzündung (Salpingitis)**. Dann liegt eine **Adnexitis** vor. Sie entsteht durch eine aufsteigende Infektion (z.B. mit Chlamydien, Ricketsien, Gonokokken) aus der Gebärmutter; gelegentlich ist eine Infektion auch über Blut und Lymphwege möglich.

> Bei **unklaren Bauchbeschwerden**, v.a. bei jüngeren Frauen, immer auch an eine **Adnexitis** denken.

### Akut

- Plötzliche Schmerzen im Unterbauch
- Temperaturerhöhung

- Übelkeit, Verstopfung (selten Durchfälle)
- Verstärkte Regelblutung
- Druckschmerzhaftigkeit im rechten und linken Unterbauch
- Gelblich-grünlicher, übelriechender Fluor (Ausfluss)

Mögliche **Komplikationen**: Dickdarm- und Blasenentzündung, Perforationen.

**Chronisch**
- Druck- und Schweregefühl im Unterbauch
- Eventuell Fieberschübe oder subfebrile Temperaturen
- BSG erhöht

Durch eine Eileiterentzündung kann es zur Verklebung der Eileiter kommen. Verkleben beide, folgt eine dauernde Sterilität. Die Neigung zu Eileiterschwangerschaften ist dann erhöht.

> **Fluor vaginalis (Ausfluss)**
> **Physiologisch:** leichter, farb- und geruchloser, glasig-schleimiger Ausfluss, der die Scheide feucht hält und vor Bakterien und Pilzen schützt; nimmt bei bei sexueller Erregung zu
> **Pathologisch**
> **Fleischwasserfarben oder blutig, evtl. fauliger Geruch:** Verdacht auf Gebärmutterkarzinom
> - **Krümelig, weiß-gelblich:** Verdacht auf Pilzinfektion
> - **Schaumig, gelblich, übelriechend:** Verdacht auf Trichomonadeninfektion
> - **Fischartiger Geruch:** Verdacht auf Haemophilusinfektion
> - **Eitrig gelblich-grün, dickflüssig:** Verdacht auf Gonokokkeninfektion

## 15.5.8 Eierstockzysten

**Follikelzysten** entstehen, wenn der Eisprung aufgrund einer Hormonschwäche ausbleibt. Dies kommt am häufigsten während einer hormonellen Umstellungen vor, also während und kurz nach der Pubertät und im Klimakterium. **Corpus-luteum-Zysten** bilden sich aus dem Gelbkörper meist zu Beginn einer Schwanger-schaft. Sie sind größtenteils gutartig und verursachen selten Beschwerden. Sie können sich durch Zyklusstörungen und geringe Unterbauchschmerzen bemerkbar machen und evtl. faustgroß werden.
Hauptkomplikationen sind Zystenruptur oder Stieldrehung, die beide zu akuten Unterbauchschmerzen führen. Gutartige Zysten können sich spontan zurückbilden, meist innerhalb von 2-3 Zyklen. Falls nicht, werden im nächsten Zyklus Hormone verabreicht.

> **Hier besteht Tumorverdacht, der abgeklärt werden sollte.** Bei gut- oder bösartigen Tumoren sind **keine Frühzeichen vorhanden**.

> Unterbauchschmerzen bei Eierstockzysten (akutes Abdomen) werden oft mit einer Appendizitis verwechselt.

### 15.5.9 Ovarialkarzinom

Vom Oberflächenepithel ausgehender bösartiger Tumor mit Altersgipfel zwischen dem 50. und 60. Lj.; es können auch Mädchen erkranken.

Unabhängig davon, ob der Tumor gut- oder bösartig ist, führt er erst sehr spät zu Beschwerden. Er kann eine erhebliche Größe erreichen, bevor er andere Organe, z.B. die Harnleiter, beeinträchtigt. Ovarialkarzinome werden daher oft nur zufällig diagnostiziert.

**Symptome**
- Meist unspezifisch:
  - Unklare Unterbauchschmerzen
  - Fremdkörpergefühl
  - Blasenbeschwerden
  - Darmsymptome

Eine Metastasierung erfolgt vorwiegend diffus intraperitoneal. Die häufigsten hämatogenen Fernmetastasen sind in Lunge, Leber, Skelett und Gehirn zu finden.

### 15.5.10 Uterusmyom (Myoma uteri)

Muskelgeschwulst; häufige gutartige Neubildung; bei ca. 20% der Frauen über 30 zu finden.

**Ursache:** unklar. Es gilt aber als gesichert, dass das Myomwachstum durch Östrogene gefördert wird (Rückbildung nach Menopause).

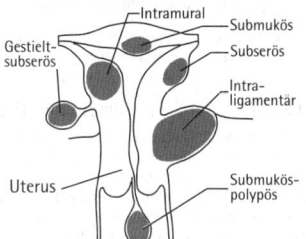

Meist Beschwerdefreiheit, sonst
- verlängerte und/oder zu starke Menstruationen (Menorrhagie, Hypermenorrhö), Zwischenblutungen und Dysmenorrhö;
- bei Druck auf Blase oder Darm Harnstau, Schmerzen beim Wasserlassen, Obstipation;
- Fehlgeburten;
- Druckgefühl im Unterleib;
- bei Stieldrehung Bild des akuten Abdomens.

## 15.5.11 Uteruskarzinom

Bösartiger Tumor der Gebärmutter.

- **Zervixkarzinom**, Kollumkrebs (25% der Genitalkarzinome): Altersgipfel zwischen 45. und 55. Lj.; Entstehung aus einer Dysplasie (Abweichung der Gewebestruktur vom normalen Gewebe) über ein Carcinoma in situ (25.-40. Lj.); bevorzugt am Übergangsbereich zwischen Plattenepithel der Portio und Zylinderepithel der Zervix gelegen; zu 95% Plattenepithelkarzinome, zu 4% Adenokarzinome; enger Zusammenhang mit Infektionen durch Papillomavirus, frühem erstem Geschlechtsverkehr, häufigem Partnerwechsel und mangelnder Hygiene, Rauchen.
  **Symptome:** fleischwasserfarbener, süßlich riechender Fluor; unregelmäßige Zwischenblutungen; Kontaktblutungen; Schmerzen (sehr spät).

- **Korpuskarzinom** (30% der Genitalkarzinome): Altersgipfel zwischen 55. und 60. Lj.; selten vor der Menopause; ausgehend vom Endometrium (meist Adenokarzinom).
  **Symptome:** Blutungen nach Menopause; Metrorrhagien; eitriger, blutiger oder fleischwasserfarbener Fluor.
  Eine **Metastasierung** erfolgt lymphogen in benachbarte Lymphknoten und hämatogen v.a. in Lunge, Leber, Skelett und Gehirn.

**Anmerkung:** Es gibt keine Impfung gegen Gebärmutterkrebs. Seit Oktober 2006 steht in Deutschland allerdings eine erste Impfung zur Verfügung, die vor der Infektion mit den beiden häufigsten an der Krebsentstehung beteiligten HPV-Typen schützt, HPV16 und 18.

## 15.5.12 Gebärmuttersenkung (Descensus uteri)

Senkung der Gebärmutter und meist auch der Vaginalwände aufgrund einer Schwäche des bindegewebigen Halteapparats.

Sinkt sie so weit ab, dass ein Teil von Uterus und Scheide vor die Vulva fällt, spricht man vom **Gebärmuttervorfall (Uterusprolaps)**. Bei einem Totalprolaps ist das ganze Scheidenrohr nach außen gestülpt und tritt vor die Vulva. In ihm liegt die Gebärmutter wie in einem Sack. Durch die Verbindung von Gebärmutter und Vagina mit Harnblase und Rektum können diese mit heruntergezogen werden.

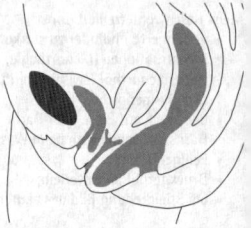

**Descensus uteri und vaginae**

### Symptome

Viele Patientinnen haben keine Beschwerden.
Hauptsymptome sind:

- Druckgefühl nach unten bzw. das Gefühl, dass „alles da unten rausfällt"
- Uncharakteristische Schmerzen in Unterbauch und Kreuz
- Fluor, da Scheidenwände und Zervix häufig gereizt oder entzündet sind
- Wird an Blase und Darm gezogen: Harnwegsinfekte, Obstipation
- Harninkontinenz
- Geh- und Sitzbehinderung

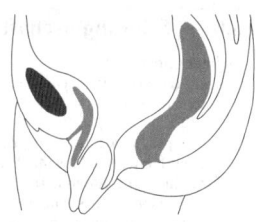

**Therapie:** in leichten Fällen hilft Beckenboden-gymnastik; evtl. Hormongabe; sonst Operation.

**Uterusprolaps**

## 15.5.13 Endometriose

Ektope (am falschen Ort befindliche) Gebärmutterschleimhaut, z.B. im Bereich der Eier-stöcke, Eileiter, des Myometriums, aber auch auf anderen Organen wie Harnblase, Darm oder Lunge.

**Ursache:** unbekannt.

Diese versprengte Gebärmutterschleimhaut baut sich zyklusgemäß genauso auf und ab wie die im Uterus.

### Symptome je nach Lokalisation
- Sterilität (evtl. einziges Symptom)
- Endometrioseherde im Myometrium: Dysmenorrhö und verstärkte Menstruationen
- Lokalisation dorsal (hinter) der Zervix: Kreuzschmerzen und Schmerzen beim Geschlechtsverkehr
- Blase: Makrohämaturie
- Darm: Blutung aus dem Darm
- Dauerschmerzen bei Verwachsungen infolge der Endometriose

Alle körperlichen Beschwerden, die zyklusabhängig auftreten, können auf das Vorliegen einer Endometriose hinweisen und müssen vom Gynäkologen abgeklärt werden.

## 15.6 Schwangerschaft (Gravidität)

- **Dauer** (Tragezeit)
  - p.c. (post conceptionem): Zeit von der Konzeption (Empfängnis) bis zum Geburtstermin: 263-273 Tage (durchschnittlich 266 Tage = 38 Wochen = 9,5 Lunarmonate zu 28 Tagen)
  - p.m (post menstruationem): Zeit vom ersten Tag der letzten Regel bis zum Tag der Geburt, etwa 280 Tage (40 Wochen, 10 Lunarmonate)
- **Einteilung in 3 Abschnitte**
  - **1. Trimenon: 1.-3. Monate bzw. 1.-12. SSW** (Schwangerschaftswoche); die Zygote (befruchtete Eizelle; sie wird dann bis zum Abschluss der Organbildung Embryo genannt) wird zur Morula und am 5.-6. Tag zur Blastozyste, die sich am Endometrium anlagert; vom 8.-10. Tag Entwicklung von zwei, in der 3. Woche Entwicklung von drei Keimschichten; in den ersten 8 Wochen werden alle lebenswichtigen Organe angelegt.
  - **2. Trimenon: 4.-6. Monat, bzw. 13.-26. SSW.**
  - **3. Trimenon: ab dem 7. Monat bzw. ab der 27. SSW bis zur Geburt;** Wachstum und Feindifferenzierung der Gewebe.
- **Gewichtszunahme:** i.d.R. 6-11 kg (Fruchtwasser 0,5-1 kg; Mutterkuchen 0,5 kg; Gebärmutter 1-1,5 kg; neu gebildetes Blut 1 kg; neu gebildetes Gewebe 2 kg; Wassereinlagerungen 1-3,5 kg); in den ersten 3 Monaten keine Gewichtszunahme; im 2. Drittel bis zu 4 kg, im letzten Drittel 6-8 kg (auch bei Zwillingen in etwa gleiche Gewichtszunahme). Eine schnelle Gewichtszunahme von > 2,5 kg/Woche kann ein Hinweis auf eine Gestose (s.u.) sein

### Wichtige Komplikationen

- **Schwangerschaftsdepression**
  Allerdings treten psychotische Störungen im Allgemeinen häufiger nach der Entbindung auf, da eine Schwangerschaft (besonders im 2. Trimenon) psychisch eher stabilisierend zu wirken scheint. **Therapie:** ggf. Gabe von Neuroleptika bzw. Antidepressiva unter Beachtung der Kontraindikationen (diaplazentare Passage).

- **Schwangerschaftsdiabetes**
  Diabetes mellitus, der erstmals während einer Schwangerschaft (in 1-2% der Fälle, meist im 2. Trimenon) auftritt; erhöhtes Risiko bei übergewichtigen Patientinnen und familiär prädisponierten Frauen; **Therapie:** diätetisch oder über Insulingabe mit häufigen Blutzuckerkontrollen; Behandlungsziel ist ein präprandialer Blutzuckerwert von < 90 mg/dl, ein postprandialer Wert von < 140 mg/dl (Mittelwert < 100 mg/dl) und ein $HbA_{1C}$-Wert von < 7%; **Cave:** je fortgeschrittener der Diabetes mellitus ist und je schlechter die Stoffwechseleinstellung der Mutter, desto geringer die fetale Überlebenschance.

Fallbeispiel: Frühgeborenes mit 35 vollendeten Schwangerschafts-wochen zeigt z.B. Makrosomie, cushingoides und „pausbäckiges" Gesicht. **Differenzialdiagnose:** physiologische Schwangerschaftsglukosurie.

- **Präeklampsie (Toxikose, EPH-Gestose)**
Die Präeklampsie bezeichnet eine hypertensive Erkrankung in der Schwangerschaft (Schwangerschaftshypertonie). Sie gilt als Vorstufe der Eklampsie und muss deshalb so früh wie möglich erkannt werden. Charakteristisch für die Präeklampsie ist ein erhöhter Blutdruck, eine Proteinurie (Eiweiß im Urin) und Ödeme (Wassereinlagerungen) bei einer schwangeren Frau. Aus diesen drei Leitsymptomen ergibt sich auch der heute nicht mehr gebräuchliche Name EPH-Gestose:
  - Edema (engl.) für die Ödeme
  - Proteinuria (engl.) für Proteinurie
  - Hypertension (engl.) für den Bluthochdruck

Ödeme können auch relativ häufig bei gesunden Schwangeren auftreten. Bei ca. 10% aller Schwangeren liegt eine Präeklampsie vor, unter Umständen in Kombination mit Krampfanfällen (Eklampsie); ein Vorkommen vor der 20. SSW ist sehr selten, meist tritt die Präeklampsie erst im letzten Trimenon auf. Das Auftreten von Krämpfen ist nicht notwendigerweise mit der Schwere der Präeklampsie assoziiert.

**Ätiologie/Pathogenese:** multifaktorielles Geschehen (Erstgebärende, höheres Lebensalter, familiäre Hochdruckdisposition, Mehrlingsschwangerschaften, Blasenmole, Hydramnion, präexistente Gefäßveränderungen bei essentieller Hypertonie, chronische Nephropathie oder Diabetes mellitus u.a.); pathophysiologisch liegen uteroplazentare Durchblutungsstörungen mit Veränderungen im Bereich des Plazentabetts und Änderungen der Gefäßreagibilität vor. Die plazentare Minderperfusion (vaskuläre Gestose durch übermäßige Spannung der Uteruswand) wird auch als ein auslösender Faktor für den Hochdruck angesehen; in Folge kommt es hier zur Wachstumsretardierung des Kindes, auch zu einer vorzeitigen Plazentalösung sowie Gerinnungsstörungen.
Die häufigste mütterliche Todesursache in Zusammenhang mit einer Gestose ist die Gehirnblutung.

**Therapie:** Blutdrucksenkung, Ödemausschwemmung, bei Proteinurie proteinreiche Ernährung, bei drohender Eklampsie antikonvulsive Therapie, Überwachung des Fetus und Feststellung des kindlichen Reifegrads zur Beurteilung einer kindlichen Gefährdung und Abwägung einer vorzeitigen Beendigung der Schwangerschaft.

- **Vena-cava-Kompressionssyndrom**
Schocksymptome (Blässe, Schwitzen, Atemnot, reduziertes Herzminutenvolumen) während der Schwangerschaft, v.a. in Rückenlage, durch Kompression der V. cava inferior durch den Uterus $\Rightarrow$ venöser Blutrückstrom $\downarrow$ $\Rightarrow$ Herzminutenvolumen $\downarrow$ $\Rightarrow$ Uterusdurchblutung $\downarrow$, evtl. Sauerstoffversorgung des Fetus $\downarrow$ (Abnahme der fetalen Herzfrequenz). Leichte Formen treten bei 30-40% der Schwangeren im letzten Trimenon in Rückenlage auf. **Therapie:** linke Seitenlage

## 15.6.1 Infektionskrankheiten

Während und nach der Schwangerschaft sind die folgenden Erkrankungen besonders gefährlich.

### Röteln

Die Wahrscheinlichkeit einer Rötelnembryopathie bei Rötelninfektion während der Schwangerschaft: Sie liegt im 1. Monat bei 50%, im 2. Monat bei 25%, im 3. Monat bei 15%, im 4. Monat bei 7% und danach bei 3% ⇒ **Gefahr v.a. im 1. Trimenon.** Mögliche Schäden: Abort; Frühgeburt; in 70% der Fälle Augenschäden, z.B. Katarakt; in 60% der Fälle (Innen-)Ohrenschäden; in 50% der Fälle ZNS-Schäden; in 50% der Fälle Herzschäden.

### Toxoplasmose

Erreger: Parasit Toxoplasma gondii. **Übertragung: Nahrungsaufnahme** (Verzehr des Zwischenwirts [z.B. Schwein], v.a. als rohes Hackfleisch oder ungenügend erhitztes Fleisch); **fäkal-oral durch Katzenkot** (deswegen sollten Schwangere nicht die Katzentoilette putzen); **diaplazentar. Symptome: meist keine** (bei Immunkompetenten); sonst Lymphknotentoxoplasmose mit generalisierter Lymphknotenschwellung besonders in der Hals- und Nackenregion; seltener Milz- und Leberschwellung; evtl. grippale Symptome bei schwerer Abwehrschwäche (z.B. Aids); Enzephalitis; Myokarditis; Pneumonie; Gastroenteritis. **Angeborene Toxoplasmose:** in der Regel nur, wenn sich die Mutter während der Schwangerschaft erstmals infiziert; hier hängen das fetale Infektionsrisiko und das klinische Bild von verschiedenen Faktoren wie z.B. vom Zeitpunkt der Infektion, der Infektionsdosis, der Erregervirulenz sowie der immunologischen Kompetenz, einschließlich der mütterlichen diaplazentaren Antikörperübertragung ab. Mit der Dauer der Schwangerschaft nimmt einerseits die Wahrscheinlichkeit der pränatalen Übertragung zu und andererseits die Schwere des Krankheitsbilds beim Fetus ab.

- Eine im ersten Drittel der Schwangerschaft eingetretene Infektion der Mutter kann auf den Embryo bzw. Fetus übergehen, dann unter Umständen das Kind schwer schädigen oder einen Abort bewirken.
- Eine Erstinfektion im 2. oder 3. Drittel der Schwangerschaft kann sich beim Neugeborenen unterschiedlich manifestieren:
  - In etwa 1% der Fälle entsteht das Schadensbild der klassischen Trias: Retinochorioiditische Narben, Hydrozephalus, intrazerebrale Verkalkungen, postenzephalitische Schäden.
  - In bis zu 10% der Fälle sind mehrdeutige Krankheitsbilder mit Zeichen der floriden Entzündung (Fieber, Splenomegalie, Hepatomegalie, Lymphadenitis, Retinochorioiditis, Anämie, Ikterus) zu sehen.
  - Bei etwa 90% der Fälle ist der Verlauf symptomlos; es können sich aber in den folgenden Monaten oder Jahren Symptome, am häufigsten Retinochorioiditis und mentale Retardierung, entwickeln.

## Puerperalfieber

(Lat. puerpera, Wöchnerin, Gebärende): Kindbettfieber, Wochenbettfieber.
Bezeichnung für einen (heute selten auftretenden) fieberhaften Krankheitsprozess, der durch das Eindringen von pathogenen Bakterien in die Geburtswunden entsteht und nach der Geburt bzw. nach einem Abort auftreten kann.

**Erreger:** v.a. Streptokokken, auch Staphylo- und Gonokokken, Escherichia coli.

**Symptome:** hohes, meist remittierendes Fieber mit Schüttelfrost; stark beschleunigter, weicher Puls; Tachypnoe; hochgradige Anämie mit Leukozytose und Linksverschiebung; Benommenheit wechselnd mit Euphorie; bei ungünstigem Verlauf Kreislaufversagen und Tod im septischen Schock **(Puerperalsepsis).**

## 15.7 Entwicklung des Kindes

| Alter | Gewicht | Länge | Körperliche Fähigkeiten | Sprache |
|---|---|---|---|---|
| Bei Geburt | Junge: 3.450 g Mädchen: 3.350 g | 53 cm (48–63 cm) | | |
| 6 Wochen | | | Kann den Kopf in Bauchlage kurzzeitig anheben | |
| 3 Monate | | 61 cm | Hebt den Kopf in Bauchlage über längere Zeit an | |
| 5 Monate | Gg. verdoppelt | | Sitzt mit Unterstützung | |
| 7 Monate | | | Kann frei sitzen | |
| 9 Monate | | | Geht mit Unterstützung | Versteht „Nein" |
| 10 Monate | | | Sitzt frei und krabbelt; steht mit Unterstützung | Spricht einfache Worte nach |
| 12 Monate | Gg. verdreifacht (ca. 10 kg) | 75 cm | Läuft mit Festhalten an einer Hand, isst Fingermahlzeiten selbständig | Kann 2–3 Worte („Mama", „Papa") |
| 14 Monate | | | Steht ohne Unterstützung | |
| 18 Monate | | | Läuft ohne Hilfe; versucht, alleine mit Löffel zu essen | 2-Wort-Sätze („Mama traurig") |
| 2 Jahre | | | Gelegentlich tagsüber sauber und trocken | |
| 2,5 Jahre | Gg. vervierfacht | | | |
| 3 Jahre | | | Sauber und trocken bei Tag, oft auch bei Nacht | Kann evtl. bis zehn zählen; kann etwa 1.000 Worte; benutzt ganze Sätze |
| 4 Jahre | Verdoppelt | | | |

Gg. = Geburtsgewicht: 2.800–4.000 g

# 16    Nervensystem

Das Nervensystem ist eine funktionelle Einheit und lässt sich nicht trennen oder eindeutig zuordnen. Zum besseren Verständnis gibt es zwei Herangehensweisen.

**Topographische Einteilung**
- **Zentralnervensystem (ZNS, s. Abb.)**
  - Gehirn
  - Rückenmark
- **Peripheres Nervensystem (PNS)**
  - 12 Hirnnervenpaare
  - 31 Rückenmarknervenpaare

**Funktionelle Einteilung**
- **Willkürliches** (animales, somatisches) Nervensystem
- **Unwillkürliches** (autonomes, vegetatives) Nervensystem (mit Sympathikus- und Parasympathikusnerv)

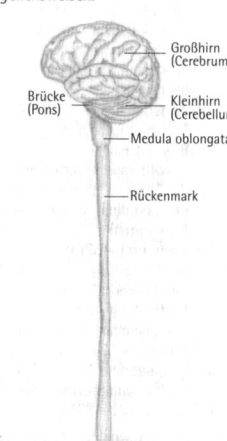

*Großhirn (Cerebrum)*
*Brücke (Pons)*
*Kleinhirn (Cerebellum)*
*Medula oblongata*
*Rückenmark*

Nervengewebe besteht aus zwei Arten von Zellen.
- **Nervenzellen (Neurone):** sind für die Reizaufnahme, -verarbeitung und -weiterleitung zuständig, haben sich aber so sehr darauf spezialisiert, dass sie lebenswichtige Funktionen wie Ernährung und Schutz vernachlässigen. Das übernehmen die
- **Gliazellen (Neuroglia):** das Nervenhüllgewebe, das die weichen und empfindlichen Neurone stützt, mit Nährstoffen versorgt, elektrisch isoliert und vor Fremdstoffen schützt. Je nach Lokalisation sind die Gliazellen in Aufbau und Aussehen unterschiedlich, z.B. isolieren, schützen und ernähren die Schwann-Zellen die Axone der peripheren Nervenzellen.

Nervenzellen: graue Substanz; Neuroglia: weiße Substanz.

Insbesondere dort, wo viele Nervenzellen zu finden sind, nämlich im ZNS, lassen sich graue Substanz (v.a. aus Neuronen bestehend) und weiße Substanz (v.a. aus Neuroglia bestehend) voneinander abgrenzen: Im Rückenmark liegt die graue Substanz schmetterlingsförmig in die weiße Substanz eingebettet. Die graue Substanz enthält die Nervenzellen, die z.B. für Reflexe zuständig sind (→ 551). In der weißen Substanz verlaufen die Leitungsbahnen, die die Signale vom Gehirn an die Peripherie und umgekehrt leiten. Der weißen Substanz des Großhirns liegt die graue Substanz wie ein Zuckerguß außen auf.

## 16.1 Zentrales Nervensystem (ZNS)

- Gehirn
  - Großhirn: „Sitz des Bewusstseins" (→ 532), mit Pyramidenbahnen (→ 534), die die Steuerung der bewussten Bewegungen übermitteln
  - Zwischenhirn (→ 536) mit Thalamus („Tor zum Bewusstsein") und Hypothalamus (Verbindung des ZNS zum Hormonsystem und Koordinator vegetativer Funktionen)
  - Kleinhirn (→ 536): zuständig für Feinmotorik und Körperhaltung
  - Mittelhirn (→ 537): extrapyramidalmotorisches System, Substantia nigra, Nucleus ruber
  - Brücke (→ 537): zwischen Groß- und Kleinhirn
  - Verlängertes Mark (→ 537): mit Zentren für Atmung, Herzschlag, Blutgefäßweite, Reflexe und Stoffwechsel
- Rückenmark (→ 538)

Balken — Großhirn — Zwischenhirn — Kleinhirn — Hypophyse

Stammhirn (Hirnstamm): Mittelhirn, Brücke, Medulla oblongata

### 16.1.1 Großhirn (Endhirn, Telenzephalon)

- „Sitz des Bewusstseins".
- Alle Reize und Informationen, die bewusst werden sollen, gelangen zum Großhirn. Alle bewussten Handlungen gehen vom Großhirn aus.
- Größter und jüngster Hirnteil.
- Stülpt sich wie ein Pilzkopf über Stamm- und Zwischenhirn.
- Innen befindet sich eine weiße Substanz aus Nervenfasern, die sich über die gesamte Länge erstrecken; darin eingelagert finden sich Kerne (Nuclei), z.B. Basalganglien (extrapyramidalmotorisches System).
- Außen befindet sich graue Substanz in der 1,5–3 mm dicken Großhirnrinde; sie besteht zu 70% aus Nervenzellkörpern, die einzigartig verknüpft sind.
- Oberflächenvergrößerung durch Windungen (Gyri) und Furchen (Sulci).

Besonders tiefe Furchen heißen Fissuren. Die größte ist die tiefe Längsspalte, die **Fissura longitudinalis cerebri**. Sie teilt das Großhirn in zwei **Hemisphären** (rechte und linke Hirnhälfte), die nur durch den **Balken (Corpus callosum)** an der Unterseite verbunden sind. Weitere Fissuren unterteilen das Großhirn in vier Lappen: Die **Zentralfurche (Sulcus centralis)** liegt zwischen Stirn- und Scheitellappen. Die seitliche Großhirnfurche (Sulcus lateralis) trennt Schläfen- von Scheitellappen und der Hinterhauptlappen wird von vorne durch die Scheitel-Hinterhauptfurche (Sulcus parieto-occipitalis) begrenzt.

- **Stirnlappen (Lobus frontalis)** mit dem **primär motorischen Rindenfeld** (auf der vorderen Zentralwindung, Gyrus praecentralis), dem Sitz der Willkürmotorik, außerdem dem **Broca-Sprachzentrum** und weiteren Regionen, die der zentralen **Informationsverarbeitung** dienen. Hier starten und enden die Pyramidenbahnen.
- **Scheitellappen (Lobus parietalis)** mit dem **primär sensorischen Rindenfeld** (auf der hinteren Zentralwindung, Gyrus postcentralis), das Tast-, Druck- und Schmerzempfindungen bewusst werden lässt (Körperfühlsphäre); er ist das höchste Integrations- und Koordinationszentrum für sensorische Informationen. Außerdem sitzen hier das Wernicke-Sprachzentrum und das Lesezentrum.
- **Hinterhauptlappen (Lobus occipitalis)** mit der **Sehrinde**.
- **Schläfenlappen (Lobus temporalis)** mit der **Hörrinde**.

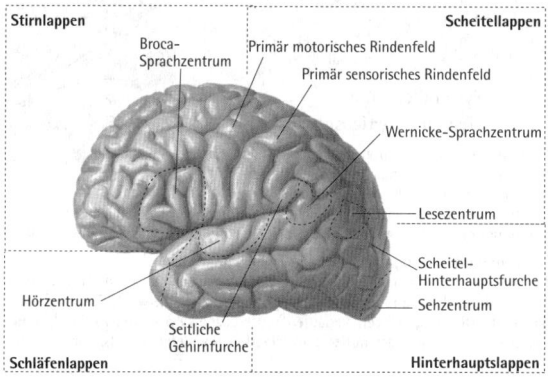

## Homunkulus

Die Motorik z.B. der Finger oder der Zunge ist weitaus komplexer, als z.B. die des M. biceps. Dementsprechend wird ein weitaus größeres Areal des primär motorischen Rindenfelds für deren Steuerung benötigt. Ebenso ist es mit dem primär sensorischen Rindenfeld (vergleichen Sie einmal Ihr Gefühl in den Fingern mit dem im Rücken).

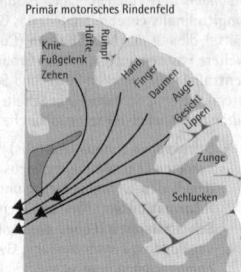

Primär motorisches Rindenfeld

### 16.1.1.1   Funktionelle Hirnrindenareale

In ca. 90% der Fälle ist die linke Hemisphäre dominant, was sich meistens in einer Rechtshändigkeit zeigt, da die rechte Körperhälfte durch Überkreuzung der Nervenfasern auf die linke Hemisphäre projiziert wird.

Die Hirnhälften unterscheiden sich auch nach intellektuellen Fähigkeiten.

Primär sensorisches Rindenfeld

| Links – Intellekt – Ratio | Rechts – Kreativität |
|---|---|
| Sitz der Sprache, der Zahlenkenntnis, des logischen Denkens, Lesen und Schreiben | Künstlerische Begabungen, Einsicht und Vorstellungskraft, Musikgefühl |

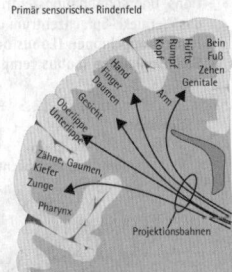

### 16.1.2   Pyramidenbahn (Truncus corticospinalis)

Von den Neuronen im primären motorischen Rindenfeld (im Lobus frontalis) ziehen die Nervenfasern über eine große Bahn, die Pyramidenbahn, zu den motorischen Kernen von Hirnnerven und zu Motoneuronen im Rückenmark.

**Die Pyramidenbahn übermittelt also die Steuerung der bewussten Bewegung.**

#### Pyramidenbahnkreuzung

In der Medulla oblongata kreuzen über 80% der Pyramidenbahnfasern zur anderen Seite und ziehen dann als **Pyramidenseitenstrangbahnen** durch die weiße Substanz des Rückenmarks. Die übrigen Fasern verlaufen ungekreuzt als **Pyramidenvorderstrangbahnen** und kreuzen erst im Zielsegment des Rückenmarks zur anderen Seite (s. Abb. nächste Seite).

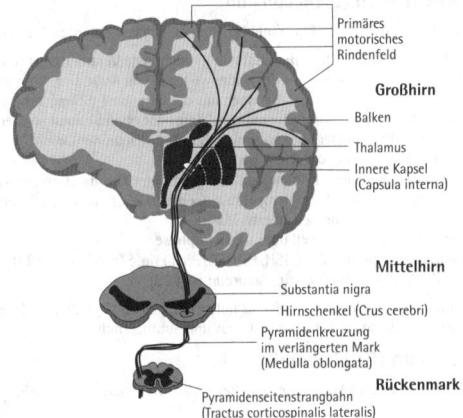

Primäres
motorisches
Rindenfeld

**Großhirn**

Balken

Thalamus

Innere Kapsel
(Capsula interna)

**Mittelhirn**

Substantia nigra

Hirnschenkel (Crus cerebri)

Pyramidenkreuzung
im verlängerten Mark
(Medulla oblongata)

**Rückenmark**

Pyramidenseitenstrangbahn
(Tractus corticospinalis lateralis)

## Schädigungen der Pyramidenbahnen

Sie führen zu Störungen der Feinbewegungen, zur Schwächung der Willkürbewegungen, Lähmungen, Steigerung der Eigenreflexe, Abschwächung bis Verlust der Fremdreflexe und pathologischen Reflexe, Massenbewegungen.

## Extrapyramidale Bahnen

Während das pyramidale Leitungssystem v.a. willkürliche Bewegungen steuert, gibt es ein weiteres Leitungssystem vom Gehirn zum Rückenmark, das extrapyramidale System, das v.a. die **unwillkürlichen Muskelbewegungen** steuert, z.B. den Muskelgrundtonus. Inzwischen weiß man, dass es auch in die Willkürmotorik eingreift, z.B. die bewusste Bewegung modifiziert.

Die Neurone des extrapyramidalen Systems liegen in Kerngebieten unterhalb der Hirnrinde (u.a. die Basalganglien) und stehen in Verbindung mit Kleinhirn, Mittelhirn (z.B. Substantia nigra und Nucleus ruber) und Formatio reticularis. Durch die vielfältigen Verschaltungen mit dem visuellen System und dem Gleichgewichtssinn können z.B. auch komplexere Bewegungen präzise ausgeführt werden.

## 16.1.3 Zwischenhirn (Diencephalon)

Es liegt als Schaltstelle zwischen Großhirn und Hirnstamm. Seine wichtigsten Teile sind:

- **Thalamus (Sehhügel, „Tor zum Bewusstsein"):** wichtigste Verarbeitungs- und Schaltstation für Informationen aus der Außenwelt, z.B. von Auge, Ohr, Nase, Haut (Schmerz, Temperatur, Berührung), aber auch aus der Innenwelt (Schmerzen). Er stellt zudem einen Filter dar, damit nur „bedeutsame" Informationen bewusst werden. Der Thalamus besteht hauptsächlich aus grauer Substanz (Neuronen), die in knapp 200 Kerngebiete (Thalamuskerne) unterteilt ist.
- **Hypothalamus** mit zentralem Höhlengrau: übergeordnetes Koordinationszentrum der vegetativen Funktionen wie Körpertemperatur, Kreislauf, Wasserhaushalt, Essen, Trinken, Sexualität → Regulierung des inneren Milieus
  Verbindung zum ZNS → hormonell über die **Hypophyse**
  **Hypophysenvorderlappen:** ACTH, TSH, FSH, LH, Prolaktin, STH, MSH (→ 434)
  **Hypophysenhinterlappen:** Oxytocin, Adiuretin (→ 438)

Zum Zwischenhirn zählen auch der Epithalamus mit seiner kleinen Vorwölbung, die Epiphyse (Zirbeldrüse, → 439) sowie der Metathalamus und Subthalamus.

## 16.1.4 Kleinhirn (Cerebellum)

Es liegt in der hinteren Schädelgrube. Seine Furchen und Windungen sind viel feiner als die des Großhirns.

- **Kleinhirnrinde: graue Substanz**
- **Kleinhirnmark: weiße Substanz**, in die beidseits **vier Kleinhirnkerne** eingelagert sind

Das Kleinhirn regelt zusammen mit dem Großhirn über Fasern des extrapyramidalen Systems die Grundspannung der Muskeln. Das Großhirn setzt eine Bewegung in Gang, das Kleinhirn sorgt für die Koordination und regelmäßige Ausführung der Bewegung.

> Das Kleinhirn ist das Kontrollzentrum der Bewegung, es kontrolliert
> - Zielbewegung,
> - Körperhaltung,
> - Muskeltonus (steigernd).

Zum besseren Verständnis der Aufgaben des Kleinhirns, siehe Kapitel Schädigungen des Kleinhirns (→ 575).

## 16.1.5 Hirnstamm (Mittelhirn, Brücke und verlängertes Mark)

### 16.1.5.1 Mittelhirn (Mesenzephalon)

Mit 1,5 cm ist das Mittelhirn der kleinste Hirnabschnitt zwischen Brücke und Zwischenhirn. Es besteht größtenteils aus weißer Substanz, also aus auf- und absteigenden Leitungsbahnen **(Pyramidenbahnen)** und Großhirn-Kleinhirn-Bahnen. In der grauen Substanz entspringen **der III. und IV. Hirnnerv**. Außerdem befinden sich hier der **Nucleus ruber** (roter Kern) und die **Substantia nigra** (schwarze Substanz), die wichtige Kerne für die Bewegung darstellen **(extrapyramidalmotorisches System)**.

| | |
|---|---|
| Das Mittelhirn enthält: | • Ursprung des III. und IV. Gehirnnervs |
| • Pyramidenbahnen | • Extrapyramidalmotorisches System |

### 16.1.5.2 Brücke (Pons)

Sie liegt direkt über der Medulla oblongata. In ihr setzen sich die längsverlaufenden Bahnsysteme vom Großhirn zum Rückenmark (und umgekehrt) fort. In querverlaufenden Faserbündeln **verbindet die Brücke das Großhirn mit dem Kleinhirn**. In der Brücke liegen die **Kerne des V. bis VII. Hirnnervs**.

Die Brücke
• verbindet das Großhirn mit dem Kleinhirn,
• enthält die Kerne des V. bis VII. Hirnnervs.

### 16.1.5.3 Verlängertes Mark (Medulla oblongata)

Dieser unterste Teil des Hirnstamms mit einer Länge von ca. 3 cm bildet den Anschluss an das Rückenmark. Seine weiße Substanz wird von sensiblen und motorischen Nervenfasern gebildet, die auf- und absteigen. Der größte Teil der Pyramidenbahnfasern (Steuerung der bewussten Bewe-gung von der motorischen Rinde) kreuzt hier auf die andere Seite **(Pyramidenbahnkreuzung)**.

Die lebenswichtigen Zentren der grauen Substanz (s. Kasten) erhalten ihre nötigen Informationen über afferente Fasern des vegetativen Nervensystems, u.a. des X. Hirnnervs (N. vagus). Ihre **Pressorezeptoren** im **Aortenbogen** und am **Karotissinus** liefern Daten über den Blutdruck an das Kreislaufzentrum. Andere Rezeptoren informieren das Atem-zentrum über den Dehnungszustand der Lungen. Zum Teil befinden sich die Sensoren (z.B. für pH-Wert, Sauerstoff- und Kohlendioxidpartialdruck) auch direkt im verlängerten Mark.

| | |
|---|---|
| Die graue Substanz enthält lebenswichtige Zentren für: | • **Reflexe** (Husten, Niesen, Brechen, Schlucken, Lidschluss, Saugen des Säuglings) |
| • **Stoffwechsel** | • Außerdem enthält sie die Ursprungskerne |
| • **Atmung** | der **VIII.-XII. Hirnnerven** und die |
| • **Herzschlag und -kraft** | **Pyramidenbahnkreuzung** |
| • **Blutgefäßweite** | |

## 16.1.6 Hirnnetz (Formatio reticularis)

Sie ist durchflochten von grauer und weißer Substanz. Sie reicht von der Medulla oblongata bis ins Zwischenhirn. Die Formatio reticularis vereinigt motorische Teilfunktionen zu einer komplizierten Gesamtleistung; sie wirkt fördernd oder hemmend auf Groß-, Klein- und Zwischenhirn. Sie spielt eine Rolle bei der Steuerung des Bewusstseins- und des Wach-Schlaf-Zustands, moduliert Wahrnehmungen der Sinnesorgane und beeinflusst über die Magoun-Zentren Haltung und Bewegung.

## 16.1.7 Limbisches System

Das limbische System (Limbus = Saum) umgibt den Hirnstamm und den Balken. Es besteht aus Teilen des Groß-, Zwischen- und Mittelhirns. Dazu gehören u.a. der Hippocampus (Ammonshorn), Teile des Riechhirns, der Mandelkern und Teile des Zwischenhirns. Allerdings ist die genaue Zugehörigkeit einzelner Hirnareale noch nicht geklärt. Das limbische System ist entwicklungsgeschichtlich ein sehr alter Hirnteil. Viele Psychopharmaka setzen hier in ihrer Wirkung an. Der Limbus wird auch als emotionales Gehirn bezeichnet, da er eine führende Rolle bei der Entstehung von Gefühlen wie Furcht, Aggression, Wut und von sexuellen Wünschen spielt sowie bei den damit evtl. verbundenen vegetativen Reaktionen (Durchfall bei Angst, Blutdruckanstieg bei Stress). Er beeinflusst das affektive Verhalten und bewertet Erlebnisse emotional. Außerdem soll er das Lernen und die Gedächtnisfunktionen beeinflussen (Verbindung Emotion und Riechhirn: „Jemanden nicht riechen können").

## 16.1.8 Rückenmark (Medulla spinalis)

Das Rückenmark ist ein im knöchernen Wirbelkanal eingeschlossener Teil des ZNS und reicht von der Medulla oblongata bis zur Grenze L1/L2. Es ist etwa 40-50 cm lang und im Schnitt oval mit etwa 1 cm Durchmesser. Im Hals- und Lendensegment weist es allerdings Anschwellungen auf, die durch die vielen motorischen und sensiblen Nerven, die von hier zu den Extremitäten ziehen, bedingt sind.

Das Rückenmark wird in 31 Segmente entsprechend ihrer Abgänge unterteilt:

- 8 Segmente des Halsrückenmarks
- 12 Segmente des Brustrückenmarks
- 5 Segmente des Lendenrückenmarks
- 5 Segmente des Kreuzbeinrückenmarks
- 1 Segment des Steißbeinrückenmarks

Aufgaben des Rückenmarks
- **Leitungsapparat**, der das Gehirn mit den Rückenmarknerven verbindet (weiße Substanz)
- **Umschaltstation** für Reize (graue Substanz)
- Selbständige **Schaltstelle für Reflexe** (graue Substanz)

Unterhalb von L1/L2 befindet sich die **Cauda equina ("Pferdeschweif")**, die aus den Rückenmarknerven des Lenden-, Kreuzbein- und Steißbeinrückenmarks im Wirbelkanal besteht. Da das Rückenmark auf Höhe des 2. Lendenwirbels endet, sind alle Rückenmarksegmente gegenüber den Wirbelkörpern nach oben versetzt.

Beispiel: Bei Verletzung des 12. Brustwirbels ist nicht das 12. Brustwirbelsegment, sondern das 1. Lendenwirbelsegment gefährdet.

Im Schnitt durch das Rückenmark erkennt man folgende Bestandteile:

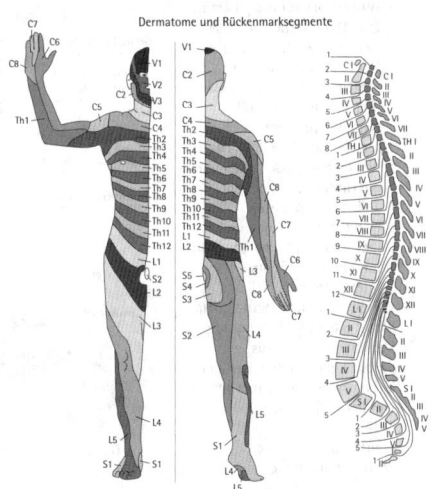

Dermatome und Rückenmarksegmente

- **Graue Substanz (Substantia grisea):** Sie ist schmetterlingsförmig eingebettet in die weiße Substanz und besitzt eine dunkle Farbe durch die Ansammlung von Nervenzellkernen, die u.a. für **Reflexe** zuständig sind. Die graue Substanz besteht aus dem:
  - **Vorderhorn** (Cornu anterius) mit Zellkörpern der **motorischen** Zellen (Motoneurone). Seine Axone treten als Vorderwurzeln aus und ziehen im Spinalnerv bzw. seinen Ästen zur quergestreiften Muskulatur;

    > **Merkhilfe:** Wenn Sie bei Ihrem Auto den vorderen Deckel aufmachen, finden Sie einen Motor; Vorderhorn → motorisch.

  - **Seitenhorn** (Cornu laterale), das nur in den Segmenten C8-L2 (Ursprung des Sympathikusnervs) und in S2-S4 (Ursprung des Parasympathikusnervs) zu finden ist. Die Bahnen treten ebenfalls über die Vorderwurzel aus, trennen sich aber kurz nach Austritt aus dem Wirbelkanal von den Spinalnerven, um Anschluss an die Grenzstrangganglien (→ 551) zu finden;

- **Hinterhorn** (Cornu posterius): Es enthält Kerne der sensiblen Nervenzellen (2. sensibles Neuron), weshalb Empfindungen von der Haut (Berührung, Schmerz, Temperatur) hier umgeschaltet werden. Die nervalen Impulse treten über die Hinterwurzel ein. Viele Zellkörper zu diesen Nervenfasern liegen im (korngroßen) Spinalganglion innerhalb des Foramen intervertebrale.

- **Weiße Substanz (Substantia alba):** Sie umhüllt die graue Substanz, besteht aus durchziehenden markhaltigen Nervenfasern und leitet Impulse von der Peripherie zu höheren Gehirnteilen weiter und umgekehrt (auf- und absteigende Bahnen).

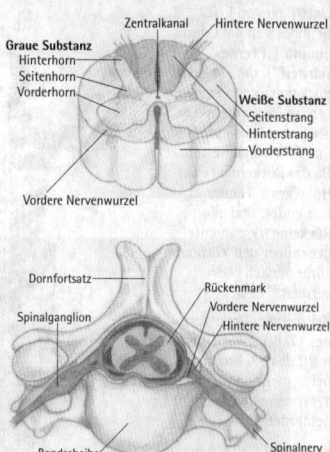

**Absteigende Bahnen**

Extrapyramidale Bahnen

- Pyramidenseitenstrangbahn (Tractus corticospinalis lateralis)
- Tractus rubrospinalis
- Tractus reticulospinalis
- Tractus vestibulospinalis
- Tractus tectospinalis
- Pyramidenvorderstrangbahn (Tractus corticospinalis anterior)

**Aufsteigende Bahnen**

Vorderseitenstrangbahnen

- Hinterstrangbahnen (Fasciculus gracilis, Fasciculus cuneatus)
- Tractus spinocerebellares
- Tractus spinothalamicus lateralis
- Tractus spinothalamicus anterior
- Spinalganglion
- Vordere und hintere Nervenwurzel
- Spinalnerv

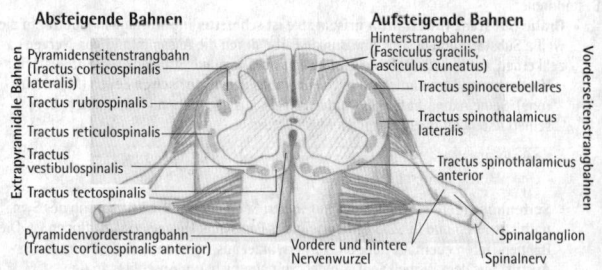

Wie das Gehirn ist das Rückenmark ebenfalls von den Hirnhäuten (Meningen) umgeben.

## 16.1.9 Ventrikelsystem und Liquor

Gehirn und Rückenmark liegen sozusagen in einem Wasserbett, d.h., sie sind umgeben von einer Flüssigkeit (Liquor cerebrospinalis), die sie schützt und versorgt.

Liquor ist eine klare, farblose Flüssigkeit, die eiweißarm ist und sehr wenig weiße Blutkörperchen und Glukose enthält. Ihre Ionenkonzentration entspricht in etwa der des Bluts.

Etwa 150 ml Liquor zirkulieren um das, aber auch im ZNS, denn im

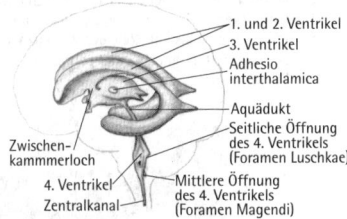

Gehirn gibt es vier Hohlräume (Hirnkammern bzw. Ventrikel [zwei Seitenventrikel, ein 3. und ein 4. Ventrikel]), die alle miteinander in Verbindung stehen, aber auch mit dem Hirnwasserraum (Subarachnoidalraum). Von den Adergeflechten dieser Hirnkammern wird der Liquor weitestgehend gebildet, umfließt Gehirn und Rückenmark und wird über Arachnoidalzotten dem Sinus und somit wieder dem venösen Blut zugeführt.

Normalerweise herrscht zwischen Liquorbildung und -absorption ein Gleichgewicht (500-700 ml/Tag).

### Wasserkopf (Hydrocephalus)

Kann der Liquor nicht abfließen, kommt es zu einer Drucksteigerung im Ventrikelsystem (Hydrocephalus internus) oder im Subarachnoidalraum (Hydrocephalus externus).

Bei Kleinkindern gibt der Schädel nach und es kommt zu einer Schädelvergrößerung. Der erhöhte Druck auf das Gehirn führt bei den Kindern zu schweren Intelligenz- und Entwicklungsstörungen, beim Erwachsenen oft zu Demenz. Deshalb wird z.B. operativ ein Kunststoffschlauch gelegt, damit der Liquor abfließen kann.

## 16.1.10 Hirnhäute (Meningen)

Sie umgeben das ZNS, also Gehirn und Rückenmark.

- **Pia mater** (weiche Hirnhaut): Sie liegt dem Hirn und Rückenmark direkt auf, enthält viele Blutgefäße und endet mit dem Rückenmark auf L1/L2.
- **Arachnoidea** (Spinnwebenhaut): Sie liegt mit einer Membran auf der Pia mater, ist fast gefäßrei und über Bindegewebsbälkchen mit der weichen Hirnhaut verbunden. Der Raum zwischen Arachnoidea und Pia mater heißt **Subarachnoidalraum**. Hier zirkuliert der Liquor, die Hirn-Rückenmark-Flüssigkeit.

- **Dura mater** (harte Hirnhaut): Sie besteht nur im Rückenmarkbereich aus zwei Blättern, einem äußeren, das dem Wirbelkanal von innen anliegt, und einem inneren, das als derber bindegewebiger Sack das Rückenmark und den ersten Abschnitt der austretenden Rückenmarknerven umgibt. Die Dura mater reicht weiter als die Pia mater hinunter, nämlich bis auf Höhe des 2. Kreuzbeinwirbels (S2). So kann auf Höhe von L3-L4 Liquor entnommen werden, ohne dass die Gefahr besteht, die graue Substanz des Rückenmarks zu verletzen.

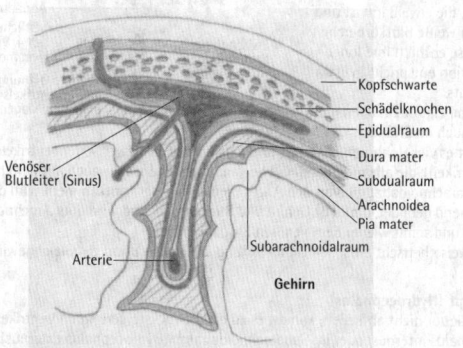

Kopfschwarte
Schädelknochen
Epiduralraum
Dura mater
Subduralraum
Arachnoidea
Pia mater

Venöser
Blutleiter (Sinus)

Arterie

Subarachnoidalraum

**Gehirn**

## 16.1.11 Blutversorgung des Gehirns

### 16.1.11.1 Arterielle Versorgung

Aufgrund des hohen Sauerstoff- und Nährstoffbedarfs des Gehirns, kann schon eine Unterbrechung der Blutversorgung von wenigen Minuten zu irreversiblen Schäden wie Lähmungen, Sensibilitätsstörungen oder sogar zum Tod führen. Eine kurze Minderversorgung löst bereits Ausfallerscheinungen (TIA, → 568) aus.

Vom Hals ziehen die Halsschlagadern **(Aa. carotis internae)** in Richtung Gehirn, von denen unterwegs Äste zur Hypophyse und zu den Augen abzweigen und als vordere und mittlere Großhirnarterie **(Aa. cerebri anterior et media)** weiter verlaufen.
Der hintere Hirnanteil und die Hirnbasis werden über die Wirbelschlagadern **(Aa. vertebrales)** versorgt, die Äste an das Rückenmark abgeben, bevor sie durch das große Hinterhauptloch in den Schädelraum eintreten.

Sie vereinigen sich an der Hirnbasis zur Schädelbasisarterie. Diese gibt Zweige zum Kleinhirn ab und teilt sich dann in die beiden Großhirnschlagadern auf.

Die Äste der A. carotis und A. vertebralis sind durch kleine Verbindungsarterien zu einem Kreis verbunden, dem **Circulus arteriosus Willisii**. Dieser Gefäßring sorgt dafür, dass es bei einer Unterbrechung eines der Gefäße nicht gleich zum Absterben von Hirngewebe kommt. Bei vielen Menschen ist dieser Gefäßring jedoch unvollständig ausgebildet, so dass ein einseitiger Gefäßverschluss dennoch zu einem Hirnschlag führen kann.

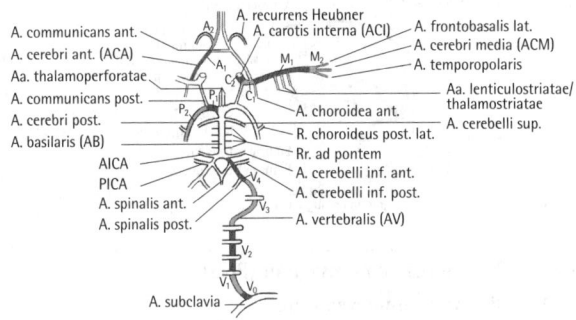

## 16.1.11.2 Blut-Hirn-Schranke

Astrozyten (sternförmige Zellen und weitere Vertreter der Neuroglia) bilden in Gehirn und Rückenmark ein stützendes Netzwerk für die Nervenzellen. Sie stehen mit den Blutkapillaren des ZNS in enger Verbindung und kontrollieren den Übergang von Stoffen aus dem Blut zu den Nervenzellen. Alle Stoffe, die aus dem Blut zu den Gehirnzellen gelangen sollen, müssen die **Blut-Hirn-Schranke** überwinden.

Diese Schranke lässt allerdings auch einige Medikamente, die am Gehirn wirken sollen, nicht passieren. **Die Blut-Hirn-Schranke hat die Aufgabe, schädliche Stoffe vom Gehirn fernzuhalten**. Ihre Durchlässigkeit kann durch bestimmte Bakteriengifte, Fieber, Sauerstoffmangel oder auch **Handystrahlung** ungünstig beeinflusst werden.

### 16.1.11.3 Venöser Abfluss

Während das arterielle Blut das Gehirn von der Hirnbasis aus versorgt, erfolgt der venöse Abfluss weitestgehend über die Hirnoberfläche. Die Kapillaren verlassen das Gehirn und vereinigen sich in starrwandigen Venenkanälen, den **Sinus**.
Diese führen das Blut dicht unter der Schädeldecke bzw. an den Rändern der Hirnsicheln (Falx cerebri) der harten Hirnhaut zur rechten und linken V. jugularis interna.

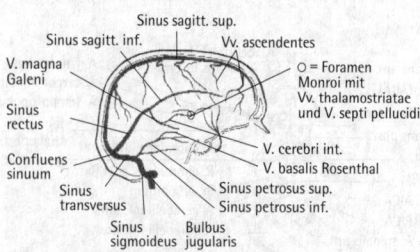

## 16.2 Peripheres Nervensystem (PNS)

### 16.2.1 Die zwölf Hirnnervenpaare

Sie treten paarig aus dem Gehirn aus und verlassen den Schädel durch kleine Öffnungen (Foramina). Sie sind nummeriert nach der Reihenfolge ihres Austritts von vorne nach hinten:

| | |
|---|---|
| **I** | Nervus **o**lfactorius (Geruchsnerv): rein sensibler Nerv, der von der Riechschleimhaut im Nasendach zum Bulbus olfactorius (Riechkolben, schmaler Fortsatz des Stirnhirns) zieht. |
| **II** | N. **o**pticus (Sehnerv): rein sensibler Nerv, beginnt in der Netzhaut des Auges und kreuzt teilweise im Chiasma opticum; nach der ersten Umschaltung im Thalamus laufen die Bahnen zur primären Sehrinde im Hinterhauptlappen. |
| **III** | N. **o**culomotorius (Augenbewegung): vorwiegend willkürmotorischer Nerv; versorgt den Lidhebermuskel und vier der sechs äußeren Augenmuskeln. Er hat parasympathische Anteile, die den Ziliarmuskel bei der Anpassung der Augenlinse an unterschiedliche Entfernungen (Nah-Fern-Akkomodation) steuern und über den Sphinktermuskel der Iris die Pupille verengen. |

| IV | N. **t**rochlearis (Augenrollnerv): willkürmotorischer Nerv, der den oberen schrägen Augenmuskel innerviert. |
|---|---|
| V | N. **t**rigeminus (Drillingsnerv): teilt sich nach dem Austritt aus der Schädelhöhle. |
| | • N. ophthalmicus: versorgt sensibel Augenhöhle und Stirn (tritt aus dem Foramen supraorbitale); |
| | • N. maxillaris: versorgt sensibel die Gesichtshaut unterhalb der Augenhöhle, die Schleimhaut der Nase, die Oberlippe und die Zähne des Oberkiefers (tritt aus dem Foramen infraorbitale); |
| | • N. mandibularis (gemischter Nerv): versorgt sensibel den Unterkieferbereich mit Unterlippe, Zahnfleisch und Zähnen und motorisch alle Kau- und Mundbodenmuskeln (tritt aus dem Foramen mentale). |
| VI | N. **a**bducens: motorischer Nerv für äußere, gerade Augenmuskeln. |
| VII | N. **f**acialis (Gesicht): teils motorischer Nerv für mimische Gesichtsmuskulatur, teils sensorischer Nerv (Geschmacksnerven der Zunge), teils parasympathischer Nerv zur Tränen-, Unterkiefer- und Unterzungendrüse. |
| VIII | N. **v**estibulocochlearis (Hören/Gleichgewicht): rein sensorisch. |
| IX | N. **g**lossopharyngeus (Zunge/Rachen): motorische Fasern für die Rachenmuskeln; sensible Fasern für die Rachenschleimhaut und das hintere Zungendrittel; parasympathische Innervation für die Ohrspeicheldrüse. |
| X | N. **v**agus (Umherschweifender): v.a. parasympathische Fasern zu Halsorganen und Brusteingeweiden, hauptsächlich aber zu den Baucheingeweiden; leitet sensible Impulse von Organen zum ZNS und efferente motorische Impulse zur glatten Muskulatur; für Sekretion innerer Organe zuständig; wenige motorische und sensible Fasern für den Kehlkopfbereich. |
| XI | N. **a**ccessorius (Beinerv): motorischer Nerv für Halsmuskeln (v.a. M. trapezius und M. sternocleidomastoideus). |
| XII | N. **h**ypoglossus (Unterzunge): überwiegend motorisch für die Zunge. |

---

**Merksatz**
**O**nkel **O**tto **O**periert **T**ag **T**äglich, **A**ber **F**eiertags **V**ertritt er **G**erne **V**iele **A**lte **H**ebammen.

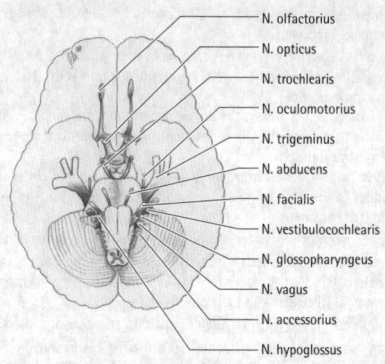

N. olfactorius
N. opticus
N. trochlearis
N. oculomotorius
N. trigeminus
N. abducens
N. facialis
N. vestibulocochlearis
N. glossopharyngeus
N. vagus
N. accessorius
N. hypoglossus

**12 Hirnnervenpaare**

## 16.2.2 Rückenmarknerven (Spinalnerven)

Die 31 Nervenpaare, die aus dem Rückenmark austreten, werden nach ihrer Austrittsstelle aus dem Zwischenwirbelloch der Wirbelsäule bezeichnet (C1-C8, Th-Th12, L1-L5, S1-S5 und Co1).

**Erinnerung:** Das Rückenmark wächst nicht so schnell wie die Wirbelsäule. Das Rückenmark des Erwachsenen endet auf Höhe von L2. Die Spinalnerven sind jedoch an ihre Austrittsstellen gebunden. Während sie also im oberen Bereich der Wirbelsäule noch auf der entsprechenden Höhe des Rückenmarksegments liegen, müssen die unteren im Wirbelkanal als Cauda equina nach unten ziehen, um zu ihren Zwischenwirbellöchern zu gelangen.

**Wurzeln der Rückenmarknerven**

Aus jedem Rückenmarksegment geht links und rechts je eine vordere und eine hintere Nervenwurzel hervor (vgl. Abb. → 540).

- Die **vordere Wurzel (Vorderwurzel)** führt efferente Fasern. Die Zellkörper der motorischen Efferenzen liegen im Vorderhorn des Rückenmarks (motorische Vorderhornzellen, Motoneurone). Die Zellkörper der vegetativen Efferenzen liegen beim Sympathikusnerv in den Seitenhörnern des Rückenmarks C8-L2, beim Parasympathikusnerv im Hirnstamm und im Sakralmark.

- Die **hintere Wurzel (Hinterwurzel)** führt afferente Fasern. Sie bildet vor dem Eintritt in den Wirbelkanal einen Nervenknoten, das **Spinalganglion (Ganglion spinale)**, das aus einer Ansammlung von sensiblen Nervenzellkörpern (1. sensibles Neuron) besteht.

> **Merke:**   afferent - zuführend (hier von der Peripherie zum ZNS)
> efferent - wegführend (hier vom ZNS zur Peripherie)

Nach wenigen Millimetern schließen sich die Nervenwurzeln zu einem Spinalnerv zusammen und treten als periphere Nerven durch die Zwischenwirbellöcher aus.

Man unterscheidet:
- 8 Halsnervenpaare, Zervikalnerven C1-C8 (bereits zwischen Hinterhauptbein und Atlas tritt ein Spinalnerv aus, daher gibt es 8 Nerven, aber nur 7 Halswirbel).
  - Das Halsgeflecht (Plexus cervicalis) aus den Halssegmenten C1-C4 versorgt Haut und Muskeln der Hals- und Schulterregion und mit dem N. phrenicus das Zwerchfell.
  - Aus dem Armgeflecht (Plexus brachialis C 5-Th1) entspringen neben kleineren Ästen zu Nacken und Schulter die **drei großen Armnerven**.
  **N. radialis** (Speichennerv): v.a. für die Streckseite; kommt es zur Schädigung, kann die Hand nicht mehr handrückenwärts gestreckt werden (Fallhand).
  **N. ulnaris** (Ellennerv): v.a. für die Beugeseite; ein Ausfall führt zur Krallenhand.
  **N. medianus:** Beugeseite mit Daumen; bei Lähmungen kommt es zur Schwurhand, wobei v.a. die Daumenmuskulatur verkümmert.

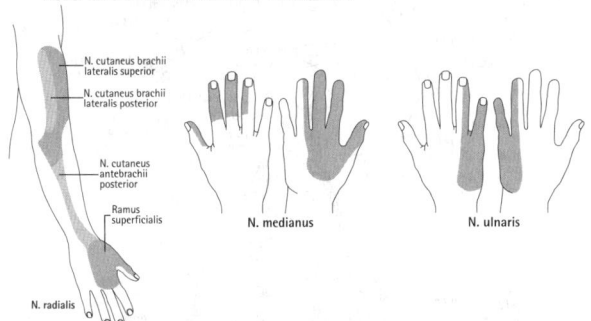

**Merkspruch:** Ich schwöre bei Medianus, wenn ich vom Rad Falle, kralle ich mir die Ulna

- **12 Brustnervenpaare (Thorakalnerven)** Th1–Th12.
- **5 Lendennervenpaare (Lumbalnerven)** L1–L5 mit Plexus lumbalis (L1–L4), der die untere Bauchwand sowie die äußeren Geschlechtsorgane versorgt und aus dem auch der N. femoralis entspringt, der u.a. den M. quadriceps femoris innerviert.
- **5 Kreuzbeinnervenpaare (Sakralnerven)** S1–S5. Aus dem Plexus sacralis L4–S3 entspringt **der längste und dickste Nerv des Menschen, der Ischiasnerv (N. ischiadicus),** der v.a. die Beugemuskeln versorgt und sich oberhalb der Kniekehle in den Schienbeinnerv und den Wadenbeinnerv aufteilt. Verletzungen des N. ischiadicus, z.B. durch fehlerhafte i.m.-Injektion, können dazu führen, dass das Knie nicht mehr gebeugt werden kann und alle Muskeln unterhalb des Knies gelähmt sind.
- **1 Steißbeinnervenpaar (Kokzygealnerven)** Co1.

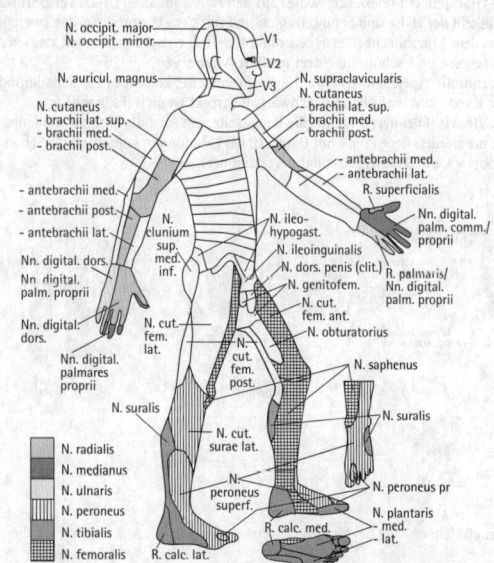

**Nicht vergessen:** Es besteht eine enge Wechselwirkung innerhalb des Nervensystems, so auch zwischen dem willkürlichen und dem unwillkürlichen Nervensystem. Die folgende Aufteilung dient dem besseren Verständnis.

## 16.3   Willkürliches Nervensystem

Das willkürliche Nervensystem wird auch als animalisches oder somatisches Nervensystem bezeichnet. Diese Anteile des Nervensystems unterliegen dem bewussten Willen.

- **Es dient der Wahrnehmung von Reizen** über die Sinnesorgane, Informationen werden über die Spinalnerven über das Rückenmark, über die Hirnnerven direkt zum Gehirn (Großhirnrinde) geleitet.
- **Es dient der Verarbeitung von Reizen.**
- **Es dient der Steuerung der Willkürbewegung** (bei der Feinabstimmung hilft z.B. das Kleinhirn).

Damit ein Reiz bewusst wird, muss er zur Großhirnrinde. Bei jeder willentlichen Bewegung wird die motorische Rinde des Großhirns aktiv.

## 16.4   Unwillkürliches Nervensystem

Das unwillkürliche Nervensystem wird auch als vegetatives oder autonomes Nervensystem bezeichnet. Dazu zählen die Anteile des Nervensystems, die sich dem bewussten Einfluss weitestgehend entziehen und v.a. die Innenwelt steuern, also lebenswichtige Funktionen wie **Atmung, Verdauung, Stoffwechsel, Herz- und Kreislauftätigkeit, Wasserhaushalt und zum Teil auch Sexualfunktionen**. Dazu nimmt es Einfluss auf die glatte Muskulatur (z.B. des Darms oder der Blutgefäße), den Herzmuskel und die Drüsen.

Das sog. intramurale System besteht aus Geflechten vegetativer Nervenfasern und Ganglien in der Wand der Hohlorgane (Herz, Magen, Darm, Blase, Uterus), die in ihrer Funktion eine gewisse Selbständigkeit aufweisen. Dazu zählt z.B. das enteritische Nervensystem (ENS) mit dem Meißner-Plexus (Plexus submucosus), der Sekretion und Bewegung im Verdauungstrakt steuert, und dem Auerbach-Plexus (Plexus myentericus), der zwischen den Muskelschichten von Magen und Dünndarm liegt und für deren Tonus und Peristaltik zuständig ist (→ 323).

### 16.4.1   Sympathikus

Der Sympathikus bewirkt insgesamt eine Leistungssteigerung des Organismus (Ergotropie). Er versetzt den Körper in eine hohe Leistungsbereitschaft und bereitet ihn so auf Angriff, Flucht oder andere außergewöhnliche Anstrengungen vor.

**Der Sympathikus „Kampf oder Flucht" (Aktivität nach außen gerichtet)**
• Er beschleunigt Atmung und Herzschlag,
• erweitert Bronchien und die Gefäße, die Herz und Skelettmuskulatur versorgen,
• bewirkt einen Blutdruckanstieg, indem er u.a. periphere Gefäße verengt (daher fühlt sich die Haut in Stresssituationen kalt an),
• hemmt Darmbewegung, Verdauungsdrüsen, Blasen- und Darmentleerung,
• erweitert die Pupillen (Mydriasis).

## 16.4.2   Parasympathikus

Er ist der Gegenspieler des Sympathikus.

**Der Parasympathikus (Aktivität nach innen gerichtet)**
• verlangsamt Atmung und Herzschlag,
• verengt Herzkranzgefäße und Bronchien,
• senkt den Blutdruck,
• regt Verdauungsdrüsen und Magen-Darm-Bewegung an,
• regt die Ausscheidung über Darm und Blase an,
• verengt die Pupillen (Miosis).

|  | Sympathikus | Parasympathikus |
|---|---|---|
| **Herzfrequenz** | Erhöhung | Erniedrigung |
| **Koronargefäße** | Dilatation | Konstriktion |
| **Gefäße** | Konstriktion | Dilatation |
| **Pupillen** | Dilatation | Konstriktion |
| **Bronchien** | Dilatation | Konstriktion |
| **Ösophagus** | Erschlaffung | Anregung |
| **Magenperistaltik/ –drüsentätigkeit** | Hemmung | Anregung |
| **Darmperistaltik** | Hemmung | Anregung |
| **Leber** | Fördert Glykogenabbau | - |
| **Blase** | Urinretention, Hemmung des Detrusors, Erregung des Sphinkters | Urinentleerung, Anregung des Detrusors, Erschlaffung des Sphinkters |
| **Genitalien** | Vasokonstriktion | Vasodilatation und Erektion |
| **Nebennieren** | Anregung der Adrenalinsekretion | Hemmung der Adrenalinsekretion |
| **Stoffwechsel** | Steigerung der Dissimilation | Steigerung der Assimilation |
| **Insulinsekretion** | Hemmung | Anregung |
| **Schilddrüse** | Anregung | Hemmung |

- Sympathikus – Stressnerv, Rennen oder kämpfen, Aktivität außen
- Parasympathikus – Ruhe, Verdauen und ausscheiden, Aktivität innen
- Intramurales System – direkt in der Wand von einigen Hohlorganen

### Anatomische Lage des (peripheren) Sympathikus

- **Ursprungsort Rückenmark (Seitenhörner C8–L2,** daher auch die Bezeichnung thorakolumbales System), wo die Zellkörper des 1. efferenten Neurons sitzen; von dort verlaufen Fasern über die Vorderwurzel zum
- **Grenzstrang** (Truncus sympaticus), der wichtigsten Schaltstelle des Sympathikus ("Perlenkette" neben der Wirbelsäule), bestehend aus Ganglien (Nervenknoten), die links und rechts neben der Wirbelsäule liegen. Sie besitzen eine Verbindung zum Rückenmarkabschnitt sowie zum oberen und unteren Ganglion (hier oder auch in Organnähe sitzt der Zellkern des 2. efferenten Neurons). Sie führen dann weiter zu den
- **Erfolgsorganen** oder auch zu **Nervengeflechten** (z.B. Sonnengengeflecht [Solarplexus], das um den Truncus coeliacus herum liegt).

### Anatomische Lage des Parasympathikus

Er bildet keine morphologische Einheit wie der Sympathikus. Seine Ursprungskerne liegen im Hirn-stamm und in den Seitenhörnern des Sakralmarks (daher die Bezeichnung „kranio-sakrales System").

Von dort ziehen die Fasern zu Ganglien, die entweder in der Wand des Zielorgans liegen (intramurale Ganglien) oder in dessen Nähe (z.B. Solarplexus).

Der wichtigste parasympathische Nerv ist der X. Hirnnerv **(N. vagus)**. Seine Verzweigungen innervieren den gesamten Brustraum (Speiseröhre, Lungen, Herz) und große Teile des Bauchraums (Magen und Darm). Weitere Hirnnerven, die parasympathi-sche Fasern führen, sind der III. (Miosis und Linsenanpassung), VII. und IX. Hirnnerv (Tränen und Speichel).

## 16.5 Reflexe

Ein Reflex ist die stets gleichbleibende (stereotype), unwillkürliche Reaktion auf einen Reiz, den das ZNS aus der Umwelt oder dem Körperinneren erhält.

### Reflexbogen (s. Abb. nächste Seite)

1. **Rezeptor:** die Sinneszelle, die den Reiz aufnimmt, z.B. in der Haut.
2. **Afferente Nervenbahn:** Sie leitet den Reiz zum ZNS (hier: zum Hinterhorn des Rücken-marks).
3. **Schaltzelle:** Sie dient beim Fremdreflex der Erregungsübertragung im Rückenmark; sie fehlt beim Eigenreflex.
4. **Efferente Nervenbahn:** Sie zieht vom ZNS, also aus dem Vorderhorn des Rückenmarks, zum Erfolgsorgan.
5. **Effektor:** das ausführende Organ, also meist ein Muskel oder eine Drüse.

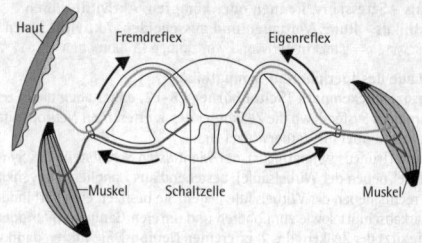

Da der gesamte Reflexbogen auf dem gleichen Rückenmarkniveau liegt, kann man unter Umständen durch die Überprüfung der wichtigsten Reflexe die Segmenthöhe einer Schädigung des Rückenmarks bestimmen.

|  | Eigenreflex | Fremdreflex |
|---|---|---|
| Anzahl beteiligter Organe | 1 (Muskel) | 2 (Haut/Schleimhaut und Muskel) |
| Anzahl beteiligter Nervenfasern | 2 | Mindestens 3 |
| Synapsen | 1 (monosynaptisch) | Mindestens 2 (polysynaptisch) |
| Rezeptor | Muskelspindel | Thermo- oder Mechanorezeptor der Haut |
| Reflexzeit | Kurz | Etwas länger (mehrfache Umschaltung) |
| Reflexantwort | Unabhängig von Reizstärke | Nimmt mit steigender Reizstärke zu |
| Ermüdbarkeit des Reflexes | Nein | Ja |

## 16.5.1 Eigenreflexe

Der Ort der Reizung und der Ort der Reaktion befinden sich im gleichen Organ. In vielen Muskeln liegen Muskelspindeln, die als Dehnungsrezeptoren wirken. Ein Reiz wird über afferente Nerven zum Hinterhorn geleitet und dort direkt auf Vorderhornzellen umgeschaltet, so dass die Folge eine Kontraktion des gedehnten Muskels ist.
Nicht nur kurze Dehnungen, z.B. mittels Reflexhammer, geben Dehnungsreize.

Sie laufen ständig ab und sorgen so für den Ruhetonus und die Körperhaltung. Das Ausmaß der Muskeleigenreflexe wird durch höhergelegene Hirnzentren begrenzt und beeinflusst, damit es nicht zu überschießenden Reaktionen kommt (fällt diese Kontrolle weg, führt dies zur spastischen Lähmung).

---

**Eigenreflexe zeichnen sich aus durch**
- **kurze Refraktärzeit**, weil monosynaptisch: Impuls wird nur einmal im Rückenmark umgeschaltet,
- **Unfähigkeit zur Summation** (Reflexantwort unabhängig von Stärke des Reizes),
- **Unermüdbarkeit.**

---

| Typische Eigenreflexe | • Trizepsreflex |
|---|---|
| • Bizepsreflex | • Patellarsehnenreflex |
| • Radiusreflex | • Achillessehnenreflex |

**Pathologische Reflexantworten** sind z.B.:
- **Hyporeflexie oder Areflexie:** verminderter oder fehlender Reflex
- **Überschießende Reaktionen** wie **Hyperreflexie** oder **Klonus (Klonus:** rhythmische Kontraktion durch Störung der Hemmungsmechanismen; erschöpfliche Kloni hören nach der Prüfung allmählich auf, unerschöpfliche schlagen weiter und gelten als sicheres Zeichen für eine Pyramidenbahnschädigung)
- **Seitendifferenzen**

**Bizepsreflex (BSR,** Bizepssehnenreflex [1]): Schlag auf Bizepssehne bei leicht angewinkelter Ellenbeuge. Wenig lebhafter Eigenreflex mit Beugung des Unterarms (Segmenthöhe C5-C6)

**Radiusreflex (RPR,** Radiusperiostreflex [2]): Schlag gegen Seitenkante des distalen Radiusrands, dadurch leichte Beugung im Ellenbogengelenk (Segmenthöhe C5-C6)

**Trizepsreflex (TSR):** Schlag auf die Sehne des M. triceps brachii oberhalb des Olecranons bei angewinkeltem Unter- und abgewinkeltem Oberarm; führt zur Streckung im Ellenbogengelenk (Segmenthöhe C6/C7/C8 [Th1])

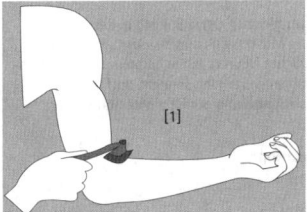
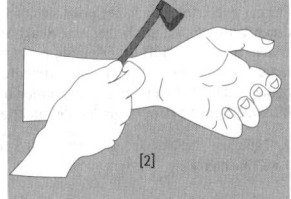

**Patellarsehnenreflex (PSR**, Quadrizepsreflex [3])
Schlag auf Sehne des M. quadriceps femoris unterhalb der Patella führt zur Streckung im
Kniegelenk (Segmenthöhe [L2]/L3/L4,
N. femoralis)

**Achillessehnenreflex (ASR**, [4])
Schlag auf Achillessehne bei abgewinkeltem Bein führt zur Plantarflexion des Fußes
(Segmenthöhe [L5]/S1/[S2])

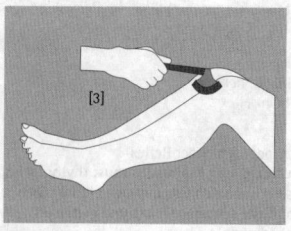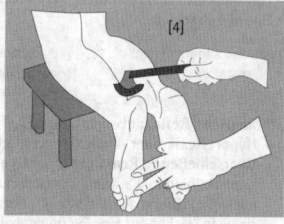

**Merkhilfe**
Die Austrittssegmente der Nerven für die bekannten Eigenmuskelreflexe lassen sich von eins
bis acht durchzählen.

| Eigenmuskelreflexe der Wirbelsäulensegmente | |
|---|---|
| ASR (Achillessehnenreflex) | S1/2 |
| PSR (Patellarsehnenreflex) | L3/4 |
| BSR (Bizepssehnenreflex) | C5/6 |
| TSR (Trizepssehnenreflex) | C7/8 |

## 16.5.2 Fremdreflexe

Reizort und Erfolgsorgan befinden sich nicht am gleichen Ort, z.B. löst ein Reiz der Haut
durch Verbrennung der Finger eine Reaktion des Muskels aus und der Arm wird wegge-
zogen. Hier durchläuft die Erregung ein zusätzliches Neuron, ein Schaltneuron im Rückenmark, das nicht nur afferente und efferente Bahnen verbindet, sondern auch Kontakt mit
benachbarten Segmenten hat. So können durch Steigerung der Reizintensität weitere
Muskelgruppen aktiviert werden (Summation).

• Fähigkeit zur örtlichen und zeitlichen **Summation**
• **Ermüdbarkeit**

## Die wichtigsten physiologischen Fremdreflexe

| Bezeichnung | Zuordnung | Auslösung (A) und Effekt (E) |
|---|---|---|
| Pupillenreflex | N. opticus | A: Belichtung des Auges<br>E: Verengung der Pupille |
| Kornealreflex | N. trigeminus | A: Betupfen der Kornea mit Wattebausch<br>E: Lidschluss |
| Würgereflex<br>(Gaumenreflex) | N. glosso-<br>pharyngeus,<br>N. vagus | A: Berühren der Rachenhinterwand mit Spatel<br>E: Hochziehen des Gaumens, Kontraktion der Pharynxmuskulatur |
| Bauchhautreflex (BHR),<br>(kutaner Bauchdecken-<br>reflex, BDR) | Th6-Th12 | A: kurzes Bestreichen der Bauchdecke mit spitzem Gegenstand<br>E: Kontraktion der ipsilateralen Bauchmuskulatur |
| Kremasterreflex | L2-L3 | A: Bestreichen der Oberschenkelinnenseite<br>E: Hochziehen des ipsilateralen Hodens |
| Analreflex | S3-S5 | A: Bestreichen der Dammhaut<br>E: Kontraktion des M. sphincter ani externus |

## Bauchdeckenreflex (BDR), Bauchhautreflex (BHR)

Rasches Bestreichen z.B. mit einem Zahnstocher von der Lende zur Bauchmitte hin, wodurch der Nabel zur Reizseite verzogen wird.

Fehlender oder abgeschwächter Bauchdeckenreflex z.B. bei:
- **Pyramidenbahnschaden**
- **Schädigung im Reflexbogen**
- Mechanische Ursachen (zu straffe/schlaffe Bauchdecke, Narben)

## Die wichtigsten pathologischen Fremdreflexe

| Bezeichnung | Bedeutung | Auslösung (A) und Effekt (E) |
|---|---|---|
| Okulozephaler Reflex | Diffuse Hirnschädigung | A: passive Drehung des Kopfs<br>E: Zurückbleiben der Bulbi<br>(Puppenaugenphänomen) |
| Orbicularis-oculi-<br>Reflex (Glabella-,<br>Nasopalpebralreflex) | Läsion kortikopontiner Bahnen, Erkrankung des extrapyramidalen Systems | A: Schlag auf die Glabella<br>E: Kontraktion des M. orbicularis oculi |
| Orbicularis-oris-Reflex<br>(Schnauzreflex) | Wie Orbicularis-oculi-<br>Reflex | A: Perkussion der perioralen Muskulatur<br>E: Kontraktion des M. orbicularis oris |

**Die wichtigsten pathologischen Fremdreflexe**

| | | |
|---|---|---|
| Saugreflex | Diffuse Hirnschädigung | A: Bestreichen des Mundbereichs<br>E: Saug- und Schluckbewegung |
| Palmomentalreflex | Diffuse Hirnschädigung, Erkrankung des extrapyramidalen Systems | A: Bestreichen der Handinnenfläche mit spitzem Gegenstand<br>E: Kontraktion der ipsilateralen Kinnmuskulatur |

**Babinski-Zeichen (wichtiges Pyramidenbahnzeichen)**

Beim Bestreichen der Fußsohle von der Ferse über die seitliche Fußsohle in Richtung Kleinzehe kommt es zu einer der folgenden Reaktionen:

- Langsame Dorsalflexion der Großzehe
- Spreizung der Zehen (Fächerphänomen)

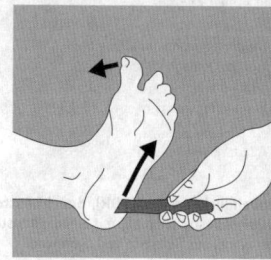

**Babinski-Zeichen positiv**
- Physiologisch bis ins 2. Lj.
- Bei Pyramidenbahnschaden
- Bei Multipler Sklerose
- Bei Urämie (Anfangsstadium)

## 16.6 Erkrankungen des Nervensystems

### 16.6.1 Schäden der peripheren Nerven

#### 16.6.1.1 Polyneuropathie

(Nichttraumatische) Erkrankungen der peripheren Nerven mit meist distal symmetrisch betonten sensiblen, motorischen und vegetativen Störungen.

Häufigste Ursachen in Europa: **Diabetes mellitus und Alkoholkrankheit**.

Außerdem: Urämie, Malabsorption/Malnutrition (Beriberi, Pellagra, Zöliakie u.a.), Infektionskrankheiten (Lepra, Borreliose, HIV-Erkrankung); endokrine Erkrankungen, z.B. Hypothyreose, Akromegalie; exogen-toxisch (neben Alkohol auch Blei-, Thalliumvergiftung und Medikamente); als Polyneuritis bei Kollagenosen und immunologischen Erkrankungen, z.B. Sarkoidose, Panarteriitis nodosa u.a. Vaskulitiden, rheumatoide Arthritis; bei paraneoplastischem Syndrom.

## Symptome/Klinik

- Schmerzen und symmetrische Missempfindungen der Füße und Hände
- Parästhesien (Gefühlsstörungen) distal, symmetrisch als strumpf- und handschuhförmige Sensibilitätsstörungen (meist der unteren Extremität): unangenehme Temperaturempfindungen, „Ameisenlaufen", quälendes Kribbeln, Brennen der Füße („Burning Feet")
- Vegetativ-trophische Störungen (z.B. auch Blasenfunktionsstörungen)
- Eventuell Lähmungen (z.B. distal betonte Lähmungen aller Extremitäten: „Tetraparese")
- Eigenreflexe an der unteren Extremität meist herabgesetzt oder erloschen (Achillessehnenreflex fehlt oft schon, bevor sensible oder motorische Schäden nachweisbar sind)
- Eventuell Hirnnervenbefall
- Eventuell Schwankschwindel und nächtliche Muskelkrämpfe

**Therapie:** Behandlung der Grundkrankheit, Physiotherapie.

### 16.6.1.2   Trigeminusneuralgie

Trigeminus: Drillingsnerv im Gesicht (Hirnnerven, → 544)
Neuralgie: Nervenschmerzen im Ausbreitungsgebiet eines Nerven

## Symptome

- **Schmerzen:** plötzlich einschießend und äußerst stark; die Attacken dauern meist nur einige Sekunden, können sich aber in kurzen Abständen (Minuten) wiederholen und so den Patienten zermürben
- Eventuell Hyperästhesien und Sensibilitätsstörungen
- Eventuell Kontraktion der mimischen Gesichtsmuskulatur (Tic douloureux)
- Eventuell Rötung des Gesichts
- Eventuell Tränen- und Schweißsekretion

## Formen

- **Idiopathisch:** Ursache nicht bekannt (vermutet wird eine Kompression der sensiblen Trigeminuswurzel durch ein Gefäß)
  - Auftreten meist nach dem 50. Lj., v.a. bei Frauen
  - Auslöser: Kältereize, Sprechen oder Niese, aber auch das Berühren bestimmter Hautzonen (Trigger-Zonen)
  - Meist im Ausbreitungsgebiet des Ober- und Unterkiefernervs
  - Meist einseitig
- **Symptomatisch:** bei Erkrankungen der Augen (z.B. Glaukom) oder Zähne, bei Sinusitis, Kollagenosen, Stoffwechselkrankheiten, Intoxikationen, mechanischen Schäden (Fraktur, Kompression, Tumor), als Begleiterscheinung von Infektionen, vaskulären Erkrankungen oder Multipler Sklerose
  - Auftreten meist vor dem 40. Lj.

○ Auch im Bereich des N. ophthalmicus, oft auch beidseitig
○ Meist Dauerschmerz nach Abklingen der Schmerzattacken

**Therapie symptomatisch:** Behandlung der Grunderkrankung.

**Therapie idiopathisch:**
SM: Antiepileptika, v.a. Carbamazepin; evtl. Zerstörung des sensorischen Ganglions durch Thermokoagulation; sehr selten Operation.

NHK: nach Störfeldern (z.B. Zähne, Tonsillen, Narben) suchen; Akupunktur, Reiki, Homöopathie (z.B. Aconitum), Argentum nitricum, Belladonna, Chamomilla, Colocynthis, Gelsemium, Ignatia, Magnesium phosphoricum; Mercurius, Natrium muriaticum, Rhus toxicodendron, Silicea, Sepia); evtl. Johanniskraut und B-Vitamine austesten.

### 16.6.1.3 Fazialislähmung (Fazialisparese)

#### Periphere Fazialisparese

Sie ist die häufigste periphere Nervenlähmung.

**Ursache:** 80% idiopathisch, Herpes-simplex-Viren werden diskutiert.

**Symptome:** Entwicklung meist in wenigen Stunden.
• Typisches Herabhängen des Mundwinkels
• Unfähigkeit, das Auge zu schließen (Lagophtalmus, sog. Hasenauge)
• Unfähigkeit, die Stirn zu runzeln
• Verstrichene Nasolabialfalte
• Oft Sensibilitätsstörungen
• Oft Störungen in der Speichel- und Tränensekretion

Meist bilden sich die Symptome spontan zurück, Restsymptome können bleiben.

#### Zentrale Fazialisparese

Die Schädigung liegt nicht im Bereich des N. facialis, sondern stimulierende motorische Rindenfelder oder deren Axone fallen aus (z.B. bei Schlaganfall). Hierbei fällt die mimische Muskulatur der Gegenseite (meist) **mit Ausnahme der Stirnmuskulatur** aus, der Patient kann also hier noch die Stirn runzeln. Außerdem sind die Muskeln der Lidspalte intakt.

### 16.6.1.4 Horner-Symptomenkomplex

**Ursache:** Lähmung der zum Auge laufenden Sympathikusfasern, z.B. bei wirbelsäulennaher Schädigung des Plexus brachialis (Armnervengeflecht); durch Stellatumblockade (gezielte lokale Leitungsanästhesie des Ganglion stellatum und damit Blockade) bei Neuraltherapie als Zeichen der korrekten Injektion (Symptome verschwinden nach 20-30 Min.).

**Trias**
- **Enophthalmus** (abnorm tiefliegender Augapfel)
- **Ptosis** (Herabsinken des Oberlids)
- **Miosis** (Pupillenverengung)

Indikation für Stellatumblockade (s. Abb.): Migräne, halbseitiger Kopfschmerz, postkommotionelle Beschwerden, Osteochondrose der HWS, Periarthritis humeroscapularis, Brachialgia nocturna, Hyperemesis gravidarum, Trigeminus- und Zosterneuralgie. Als Zeichen des Wirkungseintritts kommt es zum Horner-Syndrom.

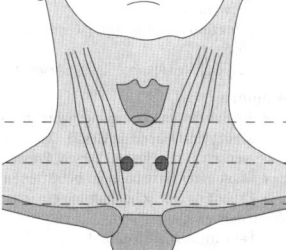

### 16.6.1.5  Nervenwurzelsyndrome

(Ischialgie, → 559)

Typische Symptomenkombination bei Schädigung einer Nervenwurzel.

**Häufigste Ursache im Bereich der unteren HWS:** degenerative Veränderungen im Bereich der unteren LWS (Bandscheibenvorfälle; im Bereich der gesamten Wirbelsäule müssen Tumoren und Metastasen in Betracht gezogen werden).

**Symptome:** im Versorgungsgebiet der betroffenen Nerven
- motorische Ausfälle bis Muskelatrophie,
- abgeschwächte Reflexe,
- Schmerzausstrahlung und Sensibilitätsausfälle im entsprechenden Dermatom,
- gestörte Schweißsekretion u.a. vegetative Ausfälle bei Schädigung der Wurzel ab Th2-L2.

- Abklärung durch Neurologen über CT, MRT, EMG
- Therapie nach Ursache

### 16.6.1.6  Ischialgie, Ischiassyndrom
- Schmerzen im Versorgungsgebiet des Ischiasnervs
- Fast immer einseitig auftretend, außer bei Polyneuropathie (z.B. bei Diabetes mellitus oder Alkoholismus)

**Ursachen:**
- Meistens Reizung bzw. Kompression des Nervs durch Bandscheibenprotusion oder -vorfall im Bereich L4, L5 (Schmerzausstrahlung in Fußrücken), S1 (Schmerzausstrahlung in Fußrand und -sohle)

Selten:

- **Rückenmarktumoren**
- Geschwülste des Beckens (weibliche Genitalien, Prostata, Rektum)
- Spondylolisthesis (Wirbelgleiten), Spondylose (→ 663)
- Traumen mit Subluxationen (teilweise Verrenkung)
- Schwangerschaft
- **Infektionskrankheiten** (Meningitis, Lepra, Lyme-Borreliose, AIDS, Scharlach, Herpes Zoster)
- Nervengifte (Alkohol, Tabak, Arsen, Blei, Thallium)

## Symptome

- Schmerzen im Versorgungsgebiet des N. ischiadicus, evtl. mit Ausstrahlung in Lenden-Kreuzbein-Gegend, in Gesäß, Ober- und Unterschenkel bis in den Fuß; evtl. Verschlimmerung durch Husten, Niesen, Pressen
- Muskulärer Hartspann im betroffenen Gebiet
- Patient nimmt Schonhaltung ein (mit leicht angewinkeltem und außenrotiertem Bein)

Möglicherweise:

- Parästhesien, Kältegefühl
- Schlaffheit der Wadenmuskulatur
- Abgeschwächter oder fehlender Achillessehnenreflex

In schweren Fällen möglicherweise sensorische und motorische Ausfälle wie Lähmung der Zehen.

## Diagnose

- **Valleix-Punkte** druckschmerzhaft (s. Abb.)
- **Lasègue-Zeichen** positiv (Anheben des gestreckten Beins ⇒ Schmerz im Verlauf des Nervs auf befallener Seite)
- **Reflexe abgeschwächt** (Achilles-, evtl. Patellarsehnenreflex)
- Moutard-Martin-Zeichen („kontralaterales Lasègue": beim Anheben des gesunden Beins kommt es zu Schmerzen im geschädigten)

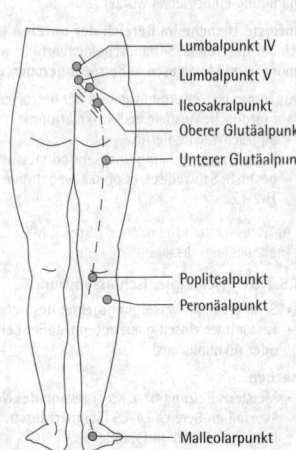

Lumbalpunkt IV
Lumbalpunkt V
Ileosakralpunkt
Oberer Glutäalpunkt
Unterer Glutäalpunkt

Poplitealpunkt
Peronäalpunkt

Malleolarpunkt

- Minor-Zeichen: Benutzung ausschließlich des gesunden Beins beim Aufstehen aus dem Liegen (bei Lumbago beide Beine)
- Reflektorische Skoliose (Vanzetti-Zeichen)
- Bragard-Gowers-Zeichen: Schmerzen bei Dorsalflexion des Fußes (durch Dehnung des Nervs)

**Therapie**
- Entlastende Lagerung, z.B. durch Stufenbett; Patient legt in Rückenlage die Unterschenkel hoch, so dass in Knien und Hüfte jeweils ein 90°-Winkel entsteht; evtl. auch Bauchlage mit herabhängenden Beinen.
- Wärmeanwendungen (Fango, Rotlicht etc.).
- Akupunktur, Neuraltherapie, Schröpfen und Baunscheidtieren zeigen gute Erfolge.
- Wirbelsäulentherapie nach Dorn (Vorsicht).

## 16.6.1.7   Nervenschäden im weiteren Verlauf peripherer Nerven
**Ursachen**
- Meist Traumata: Quetschung, Schnitt oder Stich
- Seltener Entzündung, Durchblutungsstörungen oder Tumoren

**Symptome**
Je nach Lokalisation kommt es im betroffenen Gebiet zu
- Störungen der Sensibilität und
- Störungen der Motorik, da Rückenmarknerven gemischte Nerven sind.

**Therapie**
Solange die Zellkörper nicht beschädigt sind, haben die Nervenfasern ein gutes Regenerationsvermögen. Bei ihrem Wachstum dienen die Schwann-Zellen als Leitstrukturen.

Häufig treten folgende Symptome auf:

**Peronaeuslähmung:** oft durch äußere Druckschädigung am Fibulaköpfchen (z.B. Gipsverband, langes Arbeiten im Knien) nach Traumen oder Knie-Operationen, selten durch Minderdurchblutung oder endogenen Druck (z.B. Baker-Zyste in Kniekehle).

**Leitsymptom: Steppergang mit Fallfuß** (Spitzfußstellung); betroffenes Bein wird übermäßig angehoben, weil die Dorsalextensoren von Fuß und Zehen gelähmt sind → Fuß kann im Sprunggelenk nicht in Richtung Tibia angehoben werden und schlägt beim Abrollen auf den Boden. Sensibilitätsstörungen bestehen am seitlichen Fußrand und am Fußrücken.

## 16.6.2 Lähmungen

**Parese:** Funktionsminderung
**Paralyse:** Funktionsausfall eines Körperteils oder Organsystems

| | Spastische Lähmung (zentrale Lähmung) | Schlaffe Lähmung (periphere Lähmung) |
|---|---|---|
| Ort der Schädigung | 1. motorisches Neuron; ab Hirnrinde über Pyramidenbahn bis Vorderhornzelle | 2. motorisches Neuron; Vorderhornzelle, peripherer Nerv bis motorische Endplatte |
| Mögliche Ursachen | Arterienverschluss, Hirnblutung meist noch vor der Pyramidenbahnkreuzung | Durchtrennung eines peripheren Nervs, Zerstörung des Motoneurons im Rückenmark (z.B. durch Polio) |
| Ruhetonus der Muskulatur | Hyperton (heraufgesetzt) | Hypoton (herabgesetzt) |
| Muskeleigenreflexe | Gesteigert | Herabgesetzt/erloschen |
| Muskelatrophie | Nein | Ja |
| Mitbewegungszeichen | Ja | Nein |
| Pyramidenbahnzeichen (z.B. Babinski) | Ja | Nein |
| Entartungsreaktion | Nein | Ja (Veränderung der normalen elektrischen Erregbarkeit von Nerven und Muskeln als Zeichen einer Schädigung des 2. motorischen Neurons) |

**Beispiele**

- **Schlaganfall:** Eine anfangs schlaffe Lähmung wird nach Tagen bis Wochen spastisch.
- **Multiple Sklerose:** typischerweise spastische Lähmungen, aber auch schlaffe Lähmung möglich.
- **Poliomyelitis:** typischerweise schlaffe Lähmungen, nur sehr selten (bei enzephalitischer Verlaufsform) auch spastische Lähmungen möglich.

## 16.6.3 Multiple Sklerose (MS)

- Frauen sind häufiger als Männer betroffen; Erstmanifestation zwischen 20. und 40. Lj.
- Mit 1 : 2.000 Einwohnern häufigste neurologische Erkrankung in unseren Breiten
- Prognose umso ungünstiger, je früher der Beginn

**Ursache:** unbekannt, familiäre Häufung (genetische Disposition).
Vermutungen: Quecksilberbelastung, Viren, autoimmun, Allergie, Ernährung, Umweltfaktoren

## Pathogenese

MS ist eine entzündliche, demyelinisierende und degenerative Erkrankung des zentralen Nervensystems. Es handelt sich um eine Entmarkungskrankheit, d.h., die weiße Substanz im ZNS löst sich auf; es entstehen stecknadelkopf- bis markstückgroße Herde mit Markscheidenzerfall (Demyelisation) und Gliawucherung; es kommt außerdem zu Infiltrationen und Verdickungen der Gefäße. Ohne Markscheiden ist keine geordnete Erregungsweiterleitung möglich, somit kommt es zu unterschiedlichsten Funktionsausfällen.
Eine Prädilektionsstelle befindet sich in Bereich der Brücke mit den Kernen der Hirnnerven, die für die Steuerung der äußeren Augenmuskeln zuständig sind. Zu Veränderungen kommt es auch am Kleinhirn, an den Pyramidenbahnen und Sehnerven.

## Verlauf

- **Akuter schubweiser Verlauf (häufig):** Symptomatik entwickelt sich innerhalb weniger Tage bis zu 2 Wochen, bleibt einige Tage bis Wochen unverändert und bildet sich dann zurück (Remission), allerdings nicht vollständig. Das Intervall zwischen den Schüben beträgt meist 1-2 Jahre, aber auch wenige Monate oder 10-15 Jahre.
- **Chronisch progredienter Verlauf (selten):** schubartige Verschlimmerung ohne Remissionen (v.a. bei Patienten in mittleren Jahren).

## Symptome

- **Sehstörungen**
  - Doppeltsehen durch Augenmuskellähmung oder
  - Sehstörung zeitweise oder bleibend durch ein- oder beidseitige Entzündung des Sehnervs; „Sehen wie durch Milchglas oder Schleier", bis hin zum zeitweisen oder dauerhaften Erblinden, meist vorübergehender einseitiger Verlust des Sehvermögens
- **Parästhesien** in verschiedenen Hautgebieten, evtl. verminderte Berührungs- und Schmerzempfindlichkeit
- **Blasenschwäche**, Potenzstörungen, Darmstörungen durch Beteiligung des Rückenmarks
- **Vorübergehende Gliederschwäche**, Unbeholfenheit und Schwerfälligkeit der Bewegungen

---

### Charcot-Trias

- **Nystagmus** (Augenzittern)
- **Skandierende Sprache** (langsam und schleppend, ähnlich einem buchstabierenden Kind; ein Symptom, das eher in Lehrbüchern als in der Praxis beschrieben wird)
- **Intensionstremor** (Zittern bei Zielbewegungen, am stärksten kurz vor dem Ziel)

- **Steife in den Gliedmaßen**
- **Spastische Lähmungen**, v.a. der Beine (Kombination aus Koordinationsstörungen und spastischen Lähmungen führen zu einem typischen, veränderten, breibeinig-steifen Gangbild)
- **Fehlende Bauchdeckenreflexe**, auch abgeschwächt oder seitendifferent
- **Psychische Veränderungen:** Euphorie (selten depressive Verstimmungen), Verminderung des Verantwortungsbewusstseins, später selten Psychosen
- **Kopfschmerzen**
- **Trigeminusneuralgie** mit Dauerschmerzen ist die häufigste Form der auftretenden Gesichtsschmerzen
- **Nachlassen der Gedächtnisleistung**, im späteren Verlauf evtl. Demenz

### Diagnose
Lange Zeit gab es keinen sicheren diagnostischen Test für MS. Die Diagnose wurde im Wesentlichen aufgrund der Beschwerden und nach Ausschluss aller anderen Möglichkeiten gestellt. Auch heute kann die Diagnose erst relativ sicher gestellt werden, nachdem einige Schübe stattgefunden haben und mehrere Herde nachgewiesen wurden. Dabei helfen MRT, Liquoruntersuchung, Kernspin- und Computertomographie und EEG (evozierte Potenziale). Möglicherweise ist das Lhermitte-Zeichen (Nackenbeugezeichen) positiv: Parästhesien (z.B. „wie elektrisiert") in den Armen und im Rücken bei starker (passiver) Beugung des Kopfs nach vorn.

### Therapie
- Ursächliche Therapie bisher nicht möglich
- Symptomatische Behandlung durch entzündungshemmende und/oder immunsuppressive Medikamente und z.B.:
  - Baclofen gegen Spastik
  - Corbachol bei Blasenentleerungsstörungen
  - Carbamazepin bei Trigeminusneuralgie
  - Antidepressiva bei reaktiver Depression
- Krankengymnastik und Ergotherapie zur Funktionserhaltung

### Prognose
Mittlerer Krankheitsverlauf > 25 Jahre. 5 Jahre nach Krankheitsbeginn sind 70%, nach 20 Jahren noch 36% der Betroffenen berufs-tätig.

## 16.6.4 Parkinson-Syndrom

Schüttellähmung, Paralysis agitans, akinetisch-rigides Syndrom, extrapyramidales Syndrom.

- Häufigste neurologische Erkrankung im fortgeschrittenen Lebensalter.
- Sie ist langsam fortschreitend und zählt zu den degenerativen Erkrankungen des extrapyramidalmotorischen Systems.

- Ausgelöst wird sie durch das Absterben von Zellen in der Substantia nigra, einer Struktur im Mittelhirn, die den Botenstoff Dopamin herstellt; der Mangel an Dopamin führt letztlich zu einer Verminderung der aktivierenden Wirkung der Basalganglien auf die Großhirnrinde.

**Ursache**
- Primärer (idiopathischer) Parkinsonismus (häufigste Ursache)
- Sekundärer (symptomatischer Parkinsonismus) durch:
  - Medikamenteneinnahme (Neuroleptika, Antiemetika, Reserpin) zweithäufigste Ursache
  - Hirnarteriosklerose
  - Folge einer Enzephalitis
  - Vergiftungen (Mangan, Kohlenmonoxid, Methylalkohol)
  - Selten: Traumen, Tumoren

**Symptome**

---

**Trias**
- **Hypokinese bis Akinese** (Bewegungsarmut bis -losigkeit), Verlangsamung (Bradykinese) und Verminderung der Bewegungsfähigkeit; durch mangelnde Mimik: **Maskengesicht;** während des Schreibens wird die Schrift kleiner; **Sprache leise und monoton; Haltung gebückt, Gang kleinschrittig und schlurfend ohne physiologische Mitbewegung der Arme; erhöhte Fallneigung** (im Frühstadium Startschwierigkeiten beim Gehen; in schweren Fällen kann der Erkrankte einmal begonnene Bewegungen nicht abbremsen).
- **Rigor** (Muskelsteifheit) durch Muskelhypertonie mit **Zahnradphänomen**: Bewegt man ein Glied des Patienten, schießen immer wieder flüchtige Impulse ein, die den Ablauf der passiven Bewegung ruckartig bremsen (Kopffalltest: Kopf des liegenden Patienten wird passiv angehoben und losgelassen, er bleibt „eingefroren" oder sinkt nur langsam zurück).
- **Tremor** (Gliederzittern): grobschlägiger Ruhetremor von 4-6 Schlägen pro Sekunde, vermindert sich bei zielgerichteten Bewegungen und im Schlaf, verstärkt sich bei Erregung, „Pillendrehertremor", „Münzzählertremor"

---

- **Stimmungslabilität:** Die Kranken reagieren emotional lang anhaltend und ausgeprägt; häufig besteht das Unvermögen, Affekte zurückzuhalten; oft verhalten sich Betroffene egozentrisch und sich gekehrt, oft depressiv.
- **Salbengesicht:** glänzendes Aussehen der Gesichtshaut durch erhöhte Talgabsonderung; weitere vegetative Störungen: **Speichelfluss, Schwitzen.**

Der **Tod tritt oft durch einen Unfall ein** oder durch einen hinzukommenden Infekt.

**Therapie:** Medikamente (L-Dopa, Anticholinerga u.v.m.).

## 16.6.5 Demenz

Organische, in der Regel über Monate bis Jahre verlaufende, chronisch progrediente, degenerative Veränderungen des Gehirns mit Verlust von erworbenen kognitiven Fähigkeiten. In 70% der Fälle handelt es sich um Alzheimer-Demenz, in 20% der Fälle um sekundäre Demenzen (8% Multiinfarktdemenz, 4% parkinson assoziierte Demenz, 8% Demenzen anderer Ursache) und in 10% der Fälle um Mischformen.

Die Demenz ist die häufigste Einzelursache für Pflegebedürftigkeit im Alter (betroffen sind über 7% der über 65-Jährigen und 30% der über 80-Jährigen).

### 16.6.5.1 Alzheimer-Krankheit

Degenerative Atrophie der Großhirnrinde, die zur Demenz führt.
Beginn meist zwischen dem 50. und 60. Lj.; w > m.

**Pathophysiologie**

Das Gehirn schrumpft auf bis zu einem Drittel, die Hirnkammern sind stark erweitert, die normalerweise engen Hirnfurchen klaffen weit auseinander; die Nervenzellen in großen Hirnbereichen sterben größtenteils ab; es bilden sich „senile Plaques" (Proteine), die als Alzheimer-Fibrillen bezeichnet werden.

**Ursache**

Unklar, diskutiert werden genetische und metabolische Störungen, eine Slow-Virus-Infektion und die Belastung durch Aluminium (nicht nur aus Tuben, Töpfen und Dosen, sondern z.B. über Deoroller).

**Symptome**

- Schleichender Beginn: **Zerstreutheit, Vergesslichkeit** (anfangs kompensiert über Merkzettel); im weiteren Verlauf drastische Merkfähigkeitsstörungen und Verlust des Tag-Nacht-Rhythmus
- **Räumliche und zeitliche Orientierungsstörungen**
- **Persönlichkeitsveränderungen:** interessel os, ängstlich, stimmungslabil, apathisch, evtl. auch erhöhte Reizbarkeit und Aggressivität
- **Demenz:** z.B. Störungen des Erkennens und Unfähigkeit, einfachste Handlungen auszuführen

Schließlich ist der Betroffene völlig desorientiert und versteht nicht mehr, was gesprochen wird, obwohl er hören kann. Außerdem erkennt er seine nächsten Familienangehörigen (Kinder, Ehepartner) nicht mehr und ist harn- und stuhlinkontinent.

**Diagnose:** absolut sicher erst nach dem Tod durch Obduktion zu stellen.
EEG: normal oder unspezifische Allgemeinveränderungen.
CCT: normal oder Nachweis der Hirnschrumpfung.

Neurologische Untersuchung: normal oder Pyramidenbahnzeichen oder Hinweise auf extrapyramidale Syndrome.
PET (Positronen-Emissions-Tomographie): nuklearmedizinisches Schnittbildverfahren.

**Differenzialdiagnose:** Creutzfeldt-Jakob-Krankheit, Demenzen anderer Ätiologie, Hirntumoren u.a.

**Therapie:** Rivastigmin (verschreibungspflichtig) kann den Verlauf verlangsamen.

> Buchtipp: „Small World" von Martin Suter
> Filmtipp: „Iris"

## 16.6.6    Schlaganfall (Apoplex)

**Gehirninfarkt (apoplektischer Insult)**
Schlagartiger Ausfall bestimmter Hirnfunktionen (je nach betroffenem Bereich) durch mangelnde Blutversorgung.

**80% als Hirninfarkt – 20% als Hirnblutung**

Je nach Ausmaß der Gehirnschädigung kann sofort der Tod eintreten oder es können schwere neurologische Ausfälle entstehen (v.a. Lähmungen). Das Auftreten geringer Schädigungen ist ebenfalls möglich. Unter Umständen können die Aufgaben eines ausgefallenen kleineren Hirnteils von anderen Bereichen im Gehirn übernommen werden.

| Risikofaktoren | |
|---|---|
| • Hypertonie | • Fettstoffwechselstörungen |
| • Arteriosklerose | • Rauchen |
| • Diabetes mellitus | • Ovulationshemmer („Pille") |

**Pathogenese:** Das Gehirn ist eines der am besten durchbluteten Organe (am Kopf verliert ein Taucher die meiste Wärme). Die Gehirnzellen reagieren sehr empfindlich auf eine mangelnde Sauerstoffversorgung; so genügt ein leichter Blutdruckabfall, um Ohnmacht oder Bewusstlosigkeit auszulösen.
Besteht der $O_2$-Mangel 3-5 Minuten lang, kommt es zu ersten Zellnekrosen in der Hirnrinde. Andere Nervenzellen, z.B. im Hirnstamm, haben eine etwas längere Überlebenszeit.
Nach 9-11 Minuten tritt irreversibel der Hirntod ein (bei 37 °C Körpertemperatur; bei Unterkühlung ist allerdings der $O_2$-Bedarf erheblich reduziert, der Hirntod tritt also später ein). Bestehen geringe Restkreisläufe, verlängert sich die regenerationsfähige Phase. Besteht ein Restkreislauf von über 15%, kommt es sehr wahrscheinlich zu gar keiner Schädigung von Hirngewebe.

### 16.6.6.1 Hirninfarkt (ischämischer zerebraler Insult)

Akuter Verschluss einer Hirnarterie durch Arteriosklerose und arterielle Thrombose (70%) oder durch einen Embolus (z.B. aus dem linken Herzen) aus extrakraniellen Gefäßen (zwischen Aortenbogen und Schädelbasis, z.B. im Bereich des Halses). Das Ausmaß der Schädigung hängt von der Geschwindigkeit ab, mit der sich der Gefäßverschluss ausgebildet hat (geschieht dies langsam, haben sich evtl. Kollaterale gebildet), sowie von der Größe des betroffenen Gebiets und von Blutdruck und -viskosität.

Betroffen sind v.a. ältere Menschen (55.-64. Lj.: 3/1.000; 65.-74. Lj.: 8/1.000). Der Hirninfarkt belegt in der Todesursachenstatistik den dritten Platz (nach den koronaren Herzkrankheit und Malignomen) und ist eine der häufigsten Ursachen für Invalidität im Alter.

#### Stadieneinteilung

- **TIA** (transitorische ischämische Attacken): neurologische Symptome, die sich meist innerhalb nur einer Stunde (maximal 24 Stunden) zurückbilden, wie Schwächegefühle in Extremitäten, plötzliche Sensibilitäts-, Sprach- oder Sehstörungen. Auslöser ist zeitweise eine Thrombozytenaggregation in arteriosklerotisch veränderten Gefäßen. 50% der Patienten, bei denen es zum kompletten Hirninfarkt kommt, hatten vorher TIA, daher unbedingt sofortige Abklärung.

  > Achtung: TIA sind Vorboten des Hirninfarkts!

- **PRIND** (prolongierte reversible ischämische neurologische Defizite): wie TIA, jedoch Rückbildung der Symptome erst innerhalb einer Woche.
- **Kompletter Hirninfarkt:** kein vollständiges Verschwinden der neurologischen Symptome.

#### Symptome

Die Entwicklung geschieht langsam (meist nachts) durch einen Thrombus oder plötzlich durch einen Embolus. Der Betroffene ist meist bei Bewusstsein (oder nur kurz bewusstlos). Der Puls ist beschleunigt, die Atmung normal, die Gesichtsfarbe blass. Die Patienten wirken im Allgemeinen nicht krank.

Symptome je nach betroffenem Gefäß
- **Mittlere Großhirnarterie** (A. cerebri media): häufigste Lokalisation, die zur kontralateralen Halbseitenlähmung mit Sensibilitätsstörungen führt. Sie ist oft armbetont und wird von einer Fazialisparese begleitet. Die Lähmung ist anfangs schlaff und wird nach Tagen bis Wochen spastisch. Ist die sprachdominante Hemisphäre betroffen, treten Sprachstörungen auf. Es kann zu Harninkontinenz, Verwirrtheit und Apathie kommen.
- **Vordere Großhirnarterie** (A. cerebri anterior): kontralaterale, beinbetonte Halbseitenlähmung mit Sensibilitätsstörung, psychische Störung und Verlangsamung
- **Hintere Großhirnarterie** (A. cerebri posterior): Gesichtsfeldausfälle, Verwirrtheit, Apathie, Kopfschmerzen

**Diagnose: bei Verdacht sofort Notarzt verständigen** → Diagnose in der Klinik durch CT, ergänzend durch Doppler-Sonographie.

### Erstmaßnahmen

Bewusstlosen oder erbrechenden Patienten in stabile Seitenlage bringen und Atmung sichern; ist der Patient bei Bewusstsein, Oberkörper hochlagern und Notarzt alarmieren (lassen); Überwachung von Blutdruck, Puls und Bewusstsein; sichern venösen Zugang legen.

## 16.6.7 Hirnblutungen

Durch Gefäßruptur tritt Blut ins Gehirn aus, genauer in das Gehirngewebe oder in das Ventrikelsystem.

### 16.6.7.1 Intrazerebrale Massenblutung

#### Krankheitsbild Schlaganfall

##### Ursache

Meist reißt ein durch Bluthochdruck arteriosklerotisch verändertes Hirngefäß, das der erhöhten Druckbelastung nicht mehr gewachsen ist. Seltener wird der Schlaganfall durch ein intrakranielles Aneurysma oder eine hämorrhagische Diathese hervorgerufen.

##### Symptome

Sie setzen akut ein und verschlimmern sich durch stetige Hirndrucksteigerung. Je nach Lokalisation und Ausmaß: Lähmungen, Sensibilitäts- und Bewusstseinsstörung bis hin zum Koma. Kennzeichen des Komas durch Hirnblutung: rotes gedunsenes Gesicht, blasend-schnarchende Atmung, völlige Muskelerschlaffung und Fehlen der Reflexe.

### 16.6.7.2 Epiduralblutung

Blutung zwischen Dura mater und Schädelknochen.

##### Ursache

- Meist arteriell (oft durch Ruptur der A. meningea media)
- Meist durch Kopfverletzungen, z.B. durch einen Schlag auf den Kopf

##### Symptome

- Eventuell vorübergehende Bewusstseinsstörung gefolgt von einem **symptomfreien Intervall** von Minuten bis Tagen, danach erneute Bewusstseinstrübung bis hin zum Koma
- Möglicherweise kontralaterale Halbseitenlähmungen und Zeichen der Hirndrucksteigerung

### 16.6.7.3 Subduralblutung

Blutung zwischen Dura mater und Arachnoidea.

**Ursache**

- Meist venöse Sickerblutung
- Meist durch geringes Trauma ausgelöst, z.B. durch Anstoßen beim Einsteigen ins Auto

**Symptome**

- Wochen bis Monate beschwerdefrei (durchschnittlich 60 Tage)
- Sonst wie bei der Epiduralblutung, aber langsame Entwicklung innerhalb von Tagen bis Wochen: Persönlichkeitsveränderung, Bewusstseinstrübung, Halbseitenlähmung

### 16.6.7.4 Subarachnoidalblutung

Blutung in den Hirnwasserraum.

- Meist (zu 80%) durch Ruptur eines Aneurysmas bei Anstrengung wie Bauchpresse (Heben, Niesen, Stuhlgang), aber auch im Schlaf; zu 5% aufgrund eines arteriovenösen Angioms, auch durch hämorrhagische Diathese, Leukämie, Hirntumor, mykotisches Aneurysma
- Spontan, ohne vorausgegangene Kopfverletzung
- Schlagartig „meningeales Syndrom" mit schwersten Kopfschmerzen, Erbrechen im Schwall, Nackensteife ohne Fieber, je nach Schwere evtl. Bewusstseinsverlust bis Koma

---

**Hirndrucksteigerung**

Pathologisch erhöhter intrakranieller Druck, z.B. bei Hydrozephalus, Hirnödem, traumatischen, entzündlichen und raumfordernden intrakraniellen Prozessen (v.a. durch Hirntumoren)

- Kopfschmerzen (evtl. mit Meningismuszeichen)
- Schwindel
- Erbrechen im Schwall (Nüchternerbrechen)
- Bewusstseinsstörungen
- Bradykardie, Blutdruckabfall oder -anstieg möglich
- Anfangs Miosis, später Mydriasis mit fehlender Lichtreaktion
- Augenmuskellähmungen und Stauungspapillen (knopfförmiges Vorwölben der Sehnervpapille, sichtbar bei Augenhintergrundspiegelung)

---

## 16.6.8 Hirntumor

Auch gutartige Tumoren sind gefährlich, da das Gehirn nur wenig Ausweichmöglichkeiten hat und jeder raumfordernde Prozess auf Kosten des Nervengewebes geht.

**Ursachen**

- Wucherungen von Hirnparenchym, Hirnhäuten (Meningeom), Gliazellen, Hypophyse, Hörnerv (Akustikusneurinom) oder von knöchernem Schädel bzw. Wirbelkanal.

- 25% der Hirntumoren sind Metastasen von Karzinomen außerhalb des Schädels, v.a. von Bronchial-, Mamma- und Nierenkarzinomen.

## Symptome

**Lokalsymptome:** je nach Lage des Tumors Ausfallerscheinungen wie Lähmungen, Sensibilitäts-, Sprach- und Sehstörungen; schon kleine Tumoren können Krampfanfälle (epileptische Anfälle) auslösen.

**Symptome durch Drucksteigerung:** Im Endstadium kommt es sowohl bei bösartigen als auch bei gutartigen Tumoren zu Zeichen der Drucksteigerung im Kopf.

### Mögliche Frühsymptome eines Hirntumors

- **Epileptische Anfälle**
- **Kopfschmerzen, zunehmende psychische Veränderung**
- **Neurologische Ausfallerscheinungen**
- **Hirnnervenlähmungen**
- **Stauungspapillen**

## 16.6.9    Epilepsie (Fallsucht, Anfallsleiden)

Anfallsweise chronisch rezidivierende Funktionsstörung des Gehirns mit gesteigerter Erregbarkeit der zentralen Nervenzellen und erhöhter Krampfneigung.

Etwa 5% aller Menschen erleiden im Lauf ihres Lebens einen epileptischen Anfall. Die meisten Betroffenen führen ein normales Leben und zeigen zwischen den Anfällen keinerlei Symptome. Bei einem Anfall kommt es zu ungesteuerten, chaotischen elektrischen Entladungen der Nervenzellen.

**Auslöser** können Schlafentzug oder Lichtblitze sein, oft sind jedoch keine erkennbar. Dem Anfall kann die sog. Aura vorausgehen. Der Betroffene empfindet Vorbotenzeichen wie Unruhe, Reizbarkeit oder Unbehagen. Manchmal hat er schon Tage vorher Wahrnehmungen wie Farben, Lichtblitze oder Töne und fühlt sich besonders gut oder schlecht.

## Ursachen

- Oft ohne erkennbare Ursache.
- Erbliche Disposition.
- Im Zusammenhang mit Schlafentzug, Fieber (v.a. bei Kindern), Medikamenteneinnahme, **Hirntumoren**, Kopfverletzungen, Geburtsverletzungen, Gefäßmissbildungen, Apoplexie, Meningitis, Enzephalitis, Multipler Sklerose, Hypoglykämie, Urämie, Drogenvergiftung oder -entzug, Alkoholentzug.
- Man vermutet das Zusammenwirken innerer und äußerer Ursachen.

> Epileptische Anfälle, die erstmals ab dem 25. Lj. auftreten, sind oft das erste Symptom eines Hirntumors!

**Symptome:** Die Anfälle können mit Zuckungen, Krämpfen, Bewusstseinstrübungen bis -verlust, Stereotypien und vegetativen Störungen einhergehen.

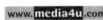

Mögliche Erscheinungsformen sind:

- **Absencen:** Bewusstseinsstörungen von bis zu 30 Sekunden ohne motorische oder vegetative Symptome. Der Betroffene starrt ins Leere und reagiert nicht auf Umweltreize. Es kann zu Zitterbewegungen der Augenlider kommen. Die Sprache kann für einige Sekunden stoppen oder der Betroffene nickt kurz mit dem Kopf vornüber. Danach fährt er mit seiner vorherigen Beschäftigung fort. Absencen beginnen zwischen dem 6. und 10. Lj. und führen pro Tag zu zahlreichen Anfällen, wodurch die Schulleistung stark beeinträchtigt werden kann.
- **Petit mal** (kleines Übel):
  - Bei Kindern im Vorschulalter kommt es oft zu ruckartigen Bewegungen des Kopfs, der Arme oder Beine. Gehaltene Gegenstände können dabei herunterfallen. Beim Sitzen kann der Kopf plötzlich vornüberkippen und evtl. auf dem Tisch aufschlagen; beim Gehen können Betroffene schlagartig zu Boden stürzen.
  - Säuglinge krümmen plötzlich den Körper zusammen und verdrehen die Augen.
- **Grand mal** (großes Übel); schwere Form der Epilepsie
  Typischer Anfall:
  - Eventuell mit **„Aura"**.
  - Patient wird blass.
  - Augen sind starr und weit geöffnet.
  - **Initialschrei:** oft durchdringender Schrei bei Beginn.
  - **Bewusstseinsverlust.**
  - **Betroffener stürzt zu Boden.**
  - **Tonische Phase:** Muskelstarre, Arme und Beine versteifen.
  - Atemstillstand für einen kurzen Augenblick.
  - Patient verfärbt sich bläulich.
  - Blasen- und Darmentleerung sind häufig bei dieser ersten Phase, die etwa 10–30 Sekunden dauert; es hat den Anschein, als würde der Patient sterben.
  - **Klonische Phase: Muskelzuckungen** folgen der Muskelstarre, erst kurz und schnell, dann langsamer und kräftiger, nach einigen Minuten lassen sie nach.
  - Betroffener schnappt nach Luft und hat Schaum vor dem Mund, der durch einen Zungen- oder Wangenbiss blutig sein kann.
  - Nach der zweiten Phase von meist einigen Minuten fällt der Betroffene in einen tiefen stundenlangen Schlaf **(Terminalschlaf)**.
  - Danach erinnert sich der Patient nicht an den Anfall.
- **Status epilepticus: Lebensgefahr – Notfall – Notarzt.** Besonders lang andauernder Anfall von mehr als 20 Minuten oder bei mehreren Anfällen nacheinander, zwischen denen nur kurze anfallsfreie Intervalle liegen.

### Erste-Hilfe-Maßnahmen bei Grand-mal-Anfall

- Gegenstände beseitigen, auf die der Betroffene stürzen könnte (Verletzungsgefahr)
- Beengende Kleidung öffnen

- Notarzt verständigen bei schwerem Anfall und v.a. Status epilepticus
- Stabile Seitenlagerung nach Anfallsende, damit Speichel und Erbrochenes abfließen können

Ein Holzstück, ein zusammengelegtes Taschentuch o.Ä. zwischen die Zähne zu klemmen, um einen Zungenbiss zu verhüten, birgt eine Verletzungsgefahr für den Helfer und wird heute nicht mehr empfohlen.

## Therapie
Betroffene sollten regelmäßig essen, ausreichend schlafen und Alkohol vermeiden. Der Arzt verabreicht Medikamente, durch die der größte Teil der Epileptiker anfallsfrei bleibt. Es sollte in jedem Fall ein Hirntumor ausgeschlossen werden.

## Gängige Antiepileptika
- Carbamazepin (UAW: Leberschäden, Ödeme, bei Überdosierung Schwindel, Ataxie, Doppelbilder, Verschwommensehen)
- Ethosuximid (UAW: Magenbeschwerden, Schluckauf, Kopfschmerz, Schlafstörungen, psychotische Symptome)
- Gabapentin (UAW: Schwindel, Ataxie u.a.)
- Lamotrigin (UAW: Hautausschläge, Sehstörungen, Schwindel, Kopfschmerz)
- Phenorbital/Primidon (UAW: Schwindel, Ataxie, psychische Störungen)
- Phenyton (UAW: Zahnfleischwucherung u.a.)
- Valproinsäure (UAW: Gewichtszunahme, Haarausfall, Tremor, seltenes aber oft tödliches Leberkoma)
- Vigabatrin (UAW: Gewichtszunahme, psychische Veränderungen)

## 16.6.10  Schädel-Hirn-Trauma

Sammelbezeichnung für Schädelverletzungen mit Gehirnbeteiligung.

**Vorkommen:** 800 : 100.000 Einwohner jährlich, eine der häufigsten Todesursachen < 40 Jahre, meist durch Verkehrsunfälle.

## Einteilungen
Ältere, aber noch geläufige Einteilung in:
- **Commotio cerebri** (Gehirnerschütterung) ohne feststellbare Schädigung des Gehirns (in Struktur oder Form)
- **Contusio cerebri** (Gehirnprellung) mit organischen Gehirnschäden, aber ohne Perforation der Dura
- **Compressio cerebri** (Gehirnquetschung), Schädigung des Gehirns durch Druck

## Neue Einteilung
- **SHT Grad I** (leichtes SHT)
  - Bewusstlosigkeit < 5 Minuten, Amnesie (Erinnerungslücke), vegetative Störungen (Kopfschmerzen, Schwindel, Übelkeit, Erbrechen)

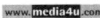

- Vollständige Rückbildung aller Symptome innerhalb von 5 Tagen
- **SHT Grad II** (mittelschwer)
  - Bewusstlosigkeit 5-30 Minuten, nachweisbar leichte organische Hirnschäden
  - Völlige funktionelle Rückbildung oder Defektheilung mit geringen bleibenden Störungen innerhalb von 30 Tagen
- **SHT Grad III** (schwer)
  - Bewusstlosigkeit > 30 Minuten, Substanzschädigung des Gehirns, teils schwere neurologische Störungen, evtl. Störungen der Vitalfunktionen durch Hirnstammbeeinträchtigungen, stets Defektheilung mit bleibenden Funktionsstörungen
- **SHT Grad IV** (schwerst)
  - Lang anhaltende Bewusstlosigkeit, danach schwere neurologische Defekte mit dauerhafter Pflegebedürftigkeit des Patienten, oft apallisches Syndrom (s. Kasten)

---

**Notfallmaßnahmen bei schwerem SHT**

- Notarzt alarmieren
- Vitalfunktionen sichern (Notfall-ABC)
- Lagerung mit erhöhtem Kopf und Oberkörper (Schocklagerung würde intrakraniellen Druck steigern!)
- Gegebenenfalls Flüssigkeitssubstitution

---

**Symptome**

Schon bei Verdacht an Arzt überweisen, ggf. Notarzt rufen.

- **Unspezifische Symptome:** Kopfschmerz, Schwindel, Übelkeit, Erbrechen oder Hörstörung
- **Bewusstseinsstörung:** weist als Kardinalsymptom auf diffuse Störung der Hirnfunktion hin
- **Amnesie:** Erinnerungslücke für die Zeit kurz vor dem Unfall (retrograde Amnesie) und die Zeit kurz nach dem Unfall (anterograde Amnesie)
- **Neurologische Ausfälle**, z.B: Halbseitensymptome, Pupillenstörungen oder Hirnnervenausfälle als Folge einer lokal begrenzten Schädigung
- **Verletzungen:** Prellmarken, Hämatome, offene Wunden
- **Krampfanfälle**
- **Hirndruckzeichen**
- **Liquorrhoe** bei offenem SHT: Ausfließen von Liquor über eine Liquorfistel, d.h., pathologische Verbindung zwischen Liquorräumen und Außenwelt, meist im Bereich von Nase oder Ohren

**Apallisches Syndrom** (Dezerebrationssyndrom, Coma vigile, Enthirnungsstarre) nach schwerem SHT
Funktionsausfall der Großhirnrinde bei noch bestehenden lebenswichtigen Zentren.
Der wache Patient zeigt keinerlei kognitive Funktion, d. h. keine emotionalen Regungen, keine Reaktion auf Aufforderungen. Seine Augen sind geöffnet, aber der Blick ist starr ins Leere gerichtet. Die Extremitäten bewegen sich sehr langsam und orale Automatismen treten auf (Saugen, Lecken, Schmatzen).

## 16.6.11 Schädigungen des Kleinhirns

**Ursachen:** meist Vergiftungen, v.a. durch Alkohol (das Kleinhirn ist das Kontrollzentrum der Bewegung).

**Symptome**
- Hypotonus (Mangel an Muskelspannung)
- Intensionstremor (Zittern bei zielgerichteten Bewegungen)
- Dyssynergie (gestörte Muskelkoordination) mit Ataxie (Gangunsicherheit) sowie Bewegungen, die über das Ziel hinausschießen
- Eventuell Gleichgewichtsstörungen und/oder Schwindelanfälle

## 16.6.12 Differenzialdiagnose Kopfschmerz

1. **Migräne** ohne und mit Aura (→ 191)
2. **Spannungskopfschmerz**
3. **Cluster-Kopfschmerz** (heftige, anhaltende Schmerzen in den Augenhöhlen und im Gesicht treten im Verlauf von mehreren Wochen mehrmals täglich anfallsweise und für jeweils kurze Zeit auf)
4. **Organisch bedingter Kopfschmerz** bei:
   - Wassermangel im Körper
   - Infektionskrankheiten (z.B. Enzephalitis, Meningitis)
   - Allgemeinerkrankungen (z. B. Hypertonie)
   - Wirbelsäulenaffektionen
   - Gesichtsneuralgie
   - Subarachnoidalblutung
   - Arteriitis temporalis
   - Apoplexie
   - Intrakranieller Raumforderung (z.B. Hirntumoren, intrakranielles Hämatom, Hirnabszess)
   - Liquorzirkulationsstörungen (z.B. bei Liquorunterdrucksyndrom, Hydrozephalus)
   - Schädelhirntrauma
   - Augenerkrankungen (z.B. Glaukom, Ametropie)
   - Hals-Nasen-Ohren-Erkrankungen (z.B. Sinusitis, Otitis, Stenosekopfschmerz)

- ◦ Zahnschmerzen, die ausstrahlen
- ◦ Medikamentös oder toxisch bedingt (z.B. Analgetika-Kopfschmerz, durch Methanol, Kohlenmonoxid u.a.)

Je nach Ursache gehört der Patient in ärztliche oder klinische Obhut.

NHK-Therapie: je nach Ursache
- • Wasser trinken lassen
- • Wirbelfehlstellungen korrigieren, Muskelverspannungen lösen
- • Elektrolyte kontrollieren, z.B. Magnesium (wirkt u.a. spasmolytisch)
- • Akupunktur, z.B. Du 20, Di 4, Ex 1, Ma 36; viele Formen von Spannungskopfschmerz und Migräne rühren aus chinesischer Sicht von Störungen von Leber und Gallenblase her, daher z.B. Gb 21, Gb 20, Gb 43, Gb 34, Le 3
- • Homöopathie
- • Ab- und Ausleitungsverfahren
- • Phytotherapie

**Differenzialdiagnose Kopfschmerz**

| Form | Lokalisation | Alter, Geschlecht | Zeit-punkt | Dauer | Charakte-ristik | Provokation | Begleitsymptome |
|------|-------------|-------------------|-----------|-------|----------------|-------------|-----------------|
| Migräne ohne Aura | Einseitig, oft Schläfen | Ab Pubertät w > m | Morgens | 12-72 Stunden | Pulsierend, pochend | Alkohol, Stress, Wochenende | Übelkeit, Erbrechen, Photophobie |
| Migräne mit Aura | Einseitig, Schläfen und frontal | Ab Pubertät w > m | Morgens | 12-36 Stunden | Pulsierend, pochend | Stress, Alkohol, Ernährung, Wochenende | Gesichtsfeld-defekt, Dysästhe-sien, Übelkeit, Erbrechen |
| Cluster-Kopfschmerz | Einseitig, hinter Augen | > 30 Jahre 80% Männer | Meist nachts | 30-120 Minuten | Unerträg-lich, stechend, bohrend | Alkohol, Nitrate | Ptosis, Miosis, Tränen, Nasen-laufen, motorische Unruhe |
| Spannungs-kopfschmerz | Diffus, frontal, parietal | w > m | Tagsüber | 12-16 Stunden | Dumpf, drückend | Alkohol, Stress | Schlafstörungen, diffuser Schwindel |
| Analgetika-Kopfschmerz | Diffus | Erwachsene w > m (10 : 1) | Morgens | Ganztags | Dumpf, drückend, stechend | Analgetika-entzug | Graue Gesichts-farbe, Anämie, Nierenschäden |
| Arteriitis temporalis → 197 | Schläfen, ein- oder beidseitig | > 60 Jahre | Tagsüber und nachts | Wochen, Monate | Dumpf, stechend | Kauen | BKS, Fieber, Leukozytose, Gelenkschmerzen |
| Trigeminus-neuralgie | Einseitig, V2 > V3 | Höheres Alter, w > m | Tagsüber | Sekunden bis Minu-ten, evtl. länger | Heftig, stechend, brennend | Kälte, Kauen, Berührung, Schlucken | Gewichtsverlust, Sprechunfähigkeit |

# 17 Auge, Ohr

Die Sinnesorgane informieren den Menschen über die Umwelt und sich selbst.

- Ein Reiz wirkt auf einen Sinnesrezeptor und erregt diesen:
  - Exterozeptive Rezeptoren werden durch Reize aus der Außenwelt stimuliert (z.B. Augen durch Lichtreize; Ohren durch Schallwellen; Haut durch Wärme, Kälte, Berührung, Schmerz u.a.).
  - Interozeptive Rezeptoren liefern Signale aus dem Körperinneren, z.B. liefert der Gleichgewichtssinn Informationen über Haltung und Stellung des Körpers oder der Bewegungssinn Informationen über die Stellung einzelner Gelenke.
- Nervenimpulse leiten den Reiz zum ZNS.
- Von den ca. 1 Mio. Rezeptorsignalen, die pro Sekunde eintreffen, filtert der Thalamus die unbedeutenden heraus, so dass nur die Reize in der Großhirnrinde bewusst werden, die für das Individuum wichtig sind.

Einen wichtigen Teil der Sinneseindrücke erhalten wir über das Auge. Ein Drittel der Großhirnrinde zählt zum visuellen System. 40% aller Leitungswege zum ZNS gehören zur Sehleitung. Über das Auge erhalten wir Informationen über Größe, Form, Farbe, Bewegung und Oberflächenbeschaffenheit eines Objekts. Durch das Sehen mit zwei Augen entsteht ein räumliches Bild von der Außenwelt.

## 17.1 Äußeres Auge

Eingebettet in das schützende Fettgewebe der Augenhöhlen (Orbitae) liegen die Augäpfel. Über jeweils sechs äußere Augenmuskeln werden sie bewegt. Vorne wird der Augapfel von Ober- und Unterlid mit den Wimpern geschützt, z.B. vor Licht, Schmutz und Verletzung. Der von den Lidern umfasste Raum heißt Lidspalte. Die Lider enthalten für ihre Festigkeit eine Bindegewebeplatte (Tarsus) und für ihre Gleitfähigkeit Talgdrüsen, die sie einfetten.

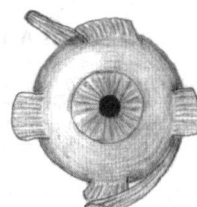

### Konjunktiva

Die Augenbindehaut kleidet die Lider innen aus und setzt sich nach einer Umschlagfalte über den sichtbaren weißen Anteil des Auges fort, um sich am Limbus fest mit der Kornea zu verbinden; **Limbus:** am Übergang von Lederhaut zur Hornhaut existiert ein Saum um den klaren bzw. farbigen Anteil, wo die Bindehaut mit der Kornea verwachsen ist (Konjunktivitis, → 589).

> Die Hornhaut (Kornea) des Auges ist nicht mit Bindehaut überzogen. Die Bindehaut wird zu einem Teil der Kornea und ist hier gefäßfrei.

## Tränen

Die Tränenflüssigkeit wird von den Tränendrüsen gebildet, die mandelförmig außen oben in den Augenhöhlen liegen und mehrere Ausführungsgänge besitzen, die im äußeren Augenwinkel in die obere Umschlagfalte einmünden.

Tränen sorgen für die Ernährung, Befeuchtung und Reinigung der Hornhaut und verbessern die optischen Eigenschaften, indem sie Unebenheiten ausgleichen.

Tränenflüssigkeit dient den Lidern als Gleitmittel, während sie von diesen gleichmäßig über das Auge verteilt wird.

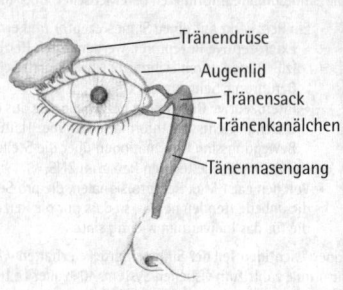

Tränendrüse
Augenlid
Tränensack
Tränenkanälchen
Tänennasengang

An der Nasenseite des Auges liegen zwei kleine Mündungen von Tränenkanälchen im oberen und unteren Lidrand, die die Tränenflüssigkeit aufnehmen und zum Tränensack weiterleiten, von dem aus sie über den Tränennasengang in die Nasenhöhle geleitet wird.

---

## 17.2 Aufbau des Augapfels (Bulbus oculi)

**Die äußere Augenhaut** besteht aus:

- **Sklera (Lederhaut):** festes Bindegewebe, das den gesamten Augapfel als formende, schützende Hülle umgibt. Beim Sehnerv geht die Sklera in eine Duraschicht über, die den Nerv umgibt. Im vorderen Bereich geht die Lederhaut in die Hornhaut über.
- **Kornea (Hornhaut):** Der gefäßlose, transparente vordere Anteil ist stärker gewölbt und maßgeblich an der Lichtbrechung beteiligt.

Der sichtbare vordere Anteil der Lederhaut wird von der Bindehaut (Konjunktiva) bedeckt und geschützt.

**Die mittlere Augenhaut (Uvea)** besteht aus:

- **Aderhaut (Chorioidea):** Ihre schwarzbraune Pigmentierung verhindert den Lichteinfall außerhalb der Pupille und Reflektionen innerhalb des Augapfels. Sie enthält reichlich Gefäße, die auch die Netzhaut versorgen.

- Der **Ziliarkörper (Strahlenkörper)** setzt sich aus folgenden Bestandteilen zusammen:
  - Gefäßreiche Bindegewebsfortsätze der Aderhaut, die das Kammerwasser bilden und die Linse in ihrer Position halten.
  - Ziliarmuskel, der die Krümmung der Linse reguliert und somit die Nah- und Fernanpassung (Akkommodation).
- **Iris (Regenbogenhaut):** Der farbige Anteil besteht aus strahlenförmigen, glatten Muskeln. Das Loch in der Mitte, die **Pupille**, wirkt wie die Blende des Fotoapparats und passt die Pupillenweite dem Lichteinfall an.

**Die innere Augenhaut** besteht aus:
- **Retina (Netzhaut)** mit den bildaufnehmenden Sinnesrezeptoren (→ 582)
- **Pigmentepithel**, das hinter der Netzhaut liegt, den Stoffwechsel zwischen Ader- und Netzhaut unterstützt und durch einen hohen Melaninanteil die durchtretenden Lichtstrahlen absorbiert (ähnlich der Aderhaut)

**Gelber Fleck (Macula lutea):** Die Stelle des schärfsten Sehens liegt auf der Netzhaut in der Sehachse und enthält nur Zapfen (→ 582).

**Blinder Fleck** (Papilla nervi optici): Hier, wo Sehnerv und Blutgefäße den Augapfel verlassen, liegen keine Sinneszellen.

## Der Glaskörper

Zwischen Linse und Netzhaut ist der Augapfel mit dem durchsichtigen, gallertartigen Glaskörper ausgefüllt. Er besteht zu 98% aus Wasser, in das ein Fibrillengerüst eingelagert ist, das sich nach außen hin zu einer Membran verdichtet. Der Glaskörper sorgt durch seinen Druck für den notwendigen engen Kontakt zwischen Netzhaut und den sich anschließenden Augen-

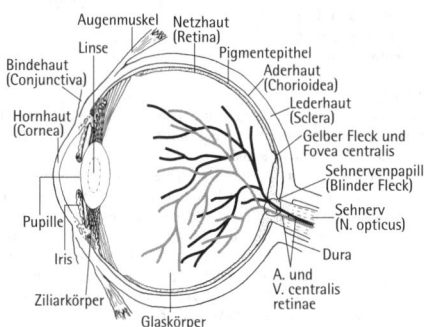

häuten. Außerdem ist er nicht komprimierbar, so kann der Augapfel erheblichem Druck standhalten.

### Die Linse
Sie ist der durchsichtige bikonvexe Körper zwischen Glaskörper und Kammer.

### Kammer und Kammerwasser
Die Ziliarkörper sind reich an Blutgefäßen. In ihnen wird das Kammerwasser gebildet, das dem Liquor ähnelt und Hornhaut und Linse ernährt. Es füllt die kleinere hintere und die größere vordere Kammer. Am Rand der vorderen Kammer liegt zwischen Hornhaut und Iris der **Schlemm-Kanal**, über den das Kammerwasser zurück ins venöse Blut fließt.

Der Augeninnendruck beträgt etwa 15 mmHg. Die krankhafte Steigerung des Augeninnendrucks (Glaukom, → 592) beruht meist auf einer Abflussbehinderung im Schlemm-Kanal.

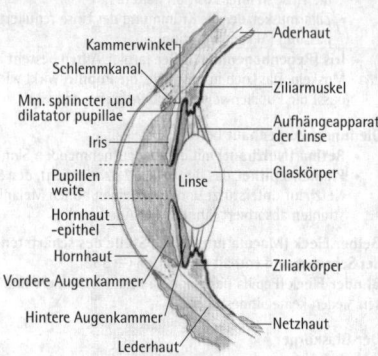

Kammerwinkel
Schlemmkanal
Mm. sphincter und dilatator pupillae
Iris
Pupillen weite
Hornhaut -epithel
Hornhaut
Vordere Augenkammer
Hintere Augenkammer
Lederhaut

Aderhaut
Ziliarmuskel
Aufhängeapparat der Linse
Glaskörper
Linse
Ziliarkörper
Netzhaut

### Die Netzhaut
Sie ist aus mehreren Schichten aufgebaut (s. Abb. unten), die unterschiedliche Arten von Nervenzellen enthalten. Neben der Nervenzellschicht ist v.a. die Sinneszellenschicht wichtig. Die Sinneszellenschicht enthält:

- **Zapfen:** Sie nehmen Farbunterschiede und genaue Abbildungen wahr; sie sind v.a. für das Sehen bei Tag zuständig und befinden sich hauptsächlich im Zentrum der Netzhaut, direkt gegenüber der Pupille. Dort liegt auch das zapfenreichste Gebiet, der gelbe Fleck (Macula lutea), die Stelle des schärfsten Sehens.
- **Stäbchen:** Sie erkennen unterschiedliche Helligkeitsstufen und schemenhafte Bewegungseindrücke. Sie sind besonders für das Dämmerungssehen geeignet und eher in der Netzhautperipherie angesiedelt. Ihr Sehpurpur besteht aus einem Eiweißkörper und einem Vitamin-A-Abkömmling.

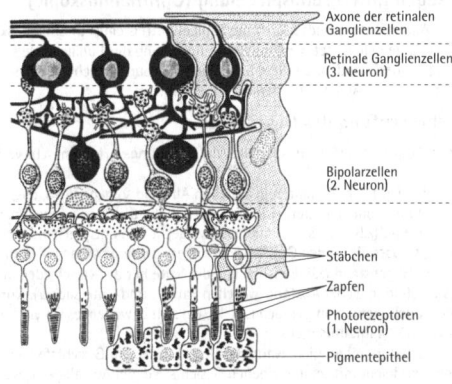

Axone der retinalen Ganglienzellen

Retinale Ganglienzellen (3. Neuron)

Bipolarzellen (2. Neuron)

Stäbchen

Zapfen

Photorezeptoren (1. Neuron)

Pigmentepithel

**Netzhaut**

## 17.3 Untersuchung der Augen

### 17.3.1 Inspektion

- Bei guter Beleuchtung.
- Augenlidhaut, Lidbeweglichkeit und Lidstellung.
- Bindehaut: normalerweise zartrosa gefärbt, durchsichtig, glänzend, glatt, besitzt hellrote Gefäße.
- Hornhaut: Patient sitzt mit Gesicht zum Fenster, das sich in der Hornhaut spiegelt. Das Spiegelbild sollte glatte Konturen und scharfe, glänzende Kanten aufweisen. Da es stehen bleibt, lässt sich durch Bewegung der Augen die ganze Hornhaut beurteilen.
- Iris: Sie wird mit der Lupe (seitlich einfallendes Licht) anhand ihrer Oberfläche, auf Lücken und evtl. Farbeinlagerungen untersucht und beurteilt.
- Pupillen: normalerweise gleich rund und gleich groß (kleiner bei Helligkeit).
- Augenmuskeln: Patient wird aufgefordert, mit beiden Augen in alle 9 Blickrichtungen zu schauen (8 Pfeile des Kompasses und Mitte). Abweichungen weisen auf eine Schwächung des entsprechenden Augenmuskels hin.

## 17.3.2 Augenhintergrundspiegelung (Ophthalmoskopie)

Beurteilung des Augenhintergrunds (durch die Pupille) mittels eines Ophthalmoskops. Da hierbei in das Auge geleuchtet wird, muss die Engstellung der Pupille mittels eines Mydriatikums verhindert werden. Da diese Mittel verschreibungspflichtig sind, sollte diese Untersuchung besser dem Augenarzt überlassen werden.

## 17.3.3 Überprüfung des Gesichtsfelds

Sollte durch den Augenarzt erfolgen (spezielles Untersuchungsverfahren, sehr verlässliche Ergebnisse).

Ablauf: Untersucher sitzt dem Patienten in ca. 0,5 m Abstand so gegenüber, dass er sich mit ihm auf gleicher Augenhöhe befindet; er fordert ihn auf, ihn direkt anzuschauen. Nun deckt der Patient ein Auge ab (z.B. rechts), der Untersucher deckt sein entsprechendes Auge ab (in diesem Fall links), so dass die beiden Gesichtsfelder in etwa übereinstimmen. Dann führt der Untersucher einen Gegenstand (z.B. Bleistift) von der Seite her aus verschiedenen Richtungen in das Gesichtsfeld (gleicher Abstand zwischen Patient und Untersucher). Normalerweise ist es möglich, auch wenn man geradeaus sieht, ein sich bewegendes Objekt bereits in einem Winkel von 90° wahrzunehmen.

Der Patient wird gebeten mitzuteilen, wann das Objekt in seinem Gesichtsfeld erscheint. Der Untersucher vergleicht mit seinem eigenen Gesichtsfeld. Bei Auffälligkeiten sollte eine Überweisung zum Augenarzt erfolgen.

## 17.4 Erkrankungen/Anomalien des Auges

### 17.4.1 Weitsichtigkeit (Hyperopie)

Der Brennpunkt liegt hinter der Netzhaut, d.h. nahegelegene Objekte können nicht mehr scharf gesehen werden. Es muss eine Brille mit konvexen Gläsern getragen werden.

**Ursachen**
- **Alter:** Die Elastizität der Linse nimmt im Alter ab und es kommt zur Altersweitsichtigkeit. Der Abstand, in dem z.B. ein Bild gehalten werden muss, um es scharf zu sehen, wird immer größer. Ein Buch muss mit ausgestreckten Armen gelesen werden ("Meine Augen sind in Ordnung, nur meine Arme sind zu kurz!").
- **Zu kurzer Augapfel**.

### 17.4.2 Kurzsichtigkeit (Myopie)

Der Brennpunkt erreicht die Netzhaut nicht, d.h., er liegt vorverlagert im Glaskörper. Gegenstände in einer bestimmten Entfernung können nicht scharf gesehen werden ("Die Welt wird klein"). Eine Brille mit konkaven Gläsern wird erforderlich.

**Ursachen**
- **Augapfel zu lang und/oder**
- **Linse zu stark gekrümmt.**

**Alterweitsichtigkeit**

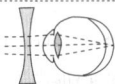

Die Linse hat an Eigenelastizität verloren und kann sich deshalb nicht mehr ausreichend krümmen. Das scharfe Bild naher Objekte liegt hinter der Netzhautebene

Eine Sammellinse gleicht die fehlende Linsenkrümmung aus

**Kurzsichtigkeit**

Die Linse ist funktionsfähig, der Augapfel aber zu lang. Das scharfe Bild ferner Objekte liegt vor der Netzhautebene.

Eine Zerstreuungslinse verlegt das scharfe Bild auf die Netzhaut

**Weitsichtigkeit**

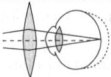

Die Linse ist funktionsfähig, der Augapfel aber zu kurz. Das scharfe Bild naher Objekte liegt hinter der Netzhautebene.

Eine Sammellinse verlegt das scharfe Bild auf die Netzhaut

| | Weitsichtigkeit | Kurzsichtigkeit |
|---|---|---|
| Brennpunkt | Hinter der Netzhaut | Vor der Netzhaut |
| Linsenkrümmung | Zu schwach | Zu stark |
| Augapfel | Zu kurz | Zu lang |

## 17.4.3    Astigmatismus (Stabsichtigkeit)

Unregelmäßige Krümmung der Hornhaut (Kornea), wodurch die Abbildung eines Punkts stabförmig verzerrt ist. Abhilfe bringen Zylindergläser oder Kontaktlinsen (Tränenflüssigkeit sammelt sich zwischen Linse und Kornea). In schweren Fällen ist evtl. eine Hornhauttransplantation notwendig.

## 17.4.4 Augenzittern (Nystagmus)

Unwillkürliches, rhythmisch schnelles Zucken der Augäpfel (waagerecht, senkrecht oder drehend).

- Angeboren bei Schwachsichtigkeit und Blindheit
- Erworben bei Multipler Sklerose, Kleinhirntumor, Verletzung des Labyrinths und bei Schädigung des VIII. Hirnnervs (N. vestibulocochlearis) durch Entzündung oder Tumor

## 17.4.5 Schielen (Strabismus)

Die Augenachsen liegen nicht parallel, was sie normalerweise beim Blick in die Ferne tun.

- Meist in den ersten Lebensjahren durch Schwäche der äußeren Augenmuskulatur
- In späteren Lebensjahren möglicherweise Hinweis auf Multiple Sklerose, Hirntumor oder Diabetes mellitus

Man unterscheidet:

- **Beidseitiges Schielen** (alternierendes Schielen): Beide Augen können abwechselnd fixieren.
- **Einseitiges Schielen** (häufiger): Nur ein Auge ist in Schielstellung. Es ist meist auch schwachsichtig und es besteht die Gefahr, dass sich diese Schwachsichtigkeit verschlimmert. Deshalb muss das kindliche Schielen rechtzeitig durch den Augenarzt behandelt werden. Dieser deckt das führende Auge zeitweilig ab, damit das Kind mit dem schwächeren Auge sehen muss. Damit dabei nicht das bisher gesunde Auge geschwächt wird, wird abwechselnd abgedeckt, bis beide Augen eine gleiche Sehschärfe erreicht haben.

Durch das Schielen kommt es zu **Doppelbildern**. Bei geringer Störung kann durch Willenskraft und Anstrengung eine Deckung der Netzhautbilder erreicht werden.
Möglicherweise kann der betrachtete Gegenstand durch **Schiefhalten des Kopfs** auch im muskelschwachen Auge an die Stelle des schärfsten Sehens projiziert werden.

## 17.4.6 Farbenfehlsichtigkeit

Geschlechtsgebundene Erbkrankheit, die von normalsichtigen Frauen auf ihre Söhne übertragen werden kann:

- 4% der Männer sind rotgrünblind, weitere
- 6% der Männer haben eine Rotgrünschwäche.

## 17.4.7 Farbenblindheit

Es können überhaupt keine Farben unterschieden werden, sondern nur verschiedene Helligkeitsgrade. Mögliche Ursachen sind:

- Netzhauterkrankungen
- Schädigung der Sehnervenbahnen
- Schäden der Hirnrinde

## 17.4.8 Tränenträufeln (Epiphora)

Überlaufen der Tränen über den Lidrand bei

- vermehrtem Tränenfluss durch Fremdkörper (z.B. Wimper), Gase, grelles Licht, Wind, Kälte, seelische Erregung,
- Verschluss des Tränennasengangs.

## 17.4.9 Enophthalmus

Zurücksinken des Augapfels in die Augenhöhle durch

- Fraktur der knöchernen Augenhöhle,
- Schwund des Augenhöhlenfettgewebes durch extreme Abmagerung,
- Lähmung der Augenmuskulatur, die vom Sympathikus innerviert wird, als Teil des Horner-Symptomenkomplexes zusammen mit Ptosis und Miosis.

## 17.4.10 Exophthalmus

Hervortreten der Augäpfel („Glotzaugen")

- beidseitig meist durch M. Basedow (autoimmune Hyperthyreose),
- einseitig durch
  ○ Tumoren oder Entzündungen hinter dem Auge,
  ○ Gefäßschäden (Aneurysmen, Thrombosen).

Tritt das Auge sehr weit hervor, ist die Beweglichkeit des Augapfels eingeengt und es ist kein völliger Lidschluss mehr möglich. Dadurch kann die Hornhaut austrocknen. Ferner drohen Seheinschränkungen, wenn es in schweren Fällen zu einem überhöhten Augendruck kommt, wodurch die Blutversorgung des Sehnervs behindert wird.

## 17.4.11 Hasenauge (Lagophthalmus)

Erweiterte Lidspalte mit unvollständigem Lidschluss durch Narben, Exophthalmus, Koma oder Fazialisparese mit Lähmung des ringförmigen M. orbicularis oculi → der normalerweise geschlossene Tränenfilm reißt auf und die Hornhaut trocknet aus. Ohne Behandlung entwickeln sich Hornhautentzündung und Hornhautgeschwür.

## 17.4.12 Tränensackentzündung (Dakryozystitis)

Wird fast immer ausgelöst durch die Verlegung des Tränenkanälchens oder des Tränennasengangs, der den Tränensack mit der Nasenhöhle verbindet.

- Bei akuter Entzündung ist die Haut über dem Tränensack schmerzhaft geschwollen, gerötet, warm und druckschmerzhaft. Manchmal besteht Fieber.
  **Therapie:** Der Augenarzt kann die Verlegung evtl. durch Spülung beseitigen. Bei deutlicher Eiteransammlung kann der Abszess durch einen Schnitt eröffnet werden. Eventuell wird die Infektion mit Antibiotika bekämpft.

- Beim Neugeborenen wird die Verlegung evtl. durch eine übriggebliebene Membran im Tränenkanal ausgelöst.
**Therapie:** Eventuell genügt eine Massage des Tränensacks, um die Blockierung zu überwinden, sonst muss der Kanal vor dem 3. Lebensmonat mit einer Sonde durchgängig gemacht werden.

## 17.4.13  Lidrandentzündung (Blepharitis)

**Ursachen**
- Bakterielle Infektion (meist durch Staphylokokken)
- Mechanische Reizung (Rauch, Staub)
- Seborrhö

**Symptome**
- Rötung des freien Lidrands mit weißen Schüppchen
- Brennen und Jucken
- Eventuell Ausfallen der Wimpern
- Bei bakterieller Infektion (meist Staphylokokken) zusätzlich gelbliche Eiterkrusten

**Komplikationen**
Abheilung mit Narbenbildung und Verziehung der Lidränder.
- Entropium: Lidrand ist nach innen gerollt → Wimpern kratzen und reizen das Auge
- Ektropium: Lidrand ist nach außen gestülpt

**Therapie:** Je nach Ursache Vermeidung der Exposition (Schutzbrille), Schuppenentfernung, desinfizierende Augensalben, ggf. lokale Antibiotikagabe.

**Differenzialdiagnose:** Talgdrüsenkarzinom der Lider.

## 17.4.14  Gerstenkorn, Hagelkorn

| Gerstenkorn (Hordeolum) | Hagelkorn (Chalazion) |
|---|---|
| Schmerzhafter Abszess am Lidrand | Schmerzlose Zyste im Lid |
| Platzt nach einigen Tagen spontan, Schmerz lässt nach (evtl. kleiner Schnitt notwendig) | Im Anfangsstadium bildet es sich evtl. zurück, aber **meist operative Entfernung** |
| Entzündung, meist durch Staphylokokken oder Verstopfung der Moll- oder Zeis-Drüse, die an jeder Wimper sitzt und Gleitmittel produziert | Sekretstau in der Meibom-Drüse, die am Lidrand sitzt und ihn einfettet (z.B. durch chronische Follikulitis); **Merke: Hagel im Mai;** (länglich) bis erbsengroß, an der Innenseite des Lids, das sich nach außen wölbt; Haut über der Zyste frei verschieblich; evtl. Druck auf die Kornea → Sehverzerrung |

Eventuell Antibiotikagabe erforderlich; Homöopathie: Staphysagria

Eventuell Komplikationen: Infektion, dadurch Rötung, Schwellung und Schmerz (dann leichte Verwechslung mit Gerstenkorn)

## 17.4.15  Bindehautentzündung (Konjunktivitis)

- Häufigste Augenerkrankung
- Primär oder sekundär (als Begleiterkrankung einer Infektion, z.B. Masern; Begleiterscheinung bei rheumatischen Erkrankungen, z.B. PCP, M. Bechterew und Kollagenosen)
- Akut oder chronisch
- Infektiös (eher bei Kindern)
- Nichtinfektiös, z.B. bei Reizung der Bindehaut durch Fremdkörper, Wind, Staub, Dämpfe, Säuren oder Laugen
- Allergisch (eher bei Erwachsenen), häufig bei Heuschnupfen

**Symptome**
- Rötung, besonders ausgeprägt in den Übergangsfalten des Ober- und Unterlids.
- Einzelne, kräftig gezeichnete Gefäße werden sichtbar, die sich mit der Bindehaut verschieben lassen.
- Brennen und Jucken, wird bald zu einem Gefühl von „Sand in den Augen".
- Vermehrte Sekretbildung, je nach Krankheitsursache wässrig, wässrig-eitrig oder eitrig; dadurch sind die Lidränder morgens verklebt.

**Bei einer reinen Konjunktivitis ist die Sehkraft in keinem Fall beeinträchtigt.**

Bei Verdacht auf infektiöse Konjunktivitis kann ein Abstrich des Bindehautsekrets vorgenommen werden, um den Erreger zu bestimmen. Besonders wichtig ist dies bei Neugeborenen, da hier z.B. eine Gonokokkeninfektion zum Erblinden führen könnte.

**Therapie**
Je nach Ursache und Krankheitsschwere. **Phytotherapie:** Augentrost (Euphrasia), um Verkrustungen abzuwaschen, für feuchte Umschläge und Augenbäder.

**Differenzialdiagnose:** Pseudokonjunktivitis, z.B. bei Polyglobulie

## 17.4.16  Hornhautentzündung (Keratitis)

**Ursachen**
- Infektion mit Viren (z.B. **Herpes-Viren**, Adenoviren), Bakterien, Pilzen (z.B. Candida albicans, Aspergillus fumigatus)
- Verletzung der Hornhaut durch verschmutzte Gegenstände, Eindringen von Bakterien in Epitheldefekte
- Medikamente oder ätzende Chemikalien

**Symptome**

- Lichtscheu, Fremdkörpergefühl, Schmerzen, Tränenträufeln
- Eventuell Eiteransammlung in der Vorderkammer (Hypopyon)
- Eventuell **deutliche Sehverschlechterung**

> **Anmerkung:** Bei einer isolierten Iritis sollte immer nach einer chronisch-entzündlichen Darmerkrankung (CED) gesucht werden.

**Therapie: sofort zum Augenarzt.**

## 17.4.17 Keratokonjunktivitis epidemica

- Auch als Keratokonjunktivitis nummularis oder Viruskeratitis bezeichnet; Virusinfektion von Kornea und Konjunktiva; oft einseitig
- Keine Meldepflicht für Heilpraktiker, aber Behandlungsverbot (§7 IfSG)

**Erreger:** Adenoviren.

**Übertragung:** meist iatrogen durch Tropfpipetten, evtl. auch durch bestimmte Stäube.

**Inkubation:** 4–10 Tage.

**Symptome**

- Fremdkörpergefühl
- Heftiges Tränen, Rötung, Schwellung des Wärzchens
- Lidödem
- Eiförmig durchschimmernde Follikel in der Bindehaut
- Schwellung der präaurikulären Lymphknoten ab dem 7. Krankheitstag
- Keratitis mit münzenförmigen Infiltrationen, meist in der Hornhautmitte
- Herabsetzung der Sehleistung, Rückbildung nach 2-3 Wochen

**Komplikationen:** Iridozyklitis (Entzündung von Iris und Ziliarkörper), bleibende Infiltrate.

## 17.4.18 Netzhautablösung (Ablatio retinae)

**Ursachen**

- Schwere Augenverletzung
- Starke Kurzsichtigkeit
- Diabetes mellitus
- Spontan aufgrund altersbedingter Netzhautdegeneration

**Vorboten sind**

- schmerzlose Sehstörungen („welliges" Sehen),
- nachlassende Sehschärfe,
- Wahrnehmung von Blitzen, Schleier- und Schattensehen.

Ohne Behandlung schreitet die Ablösung unablässig fort. Der Endzustand ist die totale Erblindung.

Bei akuter Netzhautablösung kann es zum Auftreten eines „schwarzen Schleiers" kommen, der ab- oder aufsteigt, von rechts nach links oder umgekehrt wandert, je nach Ort der Ablösung. Es handelt sich um einen medizinischen Notfall, der sofort augenärztlich behandelt werden muss, bevor es zum Ablösen des gelben Flecks kommt.

**Therapie**

Chirurgisch, v.a. durch Lasertherapie, bei der die Netzhaut mit der darunter liegenden Aderhaut verklebt wird.

## 17.4.19   Grauer Star, Linsentrübung (Katarakt)

Teilweise oder vollständige Trübung der Augenlinse und damit Beeinträchtigung der Sehkraft bis hin zum reinen Hell-Dunkel-Sehen.

- Häufige Augenerkrankung
- Meist beide Augen betroffen, eines jedoch stärker

**Ursachen**

- „Altersstar", Catarakta senilis: die häufigste Form; sie tritt meistens zwischen dem 60. und 65. Lj. auf; die genaue Ursache ist noch nicht geklärt.
- Diabetes mellitus kann zu einer Ernährungsstörung der Linse führen.
- Angeboren: z.B. bei Rötelnembryopathie, Down-Syndrom oder Medikamenteneinnahme der Mutter.
- Cushing-Syndrom, Linsenverletzungen, Strahlenschäden, andere Augenerkrankungen.

**Symptome**

- Patienten sehen unscharf und wie durch einen „grauen Nebel". Farben und Konturen verschwimmen.
- Eventuell Auftreten von Doppelbildern.
- Blendungserscheinungen bei Tageslicht. Patient kann typischerweise bei Dämmerung besser sehen, weil er bei weiter Pupille an der meist zentral gelegenen Trübung vorbeischauen kann und die Lichtstreuung geringer ist.
- Keine Schmerzen.
- In fortgeschrittenen Fällen erscheint die Pupille grau gefärbt.

**Therapie**

In schweren Fällen operative Entfernung der trüben Linse. Ersatz durch Implantat, Kontaktlinsen oder starke konvexe Gläser. Es sind bis zu 90% gute Ergebnisse zu erzielen, sofern das Auge sonst gesund ist.

## 17.4.20 Grüner Star (Glaukom)

Erhöhter Augeninnendruck.

**Ursache**

- Meist Abflussbehinderung des Kammerwassers im Schlemm-Kanal, wobei man Weitwinkel- und Engwinkelglaukome unterscheidet
- Sekundär, z.B. durch Linsenluxation, Gefäßerkrankungen, losgelöste Pigmente oder Cortisoneinnahme

Durch erhöhten Druck kann der Sehnerv atrophieren, was zu Seheinschränkungen, Gesichtsfeldausfällen und Erblindung führen kann.

**Akutes Glaukom**

- Plötzlicher, schneidender Schmerz im Auge (meist einseitig)
- Nebel- und Regenbogenfarbensehen (Ringe um Lichtquellen)
- Starke Kopf- und/oder Trigeminusschmerzen
- Oft heftige Bauchschmerzen, Übelkeit, Erbrechen (wie akutes Abdomen)
- Sehvermögen lässt nach
- Auge wird dunkelrot
- Hornhautödem
- **Pupille erweitert, entrundet und starr**
- Auge fühlt sich beim Betasten hart an durch den erhöhten Innendruck
- Bevorzugt in hohem Alter, bei vegetativer Labilität, evtl. ausgelöst durch Überanstrengung, Schreck, Angst oder Trauer
- Oft Patienten mit anatomischem Kurzbau der Augen, mit flacher Vorderkammer und engem Kammerwinkel

**Chronisches Glaukom**

- Meist nach dem 45. Lj.
- Langsame Entwicklung, anfangs symptomlos
- Schädigung des Sehnervs möglich
- Nur gelegentlich morgendliche Kopfschmerzen, Regenbogenfarbensehen, Spannung oder Schmerz
- Druckerhöhung oft einziges Symptom; besteht diese schon länger, sieht man im Augenspiegel typische Veränderungen am blinden Fleck

Degeneration des Sehnervs → röhrenförmige Einengung des Gesichtsfelds; vor Erblindung oft schwere Augeninnenentzündung und Linsentrübung.

## 17.5    Hör- und Gleichgewichtsorgan

Das Gehör nimmt Schallreize auf, das Gleichgewichtsorgen registriert Körperlage und -bewegung im Raum. Die Informationen werden über einen gemeinsamen Nervenstrang, den VIII. Hirnnerv oder N. vestibulocochlearis (früher N. statoacusticus) an das ZNS übermittelt.

Das Ohr wird unterteilt in das äußere Ohr, das Mittel- und das Innenohr.

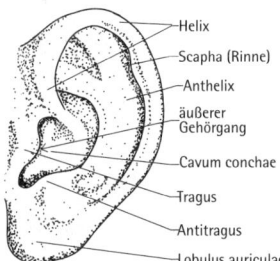

- **Äußeres Ohr:** aus knorpeliger Ohrmuschel und äußerem Gehörgang, in dem einzelne Haare das Eindringen von Fremdkörpern verhindern und Drüsen das Ohrschmalz (Cerumen) bilden. Die Grenze zum Mittelohr bildet eine bindegewebige Membran, das Trommelfell.
- **Mittelohr:** Es befindet sich in einer kleinen Knochenhöhle im Felsenbein, deren Hauptanteil die Paukenhöhle ist. Sie erstreckt sich vom Trommelfell bis zur knöchernen Wand des Innenohrs, in der zwei membranverschlossene Fenster (das ovale und das runde Fenster) liegen. Für den Druckausgleich sorgt beidseits des Trommelfells die **Ohrtrompete (Tuba auditiva eustachii)**, eine Verbindung vom Mittelohr zum Rachenraum, die bei jedem Schluckakt geöffnet wird. Die drei Gehörknöchelchen der Paukenhöhle, **Hammer, Amboss und Steigbügel**, wandeln die auf das Trommelfell landende Luftschwingung in Knochenschwingung um und geben sie an das Innenohr weiter. Der Hammer nimmt die Schwingung des Trommelfells auf und leitet sie über den Amboss an den Steigbügel, der mit seiner „Fußplatte" am ovalen Fenster befestigt ist.
- **Innenohr:** Es enthält Sinnesrezeptoren für Gehör und Gleichgewichtssinn, die in einem Hohlraumsystem des Felsenbeins, dem knöchernen Labyrinth, liegen. Es besteht aus Vorhof, Bogengängen und Schnecke. Während im Vorhof und den Bogengängen die Sinnesrezeptoren des Gleichgewichtsorgans liegen (→ 595), enthält die Schnecke die Sinnesrezeptoren für das Hören (s. Abb. nächste Seite).

Die Bildunterschrift/Beschriftungen zur Abbildung:
- Helix
- Scapha (Rinne)
- Anthelix
- äußerer Gehörgang
- Cavum conchae
- Tragus
- Antitragus
- Lobulus auriculae

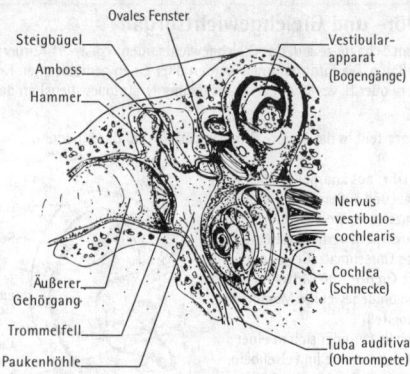

Ovales Fenster
Steigbügel
Amboss
Hammer
Vestibular-
apparat
(Bogengänge)

Nervus
vestibulo-
cochlearis

Cochlea
(Schnecke)

Äußerer
Gehörgang
Trommelfell
Paukenhöhle
Tuba auditiva
(Ohrtrompete)

**Querschnitt durch das äußere Ohr, das Mittel- und Innenohr**

## 17.5.1 Hörorgan (Schnecke)

Die knöcherne Schnecke (Cochlea) ist ein spiralig gewundener Knochenraum, der mit liqourähnlicher Flüssigkeit (Perilymphe) gefüllt ist. Eine Zwischenwand enthält die häutige Schnecke und unterteilt den Schneckengang in zwei Etagen: die obere Scala vestibuli beginnt am ovalen Fenster und verläuft bis zur Schneckenspitze, wo sie in die unten gelegene Scala tympani übergeht, die bis zum runden Fenster verläuft.

Die häutige Schnecke ist mit Endolymphe gefüllt, die etwa wie die Intrazellularflüssigkeit zusammengesetzt ist. Auf der Basilarmembran im häutigen Schneckengang liegt das **Cortiorgan**, das aus Stützzellen und Sinneszellen aufgebaut ist.

Die Sinneszellen für das Gehör werden als Haarzellen bezeichnet, da sie an ihrem freien Ende feine Härchen tragen. Diese ragen in die Endolymphe und haben Kontakt zur gallertartigen Membran (Membrana tectoria), die das Cortiorgan bedeckt. An ihrer Basis werden die Haarzellen von Fasern vom VIII. Hirnnervs umfasst.

Die Schallwellen werden also von den Gehörknöchelchen vom Trommelfell auf das ovale Fenster übertragen, wobei sie etwa um das 20-Fache verstärkt werden (Hebelwirkung) und die Perilymphe der Schnecke in Schwingung (Wanderwellen) bringen. Am runden Fenster verebben sie dann.

Die Wanderwellen in der Perilymphe versetzen die häutige Schnecke und damit auch das Cortiorgan in Schwingung. Die Härchen der Sinneszellen werden dadurch verbogen. Dieser mechanische Biegungsreiz sorgt in den Haarzellen für Generatorpotenziale.

Durch den Aufbau der Schnecke werden je nach Schwingungsfrequenz (je nach Tonhöhe) nur bestimmte Stellen entlang der Basilarmembran maximal gereizt. Aus dem Ort der Reizung kann unser Nervensystem dann die Tonhöhe ableiten und sie uns im Hörzentrum der Großhirnrinde wahrnehmen lassen. Die Lautstärke der Töne bzw. die Schallintensität (Amplitude) steigert auch das Ausmaß der Schwingungen (an der entsprechenden Stelle der Membran).

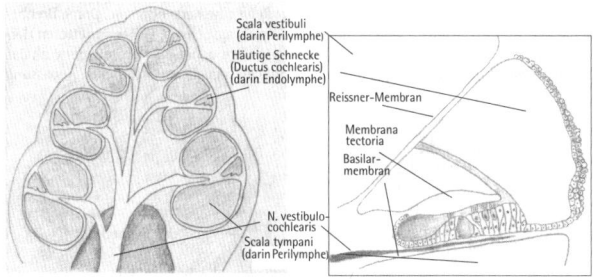

**Schnecke (Hörorgan)**

## 17.5.2    Gleichgewichtsorgan

Neben der Schnecke, die für das Hören zuständig ist, befinden sich in unserem knöchernen Labyrinth des Felsenbeins auch der Vorhof und die Bogengänge mit den Sinnesrezeptoren für das Gleichgewicht (Vestibularapparat). Sie registrieren die Körperlage und -bewegung im Raum.

### Vorhof (vertikal/horizontal)

Wie auch die knöcherne Schnecke sind Vorhof und Bogengänge mit Perilymphe gefüllt und enthalten membranöse Strukturen, die wiederum mit Endolymphe gefüllt sind. Im Vorhof werden als bezeichnet:

- Großes Vorhofsäckchen (Utriculus): horizontal ausgerichtet, registriert Beschleunigung nach vorne und hinten und das Liegen
- Kleines Vorhofsäckchen (Sacculus): vertikal ausgerichtet, registriert Beschleunigung nach oben und unten und das Stehen

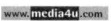

Die Säckchen enthalten in ihrer Oberflächenmembran (Statolithenmembran) Kalziumkarbonatkristalle, die sich schwerkraftgemäß bewegen und damit die darunter liegende Gallertmasse mit ihren hineinragenden Sinneshaarzellen verbiegen (Mechanorezeptoren).

### Bogengänge (Drehbewegung)

Die drei Bogengänge gehen vom Vorhof ab und bilden mit ihm einen Ring. Sie stehen etwa im rechten Winkel zueinander in den drei Bewegungsrichtungen des Raums. In den knöchernen Bogengängen verlaufen die mit Endolymphe gefüllten häutigen Bogengänge. Sie erweitern sich am Ende zu Ampullen, in denen die Sinneszellen liegen. Auch hier sind die Haarzellen von Stützzellen umgeben und ragen in eine gallertartige Masse. Die Ampullen sind kuppelförmig (Cupula) und erinnern ein wenig an eine Kerzenflamme. Durch Drehbewegungen wird die Endolymphe und damit die Cupula ausgelenkt. Die eingebetteten Härchen werden bewegt, die Sinneszellen gereizt und liefern damit die Nervenimpulse an das ZNS zur bewussten Empfindung von Drehbewegungen und zur reflektorischen Anpassung.

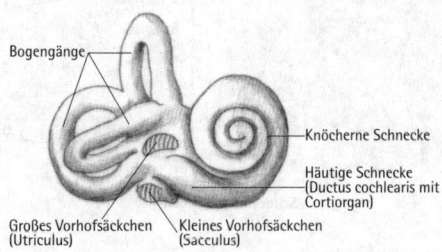

Bogengänge

Knöcherne Schnecke

Häutige Schnecke
(Ductus cochlearis mit
Cortiorgan)

Großes Vorhofsäckchen
(Utriculus)

Kleines Vorhofsäckchen
(Sacculus)

## 17.6 Untersuchung der Ohren

### 17.6.1 Anamnese

Schon während der Anamnese kann auffallen:

- Patient versteht schlecht
  - leise Gesprochenes,
  - wenn man sich beim Sprechen abwendet,
  - wenn mehrere Personen gleichzeitig reden.
- Patient antwortet nicht in angemessener Lautstärke, sondern (meistens) zu laut.

## 17.6.2    Inspektion

Inspektion der Ohrmuschel, anschließend eine Otoskopie (Ohrspiegelung, s. Abb). Um mit dem Trichter des Otoskops freie Sicht auf das Trommelfell zu bekommen, muss man den äußeren Gehörgang durch Ziehen an der Ohrmuschel nach hinten oben begradigen. Es ist zu achten auf:

- Gehörgangsschwellung, -furunkel
- Ohrschmalz/Fremdkörper (muss ja nicht gleich eine Murmel sein, es genügt schon ein Härchen)
- Veränderungen des Trommelfells wie Rötung, Vorwölbung, Blutung, Verletzungen, Narben, Paukenröhrchen, Mittelohrerguss

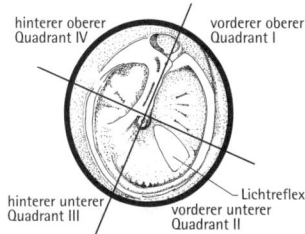

Blick durch das Otoskop

## 17.6.3    Hörprüfungen

Stimmgabelprüfungen nach Weber und Rinne erlauben eine grobe Prüfung des Hörvermögens im Seitenvergleich und können bei Ermittlung der Ursache helfen (Schwerhörigkeit, → 598).

### 17.6.3.1    Weber-Test

Stimmgabel (440, 512 oder 1.024 Hz) wird angeschlagen und mit ihrer Basis auf die Schädelmitte oder Stirn des Patienten gesetzt. Beim Gesunden wird der Ton mit beiden Ohren in der Schädelmitte wahrgenommen. Bei einseitiger Schallleitungsschwerhörigkeit wird der Ton zum geschädigten Ohr hin lateralisiert (stärker

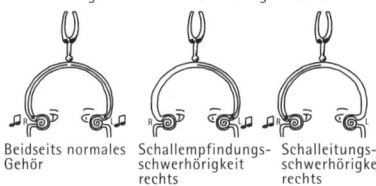

Weber-Test

wahrgenommen), da das geschädigte Ohr nicht durch Umweltgeräusche abgelenkt wird und die Knochenvibration besser erfassen kann (zum Selbstversuch einfach ein Ohr mit dem Finger verschließen: in diesem Ohr wird der Ton der Stimmgabel besser wahrgenommen). Bei Schallempfindungsschwerhörigkeit hört der Patient den Ton nur im gesunden Ohr.

### 17.6.3.2 Rinne-Test

Die vibrierende Stimmgabel wird mit ihrer Basis so lange auf den Proc. mastoideus aufgesetzt, bis der Patient nichts mehr hört, und dann sofort vor den Gehörgang des Patienten gehalten.

Ein Hörgesunder kann den Ton jetzt noch hören, da der Ton per Luftleitung länger gehört werden kann als über die Knochenleitung. Liegt eine Schallleitungsschwerhörigkeit vor, nimmt der Patient den Ton über die Luftleitung nicht mehr wahr („Rinne negativ").

## 17.7 Erkrankungen

### 17.7.1 Schwerhörigkeit

- **Mittelohrschwerhörigkeit, Schallleitungsstörung:** Defekt am äußeren Ohr, am Trommelfell, im Mittelohr oder am ovalen Fenster. Die Knochenleitung bleibt aber erhalten, d.h., die Schallleitung über die Schädelknochen an das Cortiorgan funktioniert → Schäden am schallleitenden Apparat führen nicht zur Taubheit, sondern nur zur Schwerhörigkeit.
  **Ursachen:** oft Ohrschmalzpfröpfe, Mittelohrentzündung, Trommelfellperforation und Otosklerose.
- **Innenohrschwerhörigkeit, Schallempfindungsstörung:** Defekt am Innenohr, am N. acusticus oder in der Hörrinde im Gehirn.
  **Ursachen:** Hörsturz, M. Ménière, akute Lärmschädigung (z.B. lauter Knall), chronische Lärmschädigung (z.B. Diskotheken), Ototoxikose (z.B. durch Medikamente), Tumoren (Akustikusneurinom).

Eine **Altersschwerhörigkeit** wird v.a. durch eine Versteifung der Basilarmembran, aber auch durch allgemeine Alterungsprozesse verursacht. Außerdem können lärmbedingte Hörschäden eine Rolle spielen.

### 17.7.2 Erkrankungen des äußeren Ohrs

#### 17.7.2.1 Ohrschmalzpfropf

Übermäßige Ohrschmalzproduktion im äußeren Gehörgang, in die dann noch abgeschilferte Epithelien, Haare Fetttropfen und Pigmente eingelagert werden. Quillt diese gelblich-braune Masse auf, z.B. beim Baden, kann sie den Gehörgang völlig verlegen, wodurch es zu einem dumpfen Gefühl im Ohr und zu Schwerhörigkeit kommt. Eine Ausspülung des äußeren Ohrs mit lauwarmem Wasser darf nur bei intaktem Trommelfell vorgenommen werden.

#### 17.7.2.2 Otitis externa

- Akut meist durch Bakterien verursacht; Abscheidung von Flüssigkeit oder Eiter aus dem Gehörgang, evtl. Fieber; manchmal auch durch Viren (v.a. Herpes-Zoster-Virus).

- Chronisch oft durch Pilzinfektion verursacht, nur gelegentlich durch Bakterien; meist nur geringe Symptome wie Juckreiz oder leichte Schwellung.
- Manchmal treten Entzündungen in Folge eines Ekzems oder durch Fremdkörper (v.a. bei Kindern) auf.

### 17.7.2.3 Gehörgangsfurunkel (Otitis externa circumscripta)

Sie treten nur auf, wo sich Haarbälge und Talgdrüsen befinden, also im äußeren Drittel des Gehörgangs. Sie engen unter großen Schmerzen den Gehörgang ein oder verlegen ihn.

### 17.7.2.4 Ohrenfluss, Ohrenlaufen (Otorrhö)

Absonderung serösen, eitrigen, gelegentlich auch blutigen Sekrets aus dem Ohr.

**Ursachen**
- Gehörgangsfurunkel
- Otitis media nach Durchbrechen des Trommelfells
- Fremdkörper
- Chronischer Verlauf evtl. durch Knocheneiterung
- **Liquor** deutet auf einen Einriss der Hirnhäute, v.a. nach **Schädelbasisbruch**, hin; gelegentlich entsteht auch eine Liquorfistel nach Operationen

## 17.7.3 Erkrankungen des Mittelohrs

### 17.7.3.1 Akute Mittelohrentzündung (Otitis media acuta)

Entzündung der Schleimhaut der Paukenhöhle; v.a. bei Kindern, oft nach Erkältung oder Infektionskrankheit durch Einwanderung der Erreger über die Eustachi-Röhre.

**Symptome**
Durch Eiteransammlung und Schleimhautabsonderungen kommt es zur **Druckerhöhung** in der Paukenhöhle und damit zu
- Ohrenschmerzen, oft auch zu
- Hörstörungen und evtl. auch zu
- Fieber.

Selten wird die Otitis media nicht erkannt und die Eiteransammlung kann das Trommelfell durchbrechen. Um dem vorzubeugen, kann der Arzt von außen das Trommelfell durchstoßen, um den besten Ort für den Eiterdurchbruch zu bestimmen. Ein kleiner Eingriff, der im Allgemeinen gut ausheilt, es sei denn, er muss öfter erfolgen, was zu einer Vernarbung des Trommelfells und damit zu Höreinschränkungen führen kann.

**Therapie**

Durch Nasentropfen wird eine Abschwellung der Nasenschleimhaut herbeigeführt, damit sich die Eustachi-Röhre wieder öffnet. Sind Schleim und Eiter aus der Paukenhöhle entfernt und mögliche Trommelfellperforationen verheilt, stellt sich wieder die normale Hörfähigkeit ein. Kommt es allerdings nicht zur Ausheilung, kann die Mittelohrentzündung in einen chronischen Prozess übergehen.

### 17.7.3.2 Mastoiditis

Entzündung der Schleimhaut in den lufthaltigen Zellen des Warzenfortsatzes (Proc. mastoideus).

**Ursache:** fast immer Mittelohrentzündung.

**Symptome:** Druckschmerzen und Schwellung über dem Mastoid. Während Entzündungen der Paukenhöhle oft rasch ausheilen, kann eine Mastoiditis über Wochen und Monate andauern und dadurch leicht zu Komplikationen führen.

**Komplikationen:** Meningitis; Hirnabszess; Entzündung des Innenohrs; gelegentlich Einschmelzungen der Höhlenzellwände und dadurch Durchbruch des Erregers in die Schädelhöhle.

**Therapie:** nach Schwere der Erkrankung; sind knöcherne Anteile einbezogen, muss evtl. sogar das Mastoid operativ entfernt werden (Mastoidektomie).

### 17.7.3.3 Ohrverhärtung (Otosklerose)

- Häufige Erkrankung (10% der Bundesbürger, davon 1% mit ausgeprägter Schwerhörigkeit)
- Vor allem Frauen zwischen dem 20. und 40. Lj., typischerweise Verschlechterung mit jeder Schwangerschaft.

**Ursache**

Störungen des Knochenstoffwechsels, vermutlich begünstigt durch erbliche Veranlagung, führen zu sklerotischen Veränderungen. Sie beginnen beim ovalen Fenster und greifen auf die Steigbügelplatte über. Dadurch wird die Steigbügelplatte im ovalen Fenster starr und unbeweglich und kann die Schwingungen nicht mehr vom Mittelohr auf das Innenohr übertragen. Manchmal wirken sich die Knochenstoffwechselveränderungen auch auf das Innenohr aus und führen zu Schallempfindungsstörungen.

**Symptome**

Die Höreinschränkungen beginnen meist einseitig und breiten sich im weiteren Verlauf auf beide Ohren aus, wobei die Schwerhörigkeit langsam fortschreitet. Es treten auch oft Ohrgeräusche auf.

**Therapie**

Operation: Steigbügel wird entfernt (Stapektomie), wodurch 90% der Betroffenen ein gutes Hörvermögen zurückerlangen. Der Tinnitus verschwindet allerdings nur bei knapp über 50%.

## 17.7.4 Erkrankungen des Innenohrs

### 17.7.4.1 Ohrgeräusch (Tinnitus)

Summen, Pfeifen, Klingeln, Brausen, Zischen, Brummen o.Ä. (hoch- oder niederfrequent) werden zeitweise oder andauernd wahrgenommen. Dies kann eine Hörminderung mit sich bringen.

- **Subjektive Ohrgeräusche** werden nur vom Betroffenen wahrgenommen.
  **Ursache:** meist nicht feststellbar. Häufig ist Tinnitus buchstäblich ein Warnsignal des Körpers, bei Patienten unter 50 Jahren meist durch zu viel Stress. Außerdem kann er als Begleiterscheinung bei Otitis media, M. Ménière, Blutdruckanomalie, Anämie, Otosklerose, krankhaften Veränderungen im HWS-Bereich, Lärmbelästigung, Akustikusneurinom und Intoxikation (Streptomycin, Arsen) auftreten.
- **Objektive Ohrgeräusche** können auch vom Untersucher wahrgenommen werden.
  **Ursache:** Gefäßanomalien (Fehlbildungen, Aneurysmen, Stenosen, vermehrte Ohrdurchblutung), aber auch Knacken des Kiefergelenks oder offenstehende Eustachi-Röhre.

### 17.7.4.2 Schwindel (Vertigo)

Er ist meist harmlos und entsteht als Folge eines momentanen Blutdruckabfalls im Gehirn, z.B. nach plötzlichem Aufstehen; Schwindel kommt bevorzugt bei Hypotonikern (auch durch blutdrucksenkende Medikamente) und bei älteren Menschen mit Hirnarteriosklerose vor.

- Vestibularisschwindel (systematischer Schwindel): Störung der Raumorientierung mit Verlust der Körpersicherheit, oft begleitet von Nystagmus, Fallneigung, Tinnitus und Schwerhörigkeit.
  **Ursache:** im Gleichgewichtsorgan des Innenohrs, im Gleichgewichtsnerv (N. vestibularis) oder im Gehirn (Kleinhirn, Hirnstamm).
  Formen:
  - **Drehschwindel** mit dem Gefühl der Umwelt- oder Eigendrehung.
  - **Schwankschwindel** mit dem Gefühl, dass der Boden unter den Füßen schwankt.
  - **Liftschwindel** (Otolithenschwindel) mit dem Gefühl, gehoben zu werden oder zu sinken.
- **Unsystematischer Schwindel:** Gang- und Standunsicherheit, Schwarzwerden vor den Augen und Torkel- oder Taumelgefühl.

**Ursache:** meist Durchblutungsstörung im Gehirn durch Intoxikation (Alkohol oder

Nikotin), Hirnarteriosklerose, Hypotonie, Anämie, Kleinhirnschäden oder Hirndruckanstieg

Je nach Dauer unterscheidet man zwischen Anfall- und Dauerschwindel. Häufig handelt es sich um kreislauf- oder psychisch bedingten, anfallsweisen Schwankschwindel mit Unsicherheit und Taumeligsein. Eventuell wird Schwindel begleitet von Blässe, Kollapsneigung, Tachykardie, Schweißausbruch u.Ä.

### 17.7.4.3 Morbus Ménière

Anfalldauer: Minuten bis Tage.

**Ursache:** Missverhältnis von Produktion und Resorption der Endolymphe (vermutet wird eine vasomotorische Regulationsstörung).
Einrisse der Reissner-Membran führen zum **Vermischen von Endo- und Perilymphe**, was zu einer Schädigung der afferenten Fasern des Hörnervs führen kann. Anfangs verschwinden Taubheit und Tinnitus. Kehren die Anfälle häufig wieder → Höreinschränkungen bis hin zur Taubheit.

> Trias
> • **Anfallsweiser heftiger Drehschwindel** mit Nystagmus, Übelkeit, Erbrechen und Kollapsneigung
> • Zeitweise auftretende **Innenohrschwerhörigkeit**
> • Einseitige subjektive **Ohrgeräusche**

### 17.7.4.4 Hörsturz

Plötzlich auftretende Schallempfindungsstörung mit fast immer einseitiger Hörminderung bis zum Hörverlust. Eventuell besteht gleichzeitig ein Tinnitus.

**Ursachen**
- Meist Durchblutungsstörungen des Innenohrs durch Spasmen, Mikroembolien, Thrombosen oder Blutungen der Innenohrgefäße
- (Virus-)Infektionen
- Autoimmun
- Stress

**Therapie: Notfall – Klinikeinweisung**; je länger der Hörsturz nicht behoben wird, um so wahrscheinlicher bleiben Höreinschränkungen bestehen.
In der Klinik werden neben Bettruhe gefäßerweiternde Mittel und Vitaminpräparate verordnet, je nach Ursache auch Cortison, Antibiotika und Sedativa.

# 18    Haut

Die Haut ist das größte Organ des menschlichen Körpers mit einer Fläche von ca. 2 m$^2$, einer Dicke von 1,5-4 mm und einem Gewicht von bis zu 10 kg.

## 18.1    Aufgaben der Haut

- **Abgrenzung:** Sie trennt die Innen- von der Außenwelt (Umwelt).
- **Schutz** vor mechanischer, chemischer und thermischer Schädigung und dem Eindringen von Erregern.
- **Sinnesorgan** für Berührung, Tasten, Druck, Temperatur und Schmerz.
- **Wärmeregulation** durch Eng- und Weitstellen von Hautgefäßen und über Schweißproduktion.
- **Mithilfe bei der Wasserregulation:** Über Schweiß wird Wasser und Natrium abgegeben. Die Epidermis verhindert einen extremen Wasserverlust.
- **Kommunikation** nicht nur als Sinnesorgan, sondern auch durch Erblassen oder Erröten.

## 18.2    Aufbau der Haut

### 18.2.1    Oberhaut (Epidermis)

Gefäßloses, mehrschichtiges, verhornendes Plattenepithel, das v.a. Kertinozyten enthält. Sie bilden den Hornstoff Keratin, der der Haut Festigkeit verleiht und eine wasserabweisende, mechanisch schützende Schicht bildet.
Die 4-5 Schichten werden in 2 Hauptschichten zusammengefasst:

- Die **Keim- oder Mutterschicht** (Stratum germinativum) besteht aus:
  - **Basalzellschicht** (Stratum basale): Sie sitzt der Basalmembran auf, die an die Lederhaut grenzt. Diese länglichen Zellen teilen sich ständig und schieben die neu gebildeten Zellen dabei in Richtung Hautoberfläche, wobei sie allmählich zu Zellen der Stachelzellschicht werden. Da die Zellteilung empfindlich gegen Strahlung ist, liegen hier auch **Melaninzellen**, die einen braunschwarzen Farbstoff bilden, der ultraviolette Strahlen abfängt.
  - **Stachelzellschicht** (Stratum spinosum): Diese Zellen, in mehreren Schichten angeordnet, stehen über stachelige Fortsätze miteinander in Verbindung, wodurch sie die Epidermis stabilisieren. Hier liegen auch die **Langerhans-Zellen**, die Makrophagen der Haut, die z.B. Erreger fressen können und mit deren Bestandteilen z.B. zu anderen Abwehrzellen wandern, die wiederum Antikörper bilden (antigenpräsentierende Zellen [APZ], → 309).

- Die **Hornschicht** besteht aus:
  - **Körnerzellschicht** (Stratum granulosum): Hier verlieren die Zellen ihre Kerne und damit auch eine Silbe ihres Namens; sie heißen jetzt Keratozyten und enthalten in ihren Körnern ein Vorstadium des Horns.
  - **Glanzschicht** (Stratum lucidum): Sie kommt nur an Handfläche und Fußsohle vor und enthält das stark lichtbrechende Eleidin.
  - **Hornschicht** (Stratum corneum): Die äußerste Hautschicht besteht aus platten, kernlosen, keratinhaltigen Zellen, zwischen denen ein Fettfilm für die Festigkeit dieser Schicht sorgt, die v.a. gegen Verdunstung schützt.

An stark beanspruchten Körperstellen wie Händen und Füßen ist die Hornschicht dick, an wenig beanspruchten Stellen wie den Augenlidern nur dünn. Die Epidermisdicke variiert zwischen 0,04 und 4 mm, bei Schwielen liegt sie deutlich darüber. Schwielen bilden sich bei übermäßiger Beanspruchung und schützen das darunter liegende, empfindliche Gewebe. Kann sich diese stärkere Hornschicht nicht schnell genug bilden, löst sich Hornhaut von der Keimhaut ab und es entsteht eine Blase.

Die Oberflächenstruktur der Haut wandelt sich von **Felderhaut** an behaarten Stellen (rautenförmige Felderung) zu **Leistenhaut** an unbehaarten Körperstellen, also Handflächen und Fußsohlen. Die „Leisten" sind die Rillen, die beim Fingerabdruck zu erkennen sind.

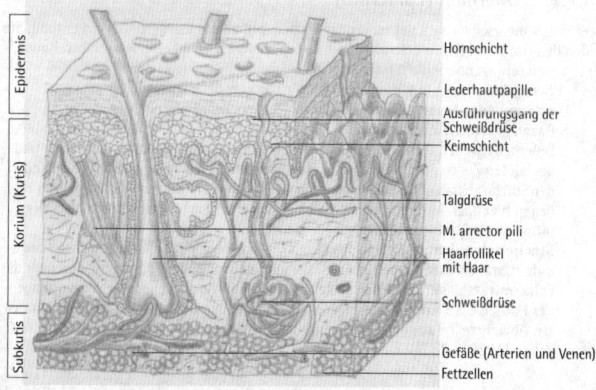

Epidermis

Korium (Kutis)

Subkutis

Hornschicht

Lederhautpapille

Ausführungsgang der Schweißdrüse

Keimschicht

Talgdrüse

M. arrector pili

Haarfollikel mit Haar

Schweißdrüse

Gefäße (Arterien und Venen)

Fettzellen

### 18.2.2 Lederhaut (Corium, Dermis)

Die Lederhaut heißt so, weil aus dieser Hautschicht der Tiere Leder gemacht wird.
Sie besteht aus zwei Schichten.

- **Papillarschicht** (Stratum papillare): Diese Schicht aus lockerem Bindegewebe mit reichlich elastischen und kollagenen Fasern macht die Haut elastisch und doch reißfest. Sie ist mit der Oberhaut über Papillen verzahnt. An der Hautoberfläche erscheinen diese Bindegewebezapfen als Rillen bzw. Hautlinien, die bestimmte individuelle Muster bilden (Fingerabdruck). In den Papillen verlaufen die Kapillaren, die die Oberhaut versorgen, in manchen Papillen, v.a. der Hände, liegen die Meißner-Körperchen für die Tastempfindung.
- **Netzschicht** (Stratum reticulare): Diese Schicht aus festem Bindegewebe enthält neben kollagenen und elastischen Fasern auch Blut- und Lymphgefäße, Nerven, Haarfollikel, Talgdrüsen und Schweißdrüsengänge.

### 18.2.3 Unterhaut (Subkutis)

Der Übergang der Lederhaut in dieses lockere Bindegewebe ist fließend. Sie bildet die Verschiebeschicht zu den darunter liegenden Geweben wie Organen, Muskeln oder Knochen. Hier liegen die Schweißdrüsen, die unteren Abschnitte der Haarbälge, Temperatur-(Ruffini-) und Vibrationstastkörperchen (Vater-Pacini-Lamellenkörperchen) sowie die Krause-Endkolben als Kälterezeptoren.

In die Unterhaut sind je nach Körperstelle und -bau mehr oder weniger viele Fettzellen eingelagert. Dieses subkutane Fettgewebe dient als Stoßpuffer, Wärmeisolation und Energiespeicher. Außerdem liegen in der Subkutis reichlich Blutgefäße und Nerven und an Stellen, wo die Haut oft gegen Knochen gespannt wird (Ellenbogen, Knie), auch Schleimbeutel.

## 18.3 Hautfarbe und Hautrezeptoren

Die Hautfarbe wird bestimmt durch:

- **Melanin:** Es befindet sich in der Oberhaut und wirkt wie ein Sonnenschirm. Ein Melanozyt (ca. 1.000/mm²) ist für den Schutz von 4-10 Keratinozyten zuständig. Die Anzahl der Melanozyten ist bei allen Völkern gleich, die unterschiedliche Hautfarbe resultiert aus der produzierten Pigmentmenge.
- **Karotin:** ein Pigment der Leder- und Unterhaut (Gelbfärbung der Haut bei Asiaten).
- **Blutkapillaren:** Sie befinden sich in der Lederhaut und lassen Rückschlüsse auf die Sauerstoffsättigung des Bluts zu; eine Zyanose der Lippen liegt bei Sauerstoffmangel vor, rosige Wangen bei einer guten Sauerstoffsättigung.

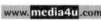

**Rezeptoren der Haut**

- **Mechanorezeptoren**
  - **Merkel-Zellen** der unbehaarten und **Merkel-Tastscheiben** der behaarten Haut liegen an der Grenze von Ober- zu Lederhaut und vermitteln Druckempfindungen.
  - **Meißner-(Tast-)Körperchen** liegen in den Papillen der Lederhaut, v.a. an Fingern und Plantarseite der Zehen, und sind für die Oberflächensensibilität zuständig.
  - **Haarfollikelrezeptoren** winden sich um die Haarwurzel und reagieren auf Bewegungen der Haare.
  - **Vater-Pacini-Lamellenkörperchen** sind große lamellöse Endkörperchen von Nervenfasern, die sich in der Unterhaut befinden und für die Wahrnehmung von Vibrationen sorgen; Lokalisation: Handteller, Fußsohle, Faszien, Periost, Endsehnen, Blutgefäße, Mesenterium, äußeres Genitale.
- **Thermorezeptoren**, die Temperatur bzw. Temperaturänderungen (Wärme, Kälte) registrieren; dazu zählen z.B. die **Ruffini-Körperchen** und **Krause-Endkolben** in der Haut sowie Neuronen im Hypothalamus zur Überwachung der Bluttemperatur. Es existieren grundsätzlich mehr Kälte- als Wärmerezeptoren.
- **Schmerzrezeptoren** vermitteln auch Juck- und Kitzelreize. Es sind freie Nervenendigungen, die in fast allen Geweben vorkommen.

## 18.4 Hautanhangsgebilde

Haare, Nägel, Schweiß-, Talg- und Duftdrüsen wie auch die Brustdrüsen der Frau (→ 514) durchstoßen die Oberhaut und münden auf die Hautoberfläche.

### 18.4.1 Haare (Pili)

Fast die gesamte Körperoberfläche trägt Haare (Felderhaut). Der Teil des Haars in der Haut ist die Haarwurzel, der außerhalb der Schaft. Das Haar ist ein Hornfaden, der von der Haarzwiebel aus ca. 1 cm pro Monat wächst. In der Zwiebel teilen sich Zellen, werden nach oben geschoben und verhornen. Die Ernährung der Haarzwiebel erfolgt über die Haarpapille, der die Zwiebel aufsitzt.

Jede Haarwurzel ist von einem **Haarfollikel** umgeben,
- an dem ein kleiner Haarmuskel (M. erector pili) ansetzt, der einem bei Furcht oder Kälte „die Haare zu Berge" stehen lässt;
- in den eine Talgdrüse mündet, die eine ölige Substanz abgibt, die die Haare und die Haut mit einer dünnen Fettschicht überzieht, um sie vor dem Austrocknen zu bewahren;
- um den sich ein Haarfollikelrezeptor spinnt, der Bewegungen des Haars registriert;
- umhüllt von einer Bindegewebsscheide wird dies als **Haarbalg** bezeichnet.

## 18.4.2 Hautdrüsen

**Schweißdrüsen** sind fast über den ganzen Körper verbreitet, kommen aber besonders häufig an Achselhöhlen, Stirn, Handflächen und Fußsohlen vor. Lediglich Lippenrand, Nagelbett, Eichel, Klitoris, kleine Schamlippen und Trommelfell haben keine. Die aufgeknäulten Drüsen reichen meist bis ins Unterhautgewebe. Die Ausführungsgänge sind an der Hautoberfläche als Pore sichtbar.

**Schweiß** besteht zu 99% aus Wasser und enthält außerdem Salz, Harnstoff, Harnsäure, Aminosäuren, Ammoniak, Zucker, Milchsäure und Ascorbinsäure (Vitamin C). Der saure Schweiß (pH 4,5) bildet den **Säureschutzmantel** der Haut, der das Keimwachstum hemmt. Täglich werden unbemerkt ca. 0,5 l Schweiß abgegeben. Bei anstrengender Tätigkeit oder bei Hitze kann die Abgabe auf 1,5 l/Std. ansteigen. Patienten mit Fieber können täglich 5 l Schweiß abgeben. Der verdunstende Schweiß kühlt die Haut. Bei psychischer Anstrengung kommt es zum „emotionalen Schwitzen". Die Schweißabgabe wird vom vegetativen Nervensystem, v.a. dem Sympathikus geregelt. Schweiß an sich riecht kaum. Der unangenehme Geruch entsteht durch die Einwirkung von Bakterien.

**Talgdrüsen** geben ihr Sekret meist an Haarfollikel ab, außer an Lippen, Penis, kleinen Schamlippen, Augen und Augenlidern, wo sie direkt an der Oberfläche münden. Hand- und Fußsohlen besitzen keine Talgdrüsen. Talg (Sebum) ist eine Mischung aus Fetten, Cholesterin, Protein und Elektrolyten. Er bewahrt das Haar vor Austrocknung und hält die Haut geschmeidig.

**Duftdrüsen** in Achselhöhlen, Schamregion und im Brustwarzenvorhof enden wie die Talgdrüsen mit einem Haarfollikel. Ihre Produktion beginnt mit der Pubertät und hängt u.a. von psychischen Faktoren ab.

## 18.4.3 Nägel (Ungues)

Nägel sind Hornhautplatten aus dicht gepackten, harten, verhornenden Zellen der Oberhaut. Sie erleichtern das Greifen und ermöglichen eine feinere Tastempfindung, indem sie der weichen Fingerbeere ein Widerlager bieten. Außerdem schützen sie vor Verletzungen an den Finger- und Zehenenden und dienen dem Kratzen.

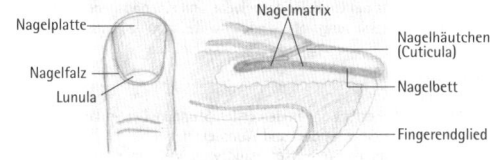

Nagelplatte — Nagelmatrix — Nagelhäutchen (Cuticula) — Nagelfalz — Lunula — Nagelbett — Fingerendglied

Die Nagelplatte liegt auf dem Nagelbett, der hintere Teil, die Nagelwurzel, liegt in der Haut ebenso wie die Seitenränder im Nagelfalz, vom häutigen Nagelwall am Rand bedeckt.

Die weißliche halbmondförmige Zone am proximalen Nagelrand heißt Lunula (Möndchen). Hier liegt die Nagelmatrix, von der aus der Nagel wächst. Bindegewebsbündel verbinden die Nägel unverschieblich mit dem Periost.

**Lunula (Möndchen):** Wachstumszone des Nagels.

## 18.5 Wundheilung

Regeneration von Gewebe, wobei sich Bindegewebs-, Epithelzellen und Kapillaren vermehren.
Bei einer Hautverletzung, bei der nur die Oberhaut geschädigt wurde und evtl. noch die Papillarspitzen der Lederhaut, kommt es zu einer vollständigen Abheilung ohne Narbenbildung, die von der Keimschicht aus erfolgen kann.
Obwohl der Begriff „Wunde" definitionsgemäß jede Unterbrechung des Zusammenhangs von Körpergewebe ist, spricht man in diesem Fall weniger von einer Wunde.
Wurde die Lederhaut tiefgreifend zerstört, kann die ursprüngliche Oberflächenstruktur der Haut nicht mehr hergestellt werden, es kommt zur Ausheilung mit Narbenbildung.

**Primäre Wundheilung** (Sanatio per primam intentionem)
Geringer Gewebeverlust mit raschem, komplikationslosem Verschluss und weitgehender Restitutio ad integrum (vollständige Wiederherstellung des urspünglichen, unversehrten Zustands) innerhalb von ca. 1 Woche.
Minimale Bindegewebeneubildung zwischen den gut durchbluteten und ggf. adaptierten Wundrändern einer sauberen Wunde. Es bleibt nur eine strichförmige, kaum sichtbare Narbe zurück.

**Sekundäre Wundheilung**
Bei Wunden mit weiter auseinanderliegenden (gequetschten oder nekrotischen) Wundrändern bzw. bei einer Wundinfektion erfolgt eine verzögerte sekundäre Wundheilung (Sanatio per secundam intentionem). Hier kommt es infolge einer (a)bakteriellen Entzündung zur Auffüllung des Gewebedefekts mit Granulationsgewebe und einer ausgedehnteren Bildung von Narbengewebe. Die Epithelisierung vom Rand her bildet den Abschluss der Wundheilung.

**Phasen der Wundheilung**
**Latenzphase** (1.-3. Tag)
- Exsudative Phase mit Schorfbildung in den ersten Stunden. Der vorläufige Wundverschluss erfolgt durch geronnenes Blut und Wundsekret.
- Resorptive Phase mit kataboler Autolyse; Phagozyten wandern ein und beseitigen Gewebetrümmer und eingedrungene Bakterien.

**Proliferationsphase** (4.-7. Tag)

Anabole Reparation mit Bildung von Kollagen durch Fibroblasten. Es bildet sich Granulationsgewebe, also junges, gefäßreiches, faserarmes Bindegewebe, wobei Kapillaren und Bindegewebszellen in das Blutgerinnsel einwachsen. Die Wunde wird durch ein Häutchen aus Deckzellen verschlossen.

**Reparationsphase** (ab dem 8. Tag)

Umwandlung des Granulationsgewebes in eine Narbe. Das Granulationsgewebe bildet sich in gefäßarmes, faserreiches Narbengewebe um. Es wird von den Wundrändern aus mit Epithelzellen bedeckt. Das Granulationsgewebe kann die Lederhaut, die Haare und Drüsen nicht ersetzen, die Narbe bleibt sichtbar.

---

# 18.6 Erkrankungen der Haut

## 18.6.1 Effloreszenzen

Man unterscheidet:

- Primäre Effloreszenz, die unmittelbar durch die Erkrankung verursacht wird
  - Macula (Fleck)
  - Papula (Knötchen)
  - Tuber (mehr oberflächlicher Knoten von Haselnussgröße und größer)
  - Nodus (tieferer Knoten von Haselnussgröße und größer)
  - Tumor (Knolle, Geschwulst)
  - Urtica (Quaddel)
  - Vesicula (Bläschen), Bulla (Blase), Pustula (Eiterbläschen), Cystis (Zyste)
- Sekundäre Effloreszenz, die sich im Anschluss an eine primäre Effloreszenz entwickelt
  - Squama (Schuppe)
  - Erosio (Erosion)
  - Rhagade
  - Ulkus (Geschwür)
  - Atrophia (Hautschwund)
  - Crusta (Kruste)
  - Excoriatio (Abschürfung)
  - Fissura (Schrunde)
  - Cicatrix (Narbe)

Fleck

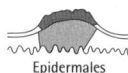

Subkorneales Bläschen

Epidermales Knötchen

Intraepidermales Knötchen

Kutanes Knötchen

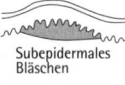

Subepidermales Bläschen

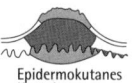

Epidermokutanes Knötchen

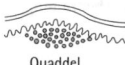

Quaddel

## 18.6.2 Erythem

Rote Verfärbung der Haut.

Bei Entzündungen wird Histamin frei gesetzt, das auf kleine Gefäße erweiternd wirkt. Mehr sauerstoffreiches Blut gelangt in die Lederhaut, wodurch die Rotfärbung entsteht. Zur Gefäßerweiterung kommt es auch durch Wärmebestrahlung (Sonnenbrand), chemische Substanzen oder durch Giftstoffe von Bakterien.

Je nach Ursache und Lokalisation werden die Erytheme folgendermaßen verifiziert.

### Exanthem

Entzündliche Hautveränderung auf großen Bereichen der äußeren Haut mit einem bestimmten zeitlichen Ablauf (Beginn, Höhepunkt, Ende). Hier können währenddessen verschiedene Effloreszenzen hervortreten. Klassische Exantheme der Kindheit sind Masern, Röteln und Scharlach.

### Enanthem

Entzündliche Veränderung der Schleimhäute.

### Erythema nodosum (Knotenrose)

Akut entzündliche Hauterkrankung, manchmal bei Tuberkulose, aber auch bei anderen Infektionen möglich.

### Palmarerythem

Rötung der Handinnenfläche, besonders am Daumen- und Kleinfingerballen.

**Vorkommen:** als sog. Leberhautzeichen bei chronischer Hepatitis und Leberzirrhose; auch bei rheumatoider Arthritis, erhöhten Stoffwechselbedingungen (Sepsis, Hyperthyreose, Schwangerschaft) und Nikotinkonsum.

### Schmetterlingserythem

Bei Lupus erythematodes (Kollagenosen, → 124).

### Röntgen- oder Strahlenerythem

Dermatitis nach Bestrahlung.

### Erythema migrans

Wanderröte bei Lyme-Borreliose.

**Weinfleck, Feuermal (Naevus flammeus)**

- Flammend rote Hautveränderung durch anlagemäßige Hautgefäßerweiterung (manchmal mit anderen angeborenen Störungen)
- Meist im Gesicht oder Nacken (oft erhebliche Aussehensstörung)
- Sonderform: „Storchenbiss" (Naevus Unna-Politzer), angeborener blasser Weinfleck an der Nacken-Haar-Grenze und/oder auf der Stirn über der Nasenwurzel; bildet sich oft in den ersten Lebensmonaten spontan zurück

## 18.6.3 Juckreiz (Pruritus)

Die Ursachen für Juckreiz sind mannigfaltig. In mindestens 50% der Fälle lassen sich keine auslösenden Faktoren nachweisen. Die folgende Aufstellung nennt die wichtigsten und häufigsten Ursachen für Juckreiz.

- Hauterkrankungen: atopisches Ekzem, Neurodermitis, evtl. bei Psoriasis; Dermatomykosen (Pilzerkrankung), Sonnenbrand
- Austrocknung der Haut (z.B. durch zu häufiges Waschen, Baden ohne entsprechende Rückfettung), im Alter (Pruritus senilis)
- Infektionskrankheiten (beachte IfSG): Windpocken(-exanthem), (Virus-)Hepatitis; Krätze (durch Milben) u.a. Epizoonosen (z.B. Milben, Läuse, Flöhe, Wanzen, Zecken), Madenwurmbefall (Juckreiz am Anus)
- Allergien (Nahrungsmittel, Medikamente, Tierhaare u.a.), Urtikaria
- Histaminausschüttung (anderer Genese), z.B. durch Insektenstiche
- Ohne sichtbare Hautveränderungen bei Erkrankungen der inneren Organe:
  ◦ Durch Anreicherung von direktem (durch die Leber konjugiertem) Bilirubin im Blut, z.B. bei Verschluss der Gallengänge, Leberzirrhose u.a.
  ◦ Niereninsuffizienz, Urämie
  ◦ Diabetes mellitus
  ◦ Leukämie, Lymphome (z.B. M. Hodgkin) u.a. bösartige Tumoren
  ◦ Ein Patient berichtete von einem jahrelangen, unklaren Juckreiz, insbesondere um das Daumengrundgelenk, der nach Verzicht auf Kaffee verschwunden sei
- Neurogen durch Neuropathien (Parästhesien, Diabetes mellitus, M. Parkinson)
- Psychogen

**Diagnose:** Hinweise sind Lokalisation, Hautveränderungen, zeitliches Auftreten (Tageszeiten, nach Nahrungs- bzw. Medikamenteneinnahme), Stoffwechselerkrankungen, weitere Beschwerden u.a.
Durch das zwanghafte Kratzen kommt es natürlich zu Kratzspuren mit all ihren Folgen (Infektion, Narbenbildung), bei längerem Kratzen auch zu blankpolierten Fingernägeln.

**Therapie**
**Juckreizlinderung** durch z.B. Abreibung der Haut mit Essigwasser (3 TL Weinessig auf 1 l Wasser), Ingelan- oder Wecesin-Puder (Weleda), Halicar-Salbe (DHU mit Cardiospermum), Aloe-Propilis-Creme; kühle Umgebungstemperatur.
Schulmedizinisch: Tavegil®, Fenistil®, Teer Linola Fett Creme, Antihistaminika, evtl. Sedativa oder Glukokortikoide.

## 18.6.4 Bakterielle Hautinfektionen

Unzählige Bakterien (z.B. Staphylo- und Streptokokken) bilden die „residente Hautflora" auch beim Gesunden. Sie verursachen dort aber keine Hautkrankheiten.
Hautverletzungen und/oder eine schlechte Abwehrlage können dieses Gleichgewicht stören und eine bakterielle Hautinfektion kann sich entwickeln. Als typische bakterielle Hautinfektionen gelten die folgenden.

### 18.6.4.1 Wundrose (Erysipel)

Akute Entzündung des Koriums, meist durch β-hämolysierende Streptokokken Gruppe A, die über eine Hautverletzung (z.B. Rhagaden in den Zehenzwischenräumen oder im Gesicht) eindringen und sich über die Lymphspalten ausbreiten; tritt besonders häufig bei Erwachsenen und im Winter auf.

**Symptome:** hohes Fieber, Schüttelfrost, Leukozytose, erhöhte BKS; **schmerzhafte, scharf begrenzte, ödematöse Rötung mit flammenförmigen Ausläufern** und zentraler Rückbildungstendenz, teils mit Blasen (bullöses Erysipel), Einblutungen (hämorrhagisches Erysipel), Nekrosebildung (nekrotisierendes Erysipel) oder Vordringen in die Subkutis (phlegmonöses Erysipel) und Schwellung der regionalen Lymphknoten.

**Komplikationen:** Rezidivneigung mit weniger stark ausgeprägten Allgemeinsymptomen, Obliteration der Lymphbahnen mit Schwellung (Elephantiasis nostras) und Hautverdickung (Pachydermie), besonders an Beinen, Lippen und im Genitalbereich; Glottisödem, Sinusthrombose, Sepsis, Glomerulonephritis.

**Therapie:** Ruhigstellung des erkrankten Körperteils; lokal desinfizierende Behandlung (Chinolinol, Clioquinol), Mitbehandlung der Eintrittspforte; systemische Gabe von Penicillin oder Erythromycin.

### 18.6.4.2 Phlegmone

Diffuse, sich infiltrativ ausbreitende Entzündung des interstitiellen Bindegewebes mit lokalen und allgemeinen Entzündungszeichen.

**Erreger:** v.a. Strepto- und Staphylokokken, selten anaerobe Keime.

**Lokalisation:** kutan oder subkutan, inter- und intramuskulär, mediastinal und retroperitoneal.

**Therapie:** Ruhigstellung; lokale, antiseptische Behandlung; systemische Antibiotikagabe hochdosiert; unter Umständen mehrfache Inzision oder breite Eröffnung, Ausräumung der Nekrosen, Spülung und Drainage.

### 18.6.4.3   Follikulitis

Meist durch Staphylococcus aureus verursachte Entzündung des Haarfollikels. Erscheint als gerötetes, schmerzhaftes Knötchen mit einer zentralen, von einem Haar durchbohrten Pustel. Es kommt evtl. zur Entwicklung eines Furunkels oder Abszesses.

### 18.6.4.4   Furunkel

Meist aus einer Follikulitis hervorgehende akute eitrige Entzündung eines Haarfollikels und seiner Talgdrüse (Perifollikulitis). Erscheint als schmerzhafter, bis zu einigen Zentimetern großer, geröteter Knoten mit zentralem Eiterpfropf und stark ödematisierter Umgebung.

**Lokalisationen:** v.a. an Nacken, Gesäß, Oberschenkelinnenseiten und im äußeren Gehörgang.

**Disposition:** geschwächte Abwehrlage (z.B. bei Diabetes mellitus, chronischen Infektions- und Stoffwechselkrankheiten, Immundefekten), Ekzeme.

**Therapie:** Ruhigstellung, Antibiotikagabe; evtl. Inzision u.a.

**Komplikationen:** Ausbildung eines Karbunkels; regionäre Lymphangitis und Lymphadenitis; bei Lokalisation im Gesicht (Nase, Oberlippe) Gefahr der Entstehung einer Sinusthrombose, einer Meningitis und einer Sepsis (Manipulationen unterlassen!).

### 18.6.4.5   Karbunkel

Flächenhaft konfluierende Entzündung mehrerer benachbarter Haarbälge (Furunkel) mit Abszedierung, Nekrose und Einschmelzung des dazwischenliegenden Gewebes; Prädisposition bei Diabetes mellitus.

**Lokalisationen:** häufig im Nacken, auf Rücken und Gesäß.

**Symptome:** lokale und systemische Entzündungsreaktionen, Lymphadenitis und -angitis.

**Therapie:** Antibiotikagabe, Inzision und Drainage.

### 18.6.4.6   Abszess

Ansammlung von Eiter in einem nicht vorgebildeten, sondern durch Gewebeeinschmelzung (Verflüssigung einer Nekrose) entstandenen, allseitig abgeschlossenen Gewebehohlraum. Er wird später oft von einer bindegewebigen Abszessmembran umgeben.

**Erreger:** meist Staphylo- und Streptokokken, E. coli, häufig Mischinfektionen.

**Lokalisationen:** meist auf der Körperoberfläche, selten intrakorporal.

**Symptome:** Entzündungszeichen (Rötung, Schwellung, Wärme, Schmerz, oft als pulssynchroner Klopfschmerz, und je nach Schweregrad [hohes] Fieber).

**Therapie:** Exzision, Entfernung der Abszessmembran, Antiseptikabehandlung, tägliche Wundspülung und Verbandwechsel; ggf. Inzision mit Gegeninzision und Drainage.

**Differenzialdiagnose:** tuberkulöser, sog. kalter Abszess (ohne Rötung und lokale Überwärmung), infizierte Zysten, erweichende Tumoren; im klinischen Sprachgebrauch werden häufig auch abgekapselte Empyeme als Abszess bezeichnet (Empyeme sind Eiteransammlungen in bereits vorhandenen Körperhöhlen, z.B. in der Gallenblase).

### 18.6.4.7 Borkenflechte (Impetigo contagiosa)
**Behandlungsverbot für Heilpraktiker (nach §34 IfSG)**

**Erreger:** Strepto-, selten Staphylokokken.

**Übertragung:** Schmierinfektion, Tröpfcheninfektion aus Rachen- und Nasensekret und Hautherden.

**Inkubation:** 1-5 Tage.

**Nachweis:** Kultur aus Bläschensekret.

**Symptome**
Meist im Gesicht (hier Beginn), an der behaarten Kopfhaut, an Hals und Extremitäten.

**Kleinblasige Form** (meist durch Streptokokken verursacht)
- Kleine, oberflächliche, juckende Bläschen mit rotem Hof, können zu Pusteln werden (durch Kratzen, Erreger am Fingernagel)
- Rasches Aufplatzen
- Typisch honiggelbe bis braune Krusten auf rotem Grund, konfluierend
- Meist Lymphknotenschwellung
- Krusten fallen nach 8-10 Tagen ab, Rötung bleibt, bildet sich dann ohne Narbenbildung (evtl. als Komplikation) zurück

**Großblasige Form** (meist durch Staphylokokken verursacht)
Klinisch mit der kleinblasigen Form zu vergleichen, nur die Blasen sind hier größer und stabiler.

**Komplikationen**
- Streptokokken: rheumatisches Fieber, Endokarditis, Glomerulonephritis
- Staphylokokken: Lyell-Syndrom (schwere, ohne rechtzeitige Therapie lebensbedrohliche, Erkrankung mit großflächiger, blasiger Abhebung der Haut)

**Differenzialdiagnose:** superinfizierte Herpes-simplex-Infektion, Syphilid, Mykosen, infizierte Insektenstiche u.v.m.

## 18.6.5 Pilzinfektionen

### 18.6.5.1 Pilzinfektionen der Haut (Dermatomykosen)

Auch Pilze sind häufig „Gäste" auf der Haut, haben aber meist schlechte Karten aufgrund der guten Abwehrmechanismen angefangen mit dem Säureschutzmantel. Zur Ansiedlung bzw. Ausbreitung von Pilzen kommt es nur, wenn sich die Lebensbedingungen für sie verbessern:

- **Feuchte Wärme**, die v.a. in Hautfalten zu finden ist (z.B. zwischen Zehen und Fingern, in den Leisten, unter der weiblichen Brust und in Beugefalten)
- **Herabgesetzte Resistenz** (z.B. bei Diabetikern u.a. chronisch Kranken, auch bei AIDS, Krebs, Tuberkulose)

Zwei Pilzarten kommen für eine Erkrankung in Betracht:

- **Fadenpilze** verursachen v.a. Fußpilz, von dem etwa die Hälfte der erwachsenen Bevölkerung betroffen ist
- **Sprosspilze, Hefen** (mit ihrem Hauptvertreter Candida albicans)

**Symptome**
- Juckreiz
- Scharf begrenzte, rötliche, schuppende Herde mit betontem Randwall und zentraler Abblassung; die Schuppen können zur Diagnose des Pilzbefalls verwendet werden

**Therapie:** Antimykotikasalbe (Canesten® enthält Clotrimazol, Nystatin u.a.).
**NHK:** antimykotisch wirkende Stoffe wie Aloe vera (Blattmark) oder kolloidales Silber; die homöopathisch aufbereiteten Candida albicans bzw. Aspergillus niger finden sich z.B. in Präparaten aus dem Hause Sanum (Albicansan, Nigersan).

### 18.6.5.2 Nagelpilz (Onychomykose)

Infektion der Nägel (häufiger der Fußnägel) durch Pilze, meist Dermatophyten, seltener durch Hefen und Schimmelpilze; gefördert wird eine Infektion durch Durchblutungsstörungen, Hyperhidrose, das Tragen von Gummischuhen oder zu engen Schuhen, Pediküreverletzungen.

**Symptome:** typischerweise **Gelbfärbung und Brüchigkeit der Nägel**, meist auf gerötetem Endglied.

**Diagnose:** mikroskopischer Pilznachweis in Nagelspänen nach Auflösung des Hornmaterials durch Kalilauge; kulturelle Differenzierung für spezifische Therapiemaßnahmen notwendig.

**Therapie** (nicht immer erfolgreich): lokal und systemisch Antimykotikagabe, Nagelauflösung mit 40%iger Harnstoffsalbe.
**NHK:** Behandlung mit kolloidalem Silber.

### 18.6.5.3 Kleienflechte (Pityriasis)

Nichtentzündliche, nichtkontagiöse Pilzerkrankung durch Hefepilze (Pityriosporum orbiculare bzw. ovale, der zur normalen Hautflora v.a. im Leistenbereich und auf dem behaarten Kopf gehört). Es kommt zu einer beschleunigten, aber unvollständigen Verhornung der Oberhautzellen. Typisch ist hier die kleieförmige („hobelspänähnliche") Schuppung.
Häufigste Erscheinungsformen:

- **Pityriasis versicolor** (Kleienpilzflechte): Hefepilzerkrankung (Malassezia furfur, normalerweise ohne pathogene Bedeutung auf der Haut und mit nur geringer Ansteckungsgefahr)
  - Scharf begrenzte, unterschiedlich große, zu Konfluenz neigende Herde zeigen eine kleieförmige Schuppung beim Kratzen mit einem Holzspatel.
  - Hellbraun (im Kontrast zu sonnengebräunter Haut weiß), da der Pilz einen Stoff produziert (Azelain-Säure), der die Melaninsynthese hemmt.
  - Bevorzugter Sitz: vordere und hintere Schweißrinne des oberen Stamms, auch an Schultern, Hals, Rücken und Brust, gelegentlich an Oberarmen und -schenkeln.
  - Häufiger als Begleiterscheinung einer systemischen Cortison-Therapie (bei Immundefekten bzw. bei immunsuppressiver Therapie).
  - Krankheitsfördernd sind starkes Schwitzen (Hyperthyreose; Sommermonate; heißes, feuchtes Klima), synthetische Wäsche, Seborrhoe, häufiges Eincremen.
  - Mangelnde Körperhygiene ist kein begünstigender Faktor.
  - Patienten über 40 Jahre sind nur selten betroffen.
  - Hohe Rezidivneigung.
  - Mikroskopischer Nachweis im Tesafilm-Hornhautschichtabriss.

**Symptome:** lediglich kosmetische Beeinträchtigung und manchmal etwas Juckreiz.

### Therapie
Die Beseitigung der Hyperhidrose ist die wichtigste kausale Maßnahme.
Schulmedizinisch:
  - Mit Pyrithion-Zink-Creme (Dc-squaman-Creme) den gesamten Körper unter Einschluss des behaarten Kopfs (Erregerreservoir) einreiben und anschließend abduschen; Wiederholung alle 2 Tage für 14 Tage.
  - Selen-(IV)-sulfid (Selsun) wirkt auch, die Anwendung ist aber bedenklich (Resorption!).
  - Breitspektrumantimykotikum (1-2 x/Tag, 3-4 Wochen lang, teuer).

Wichtig ist, den Patienten darüber aufzuklären, dass sich die depigmentierte Haut erst nach 2-3 Monaten bzw. erneuter Besonnung der übrigen Haut farblich angleicht.

- **Pityriasis rosea** (Schuppenröschen, Röschenflechte)

  **Ursache:** unbekannt.

  **Symptome:** Beginn meist mit einem mehrere Zentimeter großen Einzelherd (Primär-medaillon). Nach wenigen Tagen bis 2 Wochen können sich weitere kleinere Flecken über den Rumpf und die proximalen Extremitäten ausbreiten. Manchmal besteht Juckreiz.

  **Verlauf:** Nach 2-6 Wochen kommt es meist zu einer spontanen Rückbildung.

## 18.6.6 Virale Hautinfektionen

Viren sind keine eigenständig lebenden Zellen, sondern benötigen eine Wirtszelle. Dies kann auch eine Hautzelle sein, z.B. bei Herpesinfektionen (in Form einer Gürtelrose). Einige Krankheiten sind im IfSG aufgeführt und fallen unter das Behandlungsverbot (z.B. Windpocken und Röteln, → 298).

### 18.6.6.1 Warzen

Auch Warzen (Verrucae) werden durch ein Virus verursacht, das Papilloma-Virus. Es wird in mehr als 60 humane Papillomavirustypen (HPV) und tierpathogene Virustypen unterteilt. Papillomaviren sind streng auf eine Wirtsspezies beschränkt und können nur Epithelzellen infizieren.

**Übertragung:** Kontaktinfektion der Basalzellen der Epidermis nach Mikrotraumen.

**Verlauf:** Die benignen Tumoren der Haut und Schleimhaut entstehen erst mehrere Monate nach einer Infektion und verschwinden häufig spontan. Vermutlich sind auch bestimmte Präkanzerosen und maligne Tumoren mit spezifischen HPV-Typen assoziiert.

Je nach Lokalisation und Virustyp unterscheidet man:
- **„Gemeine" Warze (Verruca vulgaris):** Sie ist ein harter Hautauswuchs mit zerklüfteter Oberfläche und befällt v.a. Hände und Füße.
- **Flachwarzen (Verruca plana juvenilis):** Sie treten meist bei Kindern auf. Sie sind leicht gerötet, von einer dünnen Hornschicht bedeckt und fast immer in Gruppen im Gesicht oder an den Händen zu finden.
- **Plantarwarzen (Verruca plantaris):** Sie befinden sich an den Fußsohlen, wo sie wie ein Dorn in die Tiefe wachsen und erhebliche Schmerzen verursachen können. Auch sie treten oft bei Schulkindern auf, die sich z.B. im Schwimmbad anstecken.
- **Feigwarzen (Condylomata acuminata)** Sie treten im Anal-/Genitalbereich auf, wo sie aufgrund von Feuchtigkeit und kleinen Hautrissen ideale Wachstumsbedingungen vorfinden. Sie werden durch Geschlechtsverkehr übertragen, fallen somit unter die sexuell übertragbaren Krankheiten und unterliegen deshalb dem Behandlungsverbot für Heilpraktiker.

(Zu beachten: Condylomata lata, die breit aufsitzenden, nässenden, treponemen-reichen [daher hochinfektiösen] Papeln im späten Stadium der Frühsyphilis, besonders an Stellen mit starker Schweißbildung [Vulva, Analtrichter, Axillen].)

- **Dellwarze (Molluscum contagiosum, Epithelioma contagiosum)**
  Weltweit verbreitete Infektion der Haut mit dem Molluscum-contagiosum-Virus (Familie der Pockenviren).

  **Übertragung:** durch Schmierinfektion.

  **Inkubationszeit:** 2-8 Wochen.

  **Vorkommen:** häufig bei Kindern (gelegentlich als Epidemien); bei Patienten mit atopischem Ekzem, Immundefekten oder einer HIV-Erkrankung.

  **Klinik:** derbe, bis erbsgroße Papeln mit zentraler Eindellung, besonders im Gesicht (Lider), an Hals, Achseln, seitlich des Thorax und an den Genitalien; auf Druck entleert sich eine krümelige Masse; spontane Rückbildung nach mehreren Monaten.

  **Therapie:** Ausdrücken nach Anritzen; Entfernung mit scharfem Löffel nach Oberflächenanästhesie; keratolytisch mit Salicylsäurepflaster.

- **Alterswarzen (Verrucae seborrhoicae, seborrhoische Keratose, Verrucae seniles)**
  Meist erst ab dem 5. Dezennium entstehende hellbraune bis braunschwarze, papilläre, fettige, wie auf die Haut aufgesteckte, rundliche bis ovale, meist in großer Zahl auf-tretende Neubildungen; linsen- bis bohnengroß, gelegentlich auch größer; es besteht evtl. leichter Juckreiz; am Stamm ist ihr Durchmesser am größten; Alterswarzen liegen i.d.R. parallel zu den Hautspaltlinien.

  **Therapie:** Abtragung mit dem scharfen Löffel.

  Gegen Warzen gibt es seit jeher die faszinierendsten Hausmittel. Sie reichen vom Besprechenlassen bis über geknotete Fäden, die in Misthaufen vergraben werden (wobei auch die Mondgröße eine Rolle spielen soll).

## Therapie der Warzen allgemein

**NHK:** Auftragen von Rhizinusöl für ca. 2 Wochen; Aloe-vera-Gel; Eigenurin.
**SM:** Vereisen der Warze mit flüssigem Stickstoff und Abtragen der Erfrierungsblase samt Warze; Entfernung der Warze mit einem scharfen Löffel; Zytostatikum (z.B. Verrumal-Lösung); Abtragung mit $CO_2$-Laser.

## 18.6.7 Pigmentstörungen

### 18.6.7.1 Albinismus

Angeborene Störung der Melaninherstellung in Haut, Haaren und Augen. Sie zeigt sich in einer hellrosafarbenen Haut, in weißblonder Kopf- und Körperbehaarung und in einer hellblau oder rötlich gefärbten Iris (wegen durchscheinender Blutgefäße).
Der Melaninmangel im Auge führt zu Lichtscheu (starke Blendungsempfindlichkeit), Nystagmus und Schwachsichtigkeit.

### 18.6.7.2 Scheckhaut (Vitiligo)

Erworbener Melaninmangel mit scharf begrenzten, weißlichen Flecken auf der Haut. Ist das gesamte Melanozytensystem betroffen, wirkt sich dies auch auf die Augen, die Innenohren und das ZNS aus.

**Ursache:** unbekannt; vermutet wird ein Autoimmungeschehen, da teilweise Antikörper gegen Melanozyten nachgewiesen werden konnten; es kommt gelegentlich zu einer familiären Häufung.

**Symptome:** Beginn mit linsengroßen, runden, depigmentierten Flecken; scharf begrenzt, evtl. mit hyperpigmentiertem Randsaum; die Haut verändert sich im betroffenen Areal nicht; die Flecken dehnen sich aus und konfluieren, so dass sich große depigmentierte Stellen bilden; sie treten meist symmetrisch an beiden Körperhälften auf, manchmal auch auf der Mundschleimhaut und an Haaren (weiße Strähnen); Prädilektionsstellen sind Hände, Gesicht und die Anogenitalregion.

Vitiligo kann sich als Begleiterscheinung bei Diabetes mellitus, Hypo- und Hyperthyreose, Hypoparathyreose, M. Addison, Lupus erythematodes und perniziöser Anämie einstellen.

### 18.6.7.3 Leberfleck (Lentigo)

Harmlose erworbene, kleine, braune Flecken, v.a. bei Kindern.
**Sonderform:** Sommersprossen (Lentigo solaris).

## 18.6.8 Verhornungsstörungen

### 18.6.8.1 Fischhaut (Ichthyosis vulgaris)

Verhornungsstörung mit trockener Hautoberfläche und festhaftenden Schuppen. Sie besitzen Pünktchen- bis Plattengröße, sind von weißer bis bräunlicher Farbe und liegen pflastersteinartig nebeneinander (die Bezeichnung Reptilienhaut wäre hier eher treffend).
**Prädilektionsstellen:** Extremitätenstreckseiten; eine Generalisierung ist möglich, wobei Handteller und Fußsohlen, die Beugeseiten der großen Gelenke und das Gesicht typischerweise frei bleiben; es handelt sich um eine Erbkrankheit, die meist am Ende des 1. Lj. auftritt und verschiedene Ausprägungsgrade zeigt.

### 18.6.8.2 Schuppenflechte (Psoriasis vulgaris)

Die Schuppenflechte ist eine der häufigsten Hautkrankheiten. Sie bleibt nach ihrem Ausbruch oft lebenslang bei wechselnden Schweregraden (von wenigen kleinen Herden bis hin zum Befall der gesamten Haut) bestehen. Die Erstmanifestation zeigt sich meist zwischen dem 16. und 20. Lj., selten später (zwischen dem 55. und 60. Lj.).

**Ursache**
Unbekannt; vermutet werden eine Stoffwechselerkrankung oder eine genetische Disposition, wobei nicht die Krankheit, sondern nur die latente Bereitschaft dazu vererbt wird; als Auslöser fungieren psychischer Stress (oft in der Partnerschaft), grippale Infekte, toxische oder allergische Hautreizungen, Röntgenbestrahlung u.a.; es kommt zu einer starken Beschleunigung der Hautverhornung, die bei Alkoholkonsum explosionsartig zunehmen kann; eine Schuppenflechte kann auch bei primär chronischer Polyarthritis (PCP) auftreten.

**Symptome**
- Scharf umrissene, rötliche Flecken mit silberweißen Schuppen; manchmal mit juckenden Herden
- Oft mit Nagelveränderungen:
  - Tüpfelnägel (stecknadelkopfgroße Eindellungen)
  - Ölfleckbildung (gelbliche Verfärbung des Nagels)

> **Prädilektionsstellen:** Streckseite von **Ellenbogen** und Knien, **behaarter Kopf** und Kreuzbeingegend.

**Auspitz-Phänomen:** Phänomen des blutigen Taus; bei vorsichtigem Ablösen der oberen Schuppen stößt man auf das „letzte Häutchen", das **Psoriasishäutchen**. Löst man auch das ab, kommt es zu dicht beieinanderliegenden, punktförmigen Blutaustritten.

### 18.6.8.3 Neurodermitis, atopisches Ekzem

„Aufschrei eines über Generationen gebeutelten Organismus"
Die Neurodermitis zählt zu den Allergien. Man geht von einer genetischen Disposition aus, in der Eigen- und Familienanamnese sind oft auch Asthma bronchiale, Heuschnupfen, Milchschorf u.a. Erkrankungen zu finden.

**Ursache:** unbekannt; erbliche Faktoren spielen eine Rolle; außerdem Allergien (v.a. gegen Nahrungsmittel), psychische Faktoren und das Wetter (Verschlechterung im Winter).

**Symptome**
- Meist symmetrisch auftretend
- Unscharf begrenzte Rötung, Nässen, Schuppung, Krustenbildung, Erosionen, Lichenifikation (Vergröberung der Hautfelderung) und Kratzspuren (Juckreiz)
- **Starker Juckreiz** (mit Juckkrisen)
- IgE-Erhöhung, Eosinophilie

- **Typische Familienanamnese**
- Säuglingsalter: meist schon im 3. Lebensmonat Milchschorf im Gesicht und am Kopf (bei 50% der Betroffenen später völlige Rückbildung)
- Kleinkind- und Kindesalter: mehr subakut bis chronische Erscheinungen mit Lichenifikation an Prädilektionsstellen
- Jugend- und Erwachsenenalter: chronische Erscheinungen mit Verschlimmerungsschüben; Prädilektionsstellen siehe Kasten, zusätzlich Gesicht und Oberkörper

> Prädilektionsstellen: Beugeseite von Ellenbogen und Knien, Hand- und Fußgelenken („Beugenekzem"), auch Hals und Hände.

**Therapie**
- **Ausschaltung von Allergenen**, z.B. Vermeiden von tierischem Eiweiß, Weißzucker, Säuren (Zitrusfrüchte) in Nahrungsmitteln
- Behandlung des psychischen Aspekts
- Akupunktur: psychische Punkte, Hautpunkte (z.B. Lu 7), stabilisierend (z.B. Ma 36)
- Klimatherapie (Meer, Gebirge)
- Präparate:
  - Nachtkerzenöl (z.B. in Kapseln von Unigamol®)
  - Halicar-Salbe (DHU, Wirkstoff: Cardiospermum Urtinktur, „die Kortisonsalbe der Homöopathen")
- Schulmedizinisch mit Cortison und Antihistaminika

## 18.6.8.4 Kontaktekzem

Es ist die häufigste juckende, schubweise auftretende Erkrankung der Oberhaut und des Papillarkörpers.

**Nicht allergisches Kontaktekzem (toxisches Kontaktekzem)** durch Erschöpfung der chemischen Abwehrreaktion der Oberhaut durch einen immer wiederkehrenden schädigenden Reiz (zu häufiges Waschen, Entwicklerflüssigkeit beim Fotografen, Haarwasch- oder Haarfärbemittel beim Friseur, Desinfektionsmittel bei der Krankenschwester, Gips bei Maurern)

- Das erste Stadium kann Jahre andauern: lediglich trockene, spröde Haut mit oberflächlichen Fissuren (Einrissen) und diskreter Schuppung.
- Später zeigt sich ein vielgestaltiges Bild; das Ekzem ist unscharf begrenzt, breitet sich flächenhaft entzündlich aus und heilt ohne Narbenbildung ab.
  In der akuten Phase: **Juckreiz, Rötung, Nässen, Lichenifikation, Krustenbildung.** Die Krankheit kann chronisch verlaufen. Sie neigt zu Rezidiven. Das Ekzem beginnt auszuheilen, sobald der schädigende Reiz wegfällt. Es treten keine Streuphänomene auf.

> Prädilektionsstellen: Hände.

### Allergisches Kontaktekzem (Allergie Typ IV)

Es wird begünstigt durch das toxische Kontaktekzem, da durch eine Hautschädigung das Allergen besser aufgenommen wird. Hauterscheinungen zeigen sich zuerst am Ort des Kontakts (z.B. auf der Kopfhaut nach einer Dauerwelle), später Streuphänomene an anderen Körperstellen.

- **Akutes allergisches Kontaktekzem:** ca. 24–48 Stunden nach Allergenkontakt, zunächst mit Rötung gefolgt von Nässen, Bläschenbildung, Erosionen und Krustenbildung; zum Schluss Rückbildung mit Schuppung und Reströtung
- **Chronisches allergisches Kontaktekzem:** mit Hautrötung und Lichenifikation

Misch- und Zwischenformen sind häufig.

### Mikrobielles Ekzem

Besonders an Hand- und Fußrücken kommt es zur Ausbildung scharf begrenzter Herde, die münzgroß werden können. Es treten Bläschen auf, die zerplatzen, verkrusten und jucken.

**Ursachen:** vermutlich allergische Reaktionen auf Toxine von Mikroorganismen. Es können sich evtl. Streuherde bilden (Tonsillitis, Bronchitis, Prostatitis usw.).

### 18.6.8.5 Nesselsucht, Quaddelsucht (Urtikaria)

Eine Quaddel ist eine Verdickung der Haut, leicht erhaben, scharf abgegrenzt, rot oder weiß, linsengroß bis ausgedehnt flächenhaft; Quaddeln können am ganzen Körper auftreten; sie werden von **heftigem Juckreiz begleitet; bei massiver Urtikaria besteht Schockgefahr** (s. Allergie Typ I, → 311).

**Ursachen**
- **Allergisch:** Pollen, Hausstaub, Nahrungsmittel, Medikamente, Insektenstiche u.v.m.
- **Physikalisch:** Stoß, Druck, Reibung, Kälte, Wärme
- **Chemisch:** Nesseln

### 18.6.8.6 Quincke-Ödem, Angioödem

Sonderform der Urtikaria, es tritt mit oder ohne Begleitung einer Urtikaria auf. Es zeigt sich eine ödematöse Schwellung der
- Augenregion, oft auch der
- Lippen, manchmal auch der
- Geschlechtsorgane, Hände und Füße.

**Auslöser**
- Nahrungsmittel (Nüsse, Früchte, Schalentiere, Eier)
- Insektenstiche; hier besteht **Erstickungsgefahr** bei Anschwellen der Kehlkopfschleimhaut nach einem Stich im Mundbereich

## 18.6.9 Hautkrebs (Hautkarzinom)

Er nimmt seinen Ausgang von der Epidermis. Es existieren verschiedene Formen des Hautkrebses: das Basaliom, das Spinaliom und das maligne Melanom.

---

**Verdachtszeichen für Hautkrebs**

- Scharf umrandete Hautveränderungen, die wachsen und nicht abheilen
- Unscharfe Hautveränderungen
- Schnelles Wachstum
- Ausbildung einer höckrigen Oberfläche
- Zunehmende und/oder ungleiche Pigmentierung
- Entzündeter, rötlicher Hof um eine Hautveränderung
- Blutungsneigung
- Geschwürbildung
- Auftreten kleiner Satellitenknötchen
- Anschwellen der regionalen Lymphknoten
- Patient berichtet: Juckreiz, Schmerzen oder „Arbeiten in Geschwulst"

**Sofort zum Hautarzt und abklären lassen!**

---

### 18.6.9.1 Basaliom

Häufigste Hautkrebsart
- Ausgangspunkt Basalzellschicht
- Bevorzugt an lichtexponierten Stellen: Gesicht (um die Augen), behaarter Kopf, aber auch Nacken, Ohren, Unterschenkel.
- Wächst langsam und setzt fast nie Metastasen.
- Wächst aber zerstörend in die Tiefe und zerstört dabei z.B. Muskel, Knorpel, Knochen, Auge, Gehirn u.a.

> Das Basaliom ist **semimaligne**.

- Es zeigt ein vielfältiges Bild: knotig, geschwürig oder flach wie ein kleiner Sklerodermieherd oder schuppen-exzemartig wachsend; es kann pigmentiert sein und/oder Teleangiektasien aufweisen.
- Bei einer rechtzeitigen Entfernung mit einem ausreichenden Sicherheitsabstand liegen die Heilungsaussichten bei fast 100%.

### 18.6.9.2 Stachelzellkrebs (Spinaliom, Plattenepithelkrebs)

- Maligner Tumor, ausgehend von der Stachelzellschicht
- Bildung auf chronisch entzündeter, lichtexponierter und strahlengeschädigter Haut und Schleimhaut, auf Narben und an den Übergängen von der Haut zur Schleimhaut

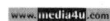

- Unterscheidung nach Erscheinungstyp:
  - Verhornend (meist auf chronisch entzündeter bzw. lichtexponierter Haut), auf dem Boden einer Präkanzerose, z.B. einer solaren Keratose (chronisch-entzündlicher Herd mit vermehrter Verhornung durch Lichteinwirkung) oder als „Hauthorn" (Cornu cutaneum, mit ausgeprägter hornartiger Hyperkeratose)
  - Nichtverhornend (After-, Speiseröhren-, Zungenkrebs)
- Häufigste Spinaliome: Lippenkrebs, After-, Penis- und Vulvakrebs
- Es sind v.a. ältere Menschen zwischen dem 50. und 70. Lj. betroffen

## 18.6.9.3 Malignes Melanom

- Sehr bösartig, da es sehr früh Metastasen setzt
- Ausgehend von Melanozyten der Haut, gelegentlich auch von der Schleim-, Ader- oder Hirnhaut; Entwicklung aus Muttermal (Naevuszellnaevus), aber auch aus der völlig gesunden Haut heraus
- Unterschiedliche Erscheinungsbilder; typisch: weiche, dunkle (dunkelbraune, violette, bläuliche oder schwarze) Knoten, unscharf begrenzt, mit Satellitenknötchen und/oder rotem, entzündlichem Hof
- Auftreten v.a. im mittleren Lebensalter
- Außerordentliche Zunahme in den letzten Jahren, vermutlich durch häufiges, intensives Sonnenbaden, Sonnenbrände und die Abnahme der schützenden Ozonschicht

## 18.6.10 Verbrennung und Verbrühung

**Ursachen**
- Strahlen (Sonne, Röntgen, atomar)
- Heiße Flüssigkeiten (Wasser, Nahrungsmittel, Schmelzen)
- Flammen
- Heiße Dämpfe und Gase
- Mechanische Reibung (Seile, Förderbänder)
- Heiße, feste Körper (Herdplatte, Bügeleisen)

**Verbrennung ersten Grades**
Lokale Schwellung und Rötung. Die Haut schuppt sich ab, ähnlich wie bei einem kräftigen Sonnenbrand.

**Verbrennung zweiten Grades**
Zusätzliche Bildung von Brandblasen.

**Verbrennung dritten Grades**
Zerstörung der Oberhaut und der Lederhaut mit lederartiger Nekrose (sog. Verkohlung).

**Maßnahmen bei Verbrennungen**

- Hitzezufuhr unterbrechen (Brände löschen, z.B. Kleiderbrände mit Wasser oder Decken, Rollen auf dem Boden)
- Sicherung der Vitalfunktionen
- Lagerung auf Brandwundenfolie
- Atemwege frei machen und frei halten
- **Ständige Überwachung von Blutdruck und Puls**
- **Kaltwasseranwendung für ca. 15-20 Minuten**
- Legen eines venösen Zugangs, möglichst großlumig
- Entfernen aller nicht mit der Wunde verklebten Kleidungsstücke
- **Keimfreie Wundabdeckung**

Bei Ausdehnung der Verbrennung von ca. 10% beim Kind und ca. 15% beim Erwachsenen besteht **Schockgefahr.**

Neunerregel nach Wallace

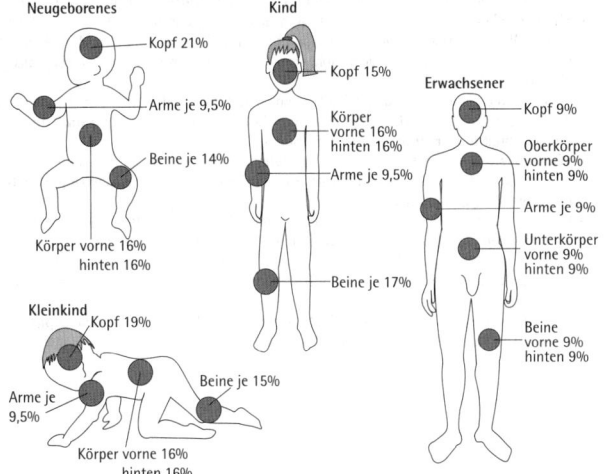

Neugeborenes
- Kopf 21%
- Arme je 9,5%
- Beine je 14%
- Körper vorne 16% hinten 16%

Kind
- Kopf 15%
- Körper vorne 16% hinten 16%
- Arme je 9,5%
- Beine je 17%

Erwachsener
- Kopf 9%
- Oberkörper vorne 9% hinten 9%
- Arme je 9%
- Unterkörper vorne 9% hinten 9%
- Beine vorne 9% hinten 9%

Kleinkind
- Kopf 19%
- Arme je 9,5%
- Beine je 15%
- Körper vorne 16% hinten 16%

## 18.6.11 Parasiten

Schmarotzer entziehen dem Wirtsorganismus Nährstoffe, womit sie ihn schädigen und Krankheitserscheinungen hervorrufen können. Neben Würmern sind dies auch **Gliederfüßler**: Sie schädigen nicht nur ihren Wirt, sondern können auch als Vektoren (aktive Krankheitsüberträger) fungieren und Krankheitserreger weitergeben.

- Milben (Spinnentiere)
  - Krätzmilbe führt zur Krätze **(Scabies)**.
  - Hausstaubmilbe, deren Kot zu Allergien führen kann.
  - Haarbalgmilbe, Erntemilbe (Ernte- oder Heukrätze).
  - Erreger der Hunde- oder Katzenräude u.a. Milbenarten können auf den Menschen übergehen.
  - Als Krankheitsüberträger können Milben **Fleckfieber** übertragen.
- **Läuse:** Kopf-, Kleider- und Filzläuse; stechend blutsaugend; starker Juckreiz; Filzläuse (Schamläuse) saugen meist an der gleichen Stelle, dabei kommt es zu typischen blauen Flecken. Mögliche Überträger von z.B. **Fleck-** und **Rückfallfieber**, Fünf-Tage-Fieber.
- **Flöhe:** stechend-blutsaugend, dabei Rötung, Schwellung und Jucken; v.a. Rattenflöhe können **Pest** übertragen; auch Hunde- und Katzenflöhe können auf den Menschen übergehen, in den Tropen der Sandfloh; von Mensch zu Mensch können sie ebenfalls **Fleckfieber** übertragen.
- **Zecken:** stechende Blutsauger, dabei Rötung, Schwellung und Juckreiz; übertragen z.B. **Lyme-Borreliose, FSME**, aber auch **Rückfallfieber, Q-Fieber, Tularämie und das virusbedingte hämorrhagische Fieber.**
- **Wanzen** (z.B. Bettwanzen): stechend-blutsaugend, dabei evtl. Quaddelbildung, Juckreiz, im Extremfall sogar Kreislaufstörungen; sie können unter Umständen **Hepatitis B** (auch die Chagas-Krankheit) übertragen.
- **Fliegen:** als Parasiten die stechend-blutsaugenden Bremsen und die Tsetsefliege, die dabei **Brucellose, Milzbrand, Tularämie** und die Schlafkrankheit übertragen können. Außerdem können auch die echten Fliegen, die leckend Blut saugen, Krankheiten passiv übertragen, z.B. indem sie von infiziertem Kot, Eiter u.a. auf unser Marmeladenbrot fliegen. Dabei können sie folgende Krankheiten verbreiten:
  - **Poliomyelitis, Shigellenruhr (→ 301), Trachom (→ 413), Typhus, Virushepatitis (→ 370), Virus-Meningoenzephalitis.**

### 18.6.11.1 Krätze (Scabies)

**IfSG §34, daher Behandlungsverbot für HP nach §24 IfSG.**

**Erreger:** Krätzmilbe (Hautparasit, der zu den Spinnentieren zählt).

**Übertragung:** durch direkten, oft auch sexuellen Kontakt; gelegentlich über Wäschestücke o.Ä.

**Symptome**
- **Milbengänge:** winkelig geknickte, bis zu 2 cm lange Gänge, die als zarte Striche erscheinen; an deren Ende sitzt die weibliche Milbe in einer gelblichen Erhebung (Milbenhügel); in den Gängen hinterlässt sie Kotballen und Milbeneier (Entwicklung zur Milbe in 17 Tagen).
- **Lokalisation:** besonders Finger, Interdigitalfalten, Beugeseiten der Handgelenke, vordere Achselfalten, Brustwarzenhof, Penis, Nabel, innerer Fußrand; Vorderseite des Rumpfs, Rücken und Kopf bleiben meist frei.
- **Ekzemähnliche Hauterscheinungen:** juckendes, oft ekzemähnliches Exanthem mit Knötchen- und Krustenbildung, Kratzeffekten und Pusteln an den genannten Stellen; bakterielle Sekundärinfektion möglich.
- **Nächtlicher Juckreiz:** Bettwärme veranlasst die Milbe zu verstärkter Aktivität, sie kriecht u.a. zur Hautoberfläche.

**Vorkommen:** besonders bei Abwehrschwäche (z.B. bei HIV-Erkrankung), Kachexie oder ausgeprägter Polyneuropathie; sehr ansteckend.

**Nachweis:** tangentiale Abtragung eines gangtragenden Hautstückchens und mikroskopische Untersuchung nach Hinzufügen einer 30%ige Kalilauge.

**Therapie:** nur durch den Arzt; Wäschewechsel; bei Erwachsenen Einreibung mit Lindan; bei Kindern, Schwangeren und stillenden Müttern mit Benzylbenzoat an drei aufeinanderfolgenden Tagen; Untersuchung von Kontaktpersonen.

### 18.6.11.2 Läuse (Pediculidae)

Flügellose, blassgraue Insekten mit stechend-saugenden Mundwerkzeugen. Neben der Symptomatik des Lausbefalls (Pedikulose) können Läuse auch Krankheitsüberträger sein. Medizinisch relevant sind drei nur beim Menschen vorkommende Arten.

- **Kopflaus** (Pediculus capitis): bis zu 3,1 mm lang.
  **Übertragung:** durch sehr engen, direkten Kontakt (z.B. bei miteinander spielenden Kindern).
  **Symptome:** Das durch das Blutsaugen eingebrachte Speichelsekret löst einen heftigen Juckreiz aus, d.h., die Patienten (meist Kinder) kratzen sich häufig am Kopf. Eventuell gerötete bis tiefblaue Einstichstellen (Taches bleues), oft ekzematisierte und superinfizierte Kratzspuren.

**Diagnose:** Zu Beginn der Erkrankung können die Kopfläuse leicht übersehen werden, da sie sich der Haarfarbe anpassen. Leichter kann man die an den Haaren haftenden Eier (Nissen) erkennen. Zur Fahndung nach Nissen scheitelt man das Haar Strich um Strich am gesamten Kopf, besonders gründlich im Nacken, an den Schläfen und hinter den Ohren.

**Therapie:** Durch häufiges Haarewaschen bekommt man saubere Läuse, wird sie aber nicht los. Oft sind chemische Keulen erforderlich: Aufsprühen oder Auftragen von Pyrethroiden bzw. Malathion und Entfernen der Nissen mit einem feinen Kamm nach Einweichen der Haare mit Essigwasser (abgefallene Nissen/Läuse sterben ab und sind keine Infektionsquelle).

- **Kleiderlaus** (Pediculus humanus): bis zu 4,5 mm lang; legt ihre Eier v.a. an rauhe Fasern, z.B. an Wolle, Kleidernähte, selten auch an Körperhaare. Sie kommen nur zum Blutsaugen auf die Haut, wo sie heftig juckende Quaddeln hinterlassen. Wichtigster passiver Überträger von Rickettsien und Borrelia recurrentis; Übertragung über Kleider und von Mensch zu Mensch durch Kontaktinfektion.
- **Filzlaus** (Phthirus pubis): Schamlaus, 1,4–1,6 mm lang; fast nur an Schamhaaren, selten an Bart, Augenbrauen, Wimpern; praktisch nie im Kopfhaar; Übertragung meist bei Geschlechtsverkehr; als Krankheitsüberträger ohne Bedeutung, stirbt außerhalb des Menschen innerhalb von 12 Stunden ab.

# 19 Onkologie

Die Lehre von den Geschwulstkrankheiten.

Etwa 45% der Menschen bekommen im Laufe ihres Lebens einen bösartigen Tumor. Bei knapp 25% der Deutschen ist er die Todesursache. Daher beschäftigt sich die Onkologie im Wesentlichen mit den bösartigen Krebserkrankungen.

## 19.1 Grundbegriffe

**Tumor:** Dies ist entweder eine örtlich umschriebene Zunahme des Gewebevolumens, wie sie bei einer Entzündung auftreten kann, oder aber ein überschießendes Wachstum von körpereigenem Gewebe, das gutartig (**benigne**, s.u.) oder bösartig (**maligne**, s.u.) sein kann. Umgangssprachlich wird der Begriff oft für eine bösartige Geschwulst verwendet.

**Geschwulst:** heißt so viel wie Tumor; der Begriff wird allerdings weniger für das Ödem bei der Entzündung, sondern eher für die Gewebeneubildung verwendet (nicht zu verwechseln mit dem Geschwür [Ulkus], Oberflächendefekt von Haut, Schleimhaut und darüber hinausgehender Schichten).

**Krebs:** im Volksmund Bezeichnung für einen bösartigen Tumor, also ein **Karzinom** (ausgehend von Epithelgewebe) oder **Sarkom** (ausgehend von mesenchymalem Gewebe), s. Tab. → 630.

**Präkanzerosen** (engl. Cancer, Krebs): Krankheiten oder Gewebeveränderungen mit einem erhöhten Risiko einer malignen Entartung.

**Carcinoma in situ:** präinvasives Karzinom, sog. Oberflächenkarzinom; weder in Aufbau noch Struktur von einem karzinomatös entarteten Epithel zu unterscheiden, die Basalmembran ist hier allerdings noch nicht durchbrochen; es gilt als obligates Anfangsstadium eines Karzinoms.

### 19.1.1 Krebszelle

Sie enthält im Gegensatz zur gesunden Zelle unterschiedlich große und unterschiedlich geformte Zellkerne. Das Zellplasma weist eine größere Vielgestaltigkeit auf und die Farbintensität der Tumorzelle ist höher.

## 19.1.2 Tumormarker

Bestimmte Stoffe, v.a. Proteine, sind beim gesunden Menschen nicht oder kaum in den Körperflüssigkeiten zu finden. Manche Tumorzellen setzen sie jedoch verstärkt frei (evtl. ist dies auch eine Reaktion des Organismus auf einen Tumor). Ihre Aussagekraft ist abhängig von ihrer Spezifität und Sensitivität; der Nachweis von Tumormarkern ist als Screening-Verfahren zur Erfassung bösartiger Erkrankungen nicht geeignet (Ausnahme: Beta-HCG bei Hodentumoren, Bence-Jones-Proteine bei Plasmozytom), kann jedoch bei Verlaufskontrollen und der Prognose einer Tumorerkrankung helfen.

## 19.1.3 Paraneoplastische Syndrome

Manche Tumormarker können ihrerseits andere Krankheitsbilder hervorrufen, z.B. kann ein Bronchialkarzinom das schilddrüsenstimulierende Hormon (TSH) freisetzen und so zu einer Schilddrüsenüberfunktion führen.

## 19.2  Benigne und maligne Tumoren

| Benigne (gutartige) Tumoren | Maligne (bösartige) Tumoren |
|---|---|
| Meist ... | Meist ... |
| scharf abgrenzbar („Kapsel") | unscharf oder nicht abgrenzbar |
| gut verschieblich | unverschieblich, mit Nachbargeweben „verbacken" |
| langsames Wachstum | schnelles Wachstum |
| verdrängendes (expansives, ausdehnendes) Wachstum | infiltrierendes, invasives (eindringendes) und destruierendes Wachstum mit Zerstörung der Nachbargewebe |
| kein Einbruch in die Gefäße | Einbruch in Gefäße u.a. Gewebe |
| keine Metastasierung | Metastasierung (z.B. hämatogen, lymphogen) |
| Funktionelle Leistung des Gewebes (z.B. Sekretion) oft noch erhalten | Funktionelle Leistungen meist ausgefallen |
| • geweblich und zellulär reif und differenziert<br>• wenige, typische Mitosen | • geweblich und zellulär unreif und undifferenziert<br>• viele und pathologische Mitosen |
| wenig Auswirkung auf den Gesamtorganismus | starke Auswirkung auf den Gesamtorganismus: Tumorkachexie, Anämie, evtl. paraneoplastische Syndrome |
| nur selten tödlich | Lebensgefahr, ohne Behandlung fast immer tödlich |

Beispiele
- Adenom aus Drüsengewebe
- Polyp aus Schleimhaut
- Fibrom aus Bindegewebe
- Lipom aus Fettgewebe
- Myom aus Muskelgewebe
- Osteom aus Knochengewebe
- Chondrom aus Knorpelgewebe
- Angiom aus Blutgefäßen

Beispiele
- **Karzinome** (ausgehend von Epithelgewebe):
  - **Plattenepithelkarzinome:** z.B. Bronchialkarzinom oder > 90% der Uteruskarzinome
  - **Adenokarzinome:** aus Drüsen wie die meisten Magen-Darm-Karzinome oder Brustkrebs
- **Sarkome** (ausgehend von mesenchymalem Gewebe [Binde-, Fett-, Knorpel-, Knochen- oder Muskelgewebe])
  - Osteosarkom (von Knochengewebe)
  - Liposarkom (von Fettgewebe)

**Semimaligne Tumoren** nehmen eine Zwischenstellung ein; sie wachsen invasiv und destruierend, metastasieren aber i.d.R nicht (z.B. Basaliom).

Der Pathologe hat nach der histologischen (feingeweblichen) Untersuchung einer Gewebeprobe (Biopsie) zu beurteilen, ob ein Tumor gut- oder bösartig ist. Danach entscheidet sich, ob radikal-verstümmelnd chirurgisch behandelt werden muss oder schonend organerhaltend (s. Abb. rechts).

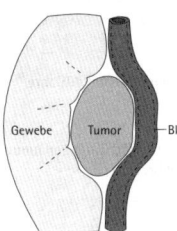

**Gutartiger Tumor**
Expansives Wachstum
Tumor scharf begrenzt (Kapsel)
Kein Einbruch in die Gefäße
Keine Metastasierung

Gewebe — Tumor — Blutgefäß

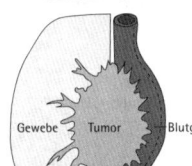

**Bösartiger Tumor**
Invasives und destruierendes Wachstum
Tumor unscharf begrenzt
Einbruch in die Gefäße
Metastasierung

Gewebe — Tumor — Blutgefäß

## 19.3 Häufigkeit maligner Tumoren bei Mann und Frau

Angaben über Häufigkeiten von Tumorerkrankungen schwanken von Statistik zu Statistik und von Autor zu Autor. **Sehr wichtig zu wissen:**

**Lungen-/Bronchialkarzinom**
- Häufigste Krebsart bei Männern
- 25% aller Karzinome
- Inzidenz 60/100.000 Personen/Jahr
- m : w = 3 : 1
- Häufigkeitsgipfel zwischen 55. und 60. Lj.
- 5% der Patienten sind < 40 Jahre

**Mammakarzinom**
- Häufigste bösartige Geschwulstkrankheit der Frau
- 6% der Frauen, also jede 16. Frau betroffen
- Häufigkeitsgipfel zwischen 45. und 70. Lj.

**Magenkarzinom**
- Inzidenz 20/100.000
- m : w = 2 : 1
- Häufigkeitsgipfel jenseits 50. Lj.
- 10% der Betroffenen sind zwischen 30 und 40 Jahre

**Pankreaskarzinom**
- Inzidenz 10/100.000,
- Nach Kolon- und Magenkarzinom dritthäufigster Tumor des Verdauungstrakts
- Häufigkeitsgipfel im 6. Lebensjahrzehnt
- m > w

**Nierentumoren**
- Nierenzellkarzinom (Hypernephrom, Grawitz-Tumor)
  - Inzidenz 10/100.000
  - m : w = 2 : 1
- Nephroblastom (Wilms-Tumor)
  - 7,5% aller Neoplasien im Kindesalter
  - Häufigkeitsgipfel zwischen dem 3. und 4. Lj.

**Prozentuale Verteilung maligner Tumoren bei Mann und Frau**

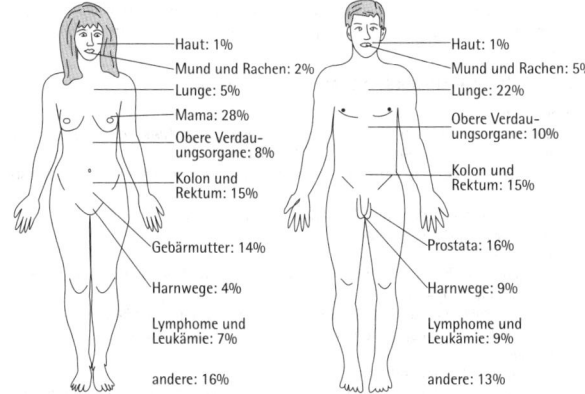

Frau:
- Haut: 1%
- Mund und Rachen: 2%
- Lunge: 5%
- Mama: 28%
- Obere Verdauungsorgane: 8%
- Kolon und Rektum: 15%
- Gebärmutter: 14%
- Harnwege: 4%
- Lymphome und Leukämie: 7%
- andere: 16%

Mann:
- Haut: 1%
- Mund und Rachen: 5%
- Lunge: 22%
- Obere Verdauungsorgane: 10%
- Kolon und Rektum: 15%
- Prostata: 16%
- Harnwege: 9%
- Lymphome und Leukämie: 9%
- andere: 13%

## 19.4 Ursachen

Die genauen Ursachen des Krebsgeschehens sind noch nicht geklärt, es wurden allerdings schon einige Faktoren ermittelt, die begünstigend wirken.

### 19.4.1 Funktionsstörungen und Leistungsmängel des Betroffenen

- Mängel im körpereigenen Abwehrsystem.
- Chronische Entzündungen (z.B. chronische Bronchitis, chronisch-atrophische Gastritis).
- Genetische Disposition: Töchter von Frauen mit Brustkrebs erkranken doppelt so häufig an Brustkrebs wie Töchter gesunder Frauen.
- Störungen
  - im Hormonhaushalt (z.B. können Östrogene gutartige Tumoren verursachen und bösartige [z.B. Mammakarzinom] im Wachstum fördern),
  - in Entgiftungs- und Ausscheidungsfunktionen,
  - im Vitaminhaushalt,
  - im Elektrolyt- und Mineralstoffhaushalt,
  - in der Zellatmungsfunktion,
  - im Säure-Basen-Gleichgewicht,

- o bei der Wärmeregulation,
- o bei der Darmtätigkeit.
- Wenige Tumorerkrankungen werden vererbt, wie verschiedene Formen der Polyposis intestinalis, bei denen sich viele Darmpolypen entwickeln, die sehr oft maligne entarten.

## 19.4.2 Krebsauslösende Stoffe (Kanzerogene)

- **Chemisch**
  - o Bestimmte polyzyklische aromatische Kohlenwasserstoffe (PAK), z.B. Benzypren (in Teer enthalten; Verbrennungsprodukt; Produkt beim Grillen)
  - o Chlorierte Kohlenwasserstoffe (in Lösungsmitteln; als Ausgangssubstanz für Kunststoffe)
  - o Metalle wie Arsen, Beryllium, Cadmium, Chrom und Nickel
  - o Schimmelpilzgifte (Aflatoxine)
  - o Asbestfasern
  - o Medikamente (Zytostatika enthalten Alkylanzien; Alkylanzien sind auch in Insektiziden und Kampfgasen enthalten)
  - o Nikotin: erhöhte Gefahr von Bronchial-, Kehlkopf-, Mundhöhlenkarzinom
  - o Alkohol: Gefahr von Speiseröhren-, Kehlkopf- und Leberzellkarzinom
- **Strahlen**
  - o Röntgenstrahlen, Radium-, UV-Strahlung
  - o Radioaktive Strahlung von nukleartechnischen Anlagen (besonders bei Unfällen); nach Atombombenexplosionen (die Überlebenden in Hiroshima und Nagasaki erkrankten 20-mal häufiger an Leukämien wie die Bewohner nichtbetroffener Städte)
- **Viren**
  Sie können gutartige Tumoren (z.B. Warzen durch das Papillomavirus) hervorrufen, werden aber auch als Auslöser bösartiger Tumoren (z.B. Zervixkarzinom) diskutiert.

Schon im Jahr 1700 stellte der italienische Arzt Bernardino Ramazzini fest, dass Brustkrebs bei Nonnen häufiger auftrat als bei Frauen nach Schwangerschaft und Stillzeit. 1775 stellte Sir Percival Pott die Hypothese auf, dass bei Schornsteinfegern der intensive Kontakt mit Ruß für ihre häufigen Krebsgeschwülste an Hodensack und Nasenhöhle begünstigend sei.

1949 wurden diese beiden Hypothesen in zwei unterschiedliche Stufen der Krebsentstehung vereinigt.

- **Initiation** (Auslösung): eine kurzfristige, unwiderrufliche Wechselwirkung zwischen Kanzerogenen und dem Genmaterial von Zellen, die zu einer geschädigten Molekularstruktur oder Mutation an diesen Genen führt. Dies allein bewirkt jedoch nicht die Entstehung eines klinisch erkennbaren Tumors. Hinzu kommt die
- **Promotion** (Förderung): Sie ist beständig vorhanden und veranlasst die genetisch veränderten Zellen zu einer starker Vermehrung und damit zur Ausbildung des Tumors.

## 19.5    Symptome

Die meisten Krebsarten erzeugen keine Frühsymptome. Die ersten Symptome (Erstsymptome) treten oft erst dann auf, wenn die Erkrankung bereits fortgeschritten ist:

- Ungewollte Gewichtsabnahme um mehr als 10%
- Appetitlosigkeit, Abneigung gegen bestimmte Speisen (besonders Fleisch, fette Speisen)
- Leistungsminderung, Schwäche und Müdigkeit
- Subfebrile Temperaturen, Nachtschweiß, Fieber
- Juckreiz
- Blutbildveränderung (v.a. **Anämie**[4])
- Erhöhte Blutkörperchensenkungsgeschwindigkeit (BSG)
- Lymphknotenschwellung, schmerzlos; Lymphknoten mit umliegendem Gewebe „verbacken"

[4]Beachte: Während einer Akute-Phase-Reaktion (Entzündung, Trauma, **Tumor**) kommt es zu einer Umverteilung des Eisens in die Makrophagen, ohne dass ein Eisendefizit vorliegt; dabei Ferritin $\uparrow$, Transferrin $\downarrow$ .

| Symptomübersicht | |
|---|---|
| **Symptom** | **Betroffenes Organ** |
| Schluckbeschwerden | Speiseröhre |
| Abneigung gegen Fleisch, zunehmende Übelkeit | Magen |
| Verdauungsbeschwerden | Magen, Leber, Pankreas, Dickdarm |
| Veränderte Stuhlgewohnheiten | Dickdarm, Magen |
| Blut im Stuhl | Magen, Dickdarm |
| Stuhlinkontinenz | Dickdarm |
| Ikterus ohne Schmerzen | Leber, Gallenblase und -wege, Pankreas |
| Schmerzlos vergrößerte, palpable Gallenblase (mit Ikterus) | Oft Pankreaskopfkarzinom |
| Harnträufeln | Prostata |
| Blutiger Urin | Niere, Blase, Uterus, Scheide |
| Ungewöhnliche Regelblutung, Zwischenblutung, blutiger Ausfluss | Gebärmutter, -hals, Scheide |
| Husten, länger als 4 Wochen; Heiserkeit | Bronchien, Kehlkopf, Stimmbänder |
| Bluthusten | Bronchien |

| Hautveränderungen der Brust, Knoten, Orangenhaut, Asymmetrie, Sezernierung aus der Brust | Brustkrebs |
|---|---|
| Missempfindungen, Schwindel, Doppelbilder, Persönlichkeitsveränderungen, Lähmung, Krämpfe | Gehirn, Rückenmark, peripheres Nervensystem |
| Epileptische Anfälle, besonders wenn erstmals nach 25. Lj. | Hirntumor |
| Hautveränderungen v.a. von Muttermalen oder Warzen, schlecht heilende Haut- oder Schleimhautveränderungen | Haut, Schleimhaut |
| Vergrößerte, schmerzlose, nicht verschiebliche Lymphknoten | Lymphknotenmetastasen, Lymphknotentumoren |

## 19.6 Tochtergeschwülste (Metastasen)

Aus dem tumurösen Zellverband können sich einzelne bösartige Zellen lösen und die Basalmembran durchbrechen. Sie gelangen so in die Nachbarorgane, besonders aber in deren Gefäßsystem (Lymph- und Blutgefäße).

- **Lymphogen** gelangen die Tumorzellen in die regionalen Lymphknoten. Vermehren sie sich dort, wird der Lymphknoten zerstört und nachgebildete Tumorzellen wandern in den größeren Lymphbahnen weiter über die nächsten Lymphknoten bis hin zur oberen Hohlvene. Sie müssen aber nicht dem Lymphstrom folgen, sondern können vom Lymphknoten aus auch in das umliegende Gewebe einbrechen.
- **Hämatogen** gelangen sie über die Blutgefäße in das nächste Kapillarnetz. Man unterscheidet hier folgende Typen:
  - **Hohlvenen-Metastasierungstyp:** Tumorzellen aus Leber, Niere oder Schilddrüse gelangen über Hohlvenen und Herz in das nächste Kapillarsystem, also in die Lunge, wo sie Lungenmetastasen bilden.
  - **Pfortader-Metastasierungstyp:** Hier kommen die Tumorzellen aus dem Drainagegebiet der Pfortader, also den unpaaren Bauchorganen Magen, Darm, Pankreas, Milz, und siedeln sich meist in der Leber an (und gelangen von dort evtl. zur Lunge).
  - **Arterieller Metastasierungstyp:** Tumorzellen (z.B. aus einem Bronchial- oder Lungenkarzinom) gelangen über das linke Herz ins arterielle System und siedeln sich z.B. in ZNS, Skelett, Leber und Nebennieren an.

## 19.6.1 Häufige Metastasierungswege

| Primärtumor in folgendem Organ | Metastasierung in | | | | und |
|---|---|---|---|---|---|
| | Leber | Lunge | Gehirn | Knochen | Pleuraerguss |
| Mamma | xx | xx | x | xx | xx |
| Bronchien | x | x | xx | x | x |
| Prostata | o | x | | xx | |
| Kolon | xx | x | | x | o |
| Uterus | x | x | o | x | |
| Magen | xx | x | x | x | |
| Niere | x | x | o | x | |
| Blase | | x | | x | |
| Ovar | x | x | o | x | |
| Hoden | x | x | o | | |
| Gallenwege | xx | x | | | |
| Pankreas | x | x | | | x |
| Thyreoidea | x | x | o | x | |
| Haut (Melanom) | xx | xx | xx | x | x |

**xx** = oft; **x** = gelegentlich; **o** = selten

## 19.7 TNM-Klassifikation

Von der Union internationale contre le cancer (UICC) vorgeschlagene Stadieneinteilung von malignen Tumoren. Dabei beschreibt

- **T (Tumor)** die Ausdehnung des Primärtumors,
- **N (Nodulus)** das Fehlen bzw. Vorhandensein von (juxta-)regionären Lymphknotenmetastasen,
- **M (Metastase)** das Fehlen bzw. Vorhandensein von Fernmetastasen.

Durch Hinzufügen von Zahlen (z.B. **T1, T2; N0, N1; M0, M1**) wird die anatomische Ausdehnung des malignen Prozesses angegeben.

**TNM-Klassifikation** (prätherapeutische klinische Klassifikation; die Kategorien T, N und M werden grundsätzlich, die übrigen optional angewendet)

| T - Primärtumor | |
|---|---|
| Tis | Präinvasives Karzinom (Carcinoma in situ) |
| T0 | Kein Verdacht auf einen Primärtumor |
| T1, T2, T3, T4 | Verdacht auf zunehmende Größe und/oder lokale Ausdehnung des Primärtumors |
| TX | Die Minimalerfordernisse zur Bestimmung des Sitzes oder Ausbreitungsgrads des Primärtumors liegen nicht vor |
| **N - regionäre Lymphknoten** | |
| N0 | Kein Verdacht auf einen Befall regionärer Lymphknoten |
| N1, N2 N3, N4 | Verdacht auf zunehmenden Befall der regionären Lymphknoten; Verdacht auf Befall der juxta-regionären Lymphknoten (wo anwendbar) |
| NX | Die Minimalerfordernisse zur Beurteilung der regionären Lymphknoten liegen nicht vor |
| **M - Fernmetastasen** | |
| M0 | Kein Verdacht auf Fernmetastasen |
| M1 | Verdacht auf Fernmetastasen* |
| MX | Die Minimalerfordernisse zur Beurteilung des Vorhandenseins von Fernmetastasen liegen nicht vor |

\* Die Kategorie M1 kann wie folgt spezifiziert werden:
   Lunge: PUL; Knochenmark: MAR; Knochen: OSS; Pleura: PLE; Leber: HEP; Haut: SKI; Hirn: BRA; Augen: EYE; Lymphknoten: LYM; andere: OTH

Der Parameter **C** kann hinter die Kategorien T, N und M gesetzt werden (C4 entspricht der **pTNM**-Klassifikation, s.u.).

| C - Befundsicherung (Certainly) | |
|---|---|
| C1 | Verdacht allein aufgrund klinischer Untersuchung |
| C2 | Verdacht unter Zuhilfenahme spezieller diagnostischer Hilfsmittel |
| C3 | Verdacht allein aufgrund chirurgischer Exploration |
| C4 | Verdacht der Krankheitsausdehnung nach erfolgter definitiver chirurgischer Behandlung einschließlich der vollständigen Untersuchung des therapeutisch gewonnenen Resektionspräparats |
| C5 | Verdacht aufgrund der Autopsie |

Präfix **r** für **Rezidive**, diese können auch nach dem pTNM-System erfasst werden.

**Postoperative histopathologische Klassifikation (pTNM-Klassifikation)**

Zur Ergänzung oder Abänderung der prätherapeutischen TNM-Klassifikation durch die bei einem definitiven chirurgischen Eingriff und bei der histopathologischen Untersuchung des Resektionspräparats gewonnenen Erkenntnisse (s. Tabelle unten); z.B. durch die Kategorie P (histologische Stadienbestimmung am Operationspräparat) und die Kategorie G (histologische Bestimmung des Malignitätsgrads).

Die Kategorien pT, pN und pM werden grundsätzlich, die übrigen optional angewendet.

| | |
|---|---|
| **pT** | Primärtumor (pTis, pT0-pT4, pTX) |
| **G** | Histopathologisches Grading (G1-G3, GX) |
| **L** | Einbruch in das Lymphsystem (L0-L2, LX) |
| **V** | Einbruch in die Venen (V0-V2, VX) |
| **pN** | Regionäre Lymphknoten (pN0-pN4, pNX) |
| **pM** | Fernmetastasen (pM0, pM1[2], pMX) |

**Präfix y:** Dem definitiven chirurgischen Eingriff ging eine andere Therapiemethode voraus.
**Präfix r:** Rezidive (können auch nach dem TNM-System klassifiziert werden).
pM1 kann wie M1 des TNM-Systems spezifiziert werden.

> Beispiel für die TNM-Klassifikation eines 2-5 cm großen, leicht mit der Haut bzw. dem M. pectoralis verwachsenen Mammakarzinoms bei ausgedehnten und verwachsenen Lymphknotenmetastasen und mit Fernmetastasen: **T2 N3 M1**. Die auf gynäkologische Tumoren anzuwendenden TNM-Kategorien wurden so definiert, dass sie mit den von der International Federation of Gynaecology and Obstetrics (FIGO) anerkannten Stadien übereinstimmen (→ 637).

## 20 Glossar

# Bausteine medizinischer Fachbegriffe

| Silbe | Bedeutung | Beispiel |
|---|---|---|
| a(n)- | Verneinung | Analgesie, anovulatorisch |
| ab- | weg, von weg | Abstinenz, Abszess |
| acid- | sauer | Acidose, Anacidität |
| ad- | zu, hin | Adhäsion |
| -algie | schmerzhafter Zustand | Neuralgie, Myalgie, Ischialgie |
| alkal- | basisch | Alkalose |
| all(o)- | anders | Allergie, Alloplastik |
| ana- | auf, auseinander | Analyse, Anastomose |
| aniso- | ungleich | Anisochromie |
| ante- | vor, wieder | Anteflexion |
| anti- | wider, gegen | Antikörper |
| apo- | von, weg | apokrin |
| -ase | Endung zur Bezeichnung von Enzymen | Dehydrase |
| aut(o)- | selbst | Autointoxikation |
| brady- | langsam | Bradykardie |
| circum | ringsum(her) | Zirkumzision |
| con-, com- | zusammen, mit | Kompression, communicans |
| contra- | (ent-)gegen | kontralateral, Kontraindikation |
| de- | von, weg, ent- | Dehydration |
| dia- | durch | Dialyse |
| dis- | auseinander | Distorsion |
| dys- | un-, miss- | Dyspepsie, Dyspnoe |
| e-, ex-, ek-, ekto- | aus, außen, heraus | Exanthem, Ektomie |
| -ektasie | Erweiterung eines Hohlorgans | Bronchiektasie |
| -ektomie | völliges Entfernen eines Organs | Appendektomie |
| -emesis | Erbrechen | Hämatemesis |
| en-, endo- | innen | Endokard, Enanthem |

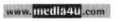

| | | |
|---|---|---|
| **epi-** | auf, darauf | Epikard, Epidermis |
| **-form** | -artig | apoplektiform |
| **-gen** | a) herrührend von, b) verursachend | endogen, exogen, iatrogen, hepatogen, kanzerogen, pathogen |
| **glyk(o)-** | süß, zuckerhaltig | Glykogen, Glykämie |
| **-gramm** | Geschriebenes, Aufgezeichnetes | Kadiogramm |
| **-graphie** | Aufzeichnung (graphisch) | Enzephalographie |
| **heter(o)-** | anders | heterogen |
| **holo- (griech., auch pan-)** | ganz, all, gesamt | Holographie |
| **homo-** | gleich, gemeinsam | homogen, homosexuell |
| **homö(o)-** | ähnlich, gleichartig | Homöopathie |
| **hyper-** | über, überschüssig, hoch | Hypertonus |
| **hyp(o)-** | unter, niedrig | Hypotonus, Hypoplasie |
| **idio-** | eigen | idiopathisch |
| **in-, im-** | a) ein, hinein, b) ohne, un- | Inkarzeration, Inappetenz, impotent |
| **inter-** | zwischen | interkostal |
| **iso-** | gleich, derselbe | isotonisch, isotherm |
| **-itis** | Entzündung | Zystitis, Nephritis (Ausnahme: Pneumonie) |
| **kata-** | herab, über hin, abwärts | Katalysator |
| **krypt(o)-** | verborgen | Krypten, kryptogen |
| **-lyse** | Auflösung | Hydrolyse, Hämolyse |
| **makr(o)-** | groß, lang | makroskopisch |
| **mal-** | schlecht, falsch | Malabsorption |
| **malign-** | bösartig | Malignom, Malignität |
| **mega-** | sehr groß | Megakolon |
| **mes(o)-** | mittlerer | Mesenzephalon |
| **meta-** | zwischen, nach, hinter | Metaphyse, Metastase |
| **mikr(o)-** | klein | Mikroskop |
| **mon(o)- (griech.)** | allein, vereinzelt (lat. solus, singularis) | Monarthrose, mononukleär, |
| **multi- (lat.)** | viel(e) (griech. poly) | multiformis |
| **neo-** | jung, neu | Neoplasma, neonatus |

| -oid | ähnlich aussehend | adenoid, lipoid |
|------|-------------------|-----------------|
| olig(o) (griech.) | wenig | Oligurie |
| -om | Geschwulst | Fibrom, Adenom |
| orth(o)- | richtig, gerade, aufrecht | Orthopädie, Orthopneu |
| pan- (griech., auch holo-) | ganz, all, gesamt (lat. totus) | Pandemie |
| para- | neben | parasternal, Parapsychologie |
| per- | durch (zeitlich, lokal, intensivierend) | permanent, Perforation |
| peri- | um, herum | Perikard, Periost |
| -phil | zu etwas neigend, freundlich | hydrophil, lipophil |
| -phob | scheu, furchtsam | photophob, hydrophob |
| poly- (griech.) | viel(e) (lat. multi) | Polyarthritis |
| post- | nach | postoperativ, postmortal |
| prae- | vor | praeoperativ, praekomatös |
| pro- | vor | Prodromalstadium, Prolaps |
| pseud(o)- | falsch, scheinbar | Pseudogravidität, Pseudomembran |
| re- | zurück, wieder | Reanimation |
| retro- | rückwärts, nach hinten | Retroflexion, retrograd |
| semi- (lat.) | halb (griech. hemi) | Semilunarklappen |
| skler(o)- | hart, trocken | Sklerodermie, Arteriosklerose |
| sten(o)- | eng, verengt | Stenose, Stenokardie |
| sub- | unter | subakut, Submukosa, subfebril |
| super- | über | Superinfektion |
| syn- | mit zusammen | Synonym, Symbiose |
| tachy- | schnell | Tachykardie, Tachypnoe |
| thermo- | warm, Wärme betreffend | Thermometer, thermophil |
| totus (lat.) | ganz, all, gesamt (griech: pan-, holo-) | total |
| trans- | hindurch, hinüber, jenseits von | Transfusion |
| -trop | auf etwas gerichtet, einwirkend | thyreotropes Hormon |
| ultra- | jenseits, darüber, über hinaus | Ultraschall |
| xer(o)- | trocken | Xerodermie, Xerophtalmie |

## Farbbezeichnungen

| Deutsch | Griechisch | Latein | Beispiel |
|---------|------------|--------|----------|
| blau | kyaneo- bzw. Cyan oder Zyan | | Zyanose Zyankali |
| bleich | | pallidus | Triponema pallidus |
| braun | phaio- | | Phäochromozytom |
| | | fucus | Fuszin |
| gelb | | flavus | Flavin |
| | | luteus | Corpus luteum |
| grau | polio- | | Poliomyelitis |
| | | griseus | Substantia grisea |
| grün | chloro- | | Chlorophyll |
| | | viritis | Streptococcus viridans |
| rot | erythro- | | Erythrozyt |
| | eos- | | eosinophil |
| | | ruber | Rubeolen, Bilirubin |
| | | flammeus | Naevus flammeus |
| | | purpureus | Purpura senilis |
| | | roseus | Roseolen |
| schwarz | mela(no)- | | Melanom, Melanin |
| | | niger | Substantia nigra |
| weiß | leuko- | | Leukozyt |
| | | albus | Albumin |
| | | candidus | Candida |

# Fachbegriffe

| Begriff | Erläuterung | Seite |
|---|---|---|
| Abduktion | Bewegung vom Körper weg. | |
| Adams-Stokes-Anfall | Synkope durch zerebrale Hypoxämie infolge akuter Herzrhythmusstörungen mit Schwindel, kurzfristiger tiefer Bewusstlosigkeit, Blässe; durch arteriosklerotische oder entzündliche Schädigung des Erregungsleitungssystems, Medikamente (z.B. Digitalis), Herzinfarkt, Ausfall des Herzschrittmachers. | |
| Adduktion | Bewegung zum Körper hin. | |
| Agonist | (Griech. Wettkämpfer, Spieler) 1. (anat.) Muskel, der eine bestimmte, einem Antagonisten entgegengesetzte Bewegung bewirkt; 2. (pharmak.) Substanzen, die ebenso wie der physiologische Mediator einen Rezeptor aktivieren können; vgl. Antagonist. | → 88 |
| Alveolen | Bläschen, z.B. Lungenbläschen. | → 212 |
| Amyloidose | Bindegewebige und perivaskuläre Ablagerungen von speziellen Proteinen (Amyloid), die zur Störungen des Stoffaustauschs führen. Bei einem Befall von Organen (Leber, Herz, Niere, Knochenmark, Magen-Darm-Trakt, Atemwege und Lunge, Haut) resultiert eine Insuffizienz und ggf. ein Funktionsverlust; am peripheren Nervensystem kommt es zu Ausfällen (Polyneuropathien); der Befall ligamentärer Strukturen führt zu Kompressionen (z.B. Karpaltunnelsyndrom), an Gelenken zu arthritischen Bildern. Betroffene Organe sind vergrößert, konsistenzvermehrt, hart und im Autopsiematerial speckig-glänzend. Diagnose: zuverlässig nur aus Biopsiematerial; Klinik: sehr unterschiedlich, v.a. Herzbeteiligung führt über die zunehmende Herzmuskelschwäche oder schwer beherrschbare Rhythmusstörungen rasch zum Tod. Bei einer Nierenbeteiligung stehen ein nephrotisches Syndrom oder Zeichen der terminalen Niereninsuffizienz im Vordergrund. Therapie: i.d.R. wenig erfolgversprechend. | |
| Anabolismus | Aufbaustoffwechsel: Aus einfachen Stoffen werden komplexe Stoffe aufgebaut (vgl. Metabolismus, Katabolismus). | |

| | | |
|---|---|---|
| Antagonist | **1.** (anat.) Gegenspieler eines Agonisten: muss bei dessen Kontraktion entspannen bzw. bewirkt bei Kontraktion die entgegengesetzte Bewegung (z.B. M. biceps brachii vs. M. triceps brachii; **2.** (pharmak.) auch chemische Gegenspieler z.B. Insulin (Blutzucker ↓) vs. Glucagon (Blutzucker ↑). | → 88 |
| Anthroponosen | Erkrankungen, die nur beim Menschen auftreten (vgl. Zoonosen). | |
| Aortenklappe | Linke Taschenklappe zwischen Kammer und Aorta (Valva aortae). | → 128 |
| Arthrose | Degenerative Gelenkerkrankung: „Abnutzung" z.B. des Gelenkknorpels; begünstigt durch Fehlstellung, Übergewicht, Stoffwechselstörungen u.a. (wird auch bei älteren „zivilisierten" Tieren, z.B. Hunde beobachtet!) | → 115 |
| Asthma | Anfallsweise hochgradige Atemnot als A. bronchiale oder A. cardiale. | → 231 → 151 |
| Atelektase | Nicht belüfteter Lungenabschnitt. | → 237 |
| Ätiologie | Krankheitsursache(n) oder Lehre von den Krankheitsursachen. | |
| Außenrotation | Auswärtsdrehung. | |
| autochthone Rückenmuskulatur | Muskulatur des Rückens, innerviert von den Rami dorsales der Spinalnerven; syn. Musculus erector spinae („Aufrichter der Wirbelsäule"); dazu zählen: Mm. iliocostalis, longissimus und spinalis; Mm. semispinalis, multifidus und Mm. rotatores; M. splenius; Mm. interspinales; Mm. intertransversarii. | |
| Azidurie | Ausscheidung von saurem Harn; eine paradoxe A. bezeichnet das gleichzeitige Vorliegen einer metabolischen Alkalose (meist bei Hypokaliämie). | |
| Azotämie | Frz. azote, Stickstoff; pathologische Vermehrung stickstoffhaltiger Proteinstoffwechselprodukte im Blut bzw. Serum (Reststickstoff >12 mmol/l); Formen: 1. Produktionsazotämie (metabolische, extrarenale A.), meist nur mit vorübergehender Erhöhung von Rest-N-Substanzen; Ursache: indirekt durch verminderten Proteinaufbau (z.B. beim Cushing-Syndrom, s. Endokrinum) oder durch erhöhten Proteinabbau (z.B. nach schweren Blutungen, Verbrennungen, Bestrahlungen, Crush-Syndrom); → | |

| | | |
|---|---|---|
| Azotämie | 2. Retentionsazotämie infolge Niereninsuffizienz mit stark eingeschränkter Ausscheidung von Rest-N-Substanzen; vgl. Urämie. | |
| Baker-Zyste | Poplitealzyste, mit Flüssigkeit gefüllte Ausstülpung der dorsalen Gelenkkapsel am Kniegelenk, meist durch Läsion des dorsalen Meniskus mit Schmerzen, Schwellung, Bewegungseinschränkung. Diagnose: Sonographie, Arthroskopie; Therapie: operative Entfernung. | |
| Bakteriämie | Vorübergehendes Vorhandensein von Bakterien im Blut, wobei es weder zur Vermehrung noch zur Absiedelung in andere Organe kommt; vgl. Sepsis. | → 35 |
| Blue Bloater | Blauer Aufgedunsener. | → 235 |
| Blutvergiftung | Siehe Sepsis. | |
| Bouchard-Arthrose | Arthrose der Fingermittelgelenke unbekannter Ätiologie mit diffuser, spindelförmiger Auftreibung des Fingers und Gelenkkapselschwellung (Begleitsynovitis); häufig zusammen mit Heberden-Polyarthrose; DD: rheumatoide Arthritis. | → 116 |
| Bronchiektase | Irreversible Erweiterung der Bronchien. | → 236 |
| Bronchitis | Entzündung der Bronchien. | → 228 |
| CED | Abkürzung für Chronisch entzündliche Darmerkrankungen; dazu zählen M. Crohn (Enteritis regionalis Crohn) und Colitis ulcerosa; ausführlich bei Verdauungstrakt. | → 348 |
| Charcot-Leyden-Kristalle | Spitze Kristalle im Auswurf bei Asthma bronchiale; kommen zusammen mit eosinophilen Leukozyten vor und treten im Sputum besonders bei akutem Asthmaanfall auf. | → 231 |
| Chromurie | Ausscheidung von Farbstoffen im Urin, 1. endogen: Urobilinogen, Bilirubin, Porphyrin, Tryptophan, Homogentisinsäure, Hämoglobin (vgl. Hämolyse), Myoglobin; 2. exogen: harnfähige Farbstoffe z.B. der roten Bete (Beturie), Testfarbstoffe (Methylenblau u.a.), Medikamente. | |
| Clearance | Engl. Reinigung, Klärung; Bezeichnung für eine Plasmamenge, die pro Zeiteinheit von einer bestimmten Substanzmenge befreit wird; die renale C. ist ein Maß für die exkretorische Nierenleistung; man kann unterscheiden zwischen exogener C. von körperfremden Substanzen (z.B. Inulin) sowie endogener C. von körpereigenen Stoffen wie Harnstoff, Kreatinin, Phosphat u.a. → | |

| | | |
|---|---|---|
| Clearance | Beurteilung der Nierenfunktion nach einmaliger Teststoffinjektion durch die Messung der Abnahme der Serumkonzentration ohne Harnanalyse. Die Inulin-C. (CIn) ist ein Maß für die glomeruläre Filtrationsrate (Abk. GFR) beim Menschen, da Inulin ausschließlich durch Glomerulusfiltration ausgeschieden und weder rückresorbiert noch tubulär sezerniert oder metabolisiert wird. Die Clearance-Werte sind neben der Nierenfunktion auch vom Alter des Patienten abhängig; klinisch wichtig für die Bestimmung der GFR ist die endogene Kreatinin-C.: einmalige gleichzeitige Bestimmung von Kreatinin in Plasma und Urin, Messung des Harnvolumens in 24 Std.; Voraussetzung ist eine gleichbleibende Kreatininkonzentration während der Sammelperiode, weshalb die Methode bei progredientem Nierenversagen nicht anwendbar ist. | → 410 |
| Cor | Herz. | → 127 |
| Crepitatio | Lat. crepitare, rasseln, knirschen; Krepitation, das Knirschen; 1. palpatorisch: Gefühl durch Aneinanderreiben rauer Flächen als sicheres Zeichen für eine Fraktur (Knochenbruch); 2. auskultatorisch hörbares Knistern über der Lunge, z.B. bei Lungenentzündung. | → 238 |
| Curschmann-Spiralen | Im Sputum bei Asthma bronchiale und Bronchiolitis (s. Bronchitis) vorkommende Schleimspiralen. | → 231 |
| Dalrymple-Zeichen | Beim Blick geradeaus ist das Weiß der Sklera bei 12 Uhr am Hornhautrand sichtbar; Vorkommen bei Hyperthyreose; vgl. Graefe-Zeichen. | |
| Desinfektion | Reduzierung der Keimzahl, damit von dem desinfizierten Material keine Infektion mehr ausgehen kann; Abtötung, Inaktivierung bzw. Entfernung von Mikroorganismen (Bakterien, Viren, Pilze, Protozoen), z.B. auch auf der Haut; Formen: chemisch durch Desinfektionsmittel; physikalisch durch Strahlen (z.B. UV-Strahlung in OP-Sälen); Dampf, Heißluftdesinfektion, Auskochen; Pasteurisieren; mechanisch durch Filtrierung, Waschen und Spülen; vgl. Sterilisation. | |
| Diaphanoskopie | Durchleuchtung mit einer Lichtquelle. | |

| | | |
|---|---|---|
| **Diathese** | Neigung bzw. Bereitschaft des Körpers zu bestimmten Krankheiten; z.B. hämorrhagische Diathese (Blutungsneigung). | |
| **Digestion** | Verdauung: Umwandlung der Nahrungsmittel in einfache Bestandteile, die vom Blut- und Lymphstrom aufgenommen werden können. | |
| **Disposition** | Krankheitsbereitschaft; die angeborene oder erworbene Anfälligkeit eines Organismus für Erkrankungen. | |
| **Emphysem** | Aufblähung, z.B. Lungenemphysem. | → 234 |
| **Endemie** | Dauerverseuchung eines bestimmten Gebiets, z.B. Malaria in den Tropen; vgl. Epidemie, Pandemie. | |
| **Epidemie** | Gehäuftes Auftreten einer Infektionskrankheit in einem bestimmten Gebiet zu einer bestimmten Zeit, z.B. Choleraepidemie in Katastrophengebieten; vgl. Endemie, Pandemie. | |
| **Erythema nodosum** | Sog. Knotenrose: entzündliche Hauterkrankung der Subkutis mit „Knoten-"(Granulom-)bildung, die unscharf begrenzt, rot, gering erhaben und druckschmerzhaft sind. Auftreten meist symmetrisch an Vorderseiten der Unterschenkel, selten Unterarme und Gesäß; häufiger bei Frauen; wahrscheinlich mit Autoimmungeschehen. Auftreten bei Tuberkulose, Sarkoidose, Streptokokkeninfektionen, M. Crohn, Lymphgranuloma venereum, Ornithose u.a. | → 610 |
| **Extension** | Streckung. | |
| **fakultativ** | Gelegentlich, nach Belieben (gg. obligat). | |
| **Fieber** | Erhöhung der Körpertemperatur als Folge einer Sollwertverstellung im Wärmeregulationszentrum des Hypothalamus (im Unterschied zur Hyperthermie); Einteilung: bis 38 °C subfebrile Temperatur, bis 38,5 °C mäßiges F., über 39 °C hohes F.; F. steigt selten über 41 °C. | → 37 |
| **Flexion** | Beugung. | |
| **Fokalinfektion** | Herdinfektion; durch Bakterien, v.a. Streptokokken und deren Toxine, verursachte sekundäre Erkrankung, die nach einer lokalen Infektion (oft im HNO-Bereich und im Bereich der Zähne) auftritt; → | |

| | |
|---|---|
| **Fokalinfektion** | die Erreger und Toxine gelangen durch (schubweise) Ausschüttung aus dem Ausgangsherd (Fokus, „Streuherd") über den Blutkreislauf zu entfernten Organen und verursachen dort entzündliche bzw. allergische Krankheitsprozesse (z.B. Glomerulopathie). |
| **glandotrop** | Auf eine (periphere) Drüse gerichtet oder einwirkend; z.B. einige Hormone des Hypophysenvorderlappens. |
| **Glandula** | Drüse. |
| **Gonarthrose** | Arthrose im Kniegelenk. → 115 |
| **Goodpasture-Syndrom** | Syn. Purpura pulmonis mit Nephritis, renopulmonales Syndrom; Multisystemerkrankung mit Nieren- und Lungenbeteiligung; Ursache: Autoantikörper (IgG) gegen Teile der glomerulären und alveolären Basalmembran sowie der vorderen Linsenwand und motorische Endplatte; Klinik: rezidivierende, evtl. massive und lebensbedrohliche Lungenblutungen (häufig erstes Symptom), Dyspnoe, Proteinurie, Hämaturie und rasch fortschreitendes Nierenversagen, hochgradige hypochrome Anämie, Hyposiderinämie, arterielle Hypertonie; Diagnose: Nierenbiopsie (extrakapilläre, proliferative Glomerulonephritis mit extensiver Halbmondbildung); im Röntgenthorax beidseitige, konfluierende, hämorrhagische Infiltrate; funktionelle restriktive Ventilationsstörung; Therapie: Plasmapherese zusammen mit Cyclophosphamid und Glukokortikoiden; Behandlung der Hypertonie, ggfs. Hämodialyse; Prognose: unbehandelt Mortalität 80%, bei frühzeitiger Therapie 15%. |
| **Graefe-Zeichen** | Zurückbleiben des oberen Lids bei Bewegung des Auges nach unten, so dass die Sklera sichtbar bleibt; Vorkommen z.B. bei Hyperthyreose, retrobulbären Tumoren. |
| **Hallux valgus** | Abknickung der Großzehe im Großzehengrundgelenk nach Kleinzehenseite; Belastungsdeformität, begünstigt durch enge, spitze Schuhe oder bei Spreizfuß; die Haut über dem Ballen ist häufig verhornt und entzündet; Therapie: in Frühfällen mit Hallux-valgus-Nachtschiene; später Operation. |

| | | |
|---|---|---|
| **Hämatemesis** | Bei frischer Blutung im oberen Magen-Darm-Trakt hellrotes, bei Einwirkung von Magensäure durch Bildung von Hämatin kaffeesatzartiges Bluterbrechen; Vorkommen: z.B. bei Ulcus ventriculi, Ösophagusvarizenblutung; DD: Hämoptoe. | |
| **Hämaturie** | Blut im Urin; Genaueres s. Harntrakt. | |
| **Hämo-chromatose** | „Eisenspeicherkrankheit" unklarer Ätiologie: durch erhöhte Eisenresorption Eisenablagerung in Geweben und Organen mit zirrhotischer Umbau von Leber und Pankreas: Manifestation meist erst im höheren Lebensalter (> 50. Lj.), überwiegend bei Männern; Symptome: braun-graue Hautpigmentierung (Melanin), Splenomegalie, Myokardschädigung, Hodenatrophie (infolge Hypophysenschädigung), später Leberzirrhose, Diabetes mellitus (Bronzediabetes); Diagnose: stark erhöhtes Serumeisen; Biopsie: Eisenablagerung in den Geweben (Leber, Magenschleimhaut, Knochenmark); Therapie: Entfernung von Eisen aus dem Organismus durch häufige Aderlässe; Prognose: ohne Therapie ungünstig; Diabetes mellitus meist schwer einstellbar, oft diabetische Komplikationen; kardiale Insuffizienz, hepatisches Koma; s. Thema Leber. | → 288 |
| **Hämoptoe** | Aushusten größerer Blutmengen (> 50 ml) bei Gefäßarrosion oder -ruptur; Ursache: Tumor, Lungenkaverne, Aspergillom; vgl. Blutsturz, Hämatemesis, Hämoptyse. | |
| **Hämoptyse** | Aushusten oder Ausspucken von blutig durchsetztem Sputum oder geringen Blutmengen (< 50 ml); Ursache: v.a. Tumoren und Herz-Gefäß-Krankheiten (Lungenstauung, Lungenembolie, Lungeninfarkt), bei Infektionen (Bronchitis, Pneumonie, Lungenabszess, Tbc), System- und Autoimmunkrankheiten (z.B. Wegener-Klinger-Granulomatose), Bronchiektasen; vgl. Hämoptoe. | |
| **Harn, hochgestellter** | Klinische Bezeichnung für einen stark konzentrierten (spezifisches Gewicht > 1,025), meist in geringer Menge ausgeschiedenen Harn von dunkelgelber bis brauner Farbe, z.B. bei Fieber. | |

| | | |
|---|---|---|
| **Harnfarbe** | Normalerweise hell- bis dunkelgelb, bedingt durch im Harn gelöste Farbstoffe wie Urochrome, Urobilinogen, Koproporphyrine; bei Diabetes insipidus und nach reichlichem Trinken heller, nach starkem Wasserverlust durch Schwitzen und geringere Flüssigkeitszufuhr dunkler; vgl. Chromurie; Harn, hochgestellter. | |
| **Heberden-Polyarthrose** | Primäre Osteoarthrose mit bevorzugtem Befall der distalen Interphalangealgelenke der dreigliedrigen Finger; charakteristisch sind Heberden-Knoten, erbsengroße, knorpelig-knöcherne Verdickungen (zystenähnliche, mit Hyaluronsäure gefüllte Gebilde) an den Dorsalseiten dieser Gelenke. Die Erkrankung ist genetisch bedingt (bei Frauen evtl. geschlechtsgebunden dominant); bei Frauen ca. 10-mal häufiger als bei Männern; vgl. Bouchard-Arthrose. | → 116 |
| **Herzohr** | An den Vorhöfen gelegene, zipfelförmige Ausbuchtungen des Herzens, die die Nischen zwischen dem Herzen und den großen Gefäßstämmen ausfüllen. Sie haben klinische Bedeutung, weil sich dort Blutgerinnsel (Thromben) bilden können, die fortgeschwemmt und als Embolus zu Gefäßverstopfungen führen können. | |
| **HLA-B27** | HLA steht für Human Leucocyte Antigen, also eine Struktur auf Zelloberflächen. Die mit der Nummer B27 findet sich bei ca. 6% der Bevölkerung, wird jedoch oft nachgewiesen bei M. Bechterew, Psoriasis, Colitis ulcerosa und M. Behçet. | → 310 |
| **Hypokaliämie** | Zu wenig Kalium im Blut (vgl. Stoffwechsel), häufige Form einer Elektrolytstörung mit Erniedrigung des Kaliums unter 3,5 mval/l, meist in Kombination mit Alkalose (als Ursache oder Folge) | → 492 |
| **Hypomochlion** | Band- oder Knochenschlinge, die die Sehne eines Muskels in eine andere Richtung umlenkt. Die Zugrichtung des Muskels wird durch das Endstück der Sehne nach dem Hypomochlion bestimmt. | |
| **ICR** | Interkostalraum: der Raum zwischen den Rippen. | |
| **Immunisierung** | Siehe Impfung. | |

| | | |
|---|---|---|
| **Immunität** | Geschütztsein gegen einen bestimmten pathogenen Erreger, unspezifisch: angeborenermaßen, z.B. Säureschutzmantel der Haut, Fresszellen; spezifisch: erworben durch körpereigene Abwehrmechanismen gegen bestimmte Erreger (= aktiv erworben); Leihimmunität, passiv erworben, z.B. durch Übertragung von spezifischen Antikörpern der Mutter über Plazenta auf ungeborenes Kind (v.a. IgG-Antikörper) oder über Muttermilch auf Säugling (v.a. sekretorisches IgA); angeborene I.: schon bei der Geburt vorhanden; Schutzmechanismen, v.a. unspezifische (s.o) und diaplazentar übertragene mütterliche (natürliche I.: natürliche Antikörper (z.B. gegen fremde Blutgruppenantigene) ohne früheren Kontakt mit dem entsprechenden Antigen; künstliche I.: aufgrund einer Impfung; vgl. Resistenz. | → 31 |
| **Impfreaktion** | Durch Impfung verursachte Erscheinungen. Die bekanntesten sind: allergische Reaktionen, Fieber, abgeschwächte Symptome der Erkrankung, gegen die geimpft wurde, Enzephalitis, Meningitis. | |
| **Impfschaden** | Bleibender Schaden durch eine Schutzimpfung, der über die Impfreaktion hinausgeht. Es besteht Meldepflicht. War die Impfung gesetzlich vorgeschrieben oder empfohlen, besteht Entschädigungspflicht. | |
| **Impfung** | Immunisierung: Erzeugung einer Immunität, v.a. zur Vorbeugung gegen Infektionskrankheiten; aktive Immunisierung: abgetötete oder virulenzabgeschwächte Krankheitserreger werden verabreicht, damit der Organismus selbst Antikörper und eine lang andauernde Immunität gegen den bestimmten Erreger bildet; passive Immunisierung: Einspritzung von spezifischen Antikörpern gegen einen bestimmten Erreger, so muss sie der Körper nicht selber bilden, z.B. wenn er schon mit dem Erreger infiziert ist und keine Zeit bleibt, z.B. Tollwutvirus. Die passive Impfung hält nur kurz an (meist 1–3 Monate); s. auch Impfreaktion und Impfschaden. | |
| **inapparent** | Nicht in Erscheinung tretend, symptomlos. | |

| | | |
|---|---|---|
| **Infektion** | Übertragung, Haftenbleiben und Eindringen von Mikroorganismen (Viren, Bakterien, Pilze, Protozoen u.a.) in einen Makroorganismus (Pflanze, Tier, Mensch) und Vermehrung in ihm. Dadurch kann es zum Ausbruch einer Infektionskrankheit kommen. Eine Infektion kann auch symptomlos verlaufen (inapparenter Verlauf); s. auch Super-, Sekundär- und Reinfektion. | |
| **Inhalation** | Einatmung. | → 33 |
| **Inkubationszeit** | Zeit zwischen Ansteckung (Eindringen des Krankheitserregers in den Körper) bis zum Auftreten der ersten Symptome der Infektionskrankheit. | → 35 |
| **Innenrotation** | Einwärtsdrehung. | |
| **irreversibel** | Unumkehrbar, nicht rückgängig zu machen, z.B. Zahnausfall; vgl. reversibel. | |
| **Karotissinus** | Gabelung der A. carotis communis, an der sich Blutdruckrezeptoren befinden. | |
| **Karotissinus-Syndrom** | Hyperaktiver Karotissinus kann bei Reizung, z.B. durch bestimmte Bewegungen (Rasieren, Autofahren), zu Schwindel/Synkopen führen; Diagnose: Karotisdruckversuch unter EKG-Kontrolle und Reanimationsbereitschaft; Therapie: Herzschrittmacher. | |
| **Katabolismus** | Abbaustoffwechsel: Komplexe Stoffe werden in einfache abgegeben. | |
| **Katarrh** | Griech. katarrh, herabfließen; Bezeichnung für eine mit Flüssigkeitsabsonderungen einhergehende Entzündung der Schleimhäute, z.B. bei Rhinitis und Bronchitis. | → 224 → 228 |
| **Konstitution** | Körperliche und psychische Merkmale oder Verfassung eines Menschen; umstrittene, aber noch in vielen Köpfen vorhandene Unterscheidung nach Ernst Kretschmer: athletischer Typ: breite Schultern und Brustkorb, schmale Hüften, deutlich sichtbare Muskeln; dysplastischer Typ: unharmonische Kombination der Körperformen; leptosomer (asthenischer) Typ: schmaler, dünner Mensch; pyknischer Typ: gedrungene Figur, Fettbauch. (Der Versuch, diese Typen verschiedenen Formen der Psychose zuzuordnen, konnte nicht wissenschaftlich bestätigt werden). | |
| **Kontagiosität** | Ansteckungsfähigkeit; die Ansteckungskraft eines Erregers. | |

| | | |
|---|---|---|
| **Kontaktinfektion** | Übertragungsweg für Infektionskrankheiten. | → 33 |
| **Kreatinin** | Ausscheidungsform von Kreatin (kommt u.a. als Muskelenergielieferant in Kreatinphosphat vor), die täglich mit dem Harn ausgeschiedene Menge von 1,0–1,5 g ist eine individuelle Konstante und der Muskelmasse direkt proportional; K. wird in der Niere vollständig glomerulär filtriert und tubulär nicht sezerniert oder rückresorbiert, weshalb es sich zur Bestimmung der glomerulären Filtrationsrate eignet (s. Clearance). | → 410 |
| **Kryotherapie** | Lokale Kälteanwendung mit Eis, tiefgekühlter Silikatmasse (Kryopack) oder Chloräthylspray zur Hemmung von entzündlichen Prozessen oder Hämatombildung sowie zur Schmerzbehandlung, z.B. bei Prellungen, Distorsionen, rheumatischen Erkrankungen; auch als Ganzkörperkältetherapie in einer speziellen Kältekammer (1-2 Min. bei Temperaturen unter -100 °C) v.a. bei rheumatischen Erkrankungen. | |
| **Laryngitis** | Kehlkopfentzündung. | → 227 |
| **Larynx** | Kehlkopf. | → 210 |
| **Lasègue-Zeichen** | Schmerz beim passiven Anheben des gestreckten Beins des liegenden Patienten (durch Dehnung des N. ischiadicus); Schmerz in Gesäß und Oberschenkel der erkrankten Seite (L.-Z. positiv); Vorkommen v.a. bei Bandscheibenvorfall, Ischiassyndrom, meningealem Syndrom; s. auch Valleix-Druckpunkte, Minor-Zeichen, Moutard-Martin-Zeichen. | |
| **LE** | Lupus erythematodes: Kollagenose, die sich an der Haut = LED (D wie diskoides, sprich rund) oder seltener als SLE (S wie systemisch, sprich auch an inneren Organen) äußern kann. | → 124 |
| **Letalität** | Tödlichkeit einer Erkrankung: Sterben an einer Krankheit z.B. 5 von 100 Erkrankten, liegt die Letalität bei 5%; vgl. Mortalität. | |
| **Ligamentum** | Band, z.B. L. vocalia; Stimmband. | → 210 |
| **Lobus** | Lappen, z.B. Lungenlappen. | → 212 |
| **M.** | Abkürzung für extrem viele Begriffe mit M. Hier vor allem interessant: Abk. für Musculus (Muskel) oder für Morbus (Krankheit). | |

| | |
|---|---|
| **M. Kienböck** | Lunatummalazie: aseptische Knochennekrose des Os lunatum (Mondbein), meist infolge starker Belastung oder Fraktur; Symptome: druckschmerzhafte Schwellung und Funktionsbehinderung im Bereich des Handgelenks; v.a. im Erwachsenenalter (20.-30. Lj.), auch infolge beruflicher Tätigkeit mit Pressluftwerkzeugen. |
| **M. Paget oder Osteodystrophia deformans** | Knochenveränderungen älterer Menschen unklarer Ätiologie mit Verkrümmung und Verdickung einzelner Röhrenknochen unter Umständen mit heftigen (rheumatoiden) Schmerzen in den erkrankten Knochen; Neigung zu Spontanfrakturen, neurologische Symptome; im Spätstadium gekrümmte Körperhaltung; Diagnose: Skelettszintigraphie Nachweis von Speicherherden (sog. Paget-Herde); (labordiagnostisch) starke Erhöhung von alkalischer Phosphatase und Hydroxyprolin im Urin; Komplikation: in ca. 1% der Fälle Entwicklung eines Osteosarkoms, seltener eines malignen Osteoklastoms; Therapie: Kalzitonin, Bisphosphonate und symptomatisch. |
| **M. Perthes oder Perthes-Calvé-Legg-Krankheit** | Aseptische Knochennekrose im Bereich der Femurkopfepiphyse, v.a. bei Jungen zwischen 5. und 12. Lj.; Ursache: unbekannt; Symptome: Hinken, Bewegungsschmerz, Einschränkung der Gelenkbeweglichkeit; Diagnose: Knochenszintigraphie, Ultraschalldiagnostik, Kernspintomographie u.a.; Therapie: Entlastung durch Thomas-Schiene bis zur radiologisch nachgewiesenen Ausheilung (meist einige Jahre). |
| **MCR** | Medioclavicularlinie: gerade Linie nach unten durch die Mitte des Schlüsselbeins (Clavicula). |
| **Mediastinum** | Mittleres Gebiet des Brustraums zwischen den beiden Lungen; reicht von den Körpern der Brustwirbel bis zum Brustbein und wird nach beiden Seiten durch die Pleurae mediastinales begrenzt. Kaudal endet es am Zwerchfell, kranial steht es mit dem Bindegeweberaum des Halses in Zusammenhang. |
| **Metabolismus** | Stoffwechsel: Verwertung der verdauten Nahrungsmittel durch die Zelle (im weiteren Sinn alle chemischen Reaktionen im Körper). |

| | | |
|---|---|---|
| **Minor-Zeichen** | Patienten mit Ischiassyndrom belasten ausschließlich das gesunde Bein während des Aufstehens aus dem Liegen; bei Lumbago steht der Patient dagegen mit beiden Beinen gleichzeitig auf. | |
| **Mitralklappe** | Linke Segelklappe zwischen Vorhof und Kammer (Valva atrioventricularis sinister). | → 128 |
| **Möbius-Zeichen** | Störung der Einwärtsbewegung eines Auges bei der Konvergenzreaktion; lässt man den Patienten erst in die Ferne, dann auf seine Nasenspitze sehen, so tritt nur das eine Auge in Konvergenzstellung, das andere weicht nach außen ab (Schwäche des M. rectus medialis); Vorkommen v.a. bei Hyperthyreose. | |
| **Morbidität** | Lat. morbidus, krank; Krankheitshäufigkeit einer Population innerhalb eines Jahres; z.B. 1 : 100.000 heißt, dass einer von 100.000 Einwohnern erkrankt; vgl. Mortalität. | |
| **Morbus** | Lat. Krankheit, abgekürzt M.: viele Krankheiten tragen den Namen ihres Entdeckers, z.B. M. Alzheimer, M. Bechterew. | |
| **Morphologie** | Lehre von der Form und Struktur, z.B. eines Körperorgans. | |
| **Mortalität** | Sterblichkeit, Sterblichkeitsziffer; Anzahl der Todesfälle in einer bestimmten Bevölkerung(-sgruppe). | |
| **Moutard-Martin-Zeichen** | Lasègue-Zeichen der anderen Seite: Schmerzen im Bereich des erkrankten N. ischiadicus bei Anheben des Beins der nicht betroffenen Seite; Ursache: Ischiassyndrom; s. Lasègue-, Minor-Zeichen. | |
| **Myogelose** | Verhärtung der Muskulatur; umschriebene knoten- oder wulstförmige Muskelverhärtung, oft mit dumpfem Spontanschmerz; meist mit Schmerz auf Druck. | |
| **Nosologie** | Krankheitslehre, systematische Einordnung und Beschreibung von Krankheiten. | |
| **Noxe** | Schadstoff, krankheitserregende Ursache, z.B. Erreger, Strahlen, Chemikalien. | |
| **NSAR** | Nichtsteroidale Antirheumatica, antientzündliche schmerzstillende Medikamente, z.B. schwach: Acetylsalicylsäure (Aspirin®), mittelstark: z.B. Diclofenac (Voltaren®), Ibuprofen, Ketoprofen u.a., stark: Indometacin (Amuno®) Phenylbutazol u.a.; → | |

| | | |
|---|---|---|
| **NSAR** | unerwünschte Arzneimittelwirkungen: u.a. gastrointestinale Störungen (unter Umständen Ulcus ventriculi), Asthma-Anfälle, Kopfschmerz, Ödeme, Störungen der Hämatopoese, der Leber- und Nierenfunktion, Überempfindlichkeitsreaktionen (selten Schock); Kontraindikation: u.a. Blutbildungsstörungen, cave bei Magen- und Duodenalulzera. | |
| **Obstruktion** **Obstructio** | Verschluss, Verstopfung, Verlegung eines Hohlorgans, Gangs oder Gefäßes. | → 230 |
| **Omarthrose** | Arthrose im Schultergelenk. | |
| **opportunistische Erreger** | Fakultativ pathogene Keime, die nur bei reduziertem Allgemeinzustand zur Infektion führen; v.a. bei Diabetes mellitus, Tbc, Verbrennungen, Frühgeborenen, Frischoperierten, Rauschmittel- bzw. Alkoholabhängigen, Malignompatienten, Patienten unter Kortikosteroid- oder immunsuppressiver Therapie. | |
| **orale Infektion** | Übertragungsweg für Infektionskrankheiten. | → 33 |
| **OSG** | Oberes Sprunggelenk, zusammengesetzt aus Schien-, Waden- und Sprungbein (Articulatio talocruralis), Scharniergelenk zum Beugen und Strecken des Fußes; vgl. USG. | |
| **Osteon** | Baueinheit des Knochengewebes; besteht aus den konzentrisch um die Havers-Gefäße angeordneten Knochenlamellen und Osteozytenreihen. | |
| **Ott-Zeichen** | Test für Beweglichkeit der BWS; beim Vorbeugen vergrößert sich normalerweise der Abstand zwischen Dornfortsatz C7 und einem Punkt 30 cm weiter kaudal um ca. 8 cm; geringere Entfernung deutet auf Bewegungseinschränkung der Wirbelsäule hin, z.B. bei M. Bechterew; vgl. Schober-Zeichen. | |
| **Pandemie** | Ausbreitung einer Infektionskrankheit über Länder und Kontinente, die zeitlich begrenzt besteht, z.B. Influenzapandemie; vgl. Epidemie, Endemie. | |
| **parasternal** | Neben dem Sternum (Brustbein). | |
| **paravertebral** | Neben der Wirbelsäule. | |
| **Pathogenese** | Krankheitsentstehung und -entwicklung. | |
| **Pathogenität** | Fähigkeit von Noxen, z.B. Mikroorganismen, krankhafte Zustände auszulösen; vgl. Virulenz. | |
| **pathognomisch** | Für eine Krankheit kennzeichnend. | |

| | | |
|---|---|---|
| **Pathologie** | Lehre von den Krankheiten, insbesondere von Ursachen (Ätiologie), Pathogenese und den verursachten organischen Veränderungen (pathologischen Anatomie, Histopathologie) und Funktionsänderungen (Pathophysiologie); ferner die systematische Einordnung und Beschreibung von Krankheiten (Nosologie) sowie deren theoretische Interpretation. | |
| **pathologisch** | Krankhaft. | |
| **Pathophysiologie** | Lehre von den krankhaften Lebensvorgängen und Funktionen im Organismus. | |
| **PCP** | Primär oder progrediente chronische Polyarthritis; syn. rheumatoide Arthritis; s. Bewegungsapparat. | → 116 |
| **Perkussion** | Beklopfen der Körperoberfläche, um aus den Verschiedenheiten des Schalls auf die Ausdehnung und Beschaffenheit darunter liegender Körperteile zu schließen. | |
| **Pharyngitis** | Rachenentzündung. | → 226 |
| **Pharynx** | Rachen. | → 209 |
| **Physiologie** | Lehre von den normalen Lebensvorgängen und Funktionen im Organismus. | |
| **physiologisch** | Normal, gesund. | |
| **Pink Puffer** | Rosafarbener Schnaufer. | → 235 |
| **Plattfuß** | Absinken des Längsgewölbes, selten angeboren, meist erworben und meist in Kombination als Platt-Knick-Fuß mit Neigung des Fußes nach innen. | |
| **Pleura** | Brustfell, bestehend aus 2 Blättern mit einem flüssigkeitsbeschichteten Gleitspalt dazwischen. Äußere Schicht = Pleura parietalis, „Rippfell", innere Schicht = Pleura visceralis, „Lungenfell", das den Lungenflügeln direkt aufliegt. | → 213 |
| **Pneumonie** | Lungenentzündung. | → 238 |
| **Prognose** | Vorhersage des Krankheitsverlaufs, Heilungsaussicht; die P. kann gut (bona), schlecht (mala), sehr schlecht (pessima), verzweifelt (infausta), zweifelhaft (dubia) oder ungewiß (incerta) sein. | |
| **Promontorium** | Bauchwärts (ventral) in das Becken ragender Vorsprung der Wirbelsäule an ihrem Übergang von der LWS zum Kreuzbein. | → 72 |

**Proteinurie**

Ausscheidung von Proteinen (Eiweiß) im Harn; physiologisch: Gesamtproteinurie < 150 mg/24 Std. (stammt v.a. aus der Niere und den ableitenden Harnwegen), Albuminurie < 30 mg/24 Std.; pathologisch (> 1 g/24 Std.):
a) prärenal: z.B. bei pathologisch erhöhter Serumkonzentration niedermolekularer Proteine (MG < 20.000) mit Überschreiten der tubulären Rückresorptionskapazität (z.B. bei Plasmozytom, Myoglobinurie nach Trauma),
b) renal bei erhöhter glomerulärer Permeabilität (z.B. bei Glomerulopathie) mit Ausscheidung von Proteinen mit einem MG > 70.000 oder als tubuläre P. infolge einer Störung der tubulären Rückresorption glomerulär filtrierbarer Proteine (MG < 70.000); Mikroalbuminurie (30-300 mg/24 Std.) bei beginnendem glomerulärem Schaden; große P. (> 3,5 g/24 Std.) und Auftreten von Ödemen bei nephrotischem Syndrom; Stauungsproteinurie als Sonderform der glomerulären P. bei isolierter Rechtsherzinsuffizienz oder Globalinsuffizienz des Herzens durch Dilatation der Glomerula. Eine auf die Freisetzung renaler Proteine (z.B. Bürstensaum- und Basalmembranproteine) bei Nierenerkrankungen (z.B. Nierentuberkulose, Nephritis, Nierenvenenthrombose, Nierenkarzinom) zurückzuführende P. wird als nephrogene P. bezeichnet; c) postrenal infolge lokaler Produktion von Immunglobulinen und entzündlich bedingter Proteinfreisetzung bei Harnwegsinfektionen (z.B. Zystitis, Pyelitis) oder bei Blutungen im Bereich der Harnwege. Eine P. bei Hämaturie bzw. Leukozyturie wird (im Gg. zur isolierten P.) als reaktive P. bezeichnet; sog. benigne reversible Proteinurie, bedingt durch funktionelle extrarenale Einflüsse, z.B. als Anstrengungs- oder Arbeitsproteinurie (wahrscheinlich gesteigerte physiologische P.), orthostatische oder lordotische P., sog. Marschalbuminurie sowie nach Stress, Kälteeinwirkung und bei Fieber; Nachweis z.B. durch Trichloressigsäure-Fällung, Streifentests, Sodiumdodecylsulfat-Polyacrylamidgel-Elektrophorese (Abk. SDS-PAGE) und Immunelektrophorese; vgl. Albuminurie, Bence-Jones-Proteinurie, Paraproteinurie, Proteinbestimmung.

| | | |
|---|---|---|
| **Pulmonalklappe** | Rechte Taschenklappe zwischen Kammer und Truncus pulmonalis (Valva trunci pulmunalis). | → 128 |
| **rectus** | Lat. gerade; Gerade, z.B. M. rectus abdominis: gerader Bauchmuskel. | → 92 |
| **Reinfektion** | Nach Ausheilung einer Erkrankung kommt es zu erneuter Ansteckung mit dem gleichen Erreger; s. auch Super- und Sekundärinfektion. | |
| **Reizhusten** | Trockener, unproduktiver Husten, z.B. bei Bronchialkarzinom, Tracheobronchitis, Lungenfibrosen, Pleuramesotheliom. | |
| **Resistenz** | Lat. widerstehen; Widerstandsfähigkeit, z.B. gegenüber Erregern, eher genetisch/artbedingt (Mensch ist resistent gegen Hundestaupe-Virus). | → 31 |
| **Restriktion** | Einschränkung, z.B. der Lungenfunktion. | |
| **reversibel** | Umkehrbar, heilbar, z.B. reversibler Haarausfall in der Schwangerschaft; vgl. irreversibel. | |
| **Rhinitis** | Schnupfen, Nasenschleimhautentzündung. | → 224 |
| **Rhinoskop** | Nasenspiegel. | |
| **Rhizarthrose** | Arthrose des Karpometakarpalgelenks (Daumensattelgelenk), unter Umständen mit in den Unterarm ausstrahlenden Schmerzen. | |
| **Schmierinfektion** | Übertragungsweg für Infektionskrankheiten. | → 33 |
| **Schober-Zeichen** | Maßzahl für die Beweglichkeit der LWS; beim Vorwärtsbeugen vergrößert sich der Abstand zwischen dem Dornfortsatz S1 und einem Punkt 10 cm weiter kranial normalerweise um 4-6 cm; geringere Entfernung bei Bewegungseinschränkung der Wirbelsäule, z.B. bei M. Bechterew; vgl. Ott-Zeichen. | |
| **Schutzimpfung** | Siehe Impfung. | |
| **Sekundär-infektion** | Zu einer bestehenden Infektion kommt ein zweiter Erreger hinzu, wobei diesem meist der Weg und die Ansiedlungsmöglichkeit durch den ersten vorbereitet wurde; s. auch Super-, und Reinfektion. | |
| **Senkfuß** | Leichte Form des Plattfußes. | |
| **Sepsis** | Syn. Septikämie; sog. Blutvergiftung; viele Erreger (und ihre Toxine) gelangen von einem Herd (z.B. Tonsillen, Harnwege, Haut) in die Blutbahn; → | |

| | | |
|---|---|---|
| Sepsis | Klinik: typischerweise hohes, intermittierendes Fieber, Schüttelfrost, deutlich beeinträchtigtes Allgemeinbefinden bis zur Verwirrtheit, bei Kleinkindern unter Umständen Fieberkrämpfe; möglicherweise Entwicklung eines septischen Schocks; vgl. Bakteriämie. | |
| Sick-Sinus-Syndrom | Abk. SSS, Syndrom des kranken Sinusknotens, mangelnde Zunahme der in Ruhe normalen Sinusfrequenz nach (physische, psychische, pharmak.) Belastung auf maximal 80-90/Min.; Ursache: degenerative Erkrankungen (Koronarsklerose), Myokarditis; gelegentlich findet sich eine fibrinöse Umwandlung des Herzmuskels zwischen Sinusknoten und Erregungsleitungssystem. | |
| Sinusitis | Entzündung der Nasennebenhöhlen. | → 225 |
| Soma | Körper. | |
| Somatotropes Hormon | STH, Wachstumshormon. | → 434 |
| Spondylarthritis | Gruppe von seronegativen (kein Rheumafaktor) entzündlich-rheumatischen Erkrankungen mit Veränderungen vorwiegend der Wirbelsäule, meist mit nichtsymmetrischen Oligoarthritiden großer Körpergelenke (meist der unteren Extremitäten), familiäre Häufung, extraartikuläre Manifestationen an Haut oder Auge, häufiger Nachweis des HLA-B27-Antigens; Krankheitsbilder: M. Bechterew, Reiter-Krankheit, Psoriasis-Arthropathie, Arthritis bei CED, reaktive Arthritis. | → 122 |
| Spondylarthrose | Reaktive Arthrose der kleinen Wirbelgelenke bei fortgeschrittenem, degenerativem Bandscheibenschaden. | |
| Spondylitis ankylosans | Spondylitis ankylopoetica, Bechterew-Strümpell-Marie-Krankheit; chronisch-entzündlich-rheumatische Erkrankung des Achsenskeletts (Wirbelsäule, Iliosakralgelenke, Schambeinfugen, kleine Wirbelgelenke), der Extremitätengelenke und Sehnenansätze. | |
| Spondylodiszitis | Entzündung des Bandscheibenraums und des angrenzenden Wirbelknochens; Ursache: meist bakterielle Infektion (Tbc, Staphylokokken, selten Brucella-Spezies), entzündlich-rheumatische Erkrankung (v.a. rheumatoide Arthritis und M. Bechterew), chemische Noxen (z.B. nach enzymatischer Chemonukleolyse), selten nach Bandscheiben-OP. | |

| | | |
|---|---|---|
| **Spondylolisthesis** | Wirbelgleiten: bewegungsunabhängiges Abgleiten des Wirbelkörpers (meist LWS) nach vorne. | → 105 |
| **Spondylolyse** | Erkrankung der Wirbelsäule mit Defektbildung im Bereich der Wirbelbögen; degenerativ, entzündlich, tumorös oder traumatisch bedingt. | |
| **Spondylomalazie** | Osteomalazie (Entmineralisierung) des Wirbels. | → 103 |
| **Spondylose** | Spondylosis deformans: Arthrose der WS mit Bandscheibenschaden; im Röntgen erkennt man am Wirbelkörper Randwülste, Erhebungen und Zacken; Symptome: ausstrahlende Schmerzen, Bewegungseinschränkung der Wirbelsäule. | |
| **Spondylus** | Wirbel (griech.); Vertebra (lat.). | |
| **Spreizfuß** | Eingesunkenes Quergewölbe häufigste Belastungsdeformität des Fußes, Verbreiterung des Vorfußes mit Überlastung der Mittelfußköpfchen II-IV (Schwielenbildung) und Spreizung der Metatarsale I und V; durch statische Überlastung, sekundäre Zehendeformitäten wie Hallux valgus und Hammerzehen; oft kombiniert mit Plattfuß; Therapie: konservativ z.B. durch Einlagen. | |
| **Sprunggelenk** | Oberes (s. OSG) und unteres Sprunggelenk (s. USG). | |
| **Stellwag-Zeichen** | Seltener Lidschlag bei Hyperthyreose. | → 444 |
| **Sterilisation** | Als hygienische Maßnahme, „Entkeimung", Abtöten oder Entfernen aller lebensfähigen pathogenen und apathogenen Mikroorganismen in Stoffen, Zubereitungen und an Gegenständen, z.B. durch Heißluftsterilisation oder im Autoklaven; vgl. Desinfektion. | |
| **Stertor** | Lat. stertere, schnarchen; röchelndes Atmen bei Ansammlung von Schleim, Auswurf u.Ä. in Bronchien und Trachea. | |
| **Stille Feiung** | Immunität gegen einen Erreger, mit dem der Körper Kontakt hatte, ohne klinische Symptome. | |
| **Streptokokken** | Die kettenförmig angeordnete Kugelbakterien werden nach ihrem Hämolyseverhalten auf Blutagar eingeteilt in α-hämolysierende Streptokokken (inkomplette Hämolyse), β-hämolysierende Streptokokken (Hämolyse) und γ-hämolysierende Streptokokken (keine Hämolyse). → | |

| | |
|---|---|
| **Streptokokken** | β-hämolysierende Streptokokken der Gruppe A (Streptococcus pyogenes) verursachen 95% aller Streptokokkenerkrankungen (z.B. Angina tonsillaris, Scharlach, Erysipel u.a.); sie finden sich bei 10% der Gesunden in der Mundhöhle (nicht der Nachweis ist pathologisch, sondern das Einhergehen mit Krankheitserscheinungen). |
| **Stridor** | Lat. Zischen, Pfeifen; inspiratorisches, pfeifendes Atemgeräusch bei Verengung oder Verlegung der oberen Luftwege. |
| **Stufenbett** | Lagerung zur Entlastung des unteren Rückens: Patient liegt auf dem Rücken, Unterschenkel werden hochgelegt, so dass Oberschenkel zu Rumpf und Unter- zu Oberschenkel jeweils einen ca. 90°-Winkel bilden. |
| **Superinfektion** | Während schon eine Infektion mit einem bestimmten Erreger vorliegt, kommt es zur erneuten Infektion mit dem gleichen Erreger; s. auch Sekundär- und Reinfektion. |
| **Symptom** | Krankheitszeichen. |
| **Syndrom** | Symptomenkomplex, Gruppe von Krankheitsmerkmalen, die typisch für ein bestimmtes Krankheitsbild sind. |
| **Synkope** | Kurze Bewusstlosigkeit, „Ohnmacht", z.B. durch Herz-/Kreislaufstörungen, Durchblutungsstörung des Gehirns. |
| **Tbc, Tb** | Abk. für Tuberkulose; s. Infektionskrankheiten. → 253 |
| **Titer** | Frz. titre, Feingehalt des Goldes; Menge eines Antikörpers bzw. Antigens im Serum, die noch eine deutlich positive Reaktion mit dem Reaktionspartner bewirkt (z.B. Agglutination, Komplementbindung). |
| **Toxine** | Giftstoffe von Mikroorganismen, Pflanzen oder Tieren; bei den Bakterien unterscheidet man Exotoxine (meist Stoffwechselprodukte von lebenden Bakterien) und Endotoxine (Zerfallsgifte, die beim Untergang der Bakterien frei werden). |
| **Trachea** | Luftröhre. → 211 |
| **Trendelenburg-Test** | Dient Nachweis einer unzureichenden Venenklappenfunktion |
| **Trendelenburg-Zeichen** | Absinken des Beckens (mit konsekutiver Beugung des Beins in Hüfte und Knie) auf der gesunden Seite bei Lähmung der Mm. glutei oder angeborener Hüftgelenkluxation. → 202 |

| | | |
|---|---|---|
| **Trikuspidal-klappe** | Rechte Segelklappe zwischen Vorhof und Kammer (Valva atrioventricularis dexter). | → 128 |
| **Tröpfchen-infektion** | Übertragungsweg für Infektionskrankheiten. | → 33 |
| **Urämie** | Terminale Niereninsuffizienz, Harnvergiftung; Formen: 1. akute Urämie entsteht 5-10 Tage nach akutem Nierenversagen; 2. chronische U.: Folgezustand jahrelanger präurämischer Phasen bei chronisch progredienten Nierenerkrankungen; Symptome: 1. Magen-Darm-Trakt: Anorexie, Nausea, Erbrechen, Durchfälle; Foetor uraemicus, Kachexie; 2. Serum: Azotämie, starke Erhöhung von Harnstoff, Kreatinin, Harnsäure, organischen Säuren, K, Mg, Phosphat, Urämiegiften, metabolischer Azidose; Verminderung von Na, $HCO_3$, Ca; 3. hämatogen: Anämie, Thrombozytopenie mit Blutungsneigung; 4. kardiovaskuläres System: Hypertonie, Überwässerung (evtl. Entwicklung einer Flüssigkeitslunge oder Perikarditis); 5. Skelettsystem: renale Osteopathie; 6. Nervensystem: periphere Polyneuropathie, Konzentrationsschwäche, Wesensveränderung, Verwirrtheitszustände, Krampfneigung, Bewusstlosigkeit bis zum urämischen Koma; 7. andere Organsysteme: Störung des intermediären Stoffwechsels, Polyendokrinopathie u.a.; Therapie: Dialyse-Behandlung, Diät mit strenger Bilanzierung von Wasser, Na, K, Cl, Phosphat und Substitution von Aminosäuren, Calcitriol und Erythropoetin; evtl. Nierentransplantation. | → 424 |
| **Urochrome** | Natürliche stickstoffhaltige gelbe Harnfarbstoffe, v.a. das mit Ammoniumsulfat nicht fällbare Urochrom A und das fällbare Urochrom B (vermehrt bei erhöhtem Hämoglobinabbau). | |
| **USG** | Unteres Sprunggelenk, zusammengesetzt aus Sprung-Fersen- und Kahnbein (Articulatio talocalcaneonavicularis), Radgelenk zur Pronation und Supination des Fußes; vgl. OSG. Ferner heißt USG auch Ultraschallgerät. | |
| **Vektoren** | Aktive Krankheitsüberträger, z.B. Mücke, Zecke, Fliege u.a. (s. Ansteckungswege). | → 33 |
| **Virulenz** | Grad der Aggressivität eines Erregers (Ausprägungsgrad der Pathogenität). | → 31 |

| Zoonosen | Krankheiten, die natürlicherweise bei Wirbeltieren vorkommen, aber auf Menschen übertragen werden können; die in Mitteleuropa zurzeit wichtigsten sind: Brucellosen, Enteritis-Salmonellosen, Leptospirosen, Milzbrand, Q-Fieber, Tollwut, Toxoplasmose und Yersinio-sen; vgl. Anthroponosen. |
|---|---|

# A

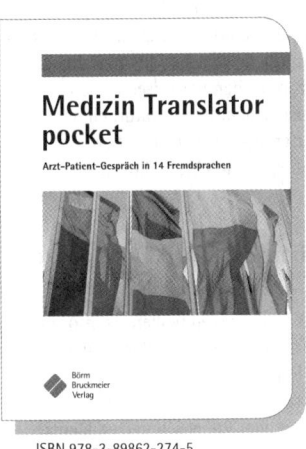
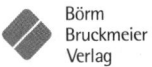

# Homöopathie pockets

*Richtet sich an Ärzte, Apotheker, Heilpraktiker, Studenten und medizinische Laien.*

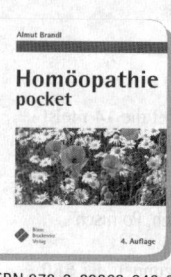

ISBN 978-3-89862-246-2

## Homöopathie pocket

- Präzise Einführung in die homöopathische Ganzheitsmedizin
- Umfangreiche Einzeldarstellungen von über 100 homöopathischen Arzneimitteln
- Ausführliche Liste von Erkrankungen mit zahlreichen Verweisen auf die jeweils anwendbaren Naturheilmittel
- Erläuterung der medizinischen Fachbegriffe in einem Glossar

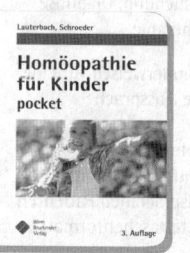

ISBN 978-3-89862-247-9

## Homöopathie für Kinder pocket

- Dieses Buch werden Sie im Alltag mit Kindern nicht mehr missen wollen. Es informiert und unterstützt Eltern bei allen Fragen rund um die Homöopathie:
- Was tun, wenn das Kind über Fieber, Husten oder Bauchschmerzen klagt?
- Was hilft bei kleineren Verletzungen oder seelischen Nöten?
- Die beiden Autorinnen, praktizierende Homöopathinnen, berichten kenntnisreich und einfühlsam aus eigener Praxis.

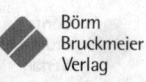

Börm
Bruckmeier
Verlag

*Im handlichen pocket-Format mit
über 600 Abbildungen und Grafiken!*

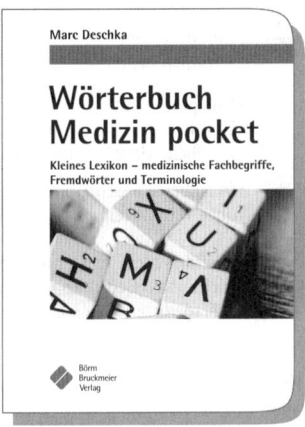

ISBN 978-3-89862-267-7

- **Der neue medizinische Grundwortschatz** im handlichen Format für alle Lernenden, Lehrenden und Healthcare-Professionals!

- Mit über 600 Abbildungen, Grafiken und Tabellen

- Enthält verständliche Übersetzungen und Erklärungen aller wichtigen medizinischen Fachbegriffe

- Inklusive Abkürzungen, Zeichen und Symbole

- Umfangreicher Anhang, u.a. mit Labor-Normalwerten, SI-Einheiten und Periodensystem

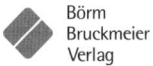

Börm
Bruckmeier
Verlag

*Das handliche Kitteltaschenbuch
für Klinik und Praxis*

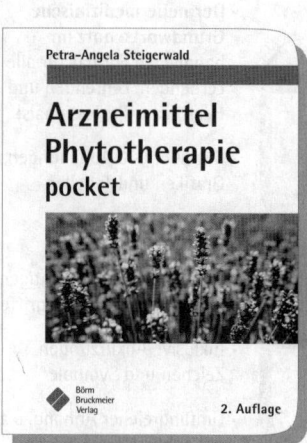

Petra-Angela Steigerwald

**Arzneimittel
Phytotherapie
pocket**

Börm
Bruckmeier
Verlag

2. Auflage

*Alltagsbeschwerden
natürlich heilen –*

- Eine präzise und verständliche
  Einführung in die naturheilkundliche Ganzheitsmedizin.

- Detaillierte Beschreibung von
  über 180 Mitteln

- Ausführliches Register mit den
  wichtigsten Begriffen und
  Schlagwörtern

ISBN 978-3-89862-258-5

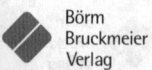

Börm
Bruckmeier
Verlag

# Programmübersicht

## pockets

## XXS pockets

## pockettools

## e-pockets im Mobipocket-Format

## e-pocketcards im Mobipocket-Format

# Programmübersicht

## pocketcards

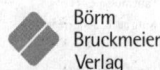

Börm
Bruckmeier
Verlag